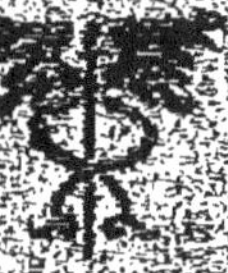

J. DARIER

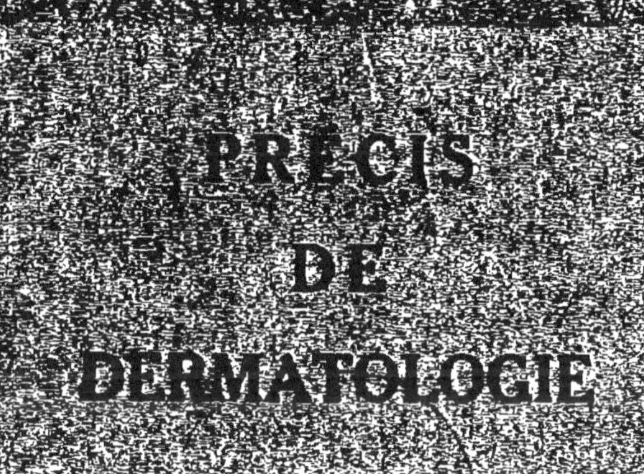

PRÉCIS
DE
DERMATOLOGIE

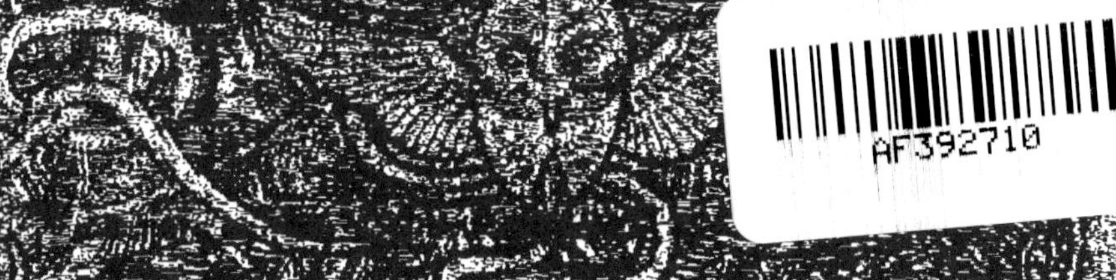

COLLECTION DE PRÉCIS MÉDICAUX

MASSON & Cᵉ ÉDITEURS, PARIS

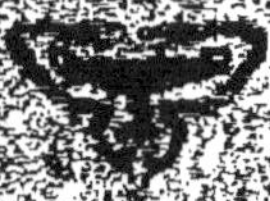

PRÉCIS

DE

DERMATOLOGIE

PRÉCIS

DE

DERMATOLOGIE

PAR

J. DARIER

Médecin honoraire de l'Hôpital Saint-Louis
Membre de l'Académie de Médecine

QUATRIÈME ÉDITION REVUE ET AUGMENTÉE

AVEC 220 FIGURES DANS LE TEXTE

PARIS

MASSON ET Cie, ÉDITEURS
LIBRAIRES DE L'ACADÉMIE DE MÉDECINE
120, BOULEVARD SAINT-GERMAIN, 120

1928

PRÉFACE DE LA QUATRIÈME ÉDITION

J'ai passé la majeure partie de ma vie à scruter les maladies de la peau pour tâcher de m'en faire une idée personnelle. Là où la traditionnelle étude attentive des malades se montrait insuffisante, j'ai demandé un complément d'information à l'analyse histologique de biopsies, à la bactériologie et aux réactions biologiques.

Lorsqu'en 1908 ce *Précis* a paru sous sa première forme, il représentait à mes yeux une Initiation à l'étude de la dermatologie, l'exposé d'une méthode d'examen, et un résumé succinct de nos connaissances dans cette branche de la pathologie.

Dans ses éditions subséquentes je me suis efforcé, tout en lui conservant son caractère didactique, non seulement de le mettre au courant des progrès réalisés, mais d'y signaler les lacunes de notre savoir. C'était avec l'espoir que, si ce livre tombait sous les yeux de jeunes dermatologistes de carrière, il pourrait les inciter à combler ces lacunes, à résoudre ces problèmes si importants, par des recherches qu'ils sont bien placés pour entreprendre ou diriger.

Que j'aie été bien inspiré en adoptant cette ligne de conduite, cela me paraît attesté par l'épuisement rapide des éditions précédentes de ce *Précis*, et par le fait qu'il a été traduit en langue allemande (Jadassohn-Zwick, 1915), anglaise (Pollitzer, 1920), espagnole (1925) et même... imité en langue Japonaise (1922).

En entreprenant, sur le soir de mes jours, la mise au point de cette dernière édition, je me suis trouvé en présence d'un lot considérable de recherches, de publications et d'une orientation de plus en plus accusée des idées dans un sens déterminé; cela m'a conduit à remanier complètement un bon nombre des parties de cet ouvrage.

C'est ainsi que j'ai dû introduire des chapitres nouveaux sur le Terrain en Dermatologie et la Prédisposition, sur les Virus filtrants, dont nous entrevoyons à peine l'importance en pathologie; j'ai eu aussi à modifier profondément les chapitres et paragraphes intitulés : Érythèmes, Urticaire, Purpuras, Eczéma, Erythrodermies, Actinodermies, Toxidermies, Prurigos, Lymphadénies, etc. J'ai, bien entendu, remanié aussi sensiblement les directions du traitement de la Syphilis et des Cancers de la peau, questions qui sont en majeure partie d'élaboration française.

J'ai dans cette édition changé ou ajouté plusieurs figures provenant soit de ma collection particulière, soit de la précieuse mine de documents qu'est le Musée photographique de l'Hôpital Saint-Louis.

Il me reste à remplir un devoir, et des plus agréables; c'est de remercier mes collègues et amis des renseignements qu'ils m'ont fourni sur des sujets de leur compétence spéciale; d'exprimer enfin toute ma reconnaissance à mes dévoués éditeurs, MM. Masson et Cie, pour les soins extrêmes qu'ils ont mis à perfectionner la présentation de ce livre.

TABLE DES MATIÈRES

MORPHOLOGIE DES DERMATOSES

NOSOLOGIE DES DERMATOSES

INTRODUCTION

Ce livre s'adresse aux étudiants nouveaux venus dans un
service de dermatologie et aux praticiens dont les souvenirs
d'hôpital sont un peu effacés.

J'ai donc visé à ce que, tout en embrassant l'ensemble du
domaine de la pathologie cutanée, il fût aussi condensé et
aussi pratique que possible. J'ai donc réduit au minimum les
historiques, les citations, les discussions doctrinales, ne
m'attachant qu'à ce qui est utile pour le diagnostic et le traitement. Or ce qui est essentiel, c'est de savoir regarder, — de
comprendre ce qu'on voit, — et d'en déduire les indications
thérapeutiques.

Le plan d'exposition que j'ai adopté répond je crois à mes
intentions ; comme il diffère de celui de la plupart des ouvrages
du même genre, il me faut l'expliquer et le justifier dès
l'abord.

MORPHOLOGIE DES DERMATOSES

Dans la *première partie*, j'étudie les éléments éruptifs et les
altérations cutanées non éruptives, c'est-à-dire les *formes dermatologiques élémentaires* ; à chacune d'entre elles j'annexe
la description des principaux *syndromes* dans lesquels elle se
présente.

Ceci réclame quelques explications.

En dermatologie le médecin se trouve placé dans des conditions toutes spéciales. Il n'a pas à rechercher les symptômes
morbides à l'aide d'artifices plus ou moins compliqués ; ces
symptômes s'imposent à lui directement ; il reconnaît d'emblée

leurs caractères et leur localisation et assisté à leur évolution.

Dans ces conditions, il me paraît de toute évidence qu'un ouvrage destiné à faciliter l'étude des maladies de la peau doit donner le premier rang à la morphologie, c'est-à-dire *à ce que l'on voit.*

Or, que voit-on en pathologie cutanée ?

Deux cas peuvent se présenter : il s'agit d'une dermatose éruptive ; — ou bien la dermatose en question n'est pas éruptive.

A. — *Dermatoses éruptives.* — On appelle ainsi celles qui sont constituées par des éléments éruptifs, c'est-à-dire des taches, des papules, des vésicules, etc.

L'analyse de toute dermatose éruptive doit porter successivement sur quatre ordres de faits ; à savoir sur ceux qui sont relatifs : à l'élément éruptif, — à l'éruption, — à la maladie, et — au malade.

1° L'*élément éruptif* doit tout d'abord fixer l'attention.

Il n'est, au fond, pas autre chose que la lésion anatomique de la dermatose telle qu'elle apparaît à l'œil nu. Regarder attentivement un élément éruptif, le palper, le gratter, l'écraser sous une lame de verre, le piquer avec une aiguille pour en déterminer bien exactement le type, c'est, en somme, faire de l'anatomie pathologique à l'œil nu ; on peut dire inversement que, de le soumettre à la biopsie dans le but d'en étudier l'histologie, c'est faire de la clinique au microscope.

L'importance des éléments éruptifs est primordiale ; ils représentent vraiment l'alphabet du dermatologiste, et nul, sans les connaître, ne peut apprendre à lire sur la peau.

2° L'*éruption* résulte de l'ensemble des éléments éruptifs. On la voit, on peut en apprécier tous les caractères ; on doit relever son abondance, sa dissémination ou sa confluence, sa distribution topographique, etc.

Une éruption est dite simple ou pure, quand elle est formée d'éléments de même ordre et au même degré de développement ; déformée, si les éléments sont à des stades d'évolution différents ; complexe ou polymorphe, lorsqu'elle est composée d'éléments de types divers ; compliquée, quand à des éléments primitifs s'en adjoignent d'autres, secondaires et d'un autre ordre.

3° Les renseignements relatifs à la *maladie* sont fournis tant par l'interrogatoire que par l'enquête biologique.

On s'enquiert de son mode de début, des circonstances qui l'ont précédée ou accompagnée, de ses symptômes extra-cutanés, de son évolution, etc. Souvent l'examen direct permet de recueillir, à cet égard, une série de données, qui font prévoir quelles seront les réponses du malade, et servent à en contrôler l'exactitude.

L'enquête biologique, dont les procédés n'ont été découverts et dont la valeur n'a été reconnue que dans ces vingt dernières années, consiste à rechercher les cutiréactions ou intradermo-réactions, les séro-réactions, à faire les examens de sang et autres, qu'indique la nature du problème qui se pose.

4° Quant aux conditions particulières au *malade*, il en est aussi qui sont d'ordre objectif : par exemple le sexe, l'âge, la race, la constitution du sujet.

Il reste à se renseigner sur sa profession, sur ses antécédents héréditaires, hygiéniques, pathologiques, etc., à pratiquer la revision des viscères, des humeurs, des fonctions, à faire en un mot l'examen clinique général, pour connaître la nature du terrain organique sur lequel évolue la dermatose.

B. — *Dermatoses non éruptives.* — Dans une seconde catégorie de cas, on n'est pas en présence d'une éruption. Les altérations cutanées consistent, par exemple, en un changement de coloration de la peau, ou dyschromie, en une hypertrophie ou une atrophie, en une lésion des ongles, des poils, etc.

Ces modifications de l'aspect des téguments peuvent quelquefois être rapportées, avec toute vraisemblance, à un *processus morbide* déterminé, inflammatoire, dégénératif ou dystrophique. Mais d'autres fois il est impossible de se prononcer sur la nature du processus.

Il me paraît donc préférable de s'en tenir à ce qu'on voit, et de se borner à catégoriser *l'état morbide*, en tant que fait accompli, sans s'aventurer sur le terrain toujours mouvant de la pathologie générale.

Ainsi, la morphologie des dermatoses, si extrêmement variable en apparence, peut être ramenée à diverses formes d'*éléments éruptifs* d'une part, d'*états morbides* de la peau d'autre part.

Je réunis les uns et les autres sous le nom de *formes dermatologiques élémentaires*.

Pour faire une description des dermatoses en partant de leur morphologie, mon programme se réduisait donc à ceci :

Choisir un certain nombre de ces formes élémentaires, qu'il soit aisé de distinguer entre elles ou d'apprendre en très peu de temps à distinguer; les décrire avec toute la précision possible, en indiquant les lésions anatomiques spéciales dont elles résultent.

Considérant ensuite que ces formes dermatologiques peuvent se rencontrer dans diverses affections cutanées, prendre une à une ces affections et montrer ce qui constitue leur individualité et ce qui permet de les diagnostiquer.

Il est bien certain que les types dermatologiques, les affections cutanées que leur morphologie conduit à rapprocher les une des autres, ne sont pas des espèces morbides, des maladies au sens nosographique du mot; ce sont de simples *Syndromes*. Or ces syndromes sont de deux ordres différents. Les uns ont une étiologie inconnue ou complexe (*exemple* : psoriasis); quand on les a décrits sous toutes leurs faces, on ne saurait aller plus loin. D'autres au contraire relèvent d'une cause spécifique connue (*exemple* : syphilides psoriasiformes) et constituent une des manifestations éventuelles d'une maladie définie. Ces derniers, lorsque dans la deuxième partie de cet ouvrage viendra la description d'ensemble de cette maladie, il me faudra les rappeler en leur assignant la place qui leur revient.

Mes 22 premiers chapitres sont donc consacrés aux principales formes dermatologiques élémentaires et aux syndromes qui en dérivent.

Un groupement des affections cutanées basé sur leur morphologie offre un précieux avantage : il présente la question du diagnostic sous la forme même où elle se rencontre dans la pratique.

Il est, en revanche, passible de deux reproches principaux.

Le premier est que, si l'on voulait tenir compte de toutes les formes éruptives auxquelles peut donner lieu une même maladie, on serait entraîné à en morceler la description en de très nombreux fragments.

Pour échapper à ce défaut, je me suis borné, dans cette première partie, à retenir les syndromes les plus fréquents et les plus nettement caractérisés ; les autres ont fait l'objet d'une simple mention, destinée à mettre le lecteur en garde contre une erreur possible ; leur description sera faite dans la deuxième partie de l'ouvrage.

L'autre objection est qu'un groupement fondé sur une simple apparence clinique ne saurait, en aucune façon, constituer une classification.

Mais il n'a pas cette prétention. Personne ne songerait aujourd'hui à renouveler les tentatives de Plenck et de Willan. On est d'accord pour reconnaître que la seule classification logique et scientifique en dermatologie, aussi bien que dans les autres branches de la pathologie, est celle qui est fondée sur l'étiologie.

NOSOGRAPHIE DES DERMATOSES

Dans la *deuxième partie*, le point de vue est tout différent. J'y passe en revue les maladies de la peau proprement dites, les entités morbides à étiologie définie, classées suivant la nature de leur cause.

Je commence par consacrer un chapitre à l'*étiologie générale* et surtout à la question de la *prédisposition morbide* qui joue un rôle capital dans la pathogénie des manifestations cutanées.

A la suite viennent : les *dermatoses artificielles*, les *dermatoses parasitaires*, les *dermatoses infectieuses*, etc.

Je place enfin parmi les entités morbides, les *tumeurs de la peau* ; j'avoue qu'en cela j'ai sacrifié à l'usage plus que je n'ai été entraîné par une conviction personnelle. L'étiologie de la plupart des tumeurs est inconnue ou d'ordre hypothétique ; c'est à cette circonstance, tout autant qu'à leur morphologie et à leur évolution, qu'elles doivent d'avoir été considérées jusqu'ici comme formant un groupe naturel.

Qu'on ne soit pas surpris de ne pas voir figurer dans cette classification nosologique les grandes dermatoses (telles que l'eczéma, le lichen, le psoriasis). Leur étiologie est complexe, multiple ou ignorée ; ce ne sont pas des maladies, mais de

purs syndromes. Leur morphologie est à peu près tout ce que
nous en savons. Elles ont été décrites dans la première partie;
je n'ai donc pas à y revenir dans celle-ci.

MÉMENTO THÉRAPEUTIQUE

Bien que j'aie eu soin d'indiquer, à propos de chaque dermatose, quelle est la conduite que le praticien doit tenir, j'ai cru
bon de joindre à ce Précis un bref *Mémento thérapeutique*.

Il renferme les notions essentielles qui sont nécessaires pour
le traitement dermatologique, et les formules, en somme peu
nombreuses, qu'il est indispensable de connaître. Il arrive souvent que ces formules s'appliquent à plusieurs catégories d'affections cutanées ; en les réunissant à la fin du volume, j'ai évité
d'avoir à les reproduire plusieurs fois.

Pour imparfait qu'il soit, ce petit livre est le fruit d'une
longue expérience; il y a plus de quarante ans que je pratique
et que j'enseigne la dermatologie. C'est à l'hôpital que j'en ai
conçu le plan et souvent rédigé le texte.

Est-ce à dire que tout ce qu'il contient soit entièrement
original? Je me garderai bien d'une telle affirmation. Dans une
idée que l'on soutient, dans une description que l'on fait, qui
pourrait dégager ce qui lui est personnel de ce qu'il tient de
ses maîtres, de ses lectures et de son ambiance? J'avoue que,
pour moi, cela me serait impossible.

D'ailleurs, un Précis ne vise pas à remplacer les Traités
magistraux, mais à leur servir d'introduction et de récapitu-
lation.

J. DARIER.

Janvier 1908.
Novembre 1927.

AVERTISSEMENT

Pour *se servir utilement de ce Précis*, il faut, après en avoir lu attentivement l'introduction :

1° Si l'on se trouve en présence d'une dermatose dont on veut faire le diagnostic, en déterminer l'élément ou la forme dermatologique élémentaire et se reporter au chapitre correspondant de la 1re *partie, morphologie*;

2° Si l'on sait le nom de l'affection cutanée dont on veut connaître la description, chercher ce nom dans l'*index alphabétique* qui termine le volume.

Je me suis attaché autant que possible à réserver un sens précis à un certain nombre de termes qui sont d'un usage banal. C'est ainsi que, pour désigner les dimensions de certaines taches ou d'autres éléments, j'emploie les mots *punctiforme, lenticulaire, nummulaire*, avec leur signification étymologique ; une *plaque* a pour moi environ la grandeur de la paume de la main ; un *placard* celle de la main tout entière : une *nappe* est plus étendue encore et peut couvrir toute une région.

J'ai supposé connue la structure anatomique et histologique de la peau. Certains des termes histologiques dont je me sers n'ont pas pu être toujours définis, chemin faisant, avec les développements désirables ; tels sont les mots : *acanthose, parakératose, spongiose, exosérose, infiltrat*, etc. On en trouvera au besoin le sens exact dans les ouvrages spéciaux, notamment dans mon introduction au grand Traité : *La Pratique Dermatologique*, tome I.

Dans le but de simplifier autant que possible la nomenclature dermatologique, si touffue et rébarbative, j'ai depuis bien des années introduit quelques dénominations nouvelles, qui m'ont paru utiles en ce qu'elles sont plus courtes ou plus précises que les noms anciens.

Les termes *tuberculides, eczématides, eczématose*, ont été généralement bien accueillis ; celui de *kérose*, pour maladie séborrhéique, rencontre beaucoup d'hésitation ; celui de *dyskératose* est discuté : l'avenir décidera.

Les chiffres romains en caractères gras, intercalés dans le texte entre parenthèses (**XV**), renvoient le lecteur aux chapitres correspondants ; les chiffres arabes (**785**) se rapportent à la page.

Quand les dates sont accompagnées d'initiales, celles-ci indiquent l'ouvrage ou le périodique dans lequel la publication a été faite.

Voici la liste de ceux qui ont été le plus fréquemment cités :

ABRÉVIATIONS :

A. D. = Annales de Dermatologie et de Syphiligraphie.
Act. D. = Acta dermatologica.
A. f. D. = Archif für Dermatologie und Syphilis.
A. of. D. = Archiv of Dermatology and Syphilis.
A. fr. Canc. = Bulletin de l'Association française pour l'étude du cancer.
A. M. = Bulletin de l'Académie de Médecine de Paris.
A. A. P. = Annales d'Anatomie pathologique médico-chirurgicale.
A. I. P. = Annales de l'Institut Pasteur.
C. I. D. = Congrès international de Dermatologie.
C. D. A. = Congrès des dermatologistes allemands.
C. D. F. = Congrès des dermatologistes de langue française.
C. D. It. = Congrès des dermatologistes italiens.
C. D. Sc. = Congrès des dermatologistes scandinaves.
D. W. = Dermatologische Wochenschrift.
D. Z. = Dermatologische Zeitschrift.
I. D. = Iconographia dermatologica.
P. D. = La Pratique Dermatologique.
Pr. M. = La Presse Médicale.
S. B. = Comptes rendus de la Société de Biologie.
S. f. D. = Bulletin de la Société française de Dermatologie et de Syphilographie.
S. M. H. = Bulletin de la Société Médicale des Hôpitaux de Paris.

MORPHOLOGIE

DES

DERMATOSES

PRÉCIS

DE

DERMATOLOGIE

PREMIÈRE PARTIE

MORPHOLOGIE DES DERMATOSES

Dans la première partie de cet ouvrage, je vais passer en revue les affections cutanées en les groupant selon leur apparence objective. Il va de soi que d'avoir reconnu qu'une dermatose donnée appartient à l'un des groupes dont la description va suivre, ce n'est qu'un premier pas dans la voie du diagnostic; il reste à en déterminer la cause et la pathogénie, qui conduiront au traitement.

L'aspect morphologique d'une éruption ou d'un état morbide de la peau n'est pas nécessairement en relation avec sa cause, ni même avec une certaine catégorie de causes Dès les premiers chapitres on verra que des éruptions du type érythème, urticaire, purpura, eczéma par exemple, peuvent dépendre de causes diverses et que l'effet d'une même cause est souvent variable et en disproportion avec elle. Cela tient à ce que dans la pathogénie des affections cutanées, comme de toutes les autres d'ailleurs, intervient un facteur personnel qui est la prédisposition morbide. L'examen d'ensemble de cette question sera mieux à sa place en tête de l'étude nosologique des dermatoses. Il était cependant nécessaire de signaler cette donnée générale dès le seuil de ce livre.

CHAPITRE PREMIER

ÉRYTHÈMES

L'*érythème* est une rougeur congestive de la peau, circonscrite ou plus ou moins diffuse, ordinairement temporaire, disparaissant momentanément sous la pression du doigt.

On n'appelle pas érythèmes les rougeurs de la peau qui ne satisfont pas aux termes de cette définition, telles que les suivantes :

Les taches rouges résultant du dépôt d'une *matière colorante* et cédant à un lavage ;

Les taches rouges d'origine congénitale, persistantes, dues à une augmentation du calibre et du nombre des vaisseaux et non à une congestion : ce sont des *nævi vasculaires* (p. 1007) ;

Les taches rouges ne disparaissant pas sous la pression du doigt ; ce sont des *hémorragies cutanées* (III).

On est convenu de distinguer sous le nom d'*érythrodermies* (VI) les érythèmes qui sont à la fois très étendus ou généralisés, et très persistants.

Je réserve le nom de *macules* aux taches érythémato-pigmentaires, mais non cicatricielles, consécutives à des lésions cutanées ou à des éruptions quelconques (p 416).

Une rougeur érythémateuse est la première et la plus banale des réactions de la peau produites par un irritant externe ou interne.

Toutes les éruptions aiguës, et la grande majorité des lésions chroniques de la peau, s'accompagnent de rougeur ; cet érythème *associé* est un phénomène si banal que, sauf exception, il n'y a pas lieu d'en tenir compte.

Variétés. — Selon la **pathogénie** apparente de la congestion cutanée, on a coutume de distinguer l'érythème actif, ou artériel, ou par fluxion, — de l'érythème passif, ou veineux, ou par stase.

L'érythème *actif*, résultant d'une hyperémie fluxionnaire ou inflammatoire aiguë, est caractérisé par une coloration rose vif et une élévation de la température locale; souvent il s'accompagne d'une sensation d'ardeur ou de prurit; d'ordinaire, il est éphémère ou ne dure que très peu de jours.

L'érythème *passif*, au contraire, produit par une stase du sang dans les veinules et les capillaires de la peau, est d'un rouge plus sombre ou violacé; la température locale est abaissée; il donne lieu parfois à des sensations d'engourdissement, avec ou sans prurit; il est généralement plus ou moins persistant.

Dans une foule de cas, il est impossible de juger si un érythème est actif ou passif. Il est beaucoup plus facile, en revanche, de distinguer les variétés basées sur le fait que l'érythème est pur ou qu'il est déformé, ou sur la configuration et la durée de l'éruption.

Les caractères de l'**élément éruptif** sont loin d'être toujours identiques. Un érythème est dit *simple* lorsque la congestion érythémateuse est pure, c'est-à-dire lorsque le changement de couleur de la peau ne se complique d'aucune altération de son épaisseur, de sa consistance et de sa surface épidermique. Il est dit *déformé* dans le cas contraire.

Il arrive souvent, en effet, que l'exagération du processus hyperémique conduit à des lésions accessoires, surajoutées, modifiant plus ou moins les caractères de l'éruption; on doit les considérer comme des **déformations** du type éruptif.

C'est ainsi qu'à la congestion érythémateuse peut se joindre : de l'œdème intradermique (*érythème ortié*); — de l'infiltration cellulaire, se traduisant par une élevure superficielle indurée (*érythème papuleux*), ou par une nodosité profonde (*érythème noueux*); — de l'hémorragie interstitielle (*érythème purpurique*); — de la pigmentation précoce ou tardive (*érythème pigmenté*); — du soulèvement de l'épiderme en vésicules ou en bulles (*érythème vésiculeux* et *bulleux*); — ou encore de la desquamation furfuracée ou lamelleuse (*érythème squameux* ou *desquamatif*).

Ces déformations peuvent être assez accentuées pour constituer des intermédiaires, de véritables formes de transition qui relient l'érythème à l'urticaire (**II**), aux papules (**VII**), aux nodosités (**XIV**), au purpura (**III**), aux dyschromies (**XVI**), aux dermatoses bulleuses (**X**), et aux érythrodermies (**VI**). La connexité entre les lésions et parfois entre les apparences de ces divers types éruptifs n'a rien de surprenant, si l'on considère qu'ils reposent sur une étiologie et une pathogénie souvent identiques.

Lorsqu'on est embarrassé pour déclarer si une éruption est un érythème, ou si elle doit être rangée parmi les dermatoses d'un autre groupe, il est recommandé de ne pas baser son jugement sur le seul examen objectif de tel ou tel élément éruptif, mais bien sur l'ensemble de l'éruption, sur son évolution et sur la nature du processus qui est en jeu. Cette règle est bonne dans certains cas, insuffisante pour d'autres ; voici deux exemples des difficultés qui peuvent se présenter :

Sous le nom d'*érythème induré des jeunes filles*, Bazin a décrit une affection qui en réalité n'est pas un érythème ; en effet, la peau y est rouge, mais en même temps elle est indurée profondément et l'histologie a montré que cette induration est due à un infiltrat tuberculoïde ; il s'agit donc morphologiquement d'une nouure, et nosographiquement d'une tuberculide.

L'*hydroa* est une éruption caractérisée par des taches congestives surmontées de bulles ; l'analyse d'un grand nombre de cas a permis de reconnaître que l'hydroa n'est qu'une variété déformée de l'érythème polymorphe.

La **configuration et l'étendue** de l'érythème permettent de distinguer les types suivants :

A. *Érythème scarlatiniforme* ou *scarlatinoïde*. — Il est caractérisé par une rougeur vive et uniforme plus ou moins généralisée ; la teinte rouge peut résulter de la confluence de points hyperémiques miliaires ou lenticulaires, ou bien être diffuse d'emblée. L'éruption est éphémère ou plus ou moins prolongée ; elle peut être d'origine médicamenteuse (mercure, arsénobenzols, quinine, opium, etc.), ou infectieuse (rash prévariolique, blennorragie, diphtérie, grippe, septicémies, trichophytie, etc. — Il en existe une forme relativement durable, avec symptômes généraux, l'*érythème scarlatiniforme desquamatif récidivant*, dont je parlerai à propos des érythrodermies.

On est en droit de se demander si la scarlatine elle-même, prototype morphologique des érythèmes de ce groupe, n'aurait pas tous les droits à y figurer en titre ; on verra plus loin que quelques auteurs tranchent déjà la question par l'affirmative.

B. *Érythème morbilliforme* ou *rubéoliforme*. — Il est composé de taches petites, confluant par endroits, ayant des bords déchiquetés ou diffus, rarement un peu saillantes; la desquamation est nulle ou très minime; l'éruption est discrète, régionale ou généralisée, de durée variable.

On emploie le terme de *roséole* quand les taches sont nummulaires ou lenticulaires. On distingue quatre groupes de roséoles : 1° Les *fièvres éruptives roséoliques* (rougeole, rubéole, roséole saisonnière); — 2° les *roséoles infectieuses symptomatiques* (roséole syphilitique, roséole typhoïdique ou taches rosées lenticulaires, roséole typhique, rash prévariolique, éruptions du choléra, de la méningite cérébro-spinale, de diverses septicémies); — 3° les *roséoles médicamenteuses* (roséoles balsamiques du copahu, du santal, de la térébenthine, roséole quinique, antipyrinique, iodique, etc.); — 4° la *roséole émotive*, laquelle, en réalité, n'est pas une affection cutanée, mais un phénomène presque physiologique. C'est une rougeur fugace, disposée en taches ou en réseau, qui se produit sur le haut de la poitrine, sur le cou et les épaules de certaines personnes au moment où on les découvre, et qui est identique à la rougeur émotive de la face.

C. *Érythèmes en plaques et érythèmes figurés*. — Ils sont constitués par des taches, des plaques ou des nappes congestives et parfois ortiées de forme irrégulière, ou discoïdes, ou diversement *figurées* (érythèmes *marginés, annulaires*, etc.).

Les érythèmes aigus de ce type doivent faire songer à une origine médicamenteuse ou sérique; d'autre part, il n'est pas rare de rencontrer des éléments marginés ou circinés dans l'érythème polymorphe.

La **durée** des érythèmes est si variable qu'elle conduit à les grouper en catégories.

On appelle *aigus* les érythèmes actifs éphémères, durant de un à quatre jours ou une semaine par exemple.

Il en est cependant de beaucoup plus durables, tels que la roséole syphilitique, par exemple. Dans certaines formes, il y a une tendance marquée aux *récidives*.

Sont dits *chroniques* les érythèmes généralement passifs et régionaux qui s'installent à demeure, tels que l'acro-asphyxie, le livedo et la rosacée.

On peut grouper sous le nom d'*érythèmes persistants* ceux qui ont une durée indéfinie soit de par la ténacité de leurs éléments, soit de par la reproduction incessante d'éléments nouveaux, ce qui prolonge considérablement l'éruption (p. 27).

Anatomie pathologique. — L'anatomie pathologique éclaire dans une certaine mesure l'apparence clinique des érythèmes, leur configuration et les déformations que peut subir l'élément éruptif.

La seule lésion essentielle est la dilatation des vaisseaux sanguins du derme, et plus particulièrement des vaisseaux du corps papillaire. Elle disparaît sur le cadavre et n'est généralement plus reconnaissable sur les coupes d'une biopsie.

La configuration si souvent ronde ou ovalaire des taches d'érythème actif s'explique par une disposition anatomique; cette forme est précisément celle des territoires vasculaires de la peau desservis par une même artériole afférente; entre ces territoires d'« irrigation directe » existe un « réseau anastomotique » où la circulation sanguine est normalement moins active et où le sang s'accumule de préférence dans les érythèmes par stase (*livedo annularis*).

Une congestion intense peut donner lieu à de l'exsudation du plasma sanguin hors des canaux vasculaires (érythème ortié), et à de la diapédèse de globules blancs mêlés de quelques hématies. Ces éléments se déposent en manchons autour des branches vasculaires; le gonflement inflammatoire des cellules fixes concourt à produire l'induration et l'élevure (érythème papuleux).

On verra ailleurs comment s'expliquent anatomiquement la pigmentation, la phlycténisation et la desquamation, qui sont des conséquences éventuelles de l'érythème.

Étiologie. — Les causes capables de produire de l'érythème sont extrêmement nombreuses et diverses.

Selon leur mode d'action, on a cherché à distinguer, avec Bazin, les *érythèmes provoqués directs*, résultant localement d'un effet direct sur le tégument, — et ceux qu'il appelait *érythèmes pathogénétiques*, dans lesquels la peau est atteinte de dedans en dehors, par « absorption » et « réaction vitale »

L'observation et les expériences ont formellement confirmé que, comme Bazin l'avait entrevu, il n'y a pas de limite tranchée entre ces deux catégories, attendu que même en cas d'action locale et directe, les effets d'une cause varient toujours plus ou moins selon la prédisposition ou sensibilité du sujet. D'après la nature de leurs causes on peut grouper les érythèmes comme suit :

Érythèmes mécaniques. — Tout traumatisme provoque une congestion locale; il n'est pas nécessaire qu'il soit violent; le frôlement ou le frottement de l'ongle sur la peau y fait naître une raie rouge fugace; l'exagération de ce phénomène acquiert, dans certains cas, une véritable valeur diagnostique (*raie vaso-motrice* ou *méningitique*).

La rougeur qui apparaît lors de l'application d'une ventouse ou quand cesse une compression par décubitus, pansement, appareil ou vêtement serré, est pour une bonne part de pathogénie passive.

Érythèmes de cause physique. — Tels sont celui qui est dû à la chaleur locale (*érythème calorique*), qu'on peut considérer comme de la brûlure au premier degré; celui qui résulte de l'action de la lumière intense (*érythème actinique*) ou des étincelles électriques. A la suite de l'action du *froid* le stade d'anémie cutanée fait place à une rougeur plus ou moins durable.

Érythèmes chimiques et médicamenteux. — Parmi les substances infiniment diverses dont l'action directe sur la peau donne lieu à de l'érythème, les unes ont cet effet indifféremment chez tous les sujets, quoique à un degré variable (acides ou alcalis, caustiques dilués, chloroforme, esssence de moutarde, etc.); d'autres n'agissent que sur certains individus prédisposés.

Érythèmes venimeux. — Les morsures ou piqûres des épizoaires, puces, punaises, etc., de divers insectes, tels que les abeilles, guêpes, frelons, moustiques, le contact des poils de certaines chenilles ou de quelques plantes, provoquent, suivant les sujets, soit de l'érythème simple, localisé et fugace, soit extensif et plus persistant, soit encore de l'érythème ortié, de l'eczématisation, et même des éruptions généralisées et des phénomènes généraux.

Il en est exactement de même dans les *cuti-réactions* et *intradermo-réactions*; on appelle ainsi la manœuvre qui consiste à éprouver la sensibilité de la peau vis-à-vis de certaines substances (sérums, tuberculine, médicaments, aliments, etc.) en en déposant une trace sur une petite surface excoriée, ou en l'injectant dans le derme. Ces épreuves (*méthode des tests*, p. **608**) font nettement ressortir l'aptitude réactionnelle variable des divers sujets, et, d'autre part, témoignent de la parenté qui existe entre les diverses modalités éruptives qui peuvent résulter d'une même cause.

Érythèmes infectieux. — Il y en a de deux sortes. :

L'infection peut être *locale*, tout au moins au début, comme c'est le cas dans les piqûres septiques. La rougeur, d'abord plus ou moins circonscrite, a une tendance à s'étendre et à s'accompagner d'œdème inflammatoire, de lymphangite et d'adénite, et parfois de phénomènes généraux. Ici trouverait sa place la description de l'**érysipèle** streptococcique, qu'il n'est pas d'usage de faire figurer dans les traités de dermatologie.

L'érysipéloïde de Rosenbach (1887), qu'avait entrevu T. Fox (1873), est un érythème septique qui se rencontre chez les bouchers, cuisiniers ou toutes personnes maniant de la viande. L'éruption siège sur les doigts, à la face, ou dans n'importe quelle région ; elle ressemble à un érysipèle peu vésiculo-bulleux, s'accompagne parfois de lymphangite et d'arthrites très douloureuses, dure une ou deux semaines, mais récidive volontiers. D'après des recherches récentes, rapportées par Fr. Callomon (*Derm. W.* 84, 1927), l'érysipéloïde serait dû au bacille du rouget des porcs, lequel peut vivre en saprophyte sur beaucoup de viandes ; le sérum antirouget guérit les malades, ou, tout au moins, les soulage beaucoup.

Sont dus à une infection *générale* les érythèmes qui surviennent dans un très grand nombre de maladies, dont il serait impossible et d'ailleurs superflu, de dresser le tableau complet, d'autant plus que pour quelques-unes d'entre elles il est certain que c'est moins l'agent pathogène spécifique que les associations microbiennes secondaires qui sont en cause. Citons seulement à titre d'exemples : le rash variolique, la diphtérie, toutes les septicémies, puerpérales, chirurgicales et médicales, la fièvre typhoïde, le typhus, la peste, la méningite cérébro-spinale, la pneumonie, la grippe, la vaccine, les angines, les pyodermites, la gonococcie, les trichophyties, etc. Ces érythèmes peuvent affecter toutes les variétés possibles de configuration, d'étendue et de distribution, scarlatiniformes, disséminées, régionales, roséoliques, etc.

En réalité l'éruption caractéristique de certaines fièvres éruptives (rougeole, rubéole, scarlatine) pourrait à bon droit être rangée dans les érythèmes infectieux. On est allé jusqu'à avancer (Zoeller 1926) que la scarlatine ne serait qu'une toxi-infection due à un streptocoque (Bergé, Gabritschewsky, les Dick) logé dans le pharynx, dont les toxines résorbées et diffusées donnent les symptômes de la maladie. Certains auteurs modernes soupçonnent qu'un bon nombre d'érythèmes scarlatiniformes ou morbilliformes, etc., suscités par une intoxication médicamenteuse ou une infection, ou un vaccin ou sérum, seraient en réalité de véritables scarlatines, rougeoles ou rubéoles, etc.; on explique que le virus préalablement latent chez le sujet serait réveillé par l'agent étranger qui survient, conformément à ce qu'on admet pour la pathogénie des éruptions d'herpès et de zona. Encore faudrait-il que cette hypothèse soit appuyée par des cas de contagion indubitables.

Pour un nombre restreint d'infections on a la preuve que l'agent pathogène est présent dans les manifestations cutanées, ainsi le bacille d'Eberth se rencontre dans les taches lenticulaires de la fièvre typhoïde, où on le décèle par la méthode de Neufeld (biopsie, mise à l'étuve 12 heures) plus facilement que par l'hémoculture; de même le tréponème a été trouvé dans les taches de la roséole syphilitique. — Mais si dans bien des cas les microbes, par leurs endotoxines ou leurs exotoxines diffusables, peuvent être directement incriminés, il ne faut pas perdre de vue qu'il se peut aussi que l'éruption ne soit qu'une réaction de la sensibilité individuelle, prédisposition, allergie, etc.

Érytèmes allergiques. — De cet ordre, et en représentant l'exemple le plus typique, sont ceux de la *maladie du sérum* (p. 662).

On peut en rapprocher les *érythèmes d'origine alimentaire.* Tantôt fugaces, diffus, et occupant surtout la figure et le haut du tronc, tantôt plus durables, ils affectent la forme ortiée ou papuleuse, ou celle d'une roséole ou de placards marginés. Ils peuvent être provoqués non seulement par les aliments et boissons réputés irritants ou indigestes, et que traditionnellement on défend aux urticariens, eczémateux et prurigineux, mais encore par les aliments considérés comme les plus inoffensifs, plus particulièrement par les albuminoïdes. Il est naturel de chercher leur explication dans une sensibilisation ou anaphylactisation préalables (p. 604).

On a appelé *érythèmes autotoxiques* ceux qui surviennent chez les urémiques, goutteux, diabétiques, hépatiques, au cours de la constipation opiniâtre, etc. On incrimine en pareil cas la production de poisons autogènes et l'insuffisance des émonctoires rénal, hépatique, intestinal, etc. L'idée, très répandue dans le public, que la peau se trouve lésée dans ces conditions par le fait du rôle de suppléance qu'elle serait appelée à jouer vis-à-vis des organes de dépuration normale de l'organisme, est partagée, je ne sais pourquoi, par un certain nombre de médecins. Elle ne repose sur aucune base sérieuse. Les états autotoxémiques se manifestent plus communément par du prurit que par des éruptions (p. 671).

Existe-t-il des *érythèmes nerveux?* Les dermatologistes connaissent bien la rougeur roséolique, ou en réseau, qui apparaît sur la face, les oreilles, le cou, le haut de la poitrine des personnes qui se déshabillent devant eux (*érythème a pudore*); des émotions vives, la colère, la joie, etc. peuvent faire naître un *érythème émotif* analogue ; ce phénomène s'exagère chez certains sujets à tare psychique ou endocrinienne, au point qu'ils s'en plaignent comme d'une infirmité. Cette rougeur congestive, très fugace et presque physiologique, mérite tout au plus une mention. Quant aux prétendus *érythèmes réflexes*, d'origine gastro-intestinale, urétrale, utérine, etc., on considère de nos jours qu'ils sont de nature infectieuse ou toxique.

Le rôle de l'appareil nerveux dans les érythèmes passifs, acro-asphyxie, livedo, etc., est des plus certains et souligné par les troubles vasculaires qui suivent les blessures des nerfs.

L'*érythromélalgie* de Weir Mitchell est considérée comme une névrose vasomotrice; on doit toujours songer à l'ergotisme. Elle est caractérisée par des accès douloureux localisés aux extrémités et accompagnés d'une rougeur vive, de gonflement et d'une élévation de la température locale; les accès, plus ou moins fréquents, sont provoqués souvent par la chaleur, exagérés par la position déclive, et durent d'une à plusieurs heures. L'administration de l'adrénaline les atténue remarquablement (Châtellier, 1921). On a signalé dernièrement un type morbide analogue chez les enfants (*acrodynie infantile*).

Pathogénie. — L'érythème est toujours dû à une augmentation temporaire du calibre des vaisseaux sanguins de la peau.

La physiologie nous enseigne que la congestion est soumise à des appareils vaso-constricteurs et vaso-dilateurs, échelonnés dans l'axe bulbo-médullaire et à la périphérie. Ils sont mis en jeu au sein de la peau même dans le cas d'érythème provoqué direct (friction, piqûre de puce); c'est par un trouble psychique dans l'érythème émotif; comment ils sont actionnés dans l'érythème toxique, infectieux, alimentaire, on l'ignore.

L'ardente discussion qui s'est élevée naguère, et qui dans certains milieux n'est pas encore épuisée, sur le point de savoir si l'érythème est une *inflammation* ou une *angionévrose*, nous apparaît aujourd'hui comme vide de sens.

Il est certain que l'érythème est la manifestation d'une réaction de la peau contre une foule d'agents nocifs d'ordre divers; cette réaction se produit dans les petits vaisseaux de la peau et dans leur appareil nerveux.

La notion qui peu à peu s'est fait jour dans l'esprit médical, et qui de beaucoup est la plus importante au double point de vue théorique et pratique, est celle qui est relative à la pathogénie des érythèmes toxiques et infectieux. Elle peut être énoncée comme suit : *La pathogénie des érythèmes toxiques et infectieux repose essentiellement sur un état de prédisposition morbide, laquelle peut consister en une sensibilité idiosyncrasique ou en une sensibilisation acquise* (p. **599**).

Traitement. — Quand un érythème réclame une médication *locale*, on doit tenir compte de sa qualité et de son étendue.

Sur un érythème *actif*, prurigineux ou douloureux, on fera des lotions rafraîchissantes avec une décoction végétale (camomille, aunée, etc.) ou une solution acidulée (eau vinaigrée ou boriquée), ou un lait de lanoline ou de sapolan, suivies d'applications copieuses d'une poudre inerte ou d'une crème; les pâtes à l'eau sont particulièrement recommandables (voir *Memento thérapeutique*).

Un érythème *passif* sera, au contraire, traité par des rubéfiants, en lotions ou frictions, exceptionnellement en pommades, parfois par des moyens physiques, douches d'air chaud, actinothérapie, électricité.

En face d'un érythème *toxique* ou *infectieux* se pose principalement la question de savoir s'il y a lieu de le traiter par une cure de désensibilisation (p. 614); ce sont les circonstances du cas qui dictent la réponse et qui indiquent quel est le procédé à choisir.

Après cette étude du *symptome érythème* considéré dans son ensemble et dans ses variétés, je vais consacrer quelques paragraphes à quelques-uns des *syndromes* caractérisés par de l'érythème; les uns sont du type *actif*, les autres du type *passif*. Je souligne qu'il ne s'agit pas d'entités morbides à étiologie définie, mais de simples syndromes cliniques.

On se ferait une idée par trop simpliste et erronée du sujet, si l'on admettait tout uniment que l'*intertrigo* est un érythème de cause mécanique; — que l'*engelure*, le *livedo* dépendent simplement d'une cause physique, comme c'est le cas pour les *érythèmes actiniques* dont il sera question aillleurs (p. 634); — que la *rosacée* résulte d'une auto-intoxication; — que l'*érythème polymorphe* est infectieux.

Je citerai comme seul exemple d'un érythème de cause définie, manifestation éruptive d'une maladie vraie : la *roséole syphilitique*.

INTERTRIGO

La rougeur congestive qui paraît résulter du frottement réciproque de deux surfaces tégumentaires contiguës, est appelée *intertrigo*. On ferait mieux de n'employer ce terme que comme adjectif, en l'accolant au nom de la dermatose née dans ces conditions; en dehors de l'*érythème intertrigo*, il y a en effet un *eczéma intertrigo*, etc.

L'érythème intertrigo s'observe communément, surtout chez les personnes grasses, dans le sillon interfessier et à la face interne des cuisses, par exemple après une marche prolongée ; de même chez les diabétiques ; chez les femmes obèses on le voit aussi sous les seins, dans le pli hypogastrique, aux aines et aux aisselles ; chez les adultes des deux sexes dans les espaces interdigitaux des orteils ; chez les nouveau-nés, aux fesses, aux plis du cou, etc.

La rougeur, plus ou moins vive, se limite par des bords festonnés ou diffus ; il y a de l'ardeur locale ou du prurit ; à la longue survient de la pigmentation et parfois de la lichénisation.

A l'action mécanique s'ajoutent les effets nocifs de la sueur, de la macération, des sécrétions régionales, et des fermentations et infections secondaires : selon Sabouraud, les intertrigos chroniques sont toujours streptococciques ; aussi l'érythème se complique-t-il souvent de lymphangite, pyodermites, eczématisation, etc., qui prennent un caractère extensif.

Depuis un certain nombre d'années, on s'est avisé du fait qu'un bon nombre d'érythèmes ou d'eczémas des plis qu'on étiquetait tout uniment intertrigos, pourraient être dus à des parasites mycéliens ou à des levures. Quand on en constate la présence, ce qui est commun, se dresse la question de leur rôle pathogène primitif ou de leur présence au titre de simples saprophytes.

Les signes différentiels qu'on a donné n'ont pas une valeur absolue. Cependant on peut dire que l'intertrigo inguinal des adultes se distingue généralement de l'érythrasma (p. 745) et de l'eczéma marginé de Hebra (p. 734), ou intertrigo mycosique de Dubreuilh-Joulia, en ce qu'il affecte toujours symétriquement les deux lèvres du pli axial, lequel est souvent fissuré ; d'autre part, les lésions de l'intertrigo ne sont ni uniformes, ni polycycliques, ni squameuses, ni marginées, mais ont au contraire des bords plus ou moins diffus et ne débordent pas en arcades en dehors du pli.

On peut rapprocher de l'intertrigo les **érythèmes fessiers des nourrissons**, irradiant du sillon interfessier sur les cuisses, le dos, l'abdomen et jusqu'aux talons. Ils sont d'une fréquence extrême et relèvent moins des frottements que du contact de la peau avec les déjections, surtout quand les enfants sont mal surveillés et mal nettoyés, et dans le cas de diarrhée ou d'athrepsie provoquée par une alimentation mal réglée ou

qui ne leur convient pas. A leur propos aussi a été récemment
soulevée la question de l'origine parasitaire, dermato-myco-
sique, d'un bon nombre de ces éruptions; elle est à l'étude.

Tantôt il s'agit de simple hyperémie, souvent d'un rouge

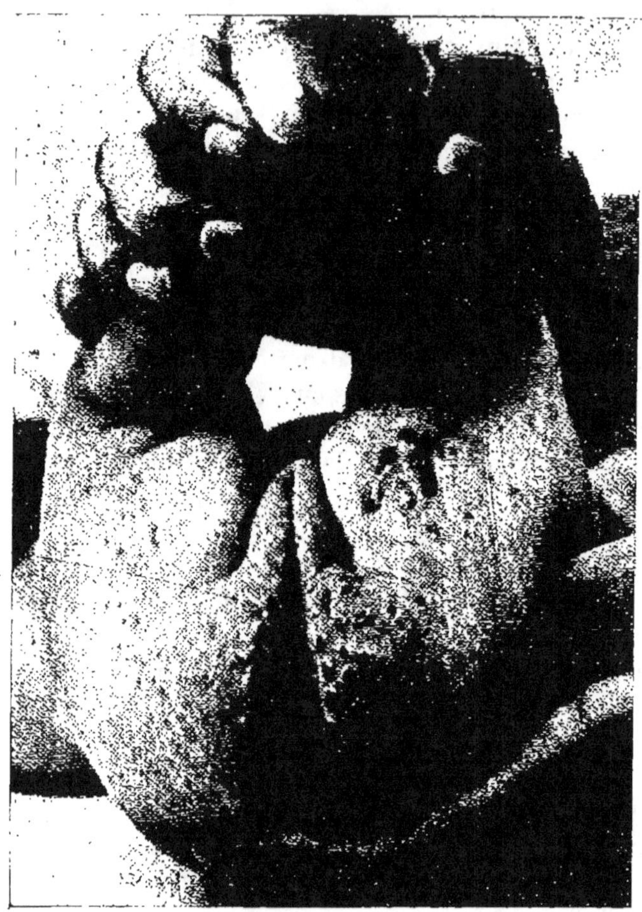

Fig. 1. — Dermite fessière syphiloïde (*non syphilitique*) des nouveau-nés.
(Cliché de Ferrand.)

cuivré, en nappe ou en placards; tantôt l'érythème se complique de fissures ou de vésicules et d'érosions suintantes, en
un mot d'eczématisation véritable (*eczéma intertrigo des nouveau-nés*), comme l'a démontré Marcel Ferrand ; ou encore il
se couvre d'ulcérations et de pyodermites.

Dans les **syphiloïdes post-érosives** de Sevestre et Jacquet, dont Ferrand (1919) a repris la description, les érosions s'élèvent en papules saillantes, fermes, d'un rose terne, à surface faiblement suintante. L'éruption occupe les fesses, les cuisses et les mollets, épargnant les plis. On conçoit que le tableau clinique puisse au plus haut degré simuler celui des syphilides polymorphes (p. 872). Le diagnostic repose sur la recherche d'autres manifestations syphilitiques chez l'enfant, notamment aux lèvres et dans la bouche; sur l'examen de ses parents et de son entourage; sur la recherche directe du tréponème dans les lésions, et de la réaction de Bordet-Wassermann dans le sang du petit malade et de sa mère; enfin sur l'évolution. Tant qu'un doute persiste, on doit tout mettre en œuvre pour résoudre le problème et, en attendant, prendre les mesures destinées à éviter la contagion.

Le *traitement* des intertrigos exige des lotions fréquentes, émollientes, astringentes ou faiblement antiseptiques; la précaution essentielle à prendre est de réaliser l'isolement des surfaces au moyen de poudres minérales inertes (talc), ou mieux de poudres hydrofuges (stéarate de magnésie, siccol, etc.), ou de pâtes à l'eau; des pâtes à l'oxyde de zinc conviendraient également, tandis que les pommades sont nuisibles. Chez les enfants on aura soin de régler l'alimentation et les soins de propreté, et de les surveiller de près.

ÉRYTHÈME PERNIO ou ENGELURES

Tout le monde connaît les engelures, ces rougeurs violacées et douloureuses qu'on observe si fréquemment pendant la saison froide, surtout chez les enfants et les adolescents.

Elles occupent par ordre de fréquence les mains, et notamment leur bord cubital et les doigts, les orteils et les talons, les oreilles, le nez et plus rarement les joues.

Au *premier degré* elles consistent en une tuméfaction de la peau qui est d'un rouge foncé ou bleuâtre, tendue, luisante, indurée et froide au toucher. Il s'agit manifestement d'un érythème par stase; mais par moments, quand on réchauffe trop brusquement les parties survient une congestion active, et la sensation d'engourdissement se transforme en prurit et en une cuisson très douloureuse (onglée).

L'érythème est tantôt limité en placards, tantôt à bords diffus, ou même généralisé à presque toute la région.

Au *second degré*, l'engelure est « ouverte » comme on dit vulgairement ; les ulcérations résultent, soit de crevasses se produisant dans les plis, soit de bulles assez volumineuses parfois, naissant sur les surfaces tuméfiées, probablement sous l'influence de l'infection par les pyocoques. Il s'établit alors un suintement persistant, ou une suppuration avec croûtes, qui peut conduire à des ulcères fongueux et saignants, causant une véritable perte de substance. Dans ces conditions le travail manuel ou la marche sont parfois rendus impossibles.

Non traitées, les engelures durent d'ordinaire tout l'hiver, avec des recrudescences, et disparaissent au printemps ; mais on en voit exceptionnellement qui subsistent même en été.

Le rôle de la saison, l'action locale du froid, ne sont pas discutables. Cependant les causes occasionnelles ne doivent pas faire perdre de vue l'importance prépondérante du terrain. C'est à l'âge de cinq à quinze ans qu'on est prédisposé aux engelures ; mais tous les enfants n'en sont pas atteints, et de plus on en observe dans la jeunesse et à l'âge adulte. L'anémie, le tempérament dit lymphatique, l'hypotension artérielle, l'acroasphyxie font partie du cortège habituel des engelures ; la cœxistence fréquente d'adénopathies, de l'habitus scrofuleux, de réactions positives à la tuberculine, conduisent à les ranger au nombre des manifestations de la tuberculose atténuée, c'est-à-dire à les considérer, dans un certain nombre de cas tout au moins, comme des tuberculides (p. **785**).

À l'appui, on peut citer ces faits, qui ne sont pas rares, où l'engelure semble se transformer en lupus érythémateux, faits que Hutchinson a caractérisés en les dénommant *chilblain lupus* (lupus engelure), et par lesquels se révèle une parenté probable entre ces deux affections, dont la seconde est considérée comme une tuberculide (p. **805**). Les cas dans lesquels on voit les engelures alterner avec des tuberculides papulo-nécrotiques, plaident dans le même sens.

Traitement. — Dans les engelures du premier degré on atténue sensiblement les souffrances du malade en recomman-

-dant des lotions à l'eau tiède ou chaude, suivies de frictions à l'alcool camphré, à l'alcool faiblement iodé, ou avec une décoction tannique. Les pommades ou poudres au goudron, à l'ichtyol, sont parfois utiles.

En cas de crevasses et d'ulcérations, on fait un pansement humide occlusif, ou des applications de liniment oléo-calcaire ou de vasolanoline, jusqu'à cicatrisation, avant de recourir aux astringents et aux kératoplastiques (ichtyol, résorcine, etc.).

L'eau oxygénée à 6 volumes, en bains locaux de 15 à 20 minutes de durée, répétés deux ou trois fois par jour, donne souvent des succès remarquables. On a reconnu aux irradiations par les rayons ultra-violets une puissante action curative.

La « méthode bio-kinétique » de Jacquet constitue, quand elle est bien appliquée, un préventif et un traitement excellent des engelures. Le malade doit, 8 ou 10 fois par jour pendant 5 minutes, mobiliser activement toutes les articulations des extrémités atteintes, maintenues en élévation forcée.

La médication générale traditionnelle est celle « du lymphatisme et de la scrofule », aération, frictions sèches ou alcoolisées, huile de foie de morue, arsenic, recalcifiants, iodure de fer, etc.; on pourra avoir à y joindre l'opothérapie endocrinienne (surrénale, hypophyse, thyroïde, etc., selon le cas)..

L'affection dite **froidure des tranchées** (prétendus *pieds gelés*), que la grande guerre avait fait reparaître, diffère des engelures à bien des égards. Elle survient chez les soldats qui ont stationné plusieurs jours dans l'eau ou dans la boue froides, même non glacées, et résulte de la déperdition énorme de calorique, aidée de la déclivité, de la fatigue générale, et parfois de la constriction des jambes et des pieds. Elle consiste en un gonflement violacé, très douloureux, empêchant la marche, sans lésions cutanées, ou accompagné de purpura, de bulles ou même d'escarres plus ou moins étendues et profondes. Nous avons noté en pareil cas, avec Civatte, une anesthésie douloureuse très persistante de l'avant-pied, traduisant une névrite périphérique; d'autres ont incriminé des lésions vasculaires. La durée peut être de plusieurs mois, même dans les cas correctement traités par les bains ou douches d'air chaud et par la kinésithérapie en position élevée.

ACRO-ASPHYXIE ET LIVEDO

L'acro-asphyxie et le livedo sont deux autres formes d'érythème passif qui doivent être rapprochées des engelures.

L'*acro-asphyxie* est une congestion chronique des extrémités qui sont d'un rouge violacé, habituellement froides, et souvent moites et engourdies. La tache anémique qu'on y produit en y imprimant son doigt met un long temps, parfois près d'une minute, à se recolorer par l'afflux du sang rouge. La rougeur froide des fesses, qui est si commune, peut elle aussi être considérée comme une *acro-asphyxie*.

On observe l'acro-asphyxie dans des conditions diverses. Il est clair qu'un spasme des veines, une altération de leurs parois, un abaissement de la tension artérielle (lésions cardiaques, pulmonaires, cachexie) peuvent donner lieu à ce syndrome. Mais des troubles nerveux permanents, une nutrition ralentie, des intoxications chroniques exogènes ou autogènes, des insuffisances endocriniennes, peuvent indubitablement conduire au même résultat. Il est tout naturel d'incriminer une imprégnation tuberculeuse atténuée dans un bon nombre de cas Les enfants ou adolescents y sont particulièrement exposés. Le froid en exalte les manifestations.

Sans avoir de grands inconvénients par elle-même, l'acro-asphyxie crée un terrain de choix pour les engelures, les tuberculides, les angio-kératomes, les dermites artificielles, les pyodermites, et confère à l'évolution de toutes ces lésions dermiques une allure torpide et traînante.

On a récemment individualisé sous le nom d'*erythrocyanosis crurum puellaris* ou d'**Erythrocyanose sus-malléolaire** (E Justér) une affection du même ordre, très commune chez les jeunes filles et jeunes femmes, rare dans le sexe masculin ; elle avait été signalée par Balzer et Alquier, Thibierge et Stiassnie, et a été baptisée par Mendes da Costa et van Oort-Lau. Il s'agit d'un gonflement lilacé ou bleuté du bas des jambes, symétrique et persistant, avec infiltration pseudo-œdémateuse non plastique des tissus, à bords diffus ou saillants, accompagné d'une ponctuation violacée et kératosique des follicules de la région. On incrime le froid et la déclivité qui en effet exagèrent la stase, ainsi que la constipation habituelle. Il semble que cette affection dépende de dysendocrinies, surtout ovarienne, thyroïdienne et hypophysaire, associées, comme il est commun, à une dystonie vago-sympathique ; cet ensemble peut être d'origine tuberculeuse, hérédo-syphilitique ou autre.

On observe un état analogue, mais dans ce cas du côté malade seulement, chez certains hémiplégiques, dans la paralysie infantile, etc. On a pensé que cette érythrocyanose pouvait prédisposer à l'*érythème induré* de Bazin, avec lequel on l'a quelquefois confondue à tort. J'ai rencontré, comme d'autres auteurs, des cas de coïncidence de ces deux états morbides. Comme traitement, en dehors de l'exercice, des bandes roulées et du massage, on emploie efficacement la diathermie ou les rayons ultra-violets, mais surtout la médication endocrinienne. La tuberculino-thérapie échoue généralement.

Le **livedo** (*livedo annularis a frigore* ou *asphyxie réticulaire*) a une étiologie et une signification à peu près pareilles. On l'observe surtout sur la face externe des avant-bras, des bras et des cuisses, sur les flancs et parfois sur presque tout le tégument.

Il consiste en une rougeur violacée habituelle, mais exagérée par le froid, qui dessine sur la peau un *réseau* à travées plus ou moins larges, à mailles arrondies ou ovalaires. Les mailles, dont la coloration est normale, correspondent aux territoires vasculaires sanguins directs, tandis que les travées du réseau représentent les zones anastomotiques entre ces territoires ; le livedo figure donc le « négatif » d'une éruption roséolique.

Par sa configuration le livedo annularis se rapproche étroitement de la *pigmentation réticulée a calore*, ce que les auteurs expriment en les appelant respectivement *cutis marmorata vascularis* ou *pigmentosa*.

ROSACÉE

La rosacée (*acné rosacée, acné rosée, gutta rosea, couperose*) est une affection spéciale à la face, un érythème passif chronique, qui conduit à la production de télangiectasies et qui, parfois, se complique de pustules. Ses localisations principales sont le nez, les joues, le milieu du front ; accessoirement elle gagne le menton et les tempes.

Étiologie. — La rosacée ne se rencontre pas chez les enfants ; elle débute soit après la puberté, soit plus communément vers 40 ou 50 ans, chez la femme à l'époque de la ménopause ; elle disparaît d'ordinaire dans l'âge avancé.

Elle se développe dans deux conditions distinctes, qu'on peut cependant rencontrer associées. Dans un premier groupe de cas, elle est précédée d'un premier stade de congestions aiguës de la figure, revenant par poussées, auquel convient le nom d'*Érythrose faciale* : il s'agit donc d'un trouble vasculaire primitif de la peau. — Dans d'autres circonstances, elle dérive d'une affection de l'épiderme que j'appelle *kérose* (p. **248**) avec séborrhée : c'est la *rosacée séborrhéique.* — L'un et l'autre de ces états morbides servent d'intermédiaire entre les troubles généraux que je vais énumérer, et l'érythème chronique de la face qu'on appelle rosacée.

Le plus souvent ce sont des troubles digestifs qui sont en cause, la constipation habituelle, les fermentations gastro-intestinales, la dyspepsie hépatique, l'abus des excitants, etc. Beaucoup de personnes, de jeunes femmes surtout, sont sujettes à des poussées de congestion aiguë de la figure, diffuse ou en placards, à la suite de repas pris trop rapidement sans mastication suffisante (tachyphagie) ou sous l'influence de certains aliments ou boissons. Cette érythrose faciale, qui semble être l'effet d'un réflexe d'origine gastrique (L. Jacquet), peut récidiver pendant des années, ou se transformer assez rapidement en rosacée. D'autres fois, la rosacée s'installe d'emblée par des taches rouges persistantes qui tendent à confluer. Il en est souvent ainsi chez les alcooliques et surtout les buveurs de vin ; le teint fleuri et le nez bourgeonnant, dont ils s'enorgueillissent parfois, ne sont pas un signe de brillante santé, mais plutôt un stigmate de dyspepsie gastro-hépatique.

Les troubles des fonctions génitales et surtout utéro-ovariennes, la ménopause, la dysménorrhée, les salpingo-ovarites, les métrites, etc., prédisposent aussi à la rosacée et surtout, comme on l'a remarqué, à sa localisation au menton. Les dysendocrinies, thyroïdienne et ovarienne, surtout par hyperfonction, sont communes (J. Sutton, 1919, Cedercreutz). Les lésions cardiaques et pulmonaires chroniques peuvent parfois être en cause. Les affections des fosses nasales et des sinus exercent une action d'appel qui semble souvent évidente ; il en est de même de la carie dentaire qui, dans le cas de perte d'un grand nombre de dents, devient, en outre, un facteur important de dyspepsie.

L'action du froid, de la chaleur ou du vent, les périodes menstruelles, les irritations cutanées de toute nature, concourent à réveiller les poussées d'érythrose, à faire confluer les taches rouges, qui deviennent plus sombres, d'une teinte pourpre ou violacée, ou à exacerber la rosacée dès que celle-ci s'est installée.

Symptômes. — A sa période d'état, la rosacée consiste en une rougeur persistante, plus ou moins diffuse, sans élévation de la température locale.

Au bout d'un certain temps, on voit se dessiner des télangiectasies superficielles ; des veinules serpentines et ramifiées traversent le sillon naso-génien, sillonnent les ailes du nez, couvrent le nez, les joues, les tempes, le front et le menton, de ramuscules enchevêtrés comme des racines d'arbre. Si la kérose est très accentuée, la peau se tuméfie, s'épaissit dans son ensemble, et quelques glandes sébacées hypertrophiées peuvent s'élever en saillie. A cet aspect correspond plus particulièrement le terme de *couperose*.

Bien que la rosacée puisse évoluer à l'état pur, il est extrêmement fréquent de la trouver *compliquée de folliculites*, surtout chez les séborrhéiques. Jusqu'ici, la plupart des auteurs, inversant ces termes, ont considéré les folliculites acnéiformes comme primitives et comme provoquant la rougeur en nappes (d'où le nom d'*acné rosacée*), ce que l'observation rigoureuse des malades démontre être inexact. On a eu tort de confondre ces folliculites avec les papulo-pustules de l'acné vulgaire (p. 505) ; Unna a montré qu'elles en diffèrent par l'absence de comédons, par leur siège superficiel, par leur localisation, et aussi par l'âge des sujets.

Les folliculites de la rosacée apparaissent par poussées, de deux ou trois ou d'une dizaine à la fois, passent par les stades de papules, pustules, croûtes, durent de deux à quatre jours et se renouvellent incessamment : un excès de table, par exemple, peut avoir pour effet d'en faire naître une vingtaine ou une trentaine. Elles aggravent l'état antérieur, rendent l'aspect du malade plus déplaisant et laissent nécessairement une cicatrice, si minime soit-elle.

A son degré extrême, la rosacée défigure complètement le sujet qui en est atteint. Le nez violacé, bourgeonnant, déformé par des saillies globuleuses que séparent de profonds sillons, parcouru par de grosses veines dilatées, est augmenté de volume en tous sens ; cet état a été décrit comme constituant une affection à part qu'on appelle *rhinophyma* (p. 491). Les autres parties de la face sont parfois aussi violacées, boursouflées, parsemées de pustules, de cicatrices et de télangiectasies ; l'ensemble est des moins esthétiques.

La rosacée est d'un *diagnostic* généralement facile, sauf peut-être lorsqu'elle se présente sous certains aspects pouvant faire penser aux iodides et bromides, — ou au lupus pernio, qui n'est guère limité au nez ; — ou au lupus érythémateux que caractérise le contour net de ses bords. — Certaines syphilides tertiaires en nappe du centre de la face (p. 325) peuvent être fort délicates à distinguer de la rosacée.

Traitement. — Avant tout, il importe de rechercher les diverses circonstances étiologiques que j'ai indiquées ; elles dicteront le régime et la thérapeutique interne.

Le traitement local varie avec le degré de l'affection et la présence ou l'absence de complications.

Dans un cas moyen ou léger, la règle est de demander aux topiques tout ce qu'ils peuvent donner, avant de songer à oblitérer les vaisseaux dilatés. Les pommades sont souvent mal tolérées. Les pâtes soufrées et ichtyolées, les poudres, les lavages tièdes au savon naphtolé ou ichtyolé, les pulvérisations ou lotions chaudes de liquides astringents, additionnées ou non de sublimé, sont bien préférables. Une lotion soufrée et camphrée peut à elle seule amener une amélioration considérable, pour peu que les indications d'ordre général aient été remplies. Le massage local, ou mieux encore les séances fréquentes de gymnastique faciale, préconisées par L. Jacquet, sont souvent très efficaces. Enfin, on procède, s'il y a lieu, à l'oblitération des télangiectasies. de préférence par la pointe fine du gal-vano-cautère, ou exceptionnellement par l'électrolyse, par la douche filiforme, ou par les scarifications.

Dans un cas grave de rhinophyma, après avoir calmé l'irritation et éteint les suppurations par des pulvérisations et pansements antiseptiques doux, on pourra avoir à intervenir chirurgicalement, par la décortication du nez, qui donne un résultat excellent et définitif.

ÉRYTHÈME POLYMORPHE

Dans le groupe si hétérogène des érythèmes, Hebra a eu le mérite de distinguer, sous le nom d'*érythème exsudatif multiforme* ou *polymorphe*, un syndrome qu'on est presque tenté de considérer comme une maladie autonome. Par son allure, il se rapproche des fièvres éruptives ; mais il n'est ni spécifique, ni contagieux : c'est donc un pseudo-exanthème.

Symptômes. — L'éruption, qui souvent s'accompagne de phénomènes généraux, est constituée soit par des éléments érythé-mato-papuleux, soit par des vésicules ou bulles, soit encore par des nouures. Il est rare que ces différentes formes d'éléments soient

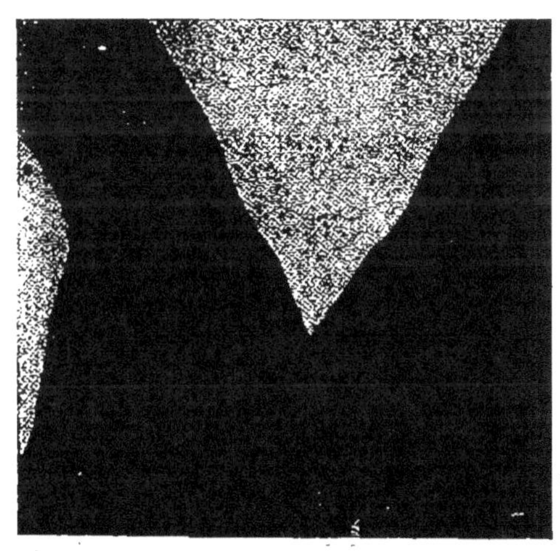

Fig. 2. — Érythème polymorphe *du type érythé-mato-papuleux.*

réunies sur le même sujet, sur les mêmes territoires et à un même moment. Mais elles peuvent coexister dans des régions différentes ou se remplacer lors d'une poussée ultérieure ; c'est pourquoi on est fondé à parler d'une seule maladie à manifestations *multiformes.* Il y a avantage à décrire à part un *type érythémato-papuleux*, qui seul m'occupera à cette place, — un type bulleux ou *hydroa* (p. **220**), — et un type dit *érythème noueux* (p. **335**).

L'érythème polymorphe érythémato-papuleux est caractérisé par des taches congestives nummulaires ou lenticulaires, dont le centre se cyanose bientôt, qui s'étalent, restent planes, ou deviennent ortiées ou papuleuses, quelquefois discoïdes, ou déprimées à leur centre (fig. 2). La teinte livide des taches, leur bordure vermillonnée, leur mode d'apparition et la distribution de l'éruption sont assez caractéristiques. Les éléments peuvent aussi être blanchâtres à leur milieu, sembler bulleux ou le devenir effectivement dans quelques cas; ou bien encore leur centre devient purpurique. Leur extension est rapide et donne lieu quelquefois à des taches marginées, ou même à des anneaux par l'effacement de l'aire centrale (*érythème annulaire*).

L'*éruption* se compose d'un nombre très variable d'éléments, disséminés ou groupés, quelquefois confluents, disposés d'ordinaire symétriquement; son territoire d'élection est à la face dorsale des poignets, des mains et des avant-bras; elle occupe parfois les doigts, les coudes, la nuque, le front, les genoux, rarement les pieds. Il y a de l'ardeur, du prurit, de la tension locale, souvent du gonflement régional, parfois des arthralgies ou même des arthrites simulant le rhumatisme articulaire aigu, de la courbature, de la céphalée, un état gastrique et une fièvre légère au moment de l'invasion. Dans la règle, l'éruption s'étend par poussées successives. Sa durée totale est de une à cinq semaines. On peut observer une légère desquamation à son déclin.

Les récidives sont loin d'être rares. On cite des cas, très exceptionnels, dont la terminaison a été fatale.

Étiologie. — Malgré son apparence d'entité morbide assez bien définie, l'érythème polymorphe semble relever de causes très variées. On accuse suivant les cas l'action du froid, les intoxications alimentaires ou médicamenteuses, des maladies viscérales (néphrites), des infections telles que le rhumatisme, les endocardites, les angines, la blennorragie, la syphilis, la tuberculose, la lèpre, les trichophyties même.

Il est vraisemblable que, de ces différentes affections et maladies, les unes se bornent à sensibiliser l'organisme, tandis

que les autres fournissent, soit directement, soit par association
microbienne, le germe de l'infection dont dépend l'érythème
polymorphe. On est en effet en droit de considérer comme
certain que celui-ci résulte d'une *septicémie*, plus ou moins
atténuée ; cela est prouvé d'une part par les ascensions fébriles
et les phénomènes généraux qui l'accompagnent ; d'autre part
par les résultats positifs d'hémocultures, qu'on a obtenues déjà
dans un bon nombre de cas en faisant le prélèvement au
moment des poussées. On a isolé ainsi des streptocoques, un
pseudo-diphtérique, un curieux streptobacille inoculable au
lapin (Levaditi, Nicolau, Poincloux. *Pr. Méd.*, 1926). Il est loin
d'être sûr, il est même peu probable, qu'il existe un microbe
vraiment spécifique de la maladie. Il semble jusqu'ici que
l'érythème polymorphe soit un syndrome, que peuvent réaliser,
par infection sanguine, des microbes de virulence variable, provenant d'un foyer septique, dentaire, amygdalien, génito-uri-
naire, appendiculaire, etc. Ainsi s'expliquerait l'absence de sa
contagiosité.

Traitement. — On doit avant tout s'efforcer de trouver la
cause de l'infection probable ou de l'intoxication possible, et la
supprimer ; si l'on découvre un foyer d'infection locale il va de
soi qu'on devra le traiter selon son siège et sa nature. En dehors
de cela, pour traiter le syndrome, le repos, un purgatif, une
diète légère peuvent suffire ; le chlorure de calcium, l'aspirine
et les salicylates sont souvent utiles ; les iodures, qui ont été
vantés, m'ont paru plutôt nuisibles. Localement, on se contentera d'applications de poudres inertes, de pâtes à l'eau, et
d'enveloppements, s'il est nécessaire.

Si l'on se trouve en présence d'un de ces cas, que les travaux
du Prof. Landouzy et de ses élèves ont montrés être assez fréquents, où l'érythème polymorphe se développe à la faveur de
la tuberculose, il y a lieu de prescrire aux convalescents une
hygiène appropriée et de les soumettre à une surveillance
prolongée.

ROSÉOLE SYPHILITIQUE

Parmi les érythèmes infectieux, il n'en est pas dont l'importance soit plus grande que la *roséole syphilitique*. Je la choisis donc pour en faire une description spéciale.

C'est la plus commune des syphilides cutanées (p. 874). Elle consiste en une éruption de taches d'un rose fleur de pêcher au début, d'un rose plus terne au bout de quelques jours, de dimensions nummulaires, de forme ronde ou ovalaire, à bords mal arrêtés, et qui jamais, à aucun moment, ne sont *ni squameuses, ni prurigineuses*.

Cette éruption est disséminée sans ordre sur les flancs, la poitrine, le dos et l'abdomen, s'étend quelquefois au cou, aux membres, jusqu'aux régions palmaires et plantaires, très rarement à la face où l'on ne l'observe guère que sur le front.

En l'absence d'un traitement précoce et énergique, elle apparaît ordinairement de quarante à cinquante jours après le chancre, débute sur les flancs et les hypocondres, et se complète dans la quinzaine, pour durer de trois à six semaines ou deux mois. Il peut arriver qu'elle fasse défaut même dans des cas où, le chancre ayant été méconnu, aucun traitement n'est intervenu; assez fréquemment elle passe inaperçue du malade et demande à être recherchée; quelquefois elle est si abondante et si colorée que la peau en est toute mouchetée. La roséole se voit mieux quand on la regarde à travers un verre bleu-cobalt, avec un bon éclairage, ou à la lumière de Wood.

Les éléments de roséole, surtout quand ils sont petits, de dimensions lenticulaires, peuvent faire une légère saillie par suite d'un peu d'œdème congestif : c'est la *roséole ortiée*. On appelle *roséole papuleuse* celle dans laquelle les taches se transforment en syphilides papuleuses.

La roséole peut récidiver dans le cours de la première, de la seconde année, ou même plus tard. Ces *roséoles de retour* sont habituellement assez pâles et composées de taches plus grandes et moins nombreuses; souvent elles sont *circinées* ou annulaires; leur durée est souvent prolongée.

La roséole syphilitique diffère du *pityriasis rosé de Gibert* et des *eczématides* par l'absence de toute desquamation, des *roséoles balsamiques* par sa coloration moins vive, sa lente évolution et l'absence de prurit. Parmi les affections qui peuvent causer une difficulté réelle de diagnostic, on peut citer la *roséole lépreuse* et la *roséole du mycosis fongoïde*, mais elles sont vraiment exceptionnelles et s'accompagnent d'autres symptômes de ces deux maladies; la *roséole antipyrinique* est aussi objectivement identique, mais c'est la plus rare des antipyrinides et elle dure huit ou dix jours seulement. La difficulté pratique la plus commune résulte des *macules* que peuvent avoir laissées sur la peau une pyodermite, la gale ou la pédiculose; les commémoratifs et la distribution topographique des éléments lèveront tous les doutes.

On aura toujours soin de confirmer le diagnostic de la roséole syphilitique par la recherche d'autres manifestations de l'infection : l'adénopathie, les plaques muqueuses, les vestiges du chancre, l'alopécie en clairière, la céphalée, etc., et par le séro-diagnostic. Le traitement spécifique ne doit être prescrit qu'au cas où la certitude est complète.

ÉRYTHÈMES PERSISTANTS

On éprouve souvent de la difficulté à classer avec précision les cas d'érythèmes persistants que l'on rencontre; la plupart des formes sont assez rares pour qu'aucun auteur n'ait pu en voir un grand nombre, et c'est pourquoi leur nomenclature est assez confuse.

Il me paraît avantageux de les grouper autour d'un certain nombre de types :

Erythème annulaire centrifuge. — Sous ce nom j'ai décrit en 1916 une éruption qui est aiguë par son évolution, et qui pourtant persiste pendant bien des mois, en raison de la renaissance incessante d'éléments nouveaux. Après s'être effacée, elle peut récidiver. Elle consiste en taches ortiées, non squameuses, qui très vite se transforment en anneaux saillants et fermes au toucher comme une cordelette; leur progression excentrique, qui peut être de plusieurs millimètres par jour, et la fragmentation des anneaux, donnent lieu à des arcades ou des festons dont l'aire reste légèrement pigmentée. Il existe quelques observations analogues, antérieures (O. Sachs, B. Lipschutz) ou postérieures à la mienne (Cervera, Mibelli, De-Bella, Liebner et Fenyö, Worobjew et Ujanski, 1927), qui diffèrent entre elles par des nuances; la rapidité de l'évolution, le nombre des éléments multiples ou non, le degré du prurit, qui faisait défaut dans mon cas, sont un peu variables. L'éruption siège de préférence sur le tronc et sur le premier segment des membres. Si l'on a soin d'en distinguer les formes circinées, et d'allure analogue de l'érythème polymorphe, des eczématides, de la dermatite de Duhring, etc., ce type est assez nettement caractérisé. On se rappellera que les syphilides circinées ne sont jamais rapidement migratrices.

Erythema elevatum diutinum. — La description assez vague que R. Crocker (IIIe éd. 1903) a donnée de cette forme éruptive y a fait ranger et le type précédent et le granulome annulaire (p. **331**). Ce nom, si on veut le conserver, s'applique à des nodules du volume d'un petit pois à celui d'une fève, roses ou lilacés, indolents, se développant sur la face d'extension des membres et des doigts. On doit éviter de confondre cette éruption avec l'*urticaria perstans* (p. **34**) des auteurs, qui naît sous forme d'urticaire et est éminemment prurigineuse. Elle représente à mon sens une variété non circinée du *granulome annulaire*.

Erythèmes persistants plans. — Une plaque congestive plane ou légèrement infiltrée, fixe ou lentement extensive, finement squameuse ou non, unique ou accompagnée d'autres pareilles, est un syndrome que peuvent réaliser diverses maladies; le diagnostic en est à faire.

L'*erysipelas perstans faciei* (Kaposi) *ou erythema perstans* (Jadassohn) était primitivement une variété fixe ou une complication du *lupus érythémateux*. Mais on a aussi rangé sous ce titre des cas de sarcoïde de Boeck de variété plane, peut-être certains cas d'*érythèmes prémycosiques*, etc. — Le *parapsoriosis en plaques* (p. **135**) est caractérisé par des taches d'érythème persistant. — Diverses *toxicodermies* peuvent affecter une apparence analogue; les antipyrinides sont d'ordinaire pigmentées, mais on a vu des érythèmes circinés ou iris dus au pyramidon (Scherber). — J'ai rencontré chez des *diabétiques*, comme l'avait noté Danlos, des érythèmes annulaires plans, prurigineux et durables.

Les trois grandes maladies infectieuses chroniques peuvent

se traduire par des érythèmes persistants. Les *leprides* érythémateuses (p 814) ne tardent d'ordinaire pas à se pigmenter. Je connais, pour en avoir observé plusieurs cas, des *tuberculides* érythémateuses dont la nature ressortait de leur coïncidence avec de l'érythème induré ou d'autres manifestations du même ordre.

On appelle *érythème syphilitique tertiaire* ou *roséole tertiaire* des taches d'un rose pâle ou d'un rose bistre, non

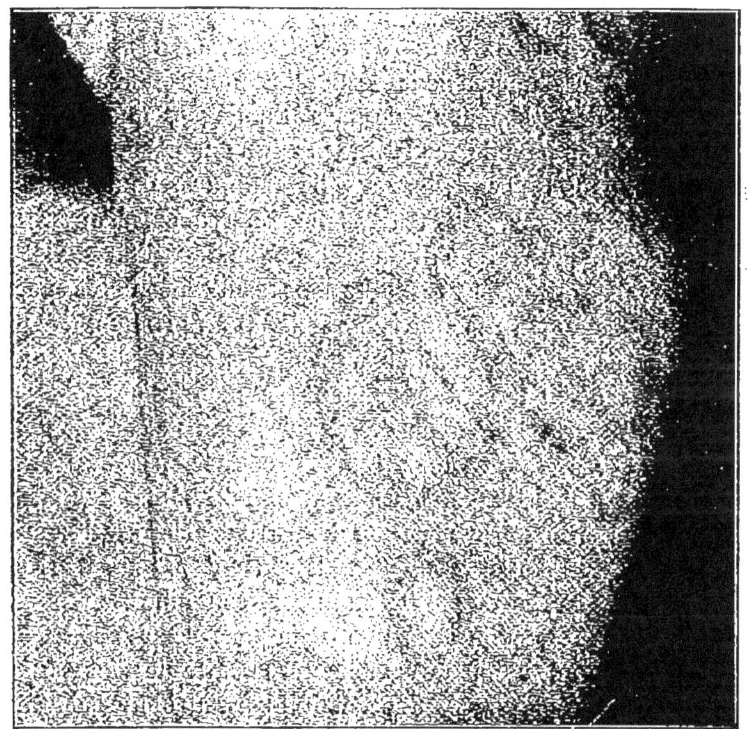

Fig. 5. — **Roséole syphilitique tertiaire** circinée, à anneaux concentriques, apparue 4 ans après l'infection. (Musée photogr. de l'Hôp. Saint-Louis.)

squameuses ou à peine poudreuses, non prurigineuses, sans aucune infiltration du derme, de configuration polycyclique ou circinée, siégeant sur le tronc et les membres, et remarquablement fixes pendant bien des mois. On les rencontre chez des syphilitiques d'ancienne date, longuement mais insuffisamment traités, ou chez des hérédo-syphilitiques; on peut les considérer comme des équivalents atténués de syphilides tertiaires circinées. La question de diagnostic se pose, non avec des eczématides qui sont squameuses ou croûtelleuses, mais avec le parapsoriasis en plaques, et avec les léprides maculeuses; ces dernières sont anesthésiques et généralement plus pigmentées. L'intérêt de cette éruption tient à ce que, étant d'échéance tertiaire, elle n'est cependant nullement destructive, et guérit sans cicatrices; elle ne cède cependant qu'à un traitement énergique. Ces caractères l'ont fait ranger dans la *syphilis quaternaire*.

La **pellagre** (*mal della rosa, del sole, della miseria, mal rosso*, etc.) est une maladie générale, non contagieuse mais endémique dans beaucoup de pays En dehors de l'Italie, où depuis longtemps elle constitue un véritable fléau, elle est répandue dans le Tyrol, les pays balkaniques, dans le proche Orient, en Espagne, au Portugal; on la rencontre aussi dans le sud de la France, en Grande-Bretagne, aux États-Unis, en Guyane, aux Antilles, et sans doute dans d'autres contrées encore.

Partout la pellagre débute généralement au printemps et procède par poussées saisonnières. L'*érythème* persistant qui en constitue souvent le signe révélateur se manifeste sur les parties découvertes, surtout sur le dos des mains et des poignets, quelquefois sur la figure, le tour du cou, le haut du tronc et même sur la face dorsale des pieds; on l'attribue, avec la plus grande vraisemblance, à l'action des rayons solaires. Il consiste en une rougeur d'abord vive, à bords souvent nettement arrêtés, compliquée parfois de petites suffusions sanguines, de fissures ou de bulles. Après quelque temps, la peau se pigmente, brunit, se desquame en larges lamelles; à la suite de poussées successives, elle s'épaissit, s'indure, et finit par s'atrophier, devenant semblable à la peau de certains vieillards cachectiques. Assez souvent on observe aussi des *lésions des muqueuses*, par exemple une stomatite bulleuse, puis diphtéroïde, et une vulvite analogue.

En dehors des symptômes cutanés, on note dès le début un affaiblissement très marqué, avec douleurs gastriques, vertiges, crampes, troubles oculaires; puis l'asthénie augmente, avec diarrhées, amaigrissement, parfois frissons, fièvre et troubles nerveux et mentaux divers, tremblements, convulsions, mélan-

colie avec tendance au suicide, paralysie, démence. C'est dans
les asiles d'aliénés que beaucoup de malades viennent échouer.
Dans certains foyers la mortalité est formidable; mais ce qui
fausse les statistiques, c'est qu'il y a de nombreux cas frustes
qui peuvent être méconnus.

De nombreuses théories ont été émises sur l'étiologie et la
nature de la pellagre. Les enquêtes récentes entreprises en
Italie, au Portugal et en Angleterre, montrent que le problème
attend encore sa solution.

L'action du soleil se borne à faire apparaître une sensibilité
spéciale de l'organisme, dont l'origine est inconnue. La théorie
du *zéisme* qui a accusé la consommation presque exclusive du
maïs, puis du maïs avarié, infecté par le cryptogame appelé
verdet, a joui d'une grande faveur ; elle n'explique pas le fait
que les campagnards sont beaucoup plus atteints que les cita-
dins ; de plus il est avéré que la pellagre sévit dans des régions
où l'on ne consomme jamais de maïs. — La théorie *infectieuse*
s'appuie sur des recherches épidémiologiques très impression-
nantes, notamment celles de L.-W. Sambon, qui accuse des moustiques, simulides ou chironomidés, de servir de vecteurs à un
parasite protozoaire spécial, ce qui rapprocherait la pellagre du
paludisme.

D'autres tendent à ranger la pellagre parmi les maladies *par
carence* ; on considère qu'elle pourrait résulter non seulement
de la consommation presque exclusive de maïs décortiqué
(Funk), mais aussi d'autres régimes déficients en vitamines, en
protéines et certains sels, en somme d'une sous-alimentation de
misère.

Cette dernière doctrine, dont on a tenté la confirmation expérimentale aux États-Unis (Goldberger et Wheeler), expliquerait
peut-être l'existence du syndrome, absolument identique ou
quelquefois atténué, qu'on peut observer en tout pays chez des
miséreux mal nourris, des alcooliques et des débilités. Pour
les uns il s'agit là d'*erythèmes pellagroïdes*, d'origine alimentaire ou cachectique ; pour d'autres il n'y aurait aucune différence essentielle entre cette pellagroïde et la vraie pellagre.
La question n'est pas encore résolue.

CHAPITRE II

URTICAIRE

On donne le nom d'*urticaire* (*nettelrash*) à une éruption composée d'éléments particuliers, que, faute d'un nom spécial, on appelle *plaques* ou *papules urticariennes* ou *ortiées* (en anglais : *wheals* ou *hives* ; — en allemand : *Quaddeln*) ; — cette éruption est essentiellement *prurigineuse*.

L'*élément éruptif* de l'urticaire est une efflorescence saillante, bien circonscrite, de coloration rose clair, ou d'un blanc opalin avec aréole rose, de configuration arrondie, ou ovalaire, ou polycyclique, de consistance ferme ; ses dimensions, habituellement nummulaires, varient de l'étendue d'une lentille à celle d'une nappe plus ou moins large.

L'*éruption* se compose d'un nombre extrèmement variable d'éléments, apparaît subitement en peu d'instants, est fugace ou éphémère, se dissipe au bout de quelques minutes ou de quelques heures ; la teinte rose pâlit, la saillie s'affaisse et, sauf exceptions, il n'en reste aucune trace.

L'élément éruptif est de forme typique, l'éruption est caractéristique. On ne peut cependant en aucune façon considérer l'urticaire comme une maladie. C'est souvent un simple *symptôme*, une réaction cutanée que peuvent provoquer des causes très diverses ; c'est quelquefois un *syndrome*, quand l'éruption prend l'allure d'un pseudo-exanthème et s'accompagne de phénomènes généraux ; mais ce n'est rien de plus.

On ne saurait trop mettre en relief qu'un caractère fondamental de l'urticaire est qu'elle s'accompagne toujours de démangeaisons vives, d'ardeur ou de fourmillements, poussant au grattage d'une façon invincible. Le *prurit* précède souvent l'apparition des efflorescences ; d'ordinaire il est plus diffus que l'éruption.

Au moment d'une poussée d'urticaire, la peau des régions envahies présente souvent, passagèrement tout au moins, une tendance congestive qu'on peut appeler *urticarisme*, grâce à laquelle un grattage, un frottement, l'action du froid, une irritation quelconque, peuvent faire naitre des éléments nouveaux. Le fait que, dans l'urticaire, le *prurit est primitif* par rapport à l'éruption, rapproche nettement l'urticaire de la classe des Prurits et Prurigos.

Le *siège* de l'urticaire est des plus variables; elle est localisée, régionale,

Fig. 4. — **Éruption d'urticaire aiguë**, sur le flanc d'un homme adulte (survenue au cours d'une pyodermite de l'aisselle).

ou peut être généralisée; elle atteint de préférence le tronc et les membres, mais parfois aussi les régions palmaires et plantaires, la face et le cuir chevelu; aux régions à tissu cellulaire lâche, telles que les paupières, le prépuce, etc., l'éruption se présente sous forme d'un *œdème urticarien* énorme, à bords diffus, très effrayant, mais fugace.

Les *muqueuses* peuvent être envahies, notamment la bouche, le pharynx, le larynx; on constate de la rougeur et de l'œdème pouvant gêner la respiration. On a même parlé d'urticaires des fosses nasales, des bronches, du tube digestif! Ce n'était autrefois qu'une vue de l'esprit, imaginée pour servir d'explication au rhume des foins, à certaines formes d'asthme, d'œdème de la glotte ou de diarrhée paroxystique; les recherches modernes, en montrant que ces diverses manifestations morbides dépendent d'une même sensibilité préalable, sont venues témoigner de leur parenté réelle.

Les *phénomènes généraux* qui peuvent accompagner le début de certaines poussées intenses d'urticaire, consistent en une fièvre, parfois élevée, mais très passagère (*fièvre ortiée*), et en courbature, avec arthralgies et plus ou moins de troubles digestifs.

Variétés. — Les variétés de l'aspect morphologique des éléments et de l'évolution de l'éruption d'urticaire sont nombreuses.

Que la configuration des éléments éruptifs soit *discoïde*, *annulaire*, *circinée*, *linéaire*, leur teinte *porcellanique*; cela n'a guère d'importance.

Mais le centre des taches peut prendre une teinte violacée résistant à la pression du doigt; c'est l'*urticaire hémorragique*, qu'une simple nuance sépare du *purpura urticans*. Le sang infiltré dans la peau subit en pareil cas la transformation habituelle en pigment, en sorte que les élevures laissent des macules brunâtres; cette *urticaire pigmentée* doit être soigneusement distinguée de l'*urticaire pigmentaire* (p. **1024**).

L'apparition d'une petite papule dure et persistante au centre des taches ortiées, caractérise l'*urticaire papuleuse* de divers auteurs; je la décris sous le nom de *strophulus* (p. **174** et **683**).

Dans certains cas, très rares à la vérité, les élevures d'urticaire se surmontent d'un soulèvement épidermique contenant un liquide séreux, puis purulent, se desséchant en croûtes. Cette *urticaire bulleuse* est difficile à distinguer de certains pemphigus (p. **220**).

L'*urticaire géante* est une forme clinique à part, à laquelle je consacrerai un paragraphe; je ferai de même pour l'*urticaire factice* ou dermographisme.

De par l'évolution de l'éruption d'urticaire, on peut distinguer une *forme accidentelle*, instantanément provoquée par une cause irritante externe; — une *forme aiguë*, dans laquelle l'éruption se compose d'une seule poussée, ou de quelques poussées successives ou subintrantes, en sorte qu'en vingt-quatre heures, en deux ou trois jours, en une semaine, tout est rentré dans l'ordre; — et une *urticaire chronique*, dans laquelle des poussées successives se produisent couramment, ou par intervalles, pendant des mois et même pendant bien des années. Dans ces derniers cas, le prurit devient un véritable supplice, trouble le sommeil et épuise les malades ; la peau, constamment grattée, est couverte d'excoriations, de croûtes et de pigmentations. On peut avoir à craindre, suivant l'âge et les symptômes concomitants, qu'il s'agisse d'un prurigo (p. **682**), d'une leucémide (p. **944**), etc.

On donne parfois, surtout à l'étranger, le nom d'*urticaria perstans* (F.-J. Pick) à des éruptions très durables, dont les éléments, plus ou moins analogues à ceux de l'erythema elevatum diutinum, sont cependant plus intensément prurigineux et d'ordinaire saillants, cornés et verruqueux (*urticaria perstans verrucosa*, de Baker, Kreibich, etc., *urticaria papulosa perstans*, *neurodermitis nodularia chronica* de Fabry, Nielsen, etc.). Elles doivent, à ce que je pense, rentrer dans les groupes lichen obtusus, prurigo simplex chronique et nodulaire, et pour quelques cas peut-être dans les éruptions prémycosiques.

Étiologie. — L'éruption d'urticaire relève de causes très disparates : elle peut être due uniquement à des causes *locales* et *directes*, ou bien à des causes *internes* et *indirectes*; dans la majorité des cas la cause intime, nécessaire et essentielle, est un état général, une sensibilité spéciale de l'organisme, qui prédispose à tel point le tégument, que les irritations locales les plus minimes suffisent à y faire apparaître l'éruption ortiée.

Causes occasionnelles. — C'est l'éruption causée par l'ortie (*urtica urens*) qui est le prototype de l'urticaire et d'où elle tient son nom. La piqûre par les poils glandulaires de cette plante, provoque aussitôt une sensation d'ardeur et de prurit et en quelques secondes un peu d'érythème ; puis, si l'on se gratte, si la peau était congestionnée et en sudation, si on lave à l'eau froide, l'éruption prend nettement le caractère de l'urticaire. Les piqûres des moustiques, des punaises, le contact des poils de chenilles processionnaires, des méduses ou de diverses plantes toxiques, produisent le même effet, et cela, du plus au moins, chez tous les sujets. Cette *urticaire accidentelle* ne persiste que quelques minutes ou quelques heures.

Chez certaines personnes, les mêmes conditions provoquent une éruption d'*urticaire aiguë généralisée*, plus ou moins durable, ce qui est manifestement dû à une prédispositon spéciale. Il arrive même dans quelques cas que cette prédisposition à l'urticaire soit à tel point marquée, que des irritations cutanées les plus banales, le grattage, la pression des vêtements, le contact de l'eau, un changement de température, l'action des rayons solaires, etc., soient capables de susciter une éruption localisée, ou plus ou moins généralisée, parfois accompagnée de malaises généraux de divers ordres. Un fait des plus remarquables, c'est que cette sensibilité à des causes locales, lesquelles sont tolérées sans inconvénient par l'immense majorité des sujets, peut se montrer ou élective vis-à-vis de tel ou tel de ces agents, ou au contraire polyvalente, ou même générale. L'électivité spécifique, de groupe, ou polyvalente de la sensibilité d'où résulte l'éruption, est plus apparente encore dans le cas des urticaires médicamenteuses ou alimentaires.

Les substances *médicamenteuses* auxquelles certains sujets sont sensibles et qui provoquent chez eux de l'urticaire, quelle que soit la voie d'apport, externe ou interne, sont innombrables. C'est à titre d'exemples seulement que l'on cite les suivantes : quinine, morphine, jusquiame, antipyrine, arsenic et arsénobenzènes, iodures et bromures, chloral, balsamiques, santonine, etc. La maladie du *sérum* (p. 662) est une sensibilité au sérum de cheval.

On doit considérer comme responsables de l'urticaire *alimentaire* une foule d'*aliments* et *boissons* chez les sujets qui y sont sensibles (p. 665). Sont réputés particulièrement nocifs : les poissons de mer, crustacés, coquillages, surtout les moules, la viande de porc, le gibier, les œufs, les conserves, fromages, glaces, fraises, framboises, les vins, le thé et le café, etc.

Mais la preuve a été donnée que les coupables peuvent être même le lait, le pain, diverses farines, etc.

Causes prédisposantes. — Le rôle joué par la sensibilité personnelle du sujet est si évident qu'il avait été noté de tout temps.

L'analyse clinique des conditions diverses dans lesquelles on observe l'urticaire, avait conduit nos prédécesseurs aux conceptions suivantes :

Ce qui prédispose à l'urticaire, disait-on, ce sont principalement des *états nerveux*, d'origine héréditaire ou acquise et provenant de surmenage cérébral, d'hystérie, de neurasthénie, de débilitation ; on avait remarqué qu'une émotion vive, la colère, la peur, peuvent faire éclater une crise.

On accusait d'autre part les *troubles digestifs*, les dyspepsies gastriques, la dilatation stomacale, les maladies du foie, les vers intestinaux, la constipation habituelle. Une indigestion, l'absorption de tel ou tel aliment ou boisson, provoquent l'éruption chez certains sujets.

On considérait comme *toxique* l'urticaire des fermentations intestinales anormales, de l'insuffisance rénale ou hépatique, de la goutte, de la grossesse, etc., et comme *infectieuse* l'éruption ortiée qui précède ou accompagne parfois les fièvres éruptives, la fièvre intermittente, etc.

On savait enfin que diverses variétés d'urticaire peuvent s'observer dans les *maladies du sang*, lymphadénies, etc.

L'hypothèse selon laquelle un bon nombre de ces causes si diverses agiraient par l'intermédiaire de troubles *endocriniens*, thyroïdiens et autres, a paru séduisante à quelques-uns, et a pu s'appuyer parfois sur des résultats thérapeutiques.

Mais l'intérêt de ces données de l'observation clinique s'efface devant celui des recherches biologiques modernes. Il ressort de celles-ci que, s'il y a des causes externes et locales de l'éruption, — s'il y a des affections organiques ou fonctionnelles qui prédisposent à l'urticaire, — le nœud de la question pathogénique est ailleurs. La cause intime et nécessaire de la maladie urticaire réside dans un état particulier du sujet qui est sa *sensibilité* ou *idiosyncrasie* (p. **608**).

Anatomie pathologique. — L'éruption d'urticaire résulte manifestement d'une congestion locale des vaisseaux cutanés, avec exsudation séreuse, surtout dans le corps papillaire, pouvant gagner l'hypoderme et plus rarement l'épiderme. Le plasma est épanché sous forte tension, ainsi que le prouvent la fermeté de l'élevure ortiée sur laquelle on ne peut pas plisser l'épiderme, sa blancheur résultant de la compression des vaisseaux sanguins, et plus encore le clivage de l'épiderme dans la forme bulleuse.

L'histologie ne fournit aucune donnée pour expliquer le phénomène de l'urtication ; dans l'urticaire, un lambeau excisé ne présente ordinairement aucune lésion, attendu que la tension sanguine et l'œdème ont disparu ; exceptionnellement on y a constaté une légère polynucléose locale ou même des lésions d'ordre inflammatoire (Gilchrist). Des analyses chimiques de Török et Vas, il ressort que la sérosité de l'urticaire, par sa richesse en albumine, se rapproche des exsudats inflammatoires.

Il est en tout cas certain que c'est dans les vaisseaux sanguins de l'étage superficiel du derme et dans leur appareil nerveux que se déroule le processus urticarien. On a noté que parmi les médicaments, ceux qui agissent sur les vaisseaux

donnent plus volontiers de l'urticaire, alors que d'autres qui
agissent sur l'épiderme provoquent plutôt une réaction eczémateuse.

Pathogénie. — Considérant que dans le prototype de l'urticaire, dans l'éruption-due à l'ortie et à ses analogues, c'est la
pénétration d'un venin dans la peau qui cause l'éruption, les
biologistes ont été conduits à penser que l'urticaire de cause
interne pourrait bien, elle aussi, être provoquée par un poison
amené dans la peau par la circulation. Ce poison serait d'ordre
chimique dans les urticaires médicamenteux; il serait représenté par des ptomaïnes, des toxines de fermentations ou
microbiennes, dans celles d'origine alimentaire ou infectieuses.
A cet ordre d'idées se rattachent les recherches de Torök et
Philippson qui ont essayé le pouvoir urticogène chez le chien de
toute une série de substances, et ont trouvé actives : les peptones, la pepsine, la trypsine, la cadavérine, la putrescine, la
morphine, l'atropine, l'antipyrine, l'antitoxine diphtérique, la
toxine staphylococcique, etc.; tandis qu'étaient sans effet : le
glycocolle, l'asparagine, les dérivés puriques, la bilirubine, etc.
Plus récemment, Torök a noté que l'autosérum est urticogène,
alors que l'autohémo- et l'hétérohémo-injection dans la peau
ne le sont pas.

Mais c'est des travaux sur l'anaphylaxie et sur son rôle en
pathologie, que dérive notre conception actuelle de l'urticaire.
Arthus, Théobald Smith, etc. ont prouvé la nature anaphylactique de la maladie du sérum, dont l'urticaire est une des
manifestations les plus communes; Widal, en collaboration
avec ses élèves Abrami, Brissaud, Joltrain et d'autres, a montré
que dans la crise d'urticaire alimentaire, ou d'autre origine,
l'éruption est précédée, ou accompagnée d'une « crise hémoclasique ou colloïdale » (p. **601**) identique à celle du choc
anaphylactique. De plus, la transmission de l'anaphylaxie passive au cobaye a pu être obtenue pour l'urticaire due à la
viande de porc par Bruck et Wolff-Eisner, et pour l'éruption
due aux moules par Flandin et Tzanck (1913) dans mon laboratoire; depuis cette époque les résultats semblables se sont
multipliés en tous pays. Le liquide des kystes hydatiques, qui
suscite de l'urticaire et parfois des accidents graves quand il est
épanché dans une séreuse, et cela bien qu'il ne soit pas toxique,

s'est montré anaphylactisant entre les mains de Chauffard, Boidin, Laroche, et de Devé.

Ainsi, la majorité des urticaires reposeraient sur une anaphylactisation préalable par une albumine étrangère, si bien que l'absorption d'une petite quantité de l'agent anaphylactisant suffit pour déclencher le choc colloïdal, et l'éruption qui en est la manifestation extérieure la plus apparente. On conçoit dans ces conditions que, le trouble morbide qui est à la base de l'urticaire étant essentiellement chronique, l'éruption puisse être indéfiniment récidivante.

Cependant, l'anaphylaxie, au sens strict du mot, ne suffit pas à elle seule à résoudre tout le problème de la prédisposition en général et de l'urticaire en particulier. Elle n'explique pas la sensibilité idiosyncrasique, ni les urticaires dus à la lumière solaire, au froid, à l'exercice musculaire, etc.

De plus, il faut faire remarquer que c'est à propos de l'urticaire que se présentent le plus directement les questions de pathogénie des manifestations cutanées dépendant de la sensibilité. On est conduit à penser que l'éruption est le témoin local de la réaction ou du conflit entre l'agresseur, ou allergine, et les anticorps préexistants qui méritent le nom de réagines (p. 607). Sans qu'on puisse savoir si ces réagines sont des substances ou des états particuliers d'équilibre colloïdal, il est certain qu'elles siègent dans les humeurs, puisqu'on peut transmettre l'anaphylaxie passive selon la méthode de Richet. Il est probable qu'elles siègent aussi dans le tissu cutané ; la distribution de certaines éruptions, les notions acquises sur la sensibilisation locale, et sur la sensibilisation passive selon le procédé de Praussnitz et Kustner, plaident nettement dans ce sens. Selon les recherches expérimentales très poussées de F. Wirtz (1924), la plaque d'urticaire serait le témoin du conflit entre les produits nocifs qui affluent d'une part, et les réagines tissulaires de l'autre ; ce conflit aurait pour résultat que ces produits nocifs sont rendus inoffensifs, éliminés ou détruits ; s'ils ne le sont pas, ils produisent les lésions plus graves de l'urticaire bulleuse, hémorragique ou gangréneuse ; la réaction urticaire témoignerait donc d'un rôle important de désintoxication qui est dévolu à l'organe cutané.

Traitement. — En présence d'un cas d'urticaire on doit

avant tout s'assurer que l'éruption ne dépend pas d'une cause
irritante externe, parasitaire ou autre. Sinon, et s'il s'agit d'une
poussée isolée, on pensera aux ingesta ; au cas où l'enquête
révèle que l'éruption est consécutive à l'absorption d'un médicament, d'un aliment avarié ou suspect, on conçoit aisément
quels sont les conseils à donner.

Mais si l'on a affaire à de l'urticaire chronique, il est indispensable que le médecin fasse tout d'abord un examen complet
de son malade ; il recherchera les fautes de son hygiène ainsi
que les troubles fonctionnels de divers ordres, sans omettre
ceux qui peuvent provenir d'une viciation des sécrétions endocrines, ou d'helminthiase intestinale, ou de kystes hydatiques, etc., et s'efforcera de parer aux indications que cette
enquête lui aura révélées. Il va de soi qu'une hygiène nerveuse
correcte et un régime alimentaire sobre, exempt de fantaisies,
s'imposent.

Y a-t-il lieu de procurer un soulagement immédiat, on pourra
souvent l'obtenir au moyen de l'injection sous-cutanée d'un
demi-milligramme d'adrénaline, qu'on peut renouveler; Pollitzer,
se basant sur les observations anciennes de Simon et Pick,
a obtenu le même résultat par l'injection d'un centigramme
de chlorhydrate de pilocarpine.

Supprimer ce qui paraît nuisible au malade, corriger dans
la mesure du possible les troubles organiques ou fonctionnels
dont il est atteint, est déjà bien. Mais pour le guérir, le but à
poursuivre, c'est de le *désensibiliser*. J'indiquerai ultérieurement (p 614) les procédés de désensibilisation élective, polyvalente ou générale, dont nous disposons à l'heure actuelle. Bien
que certains médecins, à l'étranger surtout, pratiquent couramment la méthode des tests (p. 608) pour reconnaître quelles
substances sont mal tolérées et pour diriger leur thérapeutique,
cette enquête expérimentale ne mérite pas une confiance telle
que je crois utile de la recommander.

Parmi les procédés de désensibilisation qu'on a le plus souvent l'occasion de mettre en œuvre dans le cas d'urticaire
récidivant ou chronique, figurent :

La peptonothérapie préprandiale, alors que la peptone par
la voie intradermique, est moins efficace dans les urticaires
que dans les asthmes (Pasteur, Vallery-Radot et Blamoutier.
S. M. H., avril 1927) ; l'auto-hémothérapie et surtout l'auto-

sérothérapie progressive, dont j'ai vu de nombreux succès.

J'en dois aussi au chlorure de calcium en potions (3 à 4 gr. par jour) ; Ravaut a préconisé l'hyposulfite de soude (en potion ou cachets, 3 à 5 gr. par jour, ou mieux en injections intra-veineuses de 5 à 20 cmc d'une solution à 20 pour 100) ; la thyroïdine à doses faibles, lorsqu'elle n'est pas contre-indiquée dans le cas particulier, constitue aussi parfois une médication très efficace.

Les soins externes, quoique constamment réclamés par les malades pour soulager leur prurit, sont bien moins importants. Il est bon de savoir toutefois que les bains et douches exagèrent souvent le mal, de même que les pommades. Les lotions analgé-siantes, ou acides, ou alcoolisées, sont préférables : elles seront faites chaudes, ou froides, ou plutôt tièdes, avec de la décoc-tion d'aunée, de tilleul, ou de camomille, avec une solution de vinaigre, de jus de citron, d'alcool camphré, de glycérine phé-niquée, de menthol, de thymol, de résorcine, etc., et suivies d'application d'une pâte à l'eau ou de poudres inertes en abon-dance. Le lait de sapolan et le collosol à l'huile de foie de morue soulagent parfois très notablement. L'hygiène cutanée mérite une certaine attention ; les vêtements de dessous doivent être légers, en toile fine et souple, ne pas frotter ni serrer la peau.

Au total, une analyse attentive des conditions spéciales à chaque cas est indispensable ; il y faut nécessairement de la patience et une certaine dose de perspicacité. Etant donnée la complexité du problème que soulèvent beaucoup de cas d'urti-caire, il faut s'attendre dans leur traitement à rencontrer, à côté de nombreux succès brillants, des échecs et parfois même des aggravations momentanées ou des réveils déplaisants ; cette éventualité doit incliner à de la prudence et à de la souplesse.

URTICAIRE GÉANTE

Sous ce nom, ou sous celui d'*œdème aigu circonscrit* ou de *maladie de Quincke*, on décrit une affection qui n'est qu'une variété de l'urticaire. Elle se manifeste par la brusque apparition d'infiltrations œdémateuses, généralement assez bien limitées, fermes, rosées, ou porcellaniques au centre et roses à leur périphérie. Elles ont le volume d'une noisette, d'une noix, ou même d'une mandarine ou d'une orange; leur saillie peut être de plusieurs centimètres; elles sont le siège d'une sensation de tension, de brûlure ou de prurit. Elles se produisent en un point quelconque des téguments ou même des muqueuses; le visage et la région des organes génitaux sont leurs sièges d'élection.

La poussée se fait rapidement, souvent la nuit, sans prodromes ou avec du malaise, de la céphalée, de la courbature et parfois un peu de fièvre; il se produit une seule ou un petit nombre d'élevures, qui persistent quelques heures, deux jours au plus. Les crises peuvent se répéter par périodes, ou être plus ou moins espacées.

Cette affection se prolonge pendant des années, associée ou non à l'urticaire chronique vulgaire; elle finit par disparaître, quelquefois remplacée par d'autres manifestations morbides. La localisation possible aux voies respiratoires supérieures en fait le seul danger; de plus, suivant le siège de l'œdème, le malade peut être défiguré pour quelques heures.

Au sujet de l'étiologie, j'aurais à répéter ici ce que j'ai dit à propos de l'urticaire; il existe d'ailleurs des cas intermédiaires entre celle-ci et la maladie de Quincke. Les accès paraissent provoqués parfois par un excès de table, un écart de régime, un surmenage nerveux, l'action du froid. Dans l'intervalle, la santé peut être parfaite.

C'est notamment dans l'urticaire géante que l'on a constaté la crise hémoclasique précédant les paroxysmes cutanés, et l'efficacité des procédés de désensibilisation.

Le traitement sera calqué sur celui de l'urticaire vulgaire.

URTICAIRE FACTICE ET DERMOGRAPHISME

Ce qui obscurcit la question du dermographisme, c'est la confusion qui est faite trop souvent entre deux phénomènes analogues, mais distincts.

Chez un certain nombre d'urticariens, qui ne sont pas la majorité, on peut au moment des poussées faire apparaître sur la peau une traînée saillante d'urticaire à l'aide d'une pointe mousse appuyée : c'est l'urticaire provoquée. C'est à cette espèce que se rapportent, par exemple, le travail de Dujardin et Decamps (*Ann. de Derm.*, 1926), sur le dermographisme et leurs considérations sur l'anaphylactisation de la peau.

Le *dermographisme* est un phénomène différent. _

Chez certains sujets — sans poussées d'urticaire, sans prurit, d'une façon permanente, — on peut, par le frottement énergique avec une pointe mousse, faire naître une élevure ortiée *non prurigineuse.* Après un très court stade d'anémie avec saillie des follicules pileux, apparaît une ligne d'un rose vif, qui s'élargit jusqu'à 1 ou 2 centimètres, dont le milieu s'élève en environ deux minutes sous forme de bourrelet ; celui-ci atteint au bout de cinq minutes une hauteur de 5 à 4 millimètres et une largeur d'un centimètre ; le phénomène dure d'ordinaire de quinze à vingt minutes, quelquefois plusieurs heures. L'excitation électrique ou d'autres irritations peuvent le faire naître aussi, mais l'action mécanique est la plus efficace. Une friction sur la région impressionnée peut quelquefois, après effacement total, faire reparaître les caractères qu'on avait inscrits sur la peau.

Pasteur-Valéry-Radot, Krief et Jacquemaire (*Pres. Méd.*,1924), ont noté dans les cas qu'ils ont étudiés que le dermographisme n'était pas modifié par les piqûres d'atropine ni de pilocarpine, et n'est influencé que par l'adrénaline en piqûres locales et par tout ce qui influe sur le débit circulatoire.

Le dermographisme s'observe surtout sur le dos, la poitrine et sur les premiers segments des membres; il est rare à la face ; on l'a constaté sur la muqueuse buccale.

On l'a considéré comme un stigmate de nervosisme; on le rencontre en effet dans l'épilepsie, chez 20 pour 100 des aliénés, surtout chez les idiots, et constamment dans la catatonie ; de plus chez les intoxiqués, les saturnins, les alcooliques, surtout chez ceux qui abusent des liqueurs à essences. Au printemps, aux époques menstruelles, après les émotions ou les fatigues, le dermographisme prend sa plus grande intensité.

On peut penser que le trouble vaso-moteur sympathique qui conditionne le phénomène est dû à un état d'intoxication, peut-être par l'intermédiaire d'un trouble endocrinien.

Il est bien délicat d'admettre, et il n'est pas prouvé, qu'il existe des cas de dermographisme vrai coïncidant avec de l'ur-

ticaire. Son nom d'urticaire factice lui vient de l'identité
objective absolue qui existe entre l'élevure dermographique et
la papule d'urticaire. On a fait remarquer qu'au temps des
procès de sorcellerie d'autrefois, des dermographiques sur le
dos desquels on avait inscrit le nom de SATAN ou figuré des
griffes, ont pu être brûlés vifs comme « possédés du démon ».
De nos jours, certains mystificateurs ont utilisé la réaction spéciale de leur peau pour simuler telle ou telle éruption.

Le *traitement* se borne jusqu'ici à réformer l'hygiène, s'il y a
lieu, et à soigner l'état général ; une connaissance plus précise
de la pathogénie serait nécessaire pour pouvoir faire mieux.

CHAPITRE III

PURPURAS

On donne le nom de *purpura* à une éruption de *taches hémorragiques spontanées*.

Les taches de purpura sont d'un rouge vif ou bleuâtres et
ne disparaissent pas sous la pression du doigt ou d'une lame
de verre (vitropression) ; elles sont de forme généralement
arrondie, planes ou légèrement élevées, d'étendue variable, plus
ou moins nombreuses, mais toujours multiples.

On appelle *pétéchies* celles qui sont petites, punctiformes
ou lenticulaires ; elles entourent quelquefois les orifices pilo-
sébacés ; — *ecchymoses* celles qui sont plus étendues et plus
irrégulières ; ordinairement des dimensions d'une pièce de
monnaie, elles peuvent atteindre celles de la main et davantage ; — le terme de *vibices*, moins usité, désigne les taches
purpuriques allongées en stries.

Au bout de quelques jours ou de quelques semaines, suivant
leurs dimensions, ces taches hémorragiques s'effacent après
avoir passé par les mêmes nuances, violacée, brunâtre, verdâtre et jaunâtre, que les ecchymoses traumatiques.

Les pétéchies sont les plus caractéristiques, étant nécessairement spontanées ; les ecchymoses peuvent avoir été produites par un *traumatisme* oublié ou nié, ou très léger.

On ne confondra pas les taches purpuriques avec des *nævi vasculaires*, qui peuvent être punctiformes, mais qui ont une durée indéfinie.

L'élément tache purpurique peut être *déformé* par phlycténisation ; les bulles hémorragiques ont une tendance à se rompre et à s'exulcérer, particulièrement sur les muqueuses. Parfois les taches de purpura s'associent à des érythèmes, ou sont ortiées à leur début (*purpura urticans*) ; d'autre part, il n'est pas rare que certaines dermatoses aiguës soient éventuellement purpuriques, comme il arrive pour l'érythème noueux (*érythème contusiforme*) et pour des éruptions papuleuses et des folliculites pyococciques (*purpura papuleux* de Hebra, *lichen lividus* de Willan).

L'*éruption* de purpura se produit par poussées brusques ou prolongées, souvent successives ; la poussée peut être précédée d'un œdème local inflammatoire, parfois lymphangitique, temporaire et accompagné d'ardeur ou de prurit ; ou bien elle se fait à l'insu du malade. La région atteinte apparaît irrégulièrement tachetée d'éléments, tous de mêmes dimensions ou d'étendue variable, de même âge ou à des stades différents de leur évolution.

Leur distribution est souvent plus ou moins exactement symétrique : les membres inférieurs sont le plus fréquemment et parfois seuls atteints, ou bien les quatre membres. Mais l'éruption peut siéger n'importe où ; elle peut même envahir les muqueuses.

Le purpura se présente, dans des conditions très diverses : ce peut être en pleine santé et sans cause occasionnelle appréciable ; ou à la suite de surmenage, ou d'intoxications ; ou au cours de maladies infectieuses définies ou de cachexies ; ou encore avec un cortège de phénomènes généraux telsq ue dou leurs rhumatoïdes, œdèmes, troubles gastro-intestinaux, fièvre, malaise général, etc.

En lui même, le purpura n'est jamais qu'un *symptôme*. Par l'ensemble des circonstances de son apparition, et par sa combinaison avec d'autres manifestations cliniques, il peut s'élever au rang de *syndrome*.

Quand il ne s'accuse que par des hémorragies cutanées, pétéchies et ecchymoses restreintes, il est dit *purpura simplex*. Mais il est commun qu'il s'associe à des états hémorragipares ; dans ce cas il s'accompagne d'épistaxis parfois très abondantes, de stomatorragies, gingivales surtout, de ménorragies et métrorragies, de melæna, d'hématuries, d'hémorragies viscérales : c'est le *purpura hemorrhagica*. Cette subdivision, due à Willan, ne peut être maintenue qu'à titre descriptif, car elle ne correspond pas à une étiologie différente ; un purpura simplex peut se transformer à un moment quelconque en un purpura hémorragique. Elle n'est même pas en relation avec le pronostic, car il y a des purpuras hémorragiques bénins et d'autres de la plus haute gravité.

La question des *formes cliniques* des purpuras et de leur pathogénie a été récemment mise au point par les rapports de J. Roskam de P.-E. Weil, et de Lespinne et Férond au Congrès de Bruxelles (1926). Je grouperai ces formes, comme il est d'usage, en deux grandes classes, appelant : *purpuras secondaires* ceux qui sont liés à un état pathologique défini et dont la cause paraît connue ; — *purpuras primitifs* ceux qui constituent des syndromes de cause variable ou inconnue.

PURPURAS SECONDAIRES

L'importance d'un purpura secondaire est des plus variables ; tantôt il ne représente qu'un épisode accessoire et n'a qu'une simple valeur indicatrice ; tantôt, au contraire, il est la conséquence et la preuve d'un trouble profond et très alarmant de l'organisme.

Purpuras toxiques. — De nombreux médicaments, tels que la quinine, les iodures, les salicylates, l'antipyrine, le phénol, le chloral, le bismuth, les balsamiques, etc., peuvent provoquer de petits purpuras simples, par l'effet d'une sensibilité particulière du sujet.

Plus sérieux et accompagnés d'altérations sanguines et viscérales, et parfois de grosses hémorragies, sont les purpuras toxiques dus au phosphore, aux champignons vénéneux, aux venins des serpents et à l'hydrargyrisme grave.

Le *purpura arsénobenzolique*, qui sera étudié ailleurs (p. 894), peut affecter toutes les formes cliniques et hématologiques. On admet généralement que c'est au noyau benzénique du médicament que sont dus les accidents hématiques. — De fait, l'intoxication par le *benzol* ou benzène, qui peut être professionnelle, se présente sous des formes en tout semblables ; Flandin et Roberti ont publié des observations de purpura provoqué par des inhalations de vapeurs de benzol. Lauze a signalé des cas consécutifs à l'absorption de laxatif à base de phénolphtaléine. — Le purpura des sérums antitoxiques reproduit le tableau fidèle du purpura rhumatoïde.

Purpuras infectieux. — Dans les maladies infectieuses aiguës se retrouve aussi toute la gamme des purpuras simples et hémorragiques. Peu importantes d'ordinaire dans les angines, la grippe, les streptococcies, staphylococcies (Weil et Azoulay, 1924), la grippe, le paludisme, la blennorragie, etc., les hémorragies cutanées et muqueuses sont au contraire souvent menaçantes quand elles font partie du cortège des formes graves de la variole (variole noire), de la scarlatine, de la diphtérie, de la peste, de la pneumococcie, de la fièvre typhoïde, des endocardites, etc ; elles se surajoutent aux symptômes propres de ces maladies et en caractérisent la malignité.

Dans le *typhus exanthématique* l'éruption qui apparaît sur le dos et les flancs, puis sur le thorax, les bras et les cuisses, au 5e ou 6e jour de la maladie, n'est pas franchement purpurique ; elle se compose de taches rosées ou brunâtres, de l'étendue d'une tête d'épingle à une lentille, rarement papuleuses, qui ne s'effacent qu'incomplètement sous la pression du doigt. Le typhus s'accuse par les frissons, la fièvre, la stupeur, l'enduit fuligineux de la bouche, l'insomnie absolue et le délire tranquille et raisonné. Des hémorragies graves peuvent se surajouter au tableau. Il existe une forme de *typhus bénin endémique* ou « maladie de Brill » (A. Netter, *Ac. Méd.*, juillet 1927).

Le *méningocoque* mérite une place à part parmi les agents infectieux purpurigènes. Dans certaines épidémies de méningite cérébro-spinale, et particulièrement quand se trouve en cause le méningocoque B, l'apparition de pétéchies plus ou moins abondantes et d'érythèmes, est commune. Mais de plus on a reconnu (A. Netter et Salanier, 1916) que c'est d'une septicémie à méningocoques, laquelle peut évoluer sans méningite, que relèvent un bon nombre de cas de ce qu'on appelle les *purpuras infectieux primitifs*.

A côté de formes relativement atténuées, analogues au purpura rhumatoïde, on en rencontre de très graves, telles que le *typhus angiohématique* de Landouzy et Gomot, et le *purpura fulminans* de Hénoch.

En pareil cas on peut observer, soit après un début traînant, soit après un frisson initial violent, des vomissements, une température de 40°, une stupeur typhique, du délire, du coma, une langue sèche, de l'albuminurie et parfois de l'ictère, en même temps que des pétéchies et des ecchymoses disséminées, des hémorragies par diverses voies. Les éléments purpuriques peuvent se gangrener; il se forme des phlegmons, des arthrites suppurées, etc. La mort peut survenir en deux ou trois jours dans la *variété suraiguë*, en une ou deux semaines dans la *variété typhoïde*.

Mais des cas à allure beaucoup moins bruyante, presque apyrétiques même, dits *purpuras chroniques cryptogénétiques* ont pu être rapportés à d'autres agents, notamment au *gonocoque*, et cela parfois en l'absence d'une blennorragie apparente. D'autres fois, il s'agissait de streptocoques ou de pneumocoques, de tétragènes, etc.

La *tuberculose* paraît à certains auteurs (Bensaude et Rivet, Carnot, Apert, Grossner), particulièrement apte à donner naissance à du purpura hémorragique; cela arrive notamment au moment des poussées de granulie, mais aussi au cours d'une tuberculose chronique, ou même latente.

Purpuras des maladies organiques. — Les hémorragies par diverses voies sont un des symptômes les plus caractéristiques de l'*insuffisance hépatique* et peuvent en souligner la gravité (Carnot, Monneret); elles sont au premier plan dans la symptomatologie de l'ictère grave.

Les *néphrites* chroniques, surtout azotémiques, qui donnent lieu aux grandes épistaxis, aux hémorragies rétiniennes et méningées, avec ou sans purpura, paraissent agir avec la participation du foie (P.-E. Weil, O. Claude).

- Il n'est pas rare de rencontrer des lésions graves de l'*intestin* à l'examen clinique et à l'autopsie de certains purpuriques; j'ai observé plusieurs cas de purpura chez des malades atteints de séquelles de dysenterie chronique. — Le *purpura abdominal de Hénoch* est considéré comme une forme de purpura rhumatoïde.

Les maladies du *système nerveux* jouent un rôle, tout au moins localisateur.

Purpuras d'origine hématopoïétique. — Je parlerai plus bas des altérations sanguines diverses qui sont si communes dans presque tous les purpuras et qui représentent réellement le substratum de certaines formes les plus importantes.

Dans les *leucémies chroniques*, le purpura et les hémorragies sont tardifs, à moins qu'ils ne soient provoqués par un abus du traitement radiothérapique (P.-E. Weil, 1926, Béclère) ou benzolique. Dans la *leucémie aiguë*, ces symptômes sont habituels et d'un pronostic des plus sombres. L'*anémie pernicieuse* compte les ecchymoses et les hémorragies nasales ou buccales parmi ses signes habituels.

Le **Scorbut**, s'il n'était nettement caractérisé par l'état fongueux des gencives et par une anémie et une asthénie considérables, rappellerait le purpura rhumatoïde. On a reconnu qu'il résulte de la privation d'aliments frais, d'une avitaminose. — Il en est de même du *scorbut infantile*, ou **maladie de Barlow**, dans lequel la tendance aux ecchymoses et aux hémorragies cède merveilleusement à l'administration de lait frais non modifié ou de jus de fruits.

PURPURAS PRIMITIFS

Le *purpura rhumatoïde* en est la forme la plus commune; c'est la *péliose rhumatismale de Schönlein*, le *purpura myélopathique* de Faisans, le *purpura anaphylactoïde* de Frank.

On l'observe dans les deux sexes, mais plus fréquemment chez les hommes jeunes ou adultes, à la suite, dit-on, d'exposition au froid humide, de fatigues, de surmenage, ou d'émotions. Souvent le début est marqué soit par une sensation de fatigue ou des douleurs articulaires dans les membres inférieurs, soit par un œdème passager plus ou moins étendu dans les mêmes régions, soit encore par des troubles gastro-intestinaux ; la fièvre est variable, peu intense et peut manquer.

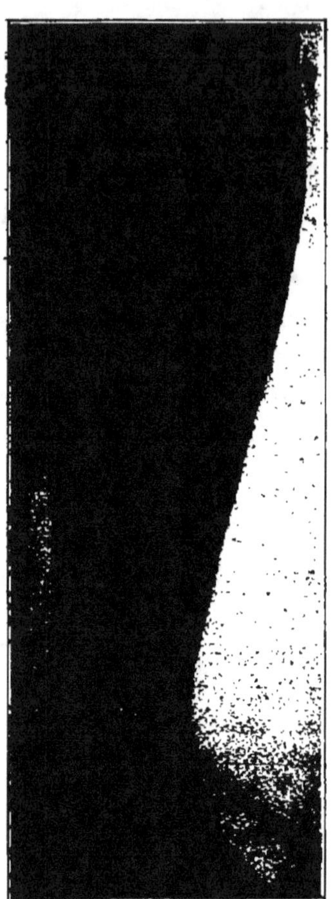

Fig. 5. — Purpura rhumatoïde.

Les *douleurs rhumatoïdes* sont arthralgiques, accompagnées ou non de gonflement articulaire ; elles siègent surtout aux genoux et aux cous-de-pied, mais peuvent s'étendre aux jointures des membres supérieurs. Quelquefois elles sont myalgiques ou névralgiques. Besnier a souligné les différences qu'elles présentent avec le rhumatisme aigu.

Les *troubles gastro-intestinaux* consistent en vomissements répétés, avec gastralgies, en coliques intestinales souvent violentes, simulant les douleurs de la péritonite, ou accompagnées de crises diarrhéiques, de melæna, d'évacuations dysentériformes. Les altérations sanguines sont légères et transitoires. Le Sourd et Pagniez, P.-E. Weil ont constaté une diminution du nombre des hématoblastes.

Ces diverses manifestations précèdent ou accompagnent l'éruption, sont temporaires, mais peuvent quelquefois se reproduire au cours de la maladie. On a noté des complications diverses du côté des séreuses et des viscères. Les phénomènes de la crise hémoclasique ont été maintes fois constatés au moment des poussées éruptives.

L'éruption est constituée par des pétéchies, mêlées plus ou moins de petites ecchymoses ; elle affecte surtout les membres inférieurs d'une façon symétrique (fig. 5) ; mais elle peut se généraliser, et tout d'abord aux membres supérieurs. Assez souvent elle est polymorphe, mêlée d'érythème papuleux, noueux ou ortié; Laget a réservé le nom de *purpura exanthématique* à ce complexus éruptif.

Les poussées se reproduisent à intervalles très irréguliers; la station, la marche les réveillent si nettement parfois qu'on peut avec raison parler d'un « purpura orthostatique »; on a observé aussi des poussées périodiques menstruelles.

Généralement il s'agit de purpura simplex; les hémorragies sont rares, mais peuvent survenir dans le cours de l'évolution, et assombrir le tableau.

La durée de la maladie est ordinairement de quelques semaines; certains cas se prolongent plusieurs mois. Il peut y avoir des récidives à intervalles quelconques.

L'intensité des phénomènes généraux varie du tout au tout; parfois ils demandent à être recherchés, ou bien, au contraire, ils imposent l'idée d'une infection des plus graves.

Dans un bon nombre de cas (Bourdelle) on a constaté la présence du méningocoque B dans le sang, dans le mucus pharyngé ou dans les pétéchies. Il semble que le syndrome purpura rhumatoïde résulte d'une prédisposition ou sensibilisation préalable, et que les poussées soient déclenchées par des causes les plus variées, qui vont, des plus minimes et en apparence les moins perturbatrices, jusqu'à des infections graves. La dénomination de *purpura anaphylactique*, que Frank attribue à ce type morbide, serait donc pleinement justifiée.

Le nom commode d'**Hémogénie**, dû à P.-E. Weil, s'applique au **purpura chronique** qui avait été étudié par Hayem, Bensaude et Rivet. C'est une maladie générale, héréditaire ou acquise, qui peut durer dix ans, vingt ans et plus, et qui consiste en une véritable diathèse hémorragique; ses manifestations sont continues ou intermittentes bien que les altérations sanguines soient permanentes. Aux pétéchies et ecchymoses qui se reproduisent par périodes, s'ajoutent d'ordinaire des hémorragies abondantes par des voies diverses; leur prédominance dans tel ou tel appareil, nasal, buccal, génital, digestif, rénal, etc., donne lieu à des *formes cliniques* plus ou moins distinctes. Les lésions hématiques forment un tableau caractéristique : thrombopénie, c'est-à-dire diminution notable du

nombre des hématoblastes, qui d'environ 300 000 par millimètre cube peuvent tomber au-dessous de 50 000 ; — corrélativement irrétractilité du caillot (Le Sourd et Pagniez) ; —
prolongation du temps de saignement (Duke), qui normalement
de 3 minutes peut être triplé, décuplé ou atteindre des heures ;
— souvent retard du temps de la coagulation, signe du lacet
(Frugoni, P. E. Weil), c'est-à-dire provocation d'une éruption
de pétéchies par la compression des veines des bras, indice
d'une fragilité anormale des capillaires.

En dehors de la forme cutanée pure de l'hémogénie et de la
forme avec hémorragies muqueuses et viscérales, il faut faire
place chez la femme à une forme génitale, qui est à la base des
hémorragies de la puberté et de la ménopause, des ménorragies
et des hémorragies supplémentaires des règles, — ainsi qu'à
une forme avec splénomégalie (Kaznelson) qui guérit par la
splénectomie.

On appelle **maladie de Werlhoff** un purpura à grosses
ecchymoses et hémorragies par diverses muqueuses, sans
prodromes, sans fièvre ni phénomènes généraux concomitants,
à évolution rapide et brusque ; Werlhoff en avait publié deux
observations succinctes. Il s'agit probablement d'une forme
initiale de l'hémogénie, à laquelle elle conduit après quelques
rechutes.

L'hémophilie est nettement distincte de l'hémogénie ; elle
est familiale et souvent héréditaire, spéciale au sexe masculin
mais transmise par les femmes ; le temps de saignement y est
normal (Duke), la coagulation est énormément retardée (Sahli),
le caillot est mou mais se rétracte bien, le signe du lacet fait
défaut : il n'y a pas de lésions cytologiques. Les hémophiliques
n'ont guère de pétéchies, mais plutôt des ecchymoses, des
épistaxis et des hémorragies *provoquées et incoercibles*, qui à
l'occasion d'une opération chirurgicale, même de la simple
avulsion d'une dent, peuvent mettre leurs jours en danger.

Le **purpura senilis** de Bateman est caractérisé par des
taches pourprées se produisant incessamment, pendant des
années, sans troubles généraux, chez des personnes âgées ;
elles siègent surtout à la face externe des avant-bras. Unna et

Pasini ont montré que ces hémorragies cutanées sont liées à la dégénérescence sénile de la peau ; mais P.-E. Weil a constaté en pareil cas des altérations hémogéniques légères. Jadassohn a pu, dans les régions atteintes, provoquer par pression du purpura factice.

Le *purpura annularis telangiectodes* décrit par Majocchi en 1895, et que de nombreux auteurs ont étudié depuis en tous pays, est un type clinique bien spécial. Il s'agit de taches d'un rouge livide, symétriquement disposées, surtout sur les membres inférieurs, télangiectasiques au début, puis hémorragiques, et annulaires par leur lente extension centrifuge.

Leur centre devient atrophique et alopécique ; elles ne disparaissent qu'après bien des mois. Pour les étudier il est bon de se servir de la vitropression. Pasini les attribue à une endophlébite des veinules profondes de la peau. On a soupçonné leur origine tuberculeuse ; dans un travail récent, Balzer (*Ann. Derm.*, 1926) les considère comme des tuberculides et les attribue au virus tuberculeux filtrant.

Pathogénie. — On observe du purpura dans les deux sexes, à tout âge, dans les circonstances infiniment variées que je viens de rappeler. La diversité même de ces circonstances, celle du tableau clinique et des altérations hématologiques, font prévoir qu'il n'est guère possible de rattacher le syndrome purpura à une pathogénie univoque.

L'*anatomie pathologique* nous apprend que dans les taches de purpura il y a toujours épanchement de sang en nature, avec ses globules blancs ; qu'il subit les altérations habituelles du sang extravasé ; qu'on le trouve à une hauteur variable du derme et de l'hypoderme. Selon Sack, il proviendrait des veinules du plexus sous-dermique, d'où il peut remonter jusqu'aux papilles.

Écartons la question de savoir si l'extravasation du sang résulte d'une rupture vasculaire ou de diapédèse, comme le pensent des auteurs considérables. La discussion principale porte sur la part respective qui revient aux altérations des vaisseaux et à celles du sang lui-même.

Les *lésions vasculaires* sont parfois évidentes. Ferd. Freund (*Arch. f. D.* 152) a récemment rappelé l'attention sur la *peri-*

arteritis nodosa, décrite par Kussmaul et Maïer (1866), laquelle prédomine souvent dans tel ou tel tissu et organe, se rencontre aussi chez les animaux, et donne lieu à de vastes « apoplexies cutanées » pouvant se gangréner. Non moins certaines sont les altérations vasculaires dans le cas des embolies microbiennes des purpuras infectieux; j'en ai vu de fort nettes dans des biopsies de purpura gangréneux que m'a fournies Martin de Gimard; elles sont fort probables quand on peut déceler la présence de l'agent infectieux dans les pétéchies, comme je le dirai plus bas. On est conduit à admettre comme nécessaire une fragilité des capillaires pour expliquer les pétéchies qui se produisent dans le « signe du lacet ou du garrot ». Cette dernière considération ainsi que l'existence de purpuras sans thrombopénie, et quelques autres faits, font penser à Roskam que les saignements faciles et leur incoercibilité seraient dus à une « endothéliite parcellaire », d'ailleurs non directement constatable.

D'autre part on ne saurait contester l'importance pathogénique des *altérations sanguines*. Le rôle primordial des hématoblastes, globulins ou plaquettes dans la coagulation du sang et dans l'arrêt des hémorragies, a été solidement établi par les recherches de Brohm, Denys, Hayem, Bensaude, L. Le Sourd et Pagniez, etc. Or on trouve leur nombre réduit du chiffre 200 000 à 300 000 par mm. cube qui est considéré comme normal, à 30 000 ou 10 000 dans des états hémorragipares graves; on a même exceptionnellement constaté leur absence. Cette *thrombopénie* paraît bien être le substratum de certains purpuras, de l'hémogénie notamment; elle peut être (Frank) continue ou intermittente, associée ou non à de l'anémie aplastique, essentielle ou symptomatique d'infections ou intoxications diverses; elle pourrait être remplacée parfois par un défaut d'agglutinabilité des globulins (*hypothrombie* ou *athrombie*). Une preuve formelle du rôle de la thrombopénie est fournie par le purpura expérimental qu'on peut produire chez des animaux (Le Sourd et Pagniez, 1907-1911, Ledingham, 1915) en leur injectant du sérum anti-plaquettes. Cependant on a rencontré des cas d'absence de plaquettes sans purpura, et d'hémogénie sans thrombopénie. Le problème n'est donc pas entièrement résolu.

L'intervention du *système nerveux* dans la pathogénie des

purpuras a été admise depuis longtemps. On invoque en sa faveur la distribution souvent symétrique, quelquefois hémilatérale, métamérique ou radiculaire, des pétéchies; leur survenance dans des maladies nerveuses diverses, et les symptômes nerveux qui accompagnent parfois l'éruption. Le purpura rhumatoïde avait été dénommé myélopathique par Faisans. La constatation par Mariano Castex (1924), dans deux cas, de lésions cellulaires importantes du noyau sympathique latéro-supérieur de la moelle épinière, vient appuyer l'idée que les centres des fonctions vaso-motrices et trophiques des vaisseaux seraient intéressés dans certains purpuras.

Au total la pathogénie du purpura est complexe, peut-être diverse, et n'est pas connue dans son essence. Il semble probable qu'il s'agisse le plus souvent, sinon toujours, d'une maladie de l'appareil hématopoïétique, des vaisseaux et de leurs nerfs, et d'un trouble humoral; certains purpuras relèvent manifestement d'une infection.

Les conditions dans lesquelles se présentent les poussées éruptives qui caractérisent l'évolution de certains purpuras ont conduit à les rattacher au *choc anaphylactique*. On fait valoir (De Lavergne et Bize, 1924) que ces poussées peuvent être accompagnées d'urticaire (purpura urticans), d'œdèmes brusques, d'arthralgies, de troubles digestifs et nerveux, et des symptômes vasculo-san uins du choc hémoclasique; cet ensemble rappelle de près ce qu'on rencontre dans la maladie du sérum. Frank va jusqu'à appeler « purpura anaphylactoïde » la Péliose rhumatismale de Schönlein; mais des poussées analogues s'observent dans d'autres formes cliniques. Les poussées peuvent être provoquées par un des médicaments que j'ai mentionnés, par un sérum ou un vaccin, même par la lumière (Marthe Ehrlich, 1924) etc.; il y a donc lieu souvent d'invoquer la préexistence d'une « hémogénie latente », ou plus vaguement d'une prédisposition.

Diagnostic. — Reconnaître les symptômes pétéchies, ecchymoses et hémorragies, est une tâche aisée; la seule méprise à éviter c'est de considérer comme spontanés des accidents qui seraient traumatiques ou artificiels. Il est beaucoup plus délicat et de haute importance de déterminer quelle est la forme clinique et la nature d'un purpura que l'on observe.

On a à faire un examen complet du malade pour relever les signes locaux et généraux concomitants, les lésions organiques et les troubles fonctionnels préalables ou coexistants et à ouvrir une enquête minutieuse sur les conditions étiologiques probables ou possibles; cela donnera déjà souvent une présomption de purpura secondaire ou primitif.

On recherchera attentivement les intoxications médicamenteuses ou professionnelles, même les plus inattendues Songeant aux causes infectieuses que j'ai mentionnées, on s'informera des occasions de contagion et aussi des portes d'entrée et relais possibles d'une infection occulte (foyers septiques).

C'est l'hémoculture qui permet d'identifier les purpuras secondaires à des maladies dont l'agent pathogène est connu, et ceux dits infectieux primitifs. On recommande comme préférable et plus démonstrative la culture des microbes extraits des pétéchies.

A. Netter et Salanier ont obtenu des cultures de méningocoques par scarification des taches. Oluf Thomsen et F. Wulff, de Copenhague, recommandent, pour réussir ces cultures, d'exciser profondément une pétéchie et de frotter la surface inférieure de cette biopsie sur une plaque de gélose-ascite. Dans un certain nombre de cas où la culture a été positive et a décelé le méningocoque, ces auteurs ont pu constater l'absence de toute réaction méningée, car le liquide céphalo-rachidien est resté limpide et stérile jusqu'au décès. Ils ont montré, de plus, que les méningocoques se localisent de préférence dans les cellules endothéliales des petits vaisseaux sanguins de la pétéchie; l'endothélium se détache, il se forme un thrombus, et le sang s'extravase à travers les parois vasculaires dénudées. — D'autres, par culture du suc des pétéchies, ont isolé des staphylocoques, des streptocoques hémolytiques, des pneumocoques où plusieurs fois le gonocoque (I. de Jong, Bruunsgaard et Tjötta, Lévy-Bruhl), un tétragène, etc.

La constatation des altérations sanguines et vasculaires est primordiale non seulement dans tout purpura primitif, mais aussi dans ceux qui paraissent nettement secondaires. On a à établir : le nombre et la qualité des hématies, — la formule leucocytaire, en accordant une attention particulière aux plaquettes, — le temps de saignement, — le temps de coagulation, — les modifications de rétraction et de redissolution du caillot. — Le signe du lacet donnera une idée du degré de fragilité anormale des capillaires.

On doit être prévenu qu'en poursuivant ainsi l'identification d'un purpura, on se trouvera assez souvent en présence de données disparates ou complexes; les divers types de purpura ne sont, en effet, que des syndromes dans lesquels il n'est pas rare qu'interviennent des conditions pathogéniques diverses et, pour une part, un élément d'idiosyncrasie non négligeable.

Traitement. — Tout purpura, même celui qui débute sous les apparences les plus bénignes, mérite qu'on y prenne garde et qu'on le surveille avec attention; on ne sait jamais quand et comment il finira.

Sachant combien les purpuras peuvent être insidieux, on aura soin de mettre les malades au repos, à une bonne hygiène, à un régime sévère, au grand air si possible, et de protéger leur peau. Pour lutter contre les hémorragies, les médications traditionnelles par les acides, le ratanhia, l'hamamelis, l'ergotine, le perchlorure de fer, sont aujourd'hui jugées : on sait qu'elles sont parfaitement inutiles. — Elles ont cédé le pas à des agents plus efficaces, tels que la gélatine, le chlorure de calcium, les extraits hépatiques et surrénaux, l'adrénaline, la pituitrine, la sérothérapie, etc.,

De ces agents, c'est incontestablement le *serum de cheval* qui a sauvé le plus de malades hémorragiques en situation grave; il n'est pas certain que le « sérum sérique » de Dufour et Le Hello soit préférable. On ne doit pas perdre de vue que les sérums et protéines, surtout à doses massives, exposent à des mécomptes et des dangers en pareil cas, par choc ou par une action sur la coagulabilité inverse de celle qu'on recherche. Une extrême prudence est donc de mise. En revanche, on doit des succès remarquables à l'auto-sérothérapie progressive, à la peptonothérapie et au sérum de cheval à doses minimes.

La *transfusion du sang total*, d'un sang humain de même groupe, apparaît de nos jours comme le moyen le plus héroïque et le plus complet, en ce qu'elle est à la fois hémostatique et correctrice du trouble de l'hématopoïèse; elle s'applique donc non seulement à l'hémophilie, mais à la plupart des purpuras sérieux.

Toutes les fois que cela sera possible, on s'adressera à une médication adaptée au cas spécial. On aura soin de supprimer la cause (médicaments) ; de rectifier l'hygiène (scorbut) ; de traiter l'infection qui est en cause par le sérum correspondant. Il est à noter que le sérum anti-méningococcique, que l'on a été jusqu'à conseiller comme indiqué dans tous les purpuras primitifs, s'est montré plusieurs fois moins actif contre le purpura que contre la méningite, faute sans doute d'adaptation spécifique. — La splénectomie (Kaznelson) a réussi à guérir un bon nombre de cas interminables ou graves de purpura chronique.

CHAPITRE IV

ECZÉMA

L'éruption appelée *eczéma* n'est pas caractérisée par un élément éruptif unique, mais par toute *une série de lésions élémentaires qui se succèdent, se combinent, ou coexistent en des points voisins*. Ces lésions résultent d'*un processus morbide inflammatoire, portant sur l'épiderme et le derme, d'une épidermo-dermite, comprenant plusieurs stades, lesquels, en fait, sont équivalents*.

Cliniquement ces stades se traduisent par les aspects suivants : *érythème, vésiculation, suintement, incrustation, lichénisation, desquamation*.

Histologiquement les lésions consistent, dans l'épiderme : en *spongiose, acanthose* et *parakératose*; — dans le derme : en *congestion, œdème* et *infiltrats cellulaires* modérément abondants.

Cette définition doit être complétée par l'énoncé de trois caractères tirés de l'*éruption* : sa disposition habituelle en taches, plaques ou nappes à *contours irréguliers*, émiettés, géographiques ou en archipel; — son évolution *par poussées*, avec tendance à l'*extension périphérique* et souvent à la *chronicité* avec recrudescences; — son caractère plus ou moins *prurigineux*.

Ainsi défini le processus eczémateux est des plus faciles à

reconnaître. Mais il importe de savoir qu'il n'est pas spécial à une dermatose unique et spécifique ; qu'il constitue, au contraire, un mode de *réaction* relativement banal de la peau, vis-à-vis d'une série d'irritants mécaniques, physiques, chimiques, parasitaires et microbiens, réaction qu'à tous égards on doit considérer comme *inflammatoire*.

Eczéma, eczématisation, eczématose. — Ce qui a compliqué au plus haut degré la question de l'eczéma et l'a rendue pendant longtemps si confuse, c'est que le terme *eczéma* a été appliqué à des conceptions différentes.

Pour Hebra et l'école de Vienne, l'eczéma était une affection polymorphe des plus fréquentes, que l'on peut toujours déterminer artificiellement sur le premier individu venu.

Pour l'école française, au contraire, l'eczéma était une maladie rare, surtout dans le milieu nosocomial, qu'on ne peut produire artificiellement, attendu qu'elle implique l'existence d'une prédisposition générale, d'une altération des humeurs, d'une diathèse.

Ces affirmations disparates ne sont en réalité pas directement contradictoires, car le mot eczéma n'y est pas pris dans le même sens. Le point de vue étant différent, il n'est pas surprenant que les conclusions ne soient pas sur un même plan.

On a pu croire que Besnier, en 1892, apportait la clarté dans le débat en créant le mot d'*eczématisation* pour désigner l'eczéma de Hebra-Kaposi, qui ne serait pas une maladie, mais une *dermite artificielle eczématoïde*. L'eczéma des Français, par contre, serait bien une maladie, ayant, il est vrai, des causes et des origines multiples, mais liée à une condition particulière de l'individu ; cette maladie est chronique et récidivante. Quant à la manifestation éruptive de l'*eczéma-maladie*, elle est identique à celle de l'eczéma-lésion, ou *eczématisation*.

Dès lors la question semblait limpide. A serrer les faits d'un peu près, on s'est aperçu qu'il subsistait de grandes difficultés d'interprétation.

De divers sujets soumis à une même cause externe irritante, mettons, par exemple, à une friction avec de l'essence de térébenthine ou de la teinture d'arnica, les uns n'auront de ce fait, au point traumatisé, qu'un érythème passager ou une dermite à forme d'eczématisation évoluant très rapidement vers la guérison ; — chez d'autres, cette dermite sera extensive, pourra même se généraliser, puis guérir plus ou moins rapidement ; — chez d'autres, enfin, sa durée se prolongera, des récidives surviendront à l'occasion de causes légères ou même sans cause appréciable, et cet état morbide pourra persister parfois pendant toute l'existence.

A quoi tient cette différence d'évolution des lésions ?

Soutenir qu'une eczématisation née d'un contact irritant, quelles que soient son évolution et sa durée, n'est jamais qu'une *dermite artificielle* eczématoïde, et que l'identité entre elle et l'*eczéma-maladie* n'est qu'apparente, est un faux-fuyant insoutenable ; en effet aucun critérium clinique, ni histologique, ni autre, ne permet de distinguer un eczéma dont l'origine a été une dermite artificielle, d'un eczéma paraissant d'origine endogène.

La seule explication possible de la différence qui existe entre les deux catégories de cas, c'est que dans la seconde l'agent de l'éruption artificielle a rencontré un terrain prédisposé et qu'il a provoqué ou déclenché une réaction particulière à ce terrain, c'est-à-dire une éruption « diathésique ». Dans ces conditions, il n'y a aucune raison valable pour classer dans deux cadres distincts des faits qui ne diffèrent entre eux que par des nuances dans le degré de réceptivité du sujet, et pour se refuser à les désigner sous le même vocable.

Ainsi, l'analyse attentive des cas cliniques et l'expérimentation, ont conduit à une doctrine qui, à quelques nuances près, est presque universellement acceptée, ou qui le sera. L'eczéma doit être considéré de nos jours comme une forme de réaction de la peau ; c'en est même la plus nette et la plus commune. Cette « réaction » implique la coopération de deux facteurs : 1° une prédisposition originelle ou acquise (p. 598) ; 2° une cause déterminante qui déclenche la réaction.

Il faut d'ailleurs bien se rendre compte que le concept de la prédisposition se ramène à une question de degré. Entre la résistance organique qui est dite normale, parce qu'elle est celle de l'immense majorité des sujets sains (qu'on peut aussi appeler immunité relative) — et la sursensibilité extrême — on rencontre tous les états intermédiaires. Les modalités de la sensibilité peuvent porter : sur son électivité parfois singulièrement précise, ou sa polyvalence, — sur le seuil et l'intensité de la réaction, — sur son caractère temporaire ou permanent, et sur l'évolution et la récidivité de l'éruption.

De leur côté, les causes déterminantes possibles, infiniment variées dans leur nature, ont aussi un pouvoir eczématogène très inégal ; les unes sont si puissantes qu'elles agissent même sur les sujets normaux, à moins qu'ils n'aient acquis une résistance renforcée par immunisation ; d'autres sont si peu perturbatrices qu'on hésite à les considérer comme pathogènes.

C'est de la proportion relative entre la sensibilité et la puissance nocive de l'agent eczématique, que dépendent les formes et les degrés de l'eczéma, qui vont de la *dermite eczémateuse accidentelle* et passagère, à l'*eczématose* indéfiniment persistante.

Qu'on n'accuse pas cette conception de n'être qu'une vue de l'esprit et de reposer sur une interprétation verbale ; elle s'appuie sur des faits et des expériences, elle les éclaire d'une vive lumière, et le praticien, dont l'esprit en sera pénétré, en tirera d'utiles directions pour le pronostic et la thérapeutique.

Dans cet ouvrage, j'appellerai donc *eczéma* toute éruption répondant à la définition que j'ai donnée en tête de ce chapitre. A ce terme, j'adjoindrai, bien entendu, des qualificatifs exprimant soit l'aspect objectif momentané (eczéma vésiculeux, suintant, croûteux, etc.), — soit l'évolution (eczéma aigu, chronique, récidivant), — soit l'étiologie apparente (eczéma artificiel, professionnel, parasitaire, microbien, etc.)

Je propose le nom d'*eczématose* pour l'état morbide chronique, que les auteurs ont appelé eczéma diathésique, eczéma-maladie, ou eczéma vrai.

Je dirai qu'il y a *eczématisation secondaire*, ou qu'une dermatose est *eczématisée*, lorsqu'une dermo-épidermite du type eczéma vient se surajouter aux lésions d'une dermatose préexistante (*exemple :* prurigo ou psoriasis eczématisés, etc.).

Enfin, comme on le verra au chapitre suivant, j'appelle *eczématides* les eczémas secs, eczémas séborrhéiques, ou séborrhéides des auteurs.

Anatomie pathologique. — L'eczéma étant un processus morbide inflammatoire, qui se traduit en clinique par des aspects objectifs très variés, il est naturel, avant de décrire ces aspects, d'étudier le processus dans sa constitution intime :

1° La lésion capitale de l'eczéma est un œdème du corps muqueux de Malpighi ; le liquide séreux provenant des vaisseaux du corps papillaire (*exosérose*) s'infiltre entre les cellules épidermiques en distendant leurs filaments d'union, en sorte que le corps muqueux prend une apparence à laquelle Unna a très justement donné le nom d'*état spongoïde*, Besnier celui de *spongiose*.

2° Lorsque, dans l'état spongoïde, le liquide a une tension suffisante pour rompre les filaments d'union des cellules mal-

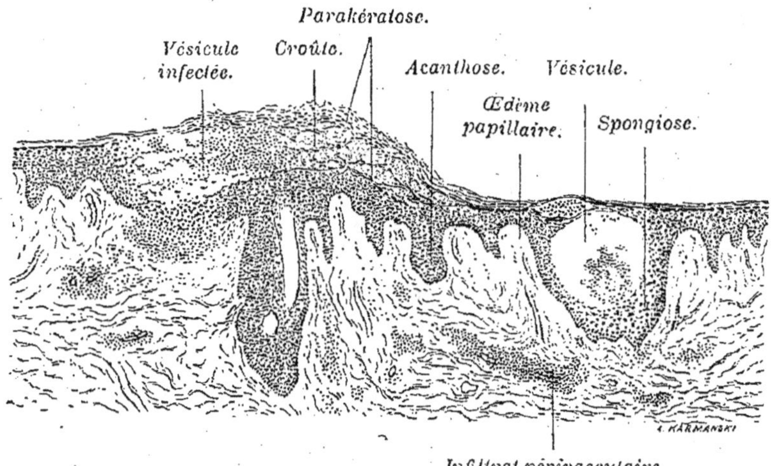

Fig. 6. — *Histologie de l'Eczéma.* (Grossissement 45/1).

pighiennes, il se collecte en *vésicules*, cavités remplies d'un plasma fibrineux translucide, contenant quelques rares lymphocytes immigrés (*exocytose*). Ces vésicules sont limitées par les cellules épidermiques repoussées et quelquefois tassées ; microscopiques au début, elles naissent dans la couche profonde de l'épiderme ; elles grandissent et confluent avec des vésicules voisines au point de devenir visibles à l'œil nu et de bomber sous la couche cornée ; ultérieurement, il s'en forme à toute hauteur dans le corps muqueux ; les plus anciennes sont repoussées vers la surface par l'évolution épidermique et souvent il s'en produit de nouvelles au-dessous.

La vésiculation de l'eczéma est donc interstitielle et née de la spongiose, ce en quoi elle diffère de la vésiculation du zona et de la varicelle, etc. L'exocytose de l'eczéma est constituée presque exclusivement par des lymphocytes, comme celle des eczématides, et contrairement à celle du psoriasis, qui est composée de polynucléaires (Civatte, *Soc. de Biol.*, 19 mars 1921).

Le sort ultime des vésicules d'eczéma est variable : elles se terminent par dessiccation, par rupture, ou s'infectent secondairement.

3° La première éventualité, dessiccation sans suintement ni suppuration, peut se produire, quel que soit le volume des vésicules, dans les régions où l'épiderme est résistant. Elle donne lieu à des *croûtelles* minuscules, ou à des *croûtes*, composées en proportions diverses de sérum desséché, de lits de cellules parakératosiques et d'amas microbiens. L'épiderme se reconstitue au-dessous, et les croûtes sont éliminées par éviction.

La dessiccation des foyers de spongiose est de règle dans certaines formes, assez particulières par leur apparence clinique et leur évolution pour qu'on les ait séparées du groupe des eczémas humides sous le nom d'*eczémas secs* ou d'*eczémas séborrhéiques*. Je les décrirai plus loin sous le nom d'*eczématides* (p. 104).

4° Quand les vésicules se sont rompues spontanément ou sous l'influence de grattages ou de frottements, leur contenu se déverse au dehors : il y a suintement.

Dans l'*eczéma suintant*, l'écoulement de sérosité se prolonge souvent longtemps, sans production de nouvelles vésicules, parce que le liquide de la spongiose, qui se reproduit incessamment, trouve une voie d'écoulement par la cavité ouverte des vésicules crevées : celles-ci constituent les *pores* ou *puits eczématiques*. Le processus de kératinisation étant altéré, comme je vais le dire plus loin, la cicatrisation rapide de ces orifices ne peut pas se faire.

5° Les vésicules d'eczéma peuvent être microbiennes d'emblée ou stériles à l'origine. Dans ce dernier cas, elles se laissent facilement infecter par les microbes pyogènes, qui y trouvent un excellent milieu de culture et y attirent des leucocytes polynucléaires en abondance : c'est l'*impétiginisation* (p. 204).

Dans ces *eczémas infectés, impétiginés*, le liquide est louche ou purulent et se dessèche en croûtes mélicériques épaisses, sous lesquelles l'épiderme reste profondément érodé ; de plus, l'exaltation de virulence des microbes qui y ont cultivé, a pour conséquence l'extension périphérique des lésions et leur pullulation à distance par transport, sous forme soit d'eczéma microbien, soit d'impétigo véritable.

6° En même temps que la spongiose, l'œdème malpighien provoque cette altération de la kératinisation qui porte le nom de *parakératose* ; celle-ci est caractérisée par la disparition du stratum granulosum avec conservation des noyaux dans les cellules de la couche cornée, qui renferment moins de graisse qu'à l'état normal. C'est la parakératose qui, d'une façon générale, est le substratum de la desquamation ; elle prédomine donc dans les *eczémas squameux, squamelleux, psoriasiformes, craquelés, cornés, hyperkératosiques*, etc.

7° La spongiose et la vésiculation, ou plus probablement la persistance des causes qui leur ont donné naissance et les entretiennent, conduisent, au bout d'un certain temps, à une multiplication exagérée des cellules malpighiennes, d'où épaississement du corps muqueux, désigné sous le nom d'*acanthose*. Corrélativement, les bourgeons interpapillaires sont agrandis, les papilles sont allongées et amincies, quoique souvent œdémateuses. Cet épaississement de l'épiderme et du corps papillaire se traduit par l'aspect dit *eczéma lichénoïde*. Le corps papillaire est, en pareil cas, ordinairement le siège d'infiltrats cellulaires plus ou moins abondants.

8° Le liquide ou plasma de cet œdème intra-épidermique, que nous voyons commander à peu près tout le processus eczémateux, provient évidemment du derme, où il est exsudé par les vaisseaux sanguins congestionnés et dilatés du corps papillaire. Préalablement aux lésions épidermiques apparentes que je viens de décrire, il y a donc des lésions dermiques ; elles consistent en *hyperémie* et *œdème du corps papillaire*, avec diapédèse modérée de globules blancs mêlés de quelques globules rouges, qui s'amassent en *infiltrats périvasculaires* ; ces lésions se traduisent en clinique par la rougeur et le gonflement, symptômes parfois peu marqués, mais qui, d'autres fois, constituent le phénomène le plus frappant, par exemple, dans l'eczéma aigu de la face et dans l'*eczéma rubrum*.

De ces diverses lésions anatomiques élémentaires, les plus essentielles sont : la spongiose, la parakératose et l'acanthose ; les autres en sont des conditions ou des conséquences.

Toutes se combinent entre elles, s'associent ou se succèdent de telle façon qu'elles donnent lieu aux multiples aspects que peut revêtir l'eczéma. Il faut bien savoir que les épithètes de vésiculeux, suintant, squameux, etc., accolées au terme d'eczéma, ne désignent pas des espèces, ni même des variétés à évolution distincte, mais uniquement des *états* accidentels, temporaires ou plus ou moins durables.

Étiologie générale. — Envisagé dans son ensemble, l'eczéma est la plus fréquente des affections cutanées. Ses différentes variétés et localisations constituent presque un tiers de la pratique dermatologique.

On l'observe à tout âge : pendant la première enfance (*eczéma infantile*), — puis au moment de la vie active (*eczémas professionnels*), — enfin, à la période de déclin des résistances organiques (*eczéma des vieillards*). Les deux sexes y sont exposés au même degré, et aucune classe de la société n'en est indemne.

L'éruption eczémateuse résultant du concours de deux conditions : d'une cause occasionnelle ou déterminante et, d'autre part, d'une sensibilité individuelle ou prédisposante plus ou moins spéciale, il faut envisager celles-ci l'une après l'autre.

CAUSES DÉTERMINANTES. — Il est impossible de donner un aperçu tant soit peu complet des agents qui « peuvent » être eczématogènes, tant ils sont multiples par leur nature et leur degré de nocivité.

Parmi les facteurs locaux de l'eczéma, se rangent des agents mécaniques, tels que les frottements et le grattage ; — physiques, tels que la lumière vive (*eczéma solaire* de Wilson), la chaleur (*eczéma calorique*) ; — d'innombrables substances chimiques ou médicamenteuses (arnica, térébenthine, phénol, formol, etc.) ; — des mycoses épidermiques ; — des microbes et sécrétions microbiennes ; — mais aussi des conditions locales dont le mode d'action est ambigu, comme la macération (*eczéma intertrigo*).

Il faut remarquer que la plupart de ces causes nocives agissent directement par la voie *externe* ; cependant, il en est qui, comme certains médicaments, font naître l'éruption par la voie *interne*, étant apportés à la peau par la circulation après absorption ; quelques-unes peuvent agir par les deux voies (iode, formol).

Je reviendrai sur la plupart de ces causes déterminantes au chapitre des dermatoses artificielles (**XXIV**). Je ne m'occuperai ici que de quelques causes prêtant à discussion.

Eczémas traumatiques par grattage. — L'eczéma est prurigineux. Le *grattage secondaire* à l'éruption l'aggrave parfois manifestement et peut être accusé de l'étendre et de la disséminer. On se demande, en pareil cas, s'il a transporté l'agent irritant, ou des microbes qui s'étaient implantés sur le foyer primitif, ou s'il a été eczématogène directement en raison d'une prédisposition du sujet.

Dans un autre ordre de faits, le *grattage est primitif* par rapport à l'éruption ; il en est ainsi, par exemple, dans les prurits et prurigos (p. 677), dans la gale et la pédiculose, ainsi que dans l'ichtyose, dans les troubles circulatoires des membres inférieurs, varices, etc. C'est pour les cas de cet ordre que Besnier, qui avait parfaitement compris l'enchaînement des phénomènes, a créé le mot d'eczématisation. Il existe donc un véritable eczéma traumatique.

Eczémas parasitaires. — Les affections parasitaires animales peuvent donner lieu à de l'eczématisation véritable, et cela même dans des régions ou dans des circonstances où le grattage est impossible. L'*eczéma scabieux*, l'*eczéma pédiculaire* peuvent donc être rapportés aussi bien au virus des parasites qu'au grattage, avec bien entendu l'appoint nécessaire d'une sensibilité spéciale.

Les dermatoses dues à des parasites végétaux, appelées *épidermo-mycoses*, donnent souvent aussi lieu à des lésions inflammatoires de la peau, de type eczémateux. On sait que dans la *trichophytie* des parties glabres on observe communément des vésicules nées par spongiose, lesquelles ont valu à cette affection son ancien nom d' « herpès circiné ». Il s'en produit également, ainsi que de la spongiose et de la parakératose, dans les taches, franchement eczémateuses d'aspect, de l'*épidermophytie*, qui avait été décrite par Hebra sous le nom d' « eczéma marginé » (p. 734). Depuis les recherches de Petges, 1921, et son rapport au *Congrès des Derm. fr.* de Paris (1922), d'où ressortait qu'un nombre, beaucoup plus grand qu'on ne le pensait, d'éruptions eczémateuses sont dues à des *épidermo-mycoses*, les investigations fructueuses sur cet ordre de faits se sont partout multipliées (Rasch. *Nordisk Derm. Congr.*, 1922). On a reconnu (p. 737) qu'en dehors des champignons des teignes (achorion, trichophytons, microsporons) et de l'épidermophyton de Sabouraud, des champignons d'autres groupes (oïdium, saccharomyces, sporotrichum, etc.), sont fréquemment, avec ou sans l'appoint d'infections secondaires microbiennes, les agents responsables d'un bon nombre de cas d'eczéma. La distribution de l'éruption en foyers limités, la configuration discoïde ou circinée de ces derniers, sans l'émiettement des bords si habituel dans les eczémas, leur siège sur les extrémités, sur la figure et le cou, dans la région péri-génitale, suggèrent si bien l'idée d'une origine parasitaire qu'on a depuis longtemps désigné cette forme sous le nom d'*eczéma trichophytoïde*. L'expérience nous a appris qu'un bon nombre d'eczémas où ces caractères font défaut, d'intertrigos par exemple, peuvent à l'examen se révéler parasitaires ; parfois les cultures sont nécessaires pour en fournir la preuve.

On peut donc déclarer que le soupçon de cette origine possible doit véritablement hanter l'esprit du dermatologiste, ce qui est loin d'exclure la recherche des causes prédisposantes.

Eczémas microbiens. — La question du rôle des microbes dans l'eczéma a été posée il y a plus de trente ans, et on peut dire mal posée.

Pour Unna, l'eczéma était une *dermatose microbienne* par définition ; les affections qui la simulent sans être microbiennes, étaient des éruptions eczématiformes, dermatites artificielles pour la plupart, mais non de l'eczéma vrai. Le parasite pathogène de l'eczéma, c'était pour lui le *morocoque*, ou le groupe des morocoques ; il appelait ainsi des cocci qu'on trouve agglomérés en amas mûriformes sous le plafond des vésicules. Les travaux ultérieurs ont identifié ces morocoques avec certains staphylocoques (p. **750**).

A la suite, il a été établi par des recherches précises, parmi lesquelles je citerai particulièrement celles de Veillon, Sabouraud, Hallé, Civatte, parce que j'y ai assisté, que les vésicules de dermatoses qui, à tous égards, doivent être considérées comme eczémas, sont *primitivement amicrobiennes*, et cela, soit qu'il s'agisse d'eczémas artificiels, soit d'eczémas dits diathésiques; mais que secondairement, ces vésicules peuvent être infectées par les microbes banaux de la peau.

D'autre part, il n'est plus douteux que les microbes en question soient capables par eux-mêmes de susciter la réaction d'eczématisation quand ils s'implantent dans l'épiderme (p. 93) à la faveur, soit de traumatismes mécaniques, physiques ou chimiques, ou de macération lésant la couche cornée de protection, — soit de dispositions anormales de cette couche et de ses annexes, comme il arrive dans l'ichtyose et surtout dans la kérose (**XI**), — soit de troubles circulatoires locaux ou régionaux, comme dans l'eczéma variqueux, — soit enfin sur la peau même normale, quand ils ont acquis une virulence exaltée par culture dans un impétigo, une plaie quelconque, une rhagade, une fistule, etc., ou qu'ils ont sensibilisé l'organisme comme l'admettent Rajka (1922) et Peter (1925).

Dans l'*eczéma des plaies* que j'appelle **eczéma paratraumatique** (p. 79 et fig. 9), dont tout le monde a pu voir, au cours de la grande guerre, d'innombrables exemples, ces diverses conditions se trouvaient habituellement associées; la lésion de l'épiderme par l'iode, l'eau oxygénée ou d'autres antiseptiques, sa macération par le pansement, le trouble circulatoire local, l'ensemencement de la surface par le pus de la plaie ou de la fistule, ont réalisé un véritable type d'eczéma microbien, d'aspect plus ou moins impétigineux. Il s'agit, en l'espèce, d'une pyodermite chronique, analogue dans son essence au sycosis simple (Sabouraud), due à ce que les microbes, staphylocoques surtout, n'immunisent pas le terrain et, au contraire, le sensibilisent peut-être localement.

En faveur de la théorie microbienne générale de l'eczéma (Unna, Leredde), on avait tiré argument : de son auto-inoculation par grattage, etc., — de sa repullulation à partir de foyers mal éteints, — de l'extension périphérique des placards d'eczéma, — de l'identité des processus eczémateux quel qu'en soit l'agent provocateur apparent, — de la curabilité parfois facile par des topiques microbicides, — des quelques expériences, dues à Unna, d'inoculation positive de cultures microbiennes provenant d'eczémas, qui ont produit une lésion eczématiforme sur le sujet sain inoculé.

Les notions actuelles sur la multiplicité des causes déterminantes qui peuvent faire naître un eczéma à vésicules stériles, sur un terrain prédisposé à cette réaction, ne laissent à cette discussion qu'un intérêt historique.

Néanmoins la clinique et l'expérimentation prouvent l'existence d'un *eczéma microbien*, en ce sens que des microbes, tels que surtout des streptocoques, mais aussi nombre d'autres espèces, peuvent susciter la réaction eczémateuse, comme le font les épidermophytes. On sait, de plus, que des sécrétions microbiennes et parasitaires, séparées de leurs producteurs, (tuberculine, trichophytine, staphylococcine) ont le même pouvoir.

Ce qui reste obscur et n'est pas aisé à déterminer, c'est la proportion dans laquelle le microbisme est responsable de l'eczéma (par exemple dans les dermites artificielles, dans l'eczéma par grattage, dans l'eczéma parasitaire, dans la dissémination de l'eczéma); attendu que, jusqu'à ce jour, il n'est pas plus possible au clinicien de diagnostiquer, dans un cas donné, si l'eczéma qu'il observe est microbien ou non, qu'au bactériologiste de déclarer si le microbe qu'il y décèle est primitif ou d'implantation secondaire.

Causes prédisposantes. — C'est une question éminemment délicate et épineuse que celle de la prédisposition spéciale à la réaction eczémateuse. On trouvera plus loin (p. **598**) un exposé sommaire de nos connaissances relatives à la prédisposition en général. En ce qui concerne l'eczéma, il me faut faire remarquer que, — s'il est des cas d'une simplicité relative, comme celui d'une éruption eczémateuse survenant chez un sujet normal par contact avec une plante vénéneuse, — les cas cliniques les plus habituels sont autrement complexes. Chez les eczémateux il est commun de se trouver en présence de dispositions morbides diverses, héréditaires ou acquises, de lésions viscérales et de troubles fonctionnels, de fautes d'hygiène et d'infections latentes ou avérées, dont il est bien difficile de faire la part. De plus, il y a souvent lieu de se demander si l'intoxication, ou l'infection, ou le trouble du métabolisme qu'on constate, se bornent à créer la prédisposition, ou s'ils ne prennent pas, par le mécanisme d'un poison véhiculé à la peau par la circulation, le rang de causes efficientes internes.

Quoi qu'il en soit, passons en revue ces conditions morbides.

Que penser du rôle de l'*hérédité* dans l'eczéma? Souvent les malades et beaucoup de médecins l'accusent. Qu'on prenne garde, et cela est commun, que le prétendu eczéma des parents peut avoir été une toute autre éruption (du psoriasis, par ex.), ou un eczéma de toute autre origine que celui de leur rejeton. Il est à remarquer que les exemples de transmission héréditaire d'une idiosyncrasie nette à certains médicaments ou aliments, bien qu'ils existent, sont très exceptionnels. On parle d'hérédité indirecte lorsque les parents étaient atteints d'obésité, de diabète, de goutte, de rhumatisme, de lithiases, d'asthme, de migraines, en somme d'une ou de plusieurs des multiples manifestations de ce trouble de nutrition qu'on appelle banalement l'*arthritisme*. D'autres fois les parents étaient alcooliques, ou soumis à diverses intoxications, nerveux, surmenés, etc.

Ce qui surtout est héréditaire c'est la *syphilis*. Suivant la remarque très juste de Ravaut, la syphilis ne prédispose pas à l'eczéma celui qui l'a, mais bien sa descendance; ce peut être par un mécanisme complexe dans lequel interviennent des lésions organiques ou des troubles des fonctions endocrines, etc.: mais le fait en lui-même est réel. — Le rôle prédisposant de la *tuberculose*, qui, elle est infiniment moins héréditaire que contagieuse, semble évident surtout chez des enfants dits « lymphatiques »; son mécanisme d'action est non moins indéterminé que celui de l'hérédosyphilis.

Les *antécédents hygiéniques* du sujet lui-même sont parfois franchement mauvais, qu'il s'agisse de l'abus des excitants, alcool, café, thé, tabac, etc., ou d'une alimentation trop exclusivement azotée, trop riche, ou, au contraire, de mauvaise qualité, ou bien de surmenage nerveux sous toutes ses formes.

Plus souvent encore il y a lieu d'incriminer des troubles fonctionnels ou organiques de l'*appareil digestif*, dyspepsie gastrique, entérite chronique, appendicite chronique, constipation habituelle, etc., conduisant à une digestion incomplète des aliments, à des fermentations anormales, et au total à la résorption de produits toxiques. Dans de nombreux cas, j'ai été conduit à mettre en cause le *mauvais état des dents* qui agit par un mécanisme complexe : la déglutition des produits fétides de la carie dentaire et du pus de la pyorrée alvéolaire, une mastica-

tion insuffisante et une insalivation incomplète des aliments,
ont pour effet de favoriser les fermentations gastro-intestinales
anormales; j'ai vu beaucoup d'eczémateux guérir de leurs
poussées incessantes par des soins dentaires appropriés et complets.

A ne pas perdre de vue, est le rôle sensibilisateur des *foyers
d'infection locale* qui m'a tant frappé dans de très nombreux
cas d'eczémas rebelles; en dehors de ceux que je viens de
mentionner, il faut songer aux amygdalites, sinusites, prostatites, salpingites, chroniques et souvent latentes, et ne jamais
négliger de les rechercher attentivement.

Pour ce qui a trait au rôle prédisposant des insuffisances des
émonctoires, rénale, hépatique ou intestinale, — aux troubles
endocriniens, — aux troubles *nerveux*, — je renvoie au chapitre de l'étiologie générale (p. **594**).

On a remarqué la prédisposition temporaire aux poussées
d'eczéma que créent l'éruption dentaire, la menstruation, la
grossesse, la lactation, la ménopause, etc.; on tend, de nos
jours, à la rattacher à des troubles des sécrétions internes.

L'influence possible des *troubles circulatoires* est attestée par
la prédisposition régionale évidente que créent par exemple les
varices (eczéma variqueux).

Pathogénie. — Le processus éruptif de l'eczéma est manifestement inflammatoire: c'est une épidermo-dermite. Celle-ci est
l'effet d'une *réaction* provoquée par des causes déterminantes
d'une extrême variété de nature et de pouvoir eczématogène,
sur une peau prédisposée par idiosyncrasie ou sensibilisation.
L'un de ces deux facteurs de la réaction peut prédominer, de
sorte qu'un même effet peut résulter d'une proportion variable
de chacun d'entre eux (dermites artificielles, — eczématose);
si l'un est connu, on peut en inférer l'importance relative du
rôle de l'autre.

La réaction eczémateuse a, à son début tout au moins, un
caractère aigu et tumultueux qui l'a fait comparer à un bouil-
lonnement; c'est de là que lui vient son nom (ἔκζεμα de ἐκζεῖν,
bouillonner, faire effervescence).

Les auteurs anciens pensaient que le trouble originel consistait en une « viciation des humeurs » dont la « matière pec-
cante », en cas d'insuffisance des émonctoires normaux, se crée

une issue à la peau où elle « fait éruption en bouillonnant ». Cette idée devait conduire à considérer comme dangereuse toute thérapeutique qui combattrait cette éruption.

De nos jours, malgré le décalage des idées dont témoignent les changements de terminologie, on continue à admettre que chez les eczémateux il y a quelque chose d'anormal ou de changé dans l'organisme. Ce quelque chose peut être un poison ou une toxine d'origine exogène, ou consister en une substance dont la présence dans les humeurs résulte d'une rétention ou d'une modification du métabolisme normal. Mais on estime que cette condition humorale n'est pas tout; qu'il y a lieu d'admettre une prédisposition organique de la peau elle-même. Cet état anormal de la peau ne se traduit pas par un changement perceptible de sa constitution histologique, mais seulement par une modification de son « potentiel de réactivité » qui la rend apte et disposée à la réaction épidermo-dermique eczémateuse. Si l'on considère que la prédisposition organique à réagir sous l'influence de certaines conditions, peut n'être pas limitée à la peau, et être localisée à d'autres organes ou appareils, cela permet d'interpréter les cas soit de coïncidence, soit d'alternance de l'eczéma avec d'autres troubles paroxystiques, tels qu'asthme, fièvre des foins, migraines, troubles digestifs, etc., toutes affections ayant entre elles une parenté qui de tout temps a paru évidente aux cliniciens (p. 612).

Ainsi, dans la pathogénie de l'eczéma interviennent, pour une part variable, des causes déterminantes locales, des causes internes, et une prédisposition de la peau. C'est à élucider et à préciser dans la mesure du possible leur rôle et le mécanisme de leur action, qu'ont été consacrées un grand nombre d'importantes recherches des temps récents. Je renvoie l'exposé des notions acquises au sujet de la prédisposition ou sensibilité en général, à un chapitre ultérieur, et me borne à mentionner ici ce qui se rapporte plus particulièrement à l'eczéma.

Toute une série de recherches tendent à prouver que la sensibilité spéciale à l'eczéma est localisée dans les cellules des couches inférieures de l'épiderme; si l'on accepte ma terminologie on dira que c'est là que siègent les *réagines*. En effet, c'est à ce niveau que débute la spongiose; il ressort des expériences de Jadassohn que l'iodoforme n'est eczématogène que s'il est appliqué sur l'épiderme, et non sur une plaie; de nombreuses expériences avec d'autres agents confirment cette donnée, qu'on peut dès lors admettre comme s'appliquant à tout eczéma. Lorsque, chez un sujet sursensible, les réagines ne siègent pas dans l'épiderme mais dans l'appareil vasculo-nerveux de la peau, c'est à l'érythème, à l'urticaire, au purpura, etc. qu'il est prédisposé et non à l'eczéma ; de plus on a constaté que parmi les irritants ou allergines, les uns ont une affinité plutôt pour l'épiderme, les autres pour le derme.

Quant à la distribution de la sensibilité sur le tégument, elle est d'une part *locale* ; rien en effet n'est plus évident que la tendance particulière qu'ont les anciens foyers d'eczéma, toxidermiques par exemple, à se réveiller sous l'influence de la même cause (monovalence) ou de causes diverses (polyvalence) ; — d'autre part elle est *généralisée*, car on sait depuis Hebra que la peau des eczémateux est sensible partout, avec des nuances régionales, soit à des substances banalement nocives pour tout le monde (huile de croton, etc.), soit aux agents particulière-ment nocifs pour eux-mêmes. C'est sur cette dernière réacti-vité spéciale qu'est basée la méthode des tests (p. **608**).

Br. Bloch, en expérimentant sur 1150 personnes avec une série de dix substances connues comme plus ou moins eczéma-togènes, a vu réagir par de l'eczéma la peau saine de 35 pour 100 des eczémateux, et de 5 pour 100 des sujets normaux ; on en pourrait conclure que les premiers sont 7 fois plus sensibles.

Je dirai ailleurs (p. 603) que cette sensibilité peut être ou *idiosyncrasique*, ou acquise par *sensibilisation*.

La *voie d'accès* à l'épiderme de la substance nocive peut être directe ou indirecte.

La démonstration du fait qu'un eczéma peut réellement résulter de l'action d'une substance circulant dans le sang, fait que Besnier et Jadassohn avaient formellement admis pour le cas de certains médicaments, a été fournie expérimentalement par Br. Bloch le premier (1917) pour l'iode et le formol. — Chez une jeune femme de 30 ans, il a vu toute ingestion stomacale, injection intramusculaire ou application externe d'iode ou d'un iodure, donner naissance à une poussée d'eczéma cliniquement et histologiquement bien caractérisée. Son élève Gustave Peter (1918) a constaté que les lésions histologiques de la peau étaient identiques, quelles que fussent les voies d'accès du toxique ; il a d'autre part et incidemment confirmé que les lésions primaires de l'eczéma sont épithéliales et non dermiques. — L'autre exemple est celui d'un médecin sensibilisé au formol, chez lequel l'exposition aux vapeurs de formol ou l'ingestion d'urotropine, substance qui donne naissance à du formol dans l'organisme, provoquaient également une poussée d'eczéma. — Dans ces dernières années un bon nombre de cas analogues ont été publiés, dans lesquels il s'agissait d'éméline (Widal), de térébenthine, de quinine, etc. — Fréquents et de connaissance vulgaire sont les cas d'eczéma plus ou moins généralisé dû aux injections d'arséno-benzènes; j'ai personnellement vérifié que l'éruption née dans ces dernières conditions a bien tous les caractères cliniques et histologiques de l'eczématisation.

Il est donc certain qu'un eczéma peut être l'effet d'un médicament ou poison chimique introduit dans le sang ou dans les voies digestives. Que le même effet puisse résulter de l'ingestion d'un *aliment*, on a une forte tendance à l'admettre quand on voit le malade réagir à la cuti-réaction faite avec la substance suspecte et guérir par un régime qui l'exclut; mais la preuve formelle du fait a rarement pu être donnée. Dans un cas de Grenet et Clément (1923), cependant, une femme eczémateuse depuis 40 années, chez laquelle on avait constaté une cuti-réaction positive à la farine, a pu être désensibilisée et guérie, au point qu'elle a pu manger du pain sans inconvénient, par une injection sous-cutanée d'une émulsion de farine. Peut-on assigner de même une action pathogène aux toxines résorbées en cas de digestion imparfaite, de fermentations intestinales anormales, de coprostase, etc., avec l'appoint peutêtre d'une insuffisance des émonctoires? On l'ignore, d'autant plus qu'on ne connaît pas ces toxines autochtones eczématigènes; les recherches sur ce point, entre autres celles de F.-G. Harris (1921), qui, à la suite de Berthelot et Bertrand, Mellanby et Twort, Eyre, Mutch, etc., incrimine l'histamine ou B-imidazoléthylamine, sont trop lacunaires pour autoriser aucune conclusion.

Les analyses du sang et des urines, poursuivies avec une louable persévérance, n'ont pas permis de reconnaître ces toxines hypothétiques, pas plus qu'elles n'ont fourni valablement une formule sanguine ou urinaire de l'eczéma.

Il serait prématuré d'attacher une très grande importance au taux de la glycémie (p. **94**), de la cholestérinémie, etc.

Il est superflu de souligner combien toute découverte dans le domaine des causes internes de l'eczéma serait précieuse pour sa thérapeutique. Mais dès maintenant les méthodes dites de désensibilisation ont donné des résultats hautement encourageants (p. 90).

Symptômes. — Lorsque l'eczéma débute brusquement sur une surface un peu étendue, ou au moment des paroxysmes dans le cours d'un eczéma chronique, on peut observer quelques *phénomènes généraux* : troubles digestifs et surtout malaise, agitation, insomnie, courbature, fièvre légère.

L'*éruption* est essentiellement polymorphe ; elle se compose de rougeur, de vésiculation, de suintement, de croûtes et de squames. On a dit très justement que l'élément le plus caractéristique en était la vésiculation ; cependant certains eczémas évoluent sans qu'à aucun moment on ait pu y découvrir de vésicules appréciables.

D'une façon générale, bien que trop schématique puisqu'en général plusieurs stades coexistent, on peut décrire comme suit la succession des phénomènes :

Au début se produit une rougeur vive, à bords diffus, à surface très finement chagrinée quand on la regarde à la loupe, avec plus ou moins d'œdème, de tension, de prurit : c'est le *stade érythémateux*. Il est rare que la rougeur manque ou passe inaperçue, et que les vésicules apparaissent en peau saine. Il se peut aussi que la rougeur œdémateuse, après avoir persisté quelques heures ou une journée, s'efface en laissant une fine desquamation lamelleuse ou furfuracée ; le fait s'observe notamment à la face et aux organes génitaux.

Ordinairement, peu d'heures après le début de la poussée, on voit naître sur la surface érythémateuse un semis abondant de vésicules très superficielles, à contenu clair, de la dimension d'une pointe d'aiguille à celle d'une tête d'épingle, très rapprochées les unes des autres, pouvant confluer en bulles d'une certaine étendue ; c'est le *stade vésiculeux*. Aux mains, aux pieds, dans les régions où l'épiderme est épais, les vésicules sont plus profondes et ont moins de tendance à se rompre. Elles peuvent se dessécher en croûtelles qui sont éliminées peu à peu.

En général les vésicules ne tardent pas à s'ouvrir, spontanément ou sous l'influence des grattages, et laissent échapper un liquide clair, un peu filant, à peine jaunâtre ou louche, empesant le linge comme de la gomme. Le *stade de suintement* peut se prolonger pendant plusieurs jours, ou même pendant des semaines, suivant les cas. Si un pansement est appliqué, on voit, au moment où on le lève, la surface de la peau rouge ou rose vif, lisse, et criblée d'érosions superficielles rondes ou polycycliques, d'où sourdent des gouttelettes de sérosité claire et gommeuse. Lorsque les vésicules n'ont pas été appréciables, ces érosions, qui sont les *pores* ou *puits eczématiques* que j'ai déjà signalés, ont une signification équivalente (fig. 7).

En l'absence de pansements, et si le suintement n'est pas trop abondant, il se dessèche en croûtes minces, ambrées, ou en concrétions brunes lorsqu'un peu de sang s'est mêlé à la sérosité ; c'est le stade d'incrustation, l'*eczéma croûteux*.

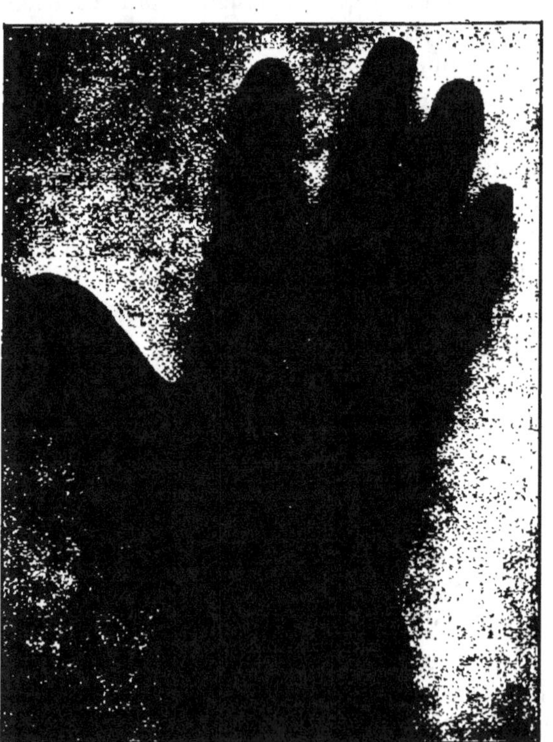

Lorsqu'une infection à pyocoques s'est greffée sur la surface eczémateuse, ce qui n'est pas rare chez les enfants ou dans certaines régions, la sécrétion est mêlée de pus, les croûtes sont mélicériques, ou grises, plus épaisses et rocheuses ; il y a, au pourtour, des éléments d'impétigo véritable ; on est alors en présence d'un *eczéma impétiginé* (voy. p. **93**).

Fig. 7. — **Eczéma vulgaire** *vésiculo-croûtelleux*, avec *puits eczématiques*. (Voir aussi fig. 150, p. 649.)

Le suintement, après un temps variable, diminue et se tarit ; les croûtes tombent, la surface s'épidermise ; mais la couche cornée nouvelle reste mince, translucide, peu adhérente, se fend par dessiccation (*eczéma craquelé*), s'exfolie en squames lamelleuse ou furfuracées qui se reproduisent incessamment.

Ce *stade de desquamation* peut durer fort longtemps. Très communément des vésicules recommencent à se produire sur la surface rose et squameuse, isolément ou par groupes, continuellement ou par poussées, ramenant du suintement et des croûtelles ou des croûtes.

La persistance du processus eczémateux, à laquelle contri-buent le grattage, les conditions locales de la région atteinte, et l'état général du malade, tend à produire un épaississement des placards avec saillie et induration ; les plis et les sillons normaux y sont plus accentués, la surface est sèche et rugueuse, ou squameuse, ou croûtelleuse. C'est à cet état que s'applique le terme : *eczéma lichénifié*.

Variétés de forme éruptive. — Il est rare que la série des stades du processus eczémateux se déroule avec régularité ; généralement ils s'entremêlent et se confondent et coexistent chez le même sujet.

On doit cependant reconnaître que certains eczémas, ou plutôt les eczémas de certains malades, affectent de préférence telle ou telle forme objective, s'attardent à l'un des stades dont les caractères sont alors particulièrement marqués.

Les variétés de forme éruptive qui méritent d'être signalées sont les suivantes :

L'*eczéma vésiculeux*, à vésicules constamment renaissantes, s'observe surtout aux extrémités ; on en a distingué un type sous le nom de dysidrose (p. **98**).

L'*eczéma suintant*, interminablement suintant, se voit chez les goutteux, les obèses, surtout aux jambes et aux bras ; chez les nouveau-nés, à la face ; quelquefois, à la suite d'applications irritantes.

On a appelé *eczéma rubrum* celui dans lequel la rougeur est intense, souvent œdémateuse, et ne disparaît pas complètement par la pression du doigt, ce qui indique une diapédèse abondante de globules rouges dans le derme. On l'observe sous forme de nappes étendues, tantôt en poussées aiguës, tantôt persistant et torpide, aux jambes, dans les grands plis, mais aussi à la face.

Le nom d'*eczéma érysipéloïde* est quelquefois employé pour désigner des poussées fluxionnaires et œdémateuses brusques, parfois suivies de vésico-bulles, se produisant surtout à la face et aux organes génitaux ; ce peut être une complication d'un eczéma sec torpide, ou le résultat d'une irritation locale artificielle, ou encore l'effet d'une réaction de choc à une infection, à une intoxication, ou à une allergine à laquelle le malade est sensible. Je pense que cet eczéma érysipéloïde se confond avec l'*eczéma urticarien* de Neisser, avec l'*œdème exsudatif aigu* de Martinotti, et avec l'*erythème septico-toxique* de Tanimura ; il peut s'accompagner d'érosions des muqueuses buccale et pharyngée, de conjonctivite, de fièvre intense, d'arthralgies, albuminurie et autres phénomènes infectieux.

L'*eczéma sec*, lequel, par exception, est disposé en taches ou placards limités, souvent polycycliques, à surface rosée et squameuse, sans vésicules appréciables, est si fréquent et si particulier dans son apparence et son allure, qu'on a toujours eu tendance à en faire un type à part (eczéma séborrhéique, séborrhéides, parakératoses psoriasiformes, etc.). J'en parlerai longuement sous le nom d'*eczématides* au chapitre des dermatoses érythémato-squameuses (p. 104).

L'*eczéma squameux*, où la desquamation est abondante et interminable, se rencontre souvent sur des sujets ou sur des régions à nutrition défectueuse.

L'*eczéma corné* ou *kératosique*, ou tylosique, est presque spécial aux régions plantaires et palmaires (p. 271).

L'*eczéma lichénifié*, souvent circonscrit, très prurigineux, chronique, semble se relier aussi à des conditions de terrain spéciales ; la différenciation d'avec le prurigo eczématisé est parfois fort difficile (p. 679).

L'*eczéma impétigineux*, plus fréquent chez les enfants et dans les dermites artificielles, peut donner naissance à des folliculites, des furoncles, des adénites, des lymphangites, des abcès, en un mot à toutes les manifestations des pyodermites (p. 755).

Variétés de configuration. — La disposition et l'étendue des éruptions d'eczéma sont extraordinairement variées et se prêtent mal à une systématisation.

La configuration la plus commune est celle de taches, plaques ou nappes de grandeur très diverse, de contour tout à fait irrégulier, émietté, géographique, en archipel. Ce type, appelé eczéma amorphe par Devergie, mérite le nom d'*eczéma vulgaire* (fig. 7 et 150).

Le type *eczéma papulo-vésiculeux* (fig. 8) de Brocq, se distingue par le fait que l'élément initial, au lieu d'être une

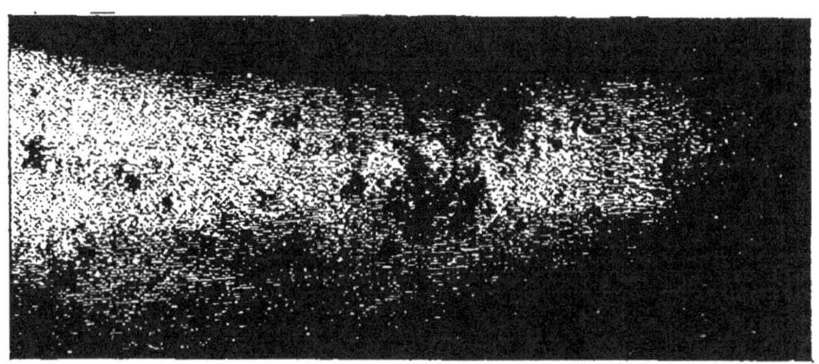

Fig. 8. — Eczéma *de type papulo-vésiculeux* sur l'avant-bras.

simple vésicule, est une petite élevure papulo-vésiculeuse; de la confluence de ces éléments résultent des placards à base indurée. L'éruption est, en général, fort disséminée et évolue par poussées successives. Selon Brocq, les malades ont presque tous des fermentations intestinales et de l'insuffisance rénale; ce sont des hypersensibles; ce type est une forme de passage entre l'eczéma vésiculeux vrai et les prurigos.

L'*eczéma nummulaire* affecte la forme de taches rondes ou ovalaires, parfaitement limitées, quelquefois herpétoïdes (Unna) ou trichophytoïdes (Sabouraud); il est commun aux poignets, sur la face dorsale des mains, et sur les jambes. Cette variété est toujours suspecte d'être d'origine parasitaire (p. 67) et les recherches dans ce sens devront être poursuivies avec soin.

L'*eczéma variqueux* et l'*eczéma paratraumatique des plaies de guerre* sont remarquables par la limitation nette de leurs bords, leur configuration d'ordinaire polycyclique (fig. 9) et leur extension excentrique continue; ils sont souvent impétiginés (p. 93).

L'*eczéma marginé de Hebra* est une épidermite parasitaire due à divers épidermophytons (p. 734).

L'*eczéma vésiculeux disséminé* fera l'objet d'un paragraphe spécial (p. **101**).

Je parlerai de l'*eczéma généralisé* à propos des érythrodermies (p. **147**) et de l'*eczéma folliculorum* au chapitre des folliculoses (p. **520**).

Variétés suivant les régions. — Au *cuir chevelu*, chez les enfants surtout, l'eczéma est souvent provoqué par les poux et associé à des pyodermites ; chez l'adolescent et l'adulte, il est communément une complication du pityriasis et il y a des transitions insensibles entre le pityriasis sec, le pityriasis stéatoïde, l'eczéma sec, suintant et croûteux (voy. *Kérose*, p. **251**).

A la *barbe et aux régions pileuses*, on note les mêmes relations avec les pityriasis. L'eczéma y peut être suintant et souvent donne lieu à du sycosis pyococcique (p. **496**).

Les *eczémas orbiculaires des orifices naturels* sont secs ou suintants, souvent très tenaces et rebelles ; pour Sabouraud, il s'agirait d'une épidermo-dermite streptococcique. Je crois cette forme provoquée ou entretenue par des lésions ou irritations des muqueuses et cavités correspondantes ; aux lèvres, on peut incriminer le mauvais état des dents, certains dentifrices (salol, etc.), les amydalites ou pharyngites chroniques , etc.

La *desquamation persistante du bord rouge des lèvres* (*chei-*

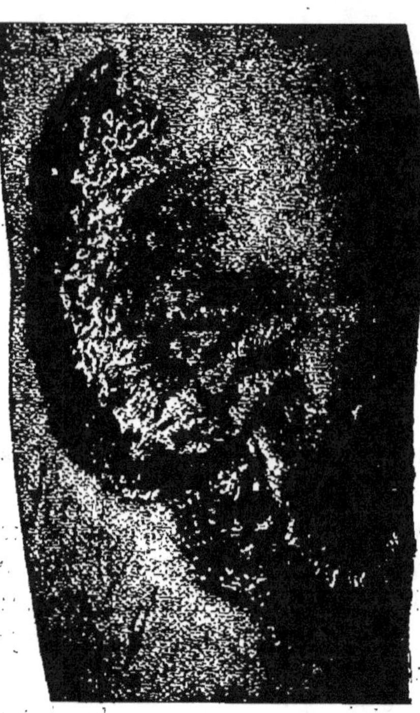

Fig. 9. — **Eczéma paratraumatique**, consécutif à une plaie de guerre (séton par balle du bras droit) datant de 3 mois et guéri en 15 jours. Cas remarquable par la configuration arciforme et syphiloïde de l'éruption ; remarquer la cicatrisation centrale et la progression par vésico-pustules, notamment sur la convexité de l'arc, au bas de la figure.

litis exfoliativa de Mikulicz-Kümmel) constitue un type clinique très particulier que d'aucuns ont rattaché au psoriasis, ou à la séborrhée, ou au lupus érythémateux. D'après les cas que j'ai vus, cette affection me paraît tantôt artificielle (dentifrices), tantôt liée à des lésions chroniques buccales ou nasales (pyorrée dentaire, sinusites etc.). Elle est éminemment rebelle à tout traitement si l'on n'en a pas découvert et traité la cause.

Aux narines, aux paupières, aux oreilles, ce sont les coryzas chroniques, les sinusites, les troubles oculaires, les dacryocystites, les otites moyennes ou externes, qui sont en jeu ; à la vulve, c'est le diabète, ce sont les cystites, vaginites, métrites ; à l'anus, les hémorroïdes, les fissures, la constipation.

L'eczéma péri-génital et péri-anal est très fréquemment consécutif au prurit de ces régions.

L'*eczéma généralisé de la face*, gagnant le cou et le

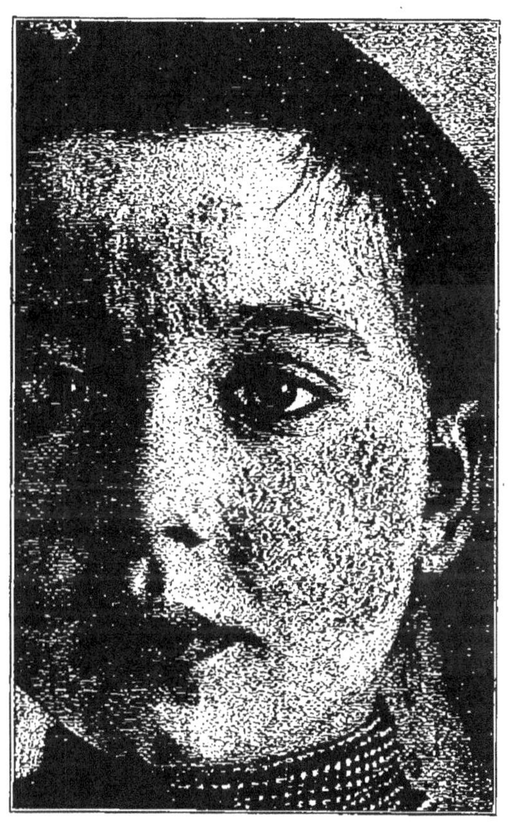

Fig. 10. — **Eczéma** *récidivant de la face* chez une fillette de 6 ans.

thorax, est souvent provoqué chez les adultes par les teintures pour les cheveux et la barbe, ou bien résulte d'une dermite professionnelle ; chez les enfants, il est souvent récidivant et en relation avec des troubles digestifs ou avec les poussées de dentition (fig. 10).

Au *mamelon* et à l'*aréole* chez la femme, l'eczéma, souvent suintant, limité, très rebelle, est presque exclusivement provoqué par la gale (fig. 162) ou la grossesse et l'allaitement ; on aura soin de ne pas le confondre avec la maladie de Paget (p. **295**).

L'*eczéma des grands plis*, localisé aux plis articulaires, aux plis sous-mammaires, sous-abdominal, inter fessier, etc., n'est pas rare chez les obèses, les diabétiques, les goutteux ; il est suintant et diffus, ou sec et marginé. L'*eczéma intertrigo des nourrissons* (p. **14**) est un degré de réaction irritative plus élevé que le simple érythème intertrigo.

Aux *jambes*, l'eczéma s'observe avec une grande fréquence et sous toutes ses formes ; il est lié aux varices, aux lésions traumatiques, aux ulcères, et secondairement aux prurigos, aux dermato-scléroses et hypertrophies.

Aux *mains*, *poignets* et *avant-bras*, ce sont les toxidermies externes professionnelles qui causent le plus d'eczémas ; je parlerai plus loin de la dysidrose, qui affecte aussi les *pieds*.

Entre les orteils, il est commun de rencontrer une dermite rouge, prurigineuse, avec exfoliation de grands lambeaux cornés, macérés ; suivant les auteurs, elle était rangée dans l'eczéma, dans la dysidrose, où dans l'intertrigo ; on sait depuis Sabouraud qu'elle est habituellement parasitaire (p. **736**).

La question de l'*eczéma des muqueuses* est discutable. Sur les demi-muqueuses, bord rouge des lèvres, gland, grandes et petites lèvres, l'eczéma existe certainement. Mais dans la bouche, sur la langue, dans les fosses nasales, sur les conjonctives, dans le vagin, les réactions que suscitent les causes eczématogènes sont cliniquement et histologiquement différentes de ce qu'elles sont à la peau.

Évolution et pronostic. — Rien n'est plus variable que l'évolution des eczémas en général.

Les auteurs ont admis un *eczéma aigu* et un *eczéma chronique*, selon que l'éruption survient brusquement et s'éteint en quelques semaines, ou qu'elle s'installe sur place et se reproduit pendant des mois et des années. Cette distinction est artificielle et n'a qu'une valeur purement clinique et descriptive.

Le pronostic d'un eczéma donné dépend d'une part de sa cause et d'autre part de l'état de santé générale du sujet et, en particulier, du degré de prédisposition qu'il présente ; ce n'est souvent qu'*a posteriori* qu'on est fixé sur ce dernier point.

Ce qu'on peut dire de général de l'eczéma, c'est qu'il est dans son essence de procéder *par poussées*. C'est par une poussée brusque, congestive, avec malaises généraux, qu'il débute souvent, bien que le fait ne soit pas constant ; au cours de sa durée, il est de règle que surviennent de nouveaux paroxysmes et des extensions rapides, à intervalles variables, facilement provoqués par des causes perturbatrices externes ou internes. Cette « *tendance à réagir contre les irritants par une exsudation et de l'inflammation plus forte* » est assez caractéristique pour que Unna en ait fait entrer l'énoncé dans sa définition de l'eczéma. Depuis que nous savons que l'eczéma est toujours une « réaction », l'observation clinique de ce caractère qui lui est propre a pris toute sa valeur.

Pendant les intervalles des poussées, il y a, soit évolution vers la guérison, soit persistance simple, soit aggravation progressive, soit production de complications pyodermiques, lymphangitiques, etc.

L'eczéma peut constituer une infirmité véritable, empêchant l'exercice de diverses professions. Par le prurit et le désespoir qu'il cause, on l'a vu conduire au suicide, ou à la cachexie. Les cas de mort, dont on a chargé le tableau de l'eczéma, sont probablement imputables, soit à des complications, soit aux désordres viscéraux dont l'éruption n'était qu'une des expressions (voy. *Eczématose*).

Diagnostic. — Signaler toutes les erreurs possibles serait une œuvre illimitée. D'ailleurs, le plus souvent, le diagnostic d'*eczéma* s'impose de par la constatation d'une épidermodermite polymorphe, affectant un ou plusieurs des aspects cliniques que j'ai signalés, et disposée en taches ou nappes à bords émiettés. On ne peut pas dire que la vésicule ait à cet égard plus de valeur que les autres constituants élémentaires ; c'est le processus dans son ensemble qui est caractéristique.

La difficulté est plus réelle de mettre en lumière la *cause* et l'*origine* de l'eczéma : est-il purement externe, traumatique, physique ou chimique ? est-il parasitaire, épidermo-mycosique ? est-il primitif, né en peau saine, ou secondaire à une dermatose préalable ? quelle est la part de la prédisposition, de la sensibilisation, des affections locales ou viscérales, ou de l'état général du sujet? — tels sont les problèmes à résoudre. Les aperçus que je donnerai plus bas de quelques types principaux, faciliteront un peu, je l'espère, la tâche du débutant.

Traitement de l'eczéma. — Dans un sujet aussi vaste il faut savoir se restreindre; je ne donnerai donc ici que quelques directions pratiques très sommaires.

A la question préjudicielle : *tout eczéma doit-il être traité?* — on n'a longtemps répondu qu'avec hésitation, hanté qu'on était de la crainte de « répercussions internes »; la question ne portait d'ailleurs que sur l'emploi des topiques. Il paraissait prudent dans les eczémas diathésiques, de ne faire que des pansements propres, des applications émollientes et très douces, et de renoncer aux médications perturbatrices.

De nos jours cette question de principe ne se pose plus. Il est évident qu'en face de tout cas d'eczéma, le médecin doit avant tout en analyser les facteurs : dépister les *causes* externes et les supprimer dans la mesure du possible; rechercher les *troubles* organiques et fonctionnels et leur opposer la thérapeutique correspondante; si la prédisposition repose sur une *sensibilisation*, univalente ou plurivalente, il a la ressource d'une désensibilisation par les procédés connus. En tout cas, et comme premier devoir, il a à soulager le malade qui souffre, et y parviendra par des soins et pansements appropriés à la *modalité* de l'éruption. Il est, je pense, inutile de redire qu'il n'existe pas de pommade, de formule, de médicament ou de diète qui méritent d'être appelés « anti-eczémateux ».

Soins locaux. — Les poussées eczémateuses aiguës exigent le repos complet ou tout au moins celui de la partie atteinte; on prescrira de simples lotions ou pulvérisations avec une décoction végétale ou des solutions antiseptiques très douces, et des applications de poudres inertes, ou de pâtes à l'eau, facilitant la dessiccation; on pourra les faire alterner avec des crèmes rafraîchissantes. Les pommades et pâtes grasses sont toutes à rejeter au début des poussées aiguës, en ce qu'elles tendent à « échauffer » la peau et à faire macérer l'épiderme.

En présence d'un eczéma croûteux ou impétigineux, *on doit toujours commencer par se débarrasser des croûtes;* on y arrive au moyen de pansements humides ou de cataplasmes de fécule froids, laissés en place pendant quelques heures ; quand elles sont ramollies, un lavage à l'eau d'Alibour suffit à les faire disparaître ; dès lors, tout en renouvelant ces lavages matin et soir on applique, en permanence, soit un glycérolé à l'ichtyol, soit une pommade à l'oxyde jaune salicylée et résorcinée, ou de la pâte jaune ichtyolée (v. *Mémento Thérapeutique*). Au total, on doit avant tout traiter la complication pyodermique ; ultérieurement on procède comme dans les cas suivants.

Un eczéma suintant et prurigineux, notamment des plis articulaires, est souvent très avantageusement modifié par des badigeons avec une solution aqueuse de nitrate d'argent (1 : 10 à 1 : 30) répétés tous les deux ou trois jours ; les pansements humides à l'eau ichtyolée soulagent beaucoup les malades ; Tzanck a montré (1922), qu'au début, un pansement occlusif à l'alcool à 90°, loin d'être irritant, combat la spongiose et hâte la guérison.

Quand l'eczéma est peu congestif, non suintant, mais squameux ou lichénoïde, on peut, après un nettoyage sommaire à la vaseline, ou, comme j'en ai l'habitude, à l'éther de pétrole, employer d'emblée des pâtes ; à moins d'être très expérimenté, il est prudent de procéder progressivement, en commençant par une pâte à l'ichtyol, puis en passant à une pâte à l'huile de cade ou de bouleau, salicylée et résorcinée ; exceptionnellement on aura à recourir à des pâtes fortes au goudron, au soufre, à la chrysarobine ou à l'acide pyrogallique, ou même à des pommades, ou à des emplâtres composés (voir *Mémento thérapeutique*). On ne saurait trop recommander aux praticiens de craindre les formules compliquées, et de s'en tenir à l'emploi de deux ou trois médicaments simples et éprouvés.

Le traitement des eczémas secs, psoriasiformes et hyperkératosiques, et des eczémas très prurigineux, est le même que celui des autres dermatoses offrant les mêmes caractères.

Je dois mentionner enfin quelques médications topiques d'un emploi plus exceptionnel, qui donnent parfois des résultats très avantageux.

On a renoncé, et avec raison, aux applications continues et directes de caoutchouc, ou de toiles caoutchoutées, qui avaient joui d'une grande faveur.

Contrairement à ce que l'on pourrait croire, les mixtures composées fortes, du type Baume Baissade, réussissent non seulement dans les formes rebelles, mais aussi dans le cas d'eczémas aigus et suintants. Dind (de Lausanne) a montré qu'on peut employer dans les mêmes conditions le coaltar brut lavé ; appliqué en badigeonnage, puis saupoudré de talc, il forme en séchant une carapace qu'on laisse en place de 5 à 8 jours ; ce topique peu coûteux, commode et très kératoplastique, a été généralement adopté et rend de grands services (Brocq).

Les indications de l'électrothérapie, sous forme de bains statiques, ou d'effluves de haute fréquence, sont mal déterminées.

On a reconnu à la radiothérapie une grande efficacité dans les eczémas très prurigineux et lichénoïdes. Il ressort cependant des recherches récentes de Miescher (*D. Z.* 1927) que les rayons X (4 H sous $0^{mm},5$ alum.), même en applications répétées, sont incapables de désensibiliser *durablement* la peau contre l'eczéma ; ils sont plus efficaces dans les prurigos localisés (A. Moser, Zurich, 1926).

MÉDICATION GÉNÉRALE. — Chez presque tous les eczémateux il y a lieu d'intervenir pour corriger l'hygiène, pour combattre les tendances aux déviations nutritives et les troubles viscéraux, s'il en existe.

Le régime alimentaire sera réglé comme qualité et comme quantité. Si l'enquête individuelle révèle quelques abus ou quelque intolérance idiosyncrasique, il y a lieu, bien entendu, d'en tenir le plus grand compte. Quelquefois on pourra être conduit à prescrire les régimes végétariens, déchloruré, simplement restreint, ou la diète lactée, ou encore des cures hebdomadaires de jeûne intégral selon Guelpa, que recommandent Brocq, Hudelo et Chevallier (1926).

La constipation, les troubles digestifs, seront sérieusement combattus. Il est souvent essentiel d'obtenir des malades qu'ils mangent lentement en mastiquant longuement (bradyphagie); on peut avoir à exiger une remise en bon état des dents ou le port d'un dentier bien fait.

L'hygiène générale, la vie calme, le repos physique, intellectuel et moral, le séjour en bon air si possible, sont, bien entendu, très recommandables.

Quant au traitement médicamenteux interne, on n'a plus confiance dans la médication systématique par les alcalins,

l'huile de foie de morue, les préparations calciques, les phosphates ou l'acide phosphorique, la formine, le fer, etc. Les
arsenicaux, qui ont passé pour être indispensables en cas
d'eczéma quelconque, sont bien déchus du rang où on les pla-
çait. En fait, l'arsenic est plus souvent nuisible qu'utile, surtout
dans les formes aiguës ; comme tonique, on peut y avoir recours
avec avantage dans les eczémas torpides et chez les nerveux
affaiblis, de préférence sous forme d'arséniate de soude.

L'eczéma, pris en bloc, n'étant pas une maladie microbienne,
n'est justiciable d'aucune *vaccino-thérapie* interne systématique,
bien qu'on en ait proposé plusieurs. En revanche, il me paraît
très utile de traiter les eczémas microbiens par des pansements aux filtrats et lysats de pyocoques (p. **762**).

Étant donné que l'on sait aujourd'hui que la réaction eczémateuse dépend d'une idiosyncrasie ou d'une sensibilisation,
c'est du côté des méthodes de *désensibilisation* que se portent
l'attention et les efforts thérapeutiques, avec des résultats
d'ailleurs franchement encourageants. On tiendra compte du
fait acquis, que chez les sujets sains et les eczémateux débu-
tants, la sensibilité est plus souvent monovalente et spécifique,
et qu'elle tend à devenir de plus en plus polyvalente surtout
chez les malades sérieusement tarés. Les moyens à mettre en
œuvre (p. **614**) varient grandement suivant les cas.

En cas de sensibilité spécifique à une substance ou une
allergine donnée, on peut tenter une désensibilisation *spécifique*.
Si la voie d'accès est externe, comme dans beaucoup de dermatoses professionnelles, il est rationnel d'essayer d'une
« accoutumance » de la peau, par des doses infinitésimales et
lentement progressives (Stricker, Jadassohn, Bircher, Gougerot
et Blamoutier, Nicolau), ce qui est long et souvent décevant.
On a tenté de désensibiliser, contre des substances qui sont
nocives en application externe, en les administrant par voie
gastrique, comme l'a fait Perulz (*Arch. f. D.*, 152) avec un succès
relatif, en traitant par une potion à la térébenthine la dermite
professionnelle des peintres, etc. Ce procédé se présente plus
particulièrement à l'esprit en cas d'eczéma médicamenteux
interne; on peut le considérer comme une forme de mithri-
datisation ou un dérivé de la méthode de skeptophylaxie de
Besredka. C'est en injectant sous la peau la substance qui était
nocive par les voies digestives, que Grenet et Clément (p. **74**)

ont obtenu leur beau succès chez une eczémateuse sensible aux farines.

Plus communément, c'est aux procédés de désensibilisation *générale* qu'il y a lieu d'avoir recours (p. **616**). Le choix du procédé et la marche à suivre ne sont pas réglés. — L'auto-hémothérapie et l'auto-sérothérapie, dont l'emploi systématique comme moyen de désensibilisation des eczémateux a été inauguré dans mon service (1921), nous a donné, notamment dans des éruptions professionnelles, des succès remarquables. — Les effets des injections intraveineuses diverses sont inconstants; cependant celles de cacodylate de soude à haute dose, ou d'hyposulfite de soude, etc., ont leurs partisans convaincus; les résultats qu'on a obtenus jusqu'ici des injections d'eau d'Uriage ou de bromure de sodium, sont des plus encourageants. — Certains auteurs attribuent à la médication mercurielle interne, par le calomel à dose fractionnée, une action désensibilisatrice spéciale (Feuillé, Ravaut, *S. M. H.*, 1922) sans que le fait implique la présence de la syphilis chez le sujet (Milian, M. Pinard). D'autres préfèrent les arsénobenzènes par voie gastrique (tréparsol, stovarsol, narsénol)

C'est d'un autre ordre d'idées que dérive la médication *opothérapique* (extraits thyroïdiens, ovariens, surrénaux, hépatiques ou pluriglandulaires) et les traitements qui s'adressent au déséquilibre nerveux organique *vago-sympathique*. Il est impossible à l'heure actuelle, et avant que leurs indications ne soient plus nettement formulées, de donner pour l'emploi de ces médications des directions précises. Avec toutes, un insuccès est possible, et il n'est pas exclu qu'une aggravation momentanée ne se produise. Une surveillance attentive et beaucoup de clairvoyance sont donc nécessaires.

On ne peut guère résumer en peu de mots les indications des *eaux minérales* chez les eczémateux. On admet que les stations sulfureuses réclament les eczémas anciens torpides et lichénoïdes; les arsenicales conviennent aux surmenés, aux déprimés et aux enfants lymphatiques; aux eaux silicatées, sulfatées calciques et indifférentes, on envoie les irritables et autres intoxiqués. C'est donc à Luchon, Uriage, Saint-Gervais, à la Bourboule, à La Roche-Posay, à Sail-les-Bains, à Martigny, à Luxeuil, à Néris, etc., pour ne parler que des stations françaises, que la majorité des eczémateux trouvent du secours; l'essentiel est que la station soit dotée d'un médecin expérimenté et prudent.

Quelques uns des *types cliniques* les plus répandus de l'eczéma méritent d'être étudiés à part :

ECZÉMAS ARTIFICIELS ET PROFESSIONNELS

Ils sont d'une fréquence extrême. Les quelques traits particuliers qu'ils peuvent avoir dépendent de leur cause, de leur localisation et de leur évolution.

On verra au chapitre consacré aux dermites artificielles (p. 621) quels sont les irritants les plus aptes à provoquer la réaction eczémateuse et quelles sont les professions qui y exposent le plus (p. 648).

Les eczémas artificiels se développent naturellement aux mains, notamment dans les espaces interdigitaux, aux poignets, aux avant-bras, dans le cas d'eczémas professionnels (voy. fig. 7 et 150, p. 649); à la face et au cou, dans le cas de dermites par teintures, etc., diffusément lorsqu'il s'agit de vapeurs ou de gaz.

Ils ont une tendance à s'étendre par progression périphérique, mais peuvent aussi procéder par sauts, gagner par exemple la face, le cou, les cuisses, les parties génitales. Diverses explications de ces transferts ont été proposées. On a pensé au transport de la substance nocive, à sa résorption, à une action réflexe, aux grattages. Les notions récemment acquises attribuent le rôle principal à la *sensibilisation* du malade.

Les eczémas artificiels sont souvent franchement vésiculeux d'emblée; ou érythémato-œdémateux, érysipélatoïdes même au début, puis vésiculeux secondairement. Ils s'infectent très communément de pyocoques, deviennent impétigineux par places, alors que par ailleurs ils se kératinisent, présentent des fissures et crevasses, se recouvrent de croûtes, se nummularisent, ou se lichénisent. Il en résulte des aspects extrêmement polymorphes et cependant caractéristiques, tels que ceux qu'on a baptisés, par analogie, des noms de « gale des épiciers », de « gale des maçons et cimentiers », etc.

Parfois, *sublata causa*, la guérison survient avec la plus grande rapidité et avec un traitement très simple; ce sont les cas de ce genre qu'on appelle *dermites traumatiques eczématiformes*. D'autres fois on voit s'installer, persister et s'étendre, un eczéma chronique que l'irritation locale paraît avoir déclenché.

Le plus ordinairement l'épidermo-dermite guérit assez facilement; mais, à partir de ce moment, tout contact avec les substances qui avaient causé la première éruption donne lieu à une nouvelle poussée. On voit, par exemple, des blanchisseuses, qui avaient pourtant exercé leur métier sans inconvénient pendant de nombreuses années, ne plus pouvoir toucher ni savon, ni carbonate de soude, ni eau de Javelle, etc. Certains malades se sont vus contraints de changer de profession. On a accusé en pareil cas des troubles digestifs, la ménopause, des troubles nerveux, etc.; ce qui est certain, c'est que les « substances irritantes restant les mêmes, c'est le malade qui est changé »; il est en état de sensibilisation (p. 604).

Les règles du *traitement* de désensibilisation seront exposées ailleurs (p. 614). Mais je tiens à mentionner ici que c'est dans les eczémas artificiels que j'ai vu les résultats les plus beaux de l'auto-hémothérapie (Tzanck, *Soc. de Biol.*, juin 1921), et de l'auto-sérothérapie (Flandin); traités par ces procédés, les malades ont pu rapidement reprendre leur métier sans inconvénient.

ECZÉMAS DES ENFANTS

Les enfants, à partir du premier âge déjà, sont exposés à des eczémas de différentes catégories.

Il n'est pas rare qu'ils soient atteints d'*eczéma impétigineux* (p. 93) de localisations diverses, consécutif à un traumatisme suppuré, à des gerçures, à un coryza ou une otite, à la pédiculose, à la gale, etc. On peut aussi rencontrer chez eux des eczémas sur-séborrhéiques ou *eczématides eczématisées* (p. 109) qui peuvent devenir *érythrodermiques* (p. 150). Mais il est deux formes qui sont particulières aux nourrissons :

L'une a un point de départ généralement fessier, mais peut se généraliser : c'est l'*eczéma intertrigo*, degré supérieur de l'érythème intertrigo (p. 14), dont Marcel Ferrand a démontré la nature eczémateuse d'emblée.

L'autre, qui est le véritable *eczéma infantile des nourrissons*, a une topographie et une évolution très spéciales. Il est d'une grande fréquence et on le rencontre chez 5 à 10 pour 100 des enfants de Paris. Il débute habituellement du deuxième au huitième mois; il occupe de préférence la face, surtout symétriquement les joues, le front, les lèvres, épargnant souvent le nez et le menton. Tantôt il se développe en peau saine, sans raison apparente, sous forme franchement vésiculeuse, puis suintante; — tantôt il prend son point de départ dans ces enduits gras du cuir chevelu et du front, appelés « calotte des nourrissons, croûtes de lait, gourmes », etc., lesquels forment une série continue du pityriasis simplex à l'eczéma sec, ou impétigineux, ou même suintant et croûteux; — tantôt enfin, bien que les deux formes précédentes soient, elles aussi, accompagnées généralement de démangeaisons, l'éruption est manifestement secondaire à un prurit localisé primitif et au grattage qu'il occasionne.

Cet eczéma peut rester localisé, ou gagner les fesses, les membres et le tronc. Les enfants qui en sont atteints ont souvent très bonne apparence, parfois ils sont plutôt obèses, et malgré leurs souffrances prolongées, ils conservent habituellement un état général floride. L'éruption, remarquablement rebelle aux traitements locaux, même les mieux conduits, cesse dans la règle et disparaît au milieu ou à la fin de la première année.

On accuse, comme causes de cet eczéma infantile des nourrissons, l'hérédité de parents eczémateux eux-mêmes, ou névropathes, ou intoxiqués, ou surmenés, etc.; on invoque le travail de l'éruption des dents, dont le rôle a été exagéré, mais qui est quelquefois manifeste, et agit par l'état congestif, nerveux et par les troubles digestifs qui l'accompagnent. Selon Ch.-J. White (1922), les enfants atteints d'eczéma rebelle auraient toujours des selles anormales, par excès de graisse, d'amidon, de sucre ou de protéines. Parfois, on peut incriminer, à titre d'agents déterminants, des causes locales : une mauvaise hygiène de la peau, l'incurie ou des savonnages excessifs, le coryza, l'impétigo, la vaccination, etc.

Enfin, et surtout, on est conduit à chercher la cause de cet eczéma dans l'alimentation. Celle-ci, que les enfants soient nourris au sein ou artificiellement, qu'il y ait ou non des troubles digestifs apparents, peut être nocive par sa qualité, par sa répétition trop fréquente et surtout, ainsi que Marfan l'a montré, par son abondance excessive : elle doit donc être réglée et surveillée. Mais le fait que cet eczéma disparaît parfois à la suite d'un changement de lait ou de nourrice, que le sevrage, souvent redouté en pareil cas, peut au contraire, bien conduit, amener la guérison, indiquent le rôle d'une sensibilité particulière. Ce qui est surprenant, c'est que c'est une idiosyncrasie au lait, et parfois même au lait de sa propre mère (!) qui a été trouvée en cause dans un bon nombre de cas, et cette notion est, dès à présent, courante dans les cliniques et les crèches.

Il en découle, qu'en dehors du changement de lait, les diverses méthodes de désensibilisation et de sérothérapie (p. **87**) pourront être ici en situation. On a tenté les injections sous-cutanées de lait à petites doses ; elles ne se sont pas montrées sans inconvénient ni danger. On aura également à envisager l'indication possible de médications opothérapiques. La ligne de conduite à adopter n'est pas absolument réglée.

En dehors des mesures générales que j'ai suggérées, on se bornera à des applications locales prudentes : lotions à l'eau d'Alibour diluée, solution de nitrate d'argent, crèmes, glycérolés ou pâtes ichtyolées, et poudrages.

ECZÉMATISATIONS SECONDAIRES

Les eczématisations développées sur d'autres dermatoses et provoquées par celles-ci, semblent apporter une grande confusion dans le tableau didactique de l'eczéma. En réalité, la connaissance de ce mode d'origine des eczémas, aux dépens de *dermatoses pré-eczémateuses* comme on les a appelées, est de la plus haute importance pratique pour le clinicien ; elle lui permet, dans une foule de cas, de poser un diagnostic et un pronostic exacts, et de faire de la thérapeutique préventive. D'autre part, avec la notion que l'eczéma n'est qu'un *mode de réaction cutanée*, l'explication théorique de ces faits n'offre plus de difficultés insurmontables.

Eczéma et impétigo. — Les rapports de l'*impétigo* avec

l'eczéma sont complexes et ont donné lieu à des interprétations diverses. Les faits cliniques deviennent lucides si l'on admet les deux propositions suivantes :

L'*impétigo*, ou pyococcie superficielle de l'épiderme, *se greffe très fréquemment sur l'eczéma* quelle que soit l'origine de ce dernier, externe ou artificielle, ou interne et diathésique ; il en résulte une modification de l'aspect clinique de l'eczéma, dont la sécrétion devient purulente, dont les croûtes deviennent mélicériques et rocheuses ; c'est l'*eczéma impétiginé*. Les lésions de voisinage ou les auto-inoculations, résultant du grattage par exemple, sont alors : — tantôt des lésions d'eczéma, — tantôt des pustules d'impétigo, — tantôt mixtes.

Inversement l'*impétigo peut donner naissance à de l'eczéma*, en ce sens que les pyocoques, agents de l'impétigo, sont capables, dans certaines circonstances, probablement quand ils ont un certain degré de virulence et sur certains terrains, de faire de l'épidermo-dermite du type eczéma, comme le feraient d'autres irritants. Cet eczéma microbien (voy. p. 67), qui mérite vraiment le nom d'*eczéma impétigineux*, n'a pas, comme l'eczéma impétiginé, des caractères constants ; il peut avoir l'aspect d'un eczéma vésiculeux, ou suintant, ou croûteux, ou squameux, et même celui d'un eczéma sec.

Sabouraud, qui a longuement étudié ces épidermo-dermites microbiennes, est arrivé à la conviction qu'elles sont toujours streptococciques, et par conséquent, selon la terminologie qui lui est personnelle, « impétigineuse » et non eczémateuse, et il a repris récemment pour elles le vieux nom d' « impetigo scabida » d'Alibert. Quoi qu'il en soit, il reste établi, ainsi que je l'avais dès longtemps conclu de nombreux examens histologiques et bactériologiques faits dans mon laboratoire, qu'il existe des dermo-épidermites microbiennes du type eczéma. Quand il s'agit d'un eczéma artificiel ou autre surinfecté, c'est l'*eczéma impétiginé* ; — quand ce sont les microbes qui créent la lésion eczémateuse, c'est l'*eczéma impétigineux*.

Eczéma et Kérose. — Les états morbides de l'épiderme que l'on appelle *pityriasis* et *séborrhée*, que j'ai réunis dans le cadre de la *kérose* (p. 248), créent un terrain tout particulièrement prédisposé à l'eczématisation. C'est l'eczématide ou eczéma sec qui se développe le plus ordinairement dans ces conditions ; mais cet eczéma sec a une grande tendance à réagir par de l'exsudation et une inflammation exténsive sous l'influence des grattages, de surinfection, de traitements mal compris, ou d'autres causes locales et générales ; c'est alors la *séborrhéide eczématisée* des auteurs, que j'appelle *eczématide eczématisée*.

Les sièges d'élection de la kérose, en première ligne le cuir chevelu, les oreilles, la face, les grands plis articulaires, sont naturellement aussi les points de départ habituels de ces eczémas.

L'origine kérosique des eczémas est si fréquente, que Unna a pu dire « qu'en traitant et guérissant l'eczéma séborrhéique à ses premiers stades on supprimerait la grande majorité des eczémas ».

Eczéma et prurigo. — Les *prurits* et *prurigos*, diffus ou localisés, de diverses causes, s'eczématisent très fréquemment et deviennent l'origine d'eczémas plus ou moins extensifs et généralisés. C'est le grattage, par son action mécanique et par les inoculations microbiennes qu'il provoque, c'est d'autre part, la cause même du prurit (p. **671**) qui constituent les conditions pathogéniques de cette complication ; on les retrouve dans les *urticaires* et dans la *gale*. Pourtant tous les prurigos grattés ne s'eczématisent pas, et quelques-uns ont plutôt une tendance à se lichéniser ; on doit en conclure qu'un certain degré de prédisposition spéciale est nécessaire.

Il ne faut pas oublier qu'inversement l'eczéma primitif est lui-même prurigineux, et qu'il se lichénise dans certaines conditions d'ancienneté, de siège et de terrain. Les relations de l'eczéma avec les dermatoses prurigineuses sont donc complexes, et les cas particuliers réclament une analyse minutieuse.

Diabétides. Eczéma diabétique. — Les *diabétides* sont de deux ordres : Les unes pourraient être considérées comme toxidermies internes et rattachées à l'altération seule du milieu organique ; il en serait ainsi du prurit, de l'urticaire chronique, de l'eczéma, du purpura, des gangrènes, du xanthome.

Au cours de ces dernières années, à la suite de la découverte de l'insuline, une série de recherches ont porté sur le rôle de la *glycémie* en pathologie (Marcel Labbé) et en particulier dans les dermatoses, avec ou sans glycosurie. Hudelo et Kourilsky

(1926) ont trouvé, chez les eczémateux pris en bloc, quinze fois
sur seize une glycémie notablement élevée; A. Lacroix l'a
constatée dans 30 pour 100 des cas; mais il n'y a pas de parallé-
lisme entre le taux du sucre dans le sang et la forme, l'étendue
et l'évolution de l'eczéma. L'hyper-cholestérinémie, encore plus
irrégulière, a été rencontrée chez 15 pour 100 des eczématosiques
(Lacroix). On ne peut donc, de ces données, tirer aucune conclusion ferme pour l'eczéma en général; il n'en reste pas moins
que chez les diabétiques l'altération humorale joue vraisemblablement son rôle.

Dans un second groupe de diabétides intervient en plus un
facteur externe : ce sera l'infection pyococcique dans le cas
d'impétigo, d'ecthyma, de folliculites, de furoncles ou d'anthrax; ce sera l'irritation par l'urine sucrée ou par des épidermophytes dans le cas des *diabétides génitales*.

Ces dernières seules méritent de nous arrêter. Elles peuvent
constituer l'accident premier, qui attire l'attention et conduit
au diagnostic de la glycosurie. A défaut de soins de propreté
suffisants, surtout chez les femmes, l'urine sucrée qui a souillé
la peau, irrite l'épiderme et crée un excellent terrain de culture
aux ferments et aux microbes les plus divers. Il en résulte
chez les femmes du prurit, de l'érythème chronique, ou un
eczéma souvent très rouge, œdémateux et suintant, à contours
sinueux, nets, marqués par une collerette épidermique ou un
semis de pustules, à marche aiguë, tenace ou récidivant. Cet
eczéma diabétique de la vulve envahit souvent les cuisses, le
périnée, les aines et l'abdomen. — Chez l'homme diabétique,
le gland, et surtout le prépuce, sont souvent rouges, tuméfiés,
craquelés, érosifs; à la longue l'orifice préputial présente une
induration fibreuse, avec rétrécissement et fissures rayonnées,
et même avec un phimosis complet. Ces diverses lésions sont
quelquefois révélatrices d'un diabète sucré.

Dans les deux sexes, l'érysipèle ou la gangrène peuvent venir
compliquer la scène.

Le *traitement* doit tendre à diminuer la glycosurie, par le
régime, par l'hygiène, par les alcalins, et au besoin par l'insuline. La propreté devra être absolue; on fera de fréquentes
lotions alcalines, faiblement antiseptiques ou astringentes, et
des applications de poudres inertes. Les badigeonnages avec une
solution de nitrate d'argent à 1 pour 100 sont souvent utiles.

On évitera autant que possible de recourir à la circoncision, qui n'est pas sans danger dans ces circonstances. La cure aux eaux de Vichy est indiquée.

En dehors de ces quatre conditions dans lesquelles l'eczématisation est extrêmement commune, il faudrait citer une longue liste de dermatoses qui, quoique moins fréquemment, peuvent se compliquer d'eczéma.

Le *mycosis fongoïde* compte des placards d'eczéma lichénoïde parmi ses symptômes initiaux fréquents. Les *érythrodermies exfoliantes* s'eczématisent souvent, surtout dans les plis. Les *ichtyoses*, les *hyperkératoses*, sont sujettes également à des poussées d'eczématisation.

L'*hyperidrose*, l'*érythème intertrigo* doivent aussi être signalés parmi les dermatoses pré-eczémateuses.

ECZÉMATOSE

J'ai proposé le nom d'*eczématose*, lequel a été favorablement accueilli, pour désigner cette forme d'eczéma chronique ou chroniquement récidivant qui constituait l'*eczéma vrai* de l'école française ou l'*eczéma-maladie*.

De tout ce qui précède et notamment de ce que j'ai dit de la conception actuelle de l'eczéma (p. 60 et 71), il ressort que la maladie eczématose repose sur une idiosyncrasie ou une sensibilisation au degré majeur.

L'eczématose se rencontre à tout âge. On doit admettre dans son cadre certains eczémas des nouveau-nés ; au cours de l'enfance, de l'adolescence et de la jeunesse, elle semble être l'apanage des sujets dits lymphatiques, anémiques ou scrofuleux et qui sont en réalité souvent, soit des hérédo-syphilitiques, soit des tuberculeux plus ou moins latents ; à l'âge adulte elle atteint les surmenés, les intoxiqués et les intempérants, et plutôt les riches que la clientèle des hôpitaux et dispensaires ; elle est surtout fréquente chez les artérioscléreux et les vieillards, et devient alors une infirmité très pénible et souvent presque incurable.

On trouve parfois chez les eczématosiques des tares viscérales et des intoxications chroniques à tel point accumulées, qu'on ne sait laquelle incriminer. Ou bien ils semblent anaphylactisés à des allergines multiples, ce qui les rend vulnérables à des causes « déchaînantes » légères et même inappréciables. Maintes fois il m'est arrivé d'être mis sur la piste d'un cancer latent, d'une rétention incomplète d'urines, d'une pyélonéphrite, etc , par des poussées subintrantes progressives et rebelles d'eczéma survenant chez un sujet âgé; elles peuvent précéder de plusieurs mois, et même d'une année et davantage, la manifestation clinique du cancer ou de la suppuration interne qu'elles annoncent.

Quelquefois le début de l'eczématose peut être rattaché à un traumatisme cutané, à une irritation locale accidentelle, à des grattages répétés pour prurit anal ou génital, à des varices enflammées, etc. Ou bien elle prend son point de départ dans un pityriasis attardé du cuir chevelu, ou dans un ancien placard d'eczéma sec. Enfin, on la voit survenir, comme par l'effet d'une « métastase » ou suppléance, à l'occasion de la suppression spontanée ou provoquée d'un asthme, d'un catarrhe bronchique, d'une entérite, de fluxions hémorroïdaires, de névralgies ou de douleurs rhumatismales.

La multiplicité des causes possibles, prédisposantes et déterminantes chez les eczématosiques, exige de la part du médecin un examen très complet du malade et une enquête perspicace sur les *circumfusa*, non moins que sur les *ingesta*, etc. Mais il ne perdra pas de vue que des cas en apparence très obscurs sont parfois justiciables d'une explication très simple. Je connais des exemples de prétendues eczématoses, parfois à récidives saisonnières singulières, ayant résisté à des traitements multiples et à des cures thermales diverses, et qui étaient de simples dermites artificielles dues à des plantes vénéneuses ou à une gale méconnue.

Le *tableau symptomatique* de l'eczématose ne m'arrêtera pas; il me suffit de dire que l'éruption peut affecter toutes les modalités de forme et de degré, toutes les localisations et disséminations, dont il a été question à propos de l'eczéma en général. Le prurit variable, mais souvent intolérable, paroxystique, nocturne surtout, contribue d'une part à entretenir les lésions par les grattages qu'il provoque, et, de l'autre, à déprimer les forces nerveuses et le moral des malades.

Il n'est pas exceptionnel de voir, après une guérison apparente laborieusement obtenue, des récidives ou poussées nouvelles prendre leur point de départ dans un foyer mal éteint
de pullulation microbienne

L'eczématose peut se prolonger durant des années et parfois
jusqu'à la mort, qui souvent survient du fait des lésions
organiques dont dépendait l'état morbide : mal de Bright,
artério-sclérose, bronchite chronique, cancer, diabète, etc. Il
arrive fréquemment que l'eczéma disparaisse au moment où
les accidents terminaux entrent en scène, et cela tout naturellement parce que l'organisme épuisé n'est plus apte à faire
les frais d'une réaction cutanée. Le fait est souvent interprété
à tort par le public, et par nombre de médecins, comme indiquant une répercussion, une « rentrée » de l'éruption, l'effet
étant pris pour la cause.

DYSIDROSE

On a désigné sous le nom de *dysidrose* (Tilbury Fox, 1873)
ou de *cheiro-pompholyx* (J. Hutchinson, 1876) une affection
cutanée des mains et des pieds pour laquelle, malgré son apparence clinique, on a réclamé une place en dehors du cadre de
l'eczéma.

Les caractères spéciaux que l'on a attribués à la dysidrose
sont les suivants : éruption récidivante, fréquente surtout au
printemps et à l'automne ; elle débute symétriquement aux
mains ou aux pieds, ou aux quatre extrémités à la fois, et s'y
cantonne, envahissant exceptionnellement d'autres régions ; elle
s'annonce par des sensations d'ardeur, de prurit et de tension,
très pénibles parfois. Elle consiste en vésicules, petites ou
moyennes, profondément enchâssées dans l'épiderme, naissant
sans rougeur, et qui, sur la face latérale des doigts, donnent à
la peau un aspect chagriné, comme si elle était farcie de grains
de sagou cuit. Les vésicules peuvent confluer en bulles, surtout
sur la plante des pieds et à la paume des mains ; quand on les
pique il en sort un liquide filant, neutre ou alcalin, clair ou
trouble ; elles ont peu de tendance à s'ouvrir spontanément et
d'ordinaire se dessèchent en peu de jours ; l'épiderme s'exfolie

et tombe, en découvrant une surface lisse et rosée qui ne suinte pas. L'évolution d'une poussée dure de cinq à vingt jours; mais les poussées peuvent être subintrantes. L'association de vésicules, de desquamation et de croûtes, donne lieu à des taches souvent très multiples, de contour tantôt irrégulier, tantôt circinées ou polycycliques. Parfois la desquamation s'installe sans vésiculation perceptible. L'éruption peut s'accompagner de rougeur érythémateuse; elle se surinfecte de pyocoques, surtout aux pieds; il se produit des fissures, des lymphangites, etc. L'examen histologique des vésicules montre que leur cavité, creusée dans le corps muqueux à diverses hauteurs, résulte d'un processus de spongiose, comme dans tout eczéma; elles n'ont aucune relation avec les canaux sudorifères.

Cette prétendue « dysidrose » ne se différencie donc de l'eczéma que par des nuances qu'explique l'épaisseur

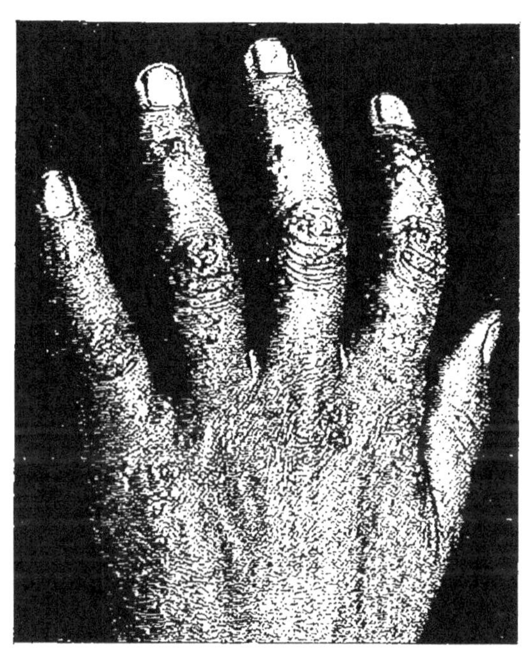

Fig. 11. — *Eczéma professionnel* dysidrosiforme, au stade initial chez un coiffeur de 28 ans.

de l'épiderme dans les régions atteintes. On a déclaré, d'après T. Fox, qu'elle atteint de préférence les adultes, surmenés, dyspeptiques, exposés à des chocs moraux et des sudations abondantes. Je n'ai pas constaté qu'elle ait été particulièrement fréquente pendant la guerre, où ces diverses circonstances générales se sont pourtant trouvées abondamment réunies.

Ayant repris l'étude de cette affection (*The Lancet*, 27 sept. 1919) (p. **736**) j'ai pu constater, avec l'aide de mon assistante Mlle O. Eliascheff, que dans l'immense majorité (80 pour 100) des cas présentant l'aspect de la dysidrose, on rencontre dans le plafond des vésicules ou dans les squames cornées un mycélium plus ou moins identique à celui de la figure 168. Dans les cas où l'éruption siégeait aux pieds, elle se présentait dans la règle sous la forme d'*intertrigo parasitaire des orteils*. La découverte du parasite a parfois réclamé de nombreux examens très prolongés. Les ongles ont été trouvés intacts, sauf exception, tant aux mains qu'aux pieds, ce qui est un caractère différentiel non sans valeur, attendu que les eczémas chroniques non parasitaires des extrémités altèrent généralement les ongles.

Ce résultat, confirmant les observations antérieures de Whitfield, Djélaleddin Mouktar, Mme Kaufmann-Wolf (résultat positif dans un tiers des cas), et montrant que le parasitisme est dans la prétendue dysidrose beaucoup plus fréquent qu'on ne pensait, m'a conduit à nier l'autonomie de la dysidrose et à penser que ce terme et ce tableau clinique correspondent à un simple syndrome.

Des recherches sur ce sujet ont été faites ultérieurement en tous pays; je citerai notamment celles de Sicoli (*An. D.*, 1924) dans le laboratoire de Sabouraud. Il arrive à conclure que le syndrome dysidrose peut être réalisé : 1° par une infection *parasitaire* due à un épidermophyton dans 42 pour 100 des cas; — 3° par une dermite *médicamenteuse* (salol, phénol, iodoforme, etc.) dans 34 pour 100; — 5° que dans 24 pour 100 des cas, les vésicules sont stériles et qu'il s'agit alors de ce qu'on peut appeler la *dysidrose vraie*. — Contrairement à ce qu'ont vu Robinson, Hoggan, Williams, Breda et moi-même, Sicoli admet que les vésicules de la dysidrose naissent et s'accroissent par un éclatement du canal sudorifère.

Relevons que le parasite peut être, en dehors des épidermophytons qui sont les plus communs (p. **738**), un trichophyton (von Graffenried, etc.), ou appartenir au groupe des levures, saccharomyces, cryptococcus, etc.

Comme il est notoire que les épidermophytons épargnent toujours les ongles, on doit penser que lorsque ces derniers sont altérés, comme dans le cas de Mucci (*C. D. Ital.*, 1924), il s'agit d'un trichophyton ou encore d'une dermite artificielle.

En tout cas, si l'on admet ma conception de l'eczéma, syndrome anatomo-clinique résultant de causes parasitaires, microbiennes, chimiques, etc., toutes les variétés de dysidrose doivent y être rangées. Le rôle des troubles de la santé géné-

râle qu'on a mentionnés, et même l'acide salicylique absorbé
par le malade (Lortat-Jacob, Pellissier et Gilbert-Dreyfus), joueraient le rôle de causes sensibilisantes ou déchaînantes. — En
pratique on fera bien de rechercher toujours si une dysidrose
est parasitaire, et dans ce cas de la traiter comme telle
(p. **737**).

On peut se demander s'il faut ranger à côté de la dysidrose
la *desquamation des mains et des pieds*, affection récidivante et
d'ordinaire saisonnière tout à fait indolente, dans laquelle
l'épiderme corné se soulève et se détache en lamelles sèches
par points limités qui ont l'aspect d'une vésicule vide, sans
qu'il y ait jamais eu de liquide; par extension, le processus
donne lieu à des surfaces polycycliques bordées par une collerette épidermique. J'ai pensé qu'elle est en relation avec des
troubles de la nutrition générale, des auto-intoxications ou des
infections latentes. Selon Favre et J Gaté (Lyon 1926), cette
desquamation guérit par des frictions quotidiennes à la teinture
d'iode suivies d'onctions à la glycérine.

ECZÉMA AIGU DISSÉMINÉ ou IMPÉTIGO MILIAIRE

Je décris sous ce titre un type clinique comprenant les éruptions qu'on a appelées : *éruptions sudorales* (prickly heat,
lichen tropicus, bourbouille, etc.), *miliaire rouge* ou *miliaire
blanche*, *eczéma aigu disséminé à morocoques* (Unna).

Il est possible que ce type réponde à plusieurs entités morbides distinctes; elles sont actuellement inséparables.

La *symptomatologie* est la suivante : chez un adulte jeune,
plus souvent du sexe masculin, on voit survenir, après des
sueurs abondantes provoquées par une élévation de la température, par un bain de vapeur, un travail forcé, ou après une
irritation cutanée telle qu'un bain sulfureux, une éruption
aiguë de très petites taches rouges, de la grandeur d'une tête
d'épingle, centrées par une minime vésicule à contenu louche.
Il n'y a pas d'induration des éléments, pas d'élevure papuleuse
comme dans l'eczéma du type papulo-vésiculeux de Brocq;
l'éruption n'est pas non plus folliculaire. Elle siège surtout sur
le tronc ou sur les premiers segments des membres. Le prurit
est variable, quelquefois assez vif.

Fréquemment, mais non toujours, on peut constater chez le sujet l'existence préalable d'un impétigo, d'eczéma impétiginé ou vulgaire, de furoncles, ou d'une plaie suppurante.

L'évolution est rapide ; avec des soins convenables il n'est pas rare que tout ait disparu en trois ou quatre jours. Il peut aussi se produire des poussées successives. Parfois, notamment dans les régions irritées ou grattées, se développent à la suite un ou plusieurs foyers d'eczéma vulgaire ou impétigineux.

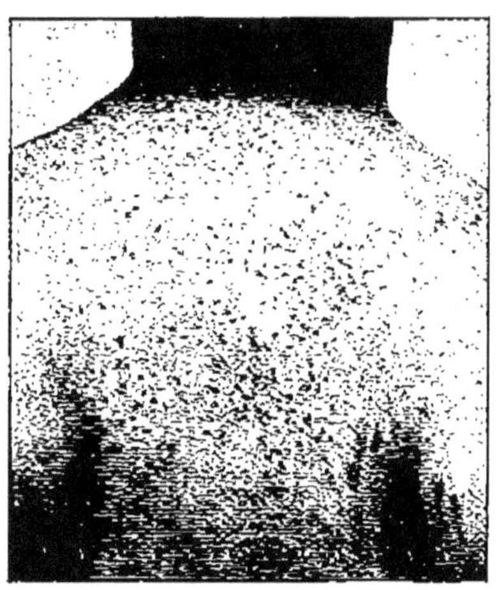

Fig. 12. — **Impétigo miliaire du dos** (chez un homme ayant abondamment transpiré).

L'histologie montre, sur un point de dermite congestive et œdémateuse, une bulle minuscule du type de l'impétigo, c'est-à-dire produite par clivage, ou du type eczéma, c'est-à-dire par spongiose, — à contenu séreux plus ou moins riche en polynucléaires ; souvent il y a combinaison ou succession entre ces deux processus. Il est commun, mais *non constant*, que la vésiculette soit centrée par un canal sudorifère : cependant elle ne résulte pas de la dilatation d'un de ces canaux. Le siège ostio-folliculaire est plus rare.

Des recherches entreprises dans mon laboratoire, il ressort qu'on peut extraire de ces éléments des staphylocoques divers suivant les cas, surtout le coccus gris, le citreus, l'albus ; ce sont les morocoques d'Unna (p. **750**).

Je pense qu'il s'agit d'une auto-inoculation microbienne, disséminée à la faveur de la macération de l'épiderme par la sueur.

Il serait logique de classer cette éruption avec les impétigos, en raison de sa pathogénie et de son évolution, plutôt qu'avec l'eczéma, puisque ses éléments ne sont pas agglomérés et ne tendent pas à suinter. Je ne la range ici, que parce qu'objectivement elle ressemble à l'eczéma et pas du tout aux impétigos ordinaires.

Un traitement très simple, par des lavages non irritants, à

l'eau d'Alibour par exemple, ou par des bains au sulfate de zinc (20 à 50 grammes pour un bain), et des applications de poudres inertes ou de pâtes à l'eau, suffit pour amener la guérison. On traitera les suppurations préexistantes, s'il y a lieu; et on recommandera un peu de repos.

CHAPITRE V

DERMATOSES ÉRYTHÉMATO-SQUAMEUSES

Il existe un groupe de *dermatoses caractérisées par des taches rouges et squameuses.*

On pourrait croire que les éléments éruptifs désignés par ces quelques mots sont d'une certaine banalité; en réalité, il n'en est rien, pour peu qu'on ait soin de bien préciser la valeur des termes.

Le mot *taches* est employé ici dans son sens le plus large; par leurs dimensions, les taches dont il est question peuvent mériter le nom de plaques, de placards, ou de nappes.

La *rougeur* doit être de nature congestive, érythémateuse, disparaître momentanément sous la pression du doigt; elle est circonscrite, limitée aux taches et non pas diffuse.

La *desquamation* existe d'emblée et constamment; elle est de forme poudreuse, pityriasique ou furfuracée, quelquefois micacée ou lamelleuse, et presque toujours liée à cette altération de la kératinisation qu'on appelle *parakératose*.

On voit que cette définition élimine : 1° les taches rouges qui ne sont pas squameuses ou qui ne le deviennent que tardivement; celles-ci rentrent dans les *érythèmes* (I); — 2° les taches squameuses qui ne sont pas rouges et qui appartiennent aux *kératoses* (**XI**); — 3° les rougeurs généralisées ou très étendues, qu'on appelle *érythrodermies* (**VI**).

Lorsque les taches sont petites et nettement péripilaires, je les considère comme des *folliculoses* (**XIX**).

Des taches érythémato-squameuses peuvent être *secondaires* à des éruptions très diverses, érythémateuses, eczémateuses, vésiculeuses, pustuleuses, bulleuses : ce ne sont pas alors des éléments éruptifs à proprement parler, mais des lésions vieillies et déformées, qui vont devenir des *macules* (p. 416).

Je n'étudierai ici que les syndromes à *éruption érythémato-squameuse primitive naissant et persistant sous cette forme*.

Tels sont : 1° les *eczématides* ; — 2° le *pityriasis rosé* ; — 3° le *psoriasis* ; — 4° les *parapsoriasis* ; — j'y joindrai un court aperçu sur 5° les *syphilides psoriasiformes* ; — et 6° sur certaines *épidermomycoses*.

Toutefois, je n'aurai pas épuisé ainsi la liste des affections cutanées pouvant présenter ce même type éruptif. On peut en effet le rencontrer avec des nuances spéciales : dans certaines variétés du *lupus érythémateux* (p. 796) et dans les *tuberculides* qui s'en rapprochent plus ou moins ; dans la *lèpre* (p. 814) et dans le *mycosis fongoïde* (p. 946).

Je renvoie en ce qui concerne ces maladies aux chapitres correspondants, n'ayant pas voulu par trop morceler leur description.

J'ajoute que, pour des raisons analogues, c'est au chapitre des *Kératoses* (**XI**) que j'ai étudié les taches rouges et squameuses des régions palmaires et plantaires, ainsi que celles des muqueuses.

ECZÉMATIDES

J'ai proposé le nom d'*eczématides* pour désigner ce groupe de dermatoses érythémato-squameuses en taches ou placards circonscrits, qu'on appelle couramment *eczémas séborrhéiques, séborrhéides* ou *eczémas secs*.

Quelques auteurs les rattachent au pityriasis et au psoriasis, ou en font un type spécial.

Les relations de ces éruptions avec la séborrhée sont inconstantes. Je les crois proches parentes des eczémas pour deux raisons : parce qu'on observe en clinique des passages insensibles des uns aux autres, et parce que, histologiquement, leurs lésions sont semblables, au degré près. On ne peut cependant pas les incorporer tout uniment à l'eczéma, attendu que leurs éléments diffèrent cliniquement de ce dernier par les quatre caractères suivants : leur sécheresse habituelle, — la netteté de leurs contours arrondis ou polycycliques, — leur persistance très prolongée sous le même aspect, — leur guérison très facile sous l'influence de certains topiques.

Il me semble que la dénomination que j'ai choisie pour elles est commode, qu'elle indique leurs affinités et fait prévoir des caractères spéciaux.

Synonymie et historique. — Les eczématides étant très fréquentes ont de tout temps fixé l'attention des dermatologistes. Elles ont porté des noms très nombreux, qui prouvent la difficulté qu'on éprouvait à les classer : *lichen circumscriptus* (Willan et Bateman), *lichen gyratus* (Cazenave et Biett), *lichen annulatus serpiginosus* (E. Wilson), *eczéma acnéique* et *pityriasis circiné* (Bazin) ; c'est l'*eczéma sec, circiné, figuré* ou *flanellaire* des médecins de l'hôpital Saint-Louis, l'*eczéma marginé* de Pick, Köbner, Hebra, Hardy, la *seborrhœa corporis* de Duhring, l'*eczéma séborrhéique* de Unna. On a toujours eu une tendance à considérer ces éruptions comme d'origine parasitaire.

La dénomination d'*eczéma séborrhéique* est assurément celle qui a eu le plus de succès.

Dès 1887, Unna, ne mettant pas en doute la nature eczémateuse de la dermatose qu'il appelait ainsi, remarqua que l'éruption affecte de préférence les régions d'élection de la séborrhée, et que, de plus, ses squames ou croûtes ont une consistance grasse. Le nom qu'il a créé découlait de ces constatations. Frappé en outre du fait qu'on rencontre tous les degrés intermédiaires entre ces eczémas à squames grasses et les pityriasis d'une part, certains psoriasis d'autre part, il fut amené à élargir outre mesure le cadre de l'eczéma séborrhéique.

Accueillie avec grande faveur au début, sa doctrine ne tarda pas à être vivement critiquée. D'une part on contesta la nature eczémateuse du processus, d'où le nom de *séborrhéides* proposé par Brocq et Audry ; d'autre part on démontra que ce processus n'est pas constamment sur-séborrhéique.

Depuis lors on a démembré le groupe : divers fragments en sont classés comme dermatose médio-thoracique et parakératose psoriasiforme par Brocq, etc., comme pityriasis stéatoïde par Sabouraud, qui récemment en rattache certaines formes à ses impétigos chroniques.

Selon mon point de vue personnel, la confusion qui règne sur ce sujet disparaîtrait en grande partie si l'on voulait bien considérer : 1° qu'il existe une dystrophie cutanée, que j'ai appelée *Kérose* (p. **248**), laquelle se manifeste couramment par le pityriasis et par la séborrhée ; 2° que sur le terrain kérosique se développent avec prédilection diverses complications inflammatoires et probablement microbiennes, qui, très souvent, affectent la forme clinique *eczématide*, quelquefois celle d'eczéma humide, ou d'autres formes encore, telles que rosacée, acné, etc.

Ainsi les eczématides sont pour moi des eczémas secs et cir-

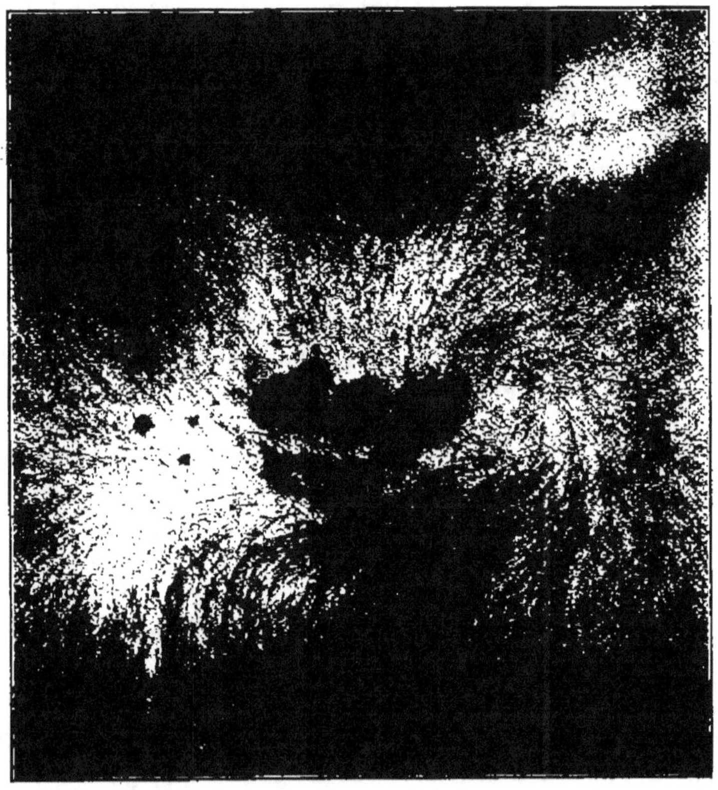

Fig. 13. — **Eczématides figurées médio-thoraciques**, de la région présternale.

conscrits qui méritent, en raison de ces caractères, d'être distingués des eczémas vulgaires, et qui, dans l'immense majorité

des cas, mais non dans tous, se développent sur terrain
kérosique.

Symptômes. — Les eczématides sont donc, presque toujours,
précédées et accompagnées à leur pourtour des manifestations
de la kérose. Au degré le plus léger, il est très difficile de
discerner si la complication existe ou non; on doit se baser
sur la présence d'une *rougeur limitée et squameuse*.

Bien développées, les eczématides ont des caractères typiques,
mais différant quelque peu suivant le siège et la variété :

1° *Eczématides figurées*. — Ce premier groupe correspond à l'eczéma fla-
nellaire, au type péta-
loïde et circumcisus
de Unna, au pityria-
sis stéatoïde de Sa-
bouraud, à la *der-
matose figurée médio-
thoracique* de Brocq,
à la *seborrhœa corpo-
ris* de Duhring.

L'éruption occupe
presque constam-
ment, au début, les
régions présternale
(fig. 15) et inter-
scapulaire ; de là elle
s'étend plus ou moins
loin de la ligne mé-
diane, suivant son

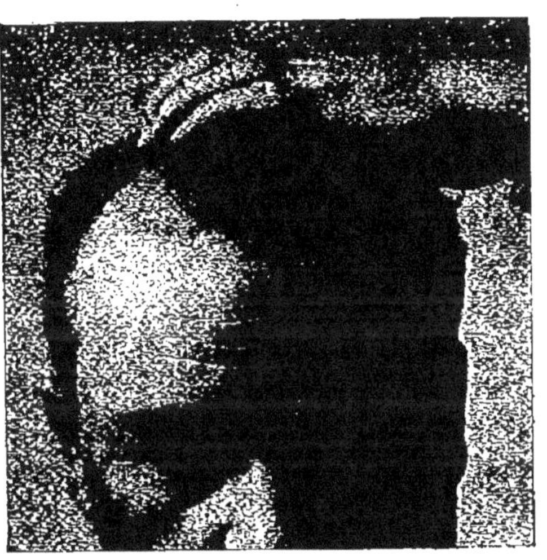

Fig. 14. — **Eczématide figurée** du front (*corona
seborrhoïca*, à ne pas confondre avec la « corona
veneris », p. 178).

intensité et son ancienneté. Elle se voit aussi sur le cuir chevelu, d'où elle déborde sur le front (fig. 14) et les tempes, et
derrière les oreilles.

Les éléments débutent par des taches punctiformes rosées,
recouvertes d'une squame graisseuse. Ils s'étalent ensuite en
taches nummulaires pétaloïdes, ou polycycliques par coalescence, plus ou moins nombreuses, ayant les caractères suivants :
contours nettement arrêtés, comme tracés avec la pointe d'une
aiguille ; bords rosés ou rouge vif, souvent légèrement élevés,

papuleux, recouverts de squames-croûtes jaunâtres, qui sont de consistance grasse quand on les écrase entre deux doigts; surface affaissée, de niveau avec la peau normale, d'un rose jaunâtre, souvent couverte de squames moins épaisses que sur les bords; pas de vésicules apparentes, ni d'infiltration de la base. Le raclage de la bordure, avec l'ongle ou avec une curette, fait apparaître, selon Brocq, un fin purpura, des gouttelettes de sérosité, et enfin de petites hémorragies punctiformes.

En grandissant, certaines taches guérissent au centre ou sur une partie de leur pourtour; dans la zone d'envahissement les orifices folliculaires sont souvent pris les premiers, ce qui explique le nom d' « eczéma acnéique » adopté par Bazin. Le prurit est modéré et intermittent, ou nul.

La durée de l'éruption est indéfinie: il n'est pas rare de rencontrer des malades qui en sont atteints depuis douze ou quinze ans; un traitement convenable la fait disparaître en moins de dix ou quinze jours.

2° *Eczématides pityriasiformes*. — Celles-ci ont des caractères moins nets.

Les éléments consistent en taches rosées ou d'un rose jaunâtre, à surface finement squameuse, sèche, ou un peu onctueuse sur les régions kérosiques, assez nettement circonscrites. Leur forme est arrondie, ovalaire ou irrégulière; leurs dimensions et leur nombre sont très-variables.

Elles peuvent siéger n'importe où, mais surtout sur le cuir chevelu des chauves et à son pourtour, sur le cou, sur le haut du tronc, sur les aisselles, les aines, les plis articulaires, en général, sur la racine des membres, plus rarement sur les extrémités.

Quelquefois l'éruption est profuse, plus ou moins symétriquement disposée, survient par poussées assez rapides, et se compose d'éléments lenticulaires, nummulaires ou en plaques, généralement marginés, constellant le thorax et l'abdomen (fig. 15). On peut jusqu'à un certain point reconnaître cette variété dans la description du pityriasis circiné et marginé de Vidal, de l'*herpes tonsurans maculosus* de Hebra-Kaposi, de la parakératose psoriasiforme en plaques disséminées de Brocq. Elle se rapproche du pityriasis rosé de Gibert. En l'absence de traitement, sa durée est de quelques semaines à plusieurs mois.

D'autres fois les éléments sont en petit nombre, localisés sans symétrie, cantonnés par exemple dans un grand pli arti-culaire (fig. 16), se déve-loppent insidieusement, acquièrent lentement une assez grande éten-due, et persistent indé-finiment ; les taches, simplement congestives et poudreuses à l'ori-gine, peuvent prendre une surface chagrinée, lichénoïde, ou passer au type psoriasiforme ; vo-lontiers elles affectent une disposition margi-née ou circinée à centre jaunâtre.

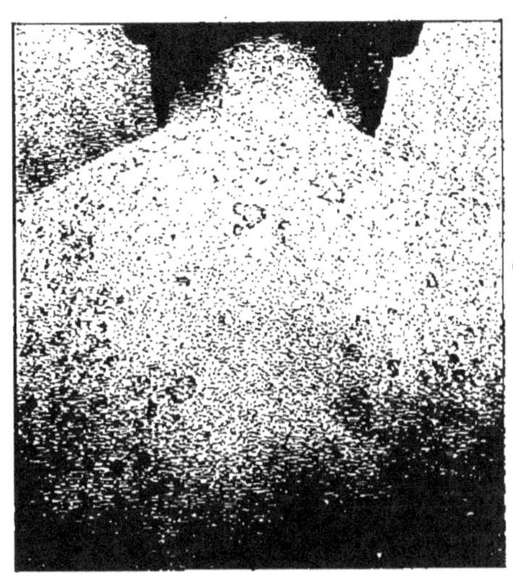

Fig. 15. — Eczématides pityriasiformes.

Dans les deux cas, mais surtout dans la variété localisée, les eczématides pityria-siformes peuvent de-venir par moments vésiculeuses ou suin-tantes (*seborrhéides eczématisées* des au-teurs) ; puis elles ren-trent dans le calme, à moins qu'elles ne continuent à évoluer en eczémas humides.

3° *Eczématides psoriasiformes.* — Elles se présentent avec une topographie et une configuration des éléments tout à fait analogues. Mais les taches sont d'un

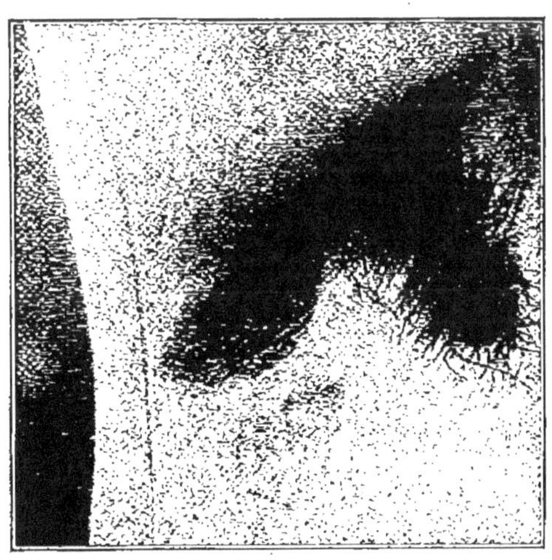

Fig. 16. — Eczématide pityriasiforme, à tendance lichénoïde, siégeant sur le bord postérieur de l'aisselle droite d'une jeune femme.

rouge plus vif ou bistre, un peu infiltrées de base, abondamment couvertes de squames blanches plus ou moins adhérentes. En les soumettant au grattage méthodique de Brocq, elles fournissent cependant des lamelles moins nombreuses et moins stratifiées que les taches de psoriasis; la surface rouge, mise à nu, est un peu irrégulière et parsemée de points purpuriques, de fines hémorragies, et, caractère pathognomonique, de dépressions cupuliformes d'où suinte un peu de sérosité.

Les eczématides psoriasiformes peuvent être assez abon-

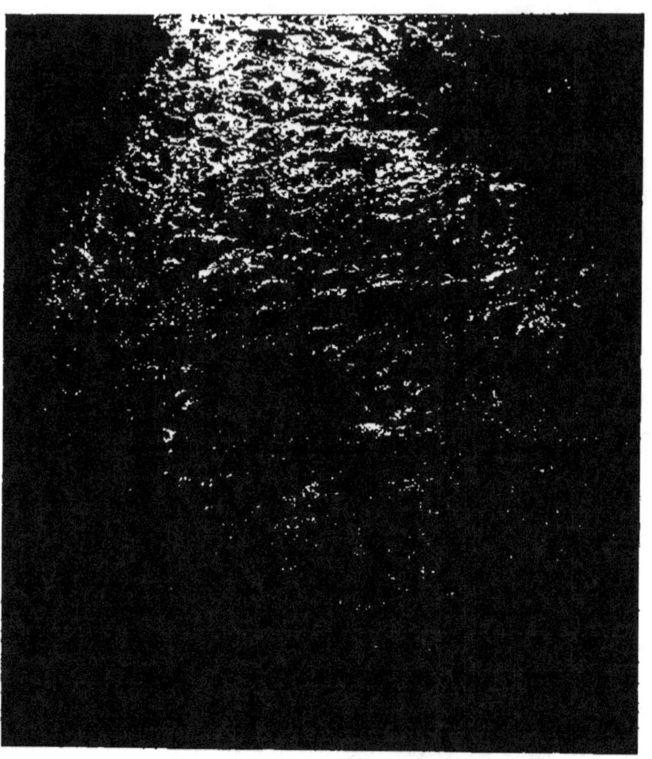

Fig. 17. — **Eczématides psoriasiformes** sur la hanche d'une femme d'âge mûr; remarquer que sur le tronc elles confluent en érythrodermie.

dantes, couvrir une partie notable du tégument et même confluer par régions en larges nappes érythrodermiques couvertes de squames-croûtes (fig. 17) : souvent elles sont peu nombreuses; ou bien il n'existe même qu'un placard unique de grandes dimensions, en un point quelconque du corps, au cou, dans un pli, ou au mollet par exemple.

Dans cette variété, l'eczématisation humide avec vésiculation, suintement, impétiginisation même, n'est pas rare, ainsi que la lichénisation.

Le prurit peut être intense, ce qui expose à une confusion possible avec un prurigo circonscrit.

Il existe enfin : 4° un *type péripilaire* et — 5° un *type éry-throdermique* des eczématides, dont je parlerai aux chapitres traitant des folliculoses (p. **520**) et des érythrodermies (p. **148**).

Diagnostic. — Il est loin d'être toujours facile. Un peu d'attention suffira, il est vrai, dans le cas d'*eczématides figurées*, pour éviter la confusion avec un impétigo desséché, avec des syphilides circinées, avec du lupus érythémateux, etc.

Les *eczématides pityriasiformes* se différencient du pityriasis rosé de Gibert par les dimensions souvent plus grandes de leurs éléments, et par l'évolution moins systématique de l'éruption. Il y a toutefois des cas dans lesquels on en arrive à se demander si la distinction entre ces deux types morbides est bien légitime. — D'autres fois, on songe à une trichophytie cutanée ; celle-ci est caractérisée par l'orbicularité parfaite des taches, par leur vésiculation marginale, et par la présence d'un mycélium à l'examen microscopique des squames. On sait aujourd'hui qu'en dehors des trichophytons, de nombreuses espèces d'hyphomycètes, levures, etc. peuvent donner lieu à des taches roses et squameuses (p. **737**) ; l'examen histologique et la culture des squames sont nécessaires pour les diagnostiquer. — La roséole syphilitique n'est jamais squameuse. — Dans le psoriasis, même atténué, les squames sont plus abondantes.

La variété à grands placards fait songer à l'érythème intertrigo, à l'eczéma marginé de Hebra, à l'érythrasma ; elle simule surtout le prurigo circonscrit eczématisé. Quand elle présente du suintement, des croûtes, de la lichénisation et beaucoup de démangeaisons, le diagnostic n'est faisable parfois qu'après un traitement de quelques jours.

Entre les *eczématides psoriasiformes* et le psoriasis vrai, il n'y a aucune différence objective nette ; les caractères distinctifs sont tirés de la topographie de l'éruption, de son évolution, de sa tendance au suintement et de l'action du traitement ; on est quelquefois obligé de réserver son jugement.

Anatomie pathologique. — Bien qu'assez disparates à première vue, les lésions histologiques des eczématides sont toujours de même ordre quelle que soit la variété qu'on étudie, et on rencontre toutes les formes de passage entre ces variétés.

Les lésions essentielles sont : la *spongiose*, en petits foyers;

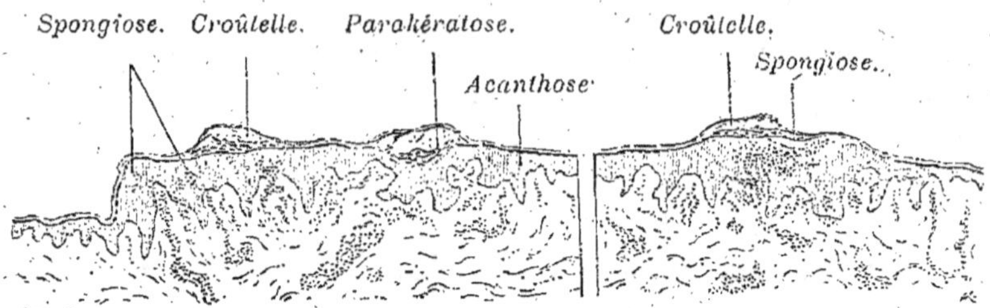

Fɪɢ. 18. — *Coupe d'une* **Eczématide figurée.** (Grossissement 27/1.)
La partie centrale de la tache numnulaire a été supprimée sur le dessin :
seuls les deux bords de l'élément sont ici représentés.

la *parakératose*, souvent discontinue; des *squames-croûtes*; de l'*acanthose*; dans le derme un peu d'*œdème* avec des *infiltrats* périvasculaires.

Dans la *forme figurée* (fig. 18), pour peu que l'élément soit en état de « poussée » et non à une période de repos, comme il arrive fréquemment, on voit près des bords, plus rarement dans le centre, des foyers minuscules de spongiose, trop petits pour constituer des vésicules perceptibles à l'œil nu. Nés dans le corps muqueux, ils sont repoussés au cours de l'évolution épidermique jusque dans la couche cornée, où leur plasma, desséché et mêlé de lits de parakératose, donne lieu à des croûtelles lenticulaires : ces dernières, malgré leur consistance onctueuse, contiennent moins de graisse décelable par l'acide osmique que la couche cornée normale. Au centre des taches on ne relève qu'un léger degré d'acanthose. L'œdème du corps papillaire et les infiltrats cellulaires périvasculaires ne sont accusés que près des bords, qui sont abrupts ou en pente douce.

La *variété psoriasiforme* simule le psoriasis aussi bien histologiquement (fig. 19) que cliniquement. Les différences sont les suivantes : la couche superficielle est une épaisse « squame-croûte », dans laquelle on découvre, entre les assises des cellules cornées nucléées (squames), des amas de sérum desséché et de leucocytes (croûtes). La parakératose peut être continue sur tout l'élément, ou discontinue. L'acanthose et l'allongement

des papilles sont presque aussi marqués, quoique moins réguliers, que dans le psoriasis; les sommets des papilles n'arrivent
pas aussi près de la squame. Dans le corps papillaire on peut
découvrir çà et là quelques très petits foyers de spongiose, lesquels renferment des leucocytes mononucléaires et non des
polynucléaires comme dans le psoriasis (Civatte). Ce sont ces

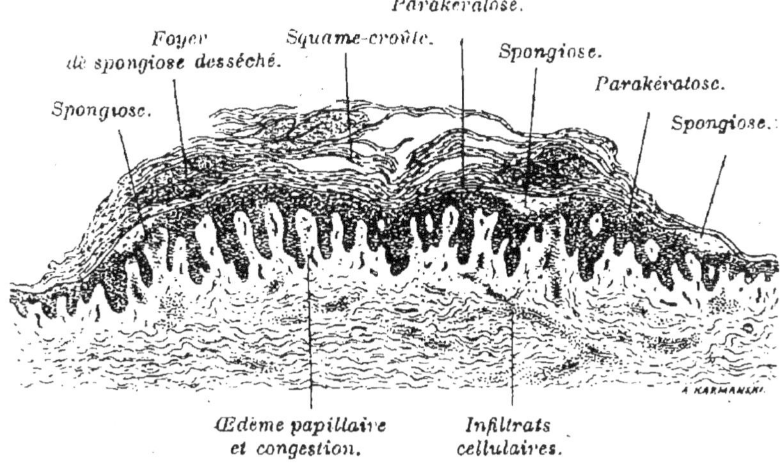

Fig. 19. — **Eczématide psoriasiforme**. — Coupe d'ensemble d'un élément très petit.
(Grossissement 50/1.)

foyers de spongiose qui deviendront des croûtelles quand ils
atteindront la couche cornée. L'œdème papillaire et les manchons périvasculaires sont un peu plus prononcés que dans le
psoriasis (conf. fig. 22).

Ces lésions constituent, en somme, une épidermo-dermite
du type eczéma, mais plus discrète, moins tumultueuse, moins
succulente; on conçoit que, lorsqu'elles sont exagérées, elles
aboutissent à l'eczéma vulgaire.

Étiologie et Pathogénie. — Les eczématides sont d'une
très grande fréquence. On les observe à tout âge, particulièrement au cours de l'adolescence, de la jeunesse et de l'âge
mûr. Beaucoup de sujets en sont atteints sans y attacher d'importance. Un nombre considérable d'eczémas en dérivent, ou
débutent sous cette forme.

L'analyse clinique avait, d'ancienne date, fait déclarer *parasitaires* les eczémas secs figurés.

Il est infiniment probable que les divers types et eczématides sont des variantes d'une *dermatose microbienne locale* développée sur un terrain spécial. Histologiquement cette dermatose est eczémateuse; mais la réaction eczématique y est « calme », sans l'exosérose et l'exocytose tumultueuses de l'eczéma vulgaire.

Quel microbe accuser? On n'en connaît point de spécial; dans les squames-croûtes les microorganismes pullulent, mais ni l'examen direct, ni les cultures ne permettent de juger quelle espèce est pathogène, lesquelles sont saprophytes ou accidentellement présentes.

Pour Unna, l'eczéma séborrhéique était dû aux morocoques, c'est-à-dire à des cocci en amas mûriformes, qui ont été reconnus après lui pour n'être que des staphylocoques vulgaires. On n'est pas autorisé à incriminer une espèce de staphylocoques en particulier, telle que le staphylocoque cutis commune, ou coccus polymorphe à culture grise, ni le doré, ni tel autre, pas même en admettant qu'ils agiraient en symbiose avec la spore de Malassez (bacille bouteille d'Unna, microsporon anomœon de Vidal). — Du Bois (de Genève) a noté, sur la face profonde des squames d'eczématides pityriasiformes récentes, la présence d'amas de spores rondes inégales, sans mycélium, qui sont vraisemblablement des éléments de bacille-bouteille; mais il a fait une constatation identique sur les squames du pityriasis rosé de Gibert. — Sabouraud, s'étant depuis longtemps attaché à étudier bactériologiquement la série des épidermo-dermites d'évolution subaiguë et prolongée, conclut que c'est le streptocoque qui est la cause de la plupart d'entre elles; ainsi les intertrigos, et notamment l'intertrigo rétro-auriculaire, les taches squameuses ou croûteuses persistantes du cuir chevelu à épiderme humide sous les croûtes, et qui par là se distinguent de la teigne amiantacée d'Alibert, même le pityriasis simplex... seraient streptococciques, et sont dès lors rattachés par lui à l'impétigo. Cette manière de voir ferait rentrer dans la streptococcie un bon nombre de eczématides et des pityriasis.

Il me paraît qu'on doive maintenir que la naissance des eczématides exige un terrain cutané spécial, c'est celui auquel j'ai donné le nom de Kérose (p. **248**). Ce terrain s'accuse couramment par l'état pityriasique et souvent par l'état séborrhéique de l'épiderme, qui peut cependant manquer; il est prédisposé à l'eczématisation atténuée de la forme eczématide. Vienne une surinfection ou un accroissement de son potentiel de réaction, l'eczématide sera impétiginée, ou fera place à de l'eczéma vulgaire.

Traitement. — Autant le traitement de l'eczéma et celui du psoriasis sont délicats à bien mener, et souvent décevants, autant les eczématides fournissent, en général, des succès faciles.

Il y a souvent intérêt à décaper d'abord les taches, c'est-à-dire à en faire disparaître les squames ou les croûtelles. On y arrive par des bains savonneux, alcalins, ou sulfureux, par des pansements humides, ou plus simplement par des lotions bi-quotidiennes avec du savon blanc, du savon de potasse, ou un savon sulfureux ou goudronneux.

Aussitôt après, ou concurremment, on fait agir des topiques, pommades, emplâtres, ou surtout des pâtes composées, dont les substances actives seront choisies parmi les agents réducteurs : la pâte de zinc soufrée cadique, ou, si l'on craint d'irriter, la pâte ichtyolée, les glycérolés à l'ichtyol, donnent des résultats rapides. On peut aussi faire appel aux réducteurs plus énergiques, tels que la chrysarobine ou l'acide pyrogallique à doses faibles.

Les eczématides psoriasiformes opposent parfois une assez grande résistance au traitement. On procède à leur égard comme pour le psoriasis, mais en employant des doses progressives et avec prudence, par crainte d'eczématisation aiguë. Les mixtures du type baume Baissade et la radiothérapie, constituent des ressources exceptionnelles dans les cas difficiles.

Au cuir chevelu, on emploie les lotions au polysulfure et, au lieu de pâtes, des pommades chargées des mêmes substances actives.

Le traitement interne, diététique et médicamenteux, n'a pour ainsi dire aucun rôle à jouer dans les eczématides; ou plutôt il se confond avec celui de la kérose.

PITYRIASIS ROSÉ DE GIBERT

Le pityriasis rosé de Gibert, — *pityriasis maculata* et *circinata* de Duhring, *roséole squameuse* de Fournier (*herpes tonsu-*

rans maculosus de Kaposi), — est une dermatose érythémato-squameuse caractérisée : 1° par ses éléments; 2° par sa distribution topographique; 3° et surtout par son évolution.

Symptômes. — L'*éruption*, prurigineuse ou non, se compose de deux sortes d'éléments.

Les uns sont des *taches* rosées, finement squameuses, irrégulièrement arrondies, lenticulaires ou nummulaires, dont les bords ne sont pas d'une netteté absolue; elles peuvent confluer en petites plaques

Les autres, plus caractéristiques, appelés *médaillons*, sont plus grands, presque toujours ovalaires, rosés et squameux sur leurs bords qui sont légèrement surélevés, et ont un centre jaunâtre où l'épiderme est finement plissé, un peu comme sur les vergetures. — Ces deux sortes d'éléments sont en proportions variables; il arrive que les médaillons soient rares et demandent à être cherchés; ils peuvent même faire défaut à un moment donné. Le pityriasis rosé peut occuper le tronc tout entier, le cou et les membres, mais il épargne presque constamment la face au-dessus du menton, les mains et les pieds. L'intégrité constante du cuir chevelu mérite une mention spéciale. Les régions atteintes ne le sont pas toutes à la fois, mais symétriquement, et presque toujours dans un certain ordre.

L'*évolution* de cette affection est en effet un de ses traits tout particuliers; elle est presque cyclique, aussi a-t-on pu dire du pityriasis rosé qu'il est un *pseudo-exanthème*.

Souvent, ainsi que Brocq l'a remarqué le premier, l'éruption est annoncée par une plaque primitive, ou *plaque initiale*, occupant n'importe quel point du tronc, du cou ou des membres. Elle est érythémato-squameuse, assez bien limitée, plus ou moins prurigineuse, souvent circinée, et est prise généralement pour une plaque de trichophytie ou une eczématide; elle peut être double ou triple. D'après mon expérience personnelle la plaque initiale passe inaperçue, ou manque totalement, dans environ la moitié des cas.

Quatre à vingt jours après, ou bien d'emblée, les taches rosées et médaillons apparaissent par poussées abondantes, d'abord sur le haut du thorax, au cou et sur les bras, ensuite sur les flancs, l'abdomen et les cuisses, enfin sur les avant-bras et quelquefois sur les jambes.

L'éruption est donc successive, progressive et descendante. Elle est apyrétique et ne s'accompagne d'aucun trouble de la santé générale.

Au bout d'un mois à six semaines, deux mois et demi au plus, les taches, qui ont déjà pâli dans les régions les premières atteintes, disparaissent complètement sans laisser de traces.

J'ai vu le pityriasis rosé récidiver au bout de quatre ans chez le même sujet; le fait est d'une extrême rareté.

L'anatomie pathologique révèle plus de lésions qu'on n'aurait pu le supposer.

En dehors d'une congestion du corps papillaire, avec œdème et infiltration cellulaire périvasculaire assez marquée, Sabouraud a signalé l'existence constante, dans l'ourlet des taches, de points microscopiques de spongiose et de nombreuses vésicules histologiques superficielles. Celles-ci ne sont jamais apparentes cliniquement, et ne contiennent que des leucocytes mononucléaires, mais pas de microbes décelables.

Les squames sont parakératosiques et parsemées de ces vésiculettes desséchées. On n'y trouve pas de mycélium ou de parasites spéciaux; c'est par suite d'une confusion singulière que Hebra et Kaposi ont décrit le pityriasis rosé comme une trichophytie, sous le nom d'*herpes tonsurans maculosus!*

Diagnostic. — Le pityriasis rosé de Gibert diffère : des *eczématides* par ses médaillons, par sa distribution symétrique, par l'intégrité constante du cuir chevelu, et surtout par son évolution régulière et cyclique qui aboutit à la guérison spontanée en un temps déterminé; quelquefois, le diagnostic extemporané reste en suspens; — du *psoriasis*, même atténué, par sa rougeur bien moins vive, ses squames fines non stratifiées, et son évolution; — des *érythèmes* toxiques et infectieux, par ses médaillons et sa desquamation.

Une erreur impardonnable, souvent commise pourtant, et qui jette un trouble profond dans les familles, est celle qui consiste à prendre un pityriasis rosé pour une *roséole syphilitique*; celle-ci n'est *jamais squameuse*, ne forme pas de médaillons, coexiste avec une induration chancreuse, des plaques muqueuses, ou tout au moins avec des adénopathies et une séro-réaction positive.

Étiologie et nature. — A ce point de vue, le pityriasis rosé reste un problème.

On sait qu'il attaque de préférence les sujets jeunes, un peu plus souvent les jeunes filles et les femmes ; qu'il est plus fréquent au printemps et en automne, et chez des personnes atteintes de troubles digestifs. Il n'a aucune prédilection pour les kérosiques.

Sa plaque initiale, son évolution, sa guérison spontanée dans des délais déterminés, sa non-récidivité, parlent en faveur de la nature infectieuse interne de la maladie. D'aucuns ont supposé, conformément aux notions récemment acquises, que la plaque initiale représente le foyer de germination d'un parasite, d'ailleurs inconnu, d'où partirait une toxine qui sensibiliserait l'organisme. On ne connaît pas de cas bien nets de contagion directe. Lassar avait avancé, il y a longtemps déjà, que le pityriasis rosé résulterait d'une infection cutanée exogène, dont le germe, probable, serait apporté par du linge neuf ou blanchi depuis longtemps ; Jadassohn est disposé à croire que cette dernière opinion est fondée dans un bon nombre de cas. Brocq (1925) a rapporté quatre observations dans lesquelles la transmission aurait eu lieu par des puces. Chevallier (*S. f. D.*, 1925) signale une petite épidémie de trois cas.

Traitement. — Mieux vaut s'abstenir de traiter une éruption qui guérit toujours seule, sans complications, que de l'exaspérer par des savonnages, des bains sulfureux, des topiques irritants, lesquels congestionnent la peau, exagèrent le prurit et font naître parfois une eczématisation véritable.

Des poudrages avec une poudre inerte, ou mieux un badigeon de pâte à l'eau, peuvent suffire. Il m'a paru que l'ichtyol à 2 pour 100 dans une crème, un glycérolé ou un collosol, hâtait sensiblement l'effacement des éléments. Jadassohn recommande des pâtes à la chrysarobine de très faible concentration (1 pour 5000 à 1 pour 1000).

PSORIASIS

Le psoriasis est une des plus importantes des dermatoses, par sa fréquence, par la multiplicité et l'étendue de ses éléments et par son caractère rebelle.

Symptômes. — L'*élément* du psoriasis est typique.

Sous sa forme moyenne et commune, c'est une tache d'un rouge vif, bien circonscrite, couverte de squames sèches, nacrées, lamelleuses, friables, abondantes, tache non infiltrée de base, et non prurigineuse (fig. 20).

Le grattage de ces éléments fournit deux signes caractéristiques : 1° le signe de la *tache de bougie*, résultant de ce que, sous l'action de l'ongle, la squame se résout en une fine poussière micacée blanche; 2° le *signe de la rosée sanglante*, con-

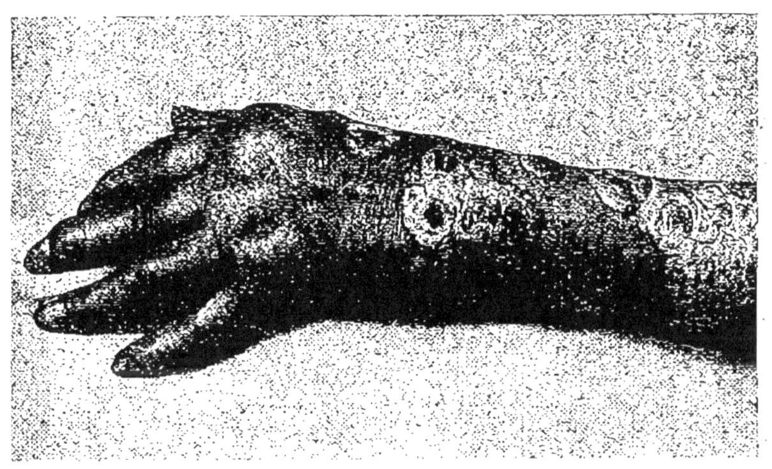

Fig. 20. — Psoriasis nummulaire sur le poignet, *en nappe* sur l'avant-bras, avec arthropathies psoriasiques de la main et des doigts.

sistant en ceci, que l'ongle, après avoir arraché la squame, met à nu une surface rouge et luisante sur laquelle apparaît un fin piqueté hémorragique.

Ce dernier signe, appelé signe d'Auspitz, dont Hebra et Devergie avaient montré l'importance, a été mieux analysé et complété par L. Dunkan-Bulkley, puis par les recherches de Brocq. J'y reviendrai plus loin.

Il est fréquent de constater, si l'on regarde avec attention, que les taches psoriasiques sont entourées d'un halo pâle, large de 4 à 8 millimètres, dont la peau est saine, mais un peu décolorée; cette aréole a été étudiée par D. L. Woronoff (*Derm. Woch.* 82, 1926) qui croit qu'elle représente une réaction spéciale au psoriasis

Les taches de psoriasis sont d'ordinaire arrondies ou ovalaires. Elles peuvent avoir toutes les dimensions, depuis celles d'une pointe ou d'une tête d'épingle, celles d'une goutte de cire, d'une pièce de monnaie, jusqu'à celles d'immenses placards, couvrant toute une région du corps. Généralement les éléments d'une même éruption ont des dimensions assez uniformes : d'où les termes de *psoriasis punctata*, *nummularis*, en *disques*, en *nappes*, etc., qui n'ont qu'une valeur descriptive.

Quelquefois les éléments ont la forme d'anneaux psoriasiques, larges de 1/2 à 1 centimètre, entourant une aire de peau saine, ou de fragments d'anneaux et de rubans curieusement disposés en arabesques : c'est le *psoriasis gyrata* ou *figurata*, qu'on a décrit autrefois sous le nom fâcheux de « lèpre vulgaire » en y adjoignant la variété à plaques marginées guérissant au centre.

L'*éruption* ne s'accompagne d'aucuns phénomènes généraux ; le psoriasis n'est prurigineux que chez les alcooliques et chez certains nerveux.

Le nombre des éléments varie à l'infini, de quelques taches isolées jusqu'à plusieurs centaines.

L'éruption naît, tantôt par des points rouges minuscules, qui blanchissent déjà par le grattage, ou par des gouttes qui s'accroissent concentriquement et assez vite jusqu'à prendre les dimensions qu'elles garderont, tantôt par des taches déjà nummulaires.

Dans sa *distribution topographique*, le psoriasis typique affecte une forte tendance à la symétrie et une prédilection pour les sommets (fig. 21) qui sont les points du tégument les plus exposés aux pressions et aux traumatismes ; c'est surtout aux coudes et aux genoux, sur le cuir chevelu et le sacrum (plaque sacrée), que se forment les taches les plus grandes, les plus typiques et les plus rebelles. Mais toutes les régions du tégument, y compris la face, la paume des mains et la plante des pieds, le bord rouge des lèvres et les demi-muqueuses des organes génitaux, peuvent être affectées, à l'exclusion complète de toutes les muqueuses. Le « psoriasis buccal » des anciens auteurs n'est autre que la leucoplasie (p. **276**).

Au *cuir chevelu*, qui est rarement épargné et quelquefois seul atteint, les taches ou placards psoriasiques sont caractérisés par leur limitation exacte, l'abondance des squames blanches ou grises, en carapace ou micacées, recouvrant une surface rouge non suintante. Il est remarquable que les cheveux sont conservés, secs, traversent la squame et ne cèdent pas à la traction, contrairement à ce qui a lieu dans les eczématides de cette région et dans les teignes.

Variétés. — On rencontre des anomalies de forme éruptive, de distribution, et des variétés régionales.

Parfois les taches de psoriasis sont mal limitées, superficielles, à peine rosées, et couvertes de squames pityriasiques peu abondantes, un peu jaunâtres. Ce *psoriasis atténué*, qui se voit souvent à la face et quelquefois aux organes génitaux, est parfois difficilement distingué des eczématides.

La tache psoriasique, même petite, peut exceptionnellement avoir une base un peu infiltrée, ferme au toucher, presque papuleuse : c'est le *psoriasis infiltré*. Cette modification peut s'observer notamment à la bordure des taches marginées et sur les circinations des psoriasis figurés. — Les taches ou placards un peu étendus de psoriasis ancien, sont toujours plus ou moins épaissis, quelquefois lichénoïdes : *psoriasis inveterata*. — Dans certaines régions, aux jambes, par

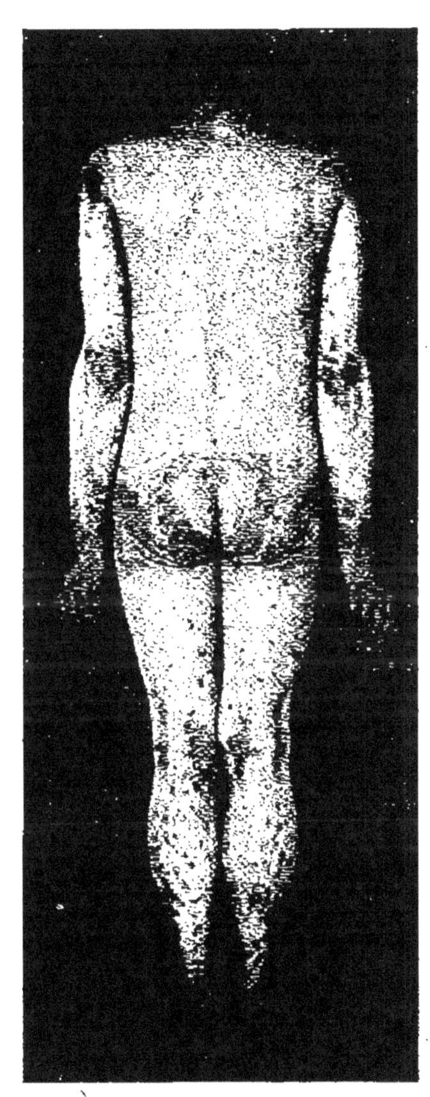

Fig. 21. — Psoriasis. Topographie générale de l'éruption.

exemple, la surface devient exceptionnellement hérissée, *papillomateuse*. — Fréquemment, les placards anciens et figurés sont couverts d'une carapace kératosique nacrée, *ostréacée*, de squames stratifiées, adhérentes entre elles.

Dans d'autres cas, notamment dans les plis articulaires, le psoriasis peut prendre l'apparence de plaques très rouges, dénudées de squames, ou recouvertes de croûtes, ou abondamment suintantes comme un eczéma rubrum; les bords en sont parfois irréguliers. La nature de ce *psoriasis suintant*, ou *eczéma-psoriasis* des auteurs anciens, est discutable : s'agit-il d'une forme spéciale de psoriasis? ou d'un *psoriasis eczématisé*, bien que le tégument des psoriasiques soit, en général, très rebelle à l'eczématisation artificielle? ou bien d'une *eczématide psoriasiforme*? Peut-être y a-t-il des cas différents justifiant chacune de ces trois interprétations. Il n'est pas rare de constater, chez le même malade, des taches de psoriasis typiques aux coudes et aux genoux.

Quand il s'agit de psoriasis légitime, la localisation presque exclusive aux faces de flexion des plis articulaires, aines, aisselles, ainsi qu'aux parties génitales, et souvent aux régions palmaires et plantaires, constitue un type connu sous le nom de *psoriasis interverti*. L'éruption affecte la forme de grands placards d'un rouge vif, à peau lisse et tendue. On l'observe chez des diabétiques, des surmenés, des intoxiqués. Elle est souvent très rebelle, et se montre irritable sous l'influence de toutes les médications.

C'est dans cette variété, moins rarement que dans les formes typiques, que l'on peut voir survenir des *érythrodermies* secondaires du type herpétide bénigne ou maligne (p. 142); quelquefois on en peut attribuer l'éclosion à des applications médicamenteuses mal tolérées.

Les localisations qui méritent les noms de *psoriasis palmaire et plantaire* (p. 272), — de *psoriasis unguéal* (p. 573), — et de *psoriasis universalis* (p. 148), — seront décrites dans d'autres chapitres.

Une forme clinique très importante à connaître, parce qu'elle est assurément la plus grave, est le *psoriasis arthropathique*, bien étudié par Bourdillon.

La fréquence des manifestations articulaires dans le psoriasis est évaluée à 5 pour 100 des cas; je trouve même cette estimation trop faible. Souvent il ne s'agit que d'arthralgies, de myalgies, de mélalgies, ressemblant à du rhumatisme vague subaigu; c'est alors le *psoriasis douloureux*.

Mais d'autres fois surviennent, soit dès la première éruption, soit au bout de quelques années, des arthropathies progressives, noueuses, osseuses ou fibreuses, atteignant les articulations de plusieurs doigts (fig. 20), une ou plusieurs grosses jointures, parfois des membres en entier et la colonne vertébrale, et conduisant à des déformations avec ankylose et rétractions qui constituent des infirmités douloureuses des plus pitoyables. On a observé exceptionnellement des ossifications de tendons (Belot et Chaperon).

Ce qui différencie ces arthropathies de celles de la polyarthrite déformante, avec laquelle elles ont du reste de grandes analogies, c'est, en dehors de la coïncidence avec l'éruption, leur prédilection pour le sexe masculin, pour les hommes plutôt jeunes ou adultes que séniles, leur progression et leur allure plus brusques, la présence fréquente d'hydarthroses et la prédominance du gonflement sur les déviations, enfin l'absence de toute régularité dans l'envahissement; ces caractères appartiennent aussi au pseudo-rhumatisme tuberculeux de Poncet.

Le psoriasis arthropathique, trop fréquent pour pouvoir être expliqué par de simples coïncidences, constitue, pour certains auteurs, un argument en faveur de la nature nerveuse, pour d'autres (Audry, Petges, Gaucher, etc.) en faveur de la nature tuberculeuse du psoriasis ou de certains psoriasis.

Évolution. — Le psoriasis est une maladie essentiellement chronique, qui procède par poussées plus ou moins brusques suivant les sujets, et d'une durée très variable. La première est souvent plus aiguë et composée d'éléments nombreux et petits; mais ce n'est pas du tout une règle absolue. Les poussées ultérieures surviennent sans aucune régularité et sans cause occasionnelle appréciable. Certaines taches peuvent disparaître spontanément, tandis que d'autres surviennent ailleurs.

On a depuis longtemps remarqué que chez les psoriasiques les traumatismes cutanés et les lésions inflammatoires donnent souvent lieu à des taches de psoriasis; il en est ainsi, par exemple, du frottement des bretelles (Musée de l'Hôpital Saint-Louis), des pustules de revaccination, etc. En période d'activité de l'éruption on peut faire naître chez eux une traînée psoriasique sur une éraillure de l'épiderme qu'on fait avec une pointe d'épingle : c'est le *psoriasis provoqué*.

Dans l'intervalle des poussées, surtout sous l'influence d'un traitement convenable, le malade est « blanchi », en ce sens que les éléments s'effacent, laissant parfois une macule bistrée ou dépigmentée durant quelques mois. Mais il ne peut pas être déclaré guéri.

Souvent deux ou trois taches plus rebelles que les autres résistent à tous les efforts et persistent indéfiniment. De plus, il est dans l'essence de la maladie de récidiver pendant presque toute l'existence. Rarement un psoriasique passe plus de deux ou trois ans avec une peau parfaitement nette. Les cas de psoriasis discret, sans grandes poussées, mais incessamment persistants ou récidivants, sont légion.

Chez les vieillards, le psoriasis s'atténue ou s'éteint, laissant parfois une sorte de desquamation pityriasique persistante.

Diagnostic. — Il repose sur les caractères des éléments, sur ceux de l'éruption et de la maladie.

On ne saurait trop insister sur les attributs propres de la tache psoriasique. Il est inutile de les reproduire ici, mais je veux revenir, en raison de leur haute valeur, sur les données fournies par le *grattage méthodique* à la curette, selon le procédé de Brocq.

Dans un élément typique de psoriasis, sous les couches successives de squames micacées, on arrive sur une surface rouge et lisse ; on en peut détacher une fine pellicule, venant par lambeaux de plusieurs millimètres carrés ; au-dessous on voit sourdre, parfois après un certain temps, de fines gouttelettes de sang ; mais les points purpuriques sont rares ; on n'obtient pas de gouttes de sérosité comme dans les eczématides.

Quant à l'éruption, sans parler de sa distribution habituelle, il faut relever que, dans le psoriasis, *tous les éléments sont psoriasiformes*, ce qui n'est généralement pas le cas dans les maladies qui le simulent (syphilides psoriasiformes, etc.).

Il serait superflu de m'attarder à développer les bases du

diagnostic d'avec le lichen plan, le lichen corné, les taches prémycosiques, le lupus érythémateux, le pityriasis rubra pilaire, et les autres dermatoses érythémato-squameuses qui figurent dans le présent chapitre ; les différences ressortiront, je pense, de la description de ces diverses affections.

Anatomie pathologique. — La lésion principale du psoriasis est la *parakératose*, altération de la kératinisation caractérisée par la disparition du *stratum granulosum* et par la persistance dans la couche cornée de noyaux aplatis dans les cellules ; cette couche cornée, ou squame, est aussi moins grasse

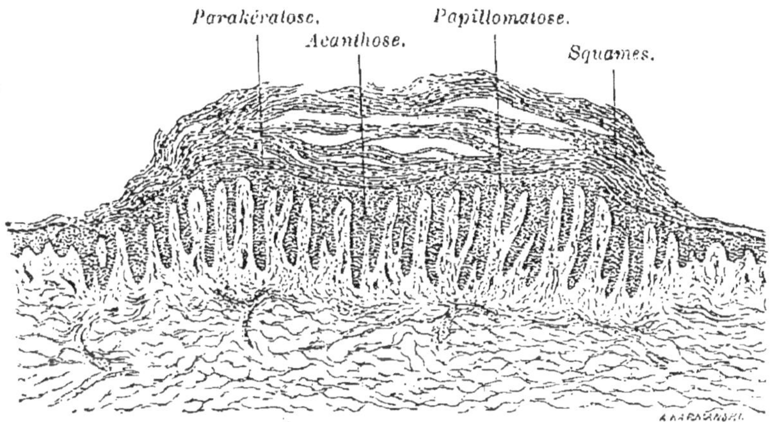

Fig. 22. — *Histologie du* Psoriasis. — Coupe d'ensemble d'une tache petite, mais ancienne du coude. (Grossissement 50/1.)

qu'à l'état normal ; ses stratifications s'accumulent, mais elles se clivent facilement en lamelles (fig. 22).

Le corps muqueux est hypertrophié et très épaissi (*acanthose*) entre les papilles qui sont fortement allongées et cylindriques (*papillomatose*) ; mais il est aminci au-dessus des sommets de ces papilles, qui ne sont séparés de la couche cornée parakératosique que par un petit nombre de lits cellulaires aplatis. Les papilles et le corps papillaire sont légèrement œdémateux, et leurs vaisseaux sanguins sont dilatés et entourés de cellules rondes en petit nombre ; les lésions dermiques sont en somme minimes.

Ces altérations expliquent les symptômes cliniques : la rougeur tient à la congestion, à l'élévation des sommets papillaires et à l'absence de la kératohyaline, laquelle est opaque. La desquamation et le signe de la tache de bougie, dépendent du clivage et de la friabilité des lamelles cornées parakératosiques. La membrane lisse sous-squameuse est constituée par les lits de cellules malpighiennes aplaties ; c'est grâce à son peu d'épaisseur et à sa mollesse qu'on lèse aisément avec l'ongle les papilles vasculaires qui y affleurent, d'où les hémorragies punctiformes. L'acanthose et l'infiltration sont plus marquées dans les psoriasis invétérés, à plaques fermes, plus ou moins lichénoïdes.

La *parakératose*, grâce à laquelle l'épiderme n'est plus composé que de deux couches, comme celui de la bouche et du vagin, par exemple, n'est pas spéciale au psoriasis. Elle est le substratum de beaucoup de desquamations, et en particulier de celles du type psoriasiforme ; on l'observe, par exemple, dans les dermites, les cicatrices récentes, après la spongiose de l'eczéma et des eczématides, dans les syphilides psoriasiformes, etc.

Il semble que, dans le psoriasis lui-même, elle ne soit que secondaire. Les travaux de Munro (1898) et Sabouraud, confirmés par ceux de Paul Haslund (1915), ont montré en effet, qu'avant les lésions de la période d'état que j'ai décrites, on observe, dans le psoriasis naissant ou progressif, de petits *abcès miliaires* contenant des leucocytes, mais sans microbes décelables. Civatte, qui a repris l'étude de cette question dans mon laboratoire (*Soc. de Biol.*, 19 mars 1921), schématise comme suit le processus histologique du psoriasis : un groupe de leucocytes traverse le corps muqueux pour aller dans les couches superficielles, où, s'ils sont nombreux, ils peuvent, en s'accumulant, simuler un abcès microscopique ; les couches malpighiennes infectées s'éliminent sous forme d'un bloc de parakératose, plus ou moins bourré de leucocytes ; la squame se constitue peu à peu par l'apport de nouveaux blocs de parakératose formés par le même processus. Les cellules immigrées proviennent des vaisseaux des papilles ; sauf au début de la lésion, ce sont, en très grande majorité, des leucocytes polynucléaires ; leur ascension se fait à travers un corps muqueux dont les cellules malpighiennes sont gonflées et tassées, en creusant entre elles des tunnels parfois apparents, mais sans les dissocier ni créer de spongiose. Dans l'infiltrat qui avoisine le plexus sous-papillaire, ce sont au contraire les mononucléaires qui prédominent.

Ainsi les lésions du psoriasis s'opposent à celles des eczématides par l'absence de spongiose et par la nature différente des cellules de l'exocytose. J'ai, de plus, fait remarquer qu'elles sont d'une pauvreté extrême en microbes, tandis que ces derniers pullulent dans les eczématides.

Étiologie et nature. — A défaut de données étiologiques certaines, on en est réduit à celles fournies par les statistiques. Le psoriasis s'observe dans tous les pays, dans tous les climats, un peu plus souvent chez les hommes; il constitue de 3 à 5 pour 100 des cas dans la pratique dermatologique courante. Il peut débuter à tout âge, de deux ans à quatre-vingts ans, mais apparaît le plus souvent aux environs de la puberté et dans l'adolescence; d'après Nielsen ce serait, dans 28 pour 100 des cas, entre l'âge de 20 et 30 ans.

Le psoriasis n'est pas contagieux. Il semble héréditaire suivant le type dominant; de fait, il est familial dans 5 à 10 pour 100 des cas, 15 pour 100 selon Schamberg, 36 pour 100 selon K. Furst. On ne le rencontre que très exceptionnellement dans les races de couleur.

De nombreuses théories étiologiques du psoriasis ont été proposées; elles s'appuient généralement sur tels ou tels des caractères de la maladie, sans qu'aucune parvienne à les expliquer tous.

La théorie *parasitaire ou microbienne externe* séduit généralement ceux qui abordent le problème; elle invoque la limitation nette et l'évolution centrifuge des éléments, ainsi que le phénomène du « psoriasis provoqué », auquel j'ai fait allusion plus haut, qu'elle interprète comme une auto-inoculation. Mais on n'a jamais réussi à inoculer le psoriasis à un sujet sain; je n'ai pu obtenir aucun renseignement probant sur l'unique expérience, avec résultat positif, que Destot (de Lyon) aurait pratiquée sur lui-même. Le parasitisme laisserait inexpliquée l'évolution de la maladie. D'ailleurs l'examen direct des micro-abcès les a toujours montrés amicrobiens, et, dans les squames, les microbes sont remarquablement rares ou font même défaut; le Comité des « Recherches sur le Psoriasis », de Philadelphie, dirigé par Jay T. Schamberg (1913), n'a pu découvrir aucun micro-organisme spécial dans la peau ni dans le sang des psoriasiques. Les travaux de P. Lipschutz sur les inclusions cellulaires, qu'il considère comme parasitaires et caractérisant les épithélioses (analogues à celles des verrues, du zona, etc), n'entraînent pas la conviction. L'hypothèse d'un virus filtrant pourrait être envisagée. La doctrine parasitaire n'est donc qu'une vue de l'esprit, à la fois insuffisante et sans base scientifique.

On a imaginé une théorie *nerveuse* basée sur la symétrie habituelle de l'éruption, sur la coexistence éventuelle d'arthropathies, sur quelques exemples de psoriasis zoniformes, et sur quelques cas où le psoriasis a apparu après un accident grave ou un choc moral.

L'idée que le psoriasis a une cause interne *dyscrasique* ou *humorale* est la plus ancienne, et on y revient toujours. On ne se satisfait plus en disant que cette dyscrasie est de « l'arthritisme » ou de l' « herpétisme », car ce ne sont là que des mots; mais on considère qu'elle pourrait relever soit du métabolisme nutritif, soit d'infections, soit de troubles endocriniens.

L'*alimentation* trop exclusivement carnée a été accusée il y a quelques années, aux États-Unis surtout (Duncan Bulkley); on assure que le régime végétarien améliore les malades. Plus récemment, (S. f. D., 1925-1926) on a étudié les relations possibles du psoriasis avec les troubles hépato-pancréatiques, en appréciant ceux-ci au moyen d'analyses du sang; on a constaté parfois, mais très irrégulièrement, un taux élevé de la glycémie, de la cholestérinémie, etc. A. Lacroix d'Alger a eu l'idée de rechercher la teneur en cholestérine des squames (qu'il appelle « cholestérinie »), et l'a trouvée, suivant les cas, tantôt forte, tantôt au taux normal, qui est d'environ 12 à 13 grammes par kilo de squames. L'insulinothérapie des psoriasiques a donné quelques succès et beaucoup de déboires. Certes les psoriasiques sont souvent d'une parfaite santé générale, mais non toujours. Un bon nombre ont des antécédents évidents de tuberculose, et d'ailleurs l'infection bacillaire n'est-elle pas à peu près universelle; les arthropathies psoriasiques offrent de grandes analogies avec le rhumatisme tuberculeux de Poncet. Sans soutenir que le psoriasis est tuberculeux à la façon du lupus, par exemple, on pense que la tuberculose pourrait intervenir indirectement en modifiant le terrain organique.

C'est de même façon que se présente le rôle éventuel de la *syphilis*; envisagée d'abord en Amérique, et chez nous par Brocq,

Sabouraud et nombre d'autres, cette idée revient à admettre que le terrain hérédo-syphilitique, notamment de deuxième ou troisième génération, est prédisposé au psoriasis. Ce facteur paraît intervenir dans plus du quart des cas. (Levy-Franckel et Juster.)

Danysz a invoqué une *toxi-infection* d'origine *intestinale*, par les albumoses microbiennes filtrant à travers les parois du tube digestif, ce qui l'a conduit à proposer un traitement par les entéro-vaccins.

Les notions acquises sur le rôle des *glandes endocrines* dans la nutrition du système épidermique et des os, orientent les esprits dans cette voie. Il est, en effet, fort possible que les influences diverses que je viens d'énumérer, agissent par l'intermédiaire des glandes à sécrétion interne : on a pensé à la thyroïde, aux glandes génitales, au thymus, etc.

Samberger (Prague, 1918-1921) avait formulé cette hypothèse en supposant chez les psoriasiques une « diathèse parakératosique », laquelle ferait que leur peau réagit sous une forme spéciale à tous les irritants, et cela sous l'influence d'un vice de fonctionnement des glandes endocrines, surtout du thymus. Walter Brock (1920), à la Clinique de Klingmuller, a vu, en effet, le psoriasis être aggravé par des irradiations fortes de rayons X sur la région du thymus, être amélioré et guéri au contraire par des irradiations faibles à dose excitante.

Reprenant l'étude du problème, Lévy-Franckel et Juster (*S. f. D.*, 1923) ont obtenu des résultats favorables par l'irradiation de diverses glandes vasculaires sanguines, et notamment, dans plus de la moitié des 45 cas traités, en agissant à la fois sur la thyroïde et les surrénales ; les doses à donner ne sont pas précisées. — L'influence des fonctions ovariennes ressort clairement d'une intéressante observation de Spillmann, Parisot et Simonin (*S. f. D.*, Nancy, 1923) qui ont vu le psoriasis s'éteindre pendant les grossesses ; d'autres ont vu l'inverse se produire.

Au total, on est conduit à une hypothèse — qui n'est qu'une hypothèse, mais qui est en accord avec les faits connus et avec ce qu'on sait au sujet d'autres dermatoses : — La maladie psoriasis reposerait sur une disposition morbide, une aptitude réactionnelle particulière de la peau, laquelle, par un mécanisme endocrinien, dérive d'intoxications et d'infections chroniques. C'est par l'effet de cette prédisposition que le tégument réagit sous la forme psoriasique à une foule d'excitants mécaniques (frottements, chocs, psoriasis provoqué), ou chimiques (teinture d'iode, etc.).

A vrai dire, le progrès sur la doctrine de nos pères qui invoquaient une « diathèse herpétique » ne paraît pas énorme ! cependant, quelques-unes des notions nouvelles ont incité à des tentatives thérapeutiques parfois heureuses.

Traitement. — Nous ne sommes pas à l'heure actuelle en possession d'un moyen de *guérir* le psoriasis ; nous pouvons seulement assez souvent *blanchir* les malades, c'est-à-dire effacer l'éruption. En fait, j'ai dû maintes fois me contenter d'avoir réussi à faire disparaître et à espacer les poussées, et d'avoir obtenu que l'éruption fût durablement réduite à quelques taches peu gênantes. D'instinct, le médecin est porté à chercher la médication interne qui serait vraiment curative ; chaque idée nouvelle qui se fait jour, conduit à des tentatives dans ce sens. Mais la médication topique reste encore la plus indispensable et la moins aléatoire.

Traitement externe. — Il comprend deux étapes :

1° *Décapage.* — Il est indispensable de commencer par nettoyer les plaques de leur enduit squameux avant de faire agir les médicaments. On y arrive par des bains, plus ou moins prolongés, savonneux ou alcalins, ou des bains de vapeur ; à la tête, par des enveloppements humides ou caoutchoutés ; généralement on se sert de frictions à la vaseline, au glycérolé, aux pommades de savon, à l'axonge, etc. L'emploi de la vaseline salicylée au 1/20ᵉ, avec bains ou savonnages bi-quotidiens au savon noir, permet de passer outre au bout de quatre à huit jours.

2° *Topiques.* — Tous les agents réducteurs (voy. *Memento thérap.*) sont capables de guérir les taches de psoriasis, dans la grande majorité des cas tout au moins. Il est prudent de commencer toujours par les plus doux ou par de faibles doses ; il est particulièrement recommandable, et souvent très efficace, de débuter par l'emploi d'une pommade composée, dans laquelle plusieurs agents réducteurs se trouvent associés.

Deux médicaments surtout jouissent d'une faveur méritée : l'huile de cade et la chrysarobine.

L'*huile de cade* s'emploie en glycérolé, cérat, pommades, ou même pure; comme elle est malodorante et salissante, les malades lui préfèrent des extraits qu'on a préparés en grand nombre : lénicade, oxycade, cédrocadinol, etc.; ceux-ci sont cependant sensiblement moins actifs.

La *chrysarobine* est plus rapidement efficace encore; on l'emploie en pommades, associée à l'ichtyol, ou à du savon vert et de l'acide salicylique, ou en bâtons de pommade (chrysène), d'un usage très pratique; ou mieux encore en vernis à la traumaticine, ou à la collophane (Tectan). La chrysarobine n'agit qu'à la condition de produire un érythème, qui doit rester modéré; il est prudent de ne pas en user sur la tête, et, sur le corps et les membres, de ne l'appliquer que sur des surfaces pas trop étendues, en surveillant le malade, et en se rappelant qu'elle teinte en violet les cheveux et le linge, et peut provoquer une conjonctivite intense; on évitera les bains alcalins, les savonnages et toute médication alcaline pendant son emploi. La chrysarobine permet quelquefois de blanchir un psoriasique en quinze ou vingt jours.

L'*acide pyrogallique*, en pommades, en vernis, en solution éthérée, est très efficace, mais très difficile à manier, en raison du danger d'intoxication si on l'emploie sur de grandes surfaces; de plus il détruit le linge, noircit l'épiderme, les cheveux et les ongles.

Pour le psoriasis de la tête il est prudent de se contenter de pommades au soufre, au naphtol, au précipité blanc, de lénicade, etc. On n'oubliera pas que le soufre associé aux mercuriaux, que le naphtol et même la résorcine, colorent les cheveux.

En cas de plaques psoriasiques particulièrement rebelles à l'emploi des vernis et emplâtres aux agents réducteurs, on a dans la *radiothérapie* une ressource précieuse; j'en avais personnellement signalé l'indication dans ce cas dès 1898 (Congrès de Moscou). On doit ne l'appliquer que sur des taches circonscrites, préalablement décapées, et en somme très exceptionnellement. Elle ne prévient pas les rechutes. On pourrait user aussi de vernis aux substances radioactives (thorium X, etc.), en se rappelant qu'elles sont d'un maniement délicat et exposent à la radiodermite.

Traitement général. — Beaucoup de médications donnent

des succès dans quelques cas ; aucune n'est sûre et fidèle.

L'*arsenic*, considéré autrefois comme un spécifique, et donné par la voie buccale jusqu'à produire une mélanodermie, est d'une utilité incertaine. Il est à noter qu'à l'étranger on le considère encore comme le meilleur des antipsoriasiques. Je lui préfère les arsénobenzènes, dont on obtient, par la voie veineuse, des résultats parfois brillants, mais inconstants. On a conseillé aussi le cacodylate intraveineux à hautes doses.

J'ai réussi également à obtenir de beaux succès par des injections intrafessières de calomel ou d'oxyde jaune, dans un certain nombre de psoriasis, sans syphilis, et notamment de psoriasis arthropathiques. D'autres ont vanté les injections de soufre colloïdal ou d'huiles soufrées, qui sont malheureusement souvent douloureuses, et dont je n'ai guère vu de résultats. Innombrables sont les produits, vaccins et sérums dont on a fait l'essai, nucléinates, entéro-vaccin, etc.

Il semble bien que ces diverses interventions n'agissent que par le « choc » qu'elle impriment à l'organisme, c'est à-dire par la modification de l'équibre colloïdal des humeurs. Elles se rattacheraient donc à la méthode de la *désensibilisation* (p. **614**). Il faut cependant noter que les procédés progressifs les plus éprouvés, l'hémothérapie, la sérothérapie, la protéinothérapie, échouent à peu près régulièrement dans le psoriasis.

On peut se demander si les médications opothérapiques, qui ont paru manifestement utiles dans nombre de cas, agissent par un mécanisme analogue, ou directement par leurs propriétés excitantes des hormones. Ce sont les préparations thyroïdiennes qui ont donné les résultats les plus apparents ; je ne connais rien de favorable des extraits de thymus, même en injections sous-cutanées. Il me paraît que le dernier mot n'est pas dit en ce qui concerne la valeur des irradiations par rayons X, à dose faible, donc excitante, sur la région antéro-inférieure du cou et peut-être sur d'autres glandes endocrines. Il serait rationnel de tenter de réaliser cette excitation par la diathermie comme l'a fait Leszczynski (*Derm Woch.*, 1926). — L'action de l'héliothérapie et des irradiations ultra-violettes est discutée ; leurs partisans demandent qu'on les pousse jusqu'à produire une véritable érythrodermie.

On fera bien de recommander une hygiène correcte, l'abstention de l'alcool et des excitants, et aussi la restriction de la

ration azotée, comme le conseillaient D. Bulkley, Besnier, etc. ;
cette dernière indication est confirmée par les « Research studies
in Psoriasis » de Philadelphie ; selon Schamberg (1924), pour
que la mesure soit efficace, l'apport de l'azote doit être réduit
à 4 grammes par jour (!), pendant plusieurs semaines.

Beaucoup de psoriasiques ont eu à se louer de cures thermales à la Bourboule ou aux stations sulfureuses ; à l'étranger
Louèche, Levico, Roncegno, ces dernières arsenicales fortes,
jouissent aussi d'une grande réputation.

PARAPSORIASIS

Sous ce nom, qu'il a cru provisoire, Brocq a groupé, en
1902, divers types dermatologiques rares et inclassables, caractérisés par des taches érythémato-squameuses, non prurigineuses, extrêmement persistantes et rebelles à tous les traitements.

En réalité, leur histoire a débuté, en 1890, par la publication
de Unna, Santi, Pollitzer sur la *parakeratosis variegata*, laquelle a paru à ces auteurs ressembler à « un mélange d'un peu
de psoriasis, de lichen ruber, d'eczéma et de pityriasis rosé » ;
ces quelques traits, ainsi que le fait remarquer Martinotti (1921)
dans sa monographie sur le sujet, résument toute la caractéristique des parapsoriasis. Leur origine et leur nature sont
inconnues ou à peine soupçonnées, et probablement diverses.

On en distingue trois types :

I. *Parapsoriasis en gouttes*. — C'est une éruption, disséminée sur le tronc et les membres, de taches lenticulaires à
peine rosées ou d'un rouge brunâtre, très peu infiltrées, recouvertes d'une squame sèche adhérente, comparable à un pain à
cacheter. Le grattage de ces taches donne lieu à un fin piqueté
purpurique. L'éruption ressemble à un psoriasis en goutte
avorté, ou à une syphilide papulo-squameuse en résolution.
Elle s'alimente par l'apparition d'éléments nouveaux, naissant
isolément ou par poussées, et se prolonge indéfiniment.

Elle est deux fois plus fréquente dans le sexe féminin. Ce

type correspond à la *dermatitis psoriasiformis nodularis* de Jadassohn, et au *lichen-psoriasis* de Neisser.

II. *Parapsoriasis lichénoïde*. — Il diffère du précédent par le caractère plus papuleux, plus infiltré et moins psoriasiforme des éléments ; ils naissent sous forme de papules d'un rose vif, hémisphériques ou aplaties, brillantes, ni squameuses, ni polygonales ; plus tard, l'élément devient violacé et porte une squame qui paraît enchâssée dans une dépression de la papule ; il ne reste enfin que des macules fauves, avec légère atrophie de l'épiderme. L'éruption est disséminée sur le tronc et les membres, puis groupée en bouquets et confluente en réseaux ; elle n'est nullement prurigineuse. Les muqueuses restent indemnes. La reproduction des éléments par poussées, pendant des années dans les mêmes régions, donne à la peau un aspect bigarré (fig. 25). — Le diagnostic se pose avec le type précédent, avec le lichen scrofulosorum et d'autres tuberculides, le lichen plan, les syphilides et le psoriasis. — Cette forme répond à la *parakeratosis variegata* de Unna, Santi, Pollitzer, et au *lichen variegatus* de Crocker.

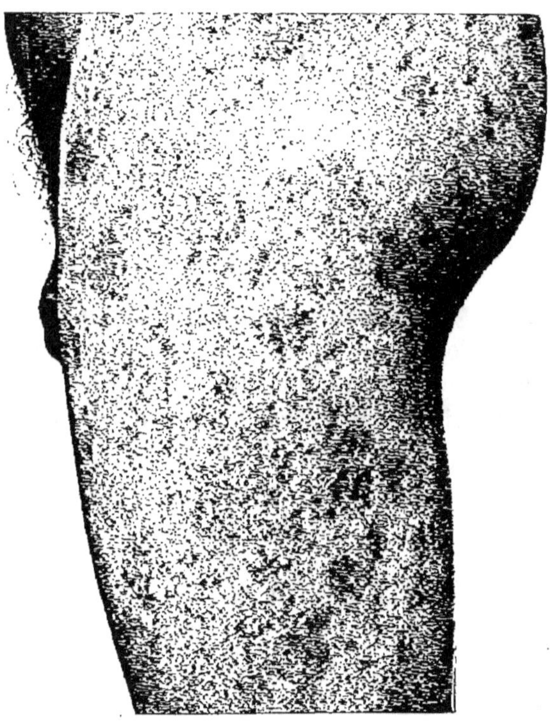

Fig. 25. — Parapsoriasis lichénoïde, datant de 4 ans, chez un homme de 52 ans

Le *parapsoriasis lichénoïde chronique* présente d'assez nom-

breuses variétés, qui se différencient par quelques détails. On
en a décrit une *forme aiguë*, évoluant en six semaines ou peu
de mois, dans laquelle les éléments, prurigineux ou non,
peuvent être vésiculeux, nécrotiques ou croûteux et laissent des
cicatrices varioliformes. La plupart des cas (Mucha, Rusch,
Oppenheim, Kruger, Habermann) ont été observés à Vienne,
même celui d'Almkvist (*Act. Derm. Jap.*, mars 1926). Le
parapsoriasis atrophicant de Kreibich appartient probablement
à cette variété.

III. *Parapsoriasis en plaques*. — Il diffère très notablement des précédents. Il consiste en taches ou plaques cir-

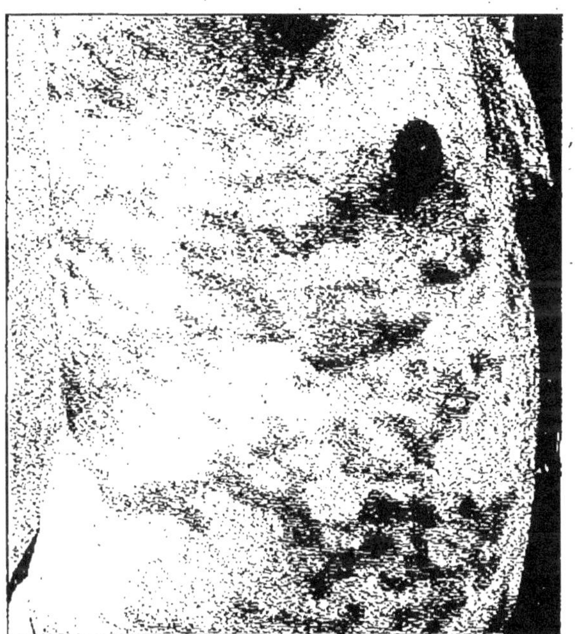

Fig. 24. — Parapsoriasis en plaques, datant de 50 ans, sur le flanc
d'un homme de 47 ans.

conscrites, d'un rose jaunâtre ou vineux, peu ou pas squameuses,
non infiltrées, non prurigineuses ; leur configuration est ronde,
ovalaire, en traînées zoniformes, en anneaux ou réseau (fig. 24) ;
leur disposition varie un peu d'une année à l'autre ; à leur
surface le grain de la peau est modifié, le quadrillage en
mosaïque plus accusé. L'éruption siège sur le tronc et les

membres. Elle ressemble aux eczématides, aux plaques pré-mycosiques ou aux érythèmes tertiaires syphilitiques. — Ce type a été décrit en 1897 par Brocq, puis par J.-C. White, sous le nom d'*érythrodermie pityriasique en plaques disséminées*; c'est le *pityriasis maculosa chronica* de Rasch, l'*erythrodermia maculosa perstans* de Riecke ; R. Crockèr en a baptisé une variété du nom de *xantho-erythrodermia perstans*.

L'*histologie* des parapsoriasis, très soigneusement analysée par Civatte dans sa thèse, puis en Amérique par Heimann, Fr. Wise, etc., montre en résumé les lésions suivantes : de l'œdème et de la congestion du corps papillaire, avec manchons périvasculaires composés surtout de lymphocytes ; quelquefois des groupements rappelant le lichen scrofulosorum ; un épiderme malpighien plutôt atrophique, avec des points de parakératose, qui peuvent manquer.

Les parapsoriasis apparaissent à tout âge, surtout pendant la jeunesse et l'âge mûr ; leur durée est indéfinie ; des éléments disparaissent, d'autres surviennent insidieusement. Leur nature est inconnue ; dans plusieurs cas, les malades étaient d'anciens syphilitiques ; d'autre part, l'hypothèse défendue par Civatte, selon laquelle il s'agirait le plus souvent de tuberculides, se base sur des arguments cliniques et anatomo-pathologiques sérieux.

Les médications locales sont peu efficaces, Ehrmann (1925) a recommandé la photothérapie associée aux arsenicaux. Les injections d'arsénobenzènes et les injections mercurielles, ou de tuberculine, m'ont paru plusieurs fois utiles. On a proposé aussi des injections de pilocarpine.

SYPHILIDES PSORIASIFORMES

Il n'existe pas, à proprement parler, de syphilides purement érythémato-squameuses. Cependant, comme c'est constamment avec la syphilis que se pose la question du diagnostic du pityriasis rosé, du psoriasis, etc., et que les erreurs sont fréquentes, je crois bien faire d'introduire ici ce paragraphe.

Je commence par rappeler que la *roséole syphilitique* n'est *jamais* squameuse (A. Fournier), tandis que le pityriasis rosé et le psoriasis le sont *toujours*.

Quant aux *syphilides papuleuses* de la période secondaire, elles sont habituellement peu squameuses, mais elles peuvent le devenir à un degré qui leur mérite l'épithète de *psoriasiformes*:

Leurs dimensions sont miliaires, lenticulaires, ou nummulaires ; leur forme est ronde, orbiculaire, quelquefois annulaire dans certaines régions ; leur couleur est rose ou rouge, mais souvent terne, violacée, moins animée que celle des éléments de psoriasis. Bien que la desquamation puisse être abondante, elle est moins riche cependant que dans le psoriasis ; le grattage ne montre pas de pellicule sous-cornéenne et donne avec grande facilité du purpura traumatique.

Mais le signe par excellence des syphilides, celui sur lequel on doit s'appuyer pour le diagnostic, c'est leur *infiltration* ferme, rénitente, leur consistance indurée, néoplasique ; elles « ont du corps », suivant l'expression de A. Fournier ; les éléments du psoriasis récent, au contraire, sont souples, non indurés. Cela revient à dire que, malgré l'analogie apparente, la syphilis fait en réalité des *papules* squameuses, tandis que le psoriasis fait des *taches* squameuses

L'éruption de syphilides psoriasiformes est disséminée irrégulièrement partout, souvent confluente sur la face, le dos, la nuque ; on ne trouve pas spécialement de plaques aux coudes, aux genoux, au cuir chevelu. Cette éruption est plus ou moins polymorphe ; dans le diagnostic, on se souviendra que *dans la syphilis tous les éléments ne sont pas psoriasiformes*, tandis qu'ils le sont *tous* en cas de psoriasis ; enfin, il y a coïncidence d'adénopathies, de plaques muqueuses, etc., de signes de syphilis en un mot, et la réaction de Bordet-Wassermann est positive.

Les *syphilides tuberculeuses* de la période tertiaire peuvent être abondamment squameuses, psoriasiformes. Mais elles sont fermes au toucher, habituellement circinées, toujours cantonnées, régionales, peu nombreuses ; de plus, leur guérison est suivie de cicatrices.

ÉPIDERMOMYCOSES ÉRYTHÉMATO-SQUAMEUSES

Plusieurs des maladies cutanées parasitaires, à parasite végétal, peuvent affecter la forme de taches rouges et squameuses.

C'est rarement le cas pour le *pityriasis versicolor* ; ses taches sont jaunâtres ou brunâtres ; exceptionnellement elles sont rosées. On doit même noter qu'une des particularités du microsporon furfur est de ne provoquer presque aucune réaction congestive ou inflammatoire.

L'*érythrasma* (p. **745**) au contraire, prête fréquemment à la confusion, surtout avec des eczématides pityriasiformes en placards. — *La trichophytie de la peau glabre* (p. **729**) est caractérisée par des taches rouges et squameuses, parfaitement orbiculaires et souvent bordées de fines vésicules. — L'*épidermophytie*, ou *eczema marginatum de Hebra* (p. **734**), donne lieu à des taches roses et squameuses, bordées d'une collerette, assez rapidement extensives, qui affectionnent les grands plis cutanés, surtout génito-cruraux. — Divers *microsporons* (p. **739**) peuvent, sur la peau glabre, occasionner des taches de forme irrégulière, mal limitées, plus pityriasiques qu'érythémateuses, guérissant avec la plus grande facilité. — Le *favus cutané* peut se présenter sans godets, sous forme de taches rouges et squameuses, rarement vésiculeuses, bien circonscrites et assez régulièrement arrondies (*favus herpeticus*). — Je ne cite ici que pour mémoire les *épidermomycoses tropicales* (p. **740**).

Dès que le diagnostic d'épidermomycose quelconque se présente à l'esprit comme probable ou simplement possible, il est indispensable de pratiquer l'examen microscopique et si possible des cultures des squames ; dans toutes les affections que je viens de citer, le mycélium ou les spores sont généralement abondants et faciles à mettre en évidence.

CHAPITRE VI

ERYTHRODERMIES

On appelle *érythrodermie* une rougeur inflammatoire de la peau, très étendue ou généralisée, plus ou moins persistante et squameuse.

Le symptôme *rougeur étendue et persistante* est des plus faciles à constater ; mais, comme il se présente dans des états morbides différents, sa signification et sa valeur varient dans une large mesure.

Analysons tout d'abord les termes de la définition :

Dans l'érythrodermie la rougeur est *inflammatoire* ; c'est dire que les nævi vasculaires plans très étendus, par exemple, ne rentrent pas dans son cadre. La congestion vasculaire s'accompagne parfois d'un certain degré de tuméfaction ou de rétraction des téguments ; au toucher, la peau est chaude, mais fréquemment les malades éprouvent une sensation continuelle de froid.

La rougeur est *très étendue* ; cependant, à une question de degré près, certaines érythrodermies confinent aux érythèmes chroniques et aux dermatoses érythémato-squameuses.

Elle est *persistante*. La signification de ce mot est à la vérité assez élastique ; on ne voit pas pourquoi on exigerait, pour la déclarer érythrodermique, que la durée d'une éruption rouge dépasse un septénaire.

Enfin et surtout, les érythrodermies sont *squameuses*. Elles le sont d'emblée ou au bout de quelques jours, très abondamment ou pauvrement, sous une forme quelconque, poudreuse, furfuracée, lamelleuse, foliacée, collodionnée, etc. L'épithète d'*exfoliantes* ou *exfoliatives* convient à un bon nombre d'entre elles, parmi les mieux caractérisées ; d'autres ont été désignées sous le nom de *pityriasis rubra*.

Le terme de *pityriasis* est, selon Besnier, une simple expression dermographique, spécifiant une *forme* particulière de desquamation épidermique, en lamelles *fines comme du son*, furfuracée, (πίτυρον = furfur = son). Il sert par tradition, sans indiquer aucune parenté entre elles, à désigner des affections cutanées aussi différentes que le pityriasis simplex, le pityriasis versicolore, le pityriasis rosé de Gibert, le pityriasis rubra pilaire. L'appellation commune de « pityriasis rubra » ne saurait donc convenir à toutes les érythrodermies, et je l'ai réservée à l'espèce décrite par Hebra.

Depuis que les notions acquises sur la pathogénie des érythèmes, urticaires, etc., ont ouvert les yeux sur celle des érythrodermies, il n'y a plus lieu de subdiviser ces dernières en primitives, secondaires, congénitales, etc. De nos jours, voici comment on envisage la question : le syndrome *érythrodermie* représente la réaction éruptive d'une peau prédisposée ou hypersensible à des causes toxiques, autotoxiques ou infectieuses. On en distingue des formes *aiguës*, durant de peu de jours à quelques semaines, — *subaiguës* durant plusieurs mois, — *chroniques* durant un an et davantage. — Un syndrome très analogue peut dépendre d'une maladie des organes hématopoïétiques : ce sont les *leucémides érythrodermiques*. — Certaines dermatoses peuvent par leur généralisation à tout le tégument, donner lieu à un tableau classique analogue : ce sont les *dermatoses érythrodermiques*. — Une mention spéciale sera réservée aux *érythrodermies congénitales* et des *nouveau-nés* dont la signification n'est pas élucidée.

Érythrodermies aiguës.

Toutes les formes intermédiaires se rencontrent entre les érythèmes scarlatiniformes ou morbilliformes, tels que les rashs de la variole et d'autres grandes infections, telles aussi que les grandes éruptions médicamenteuses, — et cet érythème généralisé avec desquamation foliacée, que l'on a longtemps considéré comme une entité morbide, et qu'on a désigné sous le nom d'*Érythème scarlatiniforme desquamatif récidivant* (Féréol et E. Besnier) et de *Dermatite exfoliante aiguë bénigne* (Brocq).

En voici la description classique : Après deux ou trois jours de prodromes, marqués par de la courbature, de la céphalée, du frissonnement, une fièvre de 38° à 40° et plus, l'éruption survient sous forme de nappes rouges, prurigineuses, dans les grands plis du tronc et des membres; elle se généralise en un ou deux jours, en épargnant quelquefois la tête.

Avant que la rougeur n'ait disparu, la desquamation commence et s'étend peu à peu; furfuracée par endroits, elle se fait plutôt par larges lamelles collodionnées, aux mains et aux pieds sous forme de lambeaux de gants (fig. 25) ou de sandales. Au-dessous, la peau apparaît lisse, quelquefois squameuse encore, ou suintante dans les plis. Du côté des muqueuses, on peut noter de la rougeur des conjonctives, une angine érythémateuse, et de la desquamation de la langue. L'état général redevient excellent, bien avant la fin de la maladie, laquelle dure environ trois semaines. Les ongles restent marqués d'un sillon transversal; il n'y a que peu de chute des cheveux et des poils. Les récidives sont fréquentes, à intervalles de mois ou d'années, quelquefois d'intensité décroissante.

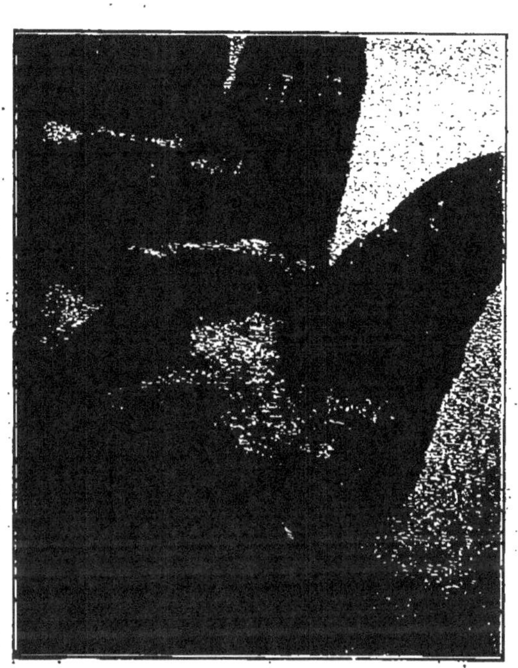

Fig. 25. — **Érythrodermie primitive aiguë**, *à la période de desquamation*, consécutive à l'absorption d'une potion thébaïque. (Cas de Bergé, *Soc. méd. des Hôp.*, 22 fév. 1907.)

On avait reconnu que cette éruption est attribuable à des causes diverses, agissant à la faveur d'une prédisposition nécessaire. En première ligne viennent les intoxications; on doit surtout songer au mercure et en rechercher l'influence sous toutes ses formes, interne, externe, médicamenteuse, accidentelle; l'acide picrique, la quinine, l'acide salicylique et les salicylates, le chloral, la belladone, l'opium (comme en

témoigne la figure ci-dessus) peuvent être incriminés aussi ; plus
récemment on a particulièrement attiré l'attention sur les
érythrodermies scarlatiniformes ou morbilliformes dues à l'arsenic, aux arsénobenzènes, et plus rarement au bismuth, à
l'insuline, etc. Quand aucune toxidermie n'est en cause, on
accuse des infections : septicémie surtout puerpérale, blennorragie, grippe, diphtérie, etc.

La diversité même des causes déchaînantes possibles indique
nettement que le rôle capital appartient à la sensibilité
préalable du sujet (p. 598).

On réserve volontiers le nom d'*érythèmes scarlatinoïdes* à
ceux qui simulent de fort près la *scarlatine*. Le diagnostic d'avec
cette dernière repose sur : la moindre intensité des phénomènes
généraux et de l'angine, l'aspect moins spécial de la langue,
la desquamation plus précoce et souvent contemporaine de
l'éruption, le caractère récidivant, et l'absence de contagiosité.
A ces signes différenciels on doit ajouter deux épreuves décisives : le phénomène de Schultze et Charlton, l'extinction locale
et définitive de l'éruption de la scarlatine par l'injection intradermique d'un sérum humain normal ; la réaction de Dick,
par injection intradermique de deux gouttes de toxine streptococcique au millième, qui, si elle est positive après le 5e jour
de l'éruption, exclut la scarlatine sans rien prouver de plus.

Toujours est-il que, tant que le doute persiste, on doit agir au
point de vue prophylactique comme s'il s'agissait de scarlatine.

La conception que je viens d'exposer, selon laquelle l'érythrodermie n'est qu'une réaction éruptive des prédisposés à un
agent toxique ou infectieux, permet d'interpréter les érythrodermies exfoliantes dites secondaires ou **herpétides de Bazin**.
Nos pères appelaient ainsi les dermites exfoliantes survenant au
cours de grandes dermatoses telles qu'eczémas, psoriasis,
pemphigus, etc. (*érythrodermies épisodiques* de Besnier) et
pour lesquelles ils se demandaient s'il s'agissait d'une « transformation » de l'éruption première, ou d'une complication.
Quelle qu'ait été l'éruption première, le tableau morbide est
uniforme, et pareil à celui de l'érythrodermie aiguë. L'éruption
est partielle, régionale ou très étendue, rarement universelle.
Quand sa durée est de quelques jours à quelques semaines, on
la classait comme *herpétide bénigne*, appelant « maligne »

celle qui persistait indéfiniment. En pareil cas l'enquête permet dans la règle de rapporter l'érythrodermie à l'action mal tolérée d'un médicament externe, préparation mercurielle, chrysarobine, acide picrique, etc., ou interne, arsenic surtout. L'identité symptomatique, étiologique et pathogénique, entre ces herpétides et les érythrodermies, est donc évidente.

Érythrodermies subaiguës.

Il y a des formes plus prolongées et plus graves du type précédent. Il en est une qu'on a individualisée sous le nom de *Dermatite exfoliative* ou *exfoliatrice généralisée de Wilson-Brocq*.

Le début est le même, avec ou sans prodromes ; la généralisation est complète, un peu plus lente à se faire ; la desquamation foliacée est si active, qu'on recueille le matin des poignées de copeaux épidermiques dans le lit du malade. Les muqueuses et les phanères sont constamment atteintes ; les ongles et tous les poils du corps peuvent tomber, et cela à partir de la troisième ou quatrième semaine.

La tension de la peau, la sensation de froid constant, la dénutrition malgré la conservation de l'appétit, la diarrhée, l'hypo-azoturie extrême, des hémorragies, la fièvre hectique, attestent la gravité de la maladie. La mort peut survenir par cachexie ou à la suite de complications, dans 1/6 des cas. La durée est de trois mois à un an.

Cette forme subaiguë, plus rare, se voit chez des adultes, notamment chez des alcooliques ou des auto-intoxiqués. — C'est à ce type que se rattachent les manifestations possibles de l'intoxication par les *arsénobenzènes* (896) ; en pareil cas elle peut s'accompagner d'œdèmes, de suintement, de bulles, de purpura, d'ulcérations du pharynx et de la langue et d'un état général grave ; pourtant dans des cas paraissant presque désespérés, on a pu obtenir une guérison en deux ou trois mois.

Il est très probable qu'une foule d'autres médicaments ou produits chimiques, ainsi que des septicémies, peuvent donner lieu au même tableau morbide.

A ces érythrodermies subaiguës se rattachent les **herpétides exfoliatrices malignes** de Bazin (ou *dermatites ma-*

lignes chroniques exfoliantes de Vidal et Leloir), parce qu'à mes yeux elles en font partie.

On les considérait comme un aboutissant de dermatoses diverses, comme traduisant une sorte de cachexie de la peau, comparable à l'asystolie dans les maladies du cœur.

Les symptômes sont ceux de la forme subaiguë de l'érythrodermie, mais avec moins de fièvre et, au contraire, une note très accentuée d'épuisement général, de marasme. L'élimination urinaire de l'urée, toujours très diminuée, peut être réduite même à 4 grammes par jour; en revanche on a trouvé jusqu'à 10 grammes d'urée dans les squames quotidiennes. Le pronostic doit être réservé, parfois il est fatal; on a observé des rémissions plus ou moins longues.

Il est plus que probable qu'il s'agit d'une sensibilisation à des médicaments ou d'infections septicémiques, combinées à une insuffisance des émonctoires.

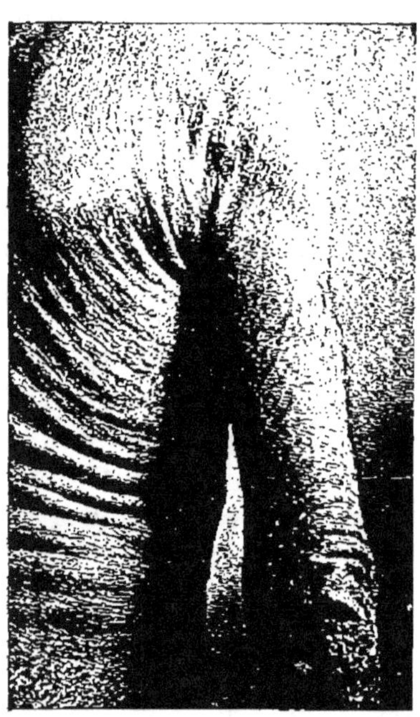

Fig. 26. — Dermatite exfoliatrice chronique, datant de trois ans chez un homme de 66 ans.

Érythrodermies chroniques.

On s'efforce de distinguer dans ce groupe les deux types suivants :

1° La *forme chronique de la dermatite exfoliatrice de Wilson-Brocq*, qui comprendrait les cas analogues à l'érythrodermie primitive subaiguë, mais durant plusieurs années (fig. 26). La peau infiltrée s'épaissit peu à peu, se plisse en gros bourrelets, ou quelquefois se rétracte, et dans les deux cas les mouvements peuvent en être gênés. Les malades succombent à la longue, soit dans le marasme avec insuffisances viscérales, soit le plus souvent à des complications infectieuses.

2° Le **Pityriasis rubra de Hebra-Jadassohn.** — Malgré les études analytiques de Brocq (1882-1884) et d'innombrables publications, il est fort délicat de juger ce qu'on doit désigner sous ce nom. Selon la description première de F. Hebra, le pityriasis rubra serait une maladie rare caractérisée pendant toute sa durée par une rougeur sombre, intense et persistante, sans grande infiltration ni nodules, sans suintement, vésiculation, ni crevasses, avec desquamation variable et modérément prurigineuse. Ajoutons que la polyadénite est constante, mais il n'en est pas de même de la chute des phanères. Les malades se plaignent d'une tension de la peau et de la sensation de froid. L'éruption débute en diverses régions, surtout dans les grands plis, par des nappes rouges à desquamation furfuracée. La généralisation totale se fait en quelques mois, deux ans au plus. La mort survient, au bout de quelques années, dans le marasme, et presque toujours par tuberculose, selon Jadassohn. Celui-ci, sur 18 cas du syndrome de Hebra qu'il avait pu réunir en 1892, a pu en rattacher 8 à la tuberculose.

Deux questions principales se posent à propos du pityriasis rubra : en premier lieu celle de ses relations avec la tuberculose viscérale et ganglionnaire, commune chez les malades qui en sont atteints. Bien exceptionnel est le cas de Bruusgaard, qui a trouvé sur les coupes de la peau des tubercules typiques avec cellules géantes et bacilles de Koch. Mais on peut se demander si les toxines tuberculeuses, ou les formes filtrantes du bacille, ne joueraient pas le rôle d'allergines, déclenchant l'éruption. D'autre part se pose le problème de la différenciation du pityriasis rubra d'avec les lymphodermies ; un bon nombre d'auteurs ont fait la confusion et pensent qu'il y a des rapports étroits entre ces deux processus. Remarquons que cette relation, si elle existe, n'exclut nullement le rôle possible de la tuberculose, non plus que celui de la syphilis.

On en a publié des cas à éruption partielle, et des cas atténués, que Brocq appelle *Pityriasis rubra subaigus bénins* ; ils rentrent dans le groupe des érythrodermies subaiguës.

Leucémides érythrodermiques ou **lymphodermies.** — Un tableau clinique très voisin de celui des érythrodermies chroniques, et en particulier du pityriasis rubra de Hebra, se rencontre dans les maladies de l'appareil hématopoïétique, leucémies, lymphadénies, mycosis fongoïde. Le diagnostic en est souvent très délicat. On en distingue deux types :

Érythrodermie prémycosique. — Le premier cas connu et le plus typique, est celui de l' « homme rouge » présenté par Hallopeau au 1er Congrès international de Paris (1889) et étudié par Besnier. La rougeur débute en plaques et bientôt devient totale, scarlatinoïde, plus violacée dans les plis et les parties déclives ; la desquamation est minime, s'accentue modérément par périodes, sous forme de lamelles sèches ; parfois on rencontre de petites réserves qui s'accusent par des taches blanches déprimées. Il peut y avoir des poussées de fièvre. Les ongles restent généralement intacts, mais les poils tombent en grande partie.

Trois caractères constants attirent l'attention : un prurit initial, qui devient frénétique, inextinguible, amenant l'usure des ongles ; l'épaississement œdémateux de la peau, qui donne au toucher une sensation de résistance spéciale et qui forme des bourrelets vers les grands plis ; une adénopathie généralisée.

Après un temps fort long, quatre ans, dix ans et plus, on peut voir survenir de petites nodosités cutanées ou des plaques indurées ; le malade peut succomber à la cachexie avant l'apparition de tumeurs.

L'étude histologique de biopsies peut, dès le stade purement érythrodermique, révéler des lésions caractéristiques du mycosis fongoïde.

Érythrodermies lymphadéniques. — Étudiées par Nicolau (1904), Audry et Nanta (1912), J. Schaumann (1920) et nombre d'autres, elles ressemblent parfois beaucoup à la précédente, ou ne s'en distinguent que par des nuances ; la desquamation peut être plus abondante, le prurit moindre, l'apparition de nodules dans la peau ou de plaques infiltrées plus précoce ; mais surtout on constate bientôt des lésions sanguines, des adénopathies, de l'hypertrophie de la rate, etc. La mort est fatale, et peut survenir en moins de deux ans.

Le cas célèbre publié sous le nom de *lymphodermie pernicieuse* par Kaposi (1885) était caractérisé par une rougeur humide et squameuse, du prurit, un épaississement pâteux de la peau, puis des nodosités cutanées et sous-cutanées qui s'ulcérèrent ; ultérieurement survinrent de l'hypertrophie des ganglions et de la rate, précédant de peu la mort.

A l'avenir, si l'on veut que les cas d'érythrodermie chronique qu'on observe soient étiquetés correctement, et puissent servir à la différenciation des diverses formes, il faudra recueillir à propos de chaque cas qui se présente, les données suivantes : une observation clinique complète, notant les intoxications ou infections possibles ou certaines, l'état exact des ganglions et de tous les viscères, en particulier de la rate et du foie, ainsi que l'évolution de leurs lésions ; — faire des examens hématologiques par les méthodes les plus précises et les plus modernes, répétés à de nombreuses reprises, pour suivre les étapes de la maladie ; — des biopsies de la peau et des ganglions, pour examens histologique, bactériologique et inoculations expérimentales ; — des recherches biologiques en divers sens (séro-diagnostic de la syphilis, cutiréaction à la tuberculine, etc.) ; — des hémocultures, etc.; — éventuellement une autopsie complète. — Ce n'est qu'à ce prix qu'on peut espérer aboutir à un classement rationnel.

DERMATOSES ÉRYTHRODERMIQUES

Plusieurs des grandes dermatoses peuvent, à un moment donné de leur évolution, devenir érythrodermiques *par généralisation* ; en ce cas, les caractères de l'éruption persistent, modifiés seulement par le fait de l'extension qu'elle a prise.

L'*eczéma généralisé* procède par poussées successives, envahit des territoires nouveaux et, si les conditions de l'eczématose existent chez le sujet, il s'y fixe ; rarement pourtant il devient universel. Même dans ce dernier cas, il conserve sa tendance aux recrudescences, aux paroxysmes, au suintement, à l'état rubrum et au prurit intense. Les muqueuses restent intactes et les phanères ne sont atteintes que peu à peu. L'état général est loin d'être aussi altéré que dans les cas d'érythrodermie primitive vraie.

La difficulté principale est de reconnaître si cet eczéma est primitif, ou secondaire à un prurigo, par exemple; d'autre part, de déceler le trouble nutritif, la suppuration interne ou la lésion viscérale dont il est souvent l'expression : néphrite, cancer, etc. Le traitement devra, en tout cas, être très prudemment conduit.

Dans l'*eczématide généralisée*, — *pityriasis rubra séborrhéique* de Unna, ou forme maligne exfoliative de l'eczéma séborrhéique, — l'éruption, généralement du type eczématide psoriasiforme, gagne de proche en proche; rarement elle devient totale. Les nappes éruptives, ou vastes régions envahies, sont tantôt rouges et sèches, couvertes de squames pityriasiques grasses, tantôt suintantes et couvertes de squames-croûtes jaunâtres, peu adhérentes (voir fig. 17, région abdominale); les contours sont arrondis ou polycycliques; dans les plis et sous les croûtes épaisses, le suintement séreux ou puriforme est de règle.

Il est souvent difficile, avant quelques jours ou quelques semaines d'observation, de reconnaître si l'on a affaire à de l'eczématide généralisée, à un eczéma primitif ou secondaire, ou à un psoriasis eczématisé; on peut même à première vue songer à un pemphigus, en raison des croûtes arrondies.

L'état général est habituellement bien conservé. Le pronostic est moins sombre que celui des autres dermatoses généralisées et surtout que celui de l'herpétide exfoliatrice (p. 144); il dépend du degré de tolérance de la peau pour les topiques réducteurs, qui seront ici employés avec modération.

Le *psoriasis universalis* arrive à être absolument total : la rougeur est uniforme, *a capite ad calcem*; la desquamation perd son caractère stratifié et micacé, sauf aux points d'élection; il n'y a ni suintement, ni croûtes, ni prurit. Les poils et cheveux s'éclaircissent; les ongles sont striés et bombés. Des arthropathies peuvent se produire. La structure histologique reste franchement psoriasique.

C'est l'évolution sans paroxysmes, et d'une chronicité parfaite, ainsi que la conservation d'un bon état général, qui distinguent le psoriasis généralisé de l'érythrodermie secondaire dite herpétide (p. 144). Le traitement reste souvent complètement inefficace; j'ai cependant, chez quelques malades, obtenu une guérison en apparence complète, mais toujours temporaire, à l'aide de piqûres de calomel ou d'oxyde jaune.

Le *pityriasis rubra pilaire* (p. 524) peut exceptionnelle-ment, au début ou par suite de son extension progressive, offrir l'aspect érythrodermique. Mais on découvre toujours des ré-serves de peau saine, en îlots bien limités, souvent anguleux, et des cônes péripilaires en bordure des nappes ou aux points d'élection. La desquamation est plâtreuse, adhérente.

Le *lichen plan aigu* (p. 164), parfois répandu sur de grandes surfaces, peut prendre l'aspect érythrodermique ; cette extension anormale est généralement initiale et rapidement régressive. On peut bientôt, sur les surfaces rouges elles-mêmes ou à leur pourtour, découvrir les papules caractéristiques, en s'aidant de la loupe, ou au besoin, d'une biopsie.

Le *pemphigus foliacé* (p. 240) affecte parfois, à un haut degré, l'aspect clinique d'une érythrodermie abondamment exfoliante. La maladie a généralement traversé, au début, un stade d'éruption bulleuse ; on peut quelquefois retrouver des soulèvements bulleux au pourtour des nappes érythroder-miques. L'exfoliation du pemphigus foliacé est remarquable par l'état humide ou même suintant des téguments, au-dessous des squames.

La *gale équine* (p. 714) est une maladie très rare, impré-vue, qui peut prendre le masque d'une érythrodermie, ainsi que le prouvent le cas de Besnier et une observation qui m'est personnelle. La rougeur est universelle, comprend même la face et le cuir chevelu ; les squames croûteuses ou poudreuses prédo-minent aux mains et aux pieds ; le prurit n'est pas excessif. On ne découvre aucun sillon ; mais la moindre squame portée sous le microscope, fourmille de sarcoptes de tout âge.

IV. — ÉRYTHRODERMIES CONGÉNITALES ET DES NOUVEAU-NÉS

Il va de soi qu'on peut rencontrer chez les enfants en bas âge toutes les érythrodermies aiguës ou subaiguës, infectieuses ou médicamenteuses que j'ai signalées, notamment hydrargyriques, etc. La réaction cutanée est, suivant le cas, imputable à une idiosyncrasie ou à une sensibilisation.

Mais on observe aussi chez eux divers types, encore mal définis d'ailleurs, d'érythrodermies exfoliantes, acquises ou congénitales, temporaires ou définitives.

On doit distinguer les cas suivants :

Desquamation lamelleuse des nouveau-nés. — C'est l'exagération du phénomène de la desquamation physiologique de beaucoup de nouveau-nés, laquelle consiste en dessiccation et fendillement de l'épiderme dès les premiers jours, puis chute de cet épiderme, en furfur ou en lamelles, du 3e au 5e jour, jusqu'au 50e ou 60e, d'après Parrot.

Dans des cas rares, tel que celui de Grass et Török (1895), l'enfant naît revêtu d'une sorte de vernis collodionné sus-épithélial (*epitrichium*) qui se fend dès la première heure et se détache en quelques jours sous forme de grands lambeaux ; puis la peau redevient normale.

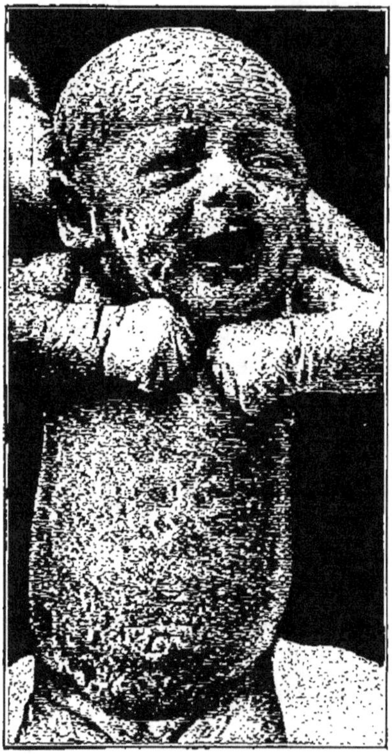

Comme ***dermatoses généralisées***, on ne trouve guère à citer que des *eczémas infantiles* pouvant devenir universels, et les affections suivantes :

J'ai publié un cas d'*eczématide généralisée* chez un enfant de cinq semaines,

Fig. 27. — Érythrodermie chez un nouveau-né (*eczématide généralisée*).

d'ailleurs bien portant (fig. 27) : début par l'oreille, généralisation presque totale en neuf jours ; rougeur scarlatinoïde avec squames sèches ou croûtes grasses suivant les points ; guérison en trois semaines.

Très voisine des éruptions de cet ordre est l'*érythrodermie desquamative des nourrissons*, de C. Leiner (1907); cet auteur en a observé 43 cas, ayant débuté généralement par le cuir chevelu, dont 15 mortels. Beck, d'après 16 cas personnels, à point de départ le plus souvent fessier, pense que cette éruption grave, est toxique et spéciale aux enfants nourris au sein et atteints d'entérite.

Artom d'Alessandria, qui en a fait l'objet d'un travail spécial enrichi de belles figures (*C. Derm. Ital.*, 1926), confirme qu'il s'agit d'une forme d'eczéma séborrhéique.

La *dermatite exfoliative des enfants à la mamelle*, de Ritter von Rittersheim (1878), débute de la première à la cinquième semaine, par des bulles, soit au pourtour de la bouche, soit ailleurs; elle se généralise rapidement à tout le tégument. La peau est rouge-pourpre et desquame en larges lamelles sèches ou humides. Ordinairement la maladie est fébrile et, dans la moitié des cas, elle entraîne la mort, souvent en une semaine.

Il y a lieu de penser, avec la majorité des auteurs (Artom), qu'il s'agit d'une septicémie à pyocoques, d'une aggravation du pemphigus épidémique (p. 223).

L'*hyperkératose diffuse congénitale*, — qu'on appelle aussi *ichtyose congénitale, fœtale*, ou *ichtyose sébacée* (Kaposi), — est une malformation cutanée dont on connaît divers degrés :

Le *type grave* (*kératome malin diffus congénital*) est incompatible avec la vie. L'enfant, né à terme ou prématurément, présente un aspect monstrueux (Riecke, 1900, Ingman, 1924). Sa peau tout entière est rouge et tendue, trop courte dirait-on, fissurée, couverte de larges lames ou croûtes jaunâtres, épaisses de plusieurs millimètres, paraissant résulter de la dessiccation d'un enduit sébacé. La face est informe; les mouvements des membres sont presque impossibles; l'enfant ne peut téter, et ne tarde pas à succomber au refroidissement.

Le *type bénin* (*hyperkératose ichtyosiforme généralisée*) permet la survie; il est généralement confondu avec l'ichtyose; j'en parlerai au chapitre des kératoses (p. 258).

Anatomie pathologique des érythrodermies.

Ce qu'on pourrait dire de général des lésions constituant les érythrodermies, serait d'une banalité absolue : dans toutes il y a de la congestion vasculaire, un infiltrat cellulaire variable dans le corps papillaire avec plus ou moins d'œdème et de pigment, et une exfoliation cornée.

Mieux vaut chercher à extraire des examens histologiques nombreux et discordants qui ont été publiés, les éléments d'un diagnostic histologique différentiel entre les divers types.

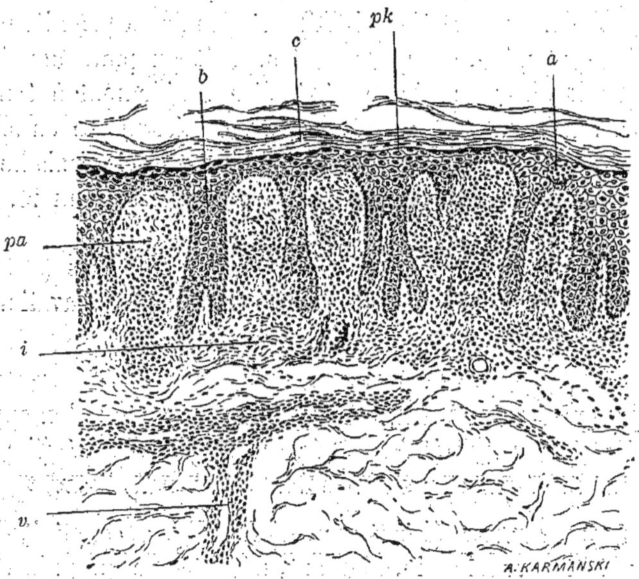

Fig. 28. — *Histologie de l'Érythrodermie prémycosique.* (Grossissement. 65/1.)
La lésion dominante consiste en un infiltrat cellulaire très dense (*i*), occupant le corps papillaire et dont la limite inférieure est nette ; il est composé de cellules lymphoïdes disposées dans un réseau adénoïde. — Les vaisseaux afférents du chorion (*v*) sont entourés de manchons cellulaires — Les papilles (*pa*) sont élargies et allongées. — Les bourgeons interpapillaires (*b*) sont étirés et souvent bifides. — La couche cornée (*c*) est épaisse et desquamante. — On trouve par places de la parakératose (*pk*). — On peut rencontrer dans le corps muqueux de minuscules nids cellulaires (*a*) remplis de lymphocytes : ils sont inconstants mais d'une grande valeur diagnostique, car ils sont spéciaux au mycosis fongoïde.

Voici les quelques rares données qu'on possède sur ce sujet :
Dans les *érythrodermies subaiguës*, on a trouvé de la parakératose et de l'infiltration intrapapillaire avec accroissement

des papilles. On ignore ce que valent les lésions nerveuses, centrales, ganglionnaires et périphériques, décrites par Mario Oro.

La plupart des examens histologiques de *pityriasis rubra de Hebra*, inspirent peu de confiance, en raison de l'imprécision du diagnostic clinique. Jadassohn avait constaté une infiltration modérée de la couche papillaire et sous-papillaire par des cellu es rondes avec prolifération des cellules conjonctives, une abondance de pigment dans le derme alors que l'épiderme en contenait peu, et, dans les cas avancés, un amincissement du corps muqueux avec parakératose presque totale et peu de cellules migratrices Je rappelle le cas remarquable de Bruusgaard où la peau renfermait des lésions tuberculeuses.

Nettement différentes, tout au moins quand elles ont eu le temps de se prononcer, sont les lésions de l'*érythrodermie prémycosique* dont la figure ci-jointe (fig. 28) donne une bonne idée : infiltrat lymphoïde, avec parfois déjà réseau adénoïde, comme s'il s'agissait d'une tumeur de mycosis étalée ; on peut avoir la chance de rencontrer, comme dans le cas de l' « homme rouge » d'Hallopeau-Besnier, les nids intra-épidermiques de lymphocytes qui sont pathognomoniques.

Dans les *leucémides érythrodermiques* les infiltrations leucémiques sont plus ou moins prononcées et peuvent se disposer en amas ou nodules lymphomateux. E Pick (*Arch. f. Derm.*, 152) fait remarquer que la grande prédominance des lymphocytes sur les polynucléaires plaide en faveur de leur origine locale et non diapédétique, et que leur multiplication dans la peau peut précéder leur apparition en nombre anormal dans le sang. Les lésions épidermiques sont variables selon le cas et le moment.

Les lésions des *dermatoses généralisées* sont celles qui sont propres à chacune d'elles ; il en est notamment ainsi dans le psoriasis, le pityriasis rubra pilaris, les eczématides, les dermatites de Leiner et de Ritter, etc.

Traitement des érythrodermies.

Le *traitement local* de toute érythrodermie doit viser surtout à « ne pas nuire ». Il sera rare qu'on ait à recourir à des bains émollients prolongés, ou même permanents, comme on en a donné autrefois à l'étranger ; plus souvent, on emploie soit des pansements humides aseptiques, ou au liniment oléo-calcaire, très laborieux à faire, mais apportant un grand soulagement au prurit, soit des enveloppements ouatés. Souvent on se trouve bien de couvrir le malade d'une poudre inerte entre deux draps, et de ne faire que des lotions régionales, ou des onctions partielles avec une pâte ou une crème, ou une poudre grasse. Ces topiques ne sont, bien entendu, que des palliatifs, visant à soulager le malade, à prévenir les complications, et ne représentent qu'une expectation masquée.

Ce qui est capital et ce qui gouverne le *traitement général*, c'est le diagnostic exact du type morbide, de sa cause et de sa pathogénie. Une dermatose généralisée comporte le traitement de celle-ci, mais atténué et prudent en raison de l'étendue de l'éruption. Dans une érythrodermie infectieuse, c'est la maladie générale ou locale que l'on traite, par les moyens dont on dispose. Une règle absolue, en face de toute érythrodermie, est de songer à la possibilité de son origine toxique ou médicamenteuse, et de faire la part de la prédisposition ou sensibilité dont elle est, ou peut être, l'expression. Il va de soi qu'on a à supprimer la cause nocive, tout en songeant à la polyvalence possible de la sensibilité du malade ; après avoir cherché et combattu les troubles organiques ou fonctionnels qui peuvent la conditionner, on doit s'efforcer de réaliser une désensibilisation (p. 614). Le cas particulier des lymphodermies impose le traitement radiothérapique qui, s'il ne guérit pas, atténue au moins considérablement le prurit, et procure même des apparences de guérison temporaire.

CHAPITRE VII

PAPULES ET DERMATOSES PAPULEUSES

Les éléments éruptifs que l'on appelle *papules* sont de petites élevures solides spontanément résolutives.

Les termes de cette définition doivent tout d'abord être nettement précisés.

Les papules sont des élevures *circonscrites* et *de petites dimensions*; elles sont de la grosseur d'une tête d'épingle, d'une lentille, ou tout au plus d'un gros pois; elles sont toujours *saillantes*, mais à un degré très variable.

Les papules sont *solides*, ce qui veut dire qu'elles ne contiennent pas un liquide épanché; on est quelquefois obligé de les piquer avec une aiguille pour s'assurer du fait.

Les papules enfin ne persistent pas indéfiniment, ce qui les distingue des petites tumeurs de même apparence; elles disparaissent d'elles-mêmes, sans laisser de cicatrice, ce qui les différencie des tubercules; c'est là ce qu'on exprime en disant que les papules sont *spontanément résolutives*.

Beaucoup de papules se développent exclusivement au niveau des orifices pilaires; ces *papules folliculaires* seront étudiées avec les folliculoses (**XIX**).

L'élevure papuleuse peut se combiner à divers processus, par exemple à l'*hémorragie* (purpura papuleux), à la *vésiculation* dans certains eczémas (eczéma papulo-vésiculeux), à la *pustulation* (tuberculides papulo-nécrotiques), etc.

Le terme de *papulo-tubercules*, sous lequel on désigne quelquefois des papules très volumineuses, a le tort de manquer de précision.

Il arrive qu'une infiltration pareille à celle qui constitue les papules, au lieu d'être étroitement circonscrite à une toute petite surface, s'étale au contraire, en disques nummulaires ou en placards, et se surajoute à un processus érythémateux, érythémato-squameux, etc.; il est d'usage en pareil cas, et bien que cette façon de parler ne soit pas absolument correcte, d'employer les expressions de *plaque papuleuse* ou de *placard papuleux*.

Caractères anatomiques des papules. — L'élément éruptif papule peut être produit par des lésions diverses: il y a grand intérêt à analyser d'abord ces lésions. Selon qu'elles portent principalement sur l'épiderme ou sur le derme, ou également sur les deux tissus, on distingue : des papules épidermiques, des papules dermiques et des papules mixtes.

1° Les **papules épidermiques** ont leur type le plus complet réalisé par les *verrues planes*. Dans celles-ci (fig. 29) toutes les couches de l'épiderme sont hypertrophiées, le corps muqueux (acanthose), aussi bien que la couche granuleuse (granulose), et la couche cornée (kératose). Les papilles sont allongées papillomatose) jusqu'à atteindre dix fois leur hauteur normale. Il n'y a que très peu d'infiltration œdémateuse ou cellulaire dans le derme.

Dans la *papule de prurigo*, c'est le corps muqueux qui est

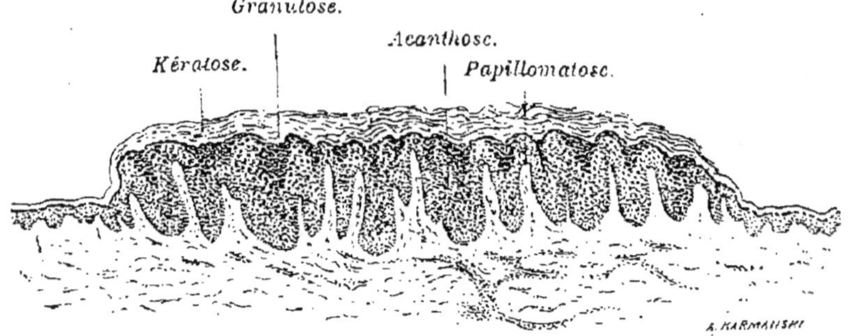

Fig. 29. — *Coupe d'une papule épidermique* : Verrue plane de la face.
(Grossissement 33/1.)

surtout hypertrophié, qui a triplé ou quadruplé d'épaisseur; l'état de la couche cornée et celui des papilles est très variable.

2° Les **papules dermiques** sont de deux ordres, selon que la substance surajoutée qui conditionne l'élevure est un *liquide œdémateux* ou un *infiltrat de cellules*, inflammatoire :

La **papule œdémateuse** est celle de l'*urticaire* et de l'*érythème papuleux*; la congestion locale et l'exsudation de plasma entre les mailles du corps papillaire disparaissent en partie, en même temps que la pression sanguine, sur le cadavre et dans les pièces excisées; le durcissement de la pièce à l'alcool achève d'effacer les lésions. Lorsque la papule d'érythème n'est pas purement *ortiée*, mais plus ou moins *infiltrée*, on y retrouve des amas périvasculaires composés de leucocytes surtout.

L'exemple le plus typique de la **papule infiltrée** est fourni par la *syphilide papuleuse lenticulaire* (fig. 30). L'épiderme y est passivement distendu, aminci, quelquefois avec exfoliation cornée. Le corps papillaire et la couche supérieure du chorion sont le siège d'un infiltrat très abondant, cohérent, de cellules, parmi lesquelles dominent les plasmocytes et se rencontrent quelques cellules géantes ; au pourtour du foyer principal, l'infiltrat se résout en manchons périvasculaires de plasmocytes.

La papule du *lichen scrofulosorum* est aussi essentiellement dermique ; on y constate un infiltrat de cellules de divers ordres, cellules lymphoïdes, cellules épithélioïdes et géantes, groupées

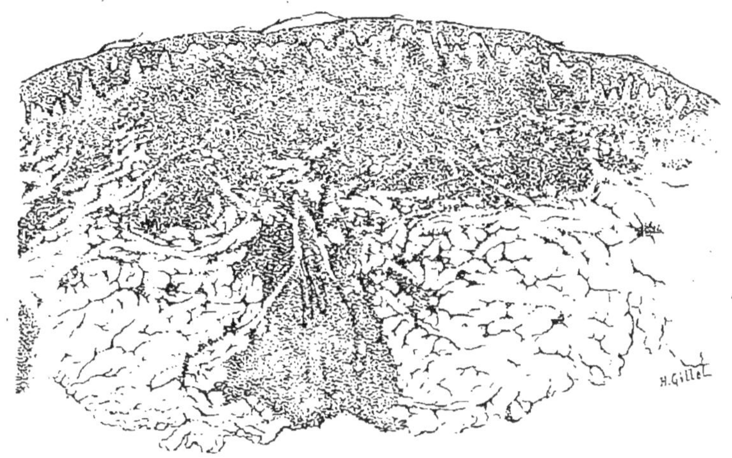

Fig. 50. — *Coupe d'une papule dermique* : Syphilide papuleuse lenticulaire. (Grossissement 25/1.)

souvent en follicules tuberculeux, soit dans le corps papillaire, soit au voisinage de follicules pilo-sébacés.

5° Dans les **papules mixtes** il y a combinaison de lésions épidermiques et dermiques.

La papule du *lichen plan*, qui appartient à ce type (fig. 55, p. 165), est constituée par de l'acanthose, plus ou moins de kératose, et par un infiltrat limité du corps papillaire ; la couche granuleuse y est hypertrophiée par places.

La papule du *strophulus* (p. 174) a un épiderme épaissi avec de la spongiose localisée, et une base dermique œdémateuse et infiltrée.

Caractères cliniques des papules. — Un observateur averti arrive sans grandes difficultés à distinguer cliniquement les diverses espèces de papules.

L'hypertrophie épidermique se traduit par une élevure superficielle, sèche, dure, souvent jaunâtre, qui n'est nullement réductible par la pression.

Les papules œdémateuses sont d'un blanc rosé, tendues mais dépressibles, réductibles par l'ongle qui les malaxe, et se reproduisent au bout de quelques instants.

L'infiltration dermique cellulaire produit une papule rose ou rouge, plus profondément indurée, rénitente et élastique.

L'état de la couche cornée à la surface de la papule a une grande importance ; selon la dermatose dont il s'agit elle est épaissie, ou distendue, desquamante en lamelles plus ou moins friables ou abondantes, ou transformée en squame, en croûte, etc.

Le *diagnostic* différentiel des papules en général repose sur leur aspect objectif et leur évolution. On doit prendre soin tout d'abord de ne pas les confondre avec des vésicules ou des pustules, qui renferment un liquide, — avec des tubercules syphilitiques, lépreux, lupiques, qui laissent des cicatrices ; — enfin des tumeurs de petites dimensions, qui sont indéfiniment persistantes ou progressives, telles que : nævi divers, adénomes sébacés et hydradénomes, petits kystes, kératomes circonscrits, épithéliomes, tumeurs de molluscum contagiosum, etc.

Dans certains cas, un examen attentif, l'écrasement sous une lame de verre ou vitropression, l'expression, la ponction avec une aiguille, quelquefois même une biopsie pourront être nécessaires.

Je décrirai dans ce chapitre les syndromes suivants :

Les *verrues planes juvéniles*, qui représentent une forme clinique particulière des verrues vulgaires (p. 304) ; —

Le *lichen plan* à éruption papuleuse typique, ainsi que ses *variétés atypiques* qu'il y a intérêt à en rapprocher, malgré les déformations que subit l'éruption ;

Les papules de *prurigo*, en tant qu'éléments éruptifs, renvoyant pour ce qui concerne la maladie à un chapitre spécial (**XXV**) ; —

Les *syphilides papuleuses* typiques ; —

Enfin la forme papuleuse des tuberculides, c'est-à-dire *lichen scrofulosorum*.

VERRUES PLANES JUVÉNILES

Les verrues que l'on désigne sous ce nom se présentent sous forme d'une éruption de petites papules épidermiques, n'ayant guère plus de 3 millimètres de diamètre, aplaties, à peine saillantes; elles ont des contours arrondis ou irrégulièrement polygonaux, sont nettement limitées, ont la coloration de la peau saine ou bien une nuance jaunâtre, grisâtre ou brunâtre; leur surface est finement mamelonnée ou un peu farineuse; elles ne causent aucun prurit.

Les verrues planes se rencontrent surtout à la figure, notamment sur les joues, les tempes, le front et le menton, au nombre d'une dizaine jusqu'à plusieurs centaines. Elles peuvent siéger aussi sur le dos des mains, associées ou non à des verrues vulgaires, plus rarement sur les avant-bras. J'en ai compté plus de 1500 sur une jeune fille, dont la face, le cou, le thorax même, en étaient constellés.

Il n'est pas douteux que ces verrues résultent d'une auto-inoculation ou de la transmission d'autres verrues planes ou de verrues vulgaires, existant sur le sujet lui-même ou sur les personnes de son entourage; l'agent de transmission est un virus filtrant (p. 305). Les enfants, les jeunes filles et les jeunes femmes y sont particulièrement exposés; chez l'homme, elles se répandent sous l'influence du rasoir.

Après avoir pullulé, puis persisté pendant des mois ou parfois des années, les verrues planes finissent par disparaître spontanément sans laisser de traces.

Le *traitement* doit donc viser surtout à ne pas produire de cicatrices; on évitera donc de recourir à des caustiques. On prescrit des pommades salicylées, résorcinées à 5 pour 100, ou même des badigeonnages exfoliants. La radiothérapie peut guérir les verrues planes avec une rapidité surprenante; une seule séance, à dose modérée, est souvent suffisante; au besoin on la renouvelle; mais, dans environ la moitié des cas, elle échoue. On fait prendre des sels de magnésie (1 gramme par jour); Jadassohn vante l'efficacité du traitement arsenical; Ziegler, celle des pilules mercurielles. La suggestion joue probablement un rôle dans certaines guérisons; il en est du reste de même dans le cas de verrues vulgaires.

LICHEN PLAN

Le nom de *lichen* a été appliqué par Willan et depuis son époque à des dermatoses de nature différente. On ne peut plus admettre aujourd'hui l'existence d'un « genre » lichen, comprenant plusieurs espèces. Actuellement, quand on prononce le nom de *lichen* tout court, on veut parler de cette grande dermatose bien définie, qui est le *lichen ruber* de Hebra (1862), le *lichen*

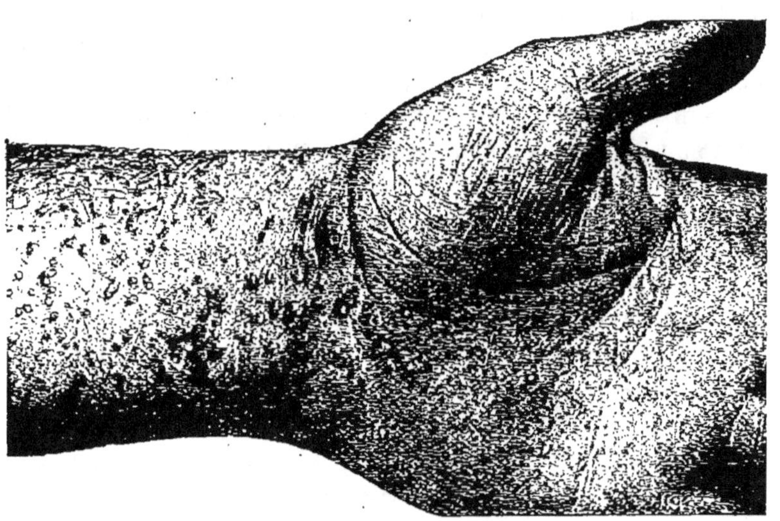

Fig. 31. — Lichen plan du poignet et de la paume de la main.

planus de Wilson, et qu'on appelle souvent aussi *lichen ruber planus*; c'est elle que je vais décrire ici.

Les expressions : lichen simplex, lichen obtusus, lichen corné, lichen scrofulosorum, seront définies plus loin.

Symptômes. — L'*élément éruptif* du lichen plan est une *papule typique*, des dimensions moyennes d'une tête d'épingle, de forme polygonale, aplatie, quelquefois déprimée ou ombiliquée; sa surface est lisse, brillante; sa consistance est sèche et ferme; sa coloration varie de la teinte rose jaunâtre, qui est la plus habituelle, au rouge fauve ou violacé; elle peut ne pas différer de celle de la peau normale.

A ces caractères, déjà bien spéciaux, s'en joint souvent un autre qui est pathognomonique : la présence de *stries et ponctuations opalines*, blanches ou grisâtres, dessinant à la surface des papules un réseau, ou des arborisations nodulaires ou des étoiles sur un fond rosé. Ce « signe du réseau », bien mis en valeur par L. Wickham, ne s'observe nettement que sur des papules bien développées, isolées ou agminées en placards; pour le mettre en évidence il est bon d'humecter les papules avec de l'eau, de l'huile de vaseline, ou mieux de l'huile d'aniline qui rend la couche cornée transparente.

Les papules naissantes sont ponctiformes, roses et déjà bril-

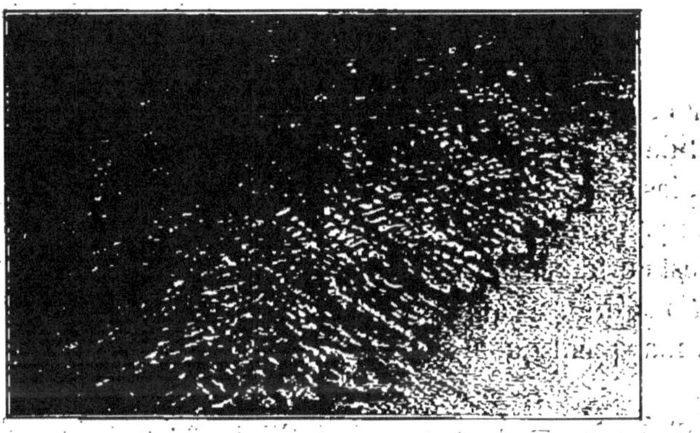

Fig. 52. — Lichen plan ; plaque de la face interne de la cuisse.

lantes; elles s'accroissent en quelques jours ou en peu de semaines. Adultes, elles restent isolées si l'éruption est discrète; presque toujours elles se multiplient, s'agminent et confluent en *plaques*, d'étendue très variable, de forme ronde, ovalaire ou irrégulière, généralement plus épaisses sur leurs bords qu'au centre, de couleur rouge bistre ou brunâtre.

Leur surface est recouverte de squames fines, très adhérentes, peu visibles souvent; mais l'ongle passé à leur surface y laisse une raie farineuse. On peut y voir des grains cornés. Quelquefois on reconnaît, sur leurs bords notamment, les papules constituantes. Les plaques et nappes étendues où la confluence est complète, sont quadrillées par des hachures qui y dessinent des losanges ou polygones de surface plane et brillante, leur donnant l'aspect « en mosaïque » (fig. 52). Au pourtour se voient des papules isolées et d'autres groupements.

Il est de règle dans le lichen plan, surtout si l'éruption date déjà de quelques semaines, qu'elle s'accompagne de *dyschromie*. Les papules, les plaques et placards, se pigmentent plus ou moins, ou s'entourent d'un halo pigmentaire; quelquefois leur centre est achromique et leur pourtour sur-pigmenté, brunâtre ou noirâtre. Ce symptôme peut faire défaut. La coexistence de vitiligo véritable n'est pas très exceptionnelle.

Les *localisations* électives de l'éruption sont les poignets à leur face antérieure (fig. 31), les avant-bras, et les jambes; mais on l'observe aussi sur les flancs, les reins. les organes génitaux, la muqueuse buccale, le cou, les régions palmaires et plantaires, rarement à la face, très exceptionnellement au cuir chevelu. Elle peut être presque généralisée.

Le *prurit* peut faire complètement défaut, souvent il est léger et intermittent; quelquefois intense et même excessif au point de troubler le repos; aussi peut-on dire que, dans le lichen plan, les malades se grattent «un peu, beaucoup, passionnément, — ou pas du tout ».

C'est certainement au grattage qu'on doit attribuer les *lichénisations* diffuses qui souvent accompagnent l'éruption typique, et la masquent quelquefois (p. **678**).

Variétés. — Il existe plusieurs variétés de lichen plan caractérisées par une forme particulière des éléments éruptifs ou de leur groupement, par certaines localisations, ou par une évolution anormale de la maladie.

Les papules de lichen plan peuvent affecter la configuration d'*anneaux* très réguliers, de 6 à 8 millimètres de diamètre, à centre pigmenté, ce qui se rencontre surtout aux parties génitales, à la face interne des bras, aux flancs et près des plis articulaires. L'existence de quelques anneaux dans une éruption typique n'est pas rare ; ils peuvent prédominer dans telle ou telle région : *lichen annulatus.*

Parfois, dans les mêmes régions, les papules se groupent en cercles à extension centrifuge, en arcades ou en arabesques : *lichen marginatus seu serpiginosus.*

On observe aussi une disposition des papules en séries linéaires, paraissant déterminées par les stries du grattage : *lichen striatus;* — ou suivant le trajet d'un nerf à la manière d'un zona ou d'un nævus linéaire: *lichen zoniforme.*

Dans certains cas de lichen plan à évolution aiguë ou subaiguë, on peut rencontrer, à côté d'éléments typiques, quelques papules acuminées. En dehors des cas où cette déformation est partielle et éventuelle existe-t-il un véritable *lichen acuminatus*? Certains auteurs le pensent. Mais il faut rappeler à ce sujet qu'il a été reconnu par le Congrès international de Paris 1889, que la majorité des cas du *lichen ruber acuminatus* de Kaposi, rentraient en réalité dans notre pityriasis rubra pilaire (p. 524).

Une variété curieuse, dont on ne connaît que quelques exemples, est le *lichen plan érythémateux* (Crocker, 1892; Gougerot, 1926); l'éruption rouge, sans papules, siège sur les membres et le tronc; cette forme rare est assez persistante mais bénigne.

Il est douteux que l'on doive admettre l'existence d'une forme de *lichen plan bulleux*. On sait depuis Backer (Londres, 1881) que les bulles peuvent précéder, compliquer ou suivre l'éruption de papules typiques, et cela sans intervention d'arsenic. Kaposi a vu dans un cas des taches érythémateuses diffuses se couvrir les unes de bulles de toutes dimensions, les autres de papules; ce serait là le *lichen ruber pemphigoïdes*, qui est des plus exceptionnels.

On a fait une forme spéciale du *lichen planus pigmentosus* (Perilä, Ledermann, Edel) dans laquelle une mélanodermie diffuse et précoce peut faire méconnaître les fines papules planes du lichen.

Aux *régions palmaires et plantaires* (fig. 31) les papules de lichen sont quelquefois cornées, ressemblent à première vue à des vésicules; leur desquamation donne naissance à un aspect criblé assez particulier. Ou bien l'éruption se traduit par des taches rouges et squameuses, larges et de contour irrégulier, d'un diagnostic assez délicat (p. 273).

Le *lichen plan de la muqueuse buccale* (p. 285) réclame une attention particulière en raison de sa fréquence et de son aspect spécial. Il peut aider au diagnostic d'un cas douteux si on connaît bien ses caractères; si on les ignore, il expose au contraire à des confusions, trop souvent commises, avec la leucoplasie ou la syphilis buccale. Cette localisation du lichen s'observe dans près de la moitié des cas; elle peut être primitive et précéder de longtemps l'éruption cutanée. Le lichen plan buccal est indolent et régulièrement ignoré des malades qui

en sont atteints. On constate soit des taches opalines, porcellaniques, soit un réseau blanc, ressemblant tout à fait, mais en
beaucoup plus gros, à celui que j'ai décrit dans les papules
typiques de la peau.

Aux *organes génitaux*, et notamment sur le gland et le prépuce, on observe des papules ombiliquées et souvent des formes
marginées et annulaires. On a signalé le lichen plan vulvaire,
urétral et anal.

L'évolution habituelle du lichen plan est *torpide* et lente.
L'éruption apparaît insidieusement, progresse pendant quelques semaines, puis persiste pendant des mois, quelquefois
durant des années, sans changement. Généralement pourtant
cette évolution est coupée par des *poussées subaiguës*, à l'occasion
par exemple de perturbations physiques ou morales; les éléments se multiplient, de nouvelles régions sont envahies, le
prurit se réveille. La régression est lente, insensible ; les
papules et placards laissent ordinairement des macules pigmentaires très durables et révélatrices.

On appelle *lichen aigu* une variété à évolution rapide. On voit
dans ce cas survenir brusquement une éruption étendue à de
grandes surfaces du tronc ou des membres (p. 149.) Elle consiste
en une rougeur diffuse, avec gonflement de la peau et un peu de
desquamation, sur laquelle se distinguent des papules naissantes minuscules, de la grandeur d'une pointe d'aiguille ; il
faut quelquefois s'aider de la loupe, tendre la peau, et profiter
d'un bon éclairage, pour les apercevoir. La biopsie révèle que,
si petites qu'elles soient, elles ont déjà leur structure caractéristique. L'éruption peut s'accompagner de phénomènes généraux. Le lichen aigu s'efface en un mois ou deux, ou passe à la
forme chronique. C'est particulièrement dans le lichen aigu que
l'on peut observer, mais exceptionnellement, quelques bulles
en petit nombre et toujours éphémères, ou parfois des éléments
acuminés.

Le *lichen neuroticus* d'Unna, analogue sinon identique au
lichen ruber acuminatus acutus (Rona, v. Düring, Rothe) est
une maladie aiguë, caractérisée par une éruption de papules
rouges coniques, par des érythèmes ou une érythrodermie généralisée, avec œdèmes diffus surtout des paupières, et des phénomènes généraux et nerveux; elle est d'un pronostic grave,

souvent mortelle en peu de mois. Sa marche aiguë, ses symptômes généraux, la présence çà et là de quelques papules planes et de lichen plan buccal, et en revanche l'absence de cônes cornés folliculaires sur la face dorsale des doigts, le distinguent du pityriasis rubra pilaire (p. **524**). Parmi les cas graves de « lichen ruber » de Hebra, un certain nombre appartenaient probablement à ce type. On ignore la nature de cette affection ; on peut se demander si de l'arsenicisme surajouté n'y joue pas un certain rôle.

Anatomie pathologique. — La structure de la papule de lichen plan est caractéristique.

Le corps muqueux de Malpighi, très hypertrophié au début

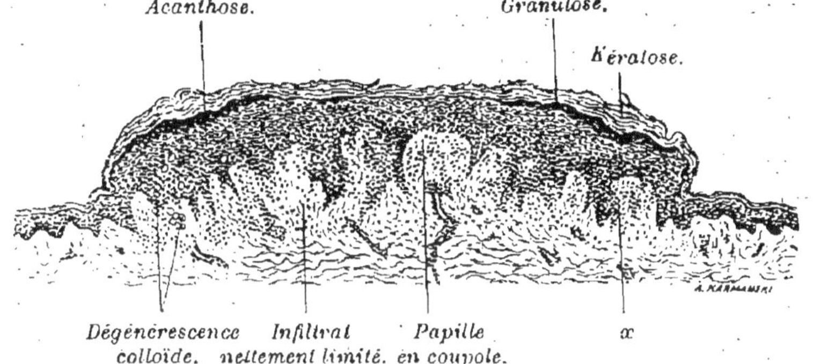

Fig. 33. — *Histologie d'une papule de* Lichen plan. (Grossissement 37/1.)

(*acanthose*), l'est à un moindre degré plus tard, alors que la couche cornée s'est épaissie à ses dépens. La couche granuleuse est conservée et même hypertrophiée (*granulose*), mais la kératohyaline est inégalement abondante suivant les points dans une même papule ; c'est elle qui donne lieu au réseau pathognomonique de stries blanches ou opalines. La couche cornée est épaisse, cohérente, chargée de graisse, et formée de cellules sans noyau, normales (*kératose*) ; dans les lichens anciens on peut trouver des cellules cornées nucléées, et quelquefois des globes cornés à l'orifice de quelques follicules.

Les papilles ne sont pas allongées, mais élargies *en coupoles* et souvent inclinées. La zone limite du derme et de l'épiderme dessine donc des festons ; elle est ordinairement un peu effacée par places (fig. 33, *x*). Sabouraud (1910) a montré que l'on peut rencontrer de petites suffusions séreuses au niveau de la couche basale de l'épiderme. Le corps papillaire est occupé par un infiltrat diffus composé de petites cellules rondes; quelques-unes d'entre elles, et parfois quelques cellules malpighiennes, peuvent être en état de *dégénérescence colloïde*; on y rencontre aussi, mais rarement, quelques cellules géantes. La limite inférieure de cet infiltrat est toujours remarquablement nette; au delà il n'y a que quelques manchons péri-vasculaires.

Cette papule est donc du type mixte, épidermo-dermique.

Dans le lichen plan des muqueuses j'ai toujours trouvé des lésions très analogues ; à mon sens c'est la kératohyaline, néoformée en abondance, qui donne lieu aux taches et réseaux blancs.

Diagnostic. — L'erreur souvent commise, consistant à prendre le lichen pour une *syphilide papuleuse*, n'est justifiée par aucune analogie (p. **176**).

Les *lichénisations secondaires* ont des contours diffus; on y trouve des facettes brillantes, mais pas de papules aussi nettes que celles du lichen plan et les stries opalines font défaut (p. **678**). Parfois cependant la difficulté est réelle.

Il est assez fréquent que certains *eczémas prurigineux des enfants* s'accompagnent de petites papules brillantes ; non prévenu de cette éventualité, on peut se croire en présence d'un lichen plan eczématisé, ou d'un prurigo diffus ; ces papules sont généralement éphémères.

Le *prurigo circonscrit* (lichen simplex chronique de Vidal) simule quelquefois aussi de très près le lichen plan. Mais ses papules sont hémisphériques et non planes, moins brillantes, dépourvues de stries blanches (p. **691**).

La *porokératose de Mibelli* qui est très rare, et d'autre part les *kératodermies* et *porokératoses* palmaires et plantaires, peuvent offrir de sérieuses difficultés de diagnostic avec le lichen plan des mêmes régions (p. **267** et **273**).

Il existe une forme de *lichen scrofulosorum* à papules planes et brillantes, mais dépourvues de réseau opalin ; elle est très rare.

Dans le *parapsoriasis lichénoïde* l'analogie des éléments avec ceux du lichen plan n'est que temporaire ; leur évolution suffit à les distinguer (p. **134**).

Le lichen aigu pourra faire songer aux *érythrodermies* (**VI**).

Étiologie et nature. — Le lichen plan est une maladie de l'âge adulte, plus fréquente chez les hommes que chez les femmes, et chez les intellectuels que chez les manœuvres.

Il survient si fréquemment chez des sujets nerveux, irritables, en connexion avec un choc moral, des émotions violentes, des chagrins, des préoccupations graves, accompagné d'insomnie, d'agitation nerveuse, de névralgies, etc., qu'on est invinciblement porté à le considérer comme la manifestation cutanée d'un *trouble nerveux*. Cette théorie n'est pas susceptible de preuve. Je n'ai pas vu que le lichen plan se soit montré avec une fréquence particulière pendant la guerre.

– Jacquet et d'autres ont avancé que l'éruption était toujours secondaire au grattage. Il est parfaitement exact qu'on peut voir parfois, chez un sujet atteint de lichen plan, une série linéaire de papules naître sur une strie de grattage ou une écorchure d'épingle (*lichen provoqué*). Mais il suffit de faire remarquer que le prurit manque souvent totalement, et que le lichen des muqueuses ne s'accompagne jamais d'aucune sensation prurigineuse.

L'action thérapeutique des irradiations par rayons X sur la région vertébrale, plaide en faveur du rôle joué par le système nerveux, cérébro-spinal ou sympathique, dans la pathogénie du lichen plan. Mais d'autre part il est prouvé que le nervosisme et le surmenage ne sont pas des conditions nécessaires; Petges a rapporté cinq cas de lichen plan chez des enfants de moins de 4 ans; Spitzer (1924) a réuni 45 cas de lichen infantile. Ses caractères sont les mêmes que chez l'adulte, sinon qu'il prend plus souvent la forme de lichen aigu (K. Chang Chen, *Th. Bordeaux*, 1924).

La parenté du lichen avec les prurigos et leur lichénisation a été exagérée par Dind (de Lausanne); ses caractères cliniques (papules planes à réseau opalin, lichen plan des muqueuses, etc.) et histologiques, sont tout à fait spéciaux et inclinent à faire admettre sa nature infectieuse interne, qui paraît probable à un bon nombre de dermatologistes.

Bien qu'on ait rapporté quelques cas de contagion apparente, et d'autres plus nombreux de lichen plan familial, la *théorie infectieuse* du lichen plan, qui cadrerait bien avec son anatomie pathologique et même avec son évolution, n'a en sa faveur aucun fait probant.

On peut se demander si les notions récemment acquises sur les virus filtrants, et d'autre part sur l'éveil d'infections latentes par un choc émotif ou antigénique (herpès, zona, p 924) ne rendraient pas plausible l'hypothèse que le lichen plan relève lui aussi d'un virus de cet ordre. Celle-ci éclairerait les cas, qui ne sont pas exceptionnels, où l'on a vu une éruption ayant tous les caractères, même histologiques, du lichen plan, survenir sous l'influence d'injections d'arsénobenzènes (Queyrat et Rabut, 1921 ; Buschke et Freymann, Frei et Tachau, etc.). Il serait admissible que l'agent parasitaire invisible du lichen plan fût réveillé et appelé à l'activité, comme c'est le cas pour celui de l'herpès, par une intoxication, une infection quelconque, un traumatisme, en un mot par un choc humoral ou même un choc moral. Cette interprétation me semble séduisante, mais manque de tout commencement de preuve. Le problème du lichen plan n'est pas résolu.

Traitement. — L'ignorance où l'on est de sa nature, fait que la thérapeutique du lichen n'est guère qu'empirique De tout temps on a eu l'impression que le *traitement général* devait prendre le pas sur les topiques, dont les effets ne sont cependant pas négligeables

L'arsenic a longtemps passé, et passe encore à l'étranger, pour être le médicament spécifique du lichen plan. On le prescrit aux doses élevées, en piqûres ou par la voie buccale, et l'on produit ainsi... des troubles digestifs, des crampes et fourmillements, parfois de la mélanodermie et des hyperkératoses. On a espéré que les arsénobenzènes seraient plus directement efficaces, et, par voie intra-veineuse, hypodermique ou stomacale, on leur doit des succès, mais incertains. Telle ou telle préparation est vantée comme préférable, par exemple l'acétylarsan (Audry, 1927) qui influencerait même le lichen buccal. Les accidents possibles commandent une grande prudence.

On a guéri des cas de lichen plan, par des moyens très variés :

L'hydrothérapie, en particulier sous la forme de douches tièdes sédatives, « en rosée », préconisées par Jacquet, est parfois très utile. — Comme cures thermales, les stations de la Bourboule, Néris, Bagnères-de-Bigorre, Luxeuil, Sail, Ragatz et analogues, sont particulièrement recommandables.

L'électrothérapie sous forme de bains statiques, mais surtout d'effluves de haute fréquence, peut se montrer avantageuse.

Depuis 1924 on étudie le traitement par les *rayons X* sur la région vertébrale: Zimmern et Cottenot l'avaient mentionné déjà dès 1919. Hufschmidt et Pautrier emploient des irradiations fortes, filtrées et obliques, pour agir sur les racines médullaires; Gouin (de Brest) est arrivé, indépendamment des précédents, à recommander des rayons non filtrés à la dose de 5 H sur les régions cervico-dorsale et lombo-sacrée, en visant une action sur la chaîne du grand sympathique. A côté de succès éclatants, on observe des échecs, et même il est arrivé qu'on ait provoqué une poussée de lichen aigu (Hudelo, 1925).

Thibierge et Ravaut ont obtenu quelques guérisons très rapides par la simple *ponction lombaire.*

Des auteurs américains vantent la médication mercurielle intensive. Les effets, d'ailleurs éminemment inconstants, des injections intraveineuses de cacodylate de soude à hautes doses, d'hyposulfite de soude (Ravaut), d'énésol (Graham Little, 1919), etc., se rattachent à la méthode désensibilisatrice (p. **614**). L'opothérapie pourra se trouver indiquée. — Il est rationnel de recommander aux malades un régime alimentaire doux et une hygiène générale aussi peu excitante que possible.

Pour le *traitement local* on emploie soit les médicaments *réducteurs,* en procédant prudemment, soit les *antiprurigineux* sous forme de lotions, pâtes, pommades, vernis et emplâtres. J'ai vu un collodion à l'huile de cade et de bouleau réussir parfois fort bien dans des éruptions discrètes. En cas de lésions circonscrites de lichen plan ancien et rebelle, on recommande la douche filiforme. — Le *lichen plan buccal* résiste d'ordinaire à tous les topiques, même au radium. On en aurait guéri quelques cas par l'acétylarsan, ou par des irradiations aux rayons X sur la nuque.

LICHENS PLANS ATYPIQUES

Des dermatoses suivantes, les unes sont des variétés de lichen de Wilson, d'autres en sont probablement indépendantes et devront ultérieurement être classées dans d'autres groupes nosographiques.

Le **lichen plan atrophique** ou ***scléreux***, étudié par Hallopeau et moi-même en 1887, est un lichen plan légitime dans lequel les papules planes s'affaissent à leur centre, qui devient cicatriciel ; elles s'étendent lentement à leur périphérie et confluent avec des éléments voisins (fig. 34).

Les taches atrophiques (p. **454**) qui en résultent, sont blan-

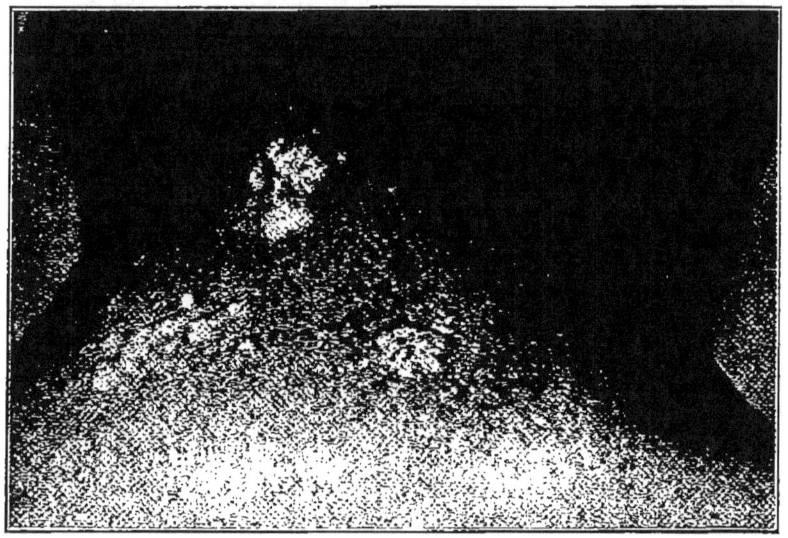

Fig. 34. — **Lichen plan atrophique** de la nuque, chez une femme de 55 ans.

ches, nacrées, arrondies ou polycycliques. Sur l'épiderme aminci qui les tapisse, on peut trouver parfois des grains cornés siégeant dans les orifices sudoripares et folliculaires. Ces taches peuvent atteindre l'étendue d'une pièce de 5 francs en argent.

L'histologie montre qu'une bande de sclérose s'est interposée entre l'épiderme et l'infiltrat. Lorsque le processus est arrêté, la bordure papuleuse et l'aréole rosée s'effacent, et la cicatrice est indélébile.

Les poignets, les avant-bras, le cou, les seins, l'abdomen, quelquefois les cuisses, sont les régions où l'on a surtout observé cette variété de lichen. Zumbusch l'a décrite sous le nom nouveau de *lichen albus*, qui n'était pas nécessaire.

Le **lichen nitidus**, décrit par Pinkus (1901-1907), puis par Arndt (1909), et en France par Civatte, est une éruption de petites papules planes, brillantes, blanches ou légèrement bistrées, non prurigineuses. On l'observe de préférence chez l'homme sur le fourreau de la verge; mais on peut le rencontrer chez la femme, ainsi que sous la forme généralisée, avec prédominance dans les plis de flexion, et parfois en nappes de lichénisation.
Sur une coupe histologique le lichen nitidus apparaît comme un nodule tuberculoïde, riche en cellules géantes, logé immédiatement sous l'épiderme.

On a pensé qu'il s'agissait d'une tuberculide lichéniforme. Mais le lichen nitidus ne coïncide pas avec d'autres tuberculides; on l'a vu au contraire nombre de fois associé à du lichen plan, même à du lichen buccal; il paraît donc probable qu'il s'agit d'une variété atypique de lichen plan, de structure histologique spéciale. Barber (1926) le considère comme une affection spéciale de nature inconnue.

En faveur du rattachement de cette éruption au lichen plan, malgré son histologie, je signale trois cas que j'ai observés, de lichen plan du dos des mains cliniquement typique et cependant de structure franchement tuberculoïde. Je les avais considérés d'abord comme des *tuberculides lichénoïdes*.

Le nom de **lichen obtusus** a été appliqué à diverses éruptions, à papules hémisphériques; les unes sont manifestement des formes de lichen plan; les autres se rattachent plus ou moins étroitement aux prurigos et particulièrement au prurigo nodulaire (p. **693**).
Le *lichen planus obtusus* de Unna serait une variété de lichen plan caractérisée par des élevures disséminées, sèches, du volume d'un pois, brunâtres ou violacées, non squameuses, peu prurigineuses.
Le *lichen ruber moniliformis* de Kaposi paraît être une variété rare de lichen plan à grosses papules hémisphériques, rangées en chapelets.
Dans le *lichen obtusus vulgaire*, il s'agit de grosses papules,

à peine rosées ou brunâtres, ordinairement groupées dans une même région, et même confluentes; je l'ai rencontré surtout sur le devant des jambes (fig. 35). Il est plus ou moins prurigineux et évolue très lentement. Souvent les élevures sont recouvertes d'un enduit corné. Les relations de cette forme avec le lichen plan sont des plus douteuses, car on n'y rencontre pas de papules planes à réseau opalin et présentant la structure caractéristique du lichen plan; elle paraît plus voisine du prurigo nodulaire, et rentre dans le groupe, d'ailleurs très compréhensif, des lichénifications anormales de Brocq et Pautrier. Il n'est pas rare de rencontrer des formes de passage avec le type suivant :

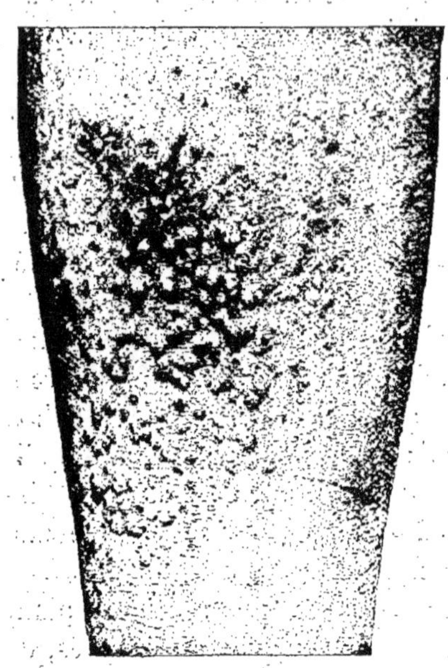

Fig. 35. — Lichen obtusus vulgaire de la jambe.

Le *lichen corné hypertrophique*, ou *lichen verruqueux*, consiste en élevures verruqueuses, rosées ou rouges, habituellement recouvertes de masses cornées, brunâtres ou plâtreuses, très adhérentes. Elles ont les dimensions d'un pois à celles de plaques nummulaires. Elles sont disséminées ou plus souvent groupées, ou même confluentes en un réseau grossièrement dessiné. Leur surface peut avoir un aspect alvéolaire, en raison d'abondants cônes cornés plongeant dans les pores cutanés. Le prurit est variable, intermittent, plutôt nocturne.

Le siège d'élection de l'éruption est aux jambes (fig. 36), mais elle peut aussi occuper les cuisses, les fesses, les lombes et les coudes, etc. Le microscope décèle une forte hypertrophie épidermique totale et un allongement considérable des papilles.

J'ai plusieurs fois constaté la coïncidence de ce lichen corné verruqueux avec le lichen plan typique, et avec le lichen plan buccal ; j'ai vu aussi le lichen corné se développer, sans lichen, sur des foyers eczémateux, suintants ou croûteux. Il me paraît donc probable que le lichen corné hypertrophique est un syndrome, qui peut être associé à des eczémas, des prurigos et à des lichens. Quand le lichen plan apparaît secondairement, comme dans le cas de Montpellier (S. f. D. 1925), on peut supposer un éveil du virus hypothétique du lichen plan.

L'évolution est très lente et la maladie est des plus rebelles.

Le **traitement** des lichens atrophiques et obtusus ne diffère pas de celui du lichen plan et des prurigos.

Le *lichen corné hypertrophique* exige l'emploi de réducteurs forts, après décapage complet par le savon noir, des pansements humides ou des emplâtres. Les meilleurs traitements paraissent être la radiothérapie et la douche filiforme. A défaut, on peut user de la curette et du thermocautère.

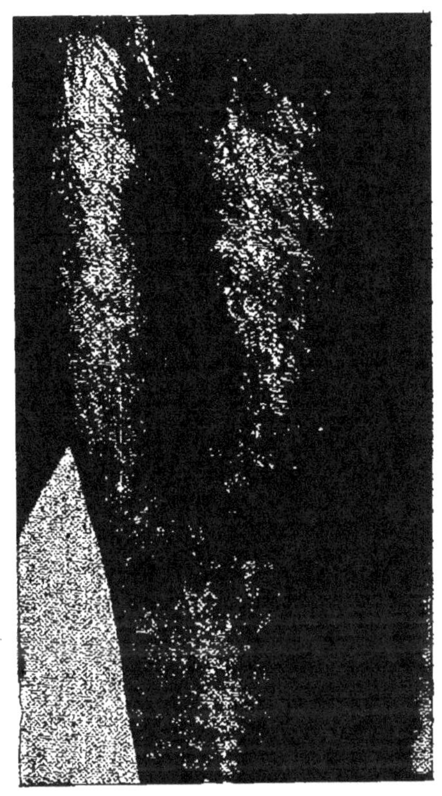

Fig. 36. — **Lichen corné hypertrophique** de la jambe, chez un homme de 62 ans qui présentait en même temps du lichen plan du dos des mains.

PAPULES DES PRURIGOS

Je décrirai plus loin (**XXV**) les prurits et les prurigos en tant que maladies. Parmi leurs manifestations éruptives, celles qui affectent la forme de papules sont les seules dont j'aie à m'occuper à cette place; il importe de les rapprocher des papules de lichen, avec lesquelles on a toujours eu une tendance à les confondre.

Il existe deux formes de papules dans les prurigos : la papule du strophulus ou *prurigo aigu* — et la papule des *prurigos chroniques*. On se gardera bien d'appeler papule de prurigo, comme on le fait trop souvent, les *papules folliculaires excoriées* dont je parlerai ailleurs (p. **677**).

1° La **papule du strophulus** est une élevure du volume d'une forte tête d'épingle, de forme lenticulaire, de couleur terne ou rosée, de consistance ferme (voy. fig. 156, p. **684**); un examen attentif, en s'aidant au besoin de la vitropression, montre qu'elle est centrée par un point jaunâtre, qui n'est qu'une vésiculette ou une croûtelle minuscule.

Elle naît toujours au centre d'une tache ortiée plus ou moins fugace. Pendant les premières heures, il est souvent nécessaire de tendre la peau au niveau de cette tache pour faire apparaître la papule qui y était noyée ; elle se montre alors sous l'aspect d'une goutte de cire ; au toucher, on perçoit comme une induration boutonneuse.

Au bout de 4 à 12 heures, la tache d'urticaire s'efface et la papule reste. Elle persiste de 8 à 15 jours ; la croûtelle qui la couronne est appréciable presque jusqu'à la fin. Lorsque celle-ci a été arrachée par le grattage, elle est remplacée par une croûtelle sanguine. En disparaissant, la papule laisse souvent après elle une macule pigmentaire peu durable.

On rencontre exceptionnellement des papules plus petites ne durant que trois ou quatre jours ; des papules plus grosses, rougeâtres, du volume d'une lentille ; ou bien des papulo-vésicules, à vésicules très visibles, atteignant même la grosseur d'un pois, ombiliquées ou non, à contenu clair ou louche, pouvant simuler la varicelle.

L'*examen histologique* montre que la papule de strophulus, que Tommasoli a très justement appelée une *séro-papule*, est dermo-épidermique et qu'elle est constituée par : de l'œdème papillaire avec infiltrat diffus de lymphocytes et dilatations vasculaires ; de l'œdème du corps muqueux ; un disque lenticulaire d'aspect colloïde, situé immédiatement sous la couche cornée, au-dessous et sur les bords duquel il y a constamment de la spongiose.

L'analyse histologique de papules jeunes de strophulus, faite par Civatte (*A. D.*, 1926), a montré l'existence habituelle mais non nécessaire d'une cavité intra-épidermique, à paroi inférieure rompue, communiquant avec le corps papillaire; elle contient de la sérosité, quelques débris cellulaires et des leucocytes; l'auteur en attribue la formation au grattage, ayant lésé et nécrosé les assises inférieures de l'épiderme. Je ne suis personnellement pas aussi persuadé que lui qu'une papule des trophulus ne peut naître que par l'effet du grattage.

La papule du strophulus est, avec l'urticaire qui l'accompagne, l'élément éruptif spécial du prurigo simplex aigu, ou *strophulus* (p. 683). On peut la rencontrer aussi à la première période de divers prurigos chroniques.

2° Le nom **papules du prurigo chronique** peut s'appliquer à trois sortes d'éléments : 1° — la papule dite du *prurigo de Hebra*, qui est petite, de 2 à 5 millimètres de diamètre, dure, enchâssée dans la peau, plus palpable que visible; après quelques jours elle est excoriée ou sinon disparait. Je l'ai rencontrée sous cette forme dans le prurigo simplex chronique. Civatte l'a trouvée constituée par un infiltrat dermique de polynucléaires dégénéré à son centre, sans œdème; le grattage y fait naître de petits foyers de nécrose des cellules malpighiennes, qui peuvent se transformer en cavités à contenu séreux; c'est ainsi qu'il interprète les cavités décrites et figurées par Leloir et Tavernier comme caractéristiques du prurigo de Hebra.

2° — La papule du *prurigo simplex chronique circonscrit* (lichen simplex chronique de Vidal), dont le volume varie d'ordinaire entre celui d'un grain de millet et celui d'un gros pois; elle est donc sensiblement plus grosse qu'une papule de lichen plan; sa forme est plus ou moins hémisphérique, rarement plane; son contour arrondi, quelquefois ovalaire, n'est pas tout à fait nettement limité; sa couleur est variable, tantôt de la même nuance que la peau normale de la région, tantôt rose, rose vif, rouge sombre, jaunâtre, brunâtre; sa consistance est ferme ou dure; sa surface est ou bien lisse, presque brillante, ou plus souvent squameuse, assez fréquemment excoriée et recouverte alors d'une croûte sanguine. Elle présente en somme une grande analogie objective avec la papule de lichen obtusus (fig. 35), tout en étant d'ordinaire moins volumineuse.

Cette papule est constituée par de l'acanthose localisée, avec hypergranulose et hyperkératose, et dans le derme par des infiltrats de leucocytes d'abondance très variable, souvent mêlés d'éosinophiles, sans œdème.

3° — La papule du *prurigo nodulaire* peut être considérée comme une forme géante de la précédente (fig. 159, p. 693); son volume varie de celui d'un pois à celui d'une demi-noisette ou d'une demi-noix. Ces papules géantes se rencontrent disséminées sur les téguments en nombre généralement restreint. Pautrier et Brocq les appellent *lichénification anormale nodulaire chronique*, et les considèrent comme identiques aux papules du *lichen obtusus*, lesquelles sont groupées dans une région, et d'ordinaire moins prurigineuses.

La *maladie de H. Fox et Fordyce* (p. **589**) a été pendant un temps rangée dans les prurigos circonscrits; on tend à y voir une affection des grosses glandes sudoripares.

SYPHILIDES PAPULEUSES

Parmi les manifestations de la période secondaire de la syphilis, les éruptions papuleuses sont fréquentes; il est de la plus haute importance de savoir les reconnaître.

On les classe, suivant la dimension des éléments, en syphilides *à petites papules*, que je décrirai avec les folliculoses, car elles sont toujours péri-pilaires (p. **521**); — syphilides à *papules moyennes lenticulaires*; — et syphilides à *grandes papules* ou papulo-nummulaires.

Les **syphilides papuleuses lenticulaires** sont des élevures parfaitement rondes, saillantes en pastille, de couleur rosée, puis rouge ou jambonnée, rarement cuivrée, fermes au toucher et donnant la sensation d'une infiltration dermique bien circonscrite.

A leur surface l'épiderme se soulève en une fine lamelle brillante; lorsque celle-ci est détachée, il reste un ourlet squameux, connu sous le nom de *collerette de Biett;* ce dernier signe peut manquer et n'est d'ailleurs, quoi qu'on en ait dit, pas tout à fait pathognomonique. Assez souvent la desquamation est plus abondante, et l'élément mérite alors le nom de *syphilide papulo-squameuse*.

Les syphilides lenticulaires sont communes; elles succèdent parfois à la roséole par transformation papuleuse des taches (*roséole papuleuse*), — ou bien elles s'entremêlent à ces dernières (*syphilides érythémato-papuleuses*), — ou encore elles constituent à elles seules une poussée éruptive. Ces poussées récidivent assez volontiers, dans le cours de la première année surtout, chez les malades insuffisamment traités.

L'éruption est d'ordinaire abondante, symétrique, disséminée sans ordre aucun sur le tronc et les membres, et même sur la figure et sur les régions palmaires et plantaires. Elle se combine souvent avec des plaques muqueuses, avec de l'alopécie, parfois avec de la syphilide pigmentaire, avec des syphilides nodulaires, ou d'autres accidents éruptifs.

Elle dure de 10 à 20 jours si on la traite, de 2 à 3 mois en l'absence de traitement spécifique. Les papules laissent après elles des macules rougeâtres, par-

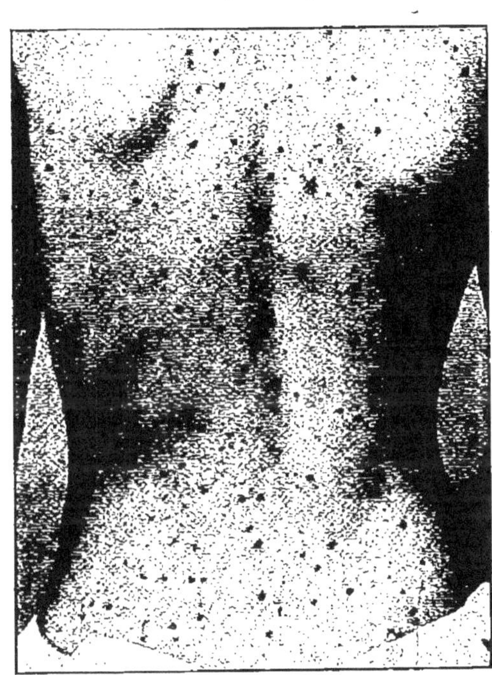

Fig. 37. — Éruption de syphilides papuleuses lenticulaires entremêlées de quelques *syphilides folliculaires*.

fois pigmentées, hyperchromiques, surtout aux membres inférieurs, très durables et fort affligeantes pour les malades. Le professeur Fournier leur donnait en pareil cas le nom de *syphilides nigricantes*. On a noté aussi la production de macules atrophiques (p. 448).

On connaît diverses *déformations* des syphilides papuleuses lenticulaires et papulo-squameuses.

Elles deviennent *papulo-érosives* sous l'influence de la macération, dans les plis axillaires, inguinaux, interfessiers, à l'ombilic et autour des parties génitales. Cet aspect est fréquent
chez les nourrissons hérédo-syphilitiques, aux fesses, au dos, au
cou, aux régions génitales et parfois sur l'ensemble des membres inférieurs.

Dans les régions séborrhéiques, les syphilides papuleuses se
groupent dans certains cas en plaques mamelonnées, circinées
ou de forme irrégulière, recouvertes de croûtelles grasses : on
les appelle *syphilides séborrhéiques;* ce sont elles qui, sur
le front, dessinent la *corona veneris;* elles exigent, en plus
du traitement spécifique, des applications de pommades soufrées ou réductrices.

J'ai cité, ou citerai ailleurs les variétés *psoriasiforme* (p. 136), *papulo-croûteuse* (p. 216) et *végétantes* (p. 322) des syphilides papuleuses.

Une forme intéressante, parce qu'elle est tout à fait pathognomonique, est celle des *syphilides papulo-circinées* ou *arciformes* (fig. 38). On ne l'observe guère qu'au cours de la première année et chez

Fig. 38. — **Syphilides arciformes.**

des jeunes femmes qui ont déjà été traitées : elle se présente
sous l'apparence d'anneaux réguliers, d'arcades élégantes, de
circinations complexes, sur le menton, autour des lèvres et des
narines, ou quelquefois à la vulve. Les cercles sont continus
ou formés de petites papules sériées, finement squameuses, d'un
rose jaunâtre.

Les **syphilides papulo-nummulaires** sont des élevures
discoïdes ou ovalaires, de 1 à 3 centimètres de diamètre; en
raison de leur forme et de leur surface habituellement suintante
ou croûteuse, on les a appelées *plaques cutanées* (Bazin), *plaques*

syphilitiques (Legendre), ou *plaques muqueuses de la peau* (p. 322).

D'une grande banalité dans la région ano-génitale, elles peuvent se développer dans n'importe quel pli cutané. On les rencontre aussi, en association avec une éruption papulo-lenticulaire, au cou, à la figure, aux épaules, etc., mais alors en petit nombre. On pourrait les confondre avec des iodides, mais celles-ci sont pustuleuses et s'accroissent beaucoup plus rapidement.

Toutes ces syphilides papuleuses ont une structure presque identique (fig. 50) ; elles sont constituées par un infiltrat plasmatique intra-dermique et ne diffèrent entre elles que par les lésions de l'épiderme (p. 872).

Le **diagnostic** des syphilides papuleuses est généralement facile.

Le *lichen plan*, le *psoriasis*, les *parapsoriasis* en diffèrent par les caractères propres de leurs éléments. — Les papules des *prurigos* diffus et circonscrits s'en distinguent par la démangeaison très vive qui les accompagne. — Les *hidradénomes* du thorax, très rares, ont une apparence analogue ; mais leur durée est indéfinie et leur localisation régionale est strictement déterminée (p. 970).

Les *tuberculides papulo-nécrotiques* (p. 793) peuvent causer une difficulté très réelle. Il est vrai qu'elles siègent plutôt sur les membres, que leur évolution est successive et généralement lente, qu'elles se creusent d'une ulcération putéiforme et laissent une cicatrice. En pratique cependant il arrive que l'hésitation ne puisse être levée que par la coexistence d'autres manifestations spécifiques, par la biopsie, et par le séro-diagnostic.

Plus délicat encore est, chez les nouveau-nés, le diagnostic des *syphiloïdes post-érosives*; la confusion est très souvent commise, au grand détriment des enfants et de leur famille (p. 15). La présence des autres manifestations de la syphilis congénitale, l'enquête sur les parents, l'évolution de l'éruption, permettent dans certains cas une affirmation ; il est nécessaire en tous cas de rechercher les tréponèmes et la réaction de Wassermann chez l'enfant et chez sa mère, parfois même de recourir à la biopsie.

LICHEN SCROFULOSORUM

Le lichen scrofulosorum est une éruption papuleuse que son apparence clinique rapproche du lichen, mais qui, par sa nature, se rattache aux *tuberculides* (p. **786**).

On verra plus loin que celles-ci constituent un groupe de dermatoses qui, sans doute possible, sont intimement apparentées entre elles, mais dont la morphologie est fort disparate et dont l'origine n'est pas toujours sûrement tuberculeuse. Les formes les plus fréquentes et les mieux individualisées ont reçu un nom spécial; les autres sont considérées comme des formes intermédiaires.

Le *lichen scrofulosorum* de Hebra, scrofulide boutonneuse de Bazin, qu'on ferait mieux d'appeler **tuberculide lichénoïde**, se présente sous deux aspects principaux : celui de papules planes, franchement lichéniformes, — et celui, plus fréquent peut-être, de papules folliculaires assez polymorphes, que j'aurais pu décrire avec les folliculoses ; — je les envisagerai tous deux ici, ainsi que leurs variantes, pour ne pas morceler le tableau.

Les *papules planes* (fig. 59) sont du volume moyen d'une tête d'épingle, peu saillantes, polygonales, d'un jaune pâle ou plus rarement d'un rouge bistre, de consistance plutôt molle, de surface lisse et brillante, ou plus ordinairement recouverte d'une squamule peu adhérente ; elles ressemblent beaucoup à celles du lichen plan.

Les *papules folliculaires* peuvent constituer à elles seules toute l'éruption ; mais communément on les rencontre associées à des papules planes et brillantes, au même point ou en des régions différentes. Elles sont coniques ou acuminées, plus ou moins saillantes, de couleur rosée, et centrées par un follicule dont le poil peut être cassé au ras de l'orifice. Quelquefois ces papules coniques sont surmontées d'une vésico-pustule du type acné cachecticorum (p. **795**). D'autres fois la squame cornée qui les couronne fait une saillie filiforme de un à plusieurs millimètres, réalisant l'état « spinulosique » (p. **530**).

Ces diverses papules sont presque constamment *groupées* en

amas nummulaires plus ou moins nombreux, ou en placards, en anneaux ou demi-cercles, ou encore en réseau irrégulier, les surfaces intermédiaires restant normales (fig. 103, p. 372).

Parfois les éléments confluent en disques polygonaux squameux, d'un rouge violacé ou brunâtre, légèrement infiltrés, peu saillants, qui ressemblent à du psoriasis ou à des eczématides ; c'est la variété Jadassohn (O. Eliascheff). Dans quelques

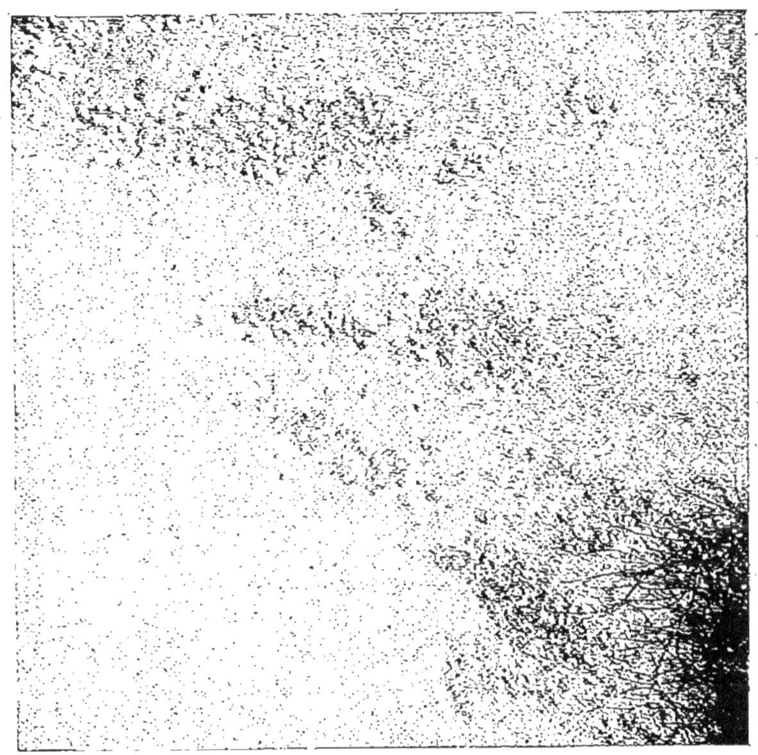

Fig. 59. — **Lichen scrofulosorum**, *variété plane*, de l'aine et de l'abdomen. Remarquer vers le pubis, plusieurs éléments ombiliqués, *papules folliculaires*. (Musée photogr. de l'Hôp. St-Louis.)

cas, l'éruption présente un mélange de papules folliculaires et de plaques hérissées de saillies acuminées, qui font penser au pityriasis rubra pilaire ou au lichen spinulosus.

L'éruption occupe ordinairement le tronc, surtout les flancs et les lombes, mais peut s'étendre aux membres et exceptionnellement au visage. Elle apparaît insidieusement, presque sans prurit, persiste pendant plusieurs mois, puis s'efface sans laisser aucune trace. Parfois des récidives se produisent par poussées pendant plusieurs années.

.Les limites du groupe lichen scrofulosorum sont imprécises. Bœck y fait rentrer comme variétés déformées ou atténuées : sa *tuberculide papulo-squameuse* disséminée ; — certaines formes de *pityriasis simplex* de la face chez les enfants, disposées en placards circonscrits, rouges, farineux, et accompagnées de grosses adénopathies cervicales ; — son *eczéma scrofulosorum*.

Il est délicat de juger s'il existe une dermatose méritant vraiment le nom d'*eczéma scrofuleux* ou *tuberculeux*. On a désigné sous ce nom des « eczémas » suintants ou croûteux très prurigineux, un peu infiltrés de base, remarquablement tenaces, accompagnés de stigmates de la « scrofule », y compris des lésions des muqueuses, des conjonctivites phlycténulaires et de grosses adénopathies indolentes. Il est à noter que l'aspect eczéma se rencontre parfois autour des fistules tuberculeuses Zieler, comme Lipschutz, y ayant constaté une structure tuberculeuse, maintiennent qu'il s'agit d'une variété de lichen scrofulosorum.

Le lichen scrofulosorum s'observe à tout âge, mais a une grande prédilection pour les enfants et adolescents atteints de tuberculose ganglionnaire, ou osseuse, ou viscérale torpide ; on l'a vu survenir après des maladies aiguës, telles que la rougeole, etc.

Les papules planes ou acuminées sont formées, ainsi que Jacobi et Sack l'ont montré les premiers, par un infiltrat dermique ayant presque toujours la constitution de follicules tuberculeux caractéristiques, avec cellules géantes, mais avec peu de tendance à la dégénérescence caséeuse ; ces follicules tuberculeux siègent, selon l'élément, dans le corps papillaire ou autour d'un follicule pilo-sébacé.

Jacobi, Sack et Wolff ont trouvé des bacilles de Koch sur leurs coupes ; l'inoculation au cobaye a été positive, dans un petit nombre de cas il est vrai (Haushalter, Jacobi, Wolff, Pellizari, Colombini).

La réaction générale et locale à la tuberculine est à peu près constante ; Jadassohn a obtenu une réaction focale dans 14 cas sur 16. J'ai vu moi-même, comme de nombreux auteurs (p. **790**), le lichen scrofulosorum apparaître aussitôt après des injections de tuberculine, lesquelles n'ont fait sans doute que mettre en évidence des lésions qui étaient latentes (Jadassohn, 1896) ; d'autres l'ont vu survenir à la suite d'un chancre tuberculeux chez des enfants en bas âge (Bœck, Bruusgaard).

Le *diagnostic* du lichen scrofulosorum peut présenter de très grandes difficultés. En raison de son polymorphisme habituel, il importe d'examiner non pas un groupe éruptif seulement, mais l'ensemble de l'éruption. C'est ainsi qu'on évitera la confusion avec les eczématides, le lichen plan, les acnés cornées, le pityriasis rubra pilaire fruste, etc.

Quant au diagnostic avec les syphilides lichénoïdes folliculaires, il faut reconnaître que dans un grand nombre de cas il est impossible (p. 521), même avec l'aide d'une biopsie. Si l'on constate l'existence de la syphilis chez le malade, attestée par d'autres symptômes, ou par des antécédents certains, ou par la séro-réaction de Bordet-Wassermann, on sera conduit à conclure, soit qu'il s'agit de syphilides simulant le lichen scrofulosorum, soit qu'on est en présence d'un cas de lichen scrofulosorum d'origine syphilitique (p. 792).

Lorsqu'il y a lieu d'affirmer ou de supposer que la syphilis est en jeu, le *traitement* spécifique, en particulier par les injections intra-veineuses de novarsénobenzol, s'impose et donnera un succès rapide ; on obtient quelquefois le même résultat dans des cas où la syphilis est improbable. Je me suis bien trouvé d'un traitement systématique mixte, dans lequel on intercale, entre les injections intra-veineuses d'arsénobenzène, des piqûres intra-dermiques de tuberculine à dose minime (de 1 à 5 centimilligrammes). On a vu le lichen scrofulosorum guérir après l'extirpation de ganglions tuberculeux (Lewandowski, Hagen). Des soins locaux par l'ichtyol, l'emplâtre à l'huile de foie de morue, etc., une médication interne par l'huile de foie de morue, l'iodure de fer, les recalcifiants, une bonne hygiène, l'aération, l'héliothérapie, pourront servir d'adjuvants dans les cas relativement rebelles.

CHAPITRE VIII

VÉSICULES ET DERMATOSES VÉSICULEUSES

Les *vésicules* sont de petits soulèvements circonscrits de l'épiderme contenant un liquide clair.

Leur volume varie de celui d'une pointe d'épingle à celui d'un demi-pois ; leur forme est hémisphérique, quelquefois acuminée ou ombiliquée ; leur contour est arrondi ; par confluence elles peuvent prendre une configuration anguleuse ou polycyclique.

Le contenu des vésicules est fluide et transparent comme de l'eau, ou plutôt jaunâtre et séreux. On est parfois obligé de déchirer leur plafond avec une aiguille pour constater la présence du liquide et ses caractères. Souvent ce contenu devient louche ou trouble au bout d'un certain temps ; il est quelquefois d'emblée hémorragique.

Par dessiccation, les vésicules se transforment en *croûtelles* dont la forme et le groupement indiquent l'origine.

Sur les muqueuses et demi-muqueuses, ainsi que dans les régions où la peau s'adosse à elle-même, les vésicules se rompent très rapidement et laissent des *érosions* rouges, ou souvent diphtéroïdes, de contour arrondi ou polycyclique.

Modes de formation des vésicules. — Elles résultent toujours d'une accumulation de plasma dans l'épiderme. La vésiculation peut se faire selon trois mécanismes, d'ailleurs souvent combinés entre eux.

Dans le premier, *vésiculation parenchymateuse*, le liquide s'accumule d'abord dans l'intérieur des cellules malpighiennes, et les vésicules uni-cellulaires ainsi formées, confluent les unes avec les autres. C'est l' « altération cavitaire » de Leloir, laquelle prédomine dans la variole.

Dans un second type, *vésiculation interstitielle*, l'œdème est inter-cellulaire, refoule et distend les cellules malpighiennes qui s'étirent en un réseau, lequel est finalement rompu. C'est l'*état spongoïde* d'Unna, la *spongiose* de Besnier, d'où résultent les vésicules de l'eczéma par exemple (fig. 6).

Dans un troisième type, l'œdème est également inter-cellulaire, mais les cellules malpighiennes, ayant subi une dégénérescence dite trouble ou fibrineuse, qui est une *nécrobiose*, ne se laissent pas étirer, mais deviennent globuleuses et flottent dans le liquide qui a afflué ; c'est la lésion de l'herpès. — Dans le zona et la varicelle elles subissent l'*altération ballonnisante* de Unna(fig.40), consistant en leur hypertrophie variable avec multiplication de leurs noyaux, ou tout au moins accumulation dans leur intérieur

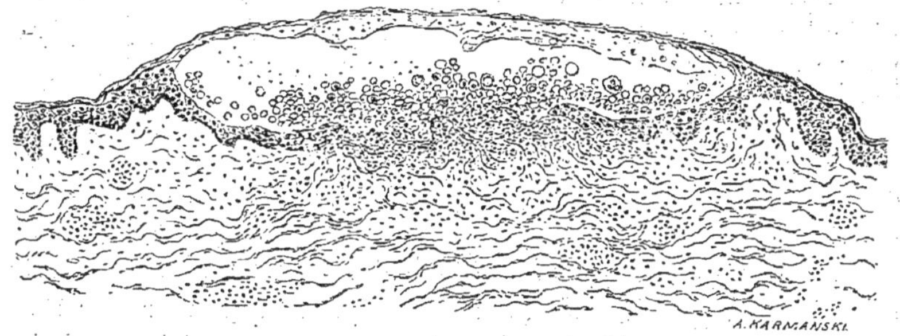

Fig. 40. — *Coupe d'une vésicule de* zona au dixième jour. (Grossissement 50/1.)
Vésiculation par altération ballonnisante : au centre de la vésicule toutes les cellules du corps muqueux sont dégénérées et les papilles sont mises à nu. On remarquera dans le derme un infiltrat abondant de cellules lymphoïdes.

de particules arrondies ; elles peuvent prendre l'aspect d'un petit ballon contenant des billes de diverses grosseurs.

Quel que soit le mécanisme de leur production, les vésicules résultent toujours d'un processus inflammatoire, naissent sur une base congestive, et constituent des éruptions aiguës.

Les vésicules diffèrent des *bulles*, non seulement par leur volume généralement moindre, mais aussi par leur mode de formation. Contrairement aux bulles, lesquelles résultent d'un « clivage » de l'épiderme, les vésicules sont d'ordinaire multi-loculaires.

Elles diffèrent des kystes séreux, notamment des *hidrocys-tomes* et des *varices lymphatiques* qui peuvent les simuler, par le siège intra-épidermique de leur liquide ; on peut les ouvrir par piqûre sans voir apparaître de sang.

DERMATOSES VÉSICULEUSES. — La vésiculation s'observe dans des fièvres éruptives, la *variole*, la *varicelle* et la *vaccine*, pour lesquelles je renvoie aux traités de médecine générale.

Dans l'*eczéma* de n'importe quelle cause, la vésiculation est très fréquente; on l'a même considérée comme caractéristique du processus eczémateux. Cependant elle peut y faire défaut; elle n'en constitue en tout cas qu'un épisode, un stade (**IV**).

Les vésicules de la *trichophytie cutanée*, anciennement appelée *herpès circiné*, sont de structure eczémateuse; je les mentionnerai au chapitre des dermatoses parasitaires (p. **730**), ainsi que celles qui compliquent la *gale* (p. **710**).

Les *sudamina*, malgré leur volume exigu, ne sont pas des vésicules mais de minuscules bulles sous-cornéennes; j'en parlerai à propos des hidroses (p. **588**).

Dans la *dermatite herpétiforme de Duhring* on rencontre de vraies vésicules en même temps que des bulles légitimes; cette affection se rapproche à tous égards des dermatoses bulleuses (p. **226**).

L'éruption du *strophulus* est d'ordinaire papuleuse; il est exceptionnel que la vésicule microscopique qui couronne ses papules prenne un développement tel qu'elle soit visible à l'œil nu; cependant elle a pu simuler la varicelle dans des cas très rares. Cette affection appartient au groupe des prurigos (p. **683**).

Il ne me reste donc à étudier dans ce chapitre que l'**herpès**, — le **zona**, — et les *éruptions zostériformes récidivantes*. Ce sont des maladies dont l'éruption est purement vésiculeuse.

HERPÈS

L'*herpès* est une éruption aiguë de vésicules groupées en nombre variable, naissant sur base érythémateuse, et siégeant n'importe où, mais avec prédilection sur la face, autour de la bouche et du nez, et dans la région génitale. L'herpès, dont la fréquence est extrême, est connu du public sous le nom de « bouton de fièvre ».

Le mot herpès avait autrefois un sens beaucoup moins restreint; les termes d'*herpétisme*, d'*herpétides*, n'ont plus aucune signification précise; on appelle malheureusement encore herpès quelques dermatoses d'ordre très divers : *herpès circiné, herpès gestationis, herpès iris, herpès crétacé*, etc., qui n'ont aucune relation avec l'herpès vrai. La dénomination d'*herpes zoster* appliquée au zona doit être définitivement rayée de la nomenclature.

Symptômes. — Souvent annoncé quelques heures d'avance par des élancements ou par une sensation de tension et de brûlure, l'herpès apparaît sous forme d'une tache congestive œdémateuse, sur laquelle ne tardent pas à s'élever des vésicules arrondies, égales, du volume d'une tête d'épingle, à contenu clair, au nombre de deux à trois jusqu'à plusieurs dizaines. Très rapprochées, elles confluent parfois. Rarement elles sont hémorragiques. Il peut y avoir plusieurs groupes disposés comme au hasard. Les ganglions lymphatiques correspondants sont légèrement tuméfiés.

Ces vésicules deviennent louches, puis opaques; elles se dessèchent en une croûte jaune ou brune, qui tombe au bout de huit à dix jours en laissant une macule rouge temporaire; jamais il ne subsiste de cicatrice. L'herpès a une forte tendance à récidiver.

Le siège d'élection de l'herpès est aux lèvres, sur les narines, ou en un point quelconque de la face; ou bien aux régions génitales. On voit assez fréquemment aussi de l'herpès sur les lobules des oreilles, sur les mamelons, sur les muqueuses; bien plus rarement sur le tronc et les membres.

D'ordinaire il n'occupe à la fois qu'une seule de ces régions. J'ai rencontré cependant, au cours de la guerre, chez de jeunes soldats qui venaient d'être soumis à la vaccination antityphoïde, des éruptions d'*herpès* profus occupant à la fois le front, le nez, les deux lèvres, la bouche, le menton, les oreilles, le cou, et dans un cas l'un des membres supérieurs; elles rappelaient les faits publiés comme zonas multiples (v. p. 197).

L'***herpès génital*** mérite une attention particulière, en raison des erreurs auquel il expose.

Chez l'homme, il occupe la rainure balano-préputiale, le gland, le prépuce ou plus rarement le fourreau. Sur les parties couvertes il se transforme rapidement en érosions. Celles-ci sont très superficielles, isolées ou confluentes, rondes ou « poly-cycliques et micro-cycliques », rouges ou diphtéroïdes ; elles laissent soudre un peu de suc par l'expression, et sont légèrement douloureuses. Non maltraité, un herpès n'a aucune induration de base et guérit en 8 ou 10 jours au plus.

Lorsqu'il a été cautérisé ou traité par des irritants ou des antiseptiques (nitrate d'argent, sublimé, teinture d'iode, eau oxygénée, aristol, etc.), ce qui est une faute, il peut s'indurer, s'accompagner de phimosis inflammatoire et de ganglions tuméfiés et douloureux, devenir ulcéreux, et durer plusieurs semaines. En pareil cas le diagnostic direct est d'une extrême difficulté, ou même impossible parfois, avant qu'on ait calmé l'inflammation par des applications émollientes.

Chez la femme, l'herpès siège en n'importe quel point de la vulve et présente les mêmes caractères. Exceptionnellement on en trouve dans le vagin et sur le col utérin.

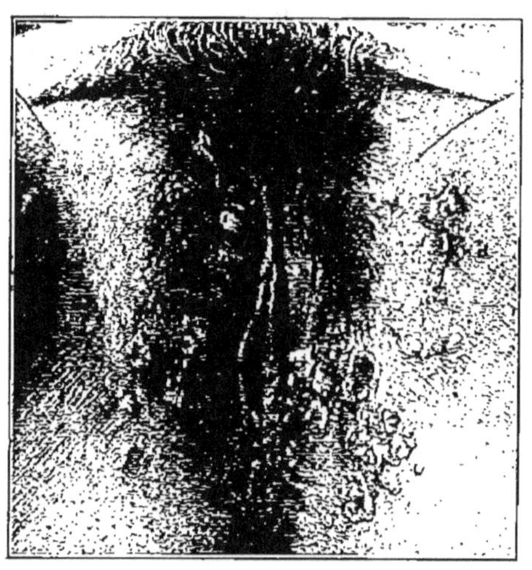

Fig. 41. — **Herpès vulvaire profus**; dans ce cas l'éruption est d'intensité relativement modérée.

On observe parfois un *herpès vulvaire profus* (fig. 41), avec fièvre légère, cuisson très vive, œdème très notable des parties, placards étendus couverts de vésicules agglomérées ou confluentes, s'étendant de la vulve sur le pubis, la face interne des cuisses, et dans la rainure interfessière. Très vite, les vésicules macérées se crèvent, se transforment en érosions ou se couvrent d'un enduit diphtéroïde, et sécrètent un liquide muco-purulent fétide. Les ganglions sont engorgés et douloureux. La malade souffre beaucoup et est confinée au lit. La guérison se fait en quinze ou vingt jours. J'ai vu dans quelques cas, après épidermisation, les lésions devenir saillantes, et simuler à s'y méprendre des plaques muqueuses papuleuses.

En dehors de la gêne et même des douleurs qu'il occasionne, l'herpès génital est important par sa tendance à récidiver et par le fait qu'il ouvre la barrière à des infections graves, chancres mous et syphilis, chez les sujets qui s'y exposent. Il faut bien savoir aussi qu'une éruption d'herpès peut servir de prélude ou d'accompagnement à l'éclosion d'un chancre syphilitique, qui risque de ce fait de passer inaperçu ou de n'être reconnu que tardivement (v. p. **869**).

L'*herpès buccal* est plus rare ; on le rencontre d'ordinaire en connexion avec un herpès abondant des lèvres ou de la face ; il peut occuper la muqueuse des joues, le palais et la langue. Il est souvent bilatéral. Ses vésicules sont éphémères.

L'*herpès du pharynx* paraît constituer une des variétés de l'*angine herpétique*, caractérisée par la brusquerie de son invasion, sa fièvre rapidement élevée, l'intensité de la douleur locale et des phénomènes généraux. On trouve quelquefois les vésicules, mais plus souvent les érosions polycycliques, diphtéroïdes ou non, qui leur succèdent ; en cas de doute on peut mettre ces érosions en évidence, comme sur toute muqueuse, en les badigeonnant avec une solution faible de nitrate d'argent, ou mieux avec une solution aqueuse d'acide chromique à 1/50e (L. Jullien) ; les ganglions sont habituellement tuméfiés et douloureux.

L'*herpès conjonctival* constitue une des formes de la conjonctivite phlycténulaire.

Quiconque a eu un herpès, est exposé à en voir reparaître une éruption, dans la même région ou ailleurs, sous l'influence de causes occasionnelles locales ou générales ; cette prédisposition, que le vulgaire désignait du nom doublement erroné de « tempérament herpétique! » dépend, à ce que l'on a reconnu, d'un état infectieux spécial et chronique (p. **923**).

On appelle **herpès récidivants** ceux qui se reproduisent, non pas accidentellement et en un point quelconque, mais avec une certaine périodicité et sur un territoire à peu près fixe.

Abstraction faite de l'*herpès cataménial* (bouton des règles), dont certaines femmes voient se reproduire l'éruption, soit autour de la bouche, soit aux parties génitales, presque à chaque période menstruelle : — de l'*herpès progénital récidi-*

vant, plus spécial au sexe masculin, lequel pour Diday et Doyon devait faire rechercher une affection vénérienne actuelle ou antérieure (chancrelles, blennorrée, syphilis); — de l'*herpès récidivant de la bouche*, que A. Fournier a signalé chez les vieux syphilitiques insuffisamment ou abusivement traités par le mercure; — on connaît trois types cliniques curieux qui méritent quelques mots :

L'*herpès récidivant de la face* s'observe chez des enfants ou des adolescents : il se reproduit avec une périodicité croissante, plusieurs fois par an, puis même deux fois par mois, sur une même joue, et cela pendant 10 ans ou davantage (fig. 42).

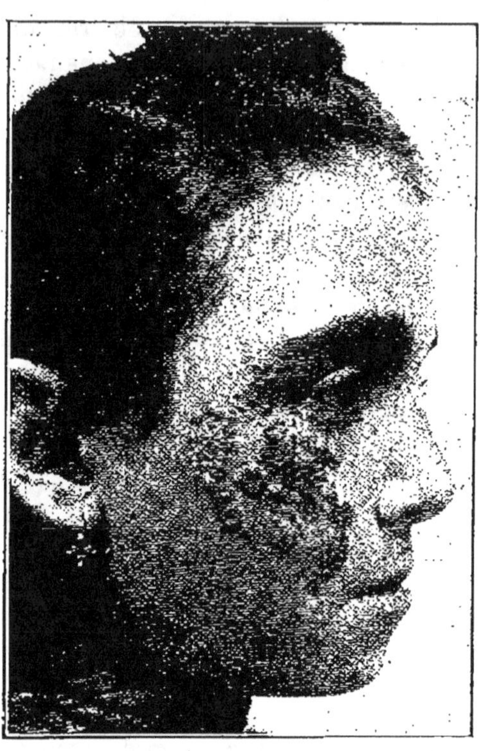

Fig. 42. — **Herpès récidivant de la joue.** (Une photographie de la même fillette, prise deux ans auparavant par Brocq, est représentée dans son *Traité de Dermatologie*, II, p. 280 ; on y voit sur le même territoire une poussée éruptive plus discrète.)

L'*herpès récidivant de la fesse* se rencontre chez des adultes des deux sexes, et a une allure analogue.

L'*herpès récidivant des mains et des doigts* était connu sous le nom d'*éruption zostériforme récidivante*. Dans cette affection, relativement rare, il s'agit de vésicules en apparence identiques à celles d'un zona, mais moins nombreuses et moins groupées, qui se reproduisent à échéance variable pendant plusieurs années, sur le territoire d'un ou de plusieurs troncs nerveux, ou seulement sur une portion limitée de ce territoire, et cela particulièrement sur les *mains* et les *doigts*.

Cette éruption peut s'accompagner de troubles sensitifs, vaso-moteurs, d'atrophie musculaire, etc.

Chez un de mes malades, ancien syphilitique et paludéen, que j'ai longtemps suivi, j'ai vu des vésicules reparaître cinq ou six fois par an en différents points de la main gauche, mais toujours sur le territoire cutané du nerf médian, et cela pendant dix ans. Dans les cas de ce genre, il n'est pas surprenant qu'on ait été tenté d'invoquer une névrite toxique, ou infectieuse, ou traumatique ou tabétique.

La notion, récemment acquise, de l'inoculabilité à la cornée du lapin de la sérosité des vésicules d'herpès, et non de celles du zona (p. 178), devait permettre de trancher la question. Or, dans deux cas d'herpès récidivant de la face (Milian), et dans l'éruption zostériforme des doigts (A. Tzanck, Nicolau et Poincloux), l'expérimentation a fait reconnaître qu'il s'agissait d'herpès, remarquables seulement par leur périodicité et leur limitation étroite à un territoire cutané déterminé.

Étiologie et pathogénie. — L'herpès s'observe à tout âge, mais surtout pendant la jeunesse et l'âge mûr. Il n'est pas cliniquement contagieux ; il n'est inoculable d'homme à homme, et auto-inoculable qu'au début de l'éruption.

La vésiculation de l'herpès naît dans l'épaisseur du corps muqueux de Malpighi, par nécrose des cellules et œdème intercellulaire, sans ballonnisation (p. 185); au-dessous, se fait un infiltrat de polynucléaires, qui très rapidement envahissent la cavité de la vésicule.

Il est actuellement certain que l'herpès est dû à un virus filtrant (p. 923). Ce virus, dont on ignore où, quand et comment on le contracte, existe avec une telle fréquence, même chez les sujets n'ayant pas eu d'éruption d'herpès connue, qu'on peut croire à sa presque ubiquité. Il reste latent indéfiniment chez la grande majorité d'entre nous; il ne se manifeste par une éruption d'herpès que chez quelques-uns, sous l'influence de *causes occasionnelles* très diverses, qu'il n'est pas sans intérêt de rappeler :

Il y a, à n'en pas douter, un *herpès traumatique*; les dentistes connaissent bien, par exemple, celui qui se développe autour de la bouche à la suite des opérations dentaires; d'autre part l'herpès n'est pas rare à la vulve après la défloration. Dans les deux cas les malades sont fort enclines à soupçonner qu'elles ont été contaminées.

On ignore si l'on doit rapporter aux traumatismes les herpès génitaux dont certains hommes sont atteints après chaque rapport avec telle ou telle femme, ou après chaque aventure extra-conjugale, sans que la partenaire ait elle-même une éruption. Nicolau et Poincloux (*Inst. Past.*, 1924) pensent que la reproduction, toujours au même point des herpès récidivants, pourrait tenir aussi bien à des traumatismes, professionnels par exemple, qu'à la survivance du virus dans le même territoire nerveux.

Beaucoup d'herpès irrégulièrement récidivants sont en relation avec un foyer d'*infection locale* dans une des cavités voisines : alvéolites dentaires, rhino-pharyngites, sinusites, otites, etc., pour l'herpès des lèvres, du nez ou des oreilles; uréthrite, prostatite, métrite, etc., pour l'herpès génital.

Bien connues d'autre part sont les éruptions d'herpès qui apparaissent au cours ou au déclin de beaucoup d'infections aiguës, de la pneumonie, de la méningite cérébro-spinale épidémique, de la grippe, etc.; c'est l'*herpès des maladies infectieuses*.

On ne s'explique pas pourquoi le pneumocoque et le méningocoque sont doués d'un pouvoir d'éveil du virus, alors que le streptocoque et le bacille d'Eberth en sont dépourvus; à noter est la rareté de l'herpès dans l'encéphalite épidémique. On a relevé (Nägeli, Sobernheim) l'action herpétogène du virus vaccinal. Les injections de microbes tués (méningocoques, colibacilles) sont capables de faire naître des éruptions d'herpès. J'ai mentionné plus haut que j'ai observé à la suite de vaccinations typhoïdiques de nombreux cas d'herpès systématisé, à distribution zostériforme, localisées sur les territoires de plusieurs nerfs de l'un et de l'autre côté du corps.

Parfois on voit une fièvre brusque et intense de quelques jours se terminer par une éruption d'herpès labial, buccal ou pharyngé, ce qui a conduit à admettre l'existence d'une *fièvre herpétique*; il s'agit vraisemblablement d'une infection indéterminée, qui a réveillé le virus herpétique latent dans l'organisme.

On peut invoquer la même pathogénie pour les herpès des *intoxications*, assez fréquemment observés dans les empoisonnements par le CO, ou les benzols ou benzènes, parfois par l'alcool, l'éther, la cocaïne, ou certains médicaments même à dose thérapeutique (Hg., Bi, I, As , arsénobenz nes).

Il apparaît en somme que toutes les *perturbations*, infectieuses, toxiques, endocriniennes, nerveuses, un choc humoral quelconque etc., sont capables de susciter l'éruption d'herpès chez les infectés du virus, qui sont la grande majorité. Rappelons ici l'herpès cataménial. Flandin a vu même des émotions suffire à provoquer une éruption.

Traitement. — L'herpès de la peau n'exige pas de traitement actif; il suffira de le recouvrir d'une poudre inerte. On peut quelquefois faire avorter une éruption d'herpès par des attouchements à l'alcool à 90°, ou à l'alcool résorciné, ou camphré; mais on échoue souvent. Les pansements aqueux et les pommades sont nuisibles.

L'herpès génital doit être traité avec douceur; toutes les applications irritantes risquent d'en transformer l'aspect et d'en prolonger la durée. Il suffit de le laver ou de le baigner à l'eau bouillie tiède, et de le poudrer de talc, ou d'oxyde de zinc, ou de dermatol. Les attouchements avec une goutte de nitrate d'argent au 1/20° sont utiles, mais leur emploi n'est permis que dans le cas où le diagnostic est bien établi, et qu'il est certain que le malade ne s'est exposé à aucune contagion syphilitique.

L'herpès profus de la vulve exige le séjour au lit; les pansements au liniment oléo-calcaire, les pâtes à l'eau et les crèmes, soulagent la douleur.

Dans le cas d'herpès récidivant, l'essentiel est de chercher et de traiter le foyer d'infection locale. On réussit, soit par la radiothérapie, soit (Flandin et Tzanck) par les méthodes de désensibilisation, et notamment l'autohémo- ou l'autosérothérapie, à guérir les herpès récidivants de la fesse et de la joue.

ZONA

Le *zona* est une éruption aiguë de vésicules groupées sur des plaques érythémateuses, qui se cantonnent ordinairement sur le territoire d'un nerf, d'un seul côté du corps; son évolution est à peu près cyclique; il récidive très rarement.

Symptômes. — L'éruption apparaît brusquement, est aperçue par hasard par le malade, ou bien est annoncée par des prodromes et accompagnée de douleurs.

Au début, on ne voit que des *plaques érythémateuses* un peu élevées, à surface chagrinée, ovalaires ou de contour irrégulier, au nombre d'une seule à vingt, généralement d'une demi-douzaine, séparées par des espaces de peau saine. Puis, au bout de quelques heures, un jour au plus, des vésicules se forment d'abord au centre, puis sur la plaque entière, et grossissent rapidement; elles deviennent tendues, perlées, égales, du volume d'une petite à une grosse tête d'épingle. Elles sont rapprochées les unes des autres, plus rarement discrètes, quelquefois confluentes.

Le liquide devient opalescent et trouble le troisième jour, purulent même, en même temps que la plaque pâlit et s'affaisse; la dessiccation commence du 4e au 5e jour, et s'achève du 8e au 12e; les croûtes ne tombent qu'au bout de douze à vingt jours.

L'apparition des diverses plaques n'est habituellement pas contemporaine, mais successive, se faisant en deux ou trois jours; on observe donc à la fois plusieurs stades (fig. 43). Souvent il arrive que l'éruption avorte sur certaines plaques, notamment sur les dernières venues. D'emblée, ou au bout d'un ou deux jours, le liquide des vésicules peut prendre le caractère sanguinolent; c'est le *zona hémorragique*.

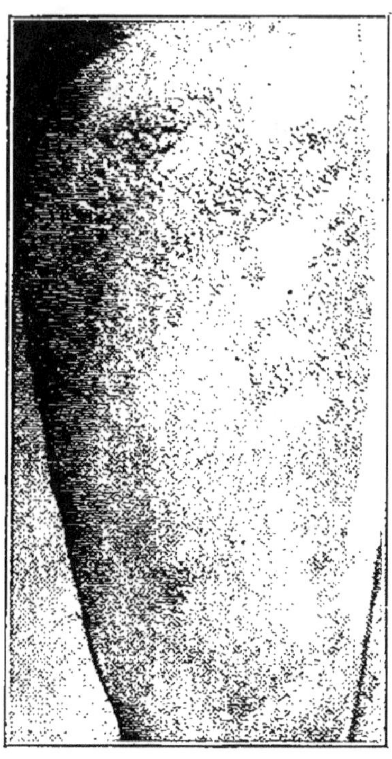

Fig. 45. — **Zona**, au dixième jour de l'éruption, occupant surtout le territoire cutané des IIe et IIIe racines lombaires gauches.

Près de l'aine, les placards sont confluents; les plus grosses vésicules sont hémorragiques; on remarque aussi de nombreuses vésicules avortées. Près du genou, les groupes sont isolés et typiques.

Rarement les vésicules se rompent. Quand on les ouvre, au stade de suppuration, on trouve au-dessous d'elles des érosions ; parfois ce sont des ulcérations assez profondes, guérissant lentement, et en pareil cas l'éruption laisse, non pas seulement des macules brunâtres, comme d'ordinaire, mais des cicatrices indélébiles, blanches et pigmentées à leur pourtour, vergeturoïdes parfois, caractéristiques par leur distribution. Il faut avoir soin de prévenir les malades de cette éventualité.

Chez les cachectiques et les vieillards débilités, il peut se produire des escarres véritables . c'est le *zona gangréneux*, d'un pronostic quelquefois grave.

Les ganglions lymphatiques correspondant au territoire d'un zona sont toujours engorgés, parfois dès avant l'éruption. Cette adénopathie précoce, que T. Barthélemy avait déjà signalée, et sur laquelle L. Ramond et R. Lebel ont insisté, est unilatérale, peu douloureuse, et ne doit pas être confondue avec l'adénite secondaire à l'infection des vésicules.

En dehors du territoire qu'occupe l'éruption, la peau est saine. Tenneson a cependant remarqué, à distance de ce territoire, et dans des régions parfois fort éloignées, la présence possible de quelques *vésicules aberrantes* naissant par poussées successives. D'un travail (al Prof. Barduzzi, Livorno, 1911) que j'ai consacré à ce sujet intéressant au point de vue doctrinal, il ressort que le fait est exact, mais que, si l'on fait abstraction des folliculites banales et des éléments d'impétigo miliaire qui peuvent éventuellement coïncider, les véritables vésicules aberrantes du zona sont relativement rares.

Les symptômes douloureux sont variables ou peuvent manquer. Presque toujours cependant le zona est, soit annoncé plusieurs jours ou même plusieurs semaines d'avance, — soit accompagné, ce qui est plus commun, — soit encore suivi, — de *douleurs névralgiques*, elles sont continues ou paroxystiques, affectent toutes les formes possibles, surtout celle de brûlure intense, d'où les noms de *feu sacré*, *feu saint Antoine*, traditionnellement donnés au zona. Les plaques elles-mêmes sont quelquefois anesthésiques, dit-on, en réalité presque toujours hyperesthésiques. La fréquence, l'intensité, la durée des douleurs sont en rapport avec l'âge des malades ; elles manquent ordinairement chez les enfants ; chez les vieillards, elles peuvent persister indéfiniment et causer une véritable torture.

Dans toutes les variétés de zona, il est habituel de constater une leucocytose variable du liquide céphalo-rachidien, discrète ou très marquée, qui peut précéder l'éruption, ou l'accompagner, ou n'apparaître qu'à son déclin.

L'éruption de zona peut être annoncée par des *phénomènes généraux*, malaise, courbature, état saburral, anorexie, avec fièvre passagère à 39° ou 40°. En ce cas, l'allure infectieuse de la maladie, son caractère quelquefois épidémique et immunisant, l'ont fait comparer aux fièvres éruptives : c'est la *fièvre zoster*, sur laquelle je reviendrai plus bas et dont l'évolution est à peu près cyclique.

Des *localisations* du zona, la plus fréquente est celle du *zona intercostal*, qui a valu son nom à la maladie ; il couvre en demi-ceinture le thorax ou l'abdomen, sans dépasser la ligne médiane, sinon de quelques millimètres. Quand il occupe le territoire des premiers nerfs intercostaux, il suit, sur la face interne du bras, le rameau anastomotique que le 2e nerf intercostal envoie au brachial cutané interne.

Le *zona cervical*, qui atteint toutes les branches du plexus cervical superficiel ou quelques-unes d'entre elles seulement, est assez commun également ; il en est de même du *zona lombo-abdominal* et *génito-crural*. Les *zonas des membres* sont plus rares.

Le *zona ophtalmique*, correspondant à la branche supérieure du trijumeau, est fréquent et quelquefois grave par ses conséquences possibles. Il présente des plaques frontales, palpébrales, nasales, pituitaires même, et, dans les deux tiers des cas, donne lieu à des lésions oculaires, conjonctivales et kératiques surtout, iriennes ou amblyopiques moins souvent. L'anesthésie de la cornée, sa perforation, les irido-choroïdites et rétinites, sont signalées, mais très rares. Le zona ophtalmique ne doit pas être confondu, à son début, avec l'érysipèle, ni avec les kérato-conjonctivites d'autre cause.

Le *zona de l'oreille* se manifeste par une otalgie paroxystique violente, et l'éruption sur la conque s'accompagne de troubles sensitifs sur les deux tiers antérieurs de la langue et souvent d'une paralysie faciale flasque et douloureuse, du même côté, généralement transitoire ; les troubles auditifs consistent en hyperacousie, bourdonnements, vertiges (syndrome zostérien du ganglion géniculé).

Les *zonas des muqueuses*, buccale, pharyngienne, etc., sont des plus exceptionnels.

Le zona est unilatéral presque toujours, et peut occuper le territoire d'un seul nerf; cependant il s'étend communément sur le territoire de deux ou même de trois racines rachidiennes voisines. On rencontre exceptionnellement des cas de *zona double* ou *bilatéral*, ou *alterne*, ou *multiple*, ou même *généralisé* comme celui rapporté par Colombini (1893).

On déclare généralement qu'on ne peut avoir du zona qu'une seule fois en sa vie; les exemples de récidive sont cependant moins rares qu'on ne l'avait cru. On n'appellera pas zonas les éruptions zostériformes récidivantes, qui sont des herpès.

Anatomie pathologique. — La structure de la vésicule du zona est identique à celle de la varicelle. Elle naît dans la couche moyenne du corps muqueux de Malpighi par œdème intercellulaire, à la faveur d'une dégénérescence trouble et fibrineuse des cellules qui subissent la ballonnisation (p. **185** et fig. 40). L'invasion des polynucléaires est relativement tardive; la base de la vésicule se nécrose plus ou moins, et parfois au degré de laisser une cicatrice. Le liquide des vésicules n'est pas auto-inoculable.

Les relations pathogéniques du zona avec le *système nerveux*, accusées par la distribution de l'éruption et par les névralgies qui l'accompagnent, sont aussi évidentes que possible. On y a cherché les lésions responsables.

De nombreux auteurs ont constaté de la névrite ou de la dégénérescence des *nerfs* du territoire atteint. Cependant, la concordance de la distribution du zona avec celle des nerfs périphériques correspondants, étant loin d'être toujours exacte, c'est une lésion des racines rachidiennes, et surtout des ganglions rachidiens qu'on a été conduit à incriminer. A la suite de Bærensprung, maints auteurs ont trouvé des lésions hémorragiques, inflammatoires ou dégénératives, des *ganglions* spinaux et des racines postérieures ou du ganglion de Gasser, en cas de zona; parmi eux il faut citer surtout Head et Campbell (dans 31 cas). Head en Angleterre, Brissaud, Achard, etc., en France, ont cherché à rattacher le zona à une lésion d'un segment spinal ou métamère.

Les examens histologiques ne sont pas très nombreux

Récemment, Sixtin Hesser (*Acta Med. Scand.*, 1924) a, dans un cas, constaté une inflammation aiguë hémorragique dans les ganglions et racines correspondantes ; André Thomas, Lhermitte et Nicolas (*Rev. Neur.*, 1924) ont trouvé en plus des lésions très marquées des cornes postérieures, et pensent que leurs cicatrices expliqueraient l'éventualité des douleurs persistantes et des paralysies.

Étiologie. — Le zona, qui passait jusqu'à ces dernières années pour un exemple type de syndrome dû à des causes infectieuses et toxiques multiples, s'avère de plus en plus comme une maladie infectieuse spécifique, une fièvre éruptive, étiologiquement identique à la varicelle (p. **924**).

Le zona atteint les deux sexes également et à tout âge. On a remarqué que, sans être épidémique, il est un peu plus fréquent au printemps ; assez souvent on en observe plusieurs cas dans un même milieu : sa contagiosité est certaine, mais en pratique elle est moindre que celle de la varicelle.

Dans un bon nombre de cas le zona se comporte véritablement à la façon d'une fièvre éruptive ; précédé de prodromes, il est accompagné de phénomènes généraux fébriles et l'adénopathie correspondante est de règle ; on note de la polynucléose puis de l'éosinophilie du sang (Sabrazès et Mathis) ; on peut trouver des vésicules aberrantes ayant la même structure que celles des plaques ; enfin une première atteinte confère l'immunité. Une partie de ces caractères avaient déjà suffi à Landouzy, Erb, etc., pour admettre l'existence d'un *zona idiopathique* ou fièvre zoster, dont le germe était resté introuvable.

Les *causes apparentes* du zona, qui semblent le provoquer, peut-être en réveillant son virus latent dans l'organisme ou en suspendant l'immunité, sont très variées.

Dans le nombre figurent des *infections aiguës*, comme la pneumonie, la méningite cérébro-spinale, etc., ou *chroniques*, comme la tuberculose (Leudet), la syphilis. On a noté que, dans cette dernière maladie, le zona pouvait être précoce et survenir soit au début de la période secondaire, accompagné de signes de « méningisme », soit tardif et annoncer le tabes ou la paralysie générale.

Plus nettes encore sont les relations du zona avec certaines *intoxications*, par l'oxyde de carbone et surtout par l'arsenic.

Le *zona arsenical*, dont Hutchinson (1868) a le premier affirmé l'existence, a été observé maintes fois en tous pays ; les relations nombreuses qui ont été publiées de faits de ce genre, se rapportent soit à des cas d'origine thérapeutique (Nielsen, Zeissler, etc.) dus à des préparations diverses et notamment à des arsénobenzènes, soit à de véritables épidémies accidentelles ; telle est celle de Manchester observée par Reynolds (1900) chez des buveurs d'une bière qui se trouvait arsenicale du fait d'une glucose impure entrant dans sa préparation. D'autres médicaments (Bi., Hg. etc.) ont aussi été incriminés, mais bien plus rarement.

Il n'est pas exceptionnel que la cause occasionnelle d'un zona ait consisté en un *traumatisme* nerveux. J'ai vu un zona ophtalmique succéder à une contusion du crâne par accident d'automobile. Mon élève, Mme Dioudonnat-Lempert, a consacré sa thèse (1914) au zona céphalique ou cervical d'origine dentaire. Dans le cas de lésions nerveuses légères, de piqûre d'un rameau nerveux, on a pu voir des groupes de vésicules de zona survenir sur son territoire de distribution. En l'absence d'inoculation à la cornée du lapin, il reste douteux de savoir s'il s'agit dans ces cas de zona ou d'herpès. Le même doute est de mise pour les éruptions vésiculeuses consécutives à une ponction lombaire (Achard et Laubry).

Au total, on ne peut pas dire que tout soit absolument lumineux dans la conception du zona varicelleux. On s'explique mal qu'un même virus, qui cause une fièvre éruptive généralisée et bénigne sans localisations nerveuses, soit apte à provoquer des lésions graves des neurones ; et que ces lésions, qui à ce que l'on sait, siègent en un point quelconque de leur trajet, radiculaire et ganglionnaire souvent, métamérique ou centrale quelquefois, périphérique rarement, et s'accompagnent d'une éruption localisée sur le territoire de leur distribution cutanée ! Cependant, les faits sont là ; l'interprétation viendra.

Diagnostic. — Dans les cas typiques, il est des plus faciles ; l'éruption de vésicules perlées, groupées en plaques sur un ou plusieurs territoires nerveux, unilatérale, accompagnée de douleurs, à évolution cyclique, est tout à fait caractéristique.

L'embarras n'est possible que dans les cas frustes. Il peut arriver que ce soient les douleurs qui attirent l'attention, et que l'éruption, inaperçue du malade, demande à être recherchée. Quant à l'éruption, sa confusion avec un *érysipèle*, un *eczéma*, un *erythème polymorphe*, ne peut résister à un examen attentif. En réalité, l'hésitation n'est permise qu'avec l'herpès et ses éruptions zostériformes.

L'*herpès* est cliniquement identique comme éléments éruptifs: mais son siège, sa bilatéralité fréquente, sa récidivité, le caractérisent suffisamment. De nos jours, l'épreuve de l'inoculation à la cornée d'un lapin s'impose.

Traitement. — Le traitement local du zona sera aussi simple que possible. On se gardera des applications humides, des cataplasmes, des pommades et emplâtres, qui ne peuvent que favoriser l'infection, et dès lors l'ulcération et les cicatrices. Il est préférable de vider les vésicules en les piquant avec une aiguille flambée, de les toucher matin et soir avec de l'eau d'Alibour, et de recouvrir l'éruption d'une poudre inerte stérilisée, ou mieux d'une pâte à l'eau. Les ulcérations ou la gangrène sont traitées comme dans toute autre circonstance.

Les douleurs du zona, parfois si pénibles, exigent une médication spéciale. Les analgésiques, aconit, gelsémine, antipyrine, pyramidon, exalgine, aspirine, suffisent quelquefois. Il vaut mieux s'abstenir, si possible, des injections de morphine, qui peuvent conduire à la morphinomanie. Les injections d'une solution de cocaïne, ou d'air stérilisé, sur le trajet du nerf atteint, ont donné quelques succès. La radiothérapie profonde, appliquée sur la zone radiculaire correspondante, offre actuellement une ressource bien plus efficace pour des cas autrefois considérés comme désespérés.

CHAPITRE IX

PUSTULES ET DERMATOSES PUSTULEUSES

L'élément éruptif *pustule* est un soulèvement épidermique contenant un liquide purulent.

La cavité contenant le pus peut siéger dans l'épiderme, dans le derme, ou dans un follicule.

On distingue donc : 1° des *pustules épidermiques*, qui peuvent être *superficielles*, quand elles sont formées sous la couche cornée (*exemple* : impétigo) ; — ou *profondes*, quand elles intéressent la couche basale du corps muqueux et dès lors laissent après elle une cicatrice (*exemple* : variole, ecthyma) ; — 2° des *pustules dermiques* qui sont rares (*exemple* : abcès miliaires des nouveau-nés (p. 589), pustules de la tuberculose verruqueuse (p. 314) ; — 3° des *pustules folliculaires* (**XIX**), au contraire très fréquentes. Ces deux dernières espèces seront étudiées dans d'autres chapitres.

Il serait correct et logique de n'appeler pustules que les *pustules d'emblée*, c'est-à-dire celles où la lésion primitive est d'ores et déjà une suppuration.

Quand il s'agit de la *suppuration secondaire* d'autres éléments éruptifs, on devrait employer, suivant les cas, les termes de *vésicules suppurées*, de *bulles purulentes*, de *papules suppurées*.

Mais cette distinction n'est pas toujours réalisable en pratique ; aussi les mots de *vésico-pustules*, de *papulo-pustules*, de *tuberculo-pustules*, sont-ils d'un usage courant.

Quant aux collections purulentes hypodermiques, ce ne sont pas des pustules, mais des *abcès* ou des *gommes*.

Les **pustules** sont de configuration ronde, rarement ovalaire, plus ou moins saillantes, hémisphériques ou plates, tendues ou flasques, de coloration blanc-jaunâtre ou grisâtre, et entourées d'une aréole inflammatoire.

Leurs dimensions varient énormément : elles peuvent être punctiformes, lenticulaires, nummulaires ; souvent il arrive que, petites à l'origine, elles s'agrandissent excentriquement.

Il est généralement facile de se rendre compte de leur siège plus ou moins profond, par l'examen direct ; au besoin, et cela est recommandable, il faut les ponctionner avec une aiguille, en évacuer le contenu, apprécier l'épaisseur et la constitution de leur plafond, les caractères de leur plancher, etc.

Le contenu peut être un liquide plus ou moins louche et jaunâtre, ou cette matière crémeuse épaisse que les anciens appelaient du « pus louable ». Examiné au microscope, il renferme surtout des polynucléaires et du plasma.

Les pustules ne persistent pas longtemps ; elles se terminent par rupture accidentelle ou spontanée, ou par dessiccation.

Dans les deux cas, elles sont suivies d'une croûte jaune, brune ou noirâtre, plus ou moins épaisse et irrégulière, recouvrant, suivant les cas, une érosion, une exulcération ou une ulcération.

Les **croûtes**, — dont il convient de dire ici quelques mots, en envisageant la question à un point de vue général, — sont des concrétions résultant de la dessiccation de sérosité, de pus, ou de sang. Leur épaisseur, leur régularité, leur consistance plus ou moins dure, onctueuse ou friable, leur couleur allant du jaune clair au noir foncé, leur adhérence, varient dans les plus larges mesures et donnent une indication sur leur origine. Elles peuvent prendre la forme *rupia* (p. **355**).

Les croûtes se forment sur les plaies, sur les érosions et sur les excoriations traumatiques ou pathologiques de toute nature, sur les ulcérations et sur les vésicules ou pustules vieillies. Dans les cas de vésicules ou de pustules, l'épiderme se reforme au-dessous de l'élément, en gagnant de sa périphérie vers son centre, et l'élimine sous forme de croûte; ce mécanisme est appelé : éviction.

Les croûtes manquent sur les surfaces tégumentaires maintenues humides par contact réciproque, ou par un pansement.

Il existe une différence essentielle entre les croûtes, — les *squames*, qui sont des lamelles épidermiques caduques, — et les *hyperkératoses*, dans lesquelles se forment des amas cornés cohérents.

Il y a cependant des cas où une concrétion est formée de lits épidermiques alternant avec des couches de sérum ou de pus desséchés; ces *squames-croûtes* ont une structure feuilletée et une consistance grasse ; on en observe dans diverses condition et notamment sur les eczématides.

Dermatoses-pustuleuses. — Les dermatoses dans lesquelles on peut observer des pustules, primitives ou secondaires, sont extrêmement nombreuses.

1° Ce sont en première ligne les **pyodermites** qui sont caractérisées par des pustules d'emblée, naissant en peau saine, et résultant d'une infection cutanée par les pyocoques (p. **756**). Je n'étudierai ici que les **impétigos** et l'**echtyma**; les pyo-

dermites folliculaires seront décrites au chapitre des folliculoses (p. **495**).

2º Sont encore pustuleuses d'emblée plusieurs **dermatoses infectieuses chroniques**, dont l'agent pathogène est capable, à lui seul, de provoquer la suppuration (*syphilis, tuberculose, morve, mycoses*, etc.).

3º Quelques **fièvres éruptives** sont pustuleuses à un certain stade de leur évolution ; il en est ainsi de la *variole*, de la *vaccine*, dont il y a exceptionnellement des cas généralisés, et quelquefois de la *varicelle* ; la *diphtérie cutanée* peut prendre tout à fait le masque de l'impétigo vulgaire (p. **831**). Ces maladies n'ont droit ici qu'à une simple mention.

4º Plusieurs **dermites artificielles** sont, ou peuvent être, pustuleuses d'emblée. Les mercuriaux, les vapeurs de goudron, les emplâtres résineux, provoquent parfois des érythèmes constellés de pustulettes miliaires ; le thapsia, le tartre stibié, l'huile de croton, etc., font naître des pustules lenticulaires ; l'huile de cade et des produits analogues produisent quelquefois des folliculo-pustules. Certaines toxidermies internes sont pustuleuses aussi (iodides, bromides).

On peut se demander si les substances chimiques en question sont pyogènes par elles-mêmes, ou si, comme il paraît probable, elles se bornent à favoriser la pénétration et l'activité des pyocoques ; le problème n'est pas résolu. Un chapitre spécial (**XXIV**) sera consacré à ces dermites artificielles.

5º Restent enfin les **dermatoses secondairement et accidentellement pustuleuses**. Quand la suppuration survient dans les dermatoses *eczémateuses*, ou *vésiculeuses*, cela résulte sûrement d'une infection secondaire par les pyocoques ; il n'est pas prouvé que cette condition soit nécessaire dans les dermatoses *bulleuses*, telles que le pemphigus et la Dermatite de Duhring, laquelle comporte une forme pustuleuse.

Je reparlerai de cette suppuration éventuelle à propos de chacune des dermatoses où on la rencontre, et n'ai donc à m'occuper dans ce chapitre que des *pyodermites primitives* et de quelques *infections chroniques*.

IMPÉTIGOS

On appelle *impétigo* une affection caractérisée par des pustules ou des bulles purulentes inoculables ou auto-inoculables, naissant rapidement (*ab impetu*) en peau saine, se desséchant en croûtes souvent jaunes, mélicériques, sous lesquelles l'épiderme est simplement érodé, et qui guérissent en peu de temps sans laisser de cicatrices.

Au lieu de se développer en peau saine, la suppuration et les croûtes résultant de la dessiccation du pus peuvent apparaître sur une plaie, ou sur une lésion pathologique, eczémateuse par exemple. On dit alors que ces lésions sont secondairement impétigineuses, ou mieux *impétiginées*.

La notion de l'origine microbienne, pyococcique externe, de l'impétigo et de l'impétiginisation, remonte presque aux tout premiers temps de la découverte des bactéries. Au sujet de l'espèce bactérienne qu'il faut accuser, les chercheurs se sont divisés en deux camps : les uns incriminaient le streptocoque (Leroux, Balzer et Griffon, etc.), les autres les staphylocoques (p. 750). Un progrès important a été réalisé le jour où Sabouraud a établi que les différentes formes cliniques d'impétigo relèvent de microbes différents. Trouvant irrationnel de les englober sous le même nom, alors que leur étiologie n'est pas la même, cet auteur a été conduit à une terminologie qui lui est personnelle : pour lui, le mot impétigo désigne les streptococcies épidermiques, alors même qu'elles ne sont pas bulleuses ou suppurées, mais sèches. Quant aux staphylococcies, elles se subdivisent en ostio-folliculites, sycosis, furoncle, etc.

Conformément au plan que je me suis imposé, celui du groupement morphologique, je distingue : un *impétigo streptococcique*, — un *impétigo staphylococcique*, — et une *forme vulgaire*, dans laquelle les deux espèces microbiennes sont associées.

1° Impétigo streptococcique, ou de *Tilbury Fox*. — L'élément éruptif primitif est une bulle séro-purulente flasque à évolution excentrique.

Cette bulle, des dimensions d'un grain de chènevis à celles d'une demi-noisette, apparaît en quelques heures, sur une base à peine rosée. Son liquide peut être séreux ou filant, un peu louche au début ; il ne tarde pas à devenir trouble et à se transformer en pus séreux. Le plafond de la bulle est une mince membrane opaline, tendue si le liquide est abondant, flottante et plissée dans le cas contraire.

Par suite de l'évaporation, ou de l'extension en surface, la bulle devient flasque si elle ne l'était pas d'emblée. Elle peut se trouver rompue et laisse alors écouler son liquide ; ou bien elle se dessèche en croûte à son centre, pendant qu'elle s'agrandit au pourtour, ou plus particulièrement d'un côté, par décollement de l'épiderme corné. A ce moment la bulle est toujours bordée d'un halo congestif. On rencontre de ces bulles extensives ou serpigineuses qui mesurent plusieurs centimètres de diamètre.

Finalement le tout se dessèche en une croûte jaunâtre ou brunâtre, recouvrant une érosion rouge ; elle subsiste de quatre à huit jours, puis se détache en laissant une macule rosée ou violacée, assez longtemps persistante.

L'éruption se compose d'une bulle unique, ou de bulles plus ou moins nombreuses, résultant d'inoculations simultanées, successives, ou surtout d'auto-inoculations spontanées ; elles sont souvent à des stades d'évolution différents.

Leurs sièges d'élection sont à la face, surtout autour de la bouche, du nez et des oreilles, quelquefois dans la barbe ou au cuir chevelu : d'autre part aux extrémités, soit aux mains et aux doigts, soit aux pieds où elles

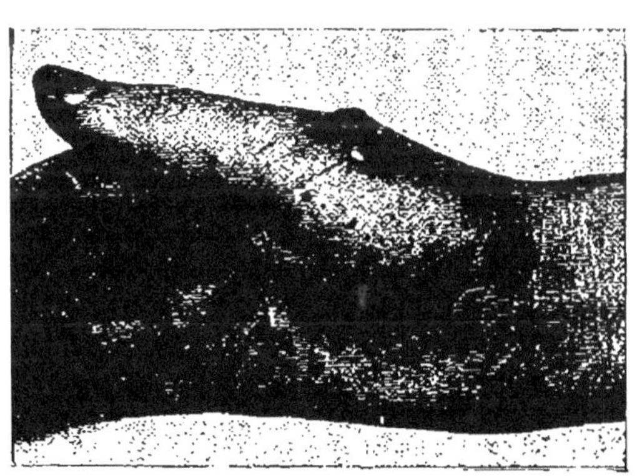

Fig. 44. — Coexistence d'impétigo de Tilbury Fox, sur le poignet — et d'impétigo de Bockhardt, à la racine du pouce — dans un cas de gale.

prennent pour point de départ les écorchures produites par les chaussures, etc.

Ce qu'on appelle *tourniole* ou panaris sous-épidermique, n'est pas autre chose qu'une bulle d'impétigo streptococcique, partie d'une crevasse ou d'une « envie », et qui tend à contourner l'ongle. La *perlèche* (p. **756**) n'est aussi qu'une localisation de cet impétigo.

Les autres régions des téguments sont plus rarement atteintes, sauf dans le cas d'incurie absolue, de traumatisme ou de grattages. Dans la *gale*, par exemple, la complication par de l'impétigo de T. Fox est commune, quoique moins habituelle que les complications staphylococciques (fig. 44).

Dans l'impétigo de T. Fox les ganglions correspondant aux parties atteintes sont généralement tuméfiés et sensibles, surtout lorsque l'éruption s'accompagne de *lymphangite*; l'absence de pansements protecteurs, les fatigues, le surmenage, les

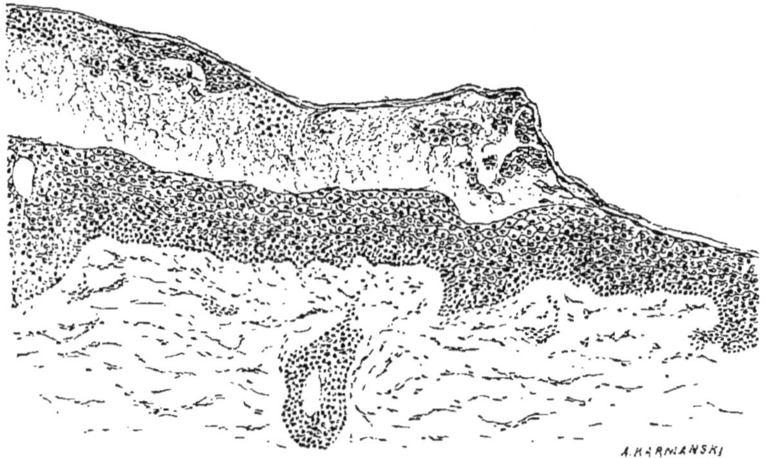

Fig. 45. — *Histologie de l'impétigo de T. Fox*. (Grossissement 90/1.)
Bord d'une bulle toute récente de l'oreille.

Sa cavité résulte d'un clivage de l'épiderme au niveau de la couche granuleuse ; c'est une bulle sous-cornéenne (voy. p. 218) ; elle contient un liquide fibrino-albumineux coagulé, des cellules épithéliales arrachées et des cellules de pus en petit nombre. Dans le corps muqueux, non déformé, et dans le corps papillaire œdémateux, se voient quelques cellules migratrices qui commencent à affluer.

débilitations, favorisent cette complication. En pareil cas surviennent des douleurs, de la fièvre, des troubles digestifs, de la courbature ; l'infection locale peut aussi conduire à une maladie générale grave, mais heureusement rare dans ces conditions, la septicémie streptococcique.

Contrairement aux autres formes d'impétigo, l'impétigo de T. Fox n'a aucune prédilection d'âge ou de sexe.

L'affection dure de trois à huit jours lorsque le traitement est convenablement dirigé, et peut se prolonger pendant des semaines et des mois dans le cas contraire, et lorsque les circonstances favorisent les auto-inoculations.

Les *lésions anatomo-pathologiques* consistent en un soulèvement bulleux de la couche cornée par un liquide composé de plasma sanguin et de leucocytes en proportion variable. Le corps muqueux et le corps papillaire sont infiltrés de cellules migratrices, plus ou moins nombreuses (fig. 45 et 173).

La démonstration du streptocoque, agent pathogène primitif, n'est pas aisément faite sur des coupes; on arrive à constater sa présence et à l'isoler des microbes surajoutés, dont la proportion va croissant avec la durée de la pustule, par divers procédés : selon Sabouraud par la culture dans du bouillon-ascite en pipettes, ou bien en faisant, comme le conseille Lewandowsky, de nombreuses stries sur les tubes de bouillon gélosé, ou de gélose au sang humain (Flehme 1920), avec un même fil de platine peu chargé de matière.

2° *Impétigo vulgaire*. — C'est la forme la plus commune des impétigos, celle qu'on observe principalement chez les enfants de tout âge, et surtout de deux à sept ans, et chez les adultes à peau fine. Elle est très contagieuse, et polymicrobienne.

Autrefois considérée comme l'impétigo type, on lui assignait comme caractère principal de donner lieu à des croûtes jaunes, extensives, épaisses, rocheuses, dites *mélicériques* parce qu'on les comparait à du miel desséché. Le terme populaire de *gourmes* s'applique à cet impétigo, en

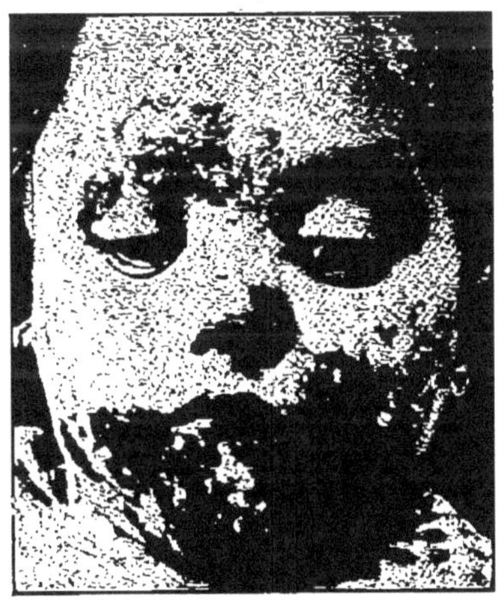

Fig. 46. — **Impétigo vulgaire de la face, chez un enfant de deux ans.**

même temps qu'à des eczémas impétiginés infantiles, et à des croûtes séborrhéiques dites aussi croûtes de lait, etc.

Une croûte ne saurait caractériser une dermatose, car elle

n'est jamais qu'un élément secondaire. Quand on suit de près
un cas d'impétigo vulgaire, on observe que la lésion initiale est
une bulle d'impétigo de T. Fox ; celle-ci devient rapidement
purulente, se dessèche en croûte à son centre, s'accroît à sa
périphérie, et donne lieu ainsi à des incrustations *circinées*. Au
pourtour naissent, soit des éléments semblables, soit des pus-
ules staphylococciques telles que je vais les décrire plus bas.
Les ganglions sont d'ordinaire tuméfiés. Le type clinique impé-

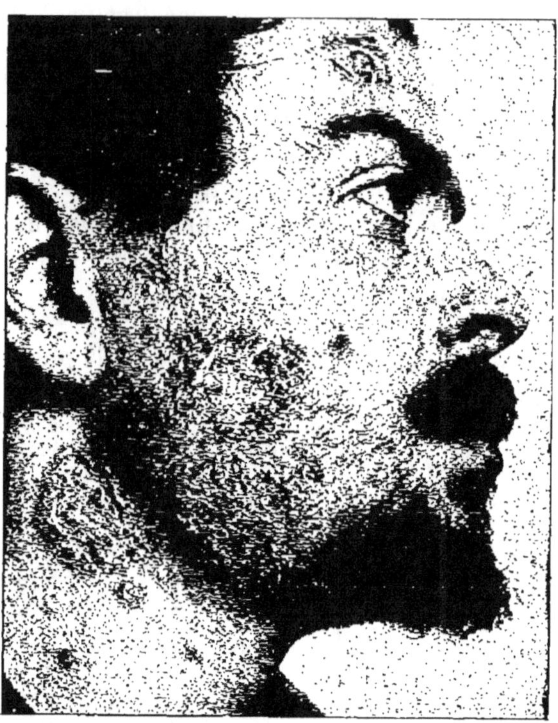

Fig. 47. — **Impétigo vulgaire**, provenant d'une inoculation par le rasoir.

tigo vulgaire répond donc à un impetigo streptococcique surinfecté de staphylocoques.

L'éruption prend souvent son origine près des narines, par
suite de coryza ; près de la bouche (fig. 46), par suite de crevasses des lèvres ou de perlèche, — près des paupières dans le
cas de conjonctivite, — aux oreilles dans le cas d'otite suppurée, — dans la région occipitale du cuir chevelu chez les en-

fants et les femmes qui ont des poux de tête (*impétigo pédicu-laire*), — à la barbe où elle est inoculée par le rasoir (fig. 47).

On a appelé *impetigo larvalis* celui qui couvre la face comme un masque ; *impetigo granulata* celui qui, au cuir chevelu ou dans la barbe, donne lieu à des croûtes morcelées adhérentes aux poils ; d'autres variétés ont été appelées *sparsa, figurata*, etc.

Il y a infiniment moins d'importance à rechercher un quali-ficatif exact convenant à l'apparence objective, qu'à déterminer si l'impétigo est *primitif* ou *secondaire* ; souvent, en effet, il peut mettre sur la voie d'une infection des muqueuses ou des orifices, ainsi que je viens de le signaler, ou compliquer un eczéma (p. 92), une brûlure ou dermite traumatique quel-conque, la gale, la pédiculose, un lupus (fig. 175), une syphi-lide, etc. Ces *éruptions impétiginées* ne sont parfois nettement reconnues qu'après quelques jours de traitement.

En somme, les microbes de l'impétigo vulgaire se greffent et pullulent partout où ils trouvent une porte d'entrée.

Le terme d'*impetigo contagiosa* (ou de *porrigo contagiosa*) ne désigne pas une espèce spéciale, et s'applique aux cas où l'on observe de véritables épidémies de famille ou d'école.

L'impétigo a une forte tendance à récidiver, ce qui s'explique par la persistance de pyocoques virulents dans des lésions telles que : rougeurs croûteuses rétro-auriculaires, narinaires, perlèche, blépharite et orgelets, et même pityriasis simplex (dartres volantes). Ces infections chroniques et les adénopa-thies qui en dépendent entrent pour une grande part dans le tableau clinique qu'on a tracé de la *scrofule*.

Impétigo des muqueuses. — Quand il siège à cheval sur le bord libre des lèvres, l'impétigo est croûteux sur sa portion cutanée, dipthéroïde sur sa portion muqueuse.

Sevestre et Gastou ont décrit une *stomatite impétigineuse*, dont les caractères sont les suivants : taches diphtéroïdes, d'un blanc jaunâtre, enchâssées dans l'épithélium et faisant corps avec lui, disséminées sur la muqueuse des lèvres, des joues, quelquefois sur la langue et le palais, jamais sur l'isthme du pharynx ou dans la gorge ; exulcération habituelle du rebord des gencives ; faible contagiosité ; coexistence ordinaire d'im-pétigo de la face. On devine à quelles fâcheuses erreurs de diagnostic peut conduire la méconnaissance de cette affection.

Certains coryzas, la blépharo-conjonctivite à pyocoques, la conjonctivite phlycténulaire même, peuvent être à la rigueur considérés comme des impétigos des muqueuses.

3° *Impétigo staphylococcique*, ou *de Bockhardt*. — Il est caractérisé par une pustule d'emblée, à pus jaunâtre et crémeux, souvent centrée par un poil et entourée d'une aréole congestive.

L'élément est de la grandeur d'une tête d'épingle à celle d'une grosse lentille; le pus, accumulé sous la couche cornée, la soulève en saillie et la distend (fig. 48).

Le siège périfolliculaire est si habituel qu'on serait en droit

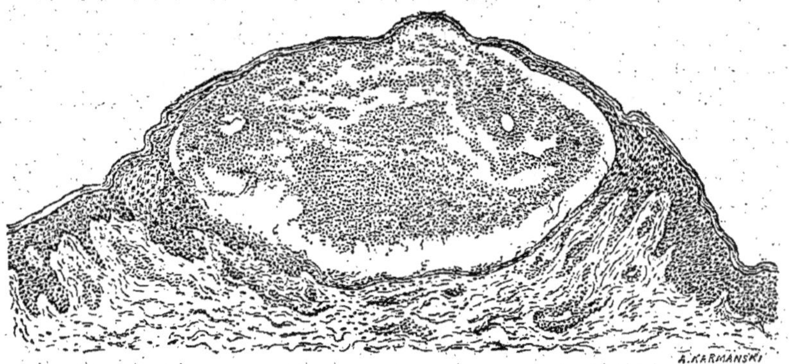

Fig. 48. — *Histologie de la pustule d'impétigo de Bockhardt*. (Grossissement 60/1.) La cavité de la pustule est située en plein corps muqueux; son plafond est formé par la couche cornée, doublée par places de la couche granuleuse; son plancher est représenté par les assises inférieures du corps muqueux, tassées et aplaties. Le contenu est du pus; on y voit flotter la coupe oblique de deux poils follets.

de décrire cette affection parmi les folliculites; mais l'impétigo de Bockhardt a des points de contact si intimes avec l'impétigo vulgaire qu'il doit en être rapproché.

Les pustules sont d'ordinaire multiples, souvent très nombreuses, et volontiers groupées dans une ou plusieurs régions, d'où elles essaiment.

L'éruption n'a aucune préférence pour telle ou telle partie du corps; elle se développe partout où les circonstances ont ouvert la barrière que la couche cornée oppose à la pénétration des pyocoques. Il en est ainsi dans les cas de traumatismes, de gale, d'une dermite chimique, ou de la macération épidermique produite par la simple application d'un cataplasme ou d'un emplâtre. Une suppuration préexistante, la saleté, le prurit, l'absence de soins, constituent des conditions favorables à son développement.

Les pustules de l'impétigo staphylococcique apparaissent en quelques heures; plus résistantes que celles des formes précédentes, elles ne se rompent que tardivement ou accidentellement. Le pus alors se concrète en croûtes jaunes. Non ouverte, la pustule se dessèche au centre, puis en entier, et est rejetée au dehors par éviction.

L'impétigo de Bockhardt n'est donc qu'une des formes élémentaires de la *staphylococcie cutanée*, la plus superficielle et la plus bénigne (p. **755**). Il existe des intermédiaires entre l'impétigo de Bockhardt et les folliculites plus ou moins profondes (fig. 173); les associations avec les autres formes de staphylococcie sont fréquentes.

Je parlerai plus loin d'une forme bulleuse de l'impétigo, connue généralement sous le nom de **pemphigus épidémique des nouveau-nés** (p. **223**).

L'affection décrite sous le nom de **dérmatite vacciniforme infantile** par Hallopeau, d'**herpès vacciniforme** par Fournier, n'est probablement aussi qu'une variété d'impétigo. Elle se présente sous forme de taches érythémateuses dont l'épiderme est rapidement soulevé par un liquide louche, avec ombilication centrale. On l'observe sur les nourrissons mal tenus, particulièrement autour des régions ano-génitales. L'éruption peut simuler la vaccine généralisée, la varicelle, et les syphilides quand elle est au stade papulo-ulcéreux.

Les pyodermites superficielles que sont les impétigos n'exigent, pour se développer, aucune prédisposition ou sensibilisation préalable; cela est démontré par leur contagiosité dans les écoles, par exemple. Elles ne vaccinent pas l'organisme; mais il est possible, et quelques auteurs l'admettent (Rajka, Pitsch), qu'elles le sensibilisent, au contraire, vis-à-vis des pyocoques, ce que démontre la cuti-réaction à leurs toxines; elles pourraient le sensibiliser aussi vis-à-vis d'autres infections, et notamment de la tuberculose, ce qui jette un jour inattendu sur le rôle des impétigos dans la scrofule.

Traitement des impétigos. — Il est toujours facile de guérir un impétigo en cinq ou six jours au plus par un *traitement local* ; tout médecin devrait savoir en réussir la cure dans ce délai ; un succès annoncé lui assurera la confiance du malade et de son entourage.

Dans le cas d'impétigo secondaire, la marche à suivre consiste à soigner d'abord l'impétigo, c'est-à-dire la complication, puis de s'occuper de la dermatose préalable.

Il est fondamental de tout d'abord se débarrasser des croûtes ; des pansements humides émollients, des pulvérisations, ou si l'on veut des cataplasmes d'amidon ou de fécule appliqués froids, les ramollissent en 5 ou 6 heures. A ce moment, on fait un nettoyage aussi complet que possible des surfaces, à l'aide de boulettes de coton hydrophile humectées d'*eau d'Alibour* convenablement diluée, puis un pansement avec une pommade à l'oxyde jaune de mercure résorcinée et salicylée (voir *Formulaire thérapeutique*). On pourrait peut-être utiliser d'autres solutions et d'autres pâtes ou pommades ; je me suis depuis longtemps si bien trouvé de celles-là que je les recommande avec conviction. Selon le siège plus ou moins exposé aux frottements, on applique la pommade jaune directement et l'on poudre de talc stérilisé ; ou bien on enduit de pommade des compresses molles de gaze, qui sont déposées sur les surfacss malades et maintenues par quelques tours de bande, ou par un bonnet, des gants de fil, etc. Lotions et pansements doivent être renouvelés deux ou même trois fois dans les 24 heures, jusqu'à épidermisation complète et solide.

Aucun *traitement interne* n'est exigé par l'impétigo en lui-même. C'est une erreur, trop répandue, que de croire qu'un régime alimentaire ou des médications internes, ou des vaccins sont nécessaires. Ce qu'il faut ne pas perdre de vue, c'est qu'une impétiginisation peut être secondaire à une lésion préalable, eczéma, brûlure, etc., et peut même quelquefois masquer un lupus ; que, d'autre part, il y a toujours lieu de rechercher et de traiter l'affection qui peut avoir été l'origine indirecte de la pyodermite, telle que la pédiculose, ce qui est commun, ou bien la gale, une otite suppurée, une écrouelle, etc., lesquelles réclament un traitement approprié. Enfin, lorsque, à l'occasion d'un impétigo, on aura reconnu qu'un enfant a un état de santé défectueux, il sera justifié de lui prescrire, suivant le cas, de l'huile de foie de morue, un sirop de fer, de l'arséniate, des ferments ou levures, ou même une cure marine ou thermale.

ECTHYMA

Le sens du terme *ecthyma* a quelque peu varié selon l'époque et selon les auteurs; c'est vis-à-vis des impétigos, du rupia des anciens, et des ulcères, que la délimitation de l'ecthyma est délicate à tracer.

En réalité, l'ecthyma est une *pyodermite pustulo-ulcéreuse*, c'est-à-dire une dermite microbienne d'origine externe (756) comme l'impétigo; il débute comme ce dernier par une pustule, mais en diffère par la dimension plus grande de ses éléments et surtout par leur caractère ulcéreux.

L'ulcération se recouvre souvent d'une croûte, qui peut être rupioïde. L'ecthyma laisse toujours une cicatrice. Comme toute pyodermite, il est inoculable et auto-inoculable. Il tient ses caractères cliniques spéciaux soit d'une virulence particulière de ses agents pathogènes, soit d'une inoculation plus profonde de ces agents, favorisée par une lésion tégumentaire ou une affection préalable, soit encore du terrain sur lequel il se développe.

Quand on peut assister au mode de formation d'un élément d'ecthyma, on voit qu'il débute par une *pustule*, généralement aplatie et à contenu louche comme l'impétigo de T. Fox, plus rarement tendue et à pus crémeux comme l'impétigo de Bockhardt.

Cette pustule, qui très rapidement a pris des dimensions nummulaires, se dessèche en *croûte* plus ou moins épaisse, jaunâtre ou brune, adhérente, plane ou saillante, quelquefois ostréacée, entourée, mais au début seulement, d'une collerette bulleuse et toujours d'un halo congestif.

Vient-on à arracher cette croûte ou à la faire tomber à l'aide d'un pansement, on constate qu'elle recouvre une *ulcération*, arrondie ou ovalaire, entamant le derme plus ou moins profondément. Ses bords sont réguliers et taillés à pic; le fond est rouge ou pultacé, en pente douce et à centre déclive pendant

la période d'augment, bourgeonnant à la période de réparation;
la sécrétionest du pus bien lié, ou grumeleux, brunâtre, teinté
de sang; sa base n'est pas indurée, mais parfois diffusément
œdémateuse.

Après une durée de deux ou trois semaines dans les cas favorables, beaucoup plus pro-
longée si les conditions
sont mauvaises, la guéri-
son se fait par bourgeon-
nement et *cicatrice*; cette
dernière est souvent pig-
mentée à son pourtour.

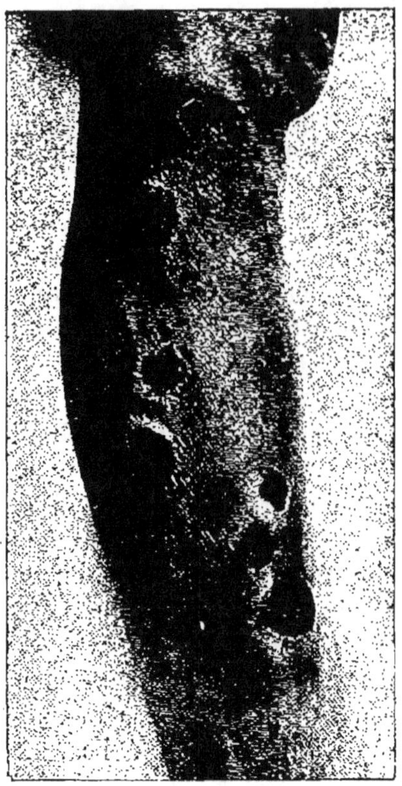

Fig. 49. — **Ecthyma de la jambe**. — Les éléments ont été dépouillés de leurs croûtes
et détergés par un pansement humide.

L'adénopathie, la lym-
phangite, la phlébite, les
abcès sont des complica-
tions rares.

Les éléments sont d'or-
dinaire multiples, rarement
très nombreux, ordinaire-
ment d'âge différent. étant
nés d'auto-inoculations successives.

L'ecthyma a son *siège*
d'élection aux membres
inférieurs (fig. 49) ; les
fesses, le dos sont moins
souvent atteints; le rôle de
la déclivité, de la stase
circulatoire, est donc des
plus évidents.

On ne l'observe généra-
lement que dans la pre-
mière moitié de la vie; il atteint les surmenés, les débilités,
scrofuleux, diabétiques. variqueux, alcooliques; assez souvent
le grattage dû à la saleté, ou la gale et les poux, lui ouvrent
la porte. L'ecthyma a surabondé parmi les soldats dans les
tranchées.

Il n'y a pas de raisons valables pour distinguer un *ecthyma
cachectique*, un *ecthyma scrofuleux*, etc.; c'est par abus de
langage qu'on appelle quelquefois *ecthyma scabieux* toutes les

pyodermites compliquant la gale. Les termes anciens d'*ecthyma syphilitique* et de *rupia syphilitique*, pour désigner les syphilides ulcéreuses, sont tout à fait défectueux. — On appelle quelquefois *ecthyma vacciniforme syphiloïde* (Petges) des éruptions d'ecthyma de la région ano-génitale chez les nouveau-nés.

Une pustule d'ecthyma, dans de mauvaises conditions de nutrition et de circulation locales, peut devenir l'origine d'un ulcère de jambe (p. 378).

L'*anatomie pathologique* de l'ecthyma à la période ulcéreuse montre une entamure profonde, remarquablement nette (fig. 173), bordée d'une couche peu épaisse d'infiltration leucocytaire; elle semble résulter d'une fonte moléculaire et non d'une escarrification. Le pus renferme des débris de tissu, des fibres élastiques, des globules rouges altérés et divers cocci.

L'ecthyma a été longtemps considéré comme une pyodermite particulière, auto-inoculable sous sa forme spéciale (Vidal); à la vérité l'éruption d'ecthyma est souvent pure, sans autres manifestations pyococciques. Mais il est démontré (Lewandowsky, Sabouraud) qu'il ne s'agit que d'une streptococcie, qui diffère de l'impétigo par son caractère ulcéreux dû sans doute à la faible résistance du terrain, et peu encline à s'infecter secondairement.

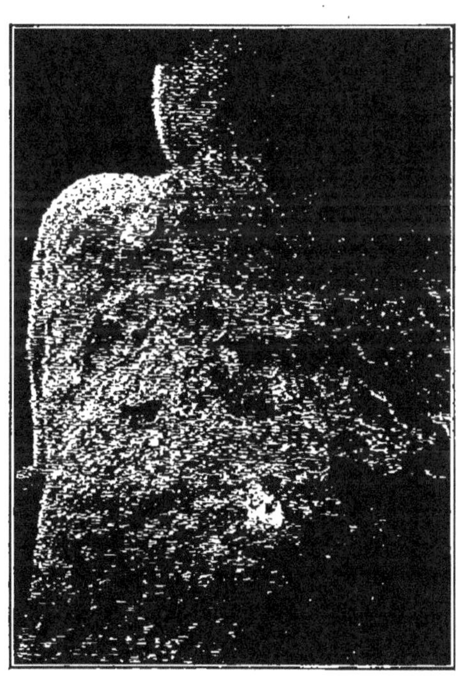

Fig. 50. — Ecthyma térébrant du dos, chez un enfant de deux ans et demi.

On appelle **ecthyma térébrant** une éruption pustulo-ulcéreuse des enfants, rare et assez rebelle, siégeant aux fesses, aux cuisses et au dos, envahissant de proche en proche, affectant la forme de pustules lenticulaires, quelquefois vacciniformes ou même gangréneuses (*varicelle gangréneuse* des Anglo-Américains); elles confluent et donnent lieu à de vastes ulcérations polycycliques, à bords festonnés, à fond grisâtre, à pourtour livide, laissant des cicatrices gaufrées (fig. 50). Cette éruption grave a été observée surtout chez des nouveau-nés chétifs et diarrhéiques (*ecthyma des cachectiques* de Neumann); exceptionnellement aussi chez des enfants plus âgés et même des adultes. Pour Bosellini et d'autres, elle serait due au bacille pyocyanique.

Le **traitement** de tout ecthyma des membres inférieurs exige le repos au lit, des applications humides pour détacher les croûtes, puis des lotions à l'eau d'Alibour ou à l'eau oxygénée; on panse ensuite les ulcérations avec une pommade ou une pâte à l'oxyde jaune résorcinée, etc. Il peut être utile de faire des attouchements avec une solution de nitrate d'argent et, à la période de réparation, de recouvrir d'emplâtre rouge ou de baume du Pérou.

Un traitement général et la vaccinothérapie (p. **762**) ne sont ordinairement pas nécessaires; il suffit de rectifier l'hygiène du malade.

PUSTULES DES DERMATOSES INFECTIEUSES CHRONIQUES

La syphilis, la tuberculose, la morve et quelques mycoses et maladies tropicales, peuvent éventuellement donner lieu à des *syndromes pustuleux*.

Syphilis. — Il est des syphilides qui ne sont pustuleuses qu'*en apparence*; on ne saurait, en les piquant avec une aiguille, en extraire une goutte de pus. Ce sont celles qu'on a appelées *syphilides papulo-croûteuses* ou *impétigineuses*. Elles s'entremêlent généralement à une poussée de papules lenticulaires (p. **178**), dont elles constituent une simple variété; elles peuvent aussi prédominer dans une éruption. Disséminée sans ordre sur le tronc, les membres, la face et le cuir chevelu, l'éruption, plus ou moins profuse, est composée de croûtes lenticulaires rondes, d'un jaune brunâtre, boursouflées, peu adhérentes, quelquefois exubérantes, ostréacées, rupioïdes (p. **355**, fig. 94), recouvrant une papule à surface lisse et humide, et non une ulcération, comme on serait tenté de le croire.

Les *syphilides malignes précoces* commencent, avant d'être ulcéreuses, par une papule large dont l'épiderme est soulevé par du pus, qui se concrète en croûte; sous cette croûte et à sa périphérie, l'ulcération se développe et progresse (p. **364**). Les *syphilides tuberculo-croûteuses* ne sont, elles aussi, pustuleuses que passagèrement (p. **365**).

Tuberculose. — L'*ulcère tuberculeux* débute par de minimes papulo-pustules qui s'ouvrent et confluent (p. **768**).

Dans la *tuberculose verruqueuse*, on observe à peu près constamment des pustules profondes, dont on peut exprimer le contenu en pressant la plaque végétante entre les doigts.

Il existe une forme de lupus exedens qui mérite le nom de *lupus pustuleux*.

Ce qu'il importe surtout de retenir, c'est qu'il est très fréquent de voir des lupus érodés devenir impétigineux (fig. 175); des tuberculoses fongueuses, des gommes scrofuleuses ouvertes, des ulcères tuberculeux atypiques, se recouvrir de croûtes jaunes ou brunâtres; il faut se garder, en pareil cas, de diagnostiquer impétigo ou ecthyma. Si les renseignements sur l'évolution font défaut, il suffit d'arracher ou de faire tomber les croûtes pour mettre à découvert les lésions graves qu'elles masquaient.

Les *tuberculides papulo-nécrotiques* sont, à un certain stade de leur développement, de véritables pustules. On les reconnaît généralement à leur évolution toute spéciale et quelquefois à leur distribution topographique (p. **793**).

Morve. — Un des aspects cliniques de la morve aiguë consiste en une éruption pustuleuse ressemblant à celle de la variole. Les pustules rondes, non ombiliquées, rapidement formées, occupent surtout la face, les muqueuses et les membres; elles se rompent par la suite et laissent des ulcérations extensives. Les symptômes généraux font soupçonner le diagnostic, qui doit être contrôlé par les méthodes bactériologiques (p. **827**).

Les **mycoses** (*sporotrichose*, etc.), **leishmanioses** (*bouton d'Orient*), la **verruga** du Pérou, peuvent donner lieu à des pustules à leur début, ou au cours de leur évolution.

CHAPITRE X

PHLYCTÈNES ET DERMATOSES BULLEUSES

Les *bulles* ou *phlyctènes* sont des soulèvements circonscrits de l'épiderme contenant un liquide généralement séreux, clair, quelquefois louche ou hémorragique; lorsque le liquide est constitué par du pus, l'élément devient une *bulle purulente*.

Les bulles diffèrent des vésicules par leur volume généralement plus considérable, ainsi que par leur structure et leur mode de formation.

Rondes ou ovalaires, elles ont un volume variant de celui d'une tête d'épingle à celui d'un œuf de poule et au-dessus; leur surface est tendue ou flasque.

Elles se terminent par rupture, par suppuration ou par simple dessiccation; dans tous ces cas elles sont suivies d'une croûte, de couleur et d'épaisseur variables suivant la nature de l'exsudat, recouvrant une érosion plus ou moins profonde. La croûte se détache en cinq à quinze jours, laissant presque toujours une macule temporaire, rouge ou brunâtre.

Les phlyctènes ou bulles ne résultent pas d'un processus progressif, comme les vésicules, mais d'un véritable clivage de l'épiderme. Aussi leur cavité est-elle dès l'origine uniloculaire; lorsqu'on a évacué, par piqûre ou déchirure, le liquide qu'elles contiennent, elles s'affaissent entièrement.

Deux mécanismes peuvent intervenir isolément ou concurremment dans la formation des bulles. Le plus souvent, elles résultent d'un œdème dermique local, à forte tension, dont la sérosité filtre à travers la couche malpighienne, est arrêtée par

la couche cornée et la soulève en s'accumulant au-dessous : il
s'agit alors d'une *bulle superficielle* ou *sous-cornéenne* (fig. 45,
p. 206, et fig. 57, p. 217). Ou bien, l'afflux du liquide étant
plus brusque encore, l'épiderme est décollé en totalité, ce qui
donne lieu à une *bulle profonde* ou *sous-épidermique* (fig. 57,
p. 238).

D'autres fois, et c'est là le second de ces mécanismes, l'adhérence réciproque des cellules du corps muqueux se trouve
pathologiquement amoindrie ; leurs filaments d'union ont perdu
leur résistance ; elles se séparent sous l'influence du moindre
excès de pression du plasma inter-cellulaire. Cette disposition
morbide s'appelle, d'après Auspitz, *acantholyse*, et les bulles
qui en résultent sont dites *bulles acantholytiques*.

DERMATOSES BULLEUSES. — Le groupe des *dermatoses bulleuses*
est très étendu et très complexe. Pour les anciens auteurs, toute
éruption bulleuse était un *pemphigus*, ce qui entretenait une
confusion extrême. On est d'accord aujourd'hui pour réserver
ce nom à quelques-unes d'entre elles seulement.

On ne range *pas* dans le pemphigus les éruptions suivantes :

A. — Les **bulles traumatiques** produites par une forte
pression et qu'on appelle ampoules ; ni celles qui résultent d'une
brûlure, ou de l'action des caustiques et des vésicants. Ce sont
des dermites artificielles externes, de forme bulleuse (**XXV**) ;

B. — Les *bulles* **épiphénomènes**, survenant au cours de
maladies nerveuses ou infectieuses bien classées, telles que la
syringomyélie, la lèpre, l'infection purulente, etc. ;

C. — Les **dermatoses accidentellement bulleuses**,
telles que l'érysipèle, l'eczéma, la dysidrose, l'hyperkératose
ichtyosiforme ; je dirai quelques mots de l'*urticaire bulleuse*,
de l'*érythème polymorphe bulleux* ou *hydroa*, des *syphilides
bulleuses*, des *toxidermies internes bulleuses* ;

D. — Les **éruptions bulleuses microbiennes externes**,
qui, selon la proposition d'Unna, mériteraient toutes le nom
d'*impétigos*. Pour quelques types morbides, il n'est pas encore

certain qu'on doive les ranger dans cette catégorie plutôt que dans les pemphigus aigus; il semble cependant que cela soit légitime pour le prétendu *pemphigus épidémique des nouveaunés* et de l'*adulte*, qui n'est qu'un *impétigo bulleux*.

Après ces éliminations, on se trouve en présence d'affections essentiellement bulleuses, de nature indéterminée mais certainement diverse, qu'on appelle les **pemphigus**. Ce sont : 1° le *Pemphigus aigu fébrile grave*; — 2° le *Pemphigus polymorphe récidivant* ou *Dermatite de Duhring*; — 5° le *Pemphigus chronique vrai*; — 4° le *Pemphigus foliacé*; — 5° les *Pemphigus végétants* (p. **309**); — 6° le *Pemphigus congénital*. — Je consacrerai en terminant quelques lignes au prétendu *Pemphigus hystérique*.

Dermatoses accidentellement bulleuses.

Quelques-unes d'entre elles méritent une mention spéciale, en raison des difficultés de diagnostic et d'interprétation auxquelles elles peuvent donner lieu :

Urticaire bulleuse. — C'est une variété rare d'urticaire, dans laquelle toutes les élevures, ou quelques-unes d'entre elles, se surmontent d'un soulèvement bulleux, suivi d'une croûte. L'éruption peut être chonique ou récidivante. En raison du prurit et de la base érythémateuse des bulles, on peut confondre cette affection avec la Dermatite de Duhring. Elle s'en distingue par l'irrégularité de sa distribution, par l'absence de polymorphisme réel, toute bulle naissant sur une élevure ortiée; quelquefois il est possible de constater de « l'urticarisme » chez les malades.

Érythème polymorphe bulleux ou ***hydroa***. — Dans certains cas d'érythème polymorphe, localisé comme de coutume au dos des mains, aux poignets, aux coudes, aux genoux, à la figure et notamment au front, etc. (fig. 51), quelques élevures, ou la majorité d'entre elles, peuvent devenir le siège de vésicules ou de bulles tendues, qui, percées avec une épingle, laissent écouler une sérosité citrine ou rougeâtre. Les bulles occupent toute la surface des élevures papuleuses, ou seulement leur centre ; quelquefois elles siègent à leur périphérie.

On donne plus particulièrement le nom d'**hydroa de Bazin**, ou d'**herpès iris** de Bateman, à une variété dans laquelle les éléments, composés d'une petite bulle ou croûtelle centrale, entourée d'un disque rouge vif ou pourpré, d'une couronne vésiculo-bulleuse et d'un liséré érythémateux, affectent une disposition *en cocarde* des plus élégantes (fig. 52).

L'éruption atteint souvent aussi les lèvres, la bouche, la langue, le pharynx et les autres muqueuses.

L'*hydroa buccal*, caractérisé par des soulèvements bulleux, rapidement remplacés par des érosions nummulaires, carminées ou diphtéroïdes, très douloureuses, donne quelquefois le change pour des plaques muqueuses. Il s'accompagne exceptionnellement de phénomènes infectieux fébriles et de complications viscérales graves.

Fig. 51. — Érythème bulleux : première poussée chez une fillette de 11 ans. (La muqueuse buccale était atteinte en plusieurs points.)

L'érythème polymorphe bulleux dure ordinairement de deux à cinq semaines ; il peut se prolonger davantage par éruptions successives, ou récidiver à intervalles variables et à plusieurs reprises. Cette tendance aux rechutes, l'intensité anormale des sensations de prurit et d'ardeur, le rapprochent dans certains cas à tel point de la Dermatite de Duhring que le diagnostic reste nécessairement hésitant.

Syphilides bulleuses. — L'éruption connue sous le nom

de *pemphigus syphilitique* se rencontre sur les régions palmaires et plantaires des nouveau-nés hérédo-syphilitiques.

Elle est formée de taches papuleuses, de couleur violacée ou cuivrée, isolées ou confluentes, dont l'épiderme est soulevé par un liquide louche ou teinté de sang ; les bulles ont des dimen-

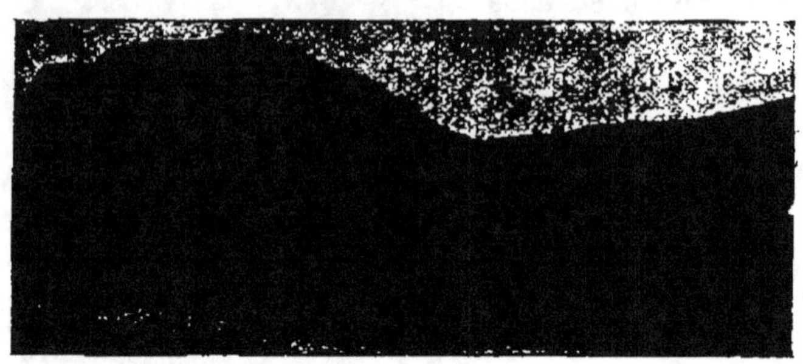

Fig. 52. — **Érythème bulleux**, de la variété *hydroa vésiculeux de Bazin* ou *herpès iris de Bateman*.

sions variant de celles d'un grain de chènevis à celles d'un gros haricot, mais elles peuvent confluer en nappes étendues.

En deux ou trois jours ces bulles se dessèchent en croûtes, recouvrant une exulcération. Leur liquide, et surtout le produit de raclage de leur plancher, renferme des spirochètes en quantité colossale. Il est exceptionnel que l'éruption se généralise sous la même forme ; mais on peut rencontrer, en d'autres points du corps, soit quelques bulles aberrantes, soit des syphilides d'un autre type.

Cette éruption, la seule des syphilides qui affecte la forme bulleuse, se produit presque exclusivement au moment de la naissance, quelques jours avant, ou peu de jours après. Elle est pathognomonique.

Toxidermies bulleuses. — On verra, au chapitre qui leur est consacré, que parmi les manifestations des toxidermies externes ou internes figurent, en dehors des urticaires, eczémas, purpuras, des éruptions franchement bulleuses. En présence d'efflorescences de cet ordre, il faut donc toujours s'enquérir de leur origine artificielle ou médicamenteuse possible. Quelques toxidermies bulleuses méritent une mention.

Les *antipyrinides bulleuses* représentent une transformation des plaques érythémateuses que fait naître l'antipyrine chez certains sujets; elles naissent brusquement en une région quelconque, surtout aux organes génitaux et à la bouche, se reproduisent à chaque absorption nouvelle du médicament, et laissent une tache brune.

Les *iodides bulleuses*, provoquées chez quelques personnes par l'iodure de potassium ou ses analogues, peuvent être des bulles claires, franchement pemphigoïdes, siégeant surtout au cou ou dans les plis, et à évolution rapide (fig. 152); ou bien il s'agit de bulles très vite purulentes, extensives, à centre devenant végétant et croûteux, siégeant en nombre très variable à la face, à la bouche, aux membres ou sur le tronc; elles rappellent les syphilides végétantes, ou surtout le pemphigus végétant. Cette éruption peut se prolonger pendant plusieurs semaines, surtout si on ne supprime pas le médicament.

Plus rares sont les phlyctènes dues aux *bromures*, à l'*arsenic*, etc.

IMPÉTIGOS BULLEUX

Les impétigos (p. 204) sont des pyodermites dont l'élément éruptif est une pustule ou une bulle purulente; ils sont tous plus ou moins contagieux.

Il en existe un type *bulleux* un peu spécial, qui est généralement décrit sous le nom de **pemphigus épidémique des nouveau-nés**. On le rencontre chez des nourrissons, dans les crèches, les hôpitaux, ou même dans les familles, — plus rarement chez les adultes, — sous forme d'une éruption aiguë de bulles claires, tendues, hémisphériques, de la grosseur d'une lentille à celle d'une noix. On en compte de une à trente environ. Elles se localisent aux plis du cou, du tronc et des membres, rarement à la face; jamais on n'en trouve sur les régions palmaires et plantaires.

Elles surviennent en pleine santé, ou chez des enfants athrepsiques, par poussées successives, sous forme de taches rouges, très rapidement phlycténisées; la bulle se rompt au bout de quelques heures et la mince croûte tombe en peu de jours. La guérison est de règle; exceptionnellement, chez des débilités, on a noté des phénomènes d'infection générale grave.

Cette affection est très contagieuse ; Vidal a prouvé qu'il est possible d'inoculer et d'auto-inoculer le liquide des bulles. Peter y a trouvé le staphylocoque doré, quelques staphylocoques blancs et un diplocoque spécial ; pour Dohi et pour l'école de Jadassohn, c'est le staphylocoque doré qui serait l'agent pathogène ; selon Sabouraud, ce serait le streptocoque sous la forme diplococcique, auquel viennent s'associer de nombreux staphylocoques.

L'impétigo bulleux s'observe quelquefois aussi chez des enfants plus âgés (*Pemphigoïde infantile* de Jadassohn), en combinaison avec diverses pyodermites (fig. 55).

On évitera la confusion avec la varicelle, la vaccine généra-

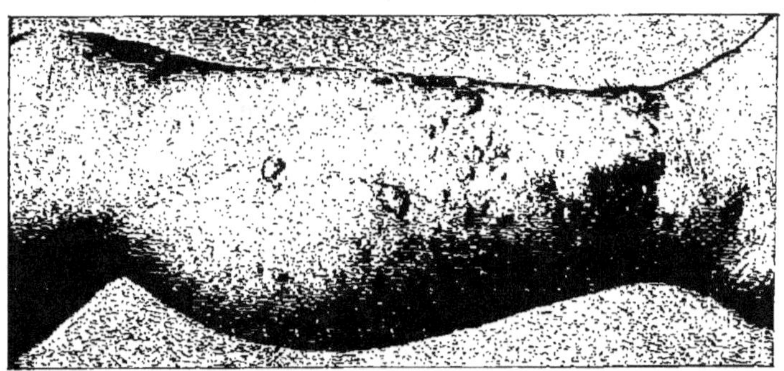

FIG. 55. — Impétigo bulleux, chez un enfant de 16 mois.

lisée, et les syphilides bulleuses ; les caractères de ces diverses éruptions sont, du reste, nettement tranchés.

Le *traitément* consiste dans une grande propreté, une hygiène parfaite, l'isolement des enfants. Localement, on se contentera de lavages à l'eau d'Alibour, et de pansements avec une pommade au précipité jaune résorcinée.

PEMPHIGUS AIGU FÉBRILE GRAVE

C'est une maladie générale infectieuse à éruption bulleuse, qui a été bien étudiée par Nodet (1880), Georges Pernet (1895-1896), Brocq, Goirand. Elle frappe presque exclusivement les bouchers, tripiers, équarrisseurs, tanneurs, etc., c'est-à-dire des personnes maniant des animaux morts. Généralement l'infection résulte d'une blessure à la main.

Le début est dans la règle brusque et solennel, marqué par des frissons intenses, de la courbature, de la céphalée, de l'insomnie, une soif vive, une cuisson dévorante sur tout le corps, des gonflements douloureux des membres, quelquefois des épistaxis et une fièvre à 40°. L'éruption survient au bout de 24 à 48 heures sous forme de bulles tendues, à contenu citrin, trouble ou hémorragique, naissant sur des taches rouges, et qui se rompent presque toujours. Elle occupe le cou, la poitrine, les membres ou le corps entier, d'abord discrète, puis confluente par poussées successives; elle peut intéresser les muqueuses.

On observe, comme variantes, des cas foudroyants, mortels en 2 ou 3 jours, avec très peu de bulles; le malade étant terrassé, elles n'ont pas le temps d'évoluer. D'autres cas au contraire ont une allure progressive et insidieuse. La mort survient dans 83 pour 100 des cas, d'après Brocq; dans les cas moyens, c'est au bout d'une à trois semaines, avec des phénomènes typhoïdes, de l'albuminurie, de la broncho-pneumonie, des congestions diverses. La guérison se fait par sédation, en trois à six semaines.

Il s'agit manifestement d'un syndrome, d'une *septicémie*, dont le microbe ou les microbes (streptococcus, pyocyanique ou autres) sont variables. C'est par l'hémoculture qu'il faut les rechercher (voir p. 754).

En dehors de la forme à allure de fièvre éruptive et des cas foudroyants, on a distingué plus ou moins des formes typhoïde, hémorragique, ataxo-adynamique, pyohémique, etc.

PEMPHIGUS SUBAIGU MALIN À BULLES EXTENSIVES

Le syndrome que Brocq a signalé (1919-1920) et qu'il appelle ainsi, semble, lui aussi, dépendre d'une septicémie. Le début est beaucoup moins brusque que dans le pemphigus aigu et se fait presque toujours par les muqueuses; après quelque temps apparaissent à la peau des bulles, qui s'élargissent sans se cicatriser et peuvent s'étendre à la totalité du tégument. Le malade, profondément prostré, garde le lit en raison des douleurs que provoque chaque mouvement, et peut à peine parler et s'alimenter; l'état général décline peu à peu, bien que la fièvre reste modérée. La guérison est plutôt rare. On ignore si le microbe causal est le pyocyanique, un streptocoque, ou s'il s'agit d'une association microbienne. Pour être valables, les hémocultures doivent être précoces.

Le *traitement* des pemphigus aigu et subaigu est celui des septicémies : à défaut d'un sérum spécifique ou d'un vaccin, on emploie des sérums polyvalents, les métaux colloïdaux, l'abcès de fixation, les bains, des médicaments toni-cardiaques et des stimulants. Localement : pansements aseptiques, au liniment oléo-calcaire, ou avec une pommade au collargol. Spillmann et Watrin se sont bien trouvés d'injections de peptone de Witte à 5 pour 100, d'adrénaline, et de chlorure de calcium (*Soc. fr. D. Nancy*, mai 1926).

DERMATITE DE DUHRING, PEMPHIGUS RÉCIDIVANT
OU DERMATITE POLYMORPHE (BROCQ)

C'est une dermatose à caractères bien nets, dans ses formes typiques, que celle que Duhring a décrite, en 1884, sous le nom de *dermatite herpétiforme*.

Confondue avec le pemphigus chronique et l'érythème polymorphe par l'école de Vienne, elle était, par les auteurs français anciens, appelée *pemphigus à petites bulles*, ou *pemphigus prurigineux*, ou *arthritide bulleuse* (Bazin); les Anglais, après Tilbury Fox et Colcott Fox, préféraient le nom d'*hydroa herpétiforme*.

Malgré les études critiques de Brocq, — qui aurait voulu qu'on réservât le nom de dermatite de Duhring aux cas à éruption herpétiforme, et que l'ensemble des formes et variétés analogues fût réuni dans un groupe de *dermatites polymorphes douloureuses*, comprenant diverses formes ou variétés, — l'usage a prévalu de désigner sous le nom de *Dermatite de Duhring* toutes les variétés de la maladie. Je m'efforcerai, dans la description qui va suivre, d'en donner une vue d'ensemble.

Symptômes. — Quatre caractères cliniques individualisent la *Dermatite de Duhring* :

1° Le polymorphisme de l'éruption; — 2° des phénomènes douloureux habituellement très accentués; — 3° la conservation habituelle d'un bon état général; — 4° la tendance aux récidives.

Le *début* est marqué tantôt par l'éruption, tantôt par un prurit préalable:

1° L'*éruption* est polymorphe et se présente sous des aspects très variés (fig. 54); elle couvre souvent une grande partie des membres et du corps. Elle se compose de plaques érythémateuses, de papules, de vésicules, de bulles, et quelquefois de pustules.

Les *taches* ou *plaques érythémateuses*, multiples, sont souvent ortiées et marginées; dans un même cas elles peuvent avoir des dimensions nummulaires ou celles de grands placards polycycliques; plus rarement elles sont lenticulaires.

Très rapidement la tendance à la phlycténisation se manifeste par l'apparition, à la surface des plaques, de *vésicules*, quelquefois égales, her-

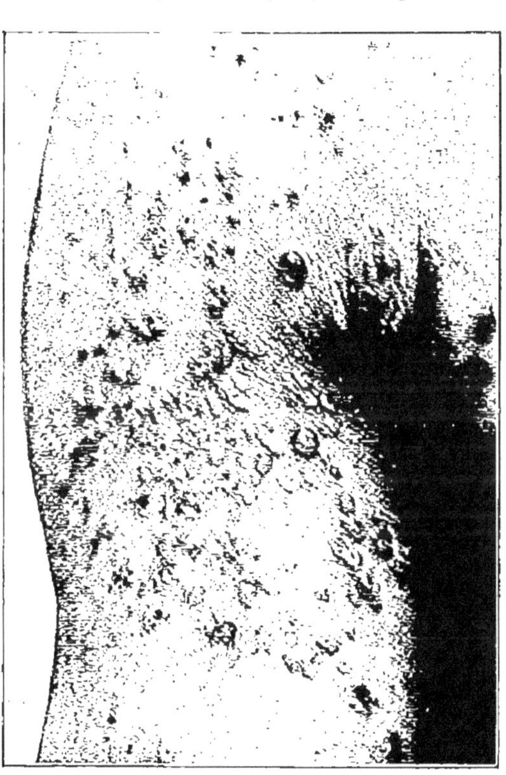

FIG. 54. — Dermatite de Duhring: face antérieure du bras et de l'aisselle droite.

pétiformes, groupées ou disséminées, souvent rangées en bordure; ou bien ce sont des *bulles*, du volume d'un pois à celui d'une noix, à contenu clair ou rapidement purulent. Vésicules ou bulles peuvent aussi naître en peau saine au voisinage des placards, ou essaimer à distance.

En somme, ce sont les placards érythémateux figurés, parsemés ou bordés de vésicules herpétiformes ou de bulles, qui sont les plus caractéristiques.

La localisation initiale la plus fréquente est aux membres, particulièrement sur les avant-bras; mais le début peut se faire par n'importe quelle région.

L'éruption procède par l'agrandissement des éléments primitifs et par la production d'éléments nouveaux, apparaissant en petit nombre tous les deux ou trois jours, ou par fortes poussées tous les cinq ou dix jours. Mais la durée de chacun des éléments est limitée. Les érythèmes pâlissent; les vésicules et bulles sont crevées par le grattage, et remplacées par des érosions rouges, à vif, ou couvertes de croûtes; celles-ci tombent en laissant des macules pigmentaires, très rarement des cicatrices. On constate donc à la fois des éléments d'âge varié.

Dans la règle, l'éruption affecte une symétrie très marquée; elle atteint surtout les membres, les fesses, la poitrine, etc., mais tend à couvrir le corps tout entier; peut-être la face, le cuir chevelu, la paume des mains et la plante des pieds sont-ils moins souvent atteints.

Les muqueuses, et en particulier la muqueuse buccale, sont envahies dans presque la moitié des cas; les lésions y sont semblables à celles de l'hydroa (p. **389**).

On pourrait décrire un nombre illimité de *variétés éruptives*. Il suffira de signaler que tantôt prédominent les érythèmes, — tantôt les vésicules herpétiformes, et ce sont les cas de cet ordre que Duhring a eus en vue, — tantôt les bulles, ce qui a conduit Kaposi et son école à ne voir dans cette affection qu'une modalité du pemphigus vulgaire. — Les auteurs américains et anglais ont décrit une variété pustuleuse, à pustules d'emblée. — Quelquefois les bulles sont extensives et franchement végétantes.

On observe des cas où l'éruption est localisée à une certaine région du corps; — des cas où le polymorphisme fait défaut, notamment chez des enfants ou des adolescents, et où l'on n'observe exclusivement que des vésicules ou des bulles; — ou bien au contraire il ne se produit que des placards d'érythème marginé, incessamment récidivants et prurigineux, avec vésiculation très rare.

2° Les *phénomènes douloureux* sont un des caractères fondamentaux de la Dermatite de Duhring ; cependant on ne saurait les considérer comme constants et pathognomoniques, ainsi que le voudraient Besnier et Brocq.

Ils consistent en sensations de prurit, ou d'ardeur, de brûlure, ou de douleur aiguë. Ils peuvent précéder de quelques jours l'éruption, mais accompagnent surtout chaque poussée, et s'exacerbent le soir et dans la nuit. Ordinairement modérées, les souffrances peuvent être intenses et arracher aux malades des plaintes très justifiées.

3° L'*état général*, malgré des lésions cutanées très étendues, malgré le prurit et l'insomnie, est remarquablement conservé ; pendant des années, les malades mangent, digèrent, ne maigrissent pas.

On note pourtant assez souvent, au moment des poussées éruptives, des accès fébriles peu intenses et de la diminution du taux des urines, quelquefois des accès temporaires de diarrhée ou de congestion pulmonaire. Les prétendues complications viscérales, pulmonaires, rénales surtout, doivent être probablement rattachées à des affections préalables ou intercurrentes.

4° L'*évolution* est variable. L'attaque que je viens de décrire dure de six semaines à trois mois, quelquefois six mois ou un an. Mais elle est habituellement suivie d'une accalmie avec seulement un peu de prurit persistant, ou même d'un retour à l'état normal d'une durée de plusieurs semaines, de plusieurs mois, ou même d'un an et plus ; puis survient une nouvelle attaque, et ainsi de suite à échéances variées. Elles s'atténuent enfin, s'espacent et finalement disparaissent.

On ne saurait formuler quelle est la proportion des guérisons.

La maladie se prolonge parfois jusqu'à la mort, qui résulte rarement de pemphigus foliacé ou de cachexie, beaucoup plus souvent d'une affection intercurrente. Si donc la Dermatite de Duhring mérite d'être déclarée grave, c'est plus par sa longue durée, par les souffrances qu'elle occasionne, par l'interruption qu'elle impose à la vie sociale, que par l'atteinte qu'elle porte aux fonctions vitales.

Sa tendance presque constante à procéder, non pas seulement par petites *poussées* distinctes ou subintrantes, mais par *attaques* ou *récidives* séparées par des accalmies, me paraît constituer un de ses traits les plus caractéristiques.

On observe cependant des cas symptomatologiquement identiques, où la maladie se borne à une seule attaque, atténuée ou sévère, qu'on est porté à ranger dans l'érythème polymorphe; Brocq admet un groupe de *dermatites polymorphes douloureuses aiguës non récidivantes*. Dans l'ignorance où l'on est de la nature de la maladie de Duhring, la valeur et la signification des cas de cet ordre reste douteuse.

Anatomie pathologique. — Les plaques d'érythème sont constituées par de la congestion, avec œdème prononcé et dia-

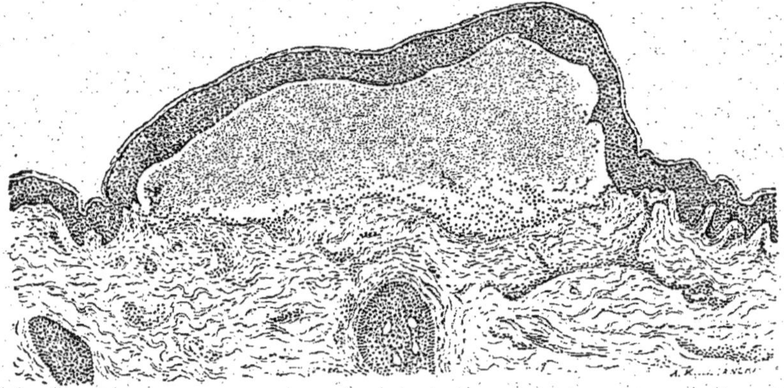

Fig. 55. — *Histologie de la* **Dermatite** *de* **Duhring**. — *Coupe de l'une des bulles représentées fig.* 54. (Grossissement 50/1.)

On remarquera qu'il s'agit d'une *bulle sous-épidermique*; l'épiderme a été soulevé en entier par l'afflux du liquide. Parmi les globules blancs qu'on voit dans le bas de la cavité ou qui sont dispersés dans le derme, un bon nombre sont des cellules éosinophiles.

pédèse abondante dans le corps papillaire. Les cellules éosinophiles y abondent.

Les bulles se forment par rupture sous épidermique (fig. 55), ou quelquefois sous-cornéenne; parfois elles résultent de l'accroissement de vésicules interstitielles. On observe donc dans cette maladie, à la fois de la *phlycténisation* profonde ou superficielle, et de la *vésiculation*.

Le liquide des vésicules ou bulles contient au début des éosinophiles en grande majorité, dans la proportion de 30 à 95 pour 100.

Le sang renferme d'ordinaire de 12 à 15 éosinophiles pour 100 globules blancs, quelquefois seulement 5 pour 100, exceptionnellement jusqu'à 50 pour 100. Il n'y a pas de lésions viscérales ou nerveuses constantes.

Étiologie et nature. — Bien que rare d'une façon absolue, la Dermatite de Duhring est cependant la plus commune des dermatoses bulleuses du groupe des pemphigus. Elle semble plus répandue en Angleterre et en Amérique. On l'observe chez de tout jeunes enfants, dans l'adolescence, dans l'âge mûr et dans la vieillesse, également dans les deux sexes.

L'étiologie est inconnue. On a accusé d'une part des troubles du métabolisme nutritif, d'autre part des états névropathiques. De fait la maladie se rencontre aussi bien chez des obèses, goutteux, se nourrissant trop richement, que chez des instables nerveux, surmenés ou soumis à des chocs moraux répétés. La Dermatite de Duhring n'est nullement contagieuse ni inoculable.

Deux hypothèses règnent au sujet de sa pathogénie. Pour les uns elle serait due à des *toxines*, endogènes ou exogènes, microbiennes ou autres, agissant sur le système nerveux sensitif et vaso-moteur.

Pour les autres l'éosinophilie habituelle, qui existe à la fois dans le sang et (éosinophilie locale) dans les lésions cutanées (Leredde et Ch. Perrin), prouverait sa nature *lymphadénique* ; c'est l'appareil hématopoïétique qui serait atteint d'une façon primitive et prépondérante ; on pourrait en somme rapprocher la Dermatite de Duhring des lymphadénies.

Ainsi que je l'indiquerai ailleurs (p. **940**) ces deux opinions ne sont pas inconciliables, car il est vraisemblable que le trouble des organes hématopoïétiques peut être provoqué par des toxinémies ou par diverses infections.

Les recherches récentes sur la rétention chlorurée qui s'observe dans diverses formes de pemphigus (p. **239**) semblent indiquer qu'il y aurait des traits communs entre la dermatite de Duhring et le pemphigus vulgaire.

Inversement, on en vient peu à peu à admettre que la sensibilité particulière de la maladie de Duhring à l'iode, par voie interne ou externe, constituerait un signe différentiel. Signalée expressément par Besnier, Jadassohn, Naegeli,

Brocq; Mlle Eliascheff, cette sensibilité à l'iodure de potassium a fait récemment l'objet de recherches de Jessner, H. Hoffmann et de Klepper (1927) ; une onction de vaseline contenant 50 p. 100 d'IK provoque une réaction vive sur les points de la peau guéris de dermatite herpétiforme, et non s'il s'agissait de pemphigus vrai ; les bromures auraient la même propriété, moins accusée ; l'iodure de sodium est inactif. — L'effet provocateur de l'absorption interne des iodures est connu de tous ; il semble que l'accoutumance à des doses faibles pourrait être quelquefois utile. — Ce serait dépasser la limite de nos connaissances que d'induire de cette sensibilité à l'iode, que la maladie de Duhring est liée à de l'hyperthyroïdie et que ses poussées sont une manifestation d'un choc allergique

Traitement. — *Localement*, les lotions et applications usitées contre les prurits donnent des résultats variables. Les bulles doivent être percées chaque jour avec une aiguille flambée, puis humectées d'eau d'Alibour à l'aide de boulettes d'ouate. On panse avec du liniment oléo-calcaire ou des crèmes diverses auxquelles on peut incorporer de l'ichtyol, de l'huile de bouleau, etc. ; d'autres fois les malades se trouvent mieux des poudres inertes, ou de préférence des poudres grasses (stéarate de magnésie et huile de vaseline ââ 10, talc 80). On peut recommander des bains au sulfaté de zinc (20 à 200 gr. pour un bain). Les excoriations douloureuses seront pansées à la vasolanoline, au baume tranquille stérilisé, au tulle gras, etc.

Dans le cas de lésions généralisées, quand les malades sont trop fatigués par les pansements, on peut les coucher entre deux draps dans une couche épaisse de poudre de talc (*dry treatment*).

La *médication interne* classique est celle par l'arsenic, à doses croissantes, par voie buccale ou hypodermique. J'ai obtenu parfois des résultats remarquables des injections répétées de sérum artificiel, ou d'eau de mer isotonique, ou de sérum glucosé hypertonique ; mais cette méthode est très infidèle. Le traitement le plus recommandable me paraît être celui par la quinine, à aussi hautes doses que le malade peut la supporter (jusqu'à 2 gr. et 2 gr. 50 par jour), combiné à des injections intraveineuses ou hypodermiques de novarsénobenzol ou de sulfarsénol ; on procède par séries de 15 à 20 jours, séparées par des intervalles de durée analogue. Pendant les périodes intercalaires on peut donner de l'adrénaline (XXX à LX gouttes par jour) vantée par Balzer et qui semble utile. — A la vérité plusieurs des médications reconnues utiles sont l'ordre des procédés de désensibilisation; la voie est ouverte dans ce sens.

En tout cas, on prescrit un régime sévère, modérément déchloruré et exempt de stimulants, en même temps qu'on surveille toutes les fonctions organiques.

Dermatoses rares, voisines de la Dermatite de Duhring. — Je réunis, sous cette rubrique, divers types morbides qui ont reçu des noms spéciaux, mais qui ne sont peut-être que de proches parents, sinon des variétés, de la maladie que je viens de décrire.

Il en est certainement ainsi de l'**Herpes gestationis** de Milton et de Duncan Bulkley.

Il s'agit d'une Dermatite de Duhring n'ayant que ce caractère spécial, qu'elle se développe au cours d'une grossesse, du 3e au 6e mois, ou quelquefois après l'accouchement. L'attaque dure de quelques semaines à quelques mois. La récidive est de règle à chaque grossesse suivante, et, chaque fois, la poussée est plus précoce et plus durable. Le traitement par les extraits d'ovaire ou de corps jaune est nettement indiqué.

Très probablement, l'**Hydroa puerorum** de Unna n'est aussi qu'une forme de Dermatite de Duhring survenant chez de jeunes enfants, sous forme de poussées aiguës polymorphes, récidivant surtout en été, et disparaissant aux environs de la puberté.

L'**Hydroa vacciniforme** de Bazin (1855 et 1862) est une affection d'un tout autre ordre, rare et quelquefois familiale. Dans la règle elle se manifeste dès la première année de la vie, après des expositions à la lumière solaire; elle s'atténue en hiver, se reproduit par poussées, et guérit généralement vers l'âge adulte. L'éruption siège sur les régions découvertes: elle consiste en bulles, petites ou moyennes, quelquefois purulentes ou hémorragiques, qui s'étalent jusqu'aux dimensions d'un ongle, s'ombiliquent, se dessèchent en croûtes brunâtres sous lesquelles le centre de l'élément est nécrotique; les cicatrices varioliformes qu'elles laissent peuvent déformer les oreilles, le nez ou les doigts. Les poussées s'accompagnent de cuisson, de tension locale et quelquefois de malaises généraux.

L'intérêt particulier que présente l'hydroa vacciniforme c'est que la sursensibilité à la lumière (p. **631**) y est évidente, et paraît en relation avec l'hématoporphyrinurie que Mac All Anderson a le premier signalée dans cette maladie. L'hématoporphyrine, qui rend les urines rouges, peut manquer, même pendant les poussées, ou être remplacée par du porphyrinogène qui est incolore. D'autre part, le rôle sensibilisateur de l'hématoporphyrine est expérimentalement démontré. D'après les expériences de Martenstein, ce sont les rayons ultra-violets les moins courts (entre 400 et 300, mais surtout ceux de 280 µµ de longueur d'onde) qui seuls semblent actifs. Les rayons α, β et γ sont sans effet. L'éruption ne peut être reproduite expérimentalement que sur les cicatrices, et non sur la peau saine. La sursensibilité de foyers limités et disséminés, sous l'influence d'une action diffuse, est un fait curieux, mais dont on trouve de nombreux analogues dans les toxidermies.

Sous le nom d'*Hydroa æstivalis*, certains auteurs (Möller, etc.) distinguent une forme atténuée, non nécrotique, ne laissant pas de cicatrices.

Quant à l'**Impétigo herpétiforme** de *Hebra-Kaposi*, étudié en France par Dubreuilh, ses relations avec l'herpes gestationis et la maladie de Duhring sont des moins certaines.

Cette affection, très rare, est presque spéciale aux femmes enceintes ; on en a cependant observé des cas chez l'homme, et même chez un garçon de 11 ans (Polland).

L'éruption est aiguë et consiste en taches nummulaires rouges et tuméfiées, qui se couvrent de pustulettes miliaires, s'accroissent excentriquement et confluent en vastes nappes, croûteuses au centre, pustuleuses à leur périphérie. Elle part généralement des régions inguino-crurales, des fesses, de l'ombilic, des lombes ou des aisselles, et peut se généraliser même aux muqueuses.

Il y a des phénomènes généraux graves, frissons, fièvre rémittente, état typhoïde, tétanie, éclampsie ; la mort a terminé la scène dans 19 des 84 cas rassemblés par Borzecki.

Le contenu des pustules ne cultive pas sur les milieux ordinaires. La nature de l'impétigo herpétiforme est inconnue : on hésite entre une maladie générale, infectieuse, une auto-intoxication, ou une dysendocrinie. — Rasch recommande les bains au permanganate de potasse (10 gr. pour un bain).

On est loin d'être d'accord sur la nature des **Acrodermatites continues** d'Hallopeau, — ou **Phlycténoses récidivantes des extrémités** d'Audry.

L'affection débute, à n'importe quel âge, généralement sur la face dorsale des doigts, quelquefois sous l'aspect d'une tourniole ; de nouvelles bulles purulentes se forment sans cesse ; elles envahissent tout le doigt, puis les autres doigts et la main, par îlots ou en nappe continue. Les autres extrémités se prennent à leur tour. Parfois on note l'indolence remarquable des lésions, d'autres fois des douleurs irradiantes et du prurit.

L'affection, essentiellement chronique, dure des années, avec des paroxysmes et des rémissions de quelques semaines ; on l'a vue s'étendre aux poignets et même se disséminer sur le corps. Les ongles se déforment et finissent par tomber. Les territoires cutanés atteints s'atrophient et restent rouges.

En dehors de cette *forme suppurative* de l'acrodermatite, on en décrit une *forme bulleuse* ou *vésiculeuse*, caractérisée par des vésicules isolées, sur base rouge, se reproduisant incessamment sur les mêmes doigts, — une *forme érythémato-squameuse* (Gougerot 1927), etc.

L'impossibilité actuelle où l'on est de se faire une idée de ce que sont ces acrodermatites vient de ce que les auteurs rangent dans ce cadre trop de dermites rebelles des doigts. Peut-être certains cas se rapportent-ils à une forme localisée de la Dermatite de Duhring (Carle, Bodin, etc.).

Il serait important qu'à l'avenir on fît les recherches nécessaires pour distinguer entre elles les dermites microbiennes, mycosiques, artificielles, l'herpès récidivant, les localisations éventuelles de dermatoses, etc. — De nombreux auteurs ont remarqué que ces acrodermatites, très rebelles aux topiques, cèdent merveilleusement à la radiothérapie.

PEMPHIGUS CHRONIQUE

Avec Besnier et Brocq, je réserve ce nom — ou celui de **Pemphigus vrai** ou de *Pemphigus vulgaire* — à une maladie bulleuse progressive, rare, presque toujours mortelle, la plus funeste des grandes dermatoses malignes.

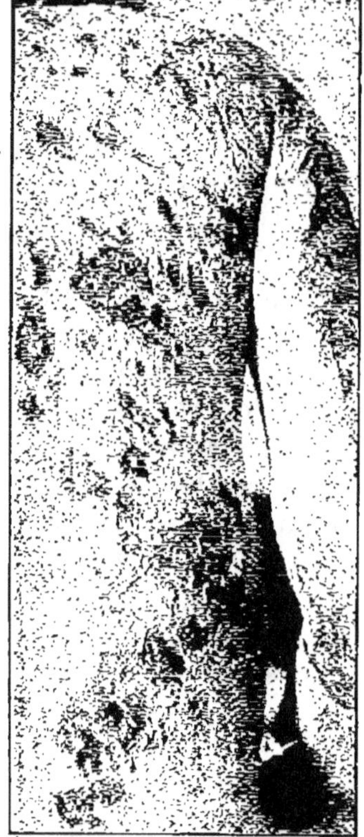

Fig. 56. — **Pemphigus chronique vrai,** chez un vieillard misérable ; éruption datant d'un mois. La mort est survenue moins de trois semaines après.

Symptômes. — Le pemphigus vrai débute le plus ordinairement par la bouche, par le pharynx ou les lèvres, par les fosses nasales, ou encore sur le devant de la poitrine.

Sur la peau, l'élément éruptif est constitué par des bulles rondes, plutôt grandes, de dimensions nummulaires, tendues ou flasques, à contenu citrin ou louche. Elles naissent très rapidement, en peau saine ; leur base rougit au bout de quelques heures ou lorsqu'elles suppurent. Qu'elles soient rompues ou non, elles peuvent subir deux évolutions différentes : ou bien elles se dessèchent en croûtes, qui tombent au bout de huit à dix jours, en laissant une macule rouge ou brune ; ou bien le plafond de la bulle se détache, mettant à nu une surface lisse, d'un rouge vif, qui quelquefois suppure. Aux stades initiaux elles grandissent peu, mais se multiplient par poussées incessantes.

Plus tard, les bulles s'étendent excentriquement, les érosions s'épidermisent difficilement et confluent en nappes polycycliques, dépouillées ou croûteuses, cerclées de soulèvements bulleux (fig. 56), pouvant couvrir une partie des téguments et simuler vaguement un eczéma ou une dermatite exfoliante.

Selon le contenu et l'évolution des bulles, on a employé les termes de *pemphigus hémorragique, ulcéreux, diphtéroïde, gangréneux*, etc.

L'éruption occupe surtout les plis, le cou, les aisselles, les régions ano-génitale et inguino-crurale, l'ombilic, le pourtour des ongles, ainsi que les points soumis à des pressions, tels que les fesses, trochanters, omoplates, genoux, talons, oreilles; mais elle tend peu à peu à la généralisation presque complète.

A la *bouche* et au *pharynx*, les lésions sont initiales ou précoces, très passagèrement bulleuses, affectent l'aspect d'une angine diphtéroïde ou d'une stomatite ulcéro-membraneuse, et gagnent bientôt le rebord des lèvres (p. 390). Les autres muqueuses, nasale, conjonctivale, vulvaire, etc., sont très souvent atteintes pareillement.

A un moment donné, le *signe de Nikolsky* existe constamment : on peut, avec la pulpe du doigt, fortement pressée sur la peau du malade, décoller et faire glisser la couche cornée; de plus, toute pression un peu forte détermine l'apparition d'une bulle. Ce signe, qui est un indice d'*acantholyse*, se rencontre aussi dans le pemphigus foliacé, dans le pemphigus congénital, et dans la forme grave de la Dermatite de Duhring.

Le prurit, les fourmillements et ardeurs peuvent manquer complètement, et les bulles se forment alors à l'insu du patient; ce fait contraste avec ce qu'on observe dans la maladie de Duhring. Mais les excoriations, plaies et lésions buccales, causent de vives souffrances. On peut voir se produire des adhérences entre deux surfaces muqueuses, des altérations graves des conjonctives et des cornées, la chute des ongles et du système pileux.

Les phénomènes généraux consistent en dépression nerveuse ou agitation, anorexie, amaigrissement extraordinairement rapide; enfin, la diarrhée, les vomissements, la cachexie, conduisent à la mort; la transformation en pemphigus foliacé est plus rare. La fièvre a été notée, explicable parfois par des abcès, des ulcérations ou des escarres.

La marche est rapidement progressive. La terminaison fatale se produit en 3 à 18 mois, plutôt moins que plus, par cachexie ou par une infection intercurrente.

On a cité, et j'ai personnellement observé, des cas affectant tous les caractères du pemphigus vrai, et non ceux de la Dermatite de Duhring, et qui cependant se sont terminés par la guérison ou une rémission complète de plusieurs années. On doit donc admettre l'existence d'une *forme subaiguë et bénigne.*

Diagnostic. — Il est habituellement très délicat au début ; on a pu dire avec raison qu'il n'existe pas deux cas de pemphigus vrai exactement superposables. Les dermatologistes les plus expérimentés hésitent parfois en présence de lésions initiales qui ont l'apparence d'une stomatite, d'une angine, d'une

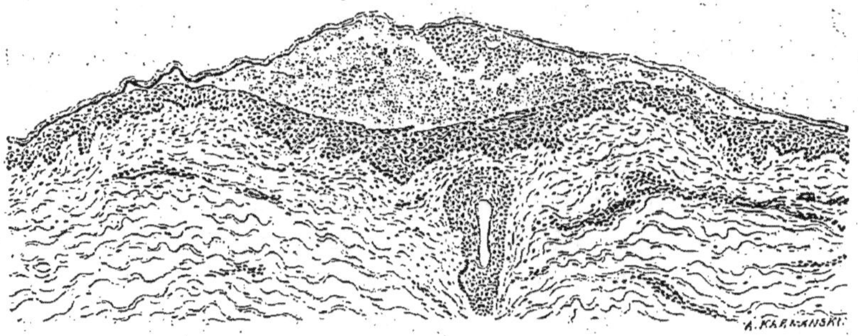

Fig. 57. — *Histologie du* **Pemphigus chronique vrai.** *Bulle sous-cornéenne* flasque, de formation toute récente, provenent du cas de la fig. 56. (Grossissement 65/1.)
La cavité contient un liquide séro-albumineux où flottent de nombreux globules blancs et quelques cellules épithéliales. L'adhérence des cellules épidermiques entre elles est diminuée ; sur les bords de la phlyctène la couche cornée tend à se détacher du corps muqueux ; le signe de Nikolsky existait à un haut degré dans ce cas.

toxidermie, d'un hydroa, ou d'une Dermatite de Duhring. A la période d'état, le tableau morbide s'unifie, et se rapproche plus ou moins du schéma que j'en ai tracé.

Anatomie pathologique. — Les bulles sont si fragiles qu'il est difficile d'en obtenir de non rompues pour les examiner. La cavité est indifféremment sous-cornéenne, intra-malpighienne, ou sous-épidermique. Au-dessous de la bulle, le derme est œdématié, mais renferme peu de cellules migratrices.

La figure ci-jointe (fig. 57) peut donner une idée de ces lésions.

On ne trouve généralement d'éosinophiles ni dans le liquide des bulles, ni dans les tissus voisins ; l'éosinophilie du sang est exceptionnelle. Le contenu des bulles est stérile ou renferme des microbes d'infections secondaires. L'hémoculture, ordinairement négative, a fourni à de nombreux auteurs des résultats disparates. Les recherches de Lipschutz tendent à incriminer des protozoaires. Strickler et Brown (1925) ont constaté de la lymphocytose céphalo-rachidienne ; Cossey a trouvé à l'autopsie des lésions des cornes et racines postérieures.

Étiologie et nature. — Le pemphigus chronique atteint surtout des sujets débilités, surmenés, après l'âge de 40 ans, un peu plus souvent les hommes ; mais je l'ai rencontré même sur des jeunes filles. La race juive y paraît prédisposée.

Il n'est pas contagieux et on ne peut pas affirmer sa nature infectieuse. La valeur du bacille que Radaeli a isolé un bon nombre de fois par hémoculture, que plusieurs auteurs ont trouvé aussi, et qui est inoculable au singe et au lapin, reste discutable. Le liquide des bulles a des propriétés hémolytiques (Bruck, Buzzi, etc.). L'hypothèse d'une grave auto-intoxication n'est pas définitivement exclue. On l'a vu quelquefois suivre un traumatisme.

Des aperçus nouveaux sur la pathogénie du pemphigus vulgaire ressortent des recherches récentes (1922-1926) de Kartamitschew et Pokorny, et d'Urbach sur la *rétention chlorurée*, laquelle se rencontrerait aussi dans le pemphigus végétant et la dermatite de Duhring. Cassaët et Micheleau (1906) l'avaient signalée, et conseillé le régime déchloruré, qui ne s'est d'ailleurs guère montré utile. Les chlorures sont retenus dans le sang et surtout dans la peau elle-même ; on le constate par les analyses des urines, du sang et de la peau, et par les épreuves cliniques du sel, des boissons abondantes et de la soif. La rétention existe même pendant les accalmies, augmente pendant les poussées, s'accentue au moment de l'amélioration, et acquiert ainsi une valeur pronostique (Kartamitschew) autant que diagnostique. Elle commande la tendance à l'œdème et représenterait une réaction de défense contre la désassimilation azotée excessive des tissus : on ne doit donc pas la combattre, sinon par un régime déchloruré atténué (2 à 5 gr. de sel par jour) associé à de l'insuline.

Traitement. — Le traitement externe sera le même que pour les autres dermatoses bulleuses.

La médication interne a passé longtemps pour être d'une inefficacité absolue. On se contentait donc de soutenir les malades par une alimentation substantielle, par l'aération, par les médicaments reconstituants, la strychnine, etc. Plus récemment, divers auteurs ont annoncé des améliorations, et même des guérisons, par la quinine (1 gr. à 2 gr. 50 par jour), l'arsenic et surtout l'arsénobenzol, ainsi que par les injections de sérum normal. Il y a donc lieu de recourir à ces moyens thérapeutiques, y compris la déchloruration modérée, et de ne pas désespérer.

PEMPHIGUS FOLIACÉ

Depuis Cazenave, on appelle ainsi une dermatose qui débute par un pemphigus et se transforme en érythrodermie exfoliante (p. 149).

Il est difficile d'en donner une description succincte, tant sont variables le tableau clinique et l'évolution.

Le début peut être celui d'un pemphigus chronique, ou plus rarement d'une Dermatite de Duhring ; ou bien il s'agit d'une dermatose bulleuse impossible à classer, à bulles rares et discrètes, puis nombreuses et rapprochées, souvent remarquables par leur flaccidité. Suivant le cas, le pemphigus foliacé est dit *secondaire*, ou *primitif*.

A la période de transition, il ne se forme plus d'épiderme normal, mais des squames lamelleuses, feuilletées, humides ou croûteuses, qui couvrent des nappes rouges, étendues parfois à la presque totalité du corps (fig. 58). Cet épiderme ne peut plus constituer la paroi de bulles ; celles-ci sont remplacées par des taches suintantes d'où les squames se décollent avec facilité. Sous les squames ou dans les points macérés, on trouve une purée épidermique très fétide, composée de cellules malpighiennes isolées. Sur les bordures des surfaces squameuses, on voit un liséré bulleux, notamment au voisinage des mains et des pieds, qui sont quelquefois respectés.

Enfin, l'exfoliation lamelleuse est généralisée et ressemble à celle des autres érythrodermies, abondante parfois au point que l'on ramasse des poignées de copeaux épidermiques dans

le lit du malade ; toutefois, elle garde habituellement un caractère d'humidité spécial.

Le derme est d'un rouge sombre ou brunâtre, aminci et
tendu, ou assez souvent papillomateux ; il y a des fissures aux
plis articulaires, de l'ectropion des paupières. Les cheveux et
poils sont clairsemés ; les ongles, striés et crochus, tombent
quelquefois. Les muqueuses sont ordinairement indemnes.

C'est dans le pemphigus foliacé que Nikolsky a décrit le

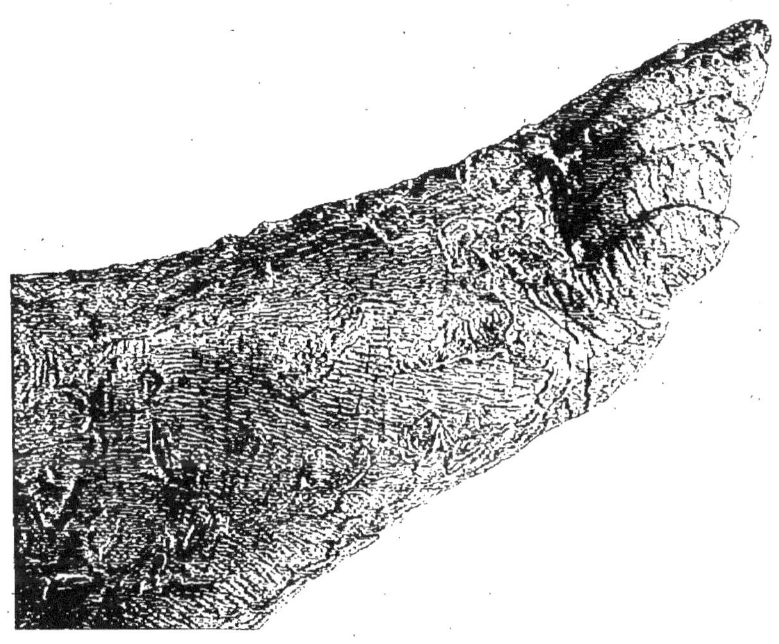

Fig. 58. — Pemphigus foliacé *primitif*, datant de 4 ans, chez une jeune femme
de 25 ans ; la dermatose était chez elle généralisée à la totalité de la peau, et
s'est prolongée 12 ans.

signe, qu'il croyait pathognomonique, du décollement facile de
la couche cornée.

Le prurit et l'ardeur sont peu prononcés, sauf par périodes.
Les urines sont rares et toujours hypoazotées. Il y a souvent
de la rétention chlorurée et des signes d'insuffisances endocriniennes, thyroïdienne, ovarienne, surrénale, etc.

La maladie est longue, se prolonge pendant deux ou trois ans
souvent, parfois pendant cinq ou même quinze ans ; la mort en
est la terminaison constante, amenée par les troubles digestifs,

surtout la diarrhée, le marasme, ou des complications intercurrentes.

L'anatomie pathologique est disparate. On a trouvé l'épiderme
tendu et aminci ; ou bien des papilles et bourgeons inter-papillaires très allongés, avec œdème dermique et épidermique et
exocytose abondante. L'état de la couche granuleuse est variable. Il y a de l'éosinophilie sanguine. On a décrit diverses
lésions des centres nerveux, mais elles sont inconstantes.

Le pemphigus foliacé se rencontre dans les deux sexes, plutôt
chez des adultes en état de déchéance physique ou morale.

On ne sait s'il est d'origine nerveuse, toxémique, lymphadénique, ou autre. On a vu l'intoxication arsénobenzolique
donner lieu à un tableau clinique analogue, se constituant en
quelques jours et guérissant en peu de mois (Nicolas et Massia,
1921). Peut-être doit-on interpréter certains cas comme des
dermatites exfoliatrices chroniques (p. 144), secondaires à un
pemphigus ; pour d'autres cas, l'apparence est celle d'un type
morbide à part.

Le *traitement* sera calqué sur celui des autres maladies bulleuses et des érythrodermies.

PEMPHIGUS CONGÉNITAL

C'est une dystrophie cutanée plutôt qu'une maladie, très
rare, le plus souvent familiale ou nettement héréditaire, ordinairement congénitale, mais pouvant aussi ne se manifester
que dans la seconde enfance et même plus tard. On a noté de
divers côtés l'influence apparente de la consanguinité des
parents ; d'autre part, on a pu accuser l'hérédo-syphilis, des
troubles endocriniens, etc. ; mais ces circonstances peuvent
faire défaut dans certains cas.

L'affection consiste en une diminution de la résistance de la
peau et quelquefois des muqueuses, due vraisemblablement à
une malformation, par le fait de laquelle elle réagit sous la
forme bulleuse à tous les traumatismes, pressions ou heurts
même légers.

On en connaît deux degrés, qu'on considère généralement
comme des types à part :

Dans le premier, ***Épidermolyse bulleuse héréditaire*** de Köbner, — ou *Pemphigus héréditaire traumatique simple*, — il ne s'agit que d'une tendance à la formation d'ampoules séreuses, ou séro-sanguinolentes, bien tendues, sous-cornéennes ; elles naissent en peau saine, sous l'influence de chocs ou de la pression des vêtements, chaussures, etc. Les pieds, mains, poignets, coudes, genoux, etc., et même la muqueuse buccale, sont atteints de phlyctènes, survenant sans douleur en moins d'une heure après le traumatisme, et guérissant très simplement, quand elles ne s'infectent pas.

Dans le type dystrophique, — ***Pemphigus successif à kystes épidermiques***, ou *Pemphigus congénital à tendance cicatricielle*, — on voit, dès les premiers temps après la naissance, se produire, en apparence spontanément, des bulles plus ou moins nombreuses en divers points des membres et du corps. Il s'en reproduit incessamment, surtout dans les régions soumises à des pressions, aux extrémités, aux oreilles, aux genoux et aux coudes, et même sur les muqueuses.

Peu à peu, la peau de certaines régions, principalement celle du dos des mains et des articulations des doigts, celle des coudes et des genoux, etc., devient atrophique ou cicatricielle, mince comme la pelure d'oignon, d'un rouge violacé brunâtre. On y remarque une infinité de très petits grains blancs, opaques, qui sont des *kystes de milium* (p. 966). Les ongles subissent diverses déformations ou tombent définitivement.

L'examen histologique des bulles de l'épidermolyse bulleuse a montré (Malinowski) que le soulèvement épidermique découvre le sommet des papilles œdémateuses. Dans la peau, en apparence saine, le corps papillaire est atrophié. Engman et Mook ont découvert, et plusieurs auteurs ont confirmé, que le réseau élastique du derme est raréfié, déformé, ou a même disparu. Les kystes épidermiques sont des dilatations de canaux sudorifères, à contenu corné, plus rarement des kystes folliculaires. J'ai observé une atrophie et des kystes miliaires semblables dans des cas de Dermatite de Duhring.

Dans les pemphigus congénitaux, le signe de Nikolsky, décollement facile de la couche cornée et bulles provoquées, existe constamment.

Dans certains cas, on a constaté une combinaison entre le pemphigus congénital et diverses formes d'érythrodermie ichtyosiforme congénitale (U. J. Wile) (p. **258**). D'autre part, Nicolas, Montot et Charlet en ont décrit un type à ulcérations végétantes chroniques et progressives.

Siemens a montré que l'épidermolyse simple est un caractère héréditaire dominant, tandis que le type dystrophique est héréditaire récessif, c'est-à-dire qu'il peut se transmettre sous forme latente.

La disposition morbide s'atténue le plus souvent avec l'âge ; elle peut se cantonner dans telle ou telle région.

On recommandera d'éviter minutieusement les traumatismes. Les pansements protecteurs et les médications internes reconstituantes sont indiqués. — Hudelo et Montlaur (1919) ont obtenu, dans un cas, une sensible amélioration par l'opothérapie pluriglandulaire.

PEMPHIGUS HYSTÉRIQUE

Le *pemphigus hystérique n'existe pas* ; des enquêtes et des discussions décisives l'ont formellement prouvé.

On désignait sous ce nom, ou sous ceux de *pemphigus virginum* ou *chlorotique*, de *dermatose dysménorréique*, d'*herpes neuroticus*, etc., des éruptions bulleuses, ou hémorragiques, ou pustuleuses, ou escarrifiantes, survenant par crises, chez des jeunes filles ou des femmes nerveuses, de caractère bizarre. Les éléments, souvent de forme irrégulière ou allongée, sont distribués d'une façon singulière, quelquefois avec une régularité suspecte. Ils naissent un à un, ou par petit nombre à la fois, et cela pendant des mois et des années. Leur évolution est toujours bénigne ; mais, par leur étendue, leur nombre et le caractère gangréneux qu'ils présentent parfois, ils peuvent entraîner de véritables mutilations.

Dans tous les cas où l'enquête a pu être sérieusement faite, où l'on a institué une surveillance étroite, où l'on a placé, par exemple, un pansement occlusif cacheté sur la région privilégiée, on a toujours reconnu qu'il s'agissait de simulation. Les lésions sont des brûlures ou des cautérisations par des agents chimiques ou médicamenteux (p. **654**), et sont produites par le sujet lui-même, sous l'influence d'un état mental spécial qu'on a appelé *mythomanie* ou *pathomimie* ; ce sont des *dermites provoquées*. On ne saurait contester l'exactitude de la formule de Babinski, selon laquelle « l'hystérie est incapable d'engendrer des troubles trophiques de la peau ».

La mise en lumière de la supercherie exige un certain tact de la part du médecin ; sa suspicion est souvent mal accueillie par l'entourage de la malade. Mais une fois que la preuve est faite, la prétendue éruption s'arrête d'elle-même.

CHAPITRE XI

KÉRATOSES
HYPERKÉRATOSES ET DYSKÉRATOSES

On appelle *kératose* la forme dermatologique élémentaire qui consiste en un épaississement modéré de la couche cornée ; — *hyperkératose*, l'hyperplasie considérable de cette couche ; — *dyskératose*, un processus pathologique particulier dans lequel une kératinisation viciée aboutit à la formation d'une couche cornée anormale dans sa constitution, et d'autre part épaissie dans certains cas, caduque dans d'autres.

Dans les conditions normales la *couche cornée* est formée de lits superposés de cellules lamelleuses, qui sont composées de kératine et imbibées de graisse, mais dépourvues de protoplasma et de noyau. Ces *cellules cornées* représentent le stade ultime du processus de l'évolution épidermique. En effet, nées de la multiplication des éléments de la couche basale, les cellules malpighiennes, peu à peu repoussées par les générations cellulaires nouvelles, atteignent la couche granuleuse où elles se chargent d'éléidine ou kératohyaline, puis brusquement elles subissent la transformation dite *kératinisation*.

Les cellules cornées adhèrent entre elles et subsistent un certain temps à la surface de l'épiderme, où leur ensemble constituent un vernis protecteur à la fois résistant, souple et peu perméable. N'étant plus vivantes, les cellules cornées sont incapables d'une réaction vitale contre un irritant, quel qu'il soit. Elles finissent par être rejetées dans le monde extérieur.

L'épaisseur de la couche cornée normale varie un peu suivant les individus, et beaucoup suivant les régions du corps.

Je vais m'occuper tout d'abord des affections cutanées caractérisées par un épaississement de la couche cornée, rejetant à la fin du chapitre ce qui a trait aux affections qui méritent le nom de *dyskératoses*.

KÉRATOSES ET HYPERKÉRATOSES

Dans les affections cutanées caractérisées par un épaississement de la couche cornée, le degré de cette hyperplasie est variable; — elle est peu marquée et s'accompagne d'une desquamation poudreuse ou furfuracée dans la *kérose* et le *pityriasis simplex*; — elle est forte et donne ieu souvent à une véritable carapace, résistante et sujette à se fissurer, dans les *hyperkératoses ichtyosiformes* et beaucoup de *kératodermies*; — dans l'*ichtyose* on rencontre tous les degrés, depuis la simple xérodermie jusqu'au sauriasis le plus accentué.

D'une façon générale, lorsque la couche cornée est très hyperplasiée, il est de règle que la couche granuleuse et le corps muqueux soient également d'une épaisseur très anormale: le derme lui-même est d'ordinaire congestionné, et l'on constate une tendance manifeste à la production d'élevures papillaires ou végétations.

On donne le nom d'*état verruqueux* à cette combinaison, qui est fréquente, de la kératose avec le processus végétant (**XII**).

On appelle quelquefois *kératomes* des hypertrophies circonscrites formant tumeur, telles que les cornes cutanées (p. **262**).

Si l'on envisage la distribution des lésions à la surface des téguments, on constate qu'il y a lieu d'admettre les groupes suivants :

1º Des KÉRATOSES DIFFUSES ET GÉNÉRALISÉES, qui sont répandues sur la presque totalité du corps, ou tout au moins sur de grandes étendues : elles ont cependant des prédilections *régionales* manifestes.

Je décrirai dans ce groupe la *kérose*, — le *pityriasis simplex*, — l'*ichtyose*, et les *hyperkératoses ichtyosiformes généralisées et partielles*.

2° Des KÉRATOSES CIRCONSCRITES, qui se composent de taches ou de nappes kératosiques bien limitées ; les unes sont disséminées sans ordre apparent, d'autres affectent une disposition régionale ou symétrique, quelques-unes sont même nettement systématisées.

Ce groupe comprend : les *nævi kératosiques*, — les *nævi linéaires*, — les *verrues séniles*, — la *kératose sénile*, — et quelques affections analogues.

Il n'est pas inutile de faire remarquer que l'élément éruptif kératose en taches disséminées, ou en nappes plus ou moins limitées, peut être réalisé ou simulé par une quantité de dermatoses. Mais le *cor*, les *verrues planes*, les *verrues vulgaires*, ont été décrits ailleurs.

C'est dans d'autres chapitres également que se rangent les dystrophies cutanées telles que l'*acanthosis nigricans* (p. **307**), qui est végétant, et le *xeroderma pigmentosum* (p. **467**), dans lequel les lésions du derme sont importantes et essentielles.

Quant aux plaques de *psoriasis invelerata* et *ostréacé*, au *lichen hypertrophique*, au *lupus érythémateux* de la forme *herpès crétacé*, à la *tuberculose verruqueuse*, aux *angiokératomes*, etc., l'épaississement de la couche cornée y est secondaire à un processus d'autre nature, bien défini. Je ne les mentionne donc ici qu'au point de vue du diagnostic différentiel.

3° Des KÉRATOSES RÉGIONALES à proprement parler, qui doivent à leur localisation topographique des caractères très particuliers. Telles sont notamment les *kératoses palmaires et plantaires* auxquelles je réserve le nom de **kératodermies**.

Bien que l'épithélium des muqueuses, celui de la bouche en particulier, ne se kératinise pas à l'état normal comme l'épiderme, on y observe des lésions pathologiques qui méritent pleinement d'être appelées **kératoses des muqueuses**.

KÉROSE

L'état morbide chronique de la peau que j'ai appelé *kérose* est caractérisé cliniquement : 1° par une coloration jaune sale, bistrée ou grisâtre ; 2° par une accentuation des pores pilo-sébacés ; 3° par un léger épaississement des téguments.

Les lésions anatomiques sont : une légère hypertrophie diffuse de la couche cornée, avec tendance à la desquamation fine, et une modification, de nature inconnue, de sa teneur en graisse ; une hyperkératose des orifices pilo-sébacés.

C'est dans le groupe des kératoses diffuses que cette dystro-phie a sa place marquée. Elle est généralement méconnue, ou confondue, à tort selon moi, avec la *séborrhée* qui n'en est qu'une complication.

Peu importante par elle-même, la *kérose* tire son intérêt, pour le clinicien, du fait qu'elle constitue le substratum néces-saire ou habituel de plusieurs affections cutanées des plus fréquentes. Telles sont : certains *pityriasis*, la *séborrhée*, cer-taines *alopécies* et *hypertrichoses*, l'*hyperidrose huileuse*, cer-taines *acnés*, des *rosacées*, beaucoup d'*eczématides*.

Les pityriasis kérosiques seront décrits au paragraphe sui-vant (p. **251**). Pour les autres affections kérosiques je renvoie aux chapitres traitant des folliculoses, trichoses, hidroses, et dermatoses érythémato-squameuses.

La *distribution topographique* de la kérose est à la fois diffuse et régionale. Elle occupe avec prédilection et au maximum le centre de la face, surtout le nez et les sillons naso-géniens, et le cuir chevelu ; très fréquemment aussi le front, les tempes, le menton, la nuque ; sur le tronc elle affecte surtout le losange pré-sternal et la gouttière inter-scapulaire, débordant plus ou moins loin en dehors de la ligne médiane. Elle couvre souvent les épaules, le thorax tout entier, fusant au sacrum en arrière, à l'ombilic en avant ; elle n'est pas rare sur le pubis, les organes génitaux, le pli interfessier, dans les grands plis articulaires, et même sur la paume des mains.

Sont régulièrement épargnés : le devant du cou, la face

d'extension des membres, les fesses, l'ensemble des avant-bras et des jambes.

On remarquera que cette distribution est à peu près l'inverse de celle de l'ichtyose (p. **254**).

Sur ce territoire les manifestations diverses et les complications de la kérose ne se produisent pas au hasard ; chacune a ses régions préférées ou exclusives.

L'*étiologie* de la kérose est actuellement moins obscure à mes yeux qu'elle n'était autrefois. Ses causes doivent être très répandues et presque générales, car cette anomalie est si commune et, dans ses degrés atténués, touche de si près à l'état physiologique, qu'on hésite à lui donner le nom de maladie ; cependant certains sujets, plus ou moins nombreux suivant la race, en sont totalement indemnes.

Je pense que l'hérédité directe, ou l'influence de la mauvaise santé ou de la mauvaise hygiène des parents, y prédisposent, et que deux ordres de causes jouent le rôle déterminant : 1° l'évolution sexuelle, plus ou moins troublée ; 2° des auto-intoxications gastro-intestinales dues à une mauvaise hygiène alimentaire, un régime trop azoté, la tachyphagie avec mastication insuffisante et la constipation. C'est dire qu'il s'agit vraisemblablement d'une viciation des sécrétions, d'une part et surtout de celles des glandes sexuelles, d'autre part de celles des glandes intestinales et annexes de l'intestin, accessoirement de la thyroïde, etc.

Les irritations locales, les troubles circulatoires réflexes, jouent un rôle beaucoup plus effacé.

On remarquera que cette étiologie est précisément celle qui conditionne la prédisposition morbide en général (p. **591**). Le trouble nutritif de la peau qui constitue l'état kérosique est donc pour moi le témoin d'une prédisposition cutanée régionale.

Quant aux manifestations, ou plutôt aux *complications de la kérose*, elles peuvent, comme le pense Sabouraud, être d'origine microbienne. Mais en fait, si la présence des micro-organismes incriminés n'est pas contestable, leur rôle pathogène n'est pas prouvé.

En tout cas, la kérose et ses manifestations obéissent à une certaine loi d'*évolution* en rapport avec l'âge du sujet. C'est de 6 à 10 ans qu'apparaît le pityriasis sec du cuir chevelu, qui, vers ou après la puberté, se transforme en pityriasis gras, en même temps que se développe la séborrhée. De 15 à 25 ans fleurit l'acné juvénile. La calvitie grave commence à 25 ans ou même plus tôt. La rosacée peut être précoce, ou tarder jusque vers 45 ans. Chez les vieillards les conséquences de la kérose s'atténuent et s'éteignent.

Il est très possible que le *vernix caseosa*, cet enduit épidermique gras dont sont couverts certains enfants à la naissance, et que la soi-disant *acné miliaire des nouveau-nés* qui peut l'accompagner, représentent la première manifestation de la kérose. Ce serait une raison de plus pour que, comme Jacquet l'avait prévu, celle-ci nous apparaisse comme intimement liée à l'évolution sexuelle. Celle-ci a en effet deux périodes de floraison, celle de la poussée génitale contemporaine de la naissance, et celle de la puberté, — et une période de déclin, alors que la vie sexuelle est restreinte.

Le *traitement* de la kérose doit être avant tout hygiénique et interne: on aura à réformer l'alimentation, à combattre la tachyphagie et la constipation, à conseiller l'exercice et les frictions générales; dans certains cas il sera avantageux de prescrire de l'arsenic, des phosphates, et, plus souvent qu'on ne le pense, de l'opothérapie, ovarienne et thyroïdienne surtout, avec du tact et du doigté. Les cures thermales sulfureuses, arsenicales, chlorurées, sont souvent indiquées.

Aux complications de la kérose convient le traitement externe, par le soufre principalement, en lotions, frictions, savonnages, plutôt qu'en pommades. D'autres médicaments réducteurs pourront trouver leur emploi. On se rappellera combien les rechutes sont fréquentes.

PITYRIASIS SIMPLEX

On donne le nom de *pityriasis simplex* à la desquamation non inflammatoire, furfuracée, pityrode, de l'épiderme corné.

Le terme de *pityriasis*, qui dérive de πίτυρον, son, est appliqué d'autre part à divers états morbides qui n'ont aucun rapport avec celui qui m'occupe ici : Le *pityriasis versicolore* est une maladie parasitaire spécifique de l'épiderme ; — Le *pityriasis rosé* de Gibert est une dermatose érythémato-squameuse ; — Le *pityriasis rubra pilaire* mérite d'être rapproché des folliculoses ; — Le *pityriasis rubra* est une érythrodermie.

On doit distinguer du pityriasis simplex les *desquamations pityriasiformes* consécutives à une inflammation, telles qu'on en peut observer après des érythèmes, des fièvres éruptives, des pyodermites, ou au cours de certaines trichophyties et des eczémas surtout. Dans ces cas, la desquamation résulte presque toujours du phénomène dit parakératose.

Dans le pityriasis simplex au contraire, la kératinisation de l'épiderme est complète et se fait, en apparence du moins, suivant le mode normal ; mais l'épiderme corné est épaissi et desquame en lamelles furfuracées, et non sous la forme poudreuse et inappréciable comme sur la peau saine.

Le pityriasis simplex se présente soit sous la forme *diffuse*, soit en taches *circonscrites*.

Le **pityriasis simplex diffus** est une des manifestations ou des conséquences les plus communes de la kérose. Je n'ai donc rien à ajouter, au sujet de son étiologie, à ce qui vient d'être dit à propos de cette dystrophie ; je rappelle seulement l'influence de l'âge sur son évolution.

Les auteurs qui désignent la kérose tout entière sous le nom impropre de « séborrhée », ont été conduits, à la suite de Hebra, à considérer le pityriasis simplex comme une « séborrhée sèche » ; cette expression est à tous égards inadmissible.

Le pityriasis simplex se rencontre parfois exclusivement, ou prédomine au moins formellement, dans les régions velues, et surtout sur le cuir chevelu, où on l'appelle *pityriasis capitis*. En seconde ligne, il affecte la barbe, le pubis, les régions pileuses du thorax, et parfois les membres.

On en peut distinguer deux variétés, qui sont du reste reliées entre elles par toute une gamme d'intermédiaires.

Le *pityriasis sec* est celui dans lequel on voit apparaître et se reproduire incessamment des lamelles sèches, blanches ou grisâtres, les « pellicules » du vulgaire (en angl. *dandruff*). A son degré extrême, il rappelle la *teigne amiantacée* d'Alibert. Ses degrés atténués se confondent avec la desquamation physiologique, qui se rencontre dans tout cuir chevelu négligé, ou dans toute barbe inculte, et même sur le corps entier des infirmes immobilisés dans leur lit.

Dans le *pityriasis gras*, qui souvent est consécutif au précédent, les squames sont onctueuses, graisseuses, jaunâtres, boueuses ; mais il importe de remarquer qu'elles reposent sur une peau de coloration normale, sans rougeur pathologique.

On pourrait penser que le caractère gras de ce pityriasis tient à son association avec de la séborrhée (*pityriasis sur-séborrhéique* de Sabouraud). Cette combinaison est fréquente, mais non constante ; il y a des pityriasis gras sans séborrhée *in eodem loco* ; leur graisse provient de la kératinisation elle-même.

Quant aux *pityriasis stéatoïdes*, ils se rangent dans les pityriasis circonscrits.

Bien qu'on ne soit aucunement autorisé, à mon sens, à considérer le pityriasis simplex comme d'origine parasitaire, il faut signaler l'abondance remarquable des micro-organismes dans ses squames. Le parasite qui y prédomine est la *spore de Malassez*, ou *bacille-bouteille* ; il est très polymorphe, arrondi, ovalaire, étranglé ou en forme de levure bourgeonnante, et mesure de 2 à 7 μ ; il a résisté jusqu'ici aux tentatives de culture artificielle ; seul Templeton (*Arch. of Derm.*, 1926) annonce en avoir obtenu des cultures, assez pauvres, sur moût de bière-agar en anaérobie. On le rencontre sur la grande majorité des cuirs chevelus paraissant sains. Il s'associe au bacille de la séborrhée dans le pityriasis gras, et à divers cocci, principalement au coccus polymorphe de la peau (*coccus cutis communis*) dans le prétendu pityriasis stéatoïde.

Le pityriasis simplex n'est par lui-même que déplaisant et à peine gênant : il n'est redouté qu'en raison de l'alopécie et de la calvitie qu'on lui attribue (p. 540). A part cela, il expose au danger des eczématides, et doit donc être régulièrement combattu.

Le *traitement* du pityriasis capitis exige tout d'abord des soins locaux : des lotions aqueuses sulfureuses, coaltarées ou analogues, ou des lotions alcoolisées et éthérées, mercurielles, naphtolées, ou composées, dont je donnerai à la fin de cet ouvrage plusieurs formules. Je n'ai pas trouvé avantageux les lavages fréquents avec des savons médicamenteux ; il est préférable de les faire rares, avec de la décoction de bois de Panama. Les pommades sont difficilement acceptées ; dans les cas sérieux, il serait bon d'en user, au moins pour le traitement de nuit. L'hygiène générale, et celle de la chevelure et de la coiffure, devront être convenablement réglées.

Des soins tout à fait analogues s'appliqueront aux pityriasis de la barbe ou des autres régions.

Le *pityriasis simplex circonscrit* de la face et des parties glabres, ou *dartre furfuracée*, ou *dartre volante*, — est spécial aux enfants et aux jeunes sujets à peau fine. Il siège autour de la bouche, sur les joues, le menton, le devant du cou, quelquefois sur le tronc et les membres. Il se présente sous forme de taches arrondies ovalaires, ou de nappes à contours plus ou moins nets, polycycliques, farineuses ou furfuracées, à surface de coloration normale ou légèrement rosée, plus claire que le fond quand le teint est hâlé.

Cette dermatose superficielle qui est contagieuse, épidémique ou endémique même dans les écoles et les agglomérations d'enfants, est manifestement microbienne. On la voit coïncider avec de l'impétigo ou lui succéder. Sabouraud la considère comme une streptococcie épidermique, comme un « impétigo sec ». Il est possible que le streptocoque et la spore de Malassez y agissent en symbiose. Assez souvent elle se transforme, par transitions insensibles, en eczématides, dont elle représente en fait une forme atténuée.

La *teigne amiantacée d'Alibert* qui se présente sur le cuir chevelu sous forme de taches très abondamment squameuses, sèches, souvent mal délimitées, se relie aux eczématides psoriasiformes.

Les *pityriasis stéatoïdes* de Sabouraud me paraissent être des eczématides sur terrain kérosique. Ils ne fournissent pas de squames, mais des croûtes, dont la consistance est due à du sérum désséché ; la peau est à leur niveau rosée et humide ; ils causent souvent du prurit. Les « croûtes de lait » des enfants ressortissent communément à cette variété.

Les pityriasis circonscrits sont d'ordinaire très facilement curables par les pommades au soufre, ou au précipité blanc, au turbith minéral, etc

ICHTYOSE

L'*ichtyose* est une kératose diffuse et généralisée, qui n'est jamais strictement congénitale, mais qui se manifeste dès le bas âge et persiste pendant toute l'existence; on la considère généralement comme une malformation de la peau.

Symptômes. — La peau ichtyosique est sèche et squameuse. Dans les cas typiques et d'intensité moyenne, le tégument est rugueux, parcheminé, couvert d'écailles sèches qu'on a comparées à celles des poissons (ἰχθὺς), fines, blanches, ou brunâtres ou grises, se détachant plus ou moins facilement et se reproduisant incessamment.

On peut décrire beaucoup de degrés ou de variétés objectives de l'ichtyose : dans la *xérodermie* la peau est simplement sèche et la desquamation est poudreuse, presque inappréciable; — l'*ichtyose nacrée* ou *nitida*, à lamelles minces et argentées, est la plus commune; — dans l'*ichtyose noire* ou *nigricans*, les squames sont de couleur foncée; — elles sont larges et polygonales dans l'*ichtyose serpentine*; — larges, épaisses et rappellent la peau de crocodile, dans le *sauriasis*; — enfin, dans l'*ichtyose hystrix*, il s'agit d'excroissances cornées, saillantes, verruqueuses ou acuminées, rappelant la peau du porc-épic. Ces deux dernières variétés sont parfois réunies sous le nom d'*ichtyoses cornées*; il est très probable qu'elles n'appartiennent pas légitimement à l'ichtyose, mais bien aux hyperkératoses ichtyosiformes dont je parlerai plus bas.

L'ichtyose est toujours symétrique et affecte au maximum la surface d'extension des membres, surtout les coudes et les genoux, mais aussi le tronc, et, à un moindre degré, la tête et les extrémités. La face n'est d'ordinaire que légèrement xérodermique; le cuir chevelu est pityriasique; la paume des mains et la plante des pieds sont très souvent sèches, ridées comme les mains des blanchisseuses.

En revanche, les plis articulaires, aisselles, plis du coude, creux poplités, pli interfessier, aines, et les organes génitaux, sont toujours plus ou moins réservés, contrairement à ce qu'on observe dans les hyperkératoses ichtyosiformes. Il n'y a aucune lésion des muqueuses.

Le bord de l'ongle ou une pointe passés sur la peau des ichtyosiques y laissent une trace blanche poudreuse; on croit souvent que leur peau est amincie, ce qui tient à ce que, quand on la saisit entre deux doigts, le corps papillaire se plisse en surface avant le derme (fig. 59). Le système pileux est normal ou peu développé; les poils follets des faces d'extension sont très grêles, lanugineux, quelquefois ils semblent raréfiés; la coexistence de kératose pilaire (p. **528**) est habituelle.

Les ongles sont normaux, rarement secs et cassants. Les ichtyosiques ne transpirent que peu ou pas; la chaleur ou les exercices violents peuvent réveiller la sudation chez les sujets faiblement ichtyosiques, qui voient alors leur affection s'atténuer ou s'effacer, en été par exemple. Ils sont généralement maigres, mal développés, peu résistants.

Le prurit ne fait pas partie du tableau morbide de l'ichtyose, à moins d'une complication par de l'*eczéma*, qui n'est pas rare. Cette eczématisation s'observe surtout chez les malades prenant des soins de propreté insuffisants, exposés à des dermites artificielles, ou même sans cause locale apparente, à ce que l'on prétend; les poussées peuvent être rebelles et récidivantes; il ne s'agit toutefois que d'une complication surajoutée (p. **96**).

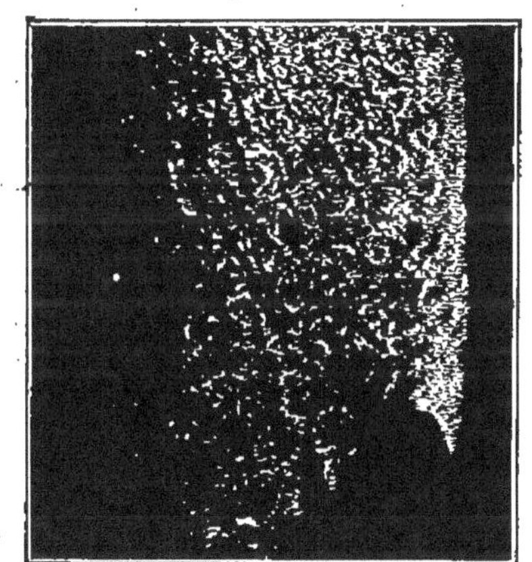

Fig. 59. — **Ichtyose nitida**, cuisse, homme de 45 ans. — Remarquer le plissement du corps papillaire, la peau étant saisie entre deux doigts.

L'ichtyose n'est jamais vraiment congénitale; elle apparaît peu à peu et on ne la remarque généralement que dans le cours de la troisième année de la vie, parfois déjà dès le troisième ou le quatrième mois; souvent on ne peut préciser la date du début. Elle peut s'atténuer à l'époque de la puberté, mais, dans la règle, persiste jusqu'à la mort. Hebra et Hardy ont affirmé qu'elle peut disparaître à la suite de fièvres éruptives, ce qui est fort douteux.

On a désigné sous le nom d'*ichtyose tabescentium*, de *desquamation des cachectiques*, et d'*ichtyose sénile*, un état d'atrophie diffuse, avec sécheresse de la peau et desquamation ichtyosiforme, qui se développe chez les vieillards affaiblis et chez les infirmes alités. On ne sait pas s'il s'agit là d'une entité morbide toujours la même, et quels sont ses rapports avec l'ichtyose vulgaire.

Anatomie pathologique. — La couche cornée est toujours plus ou moins épaissie; la couche granuleuse est diminuée ou absente dans la variété nitida, mais il n'y a pas de parakératose complète; le corps muqueux est plutôt aminci et tendu. Les papilles sont moins développées que normalement. Dans le corps papillaire et dans le chorion, on trouve presque toujours un infiltrat peu abondant de cellules rondes avec mastzellen autour des vaisseaux; ce fait a conduit Unna et Tommasoli à considérer l'ichtyose comme inflammatoire. Les follicules pilosébacés présentent les lésions de la kératose pilaire. On a signalé des lésions variées des glandes sudoripares.

Les altérations qu'on attribue à la forme hystrix sont identiques à celles de l'hyperkératose ichtyosiforme et des nævi hyperkératosiques; il plane donc un certain doute sur l'existence d'une ichtyose hystrix vraie.

Étiologie. — L'ichtyose, sauf sous sa forme la plus légère, n'est pas très commune; ses degrés extrêmes sont même rares. Elle est héréditaire dans un quart, familiale dans la moitié des cas, selon Gassmann; la transmission est inconstante et peut sauter une génération. Les deux sexes sont atteints en proportion égale. Il n'est pas certain, et même peu probable, que l'alcoolisme, la syphilis, ou la tuberculose des parents interviennent dans l'étiologie, sinon, comme on l'a supposé, par l'intermédiaire de dystrophies endocriniennes. — Ce que l'on sait du rôle du corps thyroïde, des glandes génitales et du thymus dans le développement et la nutrition de l'épiderme et des poils et ongles, conduit naturellement à admettre que des troubles endocriniens interviennent dans l'ichtyose, si même ils ne la conditionnent pas directement.

Quelques coïncidences plaideraient dans ce sens. On n'a cependant pas constaté que le métabolisme basal soit régulièrement abaissé chez les ichtyosiques (H.-W. Siemens).

Diagnostic. — La xérodermie légère, avec ou sans kératose pilaire, peut être méconnue, ou confondue, à un examen superficiel, avec le pityriasis simple, la kérose, les desquamations post-éruptives, les desquamations des cachectiques, etc. Si l'on peut savoir à quand remonte le début de l'affection, la question sera tranchée d'emblée.

Dans le psoriasis, dans les eczémas secs, dans le pityriasis pilaire, la peau est rouge. La dyskératose folliculaire, bien qu'appelée « *ichtyose* » *folliculaire* par J. White, a des caractères tout à fait particuliers.

L'ichtyose doit surtout être distinguée de l'*hyperkératose ichtyosiforme généralisée* (ichtyose congénitale de certains auteurs) et des *nævi hyperkératosiques* systématisés, régionaux ou très étendus, dont bien des cas ont été décrits sous les noms d'ichtyose partielle, d'ichtyose hystrix, etc.

Traitement. — L'opinion régnante, selon laquelle l'ichtyose est une malformation d'origine congénitale de la peau, décourage les tentatives thérapeutiques pour la guérir; cependant il doit y avoir mieux à faire que de se contenter de palliatifs. L'arsenic semble peu utile; l'huile de foie de morue m'a souvent paru avantageuse. Les effets du traitement thyroïdien sont très inconstants. Il y aurait lieu, au moins, chez les enfants, dans les premières années, de faire des essais systématiques d'opothérapie thymique et pluriglandulaire. On connaît déjà quelques résultats encourageants dans cette voie.

Le traitement externe rend grand service aux ichtyosiques, en maintenant leur peau nette et souple : la balnéation répétée et prolongée, les savonnages, les bains de vapeur, d'une part, — les onctions quotidiennes à la vaseline salicylée, ou à la glycérine, ou avec des corps gras quelconques, d'autre part, — donnent, en peu de temps, un aspect presque normal à la peau, dans les cas d'ichtyose moyenne. On insistera sur ces moyens dans les formes intenses. On devra régler le traitement pour chaque cas, de telle sorte que le résultat acquis se maintienne.

HYPERKÉRATOSES ICHTYOSIFORMES

Je range sous ce titre un groupe de dermatoses voisines les unes des autres, et qui se distinguent de l'ichtyose par les caractères suivants :

Elles peuvent être strictement congénitales, ou n'apparaître que plus ou moins tardivement après la naissance; — elles affectent ordinairement une marche progressive; — l'hyperkératose y est plus accentuée que dans l'ichtyose et s'accompagne quelquefois d'une rougeur marquée de la peau; — l'anidrose fait défaut ou fait même place à l'hyperidrose; — loin d'épargner les plis articulaires, les lésions y prennent, au contraire, un grand développement; — leur structure histologique est tout à fait différente.

Tous les auteurs ne s'accordent pas à classer dans deux groupes distincts l'ichtyose vulgaire d'une part, les hyperkératoses ichtyosiformes de l'autre. La doctrine dualiste soutenue par Thibierge, Gassmann, Riecke, est combattue par d'autres (Bruhns, Meneau, Åke Ingerman, *Acta Derm.*, 1924) qui se basent sur l'existence de cas intermédiaires. La parenté entre ces deux ordres de malformations est d'ailleurs manifeste.

Les hyperkératoses congénitales se subdivisent en *forme généralisée*, que je vais décrire, et *formes circonscrites* qui figureront dans les paragraphes suivants.

Hyperkératose ichtyosiforme généralisée. — On l'appelle souvent *ichtyose fœtale*, ou *intra-utérine*, ou *congénitale*, car elle existe toujours au moment de la naissance. Elle peut affecter deux degrés.

Le *type grave* est incompatible avec la vie; j'en ai fait mention au chapitre des érythrodermies (p. **151**). C'est le *kératome malin diffus congénital*.

Le *type bénin*, nettement séparé de l'ichtyose par Unna, sous le nom d'*hyperkératose congénitale*, est caractérisé par une rougeur plus ou moins intense et universelle de la peau (érythrodermie), qui est rétractée et couverte de squames larges et épaisses, polygonales, brunâtres, ressemblant à des

écailles de sauriens, très adhérentes, mais pouvant être détachées d'une seule pièce par arrachement ou macération (fig. 60).
La figure est atteinte; elle est rosée et squameuse; l'ectropion
est habituel. Les plis articulaires sont le siège de végétations
papillaires, cornées, noirâtres. Les régions palmaires et plantaires offrent
l'aspect de la kératodermie héréditaire
(p. **268**). Le cuir chevelu est le siège
d'un enduit sébacé.

La rougeur des téguments peut faire
défaut, en sorte que le syndrome *érythrodermie congénitale ichtyosiforme*
de Brocq ne correspond pas à l'ensemble des cas de cet ordre; il en
admet d'ailleurs une forme *tardive* et
une forme *avec hyperépidermotrophie*,
dans laquelle les cheveux et les ongles
poussent deux ou trois fois plus rapidement que chez les sujets normaux.

La parenté entre cette dystrophie
ichtyosiforme et l'épidermolyse bulleuse, déjà signalée par Lenglet, a été
confirmée par plusieurs observations
ultérieures (U.-J. Wile, 1924).

On peut observer quelquefois des
poussées épisodiques de bulles sur les
membres et sur le tronc; j'ai constaté
que ces bulles sont auto-inoculables;
elles ne représentent donc probablement qu'un impétigo favorisé par la
fissuration de l'épiderme (fig. 61). Tous
les symptômes, et notamment la rougeur, s'atténuent avec l'âge.

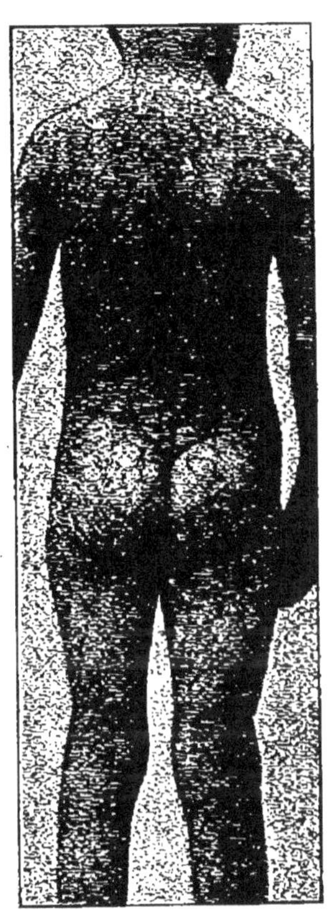

Fig. 60. — **Hyperkératose ichtyosiforme généralisée chez
une fillette de 8 ans.** —
Remarquer l'aspect sauriasique du tégument, et les
végétations cornées des
creux poplités.

La plupart des cas décrits sous les noms d'*ichtyose cornée*, de
sauriasis, d'*ichtyose hystrix*, appartiennent en réalité aux
hyperkératoses ichtyosiformes.

L'*anatomie pathologique* montre des lésions absolument différentes de celles de l'ichtyose. La couche cornée est énormément épaissie et se dispose en chevrons sur les saillies acuminées; elle renferme sensiblement moins de graisse décelable à l'acide osmique qu'à l'état normal. La couche granuleuse est fortement hypertrophiée. Le corps muqueux est épaissi. Les

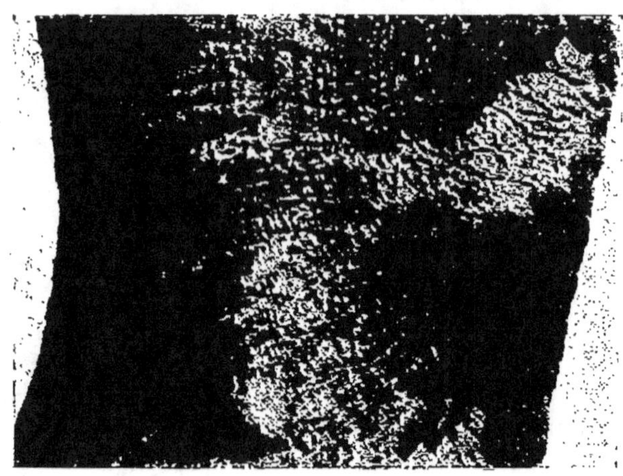

Fig. 61. — **Hyperkératose ichtyosiforme généralisée**, chez un garçon de 15 ans (*détail*, face externe du genou droit). L'enduit corné verruqueux a été détaché par endroits ; au niveau de la tête du péroné se voit une bulle résultant d'une auto-inoculation expérimentale.

papilles sont très allongées et irrégulières. Les infiltrats périvasculaires sont inconstants.

Hyperkératoses ichtyosiformes partielles. — La clinique et l'histologie sont d'accord pour faire rattacher à l'hyperkératose ichtyosiforme la ***kératodermie familiale*** (ou ***maladie de Méléda***), qui lui est parfois associée et paraît n'en être qu'une variété régionale et partielle (p. 268).

Malgré son évolution très singulière, il paraît légitime d'en rapprocher également l'***érythro-kératodermie symétrique***, d'autant plus qu'elle peut se combiner à la kératodermie familiale (Brocq et Dubreuilh). Cette dermatose rare, dont j'ai rapporté en 1914 un cas remarquable, dans lequel la face et le haut du tronc étaient seuls réservés, apparaît après la naissance, sous forme de taches ou placards isolés, qui s'étendent assez rapidement et finissent par envahir presque toute l'étendue du tégument ; les surfaces kératosiques peuvent devenir verruqueuses, et donner naissance à de véritables cornes cutanées.

La très rare *kératose disséminée circonscrite* de Jadassohn et Lewandowski (*Icon. Derm*, 1906), affection congénitale et souvent familiale, est caractérisée par des papules plus ou moins confluentes, surmontées d'une masse cornée très adhérente. Les lésions sont régionales, occupent de préférence les coudes et les genoux, quelquefois les fesses, régions scapulaires, etc., et peuvent s'accompagner de kératodermie palmaire et plantaire, de pachyonychie et de leucokératose linguale.

Toutes les hyperkératoses de ce groupe, généralisées ou circonscrites, doivent être considérées comme des malformations cutanées de même ordre que les nævi ; leur apparition quelquefois tardive, leur symétrie et leur caractère extensif, ne mettent pas obstacle à cette assimilation. On a des raisons de penser que surtout la consanguinité des parents, peut-être la syphilis héréditaire et des dystrophies endocriniennes, jouent un certain rôle dans leur étiologie. On a maintes fois constaté leur caractère héréditaire récessif.

Le traitement ne donne guère d'espoir d'une guérison complète ; il sera calqué sur celui de l'ichtyose. La radiothérapie est certainement utile, notamment sur les mains et les pieds.

KÉRATOSES CIRCONSCRITES

Nævi kératosiques. — Comme tous les nævi en général (p. 954), ceux-ci peuvent exister à la naissance, ou se développer au cours de l'enfance, ou même plus tard. Ils apparaissent sous forme de taches, d'élevures ou de verrucosités, qui peu à peu se couvrent d'un revêtement de kératose plus ou moins épais. On voit parfois des nævi kératosiques folliculaires, enchâssés dans les orifices pilosébacés largement dilatés ; on a parlé en pareil cas d'*ichtyose folliculaire*, ou de *porokératose* (p. 531).

Les *nævi hyperkératosiques et verruqueux* peuvent être uniques ou multiples, restreints ou très étendus, et siéger en n'importe quel point du tégument. Il en est qui sont *régionaux* et quelquefois *symétriques*, occupant, par exemple, certains plis articulaires. On appelle *systématisés* ceux dont le siège correspond à un territoire anatomique ou embryologique défini ou au trajet de certains nerfs ; — *non systématisés* les autres. — Sur quelques-uns de ces derniers l'accumulation de matière cornée est telle qu'elle constitue une véritable **corne cutanée**, analogue à une petite corne de bélier (p. 977).

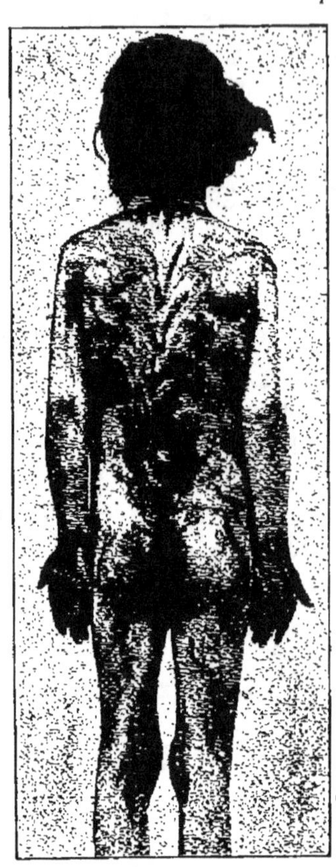

Fig. 62. — Nævi hyperkératosiques linéaires, très abondants, chez une fillette de 7 ans (du service de M. le D' Variot).

Les **nævi linéaires** constituent une forme très singulière et systématisée de nævi hyperkératosiques.

Les verrucosités, de couleur grise, brune ou noire, sont disposées en stries continues, ou interrompues par places, d'une grande longueur et plus ou moins larges, souvent d'une parfaite netteté de dessin.

Tantôt unilatéraux, tantôt symétriques, ces nævi se composent d'une seule strie, ou de plusieurs stries suivant un trajet parallèle. J'ai vu plusieurs fois le corps tout entier, y compris les membres et la face, être couverts de dessins linéaires de ce genre (fig. 62). Sur les membres, les stries sont longitudinales, souvent partiellement enroulées. Sur le tronc, elles sont horizontales ou plutôt obliques, et présentent fréquemment des inflexions anguleuses en chevrons au voisinage de la ligne médiane, en avant et en arrière ; la ligne médiane peut être elle-même suivie par une strie. A la face, les lignes sont orbiculaires ou diversement rayonnées.

La raison de ces dispositions, qui ne paraissent pas dues au hasard, a exercé la sagacité des observateurs. La direction des stries a été rattachée à celle des nerfs, — aux lignes de Voigt séparant les territoires nerveux, — aux lignes de clivage de la peau, — au trajet des vaisseaux sanguins, — aux lignes métamériques de Head, — aux lignes de soudure des fentes embryonnaires, — enfin à l'étirement des groupes cellulaires au cours de l'accroissement de l'embryon.

Très suggestives sont les observations récentes dans lesquelles on a constaté un spina bifida coïncidant avec une sclérodermie zoniforme (Queyrat et A. Léri) (p. **461**), et une côte surnuméraire cervicale dans un cas de nævus linéaire du membre supérieur (A. Léri et Tzanck); la coexistence d'une malformation du squelette vertébral avec un nævus systématisé de siège correspondant, plaide en faveur d'un trouble dans le développement du système nerveux, trouble qui les commanderait l'une et l'autre. Les recherches dans ce sens sont à poursuivre. — Les termes, souvent usités, de nævi nerveux, zoniformes, métamériques *unius lateris*, ne s'appliquent pas à l'ensemble des cas; celui d'ichtyose hystrix n'est pas justifié.

Les nævi linéaires, au lieu d'être hyperkératosiques, peuvent rappeler le papillome simple, le psoriasis, le lichen plan ou acuminé; ils peuvent être pileux, pigmentaires, etc.

Toutes les *dermatoses linéaires* ne peuvent d'ailleurs pas être considérées comme des nævi; on observe, en effet, quoique rarement, des cas véritables de lichen plan, de psoriasis, d'eczématides, de prurigo vulgaire, etc., qui affectent une topographie identique à celle des nævi linéaires, apparaissent à un âge quelconque, et cèdent à un traitement approprié.

Les **verrues planes séniles** ou *verrues séborrhéiques*, sont des élevures kératosiques qui ont les caractères suivants :

Elles sont arrondies ou ovalaires, quelquefois irrégulières, de l'étendue d'une lentille à celle d'une amande verte, plus saillantes à leur centre qu'à leur périphérie, bien circonscrites, parfois même surplombantes, recouvertes d'un enduit adhérent, corné et gras, mince ou épais, de couleur grise, brune ou noire. Sous cet enduit, enlevé par savonnage, macération ou friction à l'éther, on trouve une surface mamelonnée, gaufrée, ou en chou-fleur, avec des sillons; la consistance est molluscoïde ou granuleuse.

Les verrues séniles, généralement nombreuses sur le même

sujet, occupent de préférence les flancs, la ceinture, le dos, la poitrine, le cou, les épaules ; on peut en compter plusieurs centaines : on en observe plus rarement sur le front, les tempes et les joues. Elles se développent à partir de la quarantaine ; elles peuvent même débuter avant trente ans. Elles persistent et se multiplient avec l'âge.

L'*histologie* montre un revêtement épidermique hypertrophié, ou atrophié avec prédominance de la couche cornée, toujours irrégulier ; les papilles sont déformées et déviées. Il y a souvent des globes cornés dans les dépressions interpapillaires, d'où partent des travées étroites qui descendent dans le corps papillaire et s'y anastomosent fréquemment en réseau.

Les poils et glandes sont atrophiés ; il n'y a point de séborrhée véritable. Le derme sous-jacent est souvent en dégénérescence sénile, mais sans infiltrat inflammatoire.

Leurs caractères cliniques, leur structure et leur siège, tout distingue les verrues séniles des *taches de kératose sénile*, avec lesquelles on les confond trop souvent. Le fait qu'une discrimination est nécessaire entre ces deux genres de productions morbides, ainsi que je l'ai toujours soutenu avec Dubreuilh, Brocq et Jadassohn, est confirmé formellement par le travail récent de Freudenthal (1926).

L'intérêt pratique qu'il y a à les distinguer vient de ce que les verrues séniles n'ont pas de tendance à la transformation épithéliomateuse. Je les considère comme des *nævi tardifs* et, de fait, elles coïncident souvent avec des nævi vasculaires, des fibromes molluscum, ou des taches pigmentaires. Il n'y a aucun rapport d'étiologie ni de nature entre les verrues séniles et les verrues vulgaires.

Le *traitement* n'est entrepris que sur demande expresse. Il est inutile de s'attarder à des essais avec le savon noir, le collodion salicylé ou les emplâtres. Les verrues guérissent bien par un attouchement superficiel avec la lame du galvano-cautère ; manié délicatement, il ne laisse aucune cicatrice : on peut en combiner l'emploi avec un raclage à la curette ; ou recourir à la cryothérapie. L'électrolyse, plus laborieuse et douloureuse, sera réservée aux verrues les plus grosses. La radiothérapie est inactive.

Kératoses séniles. — Les taches kératosiques, généralement multiples et disséminées, qu'on observe surtout sur la figure des personnes âgées, étaient autrefois connues sous les noms de *crasse des vieillards*, d'*acné sébacée concrète* ou *partielle*. Elles me paraissent constituer une complication de la *dégénérescence sénile* de la peau (p. **469**) et conduisent fréquemment à l'*épithéliomatose multiple* (p. **993**, fig. 208) ; à ce titre elles constituent un des types les plus nets des *affections précancéreuses* de la peau.

Les éléments de kératose sénile débutent par des taches jaunes ou brunâtres sèches, ou par des élevures verruqueuses ressemblant aux verrues séborrhéiques, ou encore par des taches rouges, télangiectasiques, irrégulières, mais assez nettement limitées. Peu à peu elles se recouvrent d'un enduit kératosique, gris ou brunâtre, friable ou de consistance sèche, de surface rugueuse ou hérissée d'aspérités. Très adhérente, cette couche kératosique envoie dans le derme des prolongements coniques ; son arrachement provoque souvent de petites hémorragies ; aux bords des taches, les lésions vont en s'atténuant ; à leur centre, la peau peut être atrophique ou cicatricielle.

Les kératoses séniles apparaissent plus ou moins tôt après la cinquantaine, en nombre très variable, notamment sur le nez, les joues, le front, les tempes, le dos des mains et des poignets, quelquefois sur le cou et les avant-bras. D'ordinaire elles persistent indéfiniment et se multiplient, mais peuvent aussi guérir.

L'évolution en épithéliomes est loin d'être fatale. Il est très délicat d'en reconnaître le début ; quand elle est confirmée, elle s'accuse par la transformation *croûteuse* de l'enduit kératosique, par l'ulcération, superficielle d'abord, du derme sousjacent, et l'apparition de perles épithéliomateuses en bordure.

L'*histologie* montre une couche cornée hyperkératosique irrégulière, parsemée de points parakératosiques ; elle est munie sur sa face inférieure de prolongements coniques, qui pénètrent dans le corps muqueux dont les bourgeons interpapillaires sont hyperplasiés et inégaux ; Freudenthal y a trouvé parfois des cellules monstrueuses et dyskératosiques ; le corps papillaire est inégal, œdémateux. Le chorion offre à un haut degré les lésions de la *dystrophie sénile* (p. **469**), c'est-à-dire la transformation du tissu élastique en *élacine* basophile, et l'état colloïde

des faisceaux conjonctifs ; on y remarque des traînées périvasculaires d'infiltrats cellulaires où prédominent les plasmocytes
(fig. 63).

Le *diagnostic* peut avoir à se poser avec des nævi divers,
avec les syphilides, le psoriasis, la rosacée, avec le lupus érythémateux ; mais c'est aux verrues séniles que les taches de

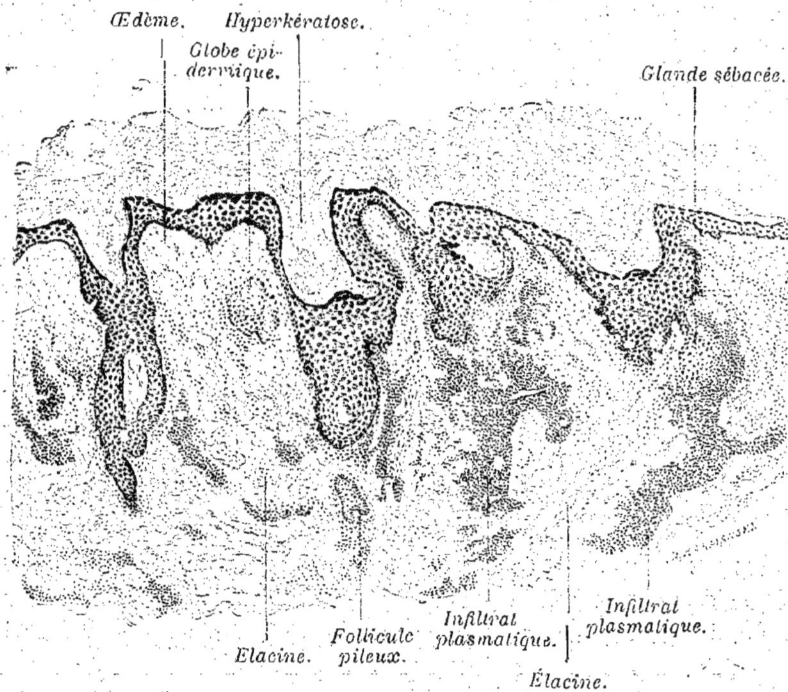

Fig. 63. — *Histologie de la* **kératose sénile**. (Grossissement 57/1.) — La coupe comprend le bord d'une tache kératosique assez étendue de la région temporale d'un
vieillard.

kératose ressemblent le plus, ce qui explique que la confusion
soit si habituelle.

Le *traitement* par les pommades et emplâtres kératolytiques
ou kératoplastiques est peu efficace. Le traitement de choix
consiste dans l'emploi du galvano-cautère, aidé d'un raclage à
la curette. Dans le cas de soupçon de transformation épithéliomateuse, on doit ne pas hésiter à recourir à la radiothérapie ou
au radium. Ceux-ci peuvent, employés seuls, guérir quelquefois les taches de kératose sénile, mais non toujours.

De même que dans la dégénérescence sénile de la peau, on

observe dans la *dystrophie présénile*, dans le *xeroderma pigmentosum*, dans les *radiodermites* et dans l'*arsenicisme cutané*,
des kératoses en taches et des élevures verruqueuses à peu
près identiques ; ces dystrophies précancéreuses forment d'ailleurs un groupe naturel (p. 991).

Kératoses blennorragiques. — En dehors d'éruptions
banales d'érythèmes, urticaires, bulles et purpura, la gonococcie
peut donner lieu à des hyperkératoses palmaires et plantaires
(p. 273) ou à des *kératomes disséminés.* Depuis l'observation
première de E. Vidal, on a publié en tous pays plus d'une
soixantaine de cas de cette dernière forme.

Elle se rencontre chez des blennorragiques alités par le fait
d'arthropathies graves ou de myélopathies, presque sans
exception des hommes. Elle consiste en élevures coniques,
dures, jaunâtres, comparables à des gouttes de cire jaune ou à
des clous de tapissier, entourées d'un liséré érythémateux ;
leur siège d'élection est aux régions plantaires, où elles peuvent
confluer en chaînes de montagne ; quelquefois elles sont parsemées sur les membres et même sur le tronc ; leur distribution
est assez symétrique.

Du Bois, de Genève, (1925) et Harther L. Keim ont montré
qu'elles débutent par des vésicules, qui rapidement suppurent et
se dessèchent en croûtes souvent rupioïdes. Ces cônes croûteux, qui ne sont donc pas de véritables kératomes, ont été attribués par Chauffard et Fiessinger à une inoculation externe par le
gonocoque, à la faveur de la macération ; on croit plutôt à leur
apport par la voie sanguine. On a rarement réussi à déceler un
diplocoque gram-négatif dans les lésions (Wadsack, Gager) et
dans le sang, les examens étant généralement trop tardifs.

Les cônes kératoïdes disparaissent en deux ou trois mois avec
de simples soins de propreté ; ce caractère suffirait à lui seul
à les distinguer du psoriasis, qui peut les simuler, et avec
lequel on a voulu les confondre. La vaccinothérapie pourrait
hâter la guérison.

Porokératose. — La *porokératose de Mibelli* (1893), *hyper-
keratosis excentrica de Respighi*, — est une affection très rare en
France, caractérisée par des taches irrégulières, circinées, dont
l'aire est atrophique, ou squameuse, ou normale, et dont le

bourrelet papuleux, annulaire ou sinueux, est marqué par une lame cornée brunâtre ; celle-ci est enchâssée dans une rigole et en émerge sous forme de crête prismatique. Le début peut se faire à toute époque de la vie, souvent dans le bas âge ou l'enfance, sous forme d'un cône corné enfoncé dans une papule, qui s'étale lentement. Les éléments, souvent très multiples, siègent surtout aux extrémités, quelquefois à la face, aux organes génitaux et aux membres inférieurs; on en a vu sur la muqueuse buccale.

La porokératose est souvent familiale; Gilchrist en a vu 16 cas, Pasini, 26 (sur 57 personnes) dans une même famille ; on la déclare héréditaire dominante avec grande préférence pour le sexe masculin. La plupart des auteurs, avec Truffi, la rapprochent des nævi. Ses relations avec les pores sudoripares et les orifices folliculaires (Matsumoto) sont discutables.

On ne confondra pas la porokératose des auteurs italiens avec les *kératodermies ponctuées* (p. **273**).

KÉRATODERMIES

Je réserve le nom de *kératodermies* aux **kératoses palmaires et plantaires**.

La peau des régions palmaires et plantaires a une structure spéciale. Elle est prédisposée à l'hyperkératose et, dans ce cas, tend à se fissurer de crevasses très douloureuses dans les plis de flexion. Toutes les dermatoses sèches qui affectent ce siège prennent une apparence analogue, ce qui en rend le diagnostic assez délicat.

Les kératodermies sont : les unes *essentielles*, et représentent des malformations ; les autres *symptomatiques*, et proviennent de traumatismes répétés, d'intoxications, ou de la localisation éventuelle de diverses éruptions.

KÉRATODERMIES ESSENTIELLES. — La **Kératodermie familiale**, ou *kératose palmaire et plantaire héréditaire* de Unna, ou *maladie de Méléda*, — est nettement transmissible par hérédité suivant le type mendélien « dominant »; Raff l'a trouvée chez

19 sur 55, Vörner chez 16 sur 40 des membres d'une même
famille, et on a pu la suivre dans quatre ou cinq générations.
On connait cependant des cas tardifs et des cas sporadiques.
Inappréciable à la naissance, elle se manifeste, d'ordinaire
dans le deuxième ou troisième mois, par une bordure lilacée
des paumes et plantes ou un épaississement de leurs bords
(Brooke).

Au stade d'état la face palmaire des mains et des doigts
(fig. 64), la face plantaire des pieds et des orteils, sont, symétriquement et en totalité, le siège d'un épaississement corné.

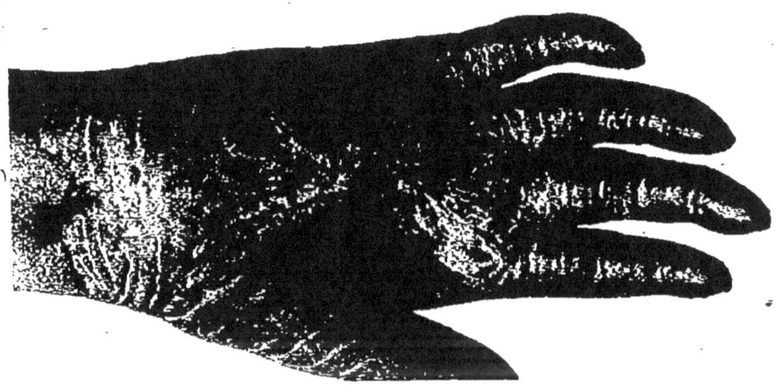

Fig. 64. — Main d'une jeune fille de 15 ans atteinte de **kératodermie
palmaire et plantaire symétrique héréditaire.**

La bordure en est marquée par un liséré rose, violâtre ou
lilacé, large de quatre ou cinq millimètres.

La couche cornée hyperplasique peut être lisse, molle, de
teinte jaune cireux ou brunâtre, composée de larges lamelles
très adhérentes. Dans ce cas on note souvent une hyperidrose
locale, qui serait le phénomène primordial, pour Lenglet ;
l'hyperkératose débuterait même par les pores sudoripares ;
j'ai constaté quelquefois la présence de bulles intra-cornéennes
à contenu louche.

D'autres fois l'hyperkératose est sèche, dure, rugueuse, d'une
épaisseur pouvant atteindre un centimètre ; elle est fissurée
dans les plis, ou découpée en blocs polygonaux.

La peau sous-jacente est en tout cas rouge, ordinairement
tendue, scléreuse et atrophique. Dans les formes accentuées

elle est, au niveau des dernières phalanges, rétractée au point
que les doigts sont coniques et effilés, comme engainés dans
un étui trop étroit, jaunâtre et corné ; les ongles sont amincis
et le lit unguéal est anémié.

Les mouvements des mains et des doigts sont gênés et douloureux ; la marche est difficile.

Presque toujours les lésions *débordent* sur la face antérieure
des poignets et le long des tendons d'Achille ; on observe aussi
aux genoux, aux coudes, ou dans les plis articulaires, des *plaques aberrantes,* épaisses, verruqueuses, d'un rouge brunâtre,
bien limitées, à pores dilatés et noircis. Elles peuvent pro-
gresser et s'étendre, ainsi qu'en témoignent des moulages du
Musée de l'Hôpital Saint-Louis, pris à 10 ans d'intervalle sur le
même sujet.

La kératodermie familiale se rencontre tantôt isolée, tantôt
associée à l'*hyperkératose ichtyosiforme généralisée,* dont elle
ne représente qu'une variété régionale ; par son évolution elle se
rapproche de l'*érythro-kératodermie symétrique,* avec laquelle
elle peut coïncider. La coexistence d'onychoses dystrophiques,
d'épaississement de l'extrémité des doigts et des orteils, d'alopécies ou trichoses dystrophiques diverses, a été signalée dans
un bon nombre de cas. Sans prouver que cette kératodermie
soit d'origine endocrinienne, thyroïdienne surtout, ils témoignent de ses relations avec des dysendocrinies.

Les cas d'apparition tardive sont distingués par plusieurs
auteurs sous le nom de **kératodermie symétrique
des adultes,** d'*acrokératome,* ou de *tylosis essentiel.*

Le terme de **maladie de Méléda** vient d'une île peu peu-
plée de l'Adriatique, où Neumann et Ehlers ont constaté que
cette malformation était endémique ; les mariages consanguins
y sont fréquents.

Grave par son incurabilité et par la gêne qu'elle cause, l'hyperkératose palmaire est notablement palliée par des enveloppements humides et par les kératolytiques. La radiothérapie,
qui en constitue le meilleur traitement, m'a fourni des améliorations notables, mais pas de guérison complète.

Kératodermies symptomatiques. — **Kératodermie professionnelle.** — Elle résulte de frottements, pressions, irrita-

tions physiques et chimiques diverses, chroniquement répétées, et représente une sorte de callus diffus (p. **623**). Les lésions sont unilatérales ou symétriques, et leur disposition est souvent caractéristique de certains métiers.

La **kératose arsenicale**, conséquence de l'arsenicisme chronique, se localise surtout aux mains et aux pieds. Elle est souvent précédée de four-millements et de poussées d'érythème desquamatif ou bulleux. Elle persiste indéfini-ment, même si l'on supprime la médication arsenicale.

Elle se présente sous deux formes, quelquefois associées : 1° un épaississement diffus, jaunâtre, farineux, des régions palmaires et plantaires, avec accentuation marquée des crêtes papillaires ; — 2° des saillies verruqueuses, occu-pant, en grand nombre, les deux faces des extrémités, quelquefois aussi la figure et le cou, et pouvant dégénérer en *cancer arsenical* (p. **993**).

Les plus fréquentes des ké-ratodermies sont celles qui relèvent de l'eczéma et de la syphilis.

L'eczéma kératosique, ou *eczéma corné de Wilson*, est d'ordinaire symétrique et souvent d'origine profession-nelle. Partiel, ou étendu à la presque totalité de la région

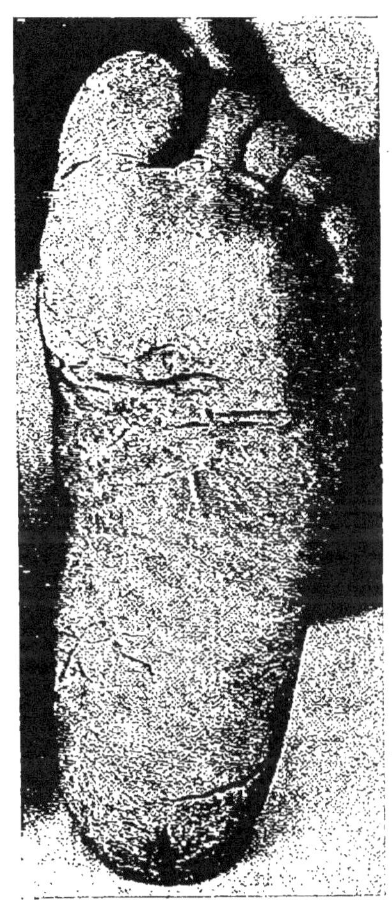

Fig. 65. — Eczéma kératosique plan-taire ; les deux pieds étaient atteints symétriquement.

(fig. 65), il est caractérisé par la diffusion de ses bords, qui sont mal accusés, se continuent insensiblement avec la partie saine ; il s'étend volontiers le long des grands sillons. La couche cornée épaissie se fend et s'exfolie en lamelles, découvrant une peau rougie, où rarement on aperçoit des vésicules. Les lésions histologiques sont celles de l'eczéma. On rencontre par ailleurs des foyers d'eczéma ou d'eczématides, notamment sur le cuir chevelu. La durée de cette affection est parfois de plusieurs années, avec des rémissions et des rechutes. On la traite par les kératolytiques, puis par les médicaments réducteurs ; la radiothérapie est souvent très efficace ; on y associera la médication désensibilisatrice (p. **90**).

Le *psoriasis palmaire et plantaire* est d'ordinaire symétrique et accompagné d'une éruption disséminée ; mais il peut aussi se montrer isolé et n'affecter qu'une seule extrémité. Il est constitué au début par des taches jaunâtres hyperkératosiques, bien limitées ; elles ne tardent pas à s'exfolier en lamelles sèches et friables, sous lesquelles on aperçoit la peau d'un rouge vif. Les taches, dont les contours sont arrondis et nettement arrêtés, confluent en plaques polycycliques (fig. 66). L'aspect peut être hautement syphiloïde ou trichophytoïde ; une recherche attentive

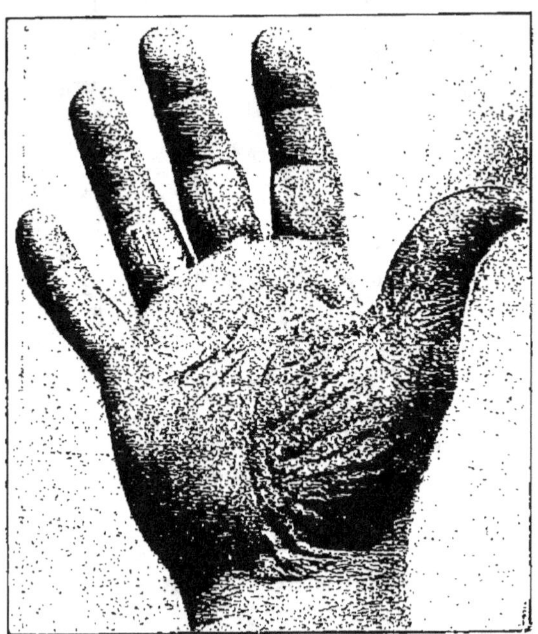

Fig. 66. — Psoriasis palmaire vrai.

des épidermophytes (p. **737**) s'impose ; mais il est rare que ces taches ne débordent pas, avec un aspect franchement psoriasique, sur les poignets, ou sur les régions dorsales de la main, des doigts ou des pieds, ou qu'il n'en apparaisse pas en d'autres points des téguments, ce qui confirme le diagnostic. La biopsie montre les lésions caractéristiques du psoriasis. Ainsi localisé, le psoriasis réclame une thérapeutique des plus énergiques; parfois cependant il disparaît spontanément.

Dans le **pityriasis rubra pilaire** les paumes et les plantes sont diffusément rouges, sèches, hyperkératosiques et épaissies, mais desquament peu.

Le **lichen plan** donne lieu : soit à de petites papules cornées, sèches, ou à des taches kératosiques déprimées, plus ou moins confluentes (fig. 51, p. 160), — soit à des placards rouges et finement squameux, — soit encore à des kératodermies totales.

La **kératodermie blennorragique** se traduit soit par des semelles cornées, toujours symétriques, épaisses de plusieurs millimètres, se prolongeant sur les orteils qu'elles engainent, soit par des papules acuminées croûteuses, entourées d'un halo rouge sombre (voir p. 267).

La **trichophytie palmaire et plantaire**, que les travaux de Djellaleddin Moukhtar ont mise en lumière, n'est pas une kératodermie à proprement parler, mais doit être citée au point de vue diagnostic. Elle s'accuse par des taches rouges, parfaitement rondes ou polycycliques, entourées d'une collerette épidermique. On peut découvrir des vésiculettes sur leur aire ou sur leur pourtour. Le mycélium parasitaire abonde dans les vésicules et dans les squames.

L'**épidermophytie** des mêmes régions est relativement fréquente et se présente sous des apparences assez variées (p. 736). — Il est donc essentiel de se rappeler que l'examen microscopique s'impose dans tous les cas tant soit peu ambigus.

Les **kératodermies ponctuées** (Mantoux), — *keratodermia disseminata palmaris et plantaris* de Buschke et Fischer, celle de Brauer, et leurs variantes qui ont été publiées sous des noms divers (porokératose papillomateuse, etc.), sont caractérisées par de petites masses cornées miliaires, translucides et dures, déprimées ou saillantes, disséminées ou groupées, enchâssées dans l'épiderme palmaire ou plantaire. Cette dermatose, souvent héréditaire, peut apparaître à tout âge et persiste indéfiniment. Il n'y a pas de raisons valables pour admettre qu'elle soit une affection des pores sudoripares; elle est manifestement d'ordre nævique. La dyskératose folliculaire, les verrues, le lichen plan, la kératodermie arsenicale, etc., peuvent donner lieu à des aspects analogues.

Les **syphilides palmaires et plantaires psoriasi-formes**, appelées autrefois à tort *psoriasis syphilitique*, sont de toutes les kératodermies les plus importantes à connaître. Bazin groupait presque toutes les lésions que je viens d'énumérer ci-dessus sous la rubrique *arthritides palmaires*, pour les opposer aux syphilides de même siège.

Ces syphilides sont relativement fréquentes : elles se pro-

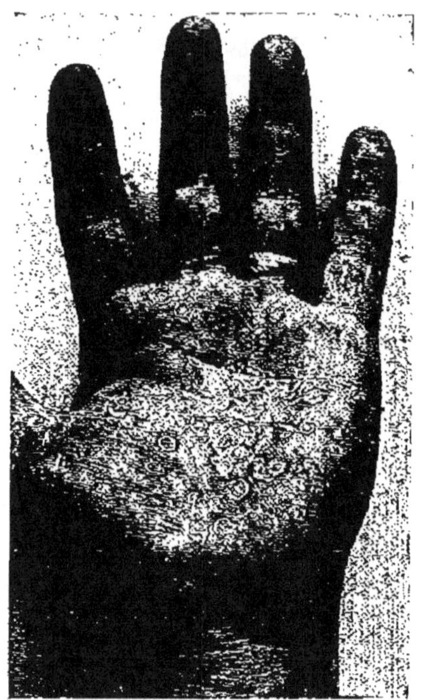

Fig. 67. — Syphilide palmaire *secondaire précoce*, contemporaine de la roséole.

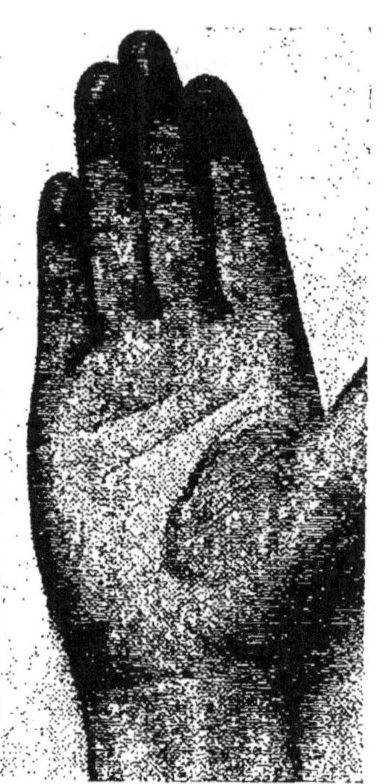

Fig. 68. – Syphilide palmaire *tardive*

duisent à n'importe quelle échéance, entre le troisième mois après l'infection et les étapes tertiaires les plus reculées. On ne peut pas toujours distinguer, tant elles ont un air de famille, les précoces d'avec les tardives ; A. Fournier qualifie ces dernières de « manifestations secondaires attardées ». Et pourtant, s'il est vrai que certains aspects ne renseignent pas sur l'âge de la syphilis, d'autres appartiennent plus particulièrement à l'une ou à l'autre de ses étapes.

A la période *secondaire* on rencontre surtout des éléments

multiples, constitués soit par des papules lenticulaires planes,
d'un rouge bistre, peu kératosiques et squameuses ; soit par
des taches nummulaires déprimées, entourées d'un relief de
kératose (fig. 67) ; — à la période *tertiaire* et dans l'*hérédo-syphilis* tardive, on observe plutôt des plaques uniques ou en
petit nombre, rondes ou polycycliques, d'un rouge sombre ou
cuivré, fortement hyperkératosiques, ou bien rugueuses et
fissurées, parfois bordées de tubercules (fig. 68).

Ces divers éléments siègent sur des points quelconques de la
face palmaire des mains et des doigts, ou de la plante des
pieds. L'unilatéralité des lésions, sans avoir de valeur absolue,
est cependant fréquente dans la syphilis tertiaire et l'hérédo-
syphilis.

Le diagnostic s'appuie sur la limitation nette des taches ; sur
leur bourrelet d'hyperkératose, avec dépression centrale ; sur
l'infiltration de base, qui a une grande valeur quand elle peut
être perçue ; enfin sur le peu de tendance des lésions à déborder
sur les régions voisines. Il va de soi que les antécédents, la
coexistence d'autres symptômes de syphilis et la réaction de
Wassermann, doivent être sérieusement pris en considération.

Ces syphilides passaient pour rebelles et récidivantes ; on les
traitait par les injections de calomel. Les arsénobenzols les
effacent rapidement.

Dans toute kératodermie quelconque, on doit régulièrement
commencer le *traitement* par des pansements humides, des
onctions au savon de potasse, ou des préparations salicylées,
pour décaper la peau et ouvrir la voie à la médication locale,
qui sera celle qui convient à sa forme spéciale.

KÉRATOSES DES MUQUEUSES

Les *muqueuses* de la cavité buccale et des organes génitaux
ont, comme la peau, un corps papillaire et un épithélium malpighien ; mais la couche granuleuse y fait défaut et la kératinisation des couches superficielles est incomplète.

Le revêtement du bord rouge des lèvres, celui du prépuce,
du gland, et celui d'une grande partie de la vulve, ont une

structure se rapprochant de celle de l'épiderme, ce qui vaut à ces surfaces d'être appelées *demi-muqueuses*.

A l'état pathologique, ces muqueuses et demi-muqueuses peuvent devenir le siège de taches ou plaques blanches, dues à l'apparition, dans leur épithélium, d'une grande abondance de kératohyaline et d'éléidine, et à une kératinisation véritable; le terme de *kératose* est en pareil cas justifié. Je joins à leur description celle des *affections épithéliales* chroniques, non ulcéreuses, des muqueuses.

Leucoplasie. — Appelée aussi *leucokératose, plaques blanches des fumeurs,* — et à tort, *psoriasis buccal, tylosis linguæ, ichtyose buccale,* etc., — cette affection est la plus commune des kératoses des muqueuses.

Symptômes. — La leucoplasie est très fréquente à la bouche, plus rare aux parties génitales.

A la bouche, c'est d'ordinaire la *langue*, dans sa moitié antérieure, qui est atteinte au plus haut degré. Tantôt les lésions prédominent sur les parties latérales du dos de la langue, tantôt sur les bords ou sur le milieu; ou bien la surface supérieure de l'organe est prise en totalité; la face inférieure est envahie plus rarement.

Plus fréquente, mais généralement moins accentuée, est la localisation à la face interne des *joues*, en forme de triangle symétriquement disposé : ce sont les *plaques nacrées commissurales des fumeurs.* La région postérieure des joues, les gencives, le palais, les cordes vocales du larynx, sont plus rarement leucoplasiques; le pharynx ne l'est que d'une façon absolument exceptionnelle.

Aux *lèvres*, la leucoplasie occupe la face postérieure, le bord libre, la surface externe rosée, ou bien les commissures, ou l'ensemble de ces régions.

Chez la femme on peut observer de la leucoplasie sur la *vulve*, notamment à la face interne des grandes lèvres, sur les petites lèvres, le capuchon, le clitoris, le vestibule, parfois sur le vagin et au pourtour de l'anus ; — chez l'homme, la leucoplasie du *prépuce* et du *gland* est plus rare.

Les lésions débutent par un état lisse de la muqueuse, avec rougeur ou teinte opaline. Une fois constituées, elles se présentent sous deux aspects, correspondant à deux degrés d'intensité :

La *leucoplasie simple* est caractérisée par l'effacement des papilles et des sillons de la muqueuse, qui présente une surface lisse ou finement parquetée et une coloration blanchâtre, grisâtre, bleuée. ou blanc pur, manifestement due à une modification de la translucidité de l'épithélium. Exceptionnellement on voit de grosses papilles rosées transparaître sous le vernis lisse et blanchâtre.

Cette altération est disposée en taches ou nappes de dimensions infiniment variables, de forme irrégulière, à bords sinueux, festonnés, déchiquetés, tantôt nettement arrêtés, tantôt passant graduellement à l'état normal. Il arrive que toute la surface leucoplasique présente un aspect uniforme, ou que le centre en soit plus opaque et épaissi. D'autres fois, de la confluence des taches, résultent des nappes. inégalement bigarrées de rouge, de gris et de blanc. L'enduit kératosique est toujours fort adhérent, et ne peut être enlevé par grattage, sinon en mettant le derme à nu ; mais souvent il se desquame en petits lambeaux opalins que, sur les lèvres, par exemple, le malade peut arracher avec ses dents.

La *leucoplasie hyperkératosique*, — à laquelle je propose de réserver le nom de *leucokératose*, — se relie par tous les degrés intermédiaires à la forme légère. L'épaississement de la muqueuse et de son enduit corné peut devenir considérable. On voit apparaître, tantôt sur une surface déjà leucoplasique, tantôt sur base saine, des plaques nacrées ou d'un blanc de neige, dures, inextensibles, hautes de plusieurs millimètres, à bords en pente douce ou abrupts, à surface plane ou rocheuse, intimement adhérentes au derme sous-jacent ; elles peuvent se détacher spontanément, à intervalles de mois ou d'années, mais se reproduisent bientôt. La langue tout entière est parfois comprise dans une gaine leucokératosique cartonnée et craquelée. Les joues, la vulve ou le gland peuvent aussi être couverts d'un enduit de ce genre.

Les plaques kératosiques sont souvent sillonnées de plis ou de fissures. Ou bien, sur une surface plus ou moins étendue, elles se hérissent de saillies acuminées ; ces aspérités peuvent être noyées dans un enduit corné, ou libres, reproduisant l'aspect dit en « langue de chat ». Cette *leucoplasie verruqueuse* doit vivement attirer l'attention; car elle est le prélude le plus habituel du développement d'un cancer.

Une autre complication de la leucoplasie, plus gênante et plus inquiétante en apparence que réellement grave, c'est une ulcération rebelle, que j'ai appelée *ulcère leucoplasique*, et dont je parlerai ailleurs (p. **394**).

L'état de la muqueuse sous-jacente à la leucoplasie est difficile à apprécier. A la langue elle est, dans la règle, sclérosée et même rétractée proportionnellement à l'hyperkératose, soit en surface, soit en profondeur, et cela de par le fait de la glossite scléreuse syphilitique qui est le substratum habituel des leucoplasies graves. Par ailleurs, elle est souvent en état de sclérose atrophique plus ou moins accusée.

Les sensations subjectives, nulles dans les formes légères, consistent en une gêne des mouvements, un sentiment de sécheresse et de dureté désagréables, dans les cas sévères; les douleurs vives et élancements pénibles ne se produisent guère qu'en cas de fissures.

La *leucoplasie vulvaire*, bien étudiée par Jayle et Bender, ne diffère pas de celle de la bouche. Elle peut atteindre la muqueuse vaginale et très rarement le col utérin. Elle peut précéder ou accompagner le *kraurosis*, atrophie scléreuse de la vulve, avec lequel on l'a confondue (p. **465**).

On a aussi constaté parfois de la *leucoplasie du larynx* sur les cordes vocales.

L'*évolution* de la leucoplasie échappe à toute règle. D'ordinaire elle progresse avec lenteur, et persiste durant toute l'existence. Elle peut rester tout à fait stationnaire sous l'influence d'une bonne hygiène, et même rétrocéder et disparaître, au moins partiellement; mais elle récidive fréquemment.

Leucoplasie et cancer. — La gravité de la leucoplasie tient à ses *complications*, qui sont fréquentes et des plus redoutables. Les *fissures*, crevasses et érosions, sont très fréquentes au voisinage de dents cariées ou chez les fumeurs; elles donnent lieu à des douleurs aiguës, irradiées, et peuvent conduire à de la lymphangite, à de la suppuration, et au cancer.

C'est l'*épithéliome* qui constitue le véritable danger de la leucoplasie. Il peut survenir dans toutes les formes, surtout les plus accusées, et à tout âge de la leucoplasie. Sa fréquence

relative a été diversement appréciée, estimée à 50 et même à
plus de 50 pour 100 des cas; le taux de 15 à 20 pour 100 me
semble plus près de la vérité. Le médecin peut sauver son
malade d'une mort horrible, telle qu'est celle par le cancer
de la langue, s'il sait dépister
à temps la complication naissante, s'il est assez énergique
et persuasif pour obtenir l'intervention en temps utile.

Le *cancer de la langue* sur
leucoplasie (fig 69) est presque toujours spino-cellulaire,
du type profond dit cancroïde
(p. **974**); exceptionnellement,
il est tubulé. Il a trois modes
de début principaux :

1° Le plus souvent il commence par de la *leucoplasie
verruqueuse*, c'est-à-dire une
élevure papillomateuse, circonscrite ou non, plus ou
moins étendue, quelquefois
encerclée dans un ourlet kératosique. à base très légèrement indurée; à cette étape
superficielle, il s'élargit pen-

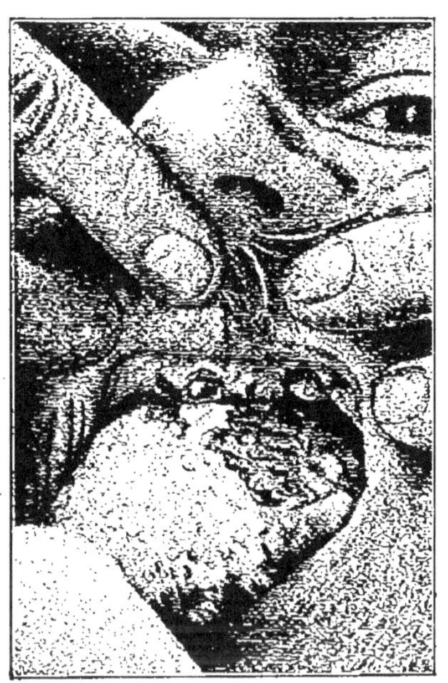

Fig. 69. — Cancer (*Épithéliome spino-
cellulaire*) sur leucoplasie de la langue.

dant quelques semaines, un ou deux mois, avant d'envahir en
profondeur, ce qui fait que l'opération hâtive est assez souvent
efficace.

2° Ou bien il débute par une élevure discoïde, ou en *pastille
dure*, à surface érodée; en ce cas, une opération faite sans délai
a de grandes chances de succès.

3° Plus rarement l'épithéliome se développe d'emblée en profondeur, en partant d'une *crevasse*, qui a persisté une ou deux
semaines, et au niveau de laquelle le palper révèle une minime
induration circonscrite ligneuse; ici l'intervention peut rarement être assez précoce. — Je n'ai jamais vu l'ulcère leucoplasique (p. **394**) donner lieu à un cancer.

Aux lèvres, aux joues, aux organes génitaux, l'épithéliome se
présente dans des conditions tout à fait pareilles.

J'ai insisté depuis de longues années sur la conduite à tenir en cas de soupçon de cancer au cours d'une leucopla-ie ; l'expérience acquise me porte à être de plus en plus affirmatif à cet égard.

Ce qu'il ne faut pas faire, c'est : 1° attendre que les symptômes s'accusent, que l'épithéliome se développe davantage, que les ganglions s'engorgent ; — 2° ni recourir au « traitement d'épreuve » anti-syphilitique, qui fait perdre un temps précieux ; — 3° ni irriter la lésion suspecte par des cautérisations quelles qu'elles soient, par la diathermie, etc. ; — 4° ni enfin essayer mollement de la radiothérapie ou du radium, qui sont gravement nuisibles à dose faible ou modérée.

Ce qu'il faut faire : au cas où le diagnostic n'est pas absolument évident, procéder immédiatement à une biopsie, qui fournira une réponse formelle en moins de vingt-quatre heures ; ou bien, si le cancer est certain, prendre jour séance tenante pour l'*extirpation chirurgicale* de la lésion, qui est la meilleure planche de salut.

De nos jours, nous devons aux progrès de la technique radiologique une précieuse ressource de plus : on est parvenu à guérir les épithéliomes spino-cellulaires par la *radiothérapie* et mieux encore par le radium (p. **996**) ; mais il faut que cette thérapeutique soit appliquée suivant des règles très précises aujourd'hui connues, sinon le danger est grand d'un insuccès et d'une aggravation. En pratique, si l'on ne peut pas se confier à un spécialiste particulièrement expert en la matière, il reste de règle, tant que le cancer est opérable, de faire appel à la chirurgie.

Anatomie pathologique. — Sur une muqueuse leucoplasique (fig. 70) le corps muqueux de Malpighi est très augmenté (acanthose), et ses bourgeons interpapillaires sont hypertrophiés en tous sens ; entre le corps muqueux et la couche cornée extrêmement épaisse qui le recouvre, et qui se compose de cellules dépourvues de noyaux, a apparu une couche granuleuse avec kératohyaline et éléidine très abondantes, diffusant dans le stratum corneum ; ces lésions expliquent la blancheur des plaques.

Dans le corps papillaire et le derme, on constate une infiltration variable de cellules rondes autour des vaisseaux, ainsi que parfois des lésions d'endo-périvasculite et de sclérose conjonctive.

Quand il y a transformation épithéliomateuse, elle résulte d'un bourgeonnement atypique des prolongements interpapil-

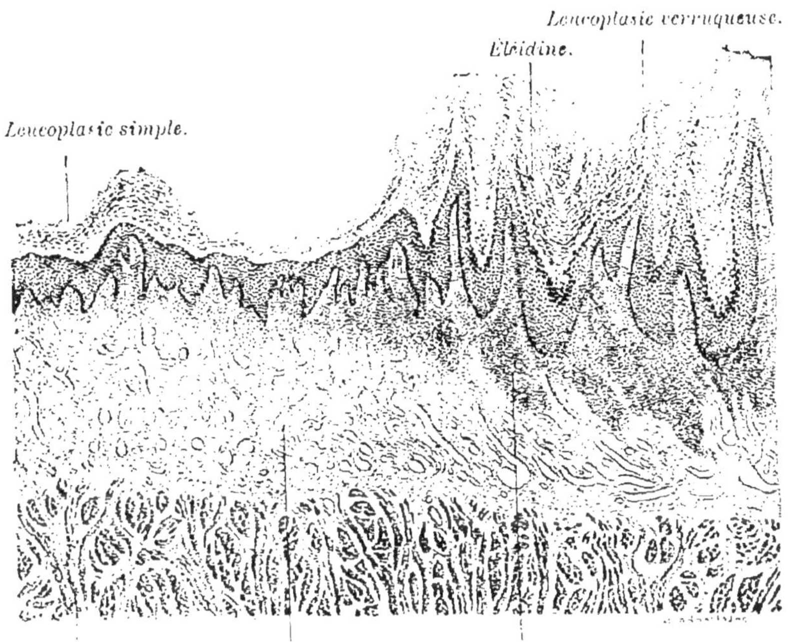

Fig. 70. — **Leucoplasie** *simple* et *verruqueuse* de la langue. (Grossissement 18/1.)

Sous l'épithélium, très fortement épaissi et abondamment pourvu de kératohyaline et d'éléidine diffuse, se voit un infiltrat cellulaire inflammatoire, abondant surtout au niveau de la portion verruqueuse ; une couche néoformée de tissu scléreux, parcourue par de nombreux vaisseaux sanguins dilatés, s'est interposée entre l'épithélium et le tissu musculaire. On ne constate aucune trace d'épithéliomisation.

laires ou de l'épithélium qui revêt les fissures (fig. 202, p. **975**). L'envahissement des voies lymphatiques se fait avec une grande rapidité, surtout à la langue.

Étiologie. — La leucoplasie est au moins dix fois plus fréquente chez l'homme que chez la femme ; on l'observe surtout de trente à cinquante ans, mais on en a signalé des cas à douze ans (Bénard) et même plus tôt ; je l'ai rencontrée, compliquée de cancer de la langue, chez une jeune fille de dix-neuf ans, hérédo-syphilitique.

La leucoplasie peut résulter de causes multiples de divers ordres. La formule : leucoplasie = syphilis + tabac, souvent exacte, est certainement trop absolue.

Parmi les causes locales, le *tabac* est la plus puissante ; mais les lésions dentaires, les dentiers, l'abus de l'alcool et des épices, etc., jouent aussi un rôle dans la leucoplasie buccale, celle des non-fumeurs et des femmes en particulier ; on connaît les « plaques opalines » des souffleurs de verre. D'autres irritations interviennent dans la leucoplasie génitale et anale.

Dans l'immense majorité des cas, la leucoplasie se développe chez des syphilitiques et a la *syphilis* pour cause. Quand on ne la trouve pas, même si la réaction de Bordet-Wassermann est négative, on est en droit de soupçonner l'*hérédo-syphilis* ; cette dernière circonstance pourrait expliquer la leucoplasie chez des enfants et des adolescents, et même les cas où l'on a vu un leucoplasique contracter un chancre spécifique. Mais je crois exagérée et inexacte la doctrine qu'ont soutenue Landouzy, Gaucher et Sergent, selon laquelle la leucoplasie serait un « stigmate certain » de syphilis. Il y a des cas où les causes irritantes locales (tabac, dents, infections diverses) suffisent par elles-mêmes à la faire naître.

La leucoplasie n'est donc qu'un syndrome. Mais quand elle *s'accompagne d'un état scléreux* superficiel, ou surtout profond de la muqueuse, ce qui se rencontre même dans la forme légère, on peut admettre que la syphilis est certainement en cause.

Traitement. — Il est délicat à bien conduire. Il exige tout d'abord une *hygiène* buccale sévère : l'abstention absolue du tabac surtout, de l'alcool, des épices et aliments de haut goût, des dentifrices irritants, la mise en parfait état et le bon entretien des dents ou pièces dentaires. Les bains de bouche émollients ou faiblement alcalins, après chaque repas, à l'eau de Vichy, à l'eau de Saint-Christau, sont de bons palliatifs, préférables aux pastilles et comprimés. Les cures aux thermes de Saint-Christau, avec pulvérisations locales, ou, à un moindre degré, aux stations sulfureuses, donnent quelquefois d'assez bons résultats.

Comme *topiques*, on recommande des glycérolés ou pommades au baume du Pérou, à l'huile de cade, à l'huile de bouleau, à l'acide salicylique, au sulfate de cuivre, etc.

On a tenté de provoquer la chute des plaques de leucokératose par des badigeonnages au nitrate acide de mercure, à l'acide chromique, aux bichromates, etc. On fera bien de *se défier des caustiques*, même du nitrate d'argent dont les malades abusent volontiers en cas de fissures.

Si l'on juge indiqué d'intervenir énergiquement, il vaudrait mieux détruire les plaques de leucokératose buccales, ou génitales, par une application superficielle du thermo-cautère ou par la neige carbonique. La radiothérapie et le radium comptent plus d'insuccès que de guérisons. On a, avec succès parfois, pratiqué l'ablation chirurgicale des surfaces kératosiques, et même une décortication partielle de la langue. En cas de leucoplasie verruqueuse, de « pastille », ou de fissure persistante, l'indication opératoire est formelle.

La leucoplasie guérit rarement par le *traitement anti-syphilitique*; c'est même pour cela que A. Fournier l'avait rangée dans sa parasyphilis. Pourtant ce traitement, bien conduit, l'améliore ordinairement ou en enraie l'extension. Avant de recourir aux méthodes destructives, il est donc de règle de demander à ce traitement tout ce qu'il peut donner. On l'applique énergiquement, par les arsénobenzènes, le bismuth, les piqûres de calomel; les iodures ne sont pas à conseiller. Dans un bon nombre de cas rebelles, avec sclérose manifeste et ulcère leucoplasique (p. **394**), j'ai eu à me louer des piqûres locales à la solution diluée de cyanure de mercure (p. **903**). On n'oubliera pas enfin qu'un certain nombre de leucoplasiques ont leur vie empoisonnée par une véritable « cancérophobie », que tout traitement risque d'entretenir; en pareil cas, la parole est à la psychothérapie.

Glossites syphilitiques. — Il me paraît utile de placer, en regard de la leucoplasie, un tableau résumant les lésions que la syphilis secondaire et tertiaire fait si souvent éclore sur la langue. On y observe :

1º Des *plaques lisses* de Fournier, « plaques fauchées en prairie » de Cornil. Ce sont des taches rosées, dépapillées, sèches, non indurées, rondes ou ovalaires, bien limitées, sans liséré spécial. Ces éléments peuvent être précoces et évoluer assez rapidement, ou tardifs, et, dans ce cas, sont beaucoup plus rebelles ;

2° Des *plaques muqueuses opalines*, qu'on ne voit guère que sur les bords ou à la pointe, de préférence près des dents cariées ; quelquefois elles sont érosives ou fissurées ; rarement, sur le dos de la langue, elles sont papuleuses, en pastilles ;

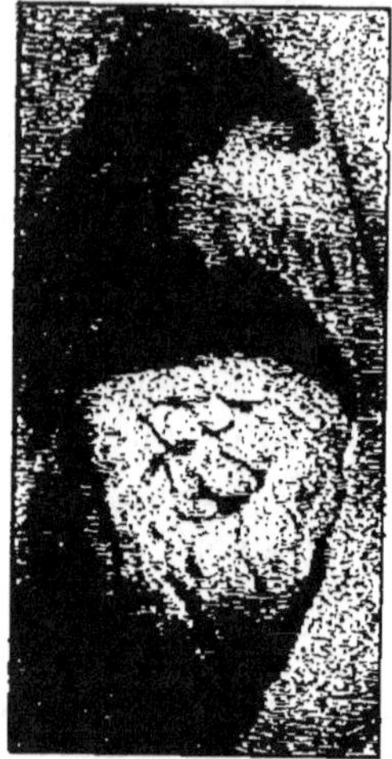

Fig. 71. — **Glossite syphi-litique scléreuse** de la *forme profonde*, chez une femme de 60 ans.

3° Des *papules hypertrophiques* ou *végétantes*, à surface grise ou rougeâtre, qui sont très rares, occupant le voisinage du V lingual où elles confluent en placard ; de là elles gagnent le dos de la langue qui prend alors l'aspect dit « en dos de crapaud » ;

4° Des *syphilides tuberculo-ulcéreuses* et des *gommes*, dont je parlerai ailleurs ; elles peuvent laisser des cicatrices scléreuses ;

5° Enfin la *glossite tertiaire scléreuse*, très fréquente chez l'homme surtout ; elle peut être superficielle ou profonde :

Dans le premier cas, il s'agit soit d'*îlots* peu nombreux, de sclérose corticale, soit d'une *nappe* unique, rouge, lisse, à induration lamelleuse, quelquefois compliquée de fissures et souvent de leucoplasie.

La *glossite profonde*, occupant surtout le milieu ou les bords de la langue, ou toute sa moitié antérieure, est caractérisée par une lobulation irrégulière, des mamelons saillants étant séparés par de profonds sillons réunis en réseau ; on constate en outre une induration fibreuse de l'organe (fig. 71) La muqueuse est d'un rouge vineux par places, décolorée ailleurs, unie, tendue, dépapillée presque partout.

La coexistence de la sclérose linguale syphilitique et de la leucoplasie est des plus communes.

Langue plicaturée ou *langue scrotale*. — On évitera de confondre la glossite scléreuse avec une malformation congénitale, souvent familiale, qui porte ce nom. En pareil cas l'organe est lobulé, fissuré, cérébriforme ; sa surface, très villeuse, est hérissée de papilles fongiformes saillantes. Mais la consistance de la langue, et en particulier celle des sillons, est *molle*; il n'y a aucune douleur, et la disposition en question est absolument permanente.

Glossite losangique médiane. — Cette affection a été décrite en janvier, 1914 par Brocq et Pautrier; elle n'est pas rare, et j'en ai vu de nombreux exemples. Sur la face dorsale de la langue, en avant du V lingual, se voit une surface lisse, rougeâtre; habituellement mamelonnée, légèrement indurée, indolente, cette lésion est extrêmement persistante. Anatomiquement on ne trouve que de l'hyperacanthose et une infiltration modérée du derme. Cette g'ossite, qui se rencontre surtout chez des adultes, est souvent imputée à tort à la syphilis; sa nature est inconnue; elle est rebelle à tous les traitements locaux ou généraux.

Lichen plan des muqueuses. — On le confond très communément avec la leucoplasie ou avec des syphilides. Son diagnostic est cependant relativement facile.

Le lichen des muqueuses n'est pas rare, surtout dans la bouche. On l'observe dans près de la moitié des cas de lichen plan. Il peut survivre à la guérison des manifestations cutanées, ou bien constituer une localisation primitive et parfois exclusive. Aussi est-il nécessaire de bien connaître ses caractères.

Le siège d'élection du lichen plan des muqueuses est en première ligne à la face interne des *joues*, au niveau de l'interligne dentaire, de préférence à la hauteur des dernières molaires. Il s'y présente, d'un seul côté ou symétriquement, sous forme d'une ou de plusieurs *taches blanches en réseaux* ou *en anneaux*, en « lambeau de dentelle », irrégulières, de teinte blanc pur ou bleuâtre, sur fond normal; le réseau, à travées plus ou moins étroites, est parsemé de taches plus larges. Jamais il n'y a d'érosion ni de desquamation.

En seconde ligne vient la localisation à la *langue*; on y trouve, soit des taches d'un blanc mat bleuté, miliaires, lenticulaires ou plus étendues (fig. 72); soit des traînées en forme de feuilles de fougères, de réseaux, ou de surfaces opalines, d'où émergent quelques papilles rosées.

On peut, en outre, rencontrer du lichen plan sur les lèvres,

sur le palais, sur les gencives, sur les amygdales et sur le land
et le prépuce où il est souvent annulaire, etc.

L'indolence de ces lésions est absolue; elles persistentpen-
dant des mois ou, plus souvent, pendant un grand nombre
d'années, à l'insu des malades, et se modifient très lentement.

L'histologie montre un épaississement de l'épiderme dans

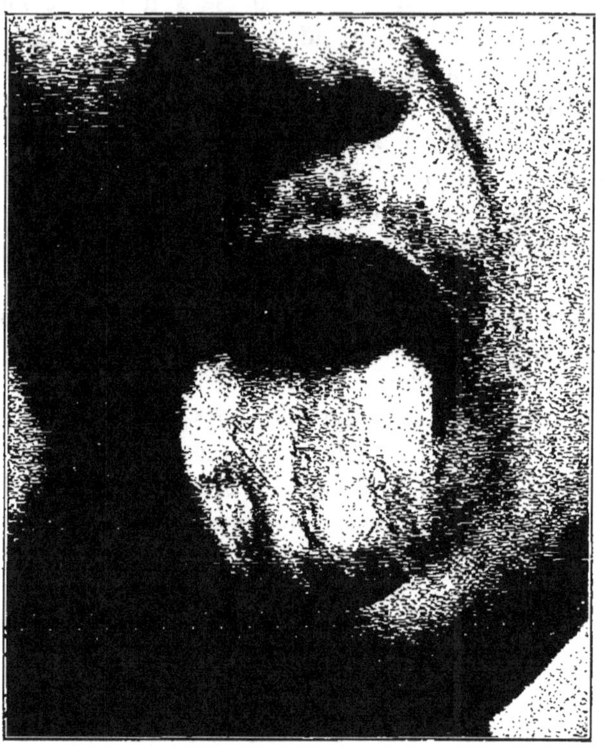

Fig. 72. — Lichen plan de la langue, chez un homme de 42 ans.

toutes ses couches, l'apparition d'un stratum granulosum, les
papilles en coupole, et un infiltrat cellulaire dans le corps
papillaire. La structure est donc absolument celle du lichen
plan de la peau (p. 165). L'explication de la coloration blanche
est la même que pour le réseau des papules cutanées du lichen
plan typique; il affecte, du reste, souvent une forme identique, dans des proportions très supérieures.

Le *traitement* du lichen des muqueuses ne sera pas tés

énergique; l'affection est rebelle, mais sans aucune gravité.
Elle ne conduit jamais au cancer. On conseille des bains de
bouche émollients, des onctions au baume du Pérou, des badigeonnages au permanganate de potasse au 1/100e. Les effluves
de haute fréquence et la radiumthérapie locale ne m'ont pas
donné de résultats favorables. De nos jours on devrait tenter des
rayons X sur la nuque et des injections d'arsén--benzène
(p. 163), sans préjudice d'un régime doux, d'une bonne hygiène,
et d'une vie calme.

Lupus érythémateux. — Il est exceptionnel que le
lupus érythémateux affecte les muqueuses. On le voit quelquefois s'irradier sous forme de rougeur squameuse sur la face
postérieure de la lèvre inférieure à partir du bord libre. Quand
il se développe sur la face interne des joues ou sur la langue,
c'est sous forme de tache limitée, marbrée de blanc et de rouge
vif, partiellement atrophique et plus ou moins douloureuse.

Plaques lisses de la langue. — On rencontre quelquefois sur la langue des taches ou de larges nappes dépapillées,
rougeâtres et vernissées, dépourvues de liséré blanc, absolument fixes pendant des mois et des années. Elles sont tout à fait
indolentes, ignorées des malades; d'autres fois elles sont très
sensibles, et associées à la *glossodynie* (p. 388).

Ces plaques font toujours songer aux plaques fauchées de la
syphilis, ou à un début de leucoplasie. Elles peuvent probablement relever de causes diverses; j'en ai observé dans des cas
de phtisie pulmonaire, de diabète, de dyspepsie chronique, de
névropathie grave; quelquefois elles sont en connexion avec des
dents cariées ou des pièces dentaires mal adaptées.

Les cas où la desquamation et l'aspect vernissé sont étendus
à l'ensemble, ou à la presque totalité de la langue, sont connus
sous le nom de *langue rouge*, ou de *glossite des « arthritiques
nerveux »*.

Glossite exfoliative marginée. — Cette singulière affection, — qui porte aussi les noms de *desquamation marginée
aberrante en aires*, et de *langue géographique*, — donne lieu à
des taches, des anneaux, des circinations et des festons sur la
langue. Les taches sont composées d'une bordure blanche, large

d'un à deux millimètres, en dedans de laquelle est une surface desquamée, d'un rouge vif près du liséré, de moins en moins rouge à mesure qu'on s'en éloigne. Plus ou moins arrondies au début, elles s'étalent rapidement et confluent avec leurs voisines; en un jour ou deux, le dessin ainsi produit peut se modifier complètement. Des taches nouvelles se reproduisent incessamment. Il n'y a aucune induration de la muqueuse.

Tout à fait indolente, généralement ignorée du sujet, cette affection se prolonge pendant des années ou indéfiniment.

Son étiologie est inconnue. On l'observe chez des enfants et des adultes. Elle est souvent familiale; les langues plicaturées y sont formellement prédisposées. Malgré l'allure parasitaire de la glossite en aires, on n'en connaît pas de cas de contagion. La valeur du streptobacille, inoculable au lapin, du cas Milian-Kitchewatz (*Congr. Bruxelles* 1926) n'a pas encore été contrôlée. Il importe de ne pas confondre cette affection avec des lésions syphilitiques. Parrot rattachait la glossite exfoliative à l'hérédosyphilis, ce qui est certainement inexact.

Sous le nom de **glossite de Moeller**, on décrit en Amérique une affection, dont Harris (1915) a rassemblé 20 observations, et qui ressemble par son apparence et par son évolution à la langue géographique; elle en diffère par la teinte rouge vif de toute l'aire comprise en dedans du liséré blanc, par de l'œdème inflammatoire, et surtout par une sensibilité telle, que les malades renoncent à manger par crainte de la douleur. Engmann et Weiss, de Saint-Louis (1920), ont pu en rattacher un cas à de la pyorrhée alvéolo-dentaire avec abcès radiculaire, et guérir par des soins dentaires la maladie, qui datait d'un an.

Langue noire villeuse. — C'est une kératose de la langue, dans laquelle les papilles filiformes, loin de s'effacer comme dans la leucoplasie par exemple, s'allongent démesurément et prennent une coloration foncée, brune ou noire.

L'affection débute sur la ligne médiane, non loin du V lingual et s'étend en avant et sur les côtés, en restant plus accusée à son point d'origine; les bords en sont diffus. Les papilles, qui peuvent atteindre une longueur d'un centimètre, sont couchées en champ de blé versé; on peut y faire une raie comme dans les cheveux (*schwartze Haarzunge*). La teinte brune est plus foncée à l'extrémité des papilles.

Quand on excise de ces papilles, on constate au microscope une énorme hypertrophie de leur gaine cornée, dont les lamelles adhèrent à l'axe et s'en écartent comme les branches d'un vieux sapin. On a signalé la présence d'éléidine à la limite du corps muqueux. La coloration noire est due, non à des corps étrangers ou à du pigment, mais à une nuance fumée de la substance cornée elle-même, comme dans l'ichtyose noire.

Cette affection, plutôt rare, s'observe chez des adultes et des vieillards. Elle procède par poussées, suivies de desquamations partielles ; elle se prolonge pendant des mois et des années et tend à récidiver.

La langue noire n'est ni contagieuse, ni inoculable. On a soupçonné qu'elle pouvait relever d'une infection spéciale par un microbe ou une levure. Les recherches entreprises ont donné des résultats contradictoires ; on a incriminé le *cryptococcus linguæ* de Lucet, et divers *oospora*, notamment *O. lingualis* Gueguen et *O. pulmonalis*, etc. — Catanei (*Soc. de Biol.*, 1925) conclut qu'aucun des parasites n'est spécifique et que leur rôle se borne à entretenir l'irritation locale.

Il y a des cas de *langue villeuse* se présentant avec les mêmes caractères, sauf la coloration brune ou noire.

On ne confondra pas cette affection avec le simple état saburral, avec une coloration accidentelle due à des aliments ou à des médicaments, avec la pigmentation de la maladie d'Addison, ou celle de l'argyrie. Les bains de bouche à l'eau oxygénée produisent parfois, au bout d'un certain temps, un aspect identique à celui de la langue noire villeuse ; mais tout rentre dans l'ordre promptement quand on les supprime. Dans plusieurs grandes dystrophies, telles que l'acanthosis nigricans et la dyskératose folliculaire, la langue est villeuse dans toute son étendue, mais de teinte normale ou blanchâtre.

Le *traitement* consiste en bains de bouche alcalins, et en badigeonnages avec une solution alcoolique d'acide salicylique, à 5 ou à 10 pour 100.

DYSKÉRATOSES

J'ai proposé en 1900 le terme de *dyskératose* pour désigner des altérations épithéliales dans lesquelles on voit un certain nombre de cellules malpighiennes se différencier et s'isoler (ségrégation) de leurs congénères, et subir individuellement des modifications morphologiques et chimiques particulières. Dans certains cas, cet isolement des cellules repose sur une disparition de leurs filaments d'union (desmolyse). Les cellules isolées peuvent quelquefois renfermer des grains de kératohyoline, s'entourer d'une membrane, ou se kératiniser en bloc, d'où, il résulte qu'elles prennent les aspects dits de « corps ronds » de cellules « à manteaux », ou de « grains ». Le sort normal des cellules malpighiennes étant de subir la kératinisation qui les transforme en cellules cornées ordinaires, on peut appeler dyskératose cette évolution viciée ; le nom de « dyskératinisation » serait à la rigueur plus exact.

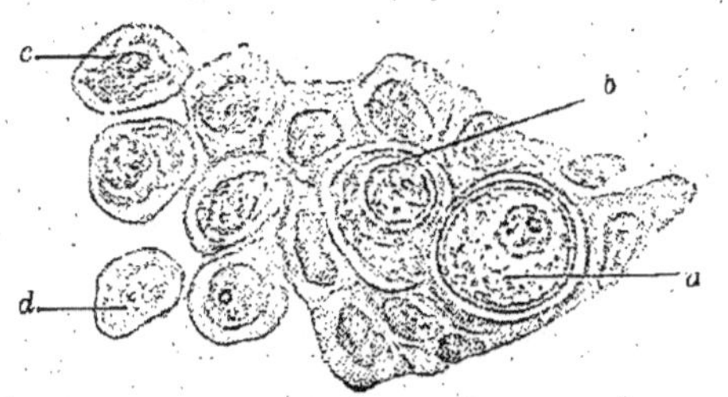

Fig. 75. — Corps ronds et grains de la dyskératose folliculaire. (Grossissement 65/1.)

a et *b*, *corps ronds*, cellules malpighiennes entourées d'une membrane et contenant des granulations de kératohyaline et un noyau. — *c* et *d*, *grains*, cellules dyskératosiques nucléées ayant achevé leur évolution.

Il existe des dermatoses dont l'altération dyskératosique est la lésion si prédominante et caractéristique, qu'on peut les grouper sous la dénomination de *Dyskératoses*, étant entendu que ce groupement, basé sur un caractère morphologique, n'implique pas une identité ni même une parenté nosologique. Telles sont : 1° la maladie que j'avais appelée *Psorospermose folliculaire végétante*; — 2° la *Maladie de Paget du mamelon*; — 3° la *Dermatose précancéreuse de Bowen*. — Du point de vue étroit de la structure histologique, il faudrait encore ranger dans les Dyskératoses le *molluscum contagiosum*; mais ce dernier étant constitué par de petites tumeurs épithéliales bénignes dues à un virus filtrant, son étude sera mieux placée dans la partie nosographique de cet ouvrage (p. 921 et 971).

L'altération dyskératosique et la ségrégation sont loin d'être spéciales à ces quatre affections ou maladies; elles s'observent aussi, en proportion variable, dans plusieurs formes de cancer (physalides de Virchow), notamment dans les épithéliomes spino-cellulaires où elles ont été décrites sous le nom de *pseudo-*

coccidies, dans les nævocarcinomes (ségrégation), dans d'autres épithéliomes cutanés, et irrégulièrement dans des verrues, verrucosités, kératomes, d'origine irritative ou autre.

Il est regrettable que le terme de dyskératose ait été appliqué à tort par plusieurs auteurs à des kératoses et à des processus épidermiques dans lesquels ne figure pas l'altération cellulaire que je viens de définir ; cela est de nature à créer de la confusion dans le sujet.

Dyskératose folliculaire. — Cette dénomination est celle qui me paraît convenir le mieux à la grande dermatose que j'ai décrite en 1889 sous le nom de *Psorospermose folliculaire régétante*, et qui est souvent appelée *Maladie de Darier*.

Elle se traduit cliniquement par des papulo-croûtes souvent folliculaires, pouvant confluer en nappes verruqueuses à bords émiettés, et qui occupent symétriquement certains territoires déterminés. Elle est essentiellement chronique et presque incurable.

Le nom impropre de psorospermose que je lui avais attribué, impliquait une interprétation erronée des corpuscules qu'on trouve dans l'épiderm', et que j'avais pu, à l'époque, prendre pour des coccidies ou psorospermies, c'est-à-dire pour des parasites de l'ordre des sporozoaires. Il est démontré aujourd'hui, et j'ai reconnu dès 1896, qu'il s'agit en réalité de cellules épidermiques dyskératosiques.

L'*étiologie* de cette dermatose est encore obscure ; on l'a observée dans tous les pays ; dans un important travail, S. Hidaka (*Acta derm. Japon*, 1924) en a rassemblé 223 observations publiées jusqu'en 1922. Elle n'est pas contagieuse. Son caractère familial et héréditaire, manifeste dans 44 pour 100 des observations, est illustré par les 3 cas signalés par Brunauer dans trois générations successives ; on en a rencontré jusqu'à 7 cas dans une même famille. Il s'agirait donc d'une génodermatose (Bettmann) caractérisée par une aptitude du tégument à réagir sous une forme spéciale. 56 pour 100 des sujets atteints appartiennent au sexe masculin.

La coexistence d'autres anomalies n'est pas rare, notamment celle d'arriération mentale et de frigidité sexuelle ; les troubles endocriniens (thymus, thyroïdes, glandes génitales) pourraient soit n'être que connexes, soit intervenir pour une

bonne part dans la pathogénie (Stumpke et Feuerhake, *Arch.
f. D.* 1927. N° 155).

L'*élément éruptif typique* est une papule recouverte d'une
croûte d'un brun grisâtre, ayant les dimensions d'une tête
d'épingle à celle d'une petite lentille. Si l'on enlève la croûtelle, dure et cornée, saillante ou aplatie, assez adhérente, on constate qu'elle est enchâssée dans une dépression infundibuliforme, à bords surélevés, dans laquelle elle envoie un prolongement mou et jaunâtre, d'aspect sébacé; cette dépression est l'orifice dilaté d'un follicule pilo-sébacé. Il y a cependant aussi des éléments qui ne sont pas folliculaires.

Au début les malades remarquent une teinte crasseuse et un état rugueux de leur peau; puis les croûtes confluent en nappes verruqueuses.

Dans les aines, les aisselles, et dans toutes les régions humides, peuvent exceptionnellement se former des *végétations* rosées, globuleuses ou cratériformes, conglomérées en chou-fleur ou en amas fongoïdes, répandant une odeur fétide.

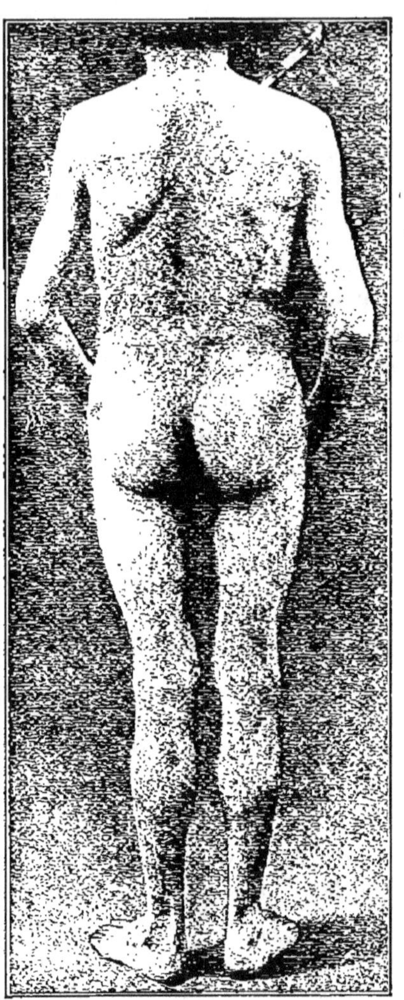

Fig. 74. — **Dyskératose folliculaire**; distribution générale de la dermatose.

L'*éruption* est symétrique et occupe des régions étendues. Ses sièges d'élection sont : la face. surtout les tempes et les sillons nasogéniens ; le cuir chevelu, qui devient croûteux, vermoulu, mais non alopécique; les conques auriculaires; les goutlières présternale et interscapulaire, la ceinture, la région périgénitale, et les grands plis articulaires; cette distribution topographique est en somme celle de la séborrhée (fig. 74); le tronc entier et la face externe des membres peuvent être pris également. Les cas frustes ou incomplets ne sont pas très rares. On connaît 18 cas dans lesquels les lésions étaient systématisées en bandes.

La localisation aux *muqueuses* est rare; on a cependant ren-

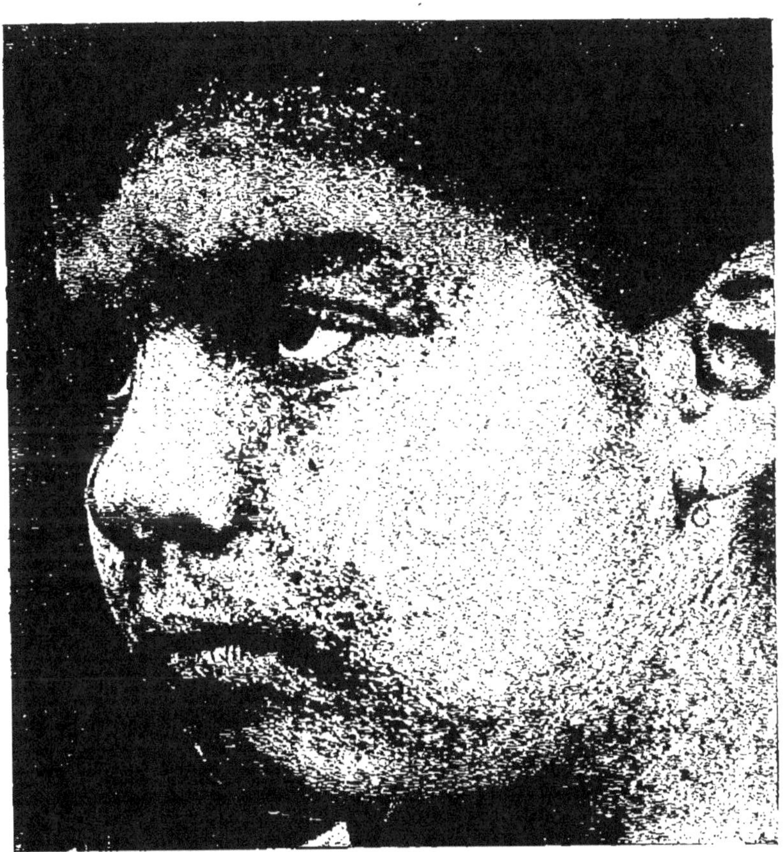

Fig. 75. — Dyskératose folliculaire chez une jeune fille de 11 ans.

contré des efflorescences lenticulaires dans la bouche, très exceptionnellement à la vulve, et même au pharynx et dans l'œsophage (St. Brunauer, *Acta. Derm. Ven.* 1925).

Remarquable est la coexistence très fréquente de lésions qui n'ont pas la structure dyskératosique. C'est ainsi que sur le dos

des mains et des pieds on voit souvent des élevures identiques
à des verrues planes : aux régions palmaires et plantaires une
kératose ponctuée, formée de points jaunâtres, translucides :
les ongles sont striés et cassants : la langue peut être villeuse.

La maladie débute, dans près de la moitié des cas, avant dix
ans (fig. 75), rarement après trente ans, tantôt par les tempes

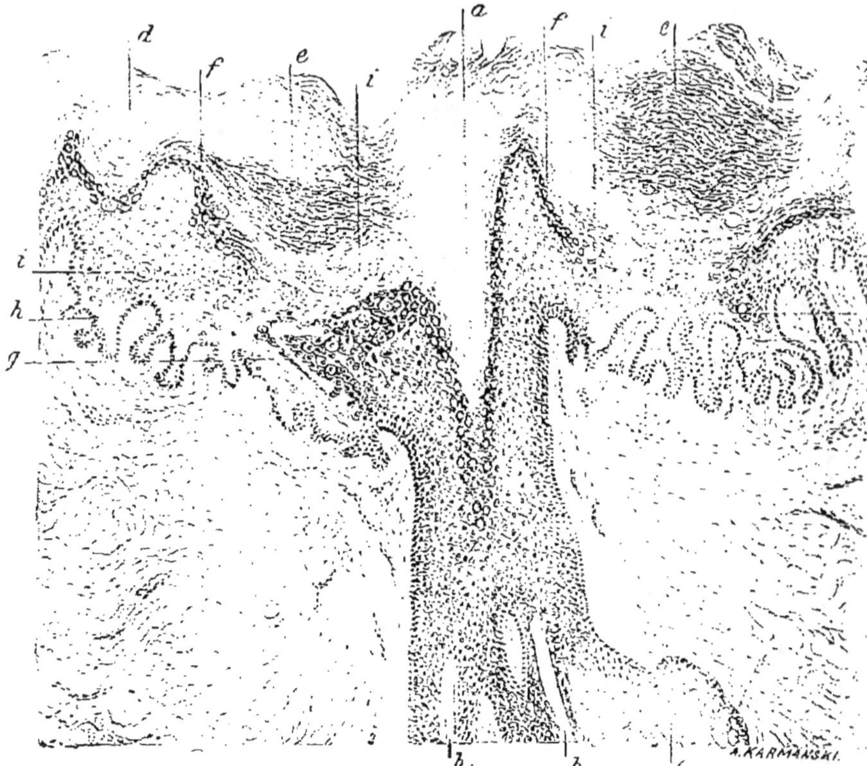

Fig. 76. — *Histologie de la* Dyskératose folliculaire : *coupe d'une papulo-croûte
périfolliculaire.*

a, orifice d'un follicule pileux. — *b, b*, poils et *c*, glande sébacée, non modifiés. —
d, couche cornée épaissie, contenant (en *e, e*) des amas de *grains*. — *f, f*, couche
granuleuse, interrompue au niveau des foyers de dyskératose. — *g, g*, fissures et
lacunes, résultant d'une fonte fibrino-muqueuse de l'épiderme, dans lesquelles
flottent quelques grains (*h, h*). — *i, i*, corps *ronds*.

et la face, tantôt par les aines ou ailleurs ; elle augmente rapidement, puis reste indéfiniment stationnaire. Elle peut apparaître
après une rougeole (Mook, etc.), un eczéma (Hudelo, etc.) ou
la vaccination ; on a vu des efflorescences naître à la suite
d'irritations locales, caustiques ou autres (Bettmann). Elle ne

s'accompagne d'aucun symptôme subjectif et ne trouble en rien la santé générale.

L'anatomie pathologique est caractéristique. La figure ci-jointe (fig. 76) en donne une idée suffisante.

La constatation microscopique des grains dans les croûtes qu'on peut aisément recueillir sur le malade, et des corps ronds dans la matière sous-jacente, est des plus faciles; elle est nécessaire et suffisante pour confirmer formellement le diagnostic clinique.

Le type anatomo-clinique si nettement caractérisé, auquel on a attaché mon nom, ne doit pas être confondu avec ses analogues, notamment les hyperkératoses folliculaires et parafolliculaires dans lesquelles manquent les corps ronds et les grains. Sa parenté probable avec l'ichtyose, les hyperkératoses ichtyosiformes, l'acanthosis nigricans, et même la séborrhée, a été maintes fois relevée.

Sans guérir complètement la dyskératose, on parvient à améliorer sensiblement les malades par des bains et savonnages, par des onctions avec des pommades additionnées d'agents kératolytiques, puis de médicaments réducteurs, ainsi que par la radiothérapie et l'héliothérapie. L'opothérapie thyroïdienne et pluriglandulaire s'est montrée utile dans plusieurs cas.

L'épidermodysplasie verruciformis de Lewandowski et Lutz, dont un très petit nombre de cas sont connus, est congénitale ; le tégument tout entier est parsemé d'élevures qui ressemblent à de larges verrues planes. Cette dermatose a une grande ressemblance clinique avec la précédente; cependant l'histologie n'y décèle pas de dyskératoses, et seulement une vacuolisation cellulaire.

Maladie de Paget (*Paget's disease of the nipple*). — C'est une affection chronique qui se développe sur le mamelon et l'aréole de femmes ayant dépassé la quarantaine, — et exceptionnellement chez l'homme dans la région périnéo-scrotale ou dans d'autres régions. Elle semble moins rare en Angleterre et en Amérique que dans notre pays.

Au début, on ne remarque que quelques croûtelles sur le mamelon, avec des végétations verruqueuses, et parfois un suintement séreux. Après quelques mois ou des années, se produit une érosion lentement extensive, pouvant envahir le sein tout entier et en dépasser les limites. — A la période d'état, on constate une tache rouge, granuleuse, érosive ou exulcéreuse, marbrée d'ilots épidermisés rosés, remarquable par la netteté de son contour polycyclique, que borde un fin ourlet ou une collerette de squames (fig. 77) ; la nappe érosive est sous-tendue par une fine induration papyracée. Un de ses caractères essentiels est que jamais on n'a vu ses bords régresser, ou son centre se transformer en cicatrice véritable.

Après un temps variable, le mamelon se rétracte et s'efface,

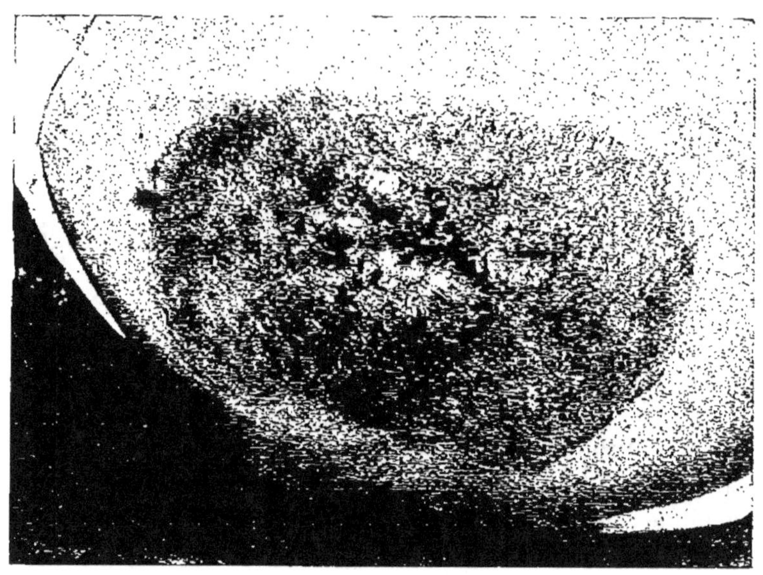

FIG. 77. — Maladie de Paget du sein
(d'après un moulage du Musée de l'hôpital Saint-Louis).

remplacé par un nodule d'induration fibreuse ; à ce stade les ganglions ne sont généralement pas encore engorgés. Quand la rétraction du mamelon est effectuée, il faut s'attendre, et souvent dans un délai de moins de deux ans, à ce que se développe un cancer, sous forme d'un noyau dur, superficiel ou profond, qui s'ulcère et se propage aux ganglions. On a trouvé des métastases dans le foie, le péritoine, les surrénales, le poumon et la plèvre. L'évolution totale dure de deux à trente ans. — On connaît des cas de maladie de Paget bilatérale.

Le diagnostic est facile d'avec l'eczéma de l'aréole du sein, qui est presque spécial à la puerpéralité ou à la gale (fig. 162) ; il a des bords moins nettement limités et une évolution aiguë et régressive. L'épithéliome superficiel pagetoïde (p. 981) ne peut en être différencié avec une complète certitude que par la biopsie.

L'histologie de la maladie de Paget montre un épiderme malpighien parsemé, ou même farci, de cellules qui, isolément ou par groupes, sont en ségrégation, avec disparition presque totale de leurs filaments d'union (desmolyse) ; souvent elles sont vacuolisées par rétraction de leur cytoplasme ; les noyaux sont parfois doubles ou triples. Cette altération cellulaire débute dans la couche basale. Par son abondance elle donne à l'épiderme un aspect bouleversé et conduit à la production d'érosions suintantes ou croûteuses. Les squames qui persistent apparaissent au microscope constellées de vacuoles et de pseudo-coccidies. Le corps papillaire est infiltré de plasmocytes, disposés parfois en une couche continue.

Le cancer de la maladie de Paget est d'ordinaire du type du cancer des dyskératoses (Darier, *Ass. fr. du Cancer*, 1920), mais peut être d'ordre banal.

Les relations de la maladie de Paget avec son cancer, et la nature des cellules intraépidermiques (dyskératosiques ou cellules de Paget) qui la caractérisent, ont été vivement discutées. Reprenant l'opinion de Jacobœus, Schambacher, Ribbert (1891), — Masson et Pautrier (Strasbourg, 1926) considèrent ces dernières comme des cellules cancéreuses immigrées dans l'épiderme, et provenant d'un cancer toujours préalable des galactophores ou du sein. En réalité, si dans le *disease of the nipple* le cancer peut être très précoce et sembler contemporain de la lésion épidermique, il y a de nombreux cas où il tarde beaucoup à apparaître, et cela jusqu'à 25 et 30 ans (Dupouy, *Th. Bordeaux*, 1910) ; de plus, dans les cas de maladie de Paget siégeant en dehors de la région mammaire, on ne trouve pas de cancer sous-jacent. La doctrine mixte d'Artzt et Kren (1925, *Arch. f. D.*, 148), selon laquelle les cellules de Paget seraient tantôt cancéreuses et immigrées, tantôt autochtones, n'est guère soutenable pour un type morbide si nettement et si uniformément caractérisé. Il est plus probable qu'il s'agit d'une affection d'ordre nævique et éminemment précancéreuse.

L'évolution en cancer paraissant fatale, ce fait oblige à traiter la maladie de Paget par l'exérèse chirurgicale dès qu'elle a été reconnue. Il est délicat de juger s'il faut faire toujours une ablation totale du sein avec curage de l'aisselle, ou si l'on peut, dans les cas initiaux, se contenter d'une ablation partielle : j'ai pris plusieurs fois ce dernier parti, et n'ai pas eu à m'en repentir. La radiothérapie a été essayée sans aucun succès.

Dermatose précancéreuse de Bowen ou *dyskératose lenticulaire et en disques.* — J'ai proposé d'attacher le nom de J.-T. Bowen à une dermatose essentiellement chronique et progressive, qu'il a le premier décrite en 1912.

On l'a vue débuter, sans préférence de sexe, entre l'âge de vingt et soixante-neuf ans, en n'importe quelle région des téguments : elle peut siéger même sur les muqueuses (Jessner, Richon, *Th. de Paris*, 1924)

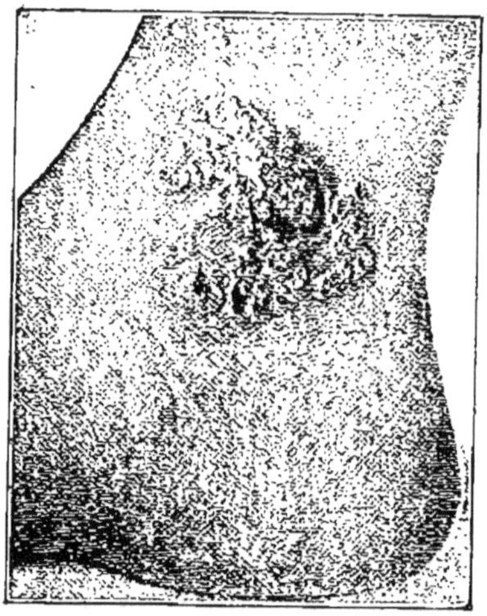

Les taches sont distribuées comme au hasard, sans symétrie, au nombre de quelques unités à une vingtaine. Leur apparence est disparate ; ce sont des pastilles lenticulaires, peu squameuses, ressemblant à ce que seraient des papules géantes de lichen plan, ou des disques nummulaires, d'un rose terne, recouverts de squames-croûtes, peu infiltrées, non prurigineux. Par leur extension et leur confluence ces éléments donnent lentement lieu à des placards de contour polycyclique ou irrégulier (fig. 78) dont la persistance est indéfinie. Dans un cas j'ai rencontré quelques taches atrophiques, d'apparence pagétoïde.

Fig. 78. — **Dyskératose de Bowen**, placard composé d'éléments lenticulaires et discoïdes sur la malléole interne d'une femme de 59 ans (*cas personnel*, 1914).

La maladie de Bowen conduit au cancer d'une façon plus ou moins fatale, mais après un temps d'ordinaire fort long. Le cancer existait déjà dans environ la moitié des observations

connues; ce cancer (p. 992) est spécial, rapidement extensif
en nappe végétante et érosive, et donne lieu à des métastases
ganglionnaires et viscérales.

Le problème diagnostique se pose avec le psoriasis, les eczématides psoriasiformes, les syphilides tertiaires, les kératoses
séniles, le lupus érythémateux; il est d'ordinaire facile à
résoudre. Beaucoup plus délicate est la différenciation clinique
entre la maladie de Bowen et l'épithéliome pagétoïde (fig. 205),
lequel lui aussi se présente souvent en foyers multiples ; ce
dernier a moins de squames ou de croûtes, est fréquemment
bordé par un ourlet filiforme caractéristique, et son histologie
est toute différente. D'ailleurs, d'une façon générale, la biopsie
est nécessaire pour affirmer la maladie de Bowen.

Sa structure est caractéristique. L'épiderme, plus ou moins
épaissi, a une contexture désordonnée ; il est composé de
cellules disparates, les unes petites, d'autres moyennes ou
énormes ; leur protoplasma est normal ou finement granuleux,
souvent œdémateux ou cavitaire; il n'y a pas de desmolyse
comme dans la maladie de Paget. Les altérations principales
portent sur les noyaux : ceux-ci, petits ou gros et condensés
(*clumping*), souvent difformes, bosselés, fragmentés ou multiples, quelques-uns franchement monstrueux, entremêlés çà et
là de mitoses anormales, constituent un ensemble qu'on peut
désigner sous le nom de *poïkilocarynose*. Quelques cellules
dyskératosiques ou « corps ronds », parfois entourés d'une
membrane, montent dans la couche cornée.

Aucune des altérations cellulaires que je viens d'énumérer
n'est suffisante à elle seule pour justifier le diagnostic ; c'est
leur réunion (Jamamoto. 1924) qui est caractéristique ; c'est
aussi la limitation nette des lésions vis-à-vis de l'épiderme
sain environnant. Les mêmes altérations cellulaires se retrouvent en abondance dans le cancer de Bowen.

Il est inexplicable que des auteurs étrangers, italiens notamment, continuent à confondre ce type morbide avec l'épithéliome pagétoïde (p. 205). — D'autre part, il est arbitraire de
déclarer, comme le font quelques-uns, que la maladie de
Bowen est cancéreuse dès son stade superficiel, et non précancéreuse.

Son origine nævique est probable (Grutz 1924) ; et pourtant
Br. Bloch et Dreyfus ont observé des altérations qu'ils décla-

rent très analogues sur des lapins badigeonnés au goudron !

En tout cas, comme le *traitement* par n'importe quel topique est inopérant, que les effets de la radiothérapie sont plus qu'incertains, il y a lieu de conseiller formellement la destruction totale ou mieux l'ablation chirurgicale des placards avant leur transformation maligne.

CHAPITRE XII

VÉGÉTATIONS ET DERMATOSES VÉGÉTANTES

On appelle *végétations* des excroissances papillaires plus ou moins saillantes, coniques, filiformes ou en choux-fleurs, agminées en bouquets, ou étalées en gazon.

Il ne faudrait pas croire qu'elles résultent simplement d'un *allongement des papilles* normales préexistantes ; sur une surface donnée, les papilles normales sont en effet infiniment plus nombreuses que les excroissances qui peuvent y trouver place. En réalité chaque végétation correspond à plusieurs papilles, réunies sur un même axe ou bourgeon conjonctivo-vasculaire.

Il y a trois façons de concevoir les conditions anatomiques qui donnent lieu au phénomène végétation : il peut résulter d'un bourgeonnement actif et primitif de la couche superficielle du derme, appelée corps papillaire ; ou d'une prolifération primitive du corps muqueux de Malpighi ; ou d'une hypertrophie simultanée de ces deux couches. En règle générale, ainsi que Auspitz l'a démontré, c'est l'hyperplasie malpighienne, dite acanthose ou hyperacanthose, qui est le fait primordial. On ignore pourquoi elle donne lieu tantôt à une simple papule épidermique (*exemple* : verrue plane juvénile), tantôt à une élevure végétante (*exemple* : verrue papillaire).

La couche cornée qui revêt les végétations peut avoir son épaisseur normale ; ou bien elle est amincie, comme dans les végétations vénériennes ; ou au contraire épaissie, comme dans les verrues vulgaires. Il y a donc des *végétations nues*, à surface lisse et rosée; — d'autres ont la coloration normale de la peau; — d'autres enfin sont d'un jaune grisâtre, de consistance ferme, et franchement hyperkératosiques. Ces dernières sont appelées *verrucosités* ou excroissances *verruqueuses*.

On voit qu'il n'y a pas de délimitation bien nette à établir entre les deux formes dermatologiques : kératoses et verrucosités.

Quant aux termes *papillome* et *état papillomateux*, ils correspondent à peu près à celui de végétation, et, comme ce dernier, ils ne désignent pas une espèce ou un genre dermatologique, mais une apparence objective qui peut être réalisée par des dermatoses et des tumeurs diverses (p. **964**).

DERMATOSES VÉGÉTANTES. — On peut les classer en trois groupes :

A. — *Dermatoses végétantes essentielles*. Les unes sont *circonscrites*, telles que les *végétations vénériennes*, auxquelles je consacrerai un paragraphe; — il en est de même des *verrues vulgaires*.

Quant aux nævi verruqueux ils ont été signalés à propos des kératoses circonscrites, et figureront encore parmi les nævi en général (p. **960**).

D'autres sont *généralisées* ou *régionales diffuses*. Il suffira de rappeler les variétés *hystrix* de l'ichtyose et de l'hyperkératose généralisée. — Ici se range une singulière dystrophie cutanée, l'*acanthosis nigricans*.

B. — *Dermatoses accidentellement végétantes*. — Plusieurs maladies de la peau, de nature infectieuse, toxique, ou indéterminée, peuvent présenter des végétations au titre de variété éruptive, de manifestation accidentelle, ou de stade d'évolution. Il importe, au point de vue du diagnostic, de les rapprocher les unes des autres.

C. — *Dermatoses végétantes tropicales*. — La constitution de ce groupe peut sembler illogique; mais, dans l'état actuel de nos connaissances, elle est justifiée, et d'ailleurs commode.

VÉGÉTATIONS VÉNÉRIENNES

Appelées aussi *végétations simples. condylomes acuminés* et vulgairement choux-fleurs, crêtes de coq, etc., — les végétations vénériennes sont des excroissances papilliformes agminées, de coloration rosée ou grisâtre, qui affectent avec prédilection les organes génitaux et les plis voisins.

Chez l'homme, elles siègent presque exclusivement dans la rainure glando-prépu-tiale, sur la couronne du gland et le filet, mais peuvent envahir tout le prépuce et l'orifice de l'urètre.

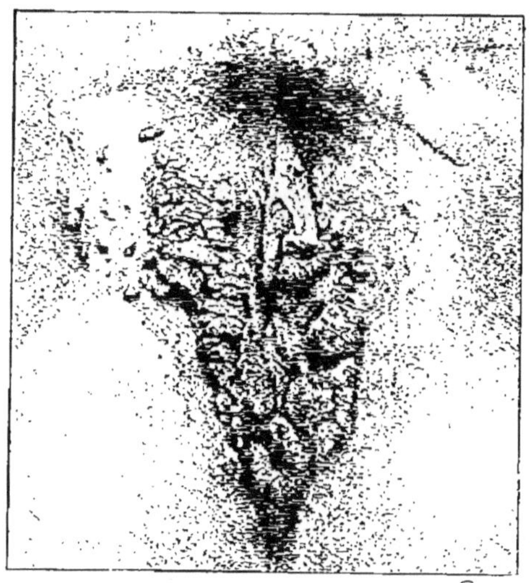

Fig. 79. — **Végétations vénériennes de la vulve.**

Chez la femme (fig. 79), elles affectent le vestibule de la vulve. la fourchette, le capuchon du clitoris, et dans certains cas arrivent à recouvrir toute la vulve, les plis géni-to-cruraux, l'anus et la région interfessière. — On en a cité quelques cas, très rares, chez des *enfants* en bas âge.

Au début ce sont de simples grains rosés, ou des élevures ramifiées. en patte de taupe; en grandissant, elles forment des touffes de prolongements filiformes ou lamellaires, atteignant parfois une longueur de plusieurs centimètres. Qu'elles soient sessiles ou pédiculées, les végétations naissent sur une peau ou une muqueuse saine, non épaissie, parfois irritée ou macérée. Chez les femmes qui se négligent, surtout en cas de blennorragie ou de grossesse, elles arrivent à former d'énormes masses mamelonnées du volume du poing, d'un rouge vif, suintantes et malodorantes. Elles causent de la gêne, mais pas de douleurs réelles. On peut en trouver, très exceptionnellement. dans les aisselles et sur le cuir chevelu, mais non ailleurs.

L'*histologie* des végétations montre une hyperacanthose très prononcée, avec karyokinèses abondantes, recouvrant des saillies conjonctives filiformes et ramifiées, qui sont parcourues par des vaisseaux sanguins à large lumière. Il peut n'y avoir aucun indice d'inflammation aiguë dans ces tissus. La couche granuleuse est discontinue; la couche cornée est très mince.

L'*étiologie* n'est pas élucidée : les végétations sont depuis longtemps réputées contagieuses et auto-inoculables ; on en a vu cependant naître sans contagion directe, sous l'influence d'irritations banales.

Mais les irritations locales, la macération, etc., ne sont que des circonstances favorisantes, de même que l'âge, la blennorragie et la gravidité. Comme agents infectieux on a accusé des spirochètes (Dreyer, — Favre et Civatte *S. B.* 1919), dont le rôle est contesté ; M. Guérin (1926) dans son travail sur l'« acanthome infectieux » rapporte qu'il en a constaté la présence 16 fois sur 20. On tend à admettre l'identité étiologique des végétations et des verrues (Serra, 1907) ; or ces dernières relèvent d'un virus filtrant. On pourrait supposer que le spirochète en question a une forme filtrante (p. **920**). L'inoculabilité des végétations, après les expériences de Waelsch et Fantl (1917), Ziegler (1921), Frey et Serra (1924), n'est plus guère douteuse.

Le *traitement*, par des soins hygiéniques, des lotions astringentes, des poudres inertes, la poudre de sabine additionnée d'acide salicylique à 2 pour 100, les flétrit parfois sans les faire disparaître. Parmi les caustiques, le phénol pur, l'acide chromique, peuvent réussir si les végétations sont très petites.

Les végétations exigent d'ordinaire l'excision avec des ciseaux, ou l'arrachement avec des pinces, ou mieux avec une curette, ou encore la douche filiforme ; ces opérations sont assez douloureuses. Quelquefois l'anesthésie est nécessaire, locale ou générale ; dans des cas exceptionnels, on a eu recours à la rachicocaïnisation inférieure.

L'efficacité de la radiothérapie reste contestée, bien qu'elle soit admise par de nombreux auteurs; selon plusieurs, tels que Schönhof (*Arch. f. D.*, 1923, *B.* 142), cette méthode serait souveraine (à la dose de 16 à 18 H, sous 3 à 4 millim. d'aluminium, répartie en deux ou trois séances, à 8 ou 10 jours d'intervalle ; quelquefois une seconde série est nécessaire).

VERRUES VULGAIRES

La verrue vulgaire est une excroissance papillaire et hyper-kératosique ; elle sert de type aux productions de ce genre, puisqu'on les appelle *verruqueuses*.

Une verrue consiste en une élevure assez saillante, arrondie

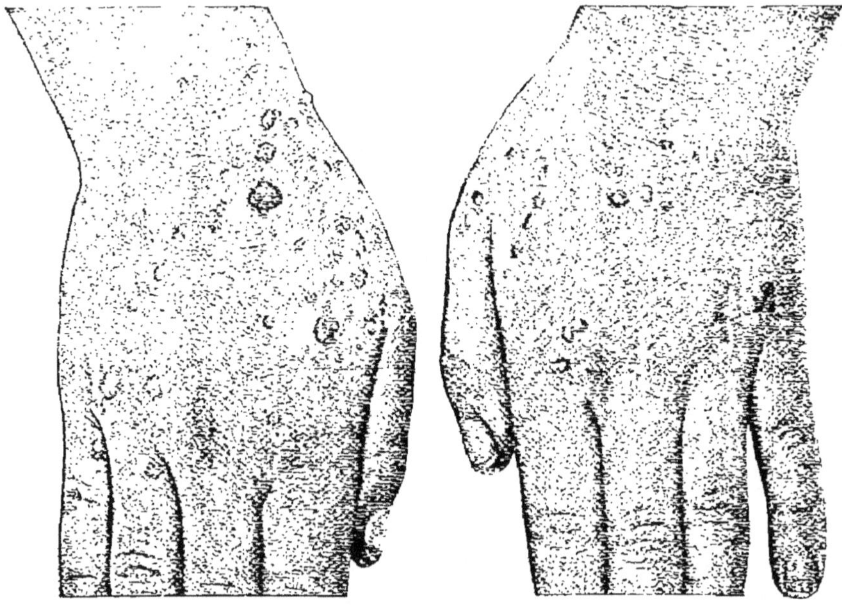

Fig. 80. — **Verrues vulgaires** sur les mains d'un écolier. — Remarquer près du pouce gauche une traînée de 4 verrues, nées sur une écorchure d'épingle.

et bien circonscrite, du volume d'une tête d'épingle à celui d'une petite fève, généralement grosse comme un pois, de couleur grisâtre, jaunâtre ou gris noir, à surface mamelonnée et quelquefois hérissée de saillies villeuses (*verrues papillaires*), de consistance dure, râpeuse. La peau à l'entour n'est pas congestionnée. Quelques verrues sont étranglées à leur base, presque pédiculées ; d'autres s'étalent et sont peu élevées. Elles ne sont sensibles et douloureuses qu'au pourtour des ongles et dans les régions soumises aux pressions, notamment à la plante des pieds.

Les verrues, généralement multiples, ont leur siège d'élection sur la face dorsale ou les faces latérales des doigts et de la main (fig. 80), où elles peuvent confluer en placards; elles occupent aussi la rainure péri-unguéale ou sous-unguéale; plus rarement la paume des mains ou des doigts, la figure, les paupières, le cuir chevelu, la plante des pieds.

Les *verrues plantaires*, décrites par Dubreuilh et M. Robert, méritent d'être connues en raison de leur vive sensibilité et du traitement spécial qu'elles réclament. Elles siègent de préférence sur les points d'appui du pied, et ressemblent au premier abord à des durillons; mais en les examinant de près, on constate qu'elles sont d'ordinaire constituées par des végétations filiformes en bouquet, encerclées par un ourlet (fig. 81). On les guérit d'ordinaire sans grande difficulté par la radiothérapie; quand elles sont rebelles, on recourt à l'électrolyse ou à la cryothérapie après débridement de l'anneau corné (Lortat-Jacob).

Toutes les verrues peuvent se crevasser et s'enflammer. Ces productions sont d'une fréquence extrême: on les observe surtout chez les écoliers, les sujets jeunes à profession manuelle, mais aussi chez des adultes.

La contagiosité et l'auto-inoculabilité des verrues, affirmées de tout temps par le public, ont été mises hors de doute par les expériences de Variot (1893) et de Jadassohn; l'incubation est de un à trois mois. Wile et Kingery (1919) ont reproduit des verrues planes, tendant à

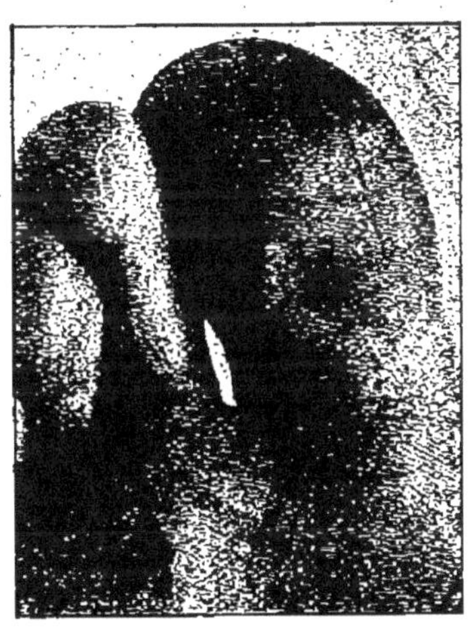

Fig. 81. — Verrues plantaires, chez une jeune fille de 20 ans.

devenir papillaires, par l'inoculation du suc de verrues vulgaires broyées, filtré sur Berkefeld; il s'agit donc d'un virus filtrant. Des auteurs japonais (1921) attribuent les verrues à un spirochète.

On tend de plus en plus à admettre l'identité de nature des verrues vulgaires, verrues planes et végétations; la différence de la structure de la peau dans les régions que préfèrent ces diverses productions, ne suffit pas à expliquer leur diversité ; mais la doctrine uniciste s'appuie sur les résultats d'inoculations expérimentales (Waelsch, 1923, Serra, 1924) et sur la transformation possible des unes dans les autres (Brandès, 1925). Biberstein a fait des essais d'immunisation des porteurs de nombreuses verrues ou végétations, par des injections d'extraits de ces papillomes ; cette méthode de traitement n'est pas au point.

Par leur *histologie* les verrues sont des papillomes : on constate une énorme hypertrophie en longueur des papilles ou groupes de papilles, et de leurs vaisseaux, et un épaississement considérable de toutes les couches de l'épiderme ; il n'y a pas d'infiltrat inflammatoire dans le derme. La structure vacuolaire des cellules malpighiennes de beaucoup de verrues, plantaires surtout, m'a frappé ainsi que nombre d'autres observateurs (Unna, Dubreuilh, Lipschütz, Jadassohn, etc) ; certains aspects des préparations rappellent une coupe de moelle de sureau.

Le *traitement* doit viser à éviter les cicatrices, puisque souvent les verrues disparaissent spontanément. Le mieux est de les cautériser prudemment au galvanocautère, en s'aidant de la curette. La neige carbonique, bien maniée, réussit fort bien aussi. — La radiothérapie donne de remarquables succès, sans douleur ; mais elle est infidèle et exige une grande prudence, surtout à la région dorsale de la main. — On peut recommander l'électrolyse négative dans le cas de grosses verrues notamment plantaires. — Il est difficile d'apprécier l'efficacité de l'absorption quotidienne de 75 centigrammes de magnésie, ou de quelques gouttes de teinture de thuya, ou de la médication arsenicale, des pilules mercurielles, ou de la stase artificielle recommandée par C. Ritter, etc.

L'acide nitrique ne mérite pas la faveur dont il jouit, car il a causé d'innombrables brûlures et cicatrices déplaisantes. Les caustiques moins énergiques, les collodions, emplâtres, etc., donnent beaucoup de déboires. Et Maigre (*S. B.*, 1926) a indiqué un traitement, qui m'a paru efficace, par des bains d'un quart d'heure dans de la solution concentrée de bisulfite de soude, additionnée d'eau selon la tolérance du malade. La sève jaune de la grande chélidoine (grande éclaire, herbe à verrues) en applications biquotidiennes, fait d'ordinaire merveille ;

il faut se procurer la plante fraîche, car les extraits sont inactifs.

Ces divers moyens peuvent réussir ; encore faut-il tenir compte d'un fait, qui est surprenant mais affirmé par de nombreux auteurs dignes de foi : c'est que la simple suggestion peut avoir le même effet. D'ailleurs les verrues peuvent disparaître spontanément.

ACANTHOSIS NIGRICANS

Décrite sous ce nom en 1890 par Pollitzer et Janovsky, cette maladie, — que j'avais précédemment observée et appelée *Dystrophie papillaire et pigmentaire,* — est caractérisée par deux phénomènes fondamentaux : 1° un état rugueux de la peau avec végétations papillomateuses disséminées ou agminées, et 2° une pigmentation foncée.

Les lésions sont essentiellement régionales, d'ordinaire symétriques et à bords un peu diffus ; elles atteignent par ordre de fréquence les aisselles, le cou et la nuque, la région ano-génitale, la face interne des cuisses, la figure, le pli du coude, le creux poplité, l'ombilic, le dos des mains, l'aréole des seins, et les pieds.

L'état rugueux du tégument est dû à l'exagération des plis et sillons, et ne disparaît pas quand on distend la peau ; sur cette surface, hérissée de saillies papillaires, d'une teinte brune et même noire, comparable à une écorce d'arbre (fig. 82), mais souple et quelquefois squameuse, s'élèvent des papillomes sessiles ou pédiculés, isolés ou en nappes, sur le bord libre des paupières et des lèvres ils peuvent avoir la disposition régulière des dents d'un peigne.

Aux régions palmaires et plantaires les crêtes papillaires sont sensiblement exagérées. La langue est presque toujours villeuse, mais jamais les muqueuses ne sont pigmentées.

Les ongles sont cassants ; l'alopécie généralisée est fréquente ; quelquefois on a noté du prurit.

L'acanthosis nigricans est une maladie rare ; on en a publié une centaine d'observations recueillies dans tous les pays, avec une légère prédominance dans le sexe féminin. Son intérêt principal dérive de ce fait que très fréquemment, dans les deux tiers des cas environ, elle est, ainsi que je l'ai signalé le premier, en relation avec un cancer de la cavité abdominale, primitif de l'estomac ou de l'intestin par exemple, ou secondaire

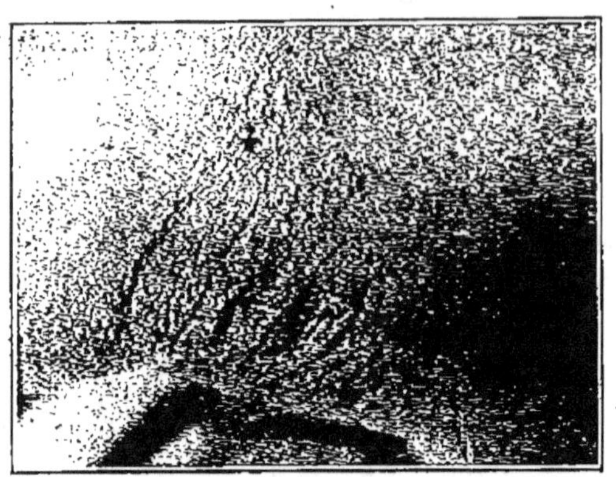

Fig. 82. — **Acanthosis nigricans**; creux axillaire d'une femme de 46 ans; début 5 années; cancer de l'estomac.

à un cancer de l'utérus, du sein, etc. Cette dermatose peut donc, et le fait s'est produit plusieurs fois, mettre sur la voie d'un cancer latent.

Elle débute par un aspect crasseux du cou et des aisselles, ou par l'apparition d'un ou de plusieurs papillomes. L'évolution est rapidement progressive, coupée parfois de rémissions, et la cachexie survient en moins d'un an, deux ans au plus.

Les lésions histologiques consistent en papillomatose, avec acanthose souvent modérée, et pigmentation variable suivant les points. Dans un cas d'acanthosis nigricans avec carcinose généralisée, Dubreuilh (1918) a trouvé une injection des lymphatiques de la peau par des cellules cancéreuses; cette lésion n'a pas été retrouvée chez d'autres malades.

A cette forme, dite *grave*, qui survient à partir de l'âge de trente ans, on peut opposer une *forme juvénile*, ou *bénigne*, apparaissant dans l'enfance, sans relation avec un cancer, et deux fois moins fréquente. Les symptômes y sont moins prononcés et plus fixes; les lésions cutanées sont identiques; la durée est indéfinie, mais la santé générale est intacte. — Les *formes atypiques* qu'on a décrites, ne doivent être admises qu'avec réserve.

La pathogénie de l'acanthosis reste douteuse. Une dystrophie pigmentaire (p. **428**), que l'on voit quelquefois s'associer à du diabète et de l'obésité (W. Jadassohn) ou à d'autres symptômes du même ordre, donne nécessairement l'impression d'être d'origine *dysendocrinienne*; en cas de cancer abdominal, c'est par voie indirecte que naîtrait le trouble endocrino-sympathique.

DERMATOSES ACCIDENTELLEMENT VÉGÉTANTES

Il est un grand nombre d'affections cutanées, de nature très diverse, généralisées ou localisées, aiguës ou chroniques, dans lesquelles peuvent se produire des lésions végétantes.

Quelquefois on peut accuser le terrain, la région tégumentaire atteinte; il est évident, quoique cette circonstance ne semble guère avoir frappé les auteurs, que les régions péri-anale, péri-génitale, inguinale, axillaire, en un mot les grands plis, — que d'autre part le pourtour des orifices de la face, le cuir chevelu, et, à un moindre degré, les extrémités, — ont une tendance spéciale à végéter.

Il se peut aussi que certains agents infectieux suscitent plus volontiers la végétation; on remarquera que plusieurs protozoaires pathogènes et des virus filtrants paraissent jouir de cette propriété.

On a le droit de supposer enfin que le caractère végétant qu'affectent accidentellement diverses éruptions, provient d'une infection secondaire, d'une association microbienne.

Pemphigus végétant grave. — Ce type morbide a été décrit en 1876 par J. Neumann, qui le considérait comme une maladie autonome. Frühwald (1915) lui a consacré une monographie basée sur les 220 cas connus.

Il est caractérisé par des bulles sur le fond desquelles se produisent très vite des végétations. L'éruption siège surtout aux aines, dans les grands plis articulaires et au pourtour de la bouche. Elle débute souvent par la muqueuse buccale ou pharyngienne; ou bien aux organes génitaux; quelquefois au pourtour des ongles.

L'élément initial est une bulle, souvent flasque et séro-purulente d'emblée, qui se dessèche en croûte, peut guérir sur place ou s'étendre à la périphérie. Au bout de cinq ou six jours, le fond de quelques-unes ou de la majorité des bulles s'exulcère, bourgeonne, devient papillomateux, et sécrète un pus fétide, sous une croûte brunâtre. La ressemblance de ces éléments avec des iodides ou avec des plaques muqueuses hypertrophiques, a été maintes fois signalée.

Par extension serpigineuse et confluence des éléments, naissent des nappes étendues, mamelonnées au centre, pustuleuses au pourtour. Leur guérison est suivie de macules brunâtres et rugueuses.

Dans les cas sévères, la bouche est tapissée d'érosions diphtéroïdes très douloureuses; les lèvres, tous les plis articulaires et les régions où la peau s'adosse à elle-même, parfois une bonne partie de la tête, du tronc et des membres, ainsi que les muqueuses, sont couverts d'exulcérations végétantes, suppurantes, fétides et douloureuses. La fièvre a été souvent notée. Le pronostic est grave ; on a observé des accalmies ou guérisons temporaires durant six ans ou douze ans (Feulard) ; mais dans la règle la mort survient par cachexie, en deux à six mois, quelquefois plus.

Les lésions de la bulle initiale sont celles du pemphigus vrai (p. **238**). A la période papillomateuse, les excroissances, qui peuvent atteindre de 6 à 10 millimètres de hauteur, sont revêtues d'un corps muqueux très épaissi. On constate la présence, dans ce corps muqueux, ou dans le corps papillaire végétant, ou à cheval sur ces deux tissus, de petits abcès à leucocytes polynucléaires dont 80 pour 100 sont des éosinophiles. On a signalé de l'éosinophilie dans le sang, et à l'autopsie diverses lésions du système nerveux et des viscères.

Le pemphigus végétant grave s'observe dans les deux sexes, surtout à l'âge adulte; mais il est rare.

On ignore sa nature. R. Schärer (1921), assistant de Br. Bloch, a constaté ce fait intéressant que, chez des malades qui en sont atteints, des bulles provoquées en peau saine par un vésicatoire ou par la neige carbonique donnent lieu à des ulcérations extensives, qui bientôt deviennent elles aussi végétantes et qui contiennent, comme les lésions spontanées, des cellules éosinophiles et des cristaux de Charcot-Leyden. Il est difficile d'admettre que cette maladie ne soit qu'un pemphigus vrai accidentellement végétant, peut-être par surinfection. Divers de ses traits (éosinophilie locale) conduiraient à la rapprocher des lymphadénies. G. Pernet (1907) a soutenu que le pemphigus végétant n'est qu'un syndrome qui dérive de divers agents infectieux, parmi lesquels il a signalé, comme particulièrement fréquent, le bacille pyocyanique.

Pemphigus végétant bénin. — A côté de la forme ci-dessus, presque constamment mortelle, on observe parfois une éruption à éléments très analogues, mais procédant par pous-sées successives, avec conservation d'un bon état général, et se terminant par la gué-rison après un temps variable. Dans cette *forme bénigne*, la bouche, les lèvres, les grands plis sont moins atteints ; la peau des membres et celles des grandes surfaces du tronc (fig. 83) le sont davantage.

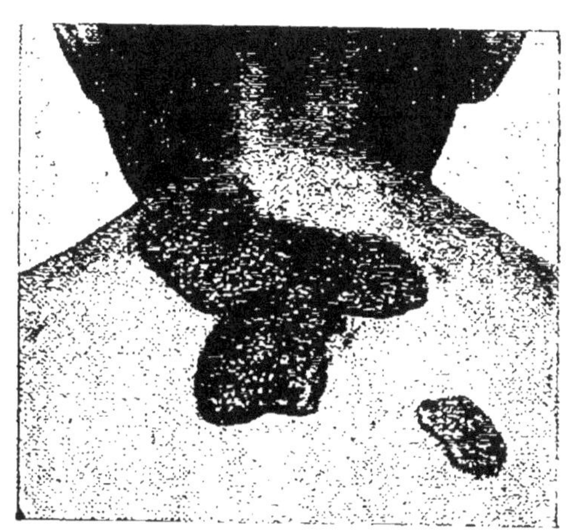

Fig. 83. — Pemphigus végétant bénin ; placard datant de 5 mois chez un enfant de 5 ans ; la sérosité extraite des lésions renfermait 50 % d'éosinophiles.

La ressemblance avec les bromides et les iodides végétantes est frappante.

La coexistence d'éléments éruptifs polymorphes et d'éosi-nophilie sanguine a fait souvent supposer qu'il s'agissait d'une *forme végétante de la maladie de Duhring*. Des cas non récidi-vants ont d'autre part suggéré l'idée d'un *érythème bulleux végétant*.

On retrouve, en somme, dans la série des pemphigus végé-tants, les mêmes difficultés de catégorisation que pour les érup-tions bulleuses en général.

Le *traitement* est celui des érosions infectées de tout ordre : bains locaux prolongés, ou pansements humides émollients, ou faiblement antiseptiques, aux hypochlorites, au permanga-nate, etc., avec attouchements à la solution iodée et applica-tions de poudres absorbantes. La radiothérapie locale donne des résultats bien supérieurs. Pour le traitement général on s'adressera à l'arsenic, et surtout à l'arsénobenzol, qui ont donné quelques résultats très satisfaisants ; on doit y joindre la quinine à fortes doses.

Pyodermites végétantes. — Sous le nom de *Dermatite pustuleuse chronique en foyers à progression excentrique*, puis de *pyodermite végétante*, Hallopeau (1889-1898) a décrit une forme pustuleuse d'emblée, bénigne, lentement progressive et très prolongée, du pemphigus végétant de Neumann.

Le nom de pyodermites végétantes pourrait s'appliquer aussi aux cas dans lesquels un *impétigo*, un *herpès* infecté, etc., donnent lieu à des végétations, ce qui arrive surtout dans les plis (voy. *Dermite végétante syphiloïde*, p. **875**).

Éléphantiasis végétants et verruqueux. — Dans beaucoup d'éléphantia-is, le bas des jambes et les pieds peuvent se couvrir de végétations (p. **475**).

Lichen corné hypertrophique. — Cette affection est très facile à diagnostiquer (p. **172**).

Moins connue est la *lichénification hypertrophique* ou *géante* (Pautrier, 1925) qui se rencontre chez des sujets âgés dans la région inguino-génitale, sous forme d'élevures mamelonnées, plus ou moins nettement limitées, qui peuvent en imposer pour des tumeurs. Elles résultent du grattage dans des prurigos chroniques et ont la structure amplifiée de la lichénisation ordinaire (p. **680**).

Syphilides végétantes. — Elles sont secondaires ou tertiaires.

Secondaires, elles constituent une déformation des papules lenticulaires ou surtout nummulaires. Généralement isolées ou peu nombreuses, elles siègent sur la nuque (fig. 84), le thorax ou la face, et affectent la forme de plaques papillomateuses, quelquefois croûteuses, bien circonscrites, épaisses d'un demi-centimètre, larges de 1 à 4 centimètres, évoluant lentement et laissant une tache dyschromique. Elles ne sont pas rares dans le sillon nasogénien et au pli du menton.

Les *plaques muqueuses hypertrophiques* (p. **873**) rentrent absolument dans cette catégorie. Les *plaques syphilitiques de Legendre* (p. **179**) s'en rapprochent.

Tertiaires, elles se développent sur diverses variétés d'ulcérations, surtout sur les syphilides tuberculo-gommeuses. On voit alors des végétations papillomateuses ou fongueuses s'élever du fond des pertes de substance, et modifier totalement l'aspect des lésions. Il faut connaître cette éventualité pour

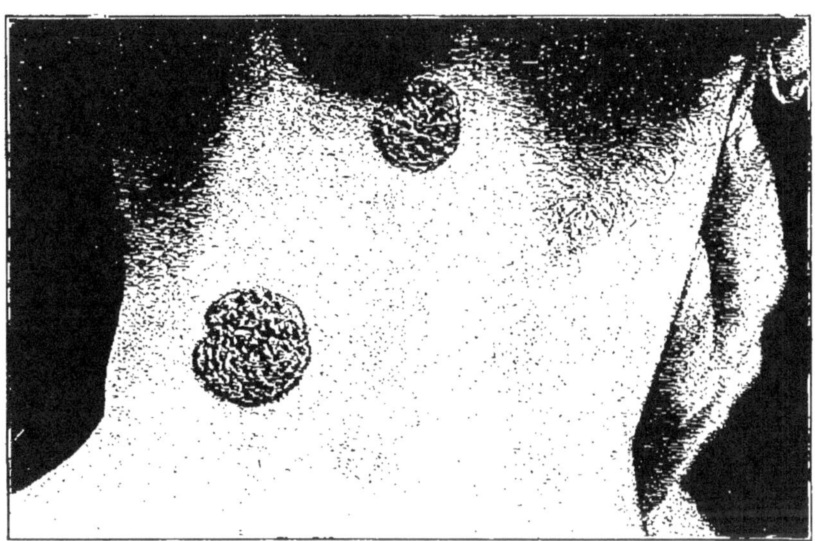

Fig. 81. — **Syphilides secondaires végétantes.** La malade avait en même temps des plaques muqueuses végétantes sur les lèvres et sous la langue.

éviter la confusion, souvent commise, d'une syphilide végétante tertiaire avec un épithéliome, une tuberculose verruqueuse, etc. On observe particulièrement cette modalité éruptive dans les régions velues, cuir chevelu, barbe, aisselle, pubis, et sur les membres inférieurs; elle peut accompagner un état éléphantiasique.

Tuberculose végétante et verruqueuse. — Les lésions cutanées tuberculeuses sont végétantes dans diverses conditions.

On observe, assez rarement il est vrai, soit au pourtour de la bouche, soit à l'anus, soit encore à la vulve où on les confond parfois dans le syndrome esthiomène, des plaques irrégulières de *tuberculose ulcéro-végétante*. Des végétations rosées ou papillomateuses s'élèvent du fond ou du bord des ulcérations. L'évolution en est très lente.

On décrit de temps en temps des cas de *tuberculose fram-bœsiforme* ; il s'agit de grandes nappes couvertes de végéta-tions villeuses et parsemées d'ulcérations irrégulières et d'abcès miliaires. J'ai vu, avec Brocq, une lésion de ce genre qui couvrait presque toute l'étendue de la cuisse et de la fesse.

Plus commune est la **tuberculose verruqueuse** (p. 771) qui mérite une description détaillée.

Elle siège d'ordinaire sur la main, sur les doigts, ou sur les poignets ; elle a une certaine prédilection pour le bord radial

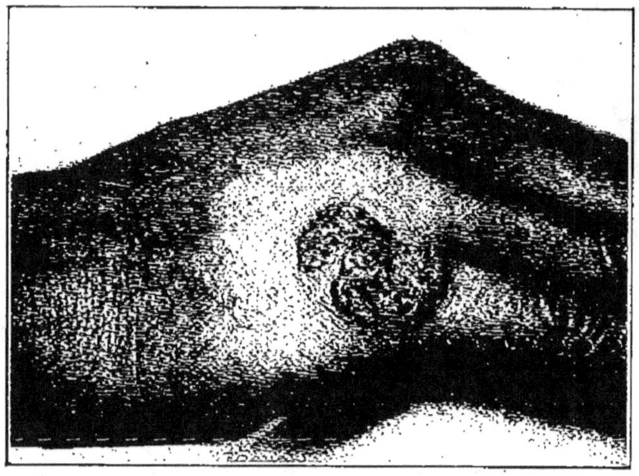

Fig. 85. — Tuberculose verruqueuse.

de la main et en particulier pour le pouce ; mais on la ren-contre aussi aux coudes, aux genoux, à la région péri-anale, aux fesses, aux pieds, au cou et même à la face. Elle se présente sous l'aspect d'une plaque (fig. 85), souvent unique, de dimen-sions nummulaires ou plus étendue, de configuration ronde, ovalaire, polylobée, ou allongée suivant un pli de la peau.

Quand le foyer est petit, c'est une élevure papillomateuse ou hyperkératosique, ressemblant un peu à une verrue ; mais on remarquera que sa base est toujours entourée d'une aréole rouge ou violacée ; la pression, un peu douloureuse, peut quel-quefois en faire sourdre une gouttelette de pus.

A son état de développement complet, un placard de tuber-culose verruqueuse se compose de trois zones : au pourtour, une *zone érythémateuse* lisse et plane ; — puis une *zone moyenne*, plus élevée, violacée ou brunâtre, papillomateuse, parsemée de croûtelles adhérentes ou d'ulcérations putéiformes d'où l'on peut exprimer des gouttes purulentes ; — enfin la *surface centrale*, qui est tantôt cicatricielle et déprimée, tantôt saillante et hérissée de verrucosités cornées, grises ou jaunâtres, séparées par des sillons et des fissures. — La base de la plaque est indurée, de consistance fibreuse plutôt qu'œdémateuse.

Après guérison, la cicatrice est plane et blanche, ou ondulée et parsemée de tractus pâles sur fond violacé ; elle est adhérente quand la lésion cutanée provenait d'un foyer profond, osseux, ganglionnaire, etc.

Le diagnostic de la tuberculose verruqueuse, basé sur ses caractères objectifs, sur son siège, sur les conditions dans lesquelles elle se présente, sur sa lente évolution, est généralement facile ; la biopsie, l'examen bactériologique, l'inoculation expérimentale serviraient à le contrôler dans les cas où l'on ne pourrait pas d'emblée exclure la syphilis, l'épithéliome, la sporotrichose, les blastomycoses, etc.

Le *tubercule anatomique* peut être considérée comme une tuberculose verruqueuse, de petites dimensions, mais de virulence supérieure.

On trouvera ailleurs (p. **771**) les renseignements au sujet de l'étiologie et du traitement de ces affections.

Épithéliome papillaire. — Sous sa forme *cornée*, il s'observe principalement à la face et sur les régions découvertes (p. **976**) ; sous sa forme *nue*, appelée *érythroplasie* dans la bouche et aux parties génitales (p. **994**).

Dermato-mycoses végétantes. — Un aspect identique ou très analogue à celui des syphilides végétantes, de l'épithéliome papillaire, et surtout de la tuberculose verruqueuse, peut être réalisé par une infection blastomycosique, sporotrichosique, ou analogue. Etant donnée la fréquence, aujourd'hui connue, des sporotrichoses (Gougerot) et des dermato-mycoses en général, ce serait une faute que de ne pas envisager cette hypothèse toutes les fois qu'elle est plausible. Je dirai ailleurs (p. **850** et **853**) quelles sont les recherches qu'il importe de faire pour la vérifier.

Toxidermies végétantes. — Les *iodides végétantes* se présentent sur n'importe quelle région des téguments, débutent par une bulle purulente à base inflammatoire, qui devient végétante au centre et s'étend excentriquement avec rapidité (p. **658**); les éléments ordinairement multiples confluent en nappes parfois assez étendues ; leur ourlet pustuleux doit éveiller l'attention.

Les *bromides végétantes* leur ressemblent beaucoup. Elles sont cependant plus fongueuses, plus molles, moins suppuratives.

Dans les deux cas, à défaut de renseignement précis, on peut rechercher l'iode ou le brome dans l'urine. Mais il faut savoir que ces éruptions peuvent persister plusieurs semaines après la dernière absorption du médicament.

DERMATOSES VÉGÉTANTES TROPICALES

Tout un groupe de maladies endémiques des pays tropicaux sont caractérisées par des éruptions végétantes ou ulcéro-végétantes.

Il se peut que leur aspect objectif soit typique ; souvent cependant on est exposé à les confondre avec la tuberculose ou surtout la syphilis. On peut dire d'une façon générale que la *tuberculose verruqueuse* s'en distingue par la lenteur de son évolution et le petit nombre des foyers, qui ne guérissent guère spontanément ; la *syphilis* par l'ensemble de ses manifestations diverses, dont l'évolution est disciplinée.

Le plus souvent une indication précieuse pour le diagnostic est fournie par la notion d'origine, l'affection se présentant soit dans le pays où elle règne, soit chez des voyageurs qui en reviennent.

Leishmanioses. — A sa période d'état, le *bouton d'Orient* (p. **914**) se présente d'ordinaire sous l'aspect d'une ulcération ronde, ovalaire ou un peu irrégulière, nummulaire ou de plusieurs centimètres de diamètre, de contours festonnés, masquée par une croûte jaune brun très adhérente, et bordée d'un liséré érythémateux (fig. 192).

Sous la croûte on découvre une sérosité louche et une entamure avec bords à pic, rongés, déchiquetés, à fond rouge vif,
granuleux, mamelonné, papillomateux. Sur ce fond végétant et
inégal, ainsi qu'à son pourtour, on peut trouver des points
jaunes purulents.

La base est congestive, infiltrée. La lymphangite et la phlébite sont des complications fréquentes. Les ganglions satellites
sont habituellement gros et douloureux.

La cicatrisation spontanée est lente, demande plusieurs mois
ou même une année. La cicatrice qui subsiste est déprimée,
glabre, d'un rouge terreux, ou achromique avec pigmentation
périphérique.

L'analyse histologique d'un bouton d'Orient aux premiers
stades, ne révèle que des lésions inflammatoires banales, avec
mononucléaires et plasmocytes ; Kyrle et Reenstierna (*Acta Der-
mato-venereo. I*, 1920) ont montré que plus tard la structure
devient franchement folliculaire tuberculoïde, avec cellules
épithélioïdes et géantes, comme dans un lupus ; l'épiderme est
en prolifération papillaire. Les leishmanias sont de moins en
moins abondantes avec le vieillissement du bouton.

Les *leishmanioses américaines* (p. **916**) donnent lieu à des
lésions ulcéro-végétantes, cutanées et muqueuses.

Pian. — L'élément le plus caractéristique du *Pian* ou
Frambœsia tropica (p. **912**), est au début une élevure conique
rosée, à centre nécrotique, croûteux, qui s'étend et devient
papillomateuse (frambœsia).

Les plaques peuvent atteindre de 1 à 6 centimètres de diamètre ; elles sont couvertes d'une croûte brune adhérente, ou
d'une sécrétion fétide dans les régions macérées. Les végétations sont grisâtres ou rosées ; il n'y a pas d'ulcération, c'est-
à-dire de perte de substance. Le centre tend à s'affaisser ; le
pourtour est souvent le siège d'un soulèvement bulleux. Par
confluence se forment des nappes de contour polycyclique.
L'éruption est généralement indolore.

La guérison spontanée peut survenir à toute période de
l'évolution ; elle s'accuse par l'aplatissement et la résorption
des éléments. Les lésions ne laissent que des macules pigmentaires, mais généralement pas de cicatrices.

Le *siège* d'élection des éruptions pianiques est autour des orifices naturels, aux lèvres, aux narines, aux parties génitales, et dans tous les plis. Mais elles peuvent être généralisées et profuses, rappelant les syphilides papulo-croûteuses et les plaques muqueuses hypertrophiques. Aux régions palmaires et plantaires les végétations, recouvertes d'hyperkératose, sont fort douloureuses. Les muqueuses restent toujours indemnes.

L'*histologie* montre une infiltration abondante de plasmocytes, sans cellules épithélioïdes ni cellules géantes ; elle occupe le corps papillaire et les papilles ; ces dernières sont colossalement hypertrophiées et parcourues par des vaisseaux dilatés. L'hyperkératose est considérable, et la parakératose est commune.

Granulome ulcéreux des organes génitaux, — Granulome inguinal (*Ulcère végétant des organes génitaux, Groin ulcération*). — C'est une dermatose chronique, peu contagieuse, dont l'origine vénérienne est douteuse. On l'observe dans les cinq parties du monde, notamment dans l'Amérique du Sud, surtout en Guyane et au Brésil, ainsi qu'en Océanie et aux Indes ; elle ne serait pas rare aux États-Unis chez les nègres (Campbell, 1921, Schochet, 1924) ; on en a trouvé quelques cas en Angleterre. J'en ai observé deux cas à Paris, chez des Français, au cours de la guerre. Elle atteint en somme les adultes des deux sexes et de n'importe quelle race.

Elle débute aux aines ou aux organes génitaux, rarement ailleurs, par des papules qui grandissent, s'enflamment, s'ulcèrent et confluent, pour former de vastes placards ulcéro-granuleux occupant les aines(fig. 86), le périnée, la région pubienne, et pouvant gagner jusqu'à l'ombilic ; elle envahit les muqueuses et peut y provoquer des mutilations importantes. Les bords sont nettement arrêtés ; la surface, criblée d'élevures végétantes, ulcérée superficiellement, est d'un rouge vif et sécrète une sérosité fétide ; le centre ou les bords peuvent se cicatriser lentement, mais s'exulcèrent ensuite à nouveau. La tendance sclérogène des lésions a souvent pour effet de rendre les organes génitaux éléphantiasiques. Cette affection dure de nombreuses années, sans engorger les ganglions et sans altérer l'état général.

Histologiquement c'est un plasmome, sans cellules géantes, avec hypertrophie des papilles analogue à celle du pian. La plupart des auteurs pensent, avec de Souza Araujo (Rio de Janeiro, 1917), que l'agent causal est bien celui que Donovan a découvert en 1905, et qu'on appelle *calymmatobacterium granulomatis*; c'est un bacille encapsulé, voisin du pneumocoque, ne prenant pas le Gram, colorable par le Giemsa, qui abonde dans les cellules du granulome et dans la sécrétion; il se cultive

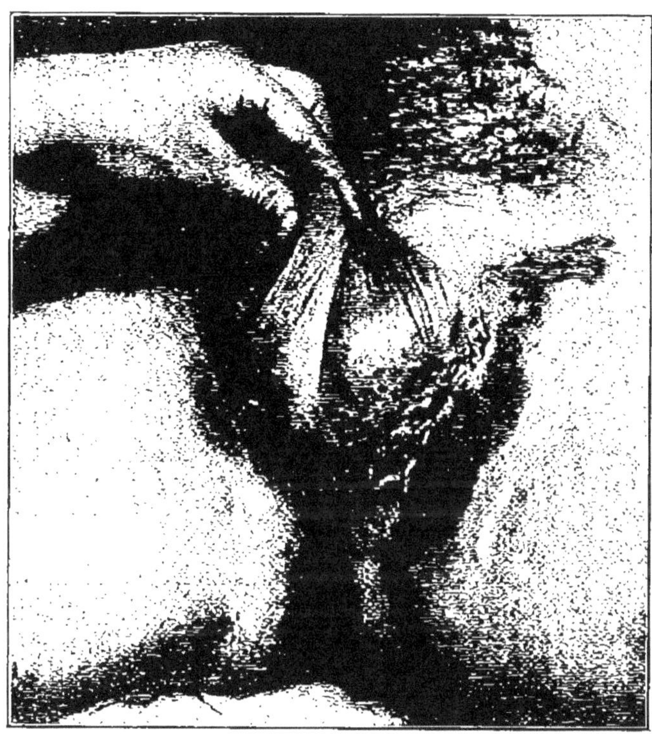

Fig. 86. — Granulome inguinal, en voie de cicatrisation. Charpentier en fer, ayant séjourné au Brésil (Musée photogr. de l'Hôp. St-Louis).

aisément, mais l'accord n'est pas unanime sur la valeur des inoculations qui en ont été faites. Le traitement par les injections intra-veineuses de tartre stibié est presque spécifique (Vianna). sinon toujours héroïque.

CHAPITRE XIII

TUBERCULES
ET DERMATOSES TUBERCULO-ULCÉREUSES

Au sens dermatologique du mot, les *tubercules* sont des productions morbides du derme, à la fois solides, c'est-à-dire ne contenant pas de liquide, circonscrites, arrondies, plus ou moins saillantes, à évolution lente, profondes, et surtout désorganisatrices du derme.

Ce dernier caractère, qui est le plus essentiel, a pour corollaire que les tubercules ont souvent une tendance à l'ulcération, et que, presque toujours, qu'ils se soient ulcérés ou non, ils laissent après eux une cicatrice; c'est là ce qu'on exprime en disant que les tubercules sont *non resolutifs*.

Le diagnostic de l'élément éruptif tubercule, d'avec les papules, les nodules et les tumeurs, doit tout d'abord être nettement précisé.

Les *papules* diffèrent des tubercules, moins par leur volume et leur saillie, que par leur évolution plus rapide et leur tendance résolutive; une papule ne laisse pas de cicatrice après guérison.

On rencontre, à la vérité, des éléments douteux ou intermédiaires, qu'on peut appeler *papulo-tubercules*; certains dermatologistes donnent ce nom aux papules géantes.

Les *nodosités* et *nodules* sont des néoplasies hypodermiques, tandis que les tubercules sont dermiques. Mais, bien que morphologiquement différents, les tubercules et les nodules résultent souvent d'un seul et même processus, ce qui justifie la terminologie de Besnier, pour lequel ces derniers étaient des *tubercules hypodermiques*.

Certains tubercules simulent des *tumeurs*, ou s'en rapprochent par leur volume, leur proéminence, leur confluence en plateaux surélevés et mamelonnés, leur évolution, etc. Mais les tubercules, après une durée plus ou moins longue, tendent à être remplacés par une cicatrice; les tumeurs au contraire sont persistantes ou indéfiniment progressives; toutefois ces caractères ne sont pas absolus.

En réalité la base de la différenciation est autre : on appelle tumeurs les néoplasies d'origine tout à fait inconnue, et tubercules les néoplasies dermiques d'origine infectieuse chronique déterminée.

Le critérium *histologique* est ici décisif. Ainsi qu'on le verra plus loin (**XXXIII**), les tumeurs sont constituées par des tissus hétérotopiques qui se substituent au tissu normal de la région. Les tubercules sont au contraire formés par des amas de cellules inflammatoires de divers types, plus ou moins cohérents et étendus, infiltrés dans la trame du derme, qui peut cependant être dégénérée.

L'abondance et la densité de ces infiltrats cellulaires et le degré de conservation du stroma dermique, sont variables et expliquent le plus ou moins de saillie, de fermeté ou de mollesse des tubercules; leur constitution fait comprendre aussi qu'ils soient susceptibles de résorption, mais non pas le plus souvent sans atrophie et sclérose, c'est-à-dire non pas sans cicatrice.

Dans certains tubercules, l'infiltrat a une forte disposition à subir la nécrose cellulaire, la désintégration et la fonte qui en sont les conséquences; il en résulte des *ulcérations* limitées et souvent fort creuses.

Ce qui différencie le processus *tuberculo-ulcéreux* de l'ulcération d'emblée, c'est naturellement son évolution d'abord néoplasique, puis secondairement destructive; c'est aussi la persistance habituelle de reliquats tuberculeux à la base et au pourtour de la perte de substance, accusée par une dureté spéciale dans le cas de syphilide tertiaire ou d'actinomycose, par une mollesse particulière dans celui de lupus ulcéreux, etc.

Il faut rappeler enfin que les productions morbides *folliculaires* indurées, qu'elles soient suppuratives comme le furoncle et l'anthrax, ou sèches comme l'acné chéloïdienne, ne figurent pas dans cet ouvrage parmi les tubercules, mais au chapitre des *folliculoses* (**XIX**).

DERMATOSES A TUBERCULES ET TUBERCULO-ULCÉREUSES. — Lorsqu'on a reconnu qu'on se trouve en présence de tubercules vrais ou d'une lésion tuberculo-ulcéreuse, on songera tout d'abord aux grandes *maladies infectieuses chroniques :* à la syphilis, à la tuberculose et à la lèpre; — en seconde ligne aux infections mycosiques plus rares, telles que la *sporotrichose,* les *blastomycoses,* l'*actinomycose,* pour lesquelles je renvoie à un autre chapitre (**XXIX**); — enfin à un groupe de dermatoses se traduisant par des tubercules non ulcéreux, les *sarcoïdes cutanées, lupoïdes* et analogues, qui sont sans doute de nature infectieuse et appartiennent probablement aux tuberculides, sans que cela soit nettement démontré.

Je ne décrirai à cette place que les types suivants : 1° les *syphilides tuberculeuses;* — 2° les *tubercules lupiques;* — 5° les *tubercules lépreux;* — 4° les *sarcoïdes cutanées* ou *lupoïdes;* et le *granulome annulaire.*

SYPHILIDES TUBERCULEUSES

Au point de vue de la morphologie pure, et si l'on ne tenait aucun compte de l'évolution, on pourrait dire que l'accident initial de la syphilis, le *chancre induré* (p. **863**), présente les principaux attributs d'un tubercule.

Mais les véritables syphilides tuberculeuses sont des accidents de la période tertiaire.

Le *tubercule syphilitique* est le type du genre tubercule. C'est une élevure sèche, d'un rouge brunâtre ou grisâtre, du volume moyen d'une lentille, faisant une saillie de 1 à 5 millimètres, de contour arrondi, très dure au palper, tout à fait indolente. A la vitropression, c'est-à-dire lorsqu'on l'écrase sous une lame de verre, ce tubercule est opaque et souvent pigmenté.

La figure ci-jointe donnera une idée de sa constitution histologique (fig. 87).

Une *syphilide tuberculeuse* commence par un seul élément ou par un petit groupe cohérent de tubercules, qui s'étalent, progressent excentriquement, et se multiplient en quelques semaines; ainsi se forment des *placards* plus ou moins étendus ou même de véritables nappes.

Mais ordinairement les éléments centraux s'affaissent, pâlissent, se sclérosent, se résolvent en cicatrices, même en l'absence de toute ulcération, pendant qu'il en apparaît de nouveaux à la périphérie. De cette évolution centrifuge ou serpigineuse résultent des *circinations*; ce ne sont guère des cercles complets, mais généralement des arcs de cercle, d'un

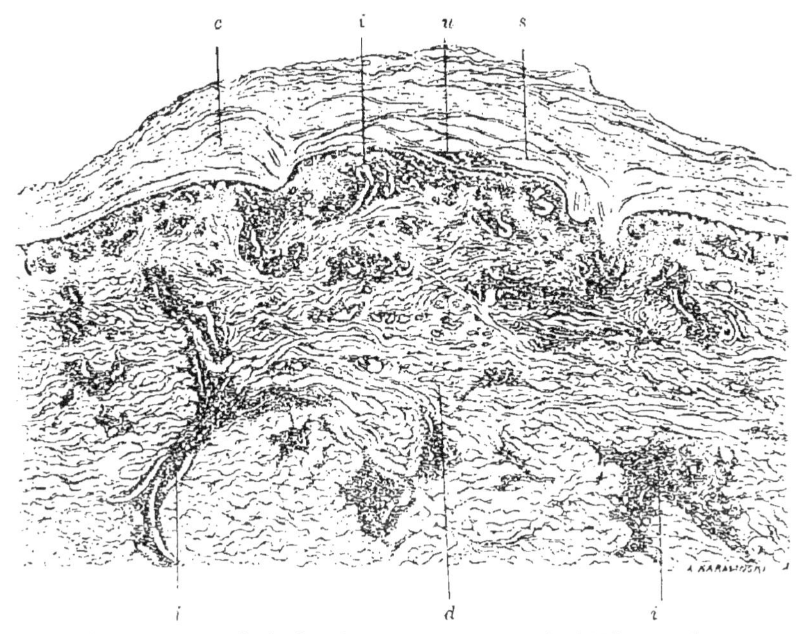

Fig. 87. — *Histologie du* **tubercule syphilitique**. Syphilide tertiaire tuberculo-squameuse. (Grossissement 20/1.)

L'infiltrat (*i, i*) est discontinu, composé de cellules lymphoïdes et plasmocytes, sans cellules géantes ni épithélioïdes; il forme des manchons qui entourent les ramifications des vaisseaux sanguins : ceux-ci sont pour la plupart dilatés, ou enflammés, ou sclérosés. — Entre les infiltrats, le tissu dermique (*d*) est condensé, fibreux, scléreux, ce qui explique la dureté de l'élément. — L'épiderme corné (*c*) est fortement épaissi et cohérent; en *s*, il est clivé et tend à se desquamer. — La couche malpighienne et les papilles sont conservées, sauf en *u*, où l'inflammation est plus intense et où se prépare un travail ulcératif. (Voir pour l'*Anatomie pathologique des syphilides*, p. 883.)

diamètre de 2 à 12 centimètres, des figures réniformes, et, par confluence, des figures polycycliques (fig. 88). Leur bordure est marquée par une rangée, généralement discontinue, de tubercules isolés ou confluents.

Il arrive parfois que d'emblée, dès son apparition première, l'éruption de tubercules syphilitiques affecte cette disposition circinée. Dans ce dernier cas, l'aire centrale est de la peau

saine. Lorsque la circination résulte de l'extension centrifuge
du processus, son centre est au contraire souvent déprimé, un
peu adhérent en profondeur, et se plisse avec difficulté ; il peut
être franchement sclérosé ou parsemé d'étoiles et de stries cicatricielles ; sa couleur est plutôt terreuse que blanche, souvent
bigarrée de teintes violacées et brunâtres. La réapparition de
tubercules sur la cicatrice est rare dans les syphilides tuber-

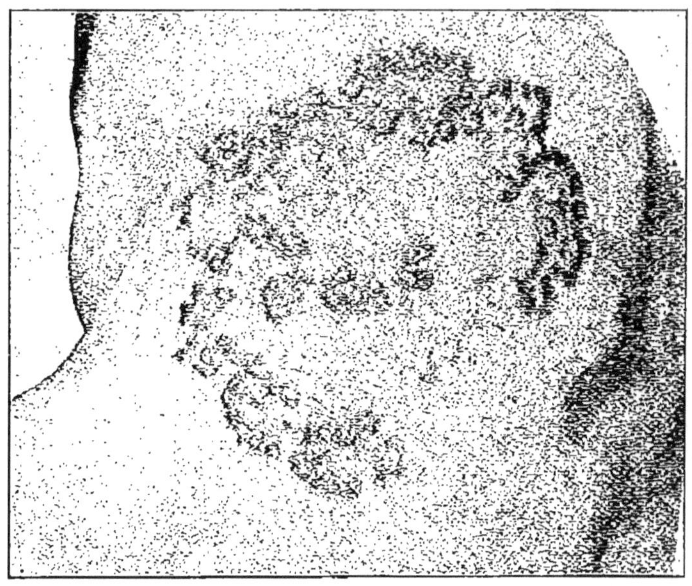

Fig. 88. — Syphilides tuberculo-circinées de la hanche gauche.

culo-circinées (tandis que ce phénomène est fréquent au contraire dans le lupus serpigineux).

Après guérison, la bordure tuberculeuse a disparu, mais la
cicatrice qui subsiste peut avoir un aspect encore très caractéristique (p. 441).

On peut décrire diverses formes de syphilides tertiaires
tuberculeuses :

Très commune est la forme *tuberculo-squameuse*, à squames
adhérentes, grises, plus ou moins abondantes ; moins fréquente
la forme *tuberculo-psoriasiforme*, à squames nacrées, abondantes, et à infiltration à peine perceptible ; elle se distingue du
psoriasis par le petit nombre des placards, par leur configuration, et quelquefois par la présence de cicatrices.

Quand les tubercules s'érodent, se recouvrent d'une croûte brunâtre, terreuse, adhérente, on a la forme *tuberculo-croûteuse*, laquelle se relie, par des transitions insensibles, à la forme *tuberculo-ulcéreuse*. Dans cette dernière, on découvre sous les croûtes des ulcérations creuses, rondes, taillées à pic, contenant un pus sanieux (p. 365).

Ces diverses formes sont habituellement circinées. On rencontre aussi, notamment sur le nez, le front, le menton, une *syphilide tuberculeuse en nappe*, composée de gros tubercules d'un rouge sombre, lisses, agminés, ou même confluents en un placard infiltré, qui peut simuler de fort près la rosacée au stade de couperose ou de rhinophyma (p. 22); lorsque l'on constate que le centre tend à se scléroser et à se déprimer, il en découle une présomption de syphilis; parfois une enquête approfondie est nécessaire.

Certains ulcères syphilitiques tertiaires, caractérisés par l'induration de leur base, la netteté de leur contour, leur évolution, peuvent être considérés comme des syphilides tuberculo-ulcéreuses à tubercules peu nets et d'emblée confluents (fig. 98, p. 366). Il en est de même du *syphilome chancriforme* (p. 869).

Le *diagnostic* des syphilides tuberculeuses peut très souvent être affirmé de par leur aspect objectif; il n'est pas rare qu'elles mettent sur la voie d'une syphilis ancienne ignorée. D'autres fois l'examen complet du malade, les antécédents, le sérodiagnostic, la biopsie au besoin, confirmeront le diagnostic.

Le *traitement* spécifique guérit ces lésions en deux ou trois semaines.

TUBERCULES LUPIQUES

Le lupus vulgaire est une des formes les plus atténuées de la tuberculose bacillaire de la peau (p. 773).

Son élément constitutif caractéristique est un tubercule reconnaissable à des traits bien spéciaux.

Pour échapper à l'amphibologie qui résulte du double sens du mot tubercule, — tubercule bacillaire et tubercule dermatologique, — on a proposé d'appeler *lupome* l'élément éruptif du lupus.

Tout lupus débute par un lupome minuscule, qui s'accroît jusqu'au volume d'une tête d'épingle, puis d'une lentille, pendant que naissent, plus ou moins rapidement, d'autres éléments semblables à son pourtour immédiat ou dans son voisinage. Quelquefois le lupus débute par deux ou trois foyers distincts, ou exceptionnellement sous forme éruptive. On trouve donc des lupomes soit isolés, soit conglomérés en placards, autour desquels se voient assez souvent quelques éléments aberrants.

Les *lupomes* typiques sont des tubercules arrondis, du volume d'une tête d'épingle à celui d'un gros pois, plus ou moins saillants, ou au contraire absolument de niveau avec la peau normale ; leur couleur est d'un rose jaunâtre, quelquefois violacée ou bistrée ; leur surface est lisse, vernissée, ou squameuse, ou érosive, ou croûteuse, ou ulcéreuse ; leur consistance est remarquablement molle, dépressible, veloutée ; ils se laissent facilement dilacérer par les instruments tranchants ; ils sont souvent sensibles au toucher.

Lorsqu'on soumet un tubercule lupique à la vitropression ou au diascope, pour en chasser le sang, on constate à travers la lame de verre, que son tissu est d'un jaune bistre translucide, comparable à du sucre d'orge ou à de la gelée de pommes, nettement délimité vis-à-vis de la nappe d'un blanc crémeux que présente le derme normal. Cette translucidité pathognomonique du lupome écrasé, qui tient à la disparition locale du réseau élastique et conjonctif (fig. 89), est facile à distinguer de la coloration opaque qu'offrirait dans les mêmes conditions une tache pigmentaire ou un nævus verrue molle.

La tendance habituelle du lupome le porte à persister indéfiniment, à s'accroître lentement à sa périphérie, et à confluer avec les éléments voisins. La durée de son évolution s'étend sur des mois, des années et des dizaines d'années.

Cependant, même en l'absence de toute intervention thérapeutique, deux éventualités peuvent se produire.

Certains lupus, dits *résolutifs*, se cicatrisent spontanément ; la sclérose interstitielle étouffe et éteint plus ou moins complètement la néoformation cellulaire. Cette cicatrisation spontanée se produit d'ordinaire au centre du placard, alors que la bordure continue à proliférer (fig. 174, p. **774**); dans la cicatrice, qui est lisse, blanche et nacrée, plus ou moins souple, on voit souvent persister ou reparaître des lupomes. Ce dernier fait a, vis-à-vis des syphilides circinées et serpigineuses, une véritable valeur diagnostique. C'est à susciter et à favoriser le travail de cicatrisation, qui est le mode de guérison naturelle, que

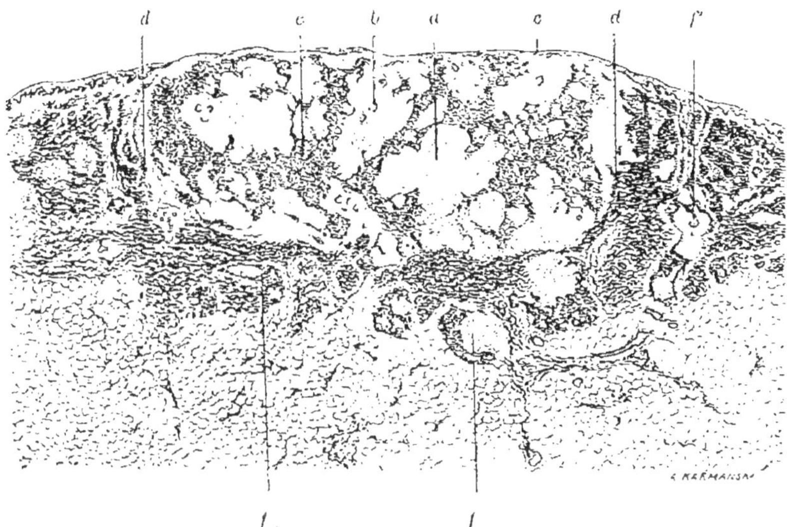

Fig. 89. — *Histologie du* Tubercule lupique. Lupome plan nodulaire de la joue. (Grossissement 15/1.) — Coloration à l'orcéine acide et au bleu polychrome.

La néoplasie tuberculeuse occupe toute l'épaisseur du derme et résulte de l'agglomération de follicules tuberculeux tels que ceux de la figure 101, p. 369. — *a*, amas de cellules épithélioïdes. — *b*, cellules géantes. — *c*, infiltrat de lymphocytes et de plasmocytes, formant un réseau finement granuleux. — *d, d*, trame élastique et conjonctive du derme, nettement interrompue au niveau du tubercule (ce qui explique la mollesse et la translucidité de ce dernier). — *e*, épiderme tendu, aminci, presque érosif à la surface du lupome. — *f, f*, traînées d'infiltrat lupique se propageant dans l'hypoderme, ou *f'* autour d'un follicule pileux.

visent les traitements du lupus par scarifications, cautérisations, photothérapie, radiothérapie, injections diverses, etc.

Dans l'éventualité inverse, le lupome se *nécrose* et s'*ulcère*. La tendance à la nécrose centro-folliculaire, qui appartient à tout processus tuberculo-bacillaire, est relativement bien moins marquée dans le lupus que dans les autres formes de la tuberculose cutanée. Cependant elle peut, dans certains cas, s'accentuer, donner lieu à des destructions parcellaires, ou appréciables, rarement massives ou énormes; c'est là ce qui caractérise les *lupus exedens* et *vorax*. Les caractères des ulcérations lupiques seront exposés ailleurs (p. 370).

TUBERCULES LÉPREUX

Les tuberculeux lépreux ou *lépromes* naissent, soit sur des taches érythémato-pigmentées (p. 814), soit en peau saine. Ils apparaissent isolément et insidieusement, ou par poussées de nombreux éléments, distribués avec une certaine symétrie sur le visage (fig. 181), sur les membres ou en n'importe quelle région du corps.

Voici sous quel aspect ils se présentent d'ordinaire : volume variant de celui d'un grain de chènevis à celui d'une grosse amande ; forme hémisphérique, saillie variable ; couleur d'un rose terne, ou violacé, ou brunâtre ; surface lisse, toujours glabre, et parfois huileuse ou squameuse ; consistance ferme au début, plutôt mollasse et flétrie au bout de quelque temps.

Leurs attributs principaux sont : 1° d'être presque toujours *anesthésiques* à la piqûre et à la brûlure, quelquefois après un stade passager d'hyperesthésie ; — 2° d'être histologiquement constitués par des amas de cellules lépreuses dans lesquelles pullulent les *bacilles de Hansen*.

Les lépromes peuvent confluer en tumeurs lobulées, ou s'étaler en placards d'étendue variable, modérément saillants, bosselés ou lisses, parsemés de télangiectasies ; on les appelle dans ce dernier cas, *infiltrations lépreuses* ou *lépromes en nappe*.

Le durée des tubercules lépreux est ordinairement très longue, mais n'obéit à aucune règle. Ils peuvent disparaître par résorption, en laissant une cicatrice blanche ou pigmentée ; la cicatrice des infiltrations lépreuses porte le nom de *morphée lépreuse*.

Ils peuvent aussi évoluer vers la suppuration et l'*ulcération* ; une érosion d'abord superficielle, gagne en profondeur et s'agrandit en un ulcère très creux, irrégulier, à bords tuméfiés et à fond sanieux, devenant quelquefois phagédénique et mutilante.

Les lépromes caractérisent la *forme tubéreuse* ou *systématisée tégumentaire* de la lèpre, et se rencontrent aussi dans la *forme mixte* (**XXVIII**).

Le *traitement* local des tubercules lépreux donne des résultats très satisfaisants. Aux pommades ou emplâtres chargés de réducteurs forts, et même à la cautérisation au galvanocautère, qui en amène la réduction rapide, on doit préférer le cryaucautère, lequel paraît agir même à distance sur les éléments non traités (p. **826**).

LUPOÏDES CUTANÉES ou SARCOÏDES

Les éruptions que Boeck (1899) a le premier décrites sous le nom de *sarcoïdes cutanées multiples bénignes*, puis de *lupoïdes bénignes*, se présentent sous forme de tubercules lenticulaires ou de nodules plus gros, qui jamais ne s'ulcèrent.

On trouvera plus loin (p. **346**) des généralités sur les *sarcoïdes*; elles s'appliquent aux lupoïdes qui, au point de vue morphologique, n'en représentent qu'un type superficiel *dermique*, à éléments de faibles dimensions, affectant plus particulièrement la face et les membres supérieurs.

On en distingue deux formes principales :

1° Les *lupoïdes miliaires disséminées*. — C'est une éruption d'élevures hémisphériques, du volume d'un grain de millet à celui d'un gros pois, de coloration rose, puis livide, puis brunâtre, à surface lisse ou très légèrement squameuse, de consistance demi-molle ; à la vitropression, leur tissu est moins translucide que celui d'un lupome et paraît souvent formé de grains séparés.

L'éruption est symétrique et siège à la figure, sur les épaules, aux poignets (fig. 88), et en général sur la face d'extension des membres supérieurs; plus rarement on voit des éléments sur le cuir chevelu, sur le dos et sur les membres inférieurs. Elle apparaît en quelques semaines; mais augmente pendant des mois et des années par accroissement et multiplication des éléments. A la longue, ces derniers s'aplatissent, s'étalent en taches nummulaires, parfois marginées, très persistantes (erythema perstans), et finissent par s'effacer en laissant une cicatrice atrophique souvent peu apparente. Ce sont donc bien des tubercules, au sens dermatologique. Jamais ils ne suppurent ni ne s'ulcèrent, ce qui les distingue notamment des éléments de l'*acnitis* (p. **794**).

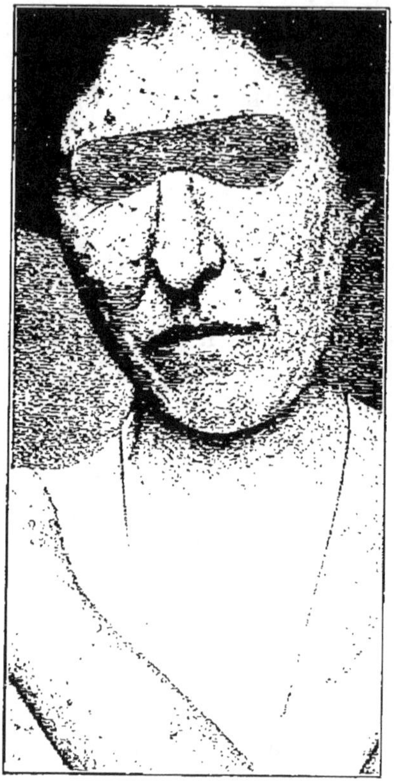

La durée de la maladie abandonnée à elle-même est très variable, de cinq à dix ans et davantage. On l'observe bien plus souvent chez des femmes, entre l'âge de quinze ans et celui de quarante ans, que chez des hommes. Les ganglions lymphatiques sont quelquefois engorgés. Dans bien des cas les malades sont manifestement atteints de tuberculose ganglionnaire ou viscérale.

L'histologie des tubercules lupoïdes est caractéristique. On y trouve, dans le derme, de larges amas lobulés ou ramifiés, formés principalement de cellules épithélioïdes, de lymphocytes et de quelques rares cellules géantes : ces amas sont séparés par des travées conjonctives, où l'on

Fig. 90. — Lupoïdes miliaires disséminées. (*Sarcoïdes cutanées multiples bénignes de Boeck*)

ne remarque presque aucune trace d'inflammation.

Dans les éléments récents d'un cas de lupoïdes miliaires de Boeck, Kyrle (1921) a trouvé en abondance des bacilles de Koch qui disparaissaient au cours de l'évolution ; le sang du malade a tuberculisé le cobaye. On a publié en tout deux ou trois observations de cet ordre ; elles restent étranges.

Plusieurs *traitements* se sont montrés efficaces, notamment les injections intra-fessières de calomel, les injections de tuberculine et, selon Boeck, l'arsenic ; le meilleur actuellement consiste à combiner les injections de novarsénobenzol avec des piqûres de tuberculine à dose minime. Il va de soi qu'on veillera à la bonne hygiène des malades.

2° On réserve plus particulièrement le nom de **Sarcoïde cutanée de Boeck** à la *lupoïde tubereuse* et *en placards*, forme à *gros noyaux* de Boeck. Elle est proche parente du *lupus pernio* (p. **805**).

Elle est constituée par des élevures hémisphériques, violacées ou rouge brunâtre, du volume moyen d'une demi-noisette, ou, d'autres fois, par des disques de contour irrégulier, mollasses ; ces éléments occupent, au nombre de deux ou trois jusqu'à une dizaine et plus, le nez, le front, les joues, ou plus rarement les épaules, les coudes, le pourtour des genoux, etc.

L'**angio-lupoïde** décrite par Brocq et Pautrier (1913), sur le nez de femmes dans la quarantaine, n'est à mes yeux qu'une variété de sarcoïdes en placards dans laquelle l'élément angiomateux est particulièrement accusé.

On doit éviter de confondre les sarcoïdes de Bœck avec le lupus vulgaire, avec des syphilides tuberculeuses en nappe, avec des infiltrations lépreuses. Leur histologie est voisine de celle d'un lupus, mais leur tissu ne tuberculise qu'exceptionnellement le cobaye. La réaction à la tuberculine est très inconstante.

J'ai pensé que ces deux formes de lupoïdes, que j'ai vues coexister avec des tuberculides et avec de la tuberculose ganglionnaire et pulmonaire, étaient des tuberculides ; cela est très probable dans la majorité des cas. Je parlerai plus loin des travaux de J. Schaumann sur les sarcoïdes de Boeck. Selon lui, chez les malades porteurs de sarcoïdes de Boeck, on constaterait constamment ce qu'il appelle la « triade symptomatique » du lymphogranulome bénin (p. **938**).

Granulome annulaire. — Sans doute identique à la *ringed eruption* de Colcott Fox, au *lichen annularis* de Galloway, aux *sarcoïd tumours* de Rasch, aux *néoplasies nodulaires et circinées* de Brocq, — le granulome annulaire de Radcliffe Crocker et de Graham Little, est caractérisé par des élevures ou tubercules groupés en anneaux. Au début apparaît assez rapidement un nodule ferme et lisse du volume d'un petit pois ; par accroissement excentrique, ou par accession de nodules nouveaux, il se transforme en anneau (fig. 91) ; la coloration est pâle ou rose terne ; l'indolence est absolue. L'évolution est très lente et dure des mois et des années ; les éléments ne s'ulcèrent jamais ; après guérison il ne subsiste pas de cicatrice.

Cette affection, qui est rare, s'observe chez des enfants ou des adultes des deux sexes, et siège particulièrement aux mains, sur les articulations des doigts et des poignets, et aux chevilles, mais aussi aux coudes, aux genoux, aux fesses, à la nuque, exceptionnellement à la face. D'ordinaire les éléments sont au nombre de quelques unités. L'histologie montre un infiltrat

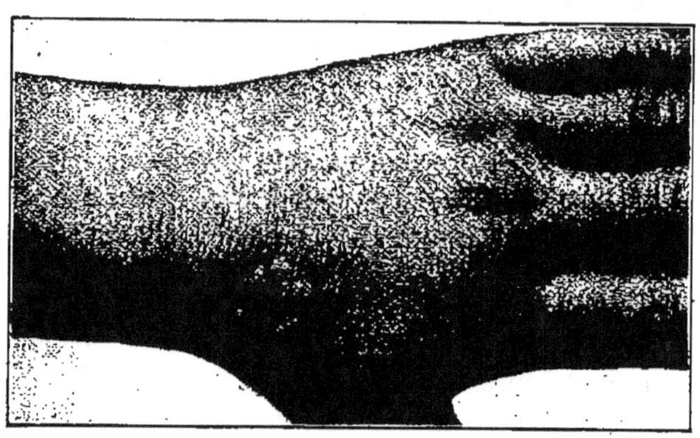

Fig. 91. — **Granulome annulaire**. La malade, une fillette de 5 ans, présentait 7 autres éléments semblables sur les membres.

périvasculaire de cellules lymphoïdes et épithélioïdes profondément situé dans le chorion ; l'épiderme est intact.

Le granulome annulaire auquel Graham Little (1908) et David Chaussé (*Th. Bordeaux*, 1923) ont consacré de belles monographies, se rapproche à bien des égards des sarcoïdes. Il y a de multiples raisons pour les considérer comme des tuberculides ; les coïncidences morbides, la structure parfois tuberculoïde des lésions, la réaction à la tuberculine qui est généralement positive, plaident dans ce sens ; de plus j'ai obtenu plusieurs fois des guérisons rapides par la tuberculine intradermique, de même que Hudelo, Civatte et Rabut. Sézary a réussi dans un cas très net par le vaccin de Vaudremer. — De nombreux auteurs ont remarqué qu'assez souvent le granulome disparaît après une biopsie.

L'*erythema elevatum diutinum* de R. Crocker n'est probablement qu'une variété disséminée ou groupée, mais non annulaire, de la même affection.

CHAPITRE XIV

NOUURES ET NODULES,
DERMATOSES NOUEUSES ET NODULAIRES

Je réunis sous le nom de *nouures* toutes les indurations circonscrites *de l'hypoderme*, quelle qu'en soit la nature.

Les nouures peuvent atteindre le volume d'un œuf ou au-dessus; j'appelle *nodules* celles qui sont du volume moyen d'un pois; *nodosités*, celles qui ont des dimensions intermédiaires.

Les nouures constituent une forme dermatologique élémentaire, un symptôme comparable à un élément éruptif. Elles jouent en pathologie cutanée un rôle qui n'est pas négligeable.

Quoique hypodermiques par leur siège, elles doivent, à mon sens, figurer nécessairement dans la morphologie des dermatoses.

L'hypoderme, en effet, se relie étroitement au chorion par la continuité des fibres conjonctives et élastiques qui passent de l'un à l'autre, ainsi que par ses vaisseaux sanguins et lymphatiques et ses nerfs; les bulbes des poils les plus volumineux, les glomérules des grosses glandes sudoripares, viennent plonger dans l'hypoderme.

En raison de cette connexité de tissus et d'irrigation vasculaire, les processus pathologiques ont une grande tendance à envahir d'emblée ou successivement les deux couches : beaucoup de productions morbides sont donc *hypodermo-dermiques*.

Le groupe des nouures, — auxquelles on donnait autrefois le nom de *phyma* (angl. : *nodes*; allem : *Knoten* et *Knollen*) — est généralement en France morcelé, et rejeté partie dans les tubercules sous-cutanés, partie dans les gommes, ou encore dans les tumeurs, etc.

Je crois utile de lui consacrer un chapitre spécial.

On peut subdiviser les nouures ou nodosités selon leur volume, leur consistance, leur limitation plus ou moins nette; mais la valeur diagnostique de ces caractères est minime; —

selon leur siège purement hypodermique ou dermo-hypodermique ; mais ce siège peut varier au cours de leur développement ; — selon leur pathogénie, inflammatoire, embolique ou
néoplasique ; on en peut difficilement juger en clinique. — Il
est préférable de se baser sur leur *évolution*.

On peut à cet égard distinguer trois formes :

A. — Les nouures et nodosités **aiguës** apparaissent brusquement, ont une durée éphémère ou peu prolongée, de un à
quinze jours par exemple, et se terminent toujours par résolution, sans suppurer.

Dans cette forme aiguë, le volume des productions varie de
celui d'un pois à celui d'un œuf de poule ; leur consistance est
résistante et œdémateuse ; leur limitation peu nette, en ce sens
qu'elles occupent à la fois l'hypoderme et le derme et ont des
contours plutôt diffus ; la peau est d'ordinaire congestionnée à
leur surface ; elles sont douloureuses au toucher. Leur apparition brusque, dans certaines régions de prédilection, leur
caractère nettement inflammatoire, leur tendance résolutive,
conduisent à soupçonner qu'elles résultent d'embolies septiques
de faible virulence.

Parmi les dermatoses dans lesquelles se rencontrent des
nouures aiguës, je décrirai l'*érythème noueux* et les *nodosités rhumatismales*. — L'*urticaire géante* (p. **41**) pourrait
également figurer à cette place.

B. — Les nouures et nodosités **subaiguës** surviennent insidieusement, et durent de quinze jours à plusieurs mois, ou
même plusieurs années. Leur volume varie ordinairement de
celui d'une noisette à celui d'une amande verte ; leur consistance
et l'aspect de la peau se modifient suivant leur évolution ; elles
sont peu douloureuses. L'anatomie pathologique montre qu'elles
résultent d'un processus inflammatoire subaigu, à point de
départ fréquemment veineux ou artériel, et de nature généralement spécifique. Il s'agit donc de néoplasies syphilitiques,
tuberculeuses, lépreuses, mycosiques ou analogues.

Dans cette forme subaiguë on doit distinguer un groupe de
nodosités ayant une tendance marquée au ramollissement et
à l'ulcération : on les appelle *gommes*.

J'aurai donc à étudier dans un premier paragraphe, sous le

nom de *gommes* : les *gommes syphilitiques*, les *gommes tuber-culeuses*, et les *gommes mycosiques*.

Un second paragraphe sera consacré aux **nouures sub-aiguës non gommeuses**. Leur évolution et leur durée sont très variables ; plusieurs ne se ramollissent et ne s'ulcèrent jamais, d'autres exceptionnellement. Je range dans ce groupe : les *syphilides nodulaires*, — les *sarcoïdes*, qui sont probablement des *tuberculides hypodermiques*, — les *lépromes hypodermiques*, — et les nodosités de la *Verruga peruviana*.

C. — Comme nouures ou nodosités **chroniques**, indéfiniment persistantes, je ne vois à étudier que les **paraffinomes** et **vaselinomes**, qu'il y a intérêt à rapprocher des sarcoïdes ; et les **nodosités juxta-articulaires** qui ont été récemment décrites.

Parmi les tumeurs qui peuvent donner parfois lieu à une question de diagnostic embarrassante, figurent les suivantes :

Certains *fibromes durs* sous-cutanés ; — beaucoup de nævi molluscum et de *fibromes molluscum*, tels que ceux de la maladie de Recklinghausen ; — des *kystes* ; — quelques *épithéliomes* profonds, les cylindromes, et les carcinomes métastatiques ; — des *lipomes*, des *myomes*, des *tumeurs calcaires*, des *angiomes* profonds ; et beaucoup de *sarcomes* (**XXXIII**).

DERMATOSES NOUEUSES AIGUËS

Érythème noueux. — On considère généralement cette affection comme une simple variété de l'*érythème polymorphe* (p. 23) ; mais c'en est assurément le type le plus individualisé.

L'érythème noueux est caractérisé par une éruption de nodosités ou nouures, d'emblée dermo-hypodermiques, arrondies ou ovalaires, du volume d'un haricot à celui d'une grosse noix, de couleur rosée, carminée ou violacée, assez saillantes, pas très nettement limitées, douloureuses au toucher.

Elles apparaissent en quelques heures, souvent avec des phénomènes généraux consistant en fièvre, état saburral, courbature, douleurs rhumatoïdes ou même arthrites véritables ; leur nombre varie de quelques unités à une trentaine ; elles siègent, disséminées ou rarement groupées, sur les deux jambes, sur le dos des pieds, les cuisses, quelquefois sur les avant-bras, les bras et les fesses. La couleur bleuâtre des éléments, qui souvent ne disparaît pas par la pression, est due à de l'hémorragie interstitielle ; elle subit les variations de teinte du sang en résorption, et a fait donner à cette affection le nom de *dermatite contusiforme*.

La distribution topographique de l'éruption, qui, pour ainsi dire toujours, se localise principalement aux jambes, son apparition spontanée, son évolution, sa durée qui d'ordinaire ne dépasse pas deux ou trois semaines, permettent de la distinguer facilement des contusions traumatiques, des gommes, sarcomes, etc.

A ce tableau morbide, si net et bien caractérisé, ne correspond pas une *étiologie* univoque ; il s'agit d'un syndrome et non d'une entité morbide autonome. On a pu voir l'érythème noueux associé à d'autres manifestations de l'*érythème polymorphe* (p. **23**). La coexistence commune d'arthralgies a fait déclarer autrefois qu'il était de nature *rhumatismale*. Trousseau l'assimilait aux fièvres éruptives. On a remarqué la fréquence relative de cette éruption dans les services de vénériens, chez les *blennorragiques* et les syphilitiques : Mauriac avait tenté d'individualiser un érythème noueux *syphilitique*, ce en quoi il a été suivi par E. Hoffmann, Lesser, etc.

C'est principalement la *tuberculose* que l'on a incriminée : Landouzy, dès 1907, avait soupçonné et a soutenu pendant toute sa vie qu'il existait une relation de l'érythème noueux avec la bacillose. Chauffard a réactivé, chez un tuberculeux, une poussée d'érythème noueux accompagnée d'arthralgie, par le moyen d'une injection de tuberculine.

D'autre part, Bruno Bloch a réuni sept cas d'érythème noueux au cours de *trichophyties* suppuratives. On en a rencontré et on en rencontrera dans d'autres infections encore. Teissier et Schaeffer signalent la fréquence de l'helminthiase chez les sujets atteints d'érythème noueux. Personne n'ignore que cette éruption peut naître ou reparaître sous l'influence de certains *médicaments*, comme les iodures et l'antipyrine.

En fait, la relation de l'érythème noueux avec ces différentes conditions étiologiques est loin d'être invraisemblable ; on peut même dire que son *origine infectieuse* a pu quelquefois être prouvée. Fischl (de Vienne) a constaté par biopsie la présence d'un spirochète dans la paroi d'une veine profonde de l'érythème noueux chez une syphilitique secondaire. Landouzy et ses collaborateurs ont découvert un bacille de Koch dans un vaisseau d'un nodule, et ont pu tuberculiser un cobaye avec une autre portion de ce même nodule. D'autre part on a obtenu maintes fois des hémocultures positives, montrant la présence surtout de streptocoques dans le sang des malades.

Il s'agit donc d'un syndrome et ce que j'ai dit de la pathogénie de l'érythème polymorphe (p. 24) est applicable à sa forme noueuse, qui en représente une variété plus sérieuse. Toutefois il n'y a pas lieu de s'alarmer outre mesure du fait que la tuberculose paraît intervenir fréquemment, par l'allergie qu'elle détermine ou par une bacillémie temporaire ; car le pronostic de l'érythème noueux est en somme toujours favorable.

L'anatomie pathologique des nouures de l'érythème y révèle une inflammation aiguë de type banal, avec épanchement de globules rouges et infiltrat périvasculaire de cellules rondes entre les lobules adipeux. La nature de ces lésions et leur topographie suggèrent l'idée qu'elles sont d'origine embolique.

Le *traitement* est le même que celui de l'érythème polymorphe (p. 25).

Nodosités rhumatismales. — Les nodosités connues sous ce nom doivent être rapprochées de l'érythème noueux. On en a décrit plusieurs types, tous également rares du reste.

Chez quelques malades atteints de rhumatisme subaigu et de dyspepsie intestinale, j'ai vu se produire des poussées de nodules du volume d'un pois, sous-cutanés ou intra-dermiques, pâles ou rosés, de consistance ferme, très douloureux au palper. Ils siégeaient surtout autour des genoux, aux poignets, aux épaules, etc., et duraient de 24 à 48 heures.

Féréol a observé des nodosités indolentes sur le front, en petit nombre et éphémères.

Dans le type signalé par Meynet, il s'agit de nodosités sous-cutanées, adhérentes en profondeur, dures, élastiques ou œdémateuses, sans rougeur de la peau, légèrement douloureuses. Elles siègent surtout au niveau des saillies osseuses, particulièrement sur le crâne ; leur durée est de quelques jours à plusieurs semaines. On doit éviter de les confondre avec des gommes ou des tumeurs.

Il est probable que ce syndrome, qui peut se rencontrer dans diverses maladies infectieuses aiguës, traduit le résultat d'embolies microbiennes bénignes de nature diverse.

Le traitement consiste dans l'administration des salicylates et des sels de calcium.

GOMMES

Les *gommes* sont des productions pathologiques noueuses, de nature infectieuse, d'allure subaiguë, dont l'évolution parcourt quatre étapes : 1° période de formation et de *crudité* ; — 2° période de *ramollissement* ; — 3° période d'*ulcération* et d'évacuation ; — 4° période de *réparation*.

Elles siègent *dans l'hypoderme* ; elles y naissent primitivement, autour des vaisseaux sanguins et lymphatiques de ce tissu ; quelquefois aussi elles y parviennent secondairement à un processus de même nature qui évolue dans un organe sous-jacent, périoste, ganglion, etc.

Beaucoup d'auteurs, considérant que ce qu'il y a d'essentiel dans une gomme c'est cette évolution spéciale, plutôt que sa forme de nouure hypodermique, décrivent des *gommes dermiques*, se développant dans le chorion ; ce terme fait double emploi avec celui de tubercules. Tout ce qu'on peut dire, c'est que les tubercules évoluent parfois suivant le *processus gommeux*.

Les *gommes hypodermiques*, ou gommes véritables, qui seules m'occuperont ici, sont : syphilitiques, tuberculeuses ou mycosiques.

Gommes syphilitiques. — Elles représentent le type du genre.

La gomme commence par une induration limitée de l'hypoderme, perceptible au toucher avant d'être visible ; elle grossit peu à peu, provoque autour d'elle une réaction inflammatoire, soulève, puis envahit le derme, et finit, presque constamment, par s'ouvrir au dehors par une ulcération cratériforme.

A la période de crudité, c'est un nodule de consistance ferme, de la grosseur d'un pois à celle d'une noix, indolent et mobile. La masse devient pâteuse, puis fluctuante, adhérente en surface et quelquefois en profondeur ; la peau rougit et s'amincit. A ce moment encore, spontanément et surtout si le traitement spécifique intervient, la résorption peut se faire sans laisser de cicatrice.

Plus souvent, la peau, soulevée et érodée par en dessous, se perfore au sommet de la saillie ; par l'ulcération s'écoule un liquide filant, jaunâtre, louche ou puriforme. L'orifice s'agrandit, reste rond, de dimensions nummulaires ; ses bords sont minces, rouges, surplombants ou à pic ; la cavité est profonde, en ampoule ; le fond est inégal, tourmenté, tapissé d'une matière d'un blanc jaunâtre, sorte de bourbillon, qui peu à peu s'élimine avec la sécrétion ; la base est de consistance pâteuse et sensible à la pression. Les ganglions correspondants sont intacts.

A la période de régression, le fond bourgeonnant se relève, atteint le niveau des bords, desquels part l'épidermisation qui rétrécit concentriquement et finalement cicatrise la perte de substance. L'infiltration avait disparu déjà. La rougeur fait place à une pigmentation persistante qui entoure la cicatrice blanche et lisse.

Cette évolution s'étend sur un laps de temps de quinze à quarante-cinq jours.

Les gommes syphilitiques sont des accidents tertiaires. Parfois elles sont précoces, apparaissant dès le deuxième semestre, et, dans ce cas, elles sont appelées secondo-tertiaires, selon l'expression de Fournier. Observées surtout dans la 3e et la 4e année de la syphilis, elles peuvent survenir même après dix, quinze ans ou davantage, elles sont moins fréquentes depuis les nouvelles médications.

Elles siègent n'importe où, assez communément sur le front, sur le cuir chevelu, dans les lèvres, aux parties génitales ; souvent elles sont multiples ou se succèdent de près, au nombre de deux à une dizaine, rarement plus.

Les *gommes de la langue* sont plutôt rares. Elles apparaissent sous forme d'un ou de plusieurs noyaux durs, intra-musculaires, gros comme des noyaux de cerise ou des noisettes, bosselant l'organe et causant plus de gêne que de véritable douleur. Elles s'ouvrent en larges ulcères ampullaires ou cratériformes, qui guérissent en laissant une cicatrice très minime. On doit en distinguer les *ulcères scléro-gommeux* (p. **366**).

Les gommes du *voile du palais* sont exceptionnellement constatées avant leur ulcération. Leur fréquence relative s'explique par la prédilection de la syphilis pour le squelette du plancher des fosses nasales. Elles ne causent qu'une gêne légère pendant une semaine ou deux, puis brusquement, sans douleur, souvent pendant un repas, se fait une perforation du voile, accusée par le reflux des liquides par les fosses nasales et le nasonnement de la voix. La cicatrisation laissant un orifice permanent, il faut, pour l'obturer, recourir à une opération ou à un appareil prothétique. La perforation du voile a longtemps été considérée comme un stigmate certain de syphilis ou d'hérédosyphilis. On l'a signalée dans d'autres circonstances, notamment après la stomatite de Vincent.

Dans le *traitement* des gommes, il n'y a aucun avantage à pratiquer l'incision ; mieux vaudrait l'excision totale avec une réunion bien faite. Mais la gomme syphilitique, même ramollie, guérit d'ordinaire merveilleusement par le traitement spécifique, sous toutes ses formes. L'importance qu'on attachait naguère à l'iodure dans le traitement des gommes tient, sans doute, à la confusion qu'on faisait entre les gommes syphilitiques et celles que nous savons aujourd'hui être de nature mycosique.

Gommes tuberculeuses. — Dites aussi *gommes scrofulotuberculeuses*, ou à l'étranger *scrofulodermes*, — elles diffèrent des précédentes par quelques nuances de leur aspect objectif et par leur évolution plus lente, moins continue.

La nodosité hypodermique qui marque le début d'une gomme tuberculeuse, adhère parfois d'emblée à la face profonde du derme, lequel, d'une façon précoce, présente une teinte lilas, violacée ou livide. Le ramollissement commence souvent en surface avant de gagner toute la masse indurée ; il peut manquer ou tarder indéfiniment. Le liquide est sanieux, ou même séreux, d'ordinaire louche et mêlé de sang. L'ulcération est fréquemment de forme irrégulière, a des bords violacés, mous, décollés ; la cavité est irrégulière, anfractueuse, peut envoyer des prolongements fistuleux en divers sens ; elle est tapissée de détritus filamenteux gris ou violacés ; ses parois sont mollasses ou par places indurées.

Il n'est pas rare que les orifices multiples d'une même gomme, ou de gommes voisines réunies en *infiltrat gommeux*, communiquent entre eux par des trajets sinueux qui conduisent dans une même caverne ; ils sont séparés par des ponts qui peuvent persister même après cicatrisation, ou se rompre par érosion.

Les ulcères gommeux tuberculeux ont donc souvent des bords sinueux et déchiquetés, flottants ou sous-minés, blafards ou d'un violet sombre, et un fond des plus irréguliers. La sécrétion est très variable, franchement purulente, ou séreuse et mêlée de sang. Les croûtes ont des caractères correspondants.

Ces ulcères peuvent envahir les gaines tendineuses, les articulations, les os, — de même qu'ils peuvent en provenir ; ils se transforment parfois en tuberculose fongueuse ou en lupus. Lorsqu'ils guérissent, la cicatrice est d'ordinaire irrégulière, souvent adhérente en profondeur, gaufrée par des îlots fibreux, bordée de languettes, ou creusée de trajets passant sous des ponts (p. 441). Les bords en restent longtemps violacés, puis pigmentés.

L'évolution est lente, se fait par poussées, dure plusieurs mois et parfois des années.

Les gommes scrofulo-tuberculeuses se rencontrent souvent, mais non toujours, chez des sujets dont l'état général est mauvais, qui sont atteints de tuberculose viscérale et surtout de tuberculose osseuse ou ganglionnaire. Les enfants et les adolescents y sont plus exposés. Elles sont au nombre d'une ou deux, ou d'une dizaine, rarement plus, et à des stades différents ; elles occupent surtout les membres ou le cou, quelquefois le tronc, moins souvent la face. Elles sont disséminées, et cela particulièrement chez les enfants et adolescents ; ou bien systématisées régionales, surtout quand elles sont consécutives à un foyer profond, et affectent alors le type lymphangitique.

La *lymphangite gommeuse tuberculeuse*, presque spéciale aux membres, prend son point de départ dans une lésion des extrémités, habituellement un tubercule anatomique, une tuberculose verruqueuse, un spina ventosa, une carie tuberculeuse des os. S'échelonnant sur le trajet des lymphatiques qui proviennent de ce foyer initial, apparaissent une série de plusieurs gommes, qui évoluent pour leur compte. La figure 186, quoique se rapportant à une sporotrichose, peut en donner une idée. Rarement on sent un cordon lymphatique qui relie ces foyers secondaires. Les ganglions correspondants sont généralement indurés, quelquefois abcédés en écrouelles ou fistulisés. La durée de cette affection est indéfinie; elle peut se prolonger jusqu'à la mort, qui survient par tuberculose vertébrale ou viscérale et par cachexie.

Je parlerai ailleurs de l'*anatomie pathologique* des gommes tuberculeuses (p. **806**). On verra que d'ordinaire elles renferment des bacilles de Koch, bien qu'en nombre modéré, et que leur tissu tuberculise le cobaye.

On rencontre néanmoins des productions cliniquement identiques, dont les raclages et les coupes ne contiennent pas de bacilles et dont l'inoculation aux animaux reste négative. On doit en conclure que le tableau clinique de la gomme scrofulo-tuberculeuse peut être réalisé par des *tuberculides hypodermiques* (p. **787**).

Ce tableau peut d'ailleurs être simulé de fort près par les gommes mycosiques; l'examen complet du sujet, au point de vue de ses antécédents et de la coexistence de lésions tuberculeuses internes, s'impose pour le diagnostic; mais souvent les recherches de laboratoire sont seules capables de l'établir avec certitude.

Gommes mycosiques. — Plusieurs infections par mucédinées peuvent donner lieu à des gommes véritables.

La **sporotrichose** (p. **850**) est actuellement la mieux connue, et c'est aussi la plus fréquente.

Les *gommes sporotrichosiques* sont tantôt disséminées, tantôt systématisées régionales, lymphangitiques. Disséminées, elles siègent n'importe où, en nombre variable; elles sont indolentes, évoluent en six à huit semaines. D'abord crues, puis ramollies, elles persistent dans cet état plus ou moins longtemps, puis elles s'ulcèrent et s'évacuent. Leur contenu est, au début, un liquide visqueux, gommeux, plus tard purulent, épais. L'ulcère peut être recouvert d'une croûte d'aspect ecthymateux, ou bien très creux, de contour arrondi ou irrégulier, à bords sous-minés; quelquefois le fond en est plus que bourgeonnant, véritablement végétant. Cet ulcère reste longtemps stationnaire si le traitement n'intervient pas.

La *lymphangite gommeuse sporotrichosique* est constituée par une série de gommes qui restent cantonnées dans le territoire lymphatique centripète de la lésion initiale (p. 852, fig. 186); celle-ci est dermique ou hypodermique, ou osseuse, etc. Un cordon moniliforme peut relier entre eux les foyers. Les ganglions correspondants sont souvent, mais non toujours, tuméfiés.

L'*actinomycose*, dans sa forme cutanée primitive, a souvent l'apparence d'un nodule hypodermique, de surface rosée, dur et presque indolent, qui se ramollit à son centre et s'ulcère, mais dont s'écoule, au lieu de pus, une sanie sanguinolente; l'orifice reste fistuleux. Il se forme des nodules voisins qui s'agglomèrent au premier. Les ganglions sont indemnes. Le siège des lésions est le plus souvent à la région cervico-faciale (p. 843).

Plusieurs *blastomycoses* (p. 846) peuvent donner lieu à des gommes. Il en est particulièrement ainsi du type Buschke, dont il existe quelques rares observations; c'est une infection fébrile, portant une grave atteinte à l'état général; d'ordinaire le début apparent est dans un os; puis surviennent des gommes multiples disséminées.

Le *mycétome* ou *pied de Madura* est une mycose locale caractérisée par des nodosités devenant bulleuses à leur surface, puis ramollies et ulcérées, qui sont donc de véritables gommes; leur agglomération donne lieu à une déformation monstrueuse (p. 845).

Dans les *leishmanioses* on peut rencontrer des gommes à disposition lymphangitique (p. 914).

Pour le *diagnostic* et le *traitement* des gommes mycosiques je renvoie au chapitre XXX (p. 844).

NOUURES SUBAIGUËS NON GOMMEUSES

Syphilides nodulaires. — Ce nom, ainsi que celui de *phlébites syphilitiques nodulaires*, s'applique à des nodules hypodermiques qui surviennent parfois au cours des manifestations secondaires d'une syphilis intense, en corrélation avec une éruption profuse de papules lenticulaires.

Les nodules sont durs, bien limités, mobiles sous la peau et sur les tissus sous-jacents, arrondis, fusiformes ou aplatis, du volume d'un gros pois à celui d'une amande ; la peau est, à leur surface, normale ou un peu rosée. Spontanément indolents, ils sont un peu sensibles à la pression. Ils siègent, en nombre variable, d'une douzaine à une vingtaine au plus, sur la continuité des membres, rarement ailleurs.

Leur volume, leur topographie, leur nombre, leur mobilité parfaite, et surtout leur évolution, les distinguent des nodosités de l'érythème noueux et des gommes syphilitiques.

Dans un cas, observé avec Civatte, l'examen histologique nous a permis de reconnaître de la façon la plus nette qu'il s'agissait de néoplasies syphilitiques du même type que les papules lenticulaires, développées dans la paroi des veines sous-cutanées et donnant lieu à une thrombo-phlébite.

L'évolution de ces phlébites nodulaires est assez lente. Elles n'ont presque aucune tendance à se ramollir et à s'ulcérer, mais, non traitées, elles persistent pendant bien des semaines, sans modification. Sous l'influence du traitement spécifique, elles disparaissent très promptement.

Nodosités lépreuses. — Ces productions, appelées aussi *lépromes hypodermiques,* accompagnent souvent, en nombre modéré, les tubercules lépreux dermiques.

Plus intéressants mais plus rares, sont les cas où les nodosités surviennent sans tubercules, en coïncidence avec des léprides érythémato-pigmentaires. Il faut les rechercher ; on les sent plutôt qu'on ne les voit, car elles soulèvent à peine la peau.

Les lépromes hypodermiques siègent principalement aux fesses, au dos, sur la face externe des membres, sur la figure, et très fréquemment aux lobules des oreilles, qu'ils farcissent comme de grains de plomb.

Ils sont *circonscrits,* arrondis ou ovalaires, du volume d'un pois à celui d'une noix, quelquefois conglomérés, — ou bien *diffus* (infiltrations lépreuses) en placards peu épais, plans ou bosselés (p. 816).

Fermes et élastiques au début, les nodules circonscrits sont mobiles d'abord ; plus tard, ils se ramollissent et adhèrent à la

peau, qui rougit à leur surface. Nodules et infiltrations peuvent s'ulcérer, et méritent alors le nom de *gommes lépreuses*
ou d'*infiltrations gommeuses de la lèpre*; leur contenu est un
pus grumeleux très riche en bacilles de Hansen. Souvent on les
voit persister indéfiniment, ou bien se résorber, en laissant une
cicatrice scléreuse, chéloïdienne même, ou sans reliquat.

VERRUGA PERUVIANA

On a appelé *verruga*, — ou aussi *maladie de Carrion* ou
fièvre de la Oroya, — une maladie infectieuse grave, souvent
mortelle, endémique dans quelques vallées du Pérou.

Elle débute par des symptômes septicémiques, une fièvre
intermittente avec douleurs rhumatoïdes; au bout de quelques
semaines ou mois, survient une éruption de nombreuses élevures *miliaires*, écarlates, prurigineuses, qui grossissent et se
pédiculisent; on appelle verrues *mulaires* des nodosités plus
grosses, fongueuses, qui apparaissent en nombre variable. Petits
ou gros, les éléments sont très vasculaires et saignent facilement; ils sont au début la structure d'un granulome, qui devient
aréolaire par dilatation marquée des vaisseaux sanguins et lymphatiques. L'éruption prédomine à la figure, au cou et sur la
face d'extension des membres; les muqueuses, les séreuses et
les viscères peuvent être envahis. L'agent pathogène, signalé
par Izquierdo (1885), et qui a été retrouvé par Letulle et par
M. Nicolle, serait un bacille acido-résistant.

D'après les recherches de la mission américaine (R.-P. Strong,
1913), la description qui précède résulterait de la confusion
de deux maladies, qui à la vérité peuvent coexister, et que
Carrion, dans la célèbre expérience qui lui a coûté la vie (1885),
se serait inoculées simultanément.

La première, *fièvre de la Oroya*, est une septicémie très
grave causée par un hématozoaire en bâtonnets, voisin des piro-
plasmes (*Bartonella bacilliformis*), non transmissible aux animaux, que Noguchi a cultivé (1926).

C'est à la seconde, la *verruga*, qu'appartiennent les éruptions que j'ai mentionnées; c'est une affection peu grave,
inoculable aux singes, chiens, ânes, moutons, chèvres et lapins,

qui paraît due à un virus filtrant, et qui est transmise par des insectes piqueurs. — Des recherches récentes de Noguchi (1927) sont pourtant en faveur de l'unicité.

SARCOÏDES

Ce terme a été créé par Kaposi pour désigner les néoplasies ressemblant aux sarcomes. Boeck (de Christiania) a décrit sous le nom de *sarcoïdes cutanées multiples bénignes* des éruptions de tubercules ressemblant au lupus ; plus tard il les a appelées *lupoïdes* (p. **329**). D'autres néoplasies encore ont été désignées sous le nom de sarcoïdes. Dans un rapport au XVIe Congrès international de médecine à Budapest (1909), j'ai montré que, jusqu'à ce qu'on soit au clair sur l'étiologie et la nature réelle de ces néoplasies, la dénomination *sarcoïdes* reste indispensable.

Elle désigne un groupe de néoformations conjonctives qui se présentent cliniquement sous forme de nouures, nodosités, nodules ou tubercules, généralement multiples, indolents, à évolution lente ou même chronique, mais non illimitée. Elles sont bénignes, en ce sens qu'elles n'ont que fort peu de tendance à se ramollir et à s'ulcérer, qu'elles ne récidivent pas localement après ablation, qu'elles ne donnent lieu ni à des métastases ni à des troubles viscéraux, et n'influent pas sensiblement sur la santé générale. Elles sont sujettes à régression, soit spontanément, soit sous l'action des arsenicaux, du mercure, de la tuberculine, etc.

Anatomiquement ces sarcoïdes sont constituées par des amas ou infiltrats cellulaires, souvent de structure tuberculoïde, insinués dans la trame du derme ou de l'hypoderme, — ce qui les distingue des sarcomes dont les éléments sont disposés en masses cohérentes et homogènes.

Les types morbides qui rentrent dans cette définition sont les suivants :

1° — Les **Sarcoïdes cutanées** de Boeck ; je m'en suis occupé à propos des **lupoïdes** (p. **331**), dont on peut les considérer comme une forme plus volumineuse, dermo-hypodermique.

2° — Les **Sarcoïdes hypodermiques**. — Telles que je les ai décrites avec Roussy (1904-1906), ce sont des néoformations indolentes, aphlegmasiques, subaiguës ou chroniques, du volume d'un haricot à celui d'une forte noix, ou même plus grosses ; souvent elles confluent en larges placards bosselés et en cordons noueux. A leur niveau la peau est soulevée, de coloration normale ou lilacée, ou rose terne, habituellement adhérente par places. Au premier abord on les prendrait pour des tumeurs ; elles s'en distinguent par leur évolution et leur structure. On les observe chez des adultes des deux sexes, et quelquefois chez des enfants ; leur durée est indéfinie.

Ces sarcoïdes se groupent généralement dans certaines régions et volontiers symétriquement. Je leur connais deux sièges d'élection : d'une part, la région scapulaire, la région costale et les flancs ; d'autre part, la face antérieure des cuisses et la partie inférieure de l'abdomen. Mais on en rencontre aussi ailleurs, sur les bras, sur les avant-bras, à la jambe (Laplane, 1921), et même sur le cuir chevelu.

Le diagnostic de ces sarcoïdes hypodermiques doit envisager les tumeurs de diverse nature ; dans certains sièges, les adénopathies ; partout, les abcès froids et les infiltrats gommeux syphilitiques ou autres, lesquels ont par définition une tendance à se ramollir et à s'ouvrir. Aux cuisses, aux flancs et aux bras, elles peuvent être simulées de très près par des *nodosités dues aux injections d'huile camphrée*, ou à d'autres injections hypodermiques, lesquelles peuvent quelquefois persister indéfiniment (vaselinomes, éléidomes, p. 351). L'apparition des sarcoïdes véritables paraît, au contraire, absolument spontanée.

3° — Les **Sarcoïdes noueuses disséminées**. — Ce sont des nodules ou nouures qui naissent successivement, par poussées, et se disséminent particulièrement sur la face d'extension des membres, plus ou moins symétriquement, mais aussi sur le tronc et quelquefois même sur la figure. Elles sont habituellement au nombre d'une dizaine à une trentaine ; mais j'en ai compté plus de 150 dans un cas (fig. 92). La peau à leur niveau est de teinte normale, ou rosée, ou brunâtre-violacée, soulevée, ou au contraire légèrement déprimée, et peut prendre, quand on la serre entre deux doigts, l'aspect dit de peau d'orange. Leur consistance est très dure ou un peu pâteuse ; sauf exception elles sont indolentes. Très rarement on peut en voir quelques-unes s'éroder à leur surface et se recouvrir d'une croûte. Elle s'observent à tout âge, dans les deux sexes ; elles ne sont pas très rares. Elles peuvent disparaître spontanément.

Ces sarcoïdes disséminées ont une grande analogie avec les gommes scrofulo-tuberculeuses à la période de crudité (**340**); elles en diffèrent en ce qu'elles ne se ramollissent pas et ne s'ulcèrent pas; mais ces deux types morbides peuvent coexister.

Elles ont aussi de si grandes analogies avec l'érythème induré de Bazin, que j'ai cru qu'on pouvait identifier ces deux affections; l'érythème induré ne serait alors qu'un cas particulier, une forme objective, des sarcoïdes disséminées. Il mérite cependant d'être signalé à part.

4° *Érythème induré de Bazin*. — Sous le nom d'*érythème induré des scrofuleux*, Bazin avait décrit des plaques rosées, rouges ou violacées, plus ou moins profondément indurées, mal délimitées, qui s'observent chez des sujets jeunes, surtout chez des jeunes filles, et siègent presque toujours sur la partie externe et inférieure des jambes; on peut en rencontrer aussi aux cuisses, aux membres supérieurs et même sur le front. Leur évolution est subaiguë, avec poussées congestives s'accompagnant de douleurs contusives à l'occasion de fatigues, de longues stations debout, etc.; des périodes de régression surviennent sous l'influence du repos.

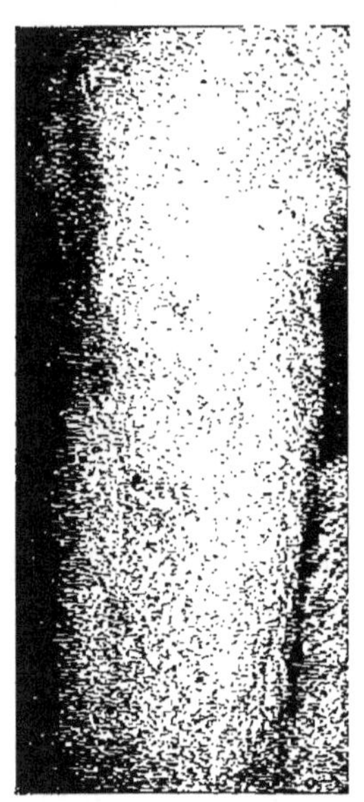

Fig. 92. — **Sarcoïdes noneuses disséminées** sur les cuisses et le bas de l'abdomen d'un homme de 45 ans.

La présence d'indurations plus ou moins circonscrites, mais nettement perceptibles, et d'une teinte lilacée, est nécessaire pour justifier le diagnostic d'érythème induré; l'induration manque et l'infiltration est diffuse dans l'érythrocyanose sus-malléolaire (p. 18). D'autre part l'érythème induré, subaigu et durable, se distingue aisément de l'érythème noueux, qui est une affection éruptive aiguë; le diagnostic avec des syphilides est souvent beaucoup plus délicat, surtout dans la forme ulcéreuse.

Les auteurs anglais, Colcott Fox et surtout J. Hutchinson,

ont en effet montré que la « maladie de Bazin », ainsi qu'ils l'appellent, donne lieu assez fréquemment à des ulcères torpides et rebelles (p. **371** et fig. **102**) ; c'est le type anglais, ou *type Hutchinson*, qui à cet égard se différencie nettement des sarcoïdes pour se rapprocher des infiltrats tuberculeux.

La *structure histologique* des diverses sarcoïdes que je viens de passer en revue, n'est pas univoque. Celle des lupoïdes cutanées de Boeck, est tout à fait spéciale. Les sarcoïdes hypodermiques du type Darier-Roussy ont une structure au plus haut degré tuberculoïde (fig. 93) ; on y trouve des

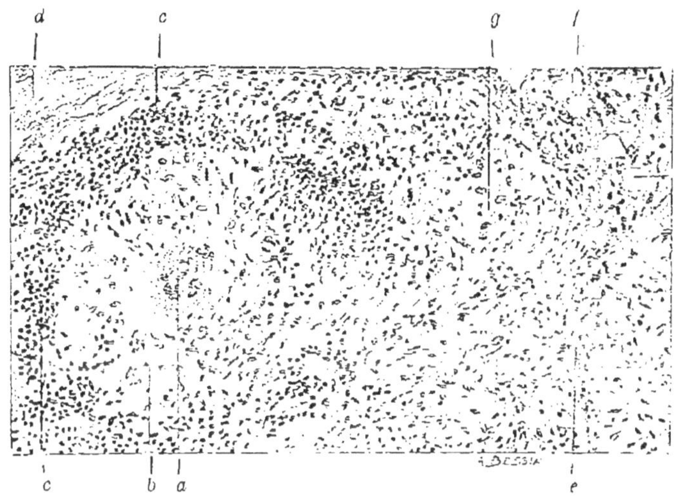

Fig. 93. — *Histologie des* sarcoïdes hypodermiques. (Grossissement 130/1.)
Follicule tuberculoïde à la périphérie d'une nodosité lobulée de la région thoracique. — *a*, cellule géante. — *b*, zone de cellules épithélioïdes. — *c, c*, zone de lymphocytes. — *d*, tissus fibreux entourant la nodosité. — *e*, sclérose du tissu adipeux. — *f, f*, cellules adipeuses. — *g*, amas de cellules épithélioïdes appartenant à un follicule voisin.

follicules tuberculeux parfaits, à côté des lésions banales de réaction du tissu adipeux connues depuis Flemming sous le nom de « Wucheratrophie ». Avec le tissu des sarcoïdes hypodermiques, Volk et Hufnagel ont tuberculisé le cobaye, et dans les cultures ont vu apparaître des bacilles.

Les sarcoïdes disséminées ont tantôt une constitution analogue, tantôt celle de néoplasies inflammatoires ; on peut y rencontrer toute la gamme des lésions allant de l'érythème noueux aux gommes tuberculeuses les mieux caractérisées.

Dans l'érythème induré, l'infiltrat est aussi plus ou moins banal, ou bien tuberculoïde avec nécrose partielle ; Thibierge et Ravaut, Mantegazza et Guibert insistent sur les lésions vasculaires, que j'ai, en effet, constatées constamment.

La *nature* des sarcoïdes est discutable. Ce ne sont manifestement pas des tumeurs, mais des néoplasies inflammatoires. Leur distribution, leur évolution, leur structure, la topographie souvent périvasculaire de leurs lésions, conduisent à penser qu'elles sont infectieuses, et qu'elles naissent par un mécanisme d'embolie vasculaire. A cet égard elles s'allient aux tuberculides. Mais, comme je le dirai expressément plus loin (p. **790**), les dermatoses de ce groupe ne sont pas nécessairement tuberculeuses ; il est prouvé que dans certains cas elles sont syphilitiques ; il est possible qu'elles soient quelquefois d'une autre nature inconnue. Pour Schaumann (1926) les sarcoïdes hypodermiques et l'érythème induré sont des tuberculides véritables, tandis que les sarcoïdes de Boeck et le lupus pernio, seraient des manifestations de la lymphogranulomatose bénigne (p. **806**).

En somme, envisagées en bloc, les sarcoïdes représentent un syndrome dont l'étiologie est tuberculeuse le plus souvent, et parfois autre. Il y a lieu de faire, dans chaque cas particulier, une analyse clinique approfondie, de rechercher la réaction de Wassermann, la réaction à la tuberculine, de pratiquer l'examen microscopique d'une biopsie, et des inoculations aux animaux.

Des divers types de sarcoïdes, c'est l'érythème induré dont la nature tuberculeuse a pu être démontrée le plus souvent. Elle ressort : de sa coïncidence commune avec de la tuberculose viscérale, osseuse, ganglionnaire ou cutanée ; ou avec des tuberculides papulo-nécrotiques et du lichen scrofulosorum ; de sa réaction spéciale à la tuberculine, dont je parlerai plus loin. On en a même des preuves plus directes : son tissu tuberculise le cobaye (Thibierge et Ravaut, C. Fox, Eyre, Carle) et l'œil du lapin (Jeanselme et Chevalier 1925) ; exceptionnellement on y a découvert le bacille (Philippson, Jadassohn, Gavazzeni, etc.)

Le *traitement* des sarcoïdes par l'arsenic a été vanté comme presque spécifique ; l'arsénobenzol réussit parfois remarquablement ; j'ai obtenu des résultats excellents des injections de

calomel; en même temps que Thibierge, j'ai été frappé de
l'efficacité rapide des injections intra-dermiques de tuberculine
à dose très minime, dans l'érythème induré surtout.

D'après mon expérience récente, on obtient les résultats les
meilleurs en combinant les injections intra-dermiques de
tuberculine (1 à 5 centimilligrammes) avec le novarsénobenzol
intraveineux aux doses habituelles. Malgré tout les récidives ne
sont pas rares.

Paraffinomes, vaselinomes, etc. — Les hydrocarbures
injectés dans les tissus n'étant pas résorbables, provoquent une
néoplasie réactionnelle qui, fait remarquable, est progressive et
envahissante. On avait, il y a quelques années, préconisé les
injections de *paraffine* à chaud pour remédier à des difformités du nez, des oreilles, pour traiter l'ozène, et même pour
améliorer l'esthétique du cou et des seins; on a reconnu que
cette pratique est au plus haut degré dangereuse et doit être
condamnée. La vaseline liquide employée quelquefois comme
excipient des injections camphrées, cholestérinées et mercurielles, peut avoir les mêmes inconvénients. J'ai vu des productions morbides analogues résulter de piqûres d'huile camphrée
qui était à base d'huile végétale, ainsi que j'ai pu m'en assurer : on serait en droit de les appeler *éléidomes* (« camphor
oil tumours »).

Après des mois, ou souvent un an et plus, on voit se produire aux points injectés des tuméfactions extensives ; d'abord
sans couleur et indolores, elles s'accroissent très lentement et
s'accompagnent de rougeur cuivrée et de sensations de gêne.
Très exceptionnellement elles s'ulcèrent et se fistulisent (Lenormant et Ravaut, 1926), comme on l'a vu particulièrement dans
le cas des abcès oléo-bismuthiques. Les paraffinomes et tumeurs
huileuses peuvent se stabiliser par sclérose ; d'ordinaire leur
tendance extensive persiste, presque à la manière de tumeurs
malignes ; ils peuvent même donner lieu à des métastases ganglionnaires, que Favre et Civatte ont étudiées. On connaît plusieurs cas où des tumeurs secondaires on apparu à distance
des points piqués. Le plus remarquable est celui de Mariani
(*Congr. ital. de Derm.*, 1925) dans lequel un jeune homme, qui
avait reçu de nombreuses piqûres huileuses au cours d'une
fièvre typhoïde grave, présentait de très nombreuses nodosités,

non seulement aux cuisses et aux fesses, mais sur le thorax et le dos ; quelques-unes étaient intramusculaires ou périostiques.

On conçoit que le diagnostic, qui se base surtout sur le siège des vaselinomes et sur les commémoratifs, soit parfois très délicat à poser, avec les sarcoïdes surtout dont ils reproduisent tous les traits, mais aussi avec des tumeurs ou des infiltrats tuberculeux, mycosiques ou syphilitiques.

L'*examen histologique* (Jacob et Fauré-Frémiet 1917, M. Letulle 1920, Mook et Wander 1922) décèle des lésions très spéciales, d'inflammation chronique avec kystes et microkystes à contenu huileux tapissés d'endothélium, et cellules géantes vacuolisées. Par les réactifs spéciaux, notamment le Sudan III, le contenu des kystes et vacuoles prend une teinte jaune différente du rouge orangé de la graisse des cellules adipeuses. A un stade de granulome tuberculoïde, mais sans caséification, succède un processus de sclérose ; on trouve alors un tissu fibreux, parsemé de kystes grands et petits (*Swiss cheese appearance*). Le tissu élastique a généralement disparu ; il y a de nombreux vaisseaux de nouvelle formation à parois épaisses.

La rareté relative des vaselinomes et éléidomes, en regard du grand nombre des personnes qui reçoivent des piqûres huileuses ou hydrocarbonées, conduit à penser qu'en dehors du caractère irritant de la substance ou de ses impuretés, un rôle important doit appartenir à un état de prédisposition des sujets, ou à une infection cryptogénique réveillée ou importée.

D'autre part on ne doit pas perdre de vue que la paraffine, la vaseline, le goudron et ses dérivés en général, sont capables, par leur action externe, de provoquer des tumeurs malignes sur la peau (p. 994) ; et qu'en les injectant on a pu expérimentalement produire des sarcomes transmissibles (p. 991).

Dans le *traitement* on doit éviter les massages, les applications de chaleur, les essais d'aspiration, qui sont inefficaces ou nuisibles. Un pansement moite calmera les phénomènes inflammatoires s'il y en a. Puis, l'ablation chirurgicale complète et aussi précoce que possible est la méthode de choix. Souvent elle est irréalisable : en ce cas l'électrolyse négative ou l'ionisation, comme dans les cicatrices vicieuses et les chéloïdes, même la radiothérapie, laquelle exige une extrême prudence, peuvent donner des améliorations remarquables (Belot). La diathermie n'a pas encore fait ses preuves.

Nodosités juxta-articulaires· — Mentionnées incidemment en 1891 par A. Lutz dans une lettre d'Honolulu,
elles ont été découvertes en Indochine, dénommées et décrites
par Jeanselme (1900). Ce sont des nouures ou nodosités sous-
cutanées saillantes, arrondies ou lobulées, de consistance dure,
de la grosseur d'un pois à celui d'un œuf de poule, généralement mobiles sur les parties sous-jacentes et sous la peau
qui d'ordinaire est normale. Leur trait le plus particulier est
qu'elles siègent presque exclusivement au voisinage des articulations, surtout sur la face d'extension des coudes et genoux
et sur les crêtes osseuses. Indolentes, toujours multiples et
symétriques, elles persistent indéfiniment, mais peuvent aussi
se résorber spontanément, et très exceptionnellement se
ramollir, s'ulcérer, se fistuliser et même s'éliminer. L'étude
histologique de ces nodosités, faite notamment par Mlle Eliascheff (1926), les montre composées de conglomérats fibreux
plus ou moins dégénérés.

Des observations assez nombreuses qui ont été publiées, il
ressort que, si cette affection est plus répandue dans certains
foyers d'Extrême-Orient, d'Océanie, dans l'Afrique équatoriale
et au Brésil, elle se rencontre aussi chez nous. De Quervain
le premier l'a rencontrée, chez un Suisse qui n'avait jamais
quitté son pays ; on l'a trouvée en France (Gougerot, Crouzon),
dans l'Europe centrale (Jessner), et en Russie.

L'étiologie de ces nodosités, longtemps discutée, est aujour-
d'hui élucidée ; elles sont dues tantôt au parasite du pian, tantôt à celui de la syphilis ; Van Dijke et Oudendal, Clapier, etc.
y ont décelé de nombreux spirochètes, sans pouvoir décider s'il
s'agissait du pertenuis ou du pallidum. La séroréaction de
B.-W. est toujours positive chez les malades. — Le traitement
par les arsénobenzènes est remarquablement efficace.

Cytostéatonécrose sous-cutanée· — Étudiée par
Lecène et Moulonguet (*An. An Path.*, 1925), cette singulière
affection, encore peu connue, s'observe chez des obèses, notamment à la région mammaire, en relation ou non avec des traumatismes ; elle se présente sous forme de nodosités ou amas
durs mal limités adhérents à la peau, ne suppurant pas. Elle
résulte, ainsi qu'en témoigne la biopsie, de la saponification
intra-cellulaire de graisses neutres.

CHAPITRE XV

ULCÉRATIONS, DERMATOSES ULCÉREUSES ET GANGRÈNES CUTANÉES

On appelle *ulcérations* de la peau les pertes de substance résultant d'un processus pathologique de destruction moléculaire ou d'une gangrène, — par opposition aux *plaies* qui dérivent directement d'un traumatisme.

Le terme d'*ulcère* est plus particulièrement réservé aux ulcérations chroniques, ayant une tendance marquée à persister longtemps ou indéfiniment.

La *gangrène cutanée* est la mortification ou nécrose d'une portion plus ou moins étendue des téguments.

J'étudierai tout d'abord les ulcérations en général et le processus ulcéreux ; puis les dermatoses ulcéreuses ; enfin les gangrènes.

ULCÉRATIONS EN GÉNÉRAL

Caractères cliniques. — Très nombreux sont les caractères par lesquels les diverses ulcérations diffèrent entre elles et dont il importe de tenir compte pour le diagnostic.

1° La *profondeur* variable de la perte de substance permet de distinguer : les *exulcérations*, qui sont superficielles, n'intéressent que l'épiderme et résultent souvent d'une phlyctène, d'une pustule superficielle, d'un processus vésiculeux ; elles guérissent sans cicatrice, en laissant une simple macule pigmentaire ; — les *ulcérations vraies* ou *dermiques*, qui entament ou détruisent le derme, et sont nécessairement suivies de cicatrice.

2° L'*étendue* des ulcérations a rarement beaucoup d'importance ; toutefois il est bon de savoir que certaines espèces n'acquièrent jamais de grandes dimensions, tandis que d'autres, au contraire, sont presque indéfiniment extensives.

3° La *configuration* est géométrique ou irrégulière, arrondie, ovalaire, polycyclique, réniforme, circinée, etc.

4° Les *bords* peuvent être nets ou mal délimités, taillés à pic, en falaise, décollés ou surplombants, en talus, renflés ou plats, en pente douce, éversés, fissurés ou non, etc.

5° Le *fond* sera, suivant les cas, uni ou inégal, bourgeonnant, papillomateux, tomenteux, vermoulu, anfractueux, cratériforme, surélevé.

6° La *couleur* du fond est rouge, violacée, grisâtre, jaunâtre.

7° La *sécrétion* est séreuse, purulente, hémorragique, sanieuse, plus ou moins abondante.

8° Les *croûtes* qui résultent de la dessiccation de l'exsudat ont un aspect variable (p. **202**).

Il faut signaler à part la forme ostréacée de certaines croûtes, plus épaisses au centre et paraissant constituées par des disques empilés de grandeur décroissante. Pour les anciens, elles caractérisaient l'élément *rupia* (fig. 94). On les observe sur les ulcérations qui sont extensives par à-coups, telles que certaines syphilides, plus rarement dans l'ecthyma.

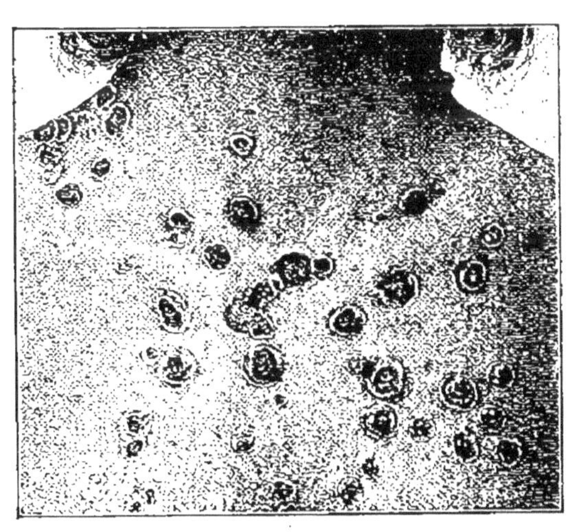

Fig. 94. — *Croûtes ostréacées* dans un cas de syphilides secondaires ulcéreuses. (*Rupia syphilitique* des anciens auteurs.)

9° La *base* des ulcérations est tantôt molle, œdémateuse, tantôt infiltrée et plus ou moins dure.

10° Le *pourtour* varie par sa couleur, sa consistance, l'état de sa surface, etc.

11° La *sensibilité* spontanée ou provoquée, ou au contraire l'anesthésie, sont spéciales à certaines formes.

12° *L'état des ganglions* correspondants mérite enfin de fixer l'attention, — ainsi que :

13° le *siège* ;

14° l'*évolution*.

Parmi ces divers caractères, ceux qui ont le plus de valeur sont tout d'abord ceux relatifs aux bords, à la configuration, à la base et au pourtour. Ils peuvent, en effet, nous renseigner, dans une certaine mesure tout au moins, sur le processus qui est en jeu, nous apprendre si l'ulcération s'est faite en peau saine ou aux dépens d'un infiltrat ou d'une tumeur.

Quant au *siège* topographique des ulcérations, c'est un des signes dont le praticien tient le plus grand compte, souvent inconsciemment, mais non sans raisons ; le fait que les lésions sont situées, par exemple, à la face, aux organes génitaux, sur les jambes ou aux extrémités, donne déjà une indication précieuse, et circonscrit souvent le champ des hypothèses plausibles.

Mais de tous les caractères des ulcérations, le seul qui me paraisse pouvoir servir à un groupement rationnel, c'est leur *évolution*.

Pathogénie. — Le mode de formation des ulcérations est variable.

Exceptionnellement elles résultent de la mortification massive d'une portion plus ou moins étendue des téguments ; c'est là ce qui se passe dans les *dermatoses gangréneuses*.

Quelquefois une ulcération dermique provient des progrès en profondeur d'une *exulcération* ; — ou bien elle paraît se développer *en peau saine* ; – le plus ordinairement elle provient de la fonte, de la nécrose parcellaire d'un *infiltrat* (tuberculeux, syphilitique, lépreux, etc.), ou d'une *tumeur* (épithéliome, mycosis fongoïde, etc.).

Dans tous ces cas, la perte de substance résulte de la nécrose ou de la nécrobiose des éléments cellulaires et de la trame des tissus, suivie de leur désintégration moléculaire.

Sans vouloir entrer dans des détails qui seraient ici hors de propos, il suffit de rappeler que les conditions du processus ulcéreux, pour autant qu'on les connaisse, peuvent être de deux ordres. L'une de ces conditions est relative à la *graine*, au microbe ou virus, lequel peut être doué à la fois d'un pouvoir toxique, nécrosant, et digestif ou dissolvant, c'est-à-dire histolytique, et se montrer apte à résister pendant longtemps aux moyens de défense de l'organisme; tel est le cas dans le chancre simple et dans les phagédénismes.

L'autre condition se rapporte au *terrain*, et consiste en une irrigation sanguine imparfaite, par l'effet de lésions vasculaires régionales préexistantes (varices, etc.), ou par l'effet du processus morbide lui-même (tuberculose, syphilis). Quelquefois on peut incriminer une nutrition générale viciée ou languissante.

Les troubles de l'innervation jouent certainement aussi un rôle, mal élucidé, mais prouvé par les ulcères dits trophiques, tels que le mal perforant, les ulcères de la lèpre nerveuse, etc.

Très ordinairement il arrive que diverses conditions pathogéniques se combinent entre elles.

Étiologie. — D'une façon générale on peut dire que tous les agents nocifs pour les téguments peuvent, par leur intervention énergique et prolongée, faire naître et entretenir des ulcérations. On les classe en agents mécaniques, physiques, chimiques et microbiens.

Les *traumatismes* répétés, par des instruments professionnels, des chaussures, bandages ou appareils mal adaptés, produisent des ulcérations. Leur siège et leur forme sont souvent significatifs. Un cas particulier de ces ulcères traumatiques est fourni par les *cautères*, que nos pères croyaient bien faire d'entretenir au moyen de pois simples ou épispastiques.

Quant aux *ulcères provoqués*, qu'on observe sur les automutilateurs et les simulateurs, et qui étaient rattachés autrefois au prétendu pemphigus hystérique (p. 244), ils échappent à toute description d'ensemble, tant sont variés les moyens mis en œuvre et leurs résultats.

Les **crevasses**, *rhagades*, *fissures*, ou *gerçures*, sont généralement rangées parmi les ulcérations, bien qu'elles ne résultent pas d'une perte de substance; ce sont plutôt des plaies linéaires d'origine traumatique, dans un tissu dermique dont, à la vérité, une inflammation préalable peut avoir modifié l'élasticité.

On les rencontre soit aux extrémités, aux mains et aux pieds, à titre de complications d'une hyperkératose, soit au pourtour des orifices naturels, aux lèvres, notamment chez beaucoup d'enfants scrofuleux, aux mamelons chez les nourrices, très fréquemment à l'anus, au prépuce chez les diabétiques, etc. Sous l'influence des mouvements d'extension, l'épiderme kératosique ou macéré, quelquefois même eczématisé, se fend, et l'entamure gagne jusqu'au derme. Les bords des crevasses sont à pic, le fond en est rouge vif, quelquefois saignant; les douleurs sont souvent très intenses; la guérison peut se faire sans cicatrice.

On traite les gerçures ou crevasses douloureuses par des anesthésiques locaux, cocaïne et analogues; des cautérisations superficielles au nitrate d'argent peuvent être parfois utiles; souvent il suffit d'appliquer soit des cataplasmes ou pansements émollients, soit des pâtes ou vernis contenant, suivant le cas, des substances kératoplastiques ou kératolytiques. Le baume du Pérou, le baume du Commandeur sont d'un emploi classique.

Selon Doumer et Delherm, 80 p. 100 des fissures à l'anus, si douloureuses, guériraient par les effluves de haute frequence.

Parmi les ulcérations résultant d'agents *physiques*, on peut citer les brûlures, les gelures, les ulcères radiodermiques, etc. (**XXIV**).

Divers *toxiques* produisent des lésions pustulo-ulcéreuses ou ulcéreuses d'emblée, soit par ingestion, soit surtout par application externe. Comme exemple, on peut citer les ulcérations professionnelles *arsenicales*, occupant surtout les mains, quelquefois la face et les organes génitaux, chez les ouvriers qui manient l'arsenic et ses composés.

Les facteurs principaux des ulcérations, ce sont les *micro-organismes*; ils entrent en jeu, soit à eux seuls et primitivement, soit en joignant leur action à celles des autres causes. Je reviendrai sur ce sujet à propos des syndromes ulcéreux en particulier.

Quant aux *ulcérations des tumeurs*, leurs caractères objectifs et leur évolution sont trop intimement liés à ceux des néoplasmes qui les conditionnent, pour qu'il soit utile d'en faire une description séparée.

Il faut mentionner cependant que, dans quelques cas exceptionnels, l'ulcération l'emporte à tel point sur le processus de néoplasie, qu'on peut méconnaître ce dernier. Cela n'arrive guère pour les sarcomes, le mycosis fongoïde, et pour l'épithéliome lobulé; cela est au contraire très fréquent pour l'épithéliome tubulé (fig. 95), qui était, et est encore, sous certaines de ses formes cliniques, décrit sous le nom d'*ulcus rodens* et d'*u'cère épithéliomateux térébrant* (p. **978** et **982**).

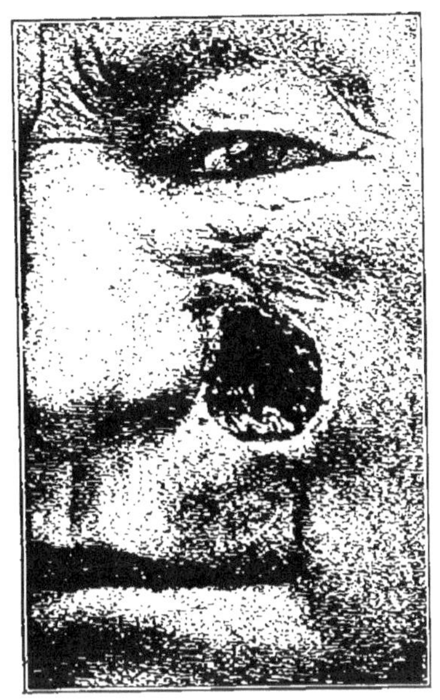

Fig. 95. — Épithéliome tubulé à forme d'*ulcère térébrant.*

DERMATOSES ULCÉREUSES. — En me basant sur leur évolution surtout, je distinguerai les groupes suivants :

A. — Les *dermatoses ulcéreuses* **aiguës**. — Elles naissent rapidement en peau saine, ne prennent jamais de grandes dimensions, suppurent franchement et abondamment, et sont dues d'ordinaire à une infection locale externe. Le type en est le *chancre simple.*

B. — Les *dermatoses ulcéreuses* **subaiguës**. — Elles dérivent d'une des grandes infections subaiguës, en particulier de la syphilis, de la tuberculose, de la lèpre, et des dermatomycoses. L'ulcération se fait aux dépens d'une néoplasie préalable.

C. — Les *ulcères* **phagédéniques**. — On appelle ainsi les ulcères qui sont rapidement et chroniquement envahissants.

D. — Les *ulcérations* **chroniques**, ou **ulcères** *proprement dits.* — Leur pathogénie est souvent complexe.

E. — Les **ulcérations des muqueuses**. — Je réunis en un paragraphe spécial les exulcérations et ulcérations des muqueuses, parce qu'il m'a paru commode pour le lecteur de trouver rassemblées des notions importantes pour le diagnostic des lésions de la bouche et des organes génitaux; ces notions compléteront à peu près ce que j'ai déjà dit sur ce sujet au chapitre **XI**.

ULCÉRATIONS AIGUËS

Chancre simple. — Le *chancre mou* ou *chancrelle*, qui sera décrit ailleurs au point de vue nosographique (p. **833**), se développe très rapidement; au bout de deux ou trois jours il a déjà ses caractères typiques.

C'est une ulcération ronde ou ovalaire, relativement très creuse, de l'étendue d'une tête d'épingle, d'une lentille, d'une pièce de 50 centimes, rarement plus. Ses bords sont taillés à pic, en falaise, ou un peu décollés; souvent ils sont le siège d'une très fine fissuration radiée, qui a une très haute valeur diagnostique. Le fond est jaune crème ou gris jaunâtre, irrégulier, vermoulu. La base est molle, quelquefois pâteuse, mais non parcheminée ni cartilagineuse. Le pourtour est rouge, un peu tuméfié.

Le chancre simple a une sécrétion franchement purulente, abondante. Il est douloureux au contact et lorsque la peau de la région est froissée dans les mouvements. Rarement il est unique; d'ordinaire on en trouve plusieurs, nés de la même contagion ou d'auto-inoculations successives; c'est là ce que Ricord exprimait plaisamment en disant que « le chancre mou a l'esprit de famille et vit entouré de ses enfants ». Dans certains cas, chez des galeux par exemple, on a pu compter plus d'une centaine de chancrelles sur le même sujet.

Les ganglions lymphatiques correspondants sont habituellement tuméfiés et douloureux, souvent avec grande prédominance de l'un d'eux. Cette adénopathie a une forte tendance à suppurer, à s'ouvrir, et à se transformer en ulcère; c'est le *bubon chancrelleux* (fig. **182**, p. **836**).

Les chancres mous siègent à la région génitale dans l'immense majorité des cas. Ils occupent n'importe quel point de cette région: chez l'homme ce sont surtout le prépuce, la rainure, le filet, lequel très souvent est perforé, puis sectionné, ou bien le fourreau, qui sont atteints; chez la femme, ce sont le vestibule, les petites lèvres, la fourchette, le capuchon du clitoris, et souvent l'anus. Dans cette dernière localisation, qui peut résulter d'une auto-contagion, le chancre prend fréquemment la forme « en feuillets », la surface ulcérée pliée en deux s'adossant à elle-même, et son bord inférieur tuméfié faisant au dehors une saillie appelée *condylome*.

Les régions avoisinantes, — rainure interfessière, face interne des cuisses, pubis, etc., — sont envahies dans un bon nombre de cas.

Les *chancres simples extra-génitaux* sont rares. On en peut observer aux doigts ou à la main (fig. 96), où ils sont souvent méconnus ; de même à la face, bien qu'on ait nié autrefois l'existence du « chancre mou céphalique. »

Le *diagnostic* est souvent facile, en raison des caractères objectifs si nets, de la topographie, de la multiplicité

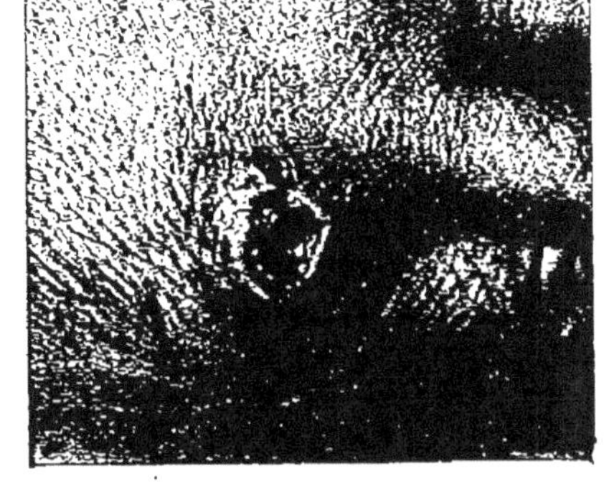

Fig. 96. — Chancre mou du dos de la main.

habituelle, de l'évolution rapide des ulcérations, et de l'adénopathie douloureuse.

En cas de doute voici les procédés qui permettent d'acquérir une certitude : 1° la recherche du strepto-bacille spécifique dans le pus ; elle est assez délicate ; — 2° l'auto-inoculation expérimentale, qui fournit en 48 heures une réponse formelle. Cette inoculation sera faite dans la région deltoïdienne ; dès qu'elle a été reconnue positive, il faut se hâter, et ne jamais omettre, d'en détruire le foyer, et de préférence par le chauffage à l'aide du thermocautère. Les travaux récents ont fourni des moyens de diagnostic précieux, pouvant suppléer à l'autoinoculation ; ce sont : — 3° l'intradermoréaction de Ito-Reenstierna ; — 4° accessoirement la culture du microbe ; — 5° et la fixation du complément.

Dans tous les cas ambigus, tels que ceux que je vais citer, l'emploi de ces procédés de diagnostic, s'impose formellement ; en effet, le traitement du chancre mou est tout à fait spécial (p. 837).

Autres ulcérations aiguës. — CHANCRE MIXTE. — Le

chancre mixte de Rollet (p. 866), résultant d'une double infection au même point par le bacille de Ducrey et le tréponème pâle, est, de nos jours, bien moins rare qu'autrefois; selon les statistiques de Payenneville (1921) portant sur la période de la guerre, 1/4 du total de chancres constatés et 1/5 des chancres mous sont en réalité mixtes. — Lorsque l'inoculation a été simultanée il se développe d'abord un chancre mou avec son gros ganglion empâté; au bout de deux à quatre semaines, durée de l'incubation de la syphilis, sa base s'indure, sa surface se modifie dans le sens d'un accident primitif, et il se produit une pléiade inguinale, puis une adénopathie généralisée. Mais les caractères de cette transformation sont souvent peu nets; il serait prudent, quand cela est possible, d'examiner le ou la partenaire au point de vue syphilis. La clinique restant souvent en défaut, il est nécessaire de recourir aux examens de laboratoire.

La constatation de la présence simultanée dans la sécrétion chancrelleuse du tréponème et du bacille est possible, mais des plus délicates; après cinq jours de vaccinothérapie anti-chancrelleuse locale, selon Habadou-Sala, le tréponème persisterait seul; on peut aussi trouver ce dernier dans la sérosité extraite par ponction du ganglion correspondant. En tout cas, on doit rechercher de suite la séro-réaction de Bordet-Wassermann chez tout porteur de chancre mou, et renouveler cet examen en série tous les dix ou quinze jours pendant une quarantaine de jours, car il y a un intérêt capital à traiter la syphilis le plus tôt possible. En revanche, il n'est nullement justifié de soumettre systématiquement tous les chancrelleux à un traitement spécifique, comme quelques auteurs l'ont proposé.

L'autre variété du chancre mixte, le *chancre syphilitique surinfecté* par le bacille de Ducrey, est d'une extrême rareté. — On se gardera d'appeler chancre mixte un chancre mou survenant chez un syphilitique; en pareil cas, la chancrelle a son évolution habituelle, mais la séro-réaction du sang est positive dès le premier examen.

Chancre syphilitique ulcéreux. — L'accident primitif de la vérole (p. 863) est, dans la règle, simplement érosif et semble un « bobo » insignifiant.

Exceptionnellement, sur des sujets débilités ou surmenés, alcooliques ou diabétiques, dans les localisations prédisposant aux irritations et aux infections surajoutées, ou encore quand il marque le début d'une syphilis maligne précoce (p. **862**), le chancre induré devient ulcéreux, entame profondément le derme, creuse en surface et en profondeur. Un chancre térébrant peut perforer le prépuce et même l'urètre chez l'homme, une petite lèvre chez la femme, etc. L'ulcère est douloureux; son fond bourbillonneux, tourmenté, bourgeonnant, le fait ressembler au chancre simple. Mais l'induration de la base est souvent très marquée; la sécrétion purulente est moins abondante que dans un chancre mou, il ne se produit pas d'auto-inoculations, et l'on voit survenir une adénopathie généralisée (p. **870**, *note*).

ULCÈRES VÉNÉROÏDES. — Welander (1903) a décrit sous ce nom des ulcérations superficielles, nettement délimitées, à centre déprimé, non accompagnées d'adénopathie, qui guérissent spontanément en un mois; on n'y peut constater ni bacilles de Ducrey, ni tréponèmes, ni association fuso-spirillaire.

On peut se demander s'il ne s'agissait pas d'*aphtes*; j'ai personnellement vu, à titre exceptionnel, sur la vulve, et biopsié pour examen histologique, des aphtes légitimes.

ULCUS VULVÆ ACUTUM. — Décrit par Lipschutz (1923), c'est un ulcère gangréneux très douloureux, survenant chez de jeunes fillettes à la suite d'une angine fébrile; il n'est pas vénérien et serait dû au *bacillus crassus* de Döderlein, qui est un bâtonnet à bouts carrés, quelquefois en chaînettes, Gram-positif et facile à cultiver. Selon Mc Donagh (*Brit. J. of D.*, 1924) il existerait une forme fuso-spirillaire de cet ulcère, curable par les arsénobenzènes.

On trouvera ailleurs les éléments du diagnostic différentiel de l'*herpès*, qui peut occasionnellement devenir ulcéreux, ainsi que de l'*ecthyma*.

ULCÉRATIONS SUBAIGUËS

SYPHILIS. — Dans la règle, les accidents secondaires sont résolutifs, tandis que les accidents tertiaires sont destructifs et ont une tendance ulcéreuse.

Syphilides secondaires ulcéreuses. — Il arrive cependant quelquefois que, dès la première éruption, quelques-uns des éléments papulo-croûteux se creusent, sous la croûte brunâtre ou grisâtre qui les revêt, d'ulcérations extensives. Ces ulcérations cutanées coexistent avec des taches, des papules de divers ordres, des plaques muqueuses, des ulcérations des muqueuses, et caractérisent ce qu'on appelle les *syphilis graves*. On les observe chez des sujets mal nourris, débilités, intoxiqués. Elles fourmillent de tréponèmes.

Tout autre est, d'après Queyrat (p. **862**), la *syphilis maligne précoce*. Ici les accidents sont tous ulcéreux et procèdent par poussées successives. Les éléments débutent par une petite plaque arrondie, d'un rouge sombre, dont l'épiderme se soulève en une vésico-pustule. laquelle se dessèche en croûte. L'examen de la sérosité et des coupes ne permet qu'exceptionnellement d'y déceler des tréponèmes. La débilitation préalable du malade ne paraît pas intervenir pour déterminer l'éclosion de cette forme, qui se comporte presque comme une entité morbide à part; des recherches ultérieures et l'expérimentation seront nécessaires pour trancher la question.

Quoi qu'il en soit, et d'une façon générale, les *syphilides secondaires ulcéreuses* constituent une éruption, disséminée sans aucun ordre, d'ulcérations se formant et s'agrandissant rapidement; elles ont une forme ronde ou plus souvent ovalaire, des bords à pic, violacés, un fond en cupule, rempli de pus sanguinolent, une base molle. Elles sont peu douloureuses, sauf dans certaines localisations.

Du fait de leur extension périphérique et de la dessiccation du pus qu'elles sécrètent, résultent quelquefois des croûtes ostréacées, plus épaisses à leur centre; cet aspect était autrefois désigné sous le nom de *rupia syphilitique* (fig. 94).

Sur les muqueuses se produisent quelquefois des ulcérations profondes, qui, par exemple, entaillent un pilier du voile du palais, coupent la luette, détruisent les cornets des fosses nasales, ravagent la vulve.

Discrètes ou profuses, confluentes même par endroits, les syphilides secondaires ulcéreuses de la peau laissent des cicatrices gaufrées, dyschromiques, parfois mutilantes, qui constituent des stigmates significatifs. Elles s'accompagnent d'ordinaire d'un amaigrissement rapide, d'une cachexie notable, de

fièvre, d'albuminurie, de complications pulmonaires ou digestives, et peuvent conduire à la mort, etc.

On avait remarqué que la syphilis maligne est souvent peu
docile au traitement mercuriel et ioduré. L'avènement des
arsénobenzols et du bis-
muth a modifié le pro-
nostic de cette forme morbide; leur efficacité est
remarquable et rapide.

Les **syphilides ter-
tiaires ulcéreuses** dé-
rivent du tubercule, de
la gomme, de l'infiltration
gommeuse, ou de la sclé-
ro-gomme. Toutes, par
opposition aux manifes-
tations ulcéreuses de la
période secondaire, sont
généralement cantonnées,
régionales. On en dis-
tingue cinq types princi-
paux :

1° Les *syphilides tuber-
culo-ulcéreuses* dites aussi
tuberculo-gommeuses (fig.
97) sont constituées par
des tubercules dermiques

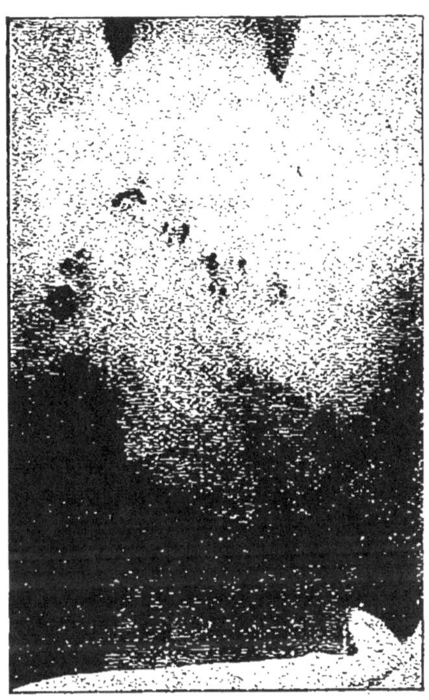

Fig. 97. — Syphilides tuberculo-gommeuses serpigineuses.

assez volumineux, de la taille d'un pois à celui d'une noisette,
de consistance ferme, mais aboutissant presque fatalement à
la fonte ulcéreuse. Généralement groupées en bouquet, en
coup de plomb, en croissant, etc., ces ulcérations évoluent
excentriquement et se disposent en placards serpigineux, ou
en nappes d'aspect vraiment caractéris ique. L'aire en est une
cicatrice gaufrée, bigarrée de teintes blanches, violacées et
terreuses; sur la bordure polycyclique se rangent, parfois d'un
côté seulement, des ulcérations creuses, rondes ou polycycliques elles-mêmes, taillées à l'emporte-pièce, sécrétant un pus
sanieux, ou recouvertes de croûtes d'un noir verdâtre, épaisses,
dures, adhérentes, quelquefois ostréacées. On peut dire que le

« polycyclisme à deux degrés », du placard et des ulcérations qui le composent, a une véritable valeur diagnostique.

2° Les *ulcérations syphilitiques* qu'on peut appeler *atypiques*, ont une apparence moins directement révélatrice. Il n'est généralement pas possible de savoir si elles ont débuté sous la forme de tubercules ; en tout cas on n'en trouve pas au pourtour de la lésion constituée.

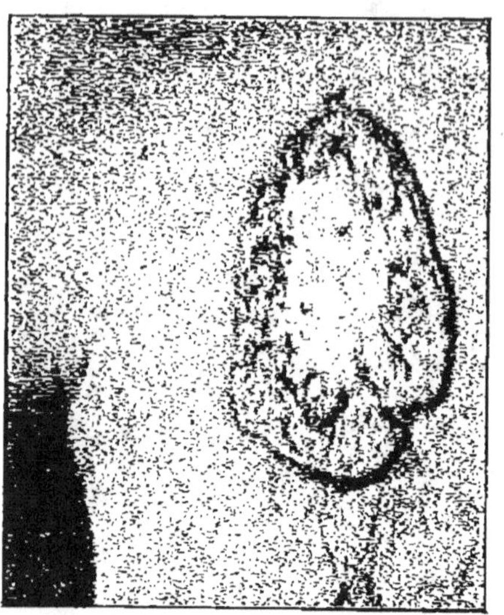

Celle-ci est une ulcération habituellement unique, affectant la configuration d'un ovale, d'un haricot, d'une oreille, etc., à bords réguliers dessinant d'assez grandes arcades, souvent relevés en un léger bourrelet dur, à fond peu creux, inégal, parfois cicatriciel au centre (fig. 98). La netteté de leur contour polycyclique, l'induration de leur bourrelet, l'induration parcheminée de leur base, qu'il n'est cependant pas toujours facile de percevoir, au besoin la biopsie, différencient ces ulcères tertiaires de l'ulcère tuberculeux atypique dont il sera question plus loin ; — ils sont beaucoup moins creux que les ulcères gommeux ; leur forme est plus régulière, et leur marche est sensiblement plus rapide que celle d'un épithéliome.

Fig. 98. — Ulcération syphilitique atypique, siégeant sur le thorax près de l'aisselle droite.

3° L'*ulcération gommeuse syphilitique* est une entamure plus profonde ; ses contours sont arrondis ou réniformes, ses bords sont décollés, et mous ou œdémateux (fig. 99). Elle résulte de la fonte et de l'évacuation d'une nouure hypodermique (p. **338**).

4° L'*infiltration gommeuse ulcérée* a une étendue, une profondeur et une configuration très variables. Elle peut atteindre les tendons, les vaisseaux, le périoste, les os même, et causer des mutilations très graves (fig. 100).

5° On appelle *ulcérations scléro-gommeuses* celles qui se produisent dans un tissu de sclérose ou de cicatrice syphilitiques tertiaires. On les observe surtout à la langue, quelquefois aux lambes, ou dans les syphilomes hypertrophiques des parties

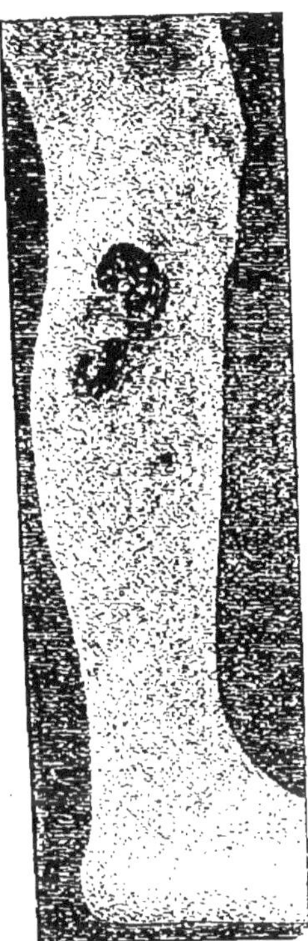

Fic. 99. — Ulcération gommeuse
syphilitique.

génitales, etc. Elles résultent d'une nécrose en foyer ou en surface, d'abord sèche et caséeuse. puis ramollie. Leur apparition brusque, leur forme irrégulière, parfois

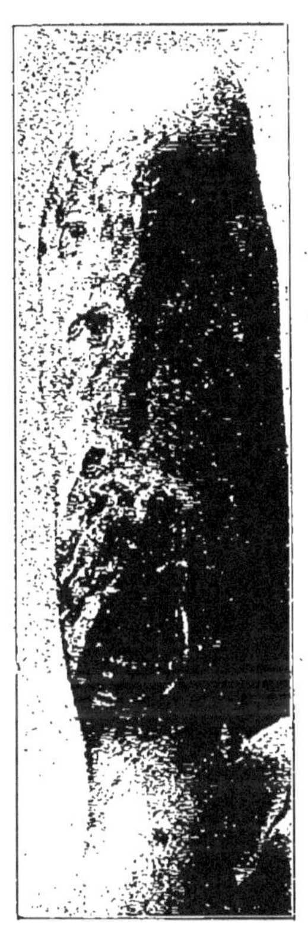

Fig. 100. — Infiltration gommeuse syphilitique, profondément *ulcérée* par places. — La femme, âgée de 54 ans, dont provient cette photographie, était atteinte de lésions du même genre des cuisses, du thorax et du cou. Guérison en deux mois par des injections de calomel.

anguleuse, l'induration ligneuse de leur base, la lenteur de leur réparation, les caractérisent suffisamment.

Ces différents types d'*ulcérations tertiaires* sont reliés entre eux par de nombreux cas intermédiaires. Il s'agit toujours d'un infiltrat spécifique, plus ou moins dense et concret et plus ou moins profond, qui a subi une nécrose parcellaire et une fonte purulente. Leur évolution clinique est très irrégulière, torpide par périodes, rapide à d'autres moments. Leurs caractères propres suffisent souvent pour faire affirmer le diagnostic, même en l'absence de commémoratifs ou d'autres lésions syphilitiques contemporaines, qu'on recherchera néanmoins toujours. Le séro-diagnostic et parfois la biopsie s'imposent. Dans quelques cas il y a lieu de songer aux mycoses. Ces syphilides tertiaires sont généralement très sensibles à l'influence du traitement spécifique.

TUBERCULOSE. — Les divers types d'ulcérations qui relèvent de la tuberculose se différencient par leur aspect, leur siège, leur pathogénie, et aussi, à un haut degré, par leur virulence; mais ils se relient entre eux par des faits de passage.

Ulcère tuberculeux. — L'*ulcère tuberculeux typique* (p. **768**) a des caractères particuliers qui permettent d'ordinaire de le reconnaître assez facilement.

Il siège de préférence sur les lèvres ou à la langue, ou en un point quelconque de la bouche ou du pharynx; fréquemment aussi au pourtour de l'anus : rarement ailleurs.

De forme ovoïde, polycyclique ou irrégulière, d'une étendue variant de quelques millimètres à 1 ou 2 centimètres, il a un contour festonné ou déchiqueté, des bords à pics ou décollés, de coloration livide et violacée, un fond inégal, tourmenté, granuleux, piqueté de points hémorragiques, souvent partiellement couvert de détritus grisâtres. L'ulcère tuberculeux est presque toujours superficiel, peu profond.

Sur son fond ou à sa périphérie, on peut découvrir des *grains jaunes* de Trélat, punctiformes ou du volume d'une tête d'épingle, plus ou moins abondants, ou des ulcérations miliaires grises.

La sécrétion est sanieuse et rarement abondante. La base est molle, peu infiltrée. Les ganglions de la région sont souvent engorgés. Toujours sensible à la pression, l'ulcère tuberculeux peut devenir atrocement douloureux quand il siège sur des points soumis à des tiraillements ou à des frottements. L'évolution, fort lente, se prolonge pendant des semaines et des mois, sans montrer de tendance à la cicatrisation spontanée.

L'anatomie pathologique de cet ulcère est encore plus caractéristique que son aspect clinique (fig. 101).

Exceptionnellement on peut voir, dans des cas de phtisie à marche rapide, des ulcères tuberculeux de la bouche naître et s'étendre en peu de jours : c'est la *phtisie buccale aiguë*.

Quelquefois l'ulcère affecte les caractères de la *variété fissuraire*; allongé dans le sens d'un pli, il ressemble à une rhagade dont une partie serait irrégulièrement ulcéreuse. Cela

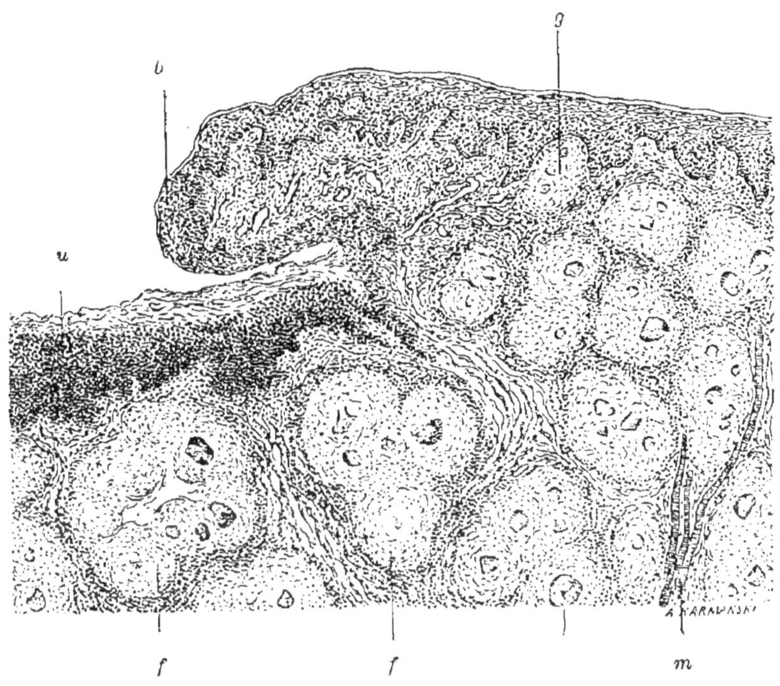

Fig. 101. — *Histologie de l'*Ulcère tuberculeux *de la langue.*
Coupe du bord de l'ulcère (Grossissement 40/1.)

b, bord décollé de l'ulcère.— *u*, fond de l'ulcère ; on y voit une couche fibrineuse claire recouvrant un tissu infiltré de pus. — *f,f,* follicules tuberculeux conglomérés ou isolés ; ils sont composés généralement d'une ou de plusieurs cellules géantes centrales, d'un amas de cellules épithélioïdes claires, et d'une zone externe de lymphocytes et plasmocytes. Aucun de ces follicules n'affleure directement l'ulcération. — *g,* follicule tuberculeux développé dans une papille ; son accroissement ou sa confluence avec d'autres follicules voisins donnerait naissance à un *grain jaune* de Trélat. — *m,* fibres musculaires striées de la langue.

s'observe aux commissures des lèvres, à leur sillon médian, sur les bords latéraux ou à l'extrême pointe de la langue, sur des points irrités par des dents cariées; ou encore dans les plis rayonnés de l'anus, d'où l'ulcération peut gagner d'une part le canal anal, et d'autre part les téguments d'une fesse.

La *variété végétante ulcéreuse*, résultant d'une combinaison de l'ulcère avec un processus analogue à celui de la tuberculose végétante ou verruqueuse, n'est pas rare non plus. Les élevures papillomateuses, nues ou kératosiques, se développent sur le fond cyanique de la bordure de l'ulcère. Cette variété se voit notamment sur les lèvres et à l'anus.

Le *diagnostic* de l'ulcère tuberculeux est généralement facile. Le *chancre tuberculeux primitif* (p. **769**) ne se rencontre que chez des enfants. — Les *ulcérations traumatiques* guérissent rapidement quand elles sont convenablement traitées. — Le *chancre mou* est exceptionnel en dehors de la sphère génito-anale, a une suppuration abondante, une évolution rapide et est réinoculable au porteur. — Les *ulcères syphilitiques* ont une forme moins irrégulière et une base indurée ; en cas de difficulté, on recourt au séro-diagnostic et à la recherche du bacille. — Le soupçon d'*épithéliome ulcéré* impose la biopsie.

Du reste, lorsque les caractères cliniques de l'ulcère, pourtant bien spéciaux, et les conditions dans lesquelles il se présente, ne sont pas suffisants pour lever tous les doutes, le diagnostic devra toujours être confirmé par les examens de laboratoire. Les produits de raclage du fond, ou, mieux encore, prélevés sous les bords de l'ulcère, contiennent des bacilles ; mais il faut avoir soin de gratter les tissus assez énergiquement avec une curette, jusqu'à faire saigner un peu. La biopsie aussi doit être un peu profonde. L'inoculation au cobaye peut être quelquefois nécessaire.

Ulcérations lupiques. — Que l'ulcération d'un lupus soit tardive, ou se produise d'emblée sur un lupus exedens, elle se présente toujours avec certains caractères, bien mis en lumière par Du Castel.

Les bords sont en pente douce ; la peau limitrophe est violacée ou jaune-brunâtre, tendue, infiltrée, plus ou moins translucide, molle, tuméfiée, ou occupée par des bourgeons mollasses. La forme de l'ulcère est ronde ou ovalaire, assez régulière. Son fond est peu déprimé, gris lardacé, rouge pâle ou brunâtre, quelquefois bourgeonnant ; il saigne facilement, est de consistance spongieuse et se laisse aisément dilacérer.

La base est le siège d'une infiltration molle, non plastique, plus souvent mobile qu'adhérente aux tissus sous-jacents.

La sécrétion est louche, sanieuse, se dessèche en croûtes adhérentes, minces, d'un jaune grisâtre, enchâssées, rarement ostréacées.

L'extension se fait tantôt en surface (*lupus serpigineux*), tantôt en profondeur (*lupus térébrant*), ou encore en tous sens (*lupus vorax*) (p. **776**).

Tuberculides ulcérées. — Sans parler des minimes ulcérations putéiformes des tuberculides papulo-nécrotiques, il faut mentionner les ulcères parfois étendus de l'*érythème induré* du type des dermatologistes anglais (p. **348**). Ils constituent des entamures assez profondes, dont les bords sont variables, dont le fond est grisâtre ou mamelonné et rouge, dont la base est largement indurée, ce qui, avec la teinte violacée du pourtour et le siège de la lésion aux jambes, leur confère un aspect particulier (fig. 102).

Ils coïncident parfois avec des *gommes scrofulo-tuberculeuses* (p. **340**).

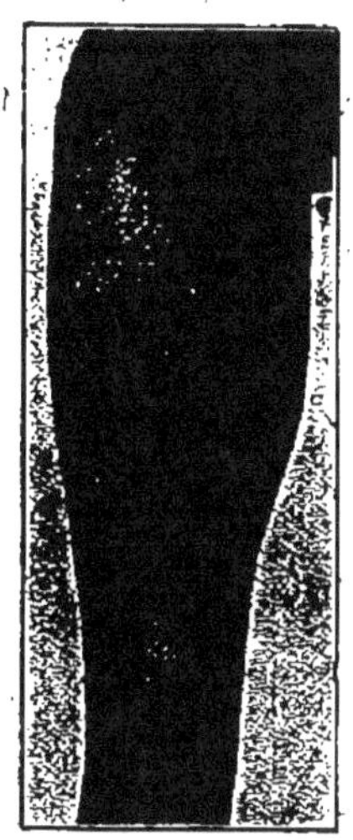

Fig. 102. — Large tuberculide ulcérée de la jambe, chez une jeune femme atteinte en outre de gommes scrofulo-tuberculeuses et de tuberculides papulonécrotiques. — Guérison en six semaines, sous l'influence du repos, d'injections de tuberculine et de pansements aseptiques.

Ulcères tuberculeux atypiques. — Je décris sous ce nom une forme clinique qui n'est pas très rare, et dont le diagnostic est toujours des plus embarrassants. On rencontre ces ulcères le plus souvent chez des sujets jeunes, du sexe féminin, présentant en même temps soit des lésions pulmonaires à marche torpide, soit des tuberculides cutanées.

Il s'agit d'ulcères arrondis, ou ovalaires, ou polycycliques, des dimensions d'une pièce de 2 francs à celle de la paume de la main, uniques ou multiples, siégeant en un point quelconque des téguments ; j'en ai observé à l'épaule, au cou, à la poitrine, sur les aines, sur les cuisses, au cou-de-pied, etc. Les bords, de contour irrégulier, sont souvent partiellement à pic ou décollés, de couleur rouge sombre ou violacée; le fond est grisâtre ou rouge vif et bourgeonnant; il n'y a pas de points jaunes, pas de nodules lupiques ; la base est peu infiltrée et n'est pas

indurée ; l'indolence est absolue. L'évolution est torpide et fort
lente (fig. 103).

Le diagnostic reste hésitant entre les hypothèses de syphilide tertiaire ulcéreuse, d'ulcère hérédo-syphilitique, d'ulcère
tuberculeux anormal, et de tuberculide ulcéreuse. Les recherches de laboratoire sont nécessaires et donnent des résultats
variables. Dans la forme d'ulcère tuberculeux atypique décrite

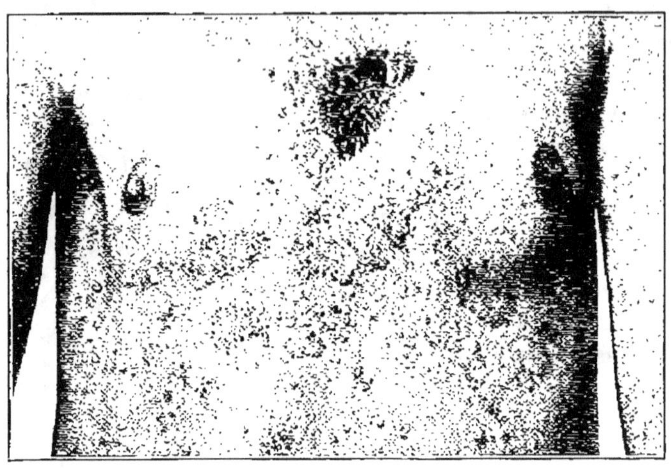

Fig. 103. — **Ulcère tuberculeux atypique de la région pré-sternale, coïncidant
avec du lichen scrofulosorum, chez une jeune fille de 17 ans (cas de Lévy-Bruhl).**

par Marcel Lévy-Bruhl (Thèse de Paris 1914), les lésions histologiques sont nettement folliculaires, associées à des altérations
vasculaires ; la réaction locale à la tuberculine est positive,
ainsi que l'inoculation au cobaye.

Dans des cas cliniquement analogues, je n'ai pas pu tuberculiser le cobaye. Le degré de virulence de ces ulcères atypiques n'est donc pas uniforme. Ils paraissent dus à des embolies
bacillaires plutôt qu'à des inoculations externes. — Le traitement
de choix est l'extirpation chirurgicale ; à défaut, la tuberculino-
thérapie et la radiothérapie, associées aux scarifications,
exercent une action très favorable.

Sous le nom *d'Ulcère tuberculeux à l'emporte-pièce*, L.-M.
Bonnet et Favre (*Journ. méd. Lyon*, 1924) ont décrit une forme
atypique rare, peu inflammatoire, phagédénique, contenant le
bacille de Koch, chez des tuberculeux gravement atteints.

Lèpre. — Les ulcères de la lèpre ont un aspect, une évolution et une pathogénie variables (p. 816 et 821).

On doit distinguer d'abord les *lépromes ulcérés*, qu'il s'agisse de *tubercules* ou de *nodosités* sous-cutanées. On les observe surtout en pays lépreux, dans les cas sévères, sur des sujets mal soignés, mal pansés, qui végètent dans une misère sordide. La perte de substance résulte de la fonte partielle d'un infiltrat bacillaire, dont on trouve des reliquats au pourtour et à la base, et s'aggrave du fait des lésions vasculaires et d'infections secondaires. Ces ulcères lépromateux conduisent à de graves mutilations.

D'autre part, les lépreux sont exposés, particulièrement dans les formes nerveuse ou mixte, à des ulcères primitifs que l'on a appelés **ulcères trophiques.** Consécutifs ou associés au *pemphigus lépreux*, ils sont très superficiels au début, rebelles, et se recouvrent d'une croûte rupioïde ; plus tard, ils deviennent envahissants, mais gardent une configuration régulière, des bords à pic et un fond couenneux. Ils sont hyperesthésiques ou anesthésiques. Quand il n'existe concurremment pas d'autres symptômes que l'anesthésie, ces ulcères caractérisent la *lèpre lazarine*. On peut trouver des bacilles dans ces ulcères, dès leur période de début.

Morve. — Les ulcérations qui succèdent aux abcès ou nodosités de la morve chronique, qu'on appelait autrefois farcineux (p. 828), peuvent avoir un aspect assez spécial ou, au contraire, simuler de très près les ulcères tuberculeux, syphilitiques ou épithéliomateux.

Les caractères qui leur sont propres sont : leur configuration irrégulière, leurs bords livides, violacés, fouillés et déchiquetés *comme par des dents de souris*, leur fond très irrégulier, anfractueux, la mollesse de leur base, leur indolence ; c'est aussi la présence, à leur périphérie, de nodosités fluctuantes ou petits abcès.

La morve mutilante siège volontiers au centre de la face, et cause des mutilations considérables. La marche en est lente, irrégulière, progressive. La mort en est la terminaison dans 50 p. 100 des cas.

Le diagnostic peut être soupçonné dans certaines conditions. Il n'est établi que par la culture et l'inoculation aux animaux.

Dermatomycoses. — Les ulcérations des *sporotrichoses*, des *leishmanioses*, des *blastomycoses*, de l'*actinomycose*, du *mycétome* (**XXIX**), succèdent à des nodosités gommeuses, ou quelquefois à des lésions dermiques tuberculo-ulcéreuses et ecthymato-pustuleuses ; le pus contient les parasites spéciaux, décelables, suivant le cas, par l'examen direct ou par la culture.

PHAGÉDÉNISME

On appelle *ulcères phagédéniques* des ulcérations que caractérise une tendance très marquée à envahir rapidement les tissus voisins, en surface ou en profondeur, d'une façon continue ou plutôt par poussées ; elles sont donc *aiguës* par leur marche, et *chroniques* par leur durée.

Ces ulcères prennent leur point de départ dans des lésions diverses ; la lésion initiale est très fréquemment un chancre mou, rarement un chancre induré, assez souvent une syphilide tertiaire ulcéreuse ou une syphilide héréditaire ; exceptionnellement ce pourrait être un élément d'ecthyma ou une plaque de gangrène spontanée.

Il va de soi qu'on ne doit pas faire entrer dans le cadre du phagédénisme toutes les ulcérations extensives (syphilides secondaires malignes, ulcères syphilitiques tertiaires, ulcères tuberculeux, farcineux, cancéreux, ulcères tropicaux, etc.) mais seulement celles qui affectent une allure destructive à la fois rapide et prolongée, n'appartenant pas communément à leur espèce. Je parlerai plus bas de l'ulcère phagédénique des pays chauds (p. **384**).

Si l'on a soin de faire les exclusions indispensables, on remarquera que, *quelle que soit la lésion originelle*, l'ulcère phagédénique présente un tableau assez uniforme que je vais décrire ; cette constatation a inspiré à la majorité des auteurs l'idée que le phagédénisme tient à une infection surajoutée, par une bactérie spéciale ou une association microbienne d'une virulence particulière.

La bactériologie n'ayant pas jusqu'ici confirmé cette hypothèse, on a été conduit à invoquer des conditions de terrain. De fait le phagédénisme atteint quelquefois des débilités ou des

intoxiqués, mais souvent aussi des sujets vigoureux ; on en est
réduit à soupçonner chez ces derniers l'insuffisance de la sécrétion d'anticorps vis-à-vis de certains germes infectieux. Si
beaucoup de phagédéniques sont syphilitiques, très certainement ils ne le sont pas tous. L'âge et le sexe semblent sans
importance.

Un ulcère phagédénique a une étendue très variable, selon
l'activité et la durée du processus. En peu de semaines ou de
mois, il peut, parti des organes génitaux, avoir détruit la
majeure partie de la verge ou de la vulve, gagné les cuisses, le
périnée et les fesses, avoir envahi une bonne portion de l'abdomen et du dos ; à la figure, avoir détruit le nez, les lèvres, une
joue, etc. Il entame toujours l'épaisseur entière du tégument ;
si de plus il creuse en profondeur, mettant à nu les muscles,
tendons, gros vaisseaux, etc., il est dit *térébrant*; on l'appelle
serpigineux lorsqu'il se cicatrise partiellement tout en pro-
gressant d'autre part.

La configuration de l'ulcère est quelquefois irrégulière, souvent polycyclique ; Brocq a mis en lumière une forme objective
qu'il appelle *phagédénisme géométrique*, parce que ses bords,
nettement arrêtés, figurent des cercles ou des ovales parfaits,
ou des fragments de cercles ou d'ovales comme tracés au com-
pas ; cette forme n'intéresse que la peau ; sa nature est indéterminée et peut être diverse.

Les bords, cernés d'une zone rouge et infiltrée, de 4 à 20 millimètres de large, sont taillés à pic, quelquefois sous-minés,
avec des décollements remplis de pus, d'autres fois en talus à
pente rapide. Le fond, lorsqu'on l'a détergé du pus, plus souvent jaune et épais que sanieux, qui l'encombre, apparaît à vif,
rouge et granuleux, ou semé de lambeaux de tissus sphacélés.
Le centre est quelquefois épidermisé et croûtelleux.

L'envahissement est rapide, foudroyant même dans certains
cas ; habituellement sa progression est beaucoup plus accentuée en certains points qu'en d'autres. Les ganglions correspondants sont d'ordinaire tuméfiés et douloureux, mais ne suppurent qu'exceptionnellement. Quelquefois indolent, l'ulcère
est plus souvent sensible ou même fort douloureux aux attouchements.

Les examens histologiques révèlent un processus phlegma-
sique intense à tendance nécrosante rapide, mais de rayon

d'action peu étendu (Dominici, Rubens-Duval et Cl. Simon). La bactériologie ne décèle que des staphylocoques, des streptocoques souvent, mais aucun agent spécial. L'association fusospirillaire et le bacille ramosus de Veillon font défaut. L'enquête sur les anaérobies devra être poursuivie.

Personnellement, dans tous les cas que j'ai récemment observés, j'ai toujours trouvé le pus auto-inoculable au bras du sujet, sous forme de chancrelle typique, remarquable seulement par un retard d'éclosion pouvant aller à 3 ou 5 jours. Cela me conduirait à penser qu'une forte proportion des phagédénismes les plus caractérisés sont de nature chancrelleuse. Des réserves sont nécessaires, car il n'est pas dans la nature du bacille chancrelleux de rester indéfiniment virulent sur le même sujet ; de plus le phagédénisme donne rarement lieu à des auto-inoculations spontanées et a des bubons chancrelleux.

Si l'on recherche quelles sont les traits particuliers qui appartiennent aux diverses formes de phagédénisme, voici ce que l'on peut en dire :

Le *phagédénisme chancrelleux*, qui est de beaucoup le plus fréquent, prend naissance dans un chancre simple ou dans un bubon chancrelleux ouvert et, par conséquent, s'observe surtout dans les régions génitales et inguinales. Il n'a pas les caractères spéciaux de l'ulcère chancrelleux, des bords crevassés ou fissurés, un fond jaunâtre et vermoulu, etc. Il s'accroît par de véritable abcès intra ou sous-dermiques de voisinage, s'ouvrant en surface ou sous les bords de l'ulcère, où ils constituent des clapiers et des fusées purulentes étendues.

Le *phagédénisme chancreux*, partant d'un chancre syphilitique, est bien rare, à moins qu'on n'englobe à tort sous cette dénomination les chancres géants et les chancres térébrants qui peuvent perforer l'urètre chez l'homme, ou les lèvres vulvaires, ou les lèvres buccales, etc., ou encore le phagédénisme du chancre mixte.

Le *phagédénisme tertiaire*, provenant d'une syphilide tuberculo-gommeuse ou d'une gomme, siège de préférence au centre de la face ou aux organes génitaux. Il peut avec une rapidité foudroyante, causer des mutilations énormes, détruire par exemple la joue, le nez, le maxillaire supérieur, les cornets, la voûte palatine, creusant une vaste caverne au milieu de la

figure ; dans le pharynx, aux organes génitaux, les délabrements
ne sont pas moins considérables. C'est un phagédénisme continu,
sans abcès à distance ni fusées purulentes ; on a remarqué qu'il
dissèque souvent, sans les attaquer, les gros vaisseaux et les
nerfs.

La marche du processus phagédénique varie suivant les cas,
et même au cours de l'évolution d'un même cas. Une cicatrisation partielle n'est pas, à elle seule, un symptôme rassurant, car l'extension peut se poursuivre par ailleurs et la cicatrice être rongée à nouveau. La durée totale de l'évolution d'un
phagédénisme s'étend d'ordinaire sur plusieurs années, jusqu'à 4 ou 5 ans, 10 ans et plus. Les malades ne se cachec-
tisent guère, mais, en raison des cruelles souffrances à chaque
pansement, ils s'affaiblissent et se démoralisent. Rarement la
mort survient par hémorragie ou septicémie.

Traitement. — Il va de soi que si le malade est syphilitique,
on doit faire sans tarder un traitement spécifique intensif. Si
le phagédénisme est chancrelleux c'est la vaccinothérapie qui est
indiquée ; elle a été reconnue efficace dans cet ordre de cas par
Dubreuilh et Broustet (*An. Derm.* 1925), et doit être activement
poursuivie.

En tout cas, vu la rapidité avec laquelle le phagédénisme
exerce ses effets destructeurs, on est instinctivement poussé à
tenter une médication locale antiseptique ; tous les pansements,
les pommades et les poudres ont été essayés. Brocq a obtenu
d'excellents résultats de l'axonge au collargol à 10 pour 100 ;
d'autres vantent les irrigations très fréquentes à l'eau oxygénée,
ou avec une solution chaude de permanganate de potasse. Les
cautérisations à la teinture d'iode, au chlorure de zinc, ou au
thermocautère, ne peuvent avoir de valeur que si elles atteignent toutes les anfractuosités de l'ulcère.

On fera bien de ne pas s'attarder à ces médications, mais
d'avoir recours aux moyens héroïques. Il en est deux qui sont
recommandables : les injections d'arsénobenzènes, de préférence intraveineuses, qui comptent des succès brillants dans
le cas de phagédénisme syphilitique ou sur-syphilitique ; d'autre
part la destruction de l'ulcère. L'ablation chirurgicale large
au bistouri m'a paru rarement réalisable. La méthode de choix
c'est la destruction totale du foyer infectieux par l'air surchauffé,

sous anesthésie générale; elle s'applique même aux cas rebelles de phagédénisme chancrelleux.

Une hygiène aussi bonne que possible, un traitement forti-fiant, augmentent, bien entendu, les chances de cicatrisation.

ULCÈRES

Ulcère de jambe. — L'ulcère de jambe — dit aussi *ulcère simple* ou *ulcère variqueux* — est un syndrome dans l'étiologie duquel figurent une foule de conditions d'ordres divers.

L'ulcère simple siège de préférence sur la moitié inférieure des jambes, à la face interne, et au-dessus de la malléole, un peu plus souvent sur la jambe gauche. Unique, ou quelquefois multiple, et dans ce cas avec tendance à la coalescence des divers ulcères, il a une configuration ovalaire, polylobée ou polycyclique, une étendue pouvant atteindre 15 et 20 centi-mètres de diamètre. Son fond est rouge vif, violacé, bourgeon-nant, saignottant, ou, en l'absence de soins convenables, cou-vert de détritus grisâtres, de pus sanieux et fétide. Les bords sont adhérents et en pente douce, ou taillés à pic, décollés même, parfois épaissis et calleux (fig. 104). La sécrétion est très variable, peu abondante et séro-purulente si le malade reste couché.

La sensibilité est généralement diminuée et retardée sur l'ul-cère et à son pourtour, surtout la sensibilité thermique; mais les perceptions douloureuses et tactiles sont aussi amoindries.

Le pourtour de l'ulcère peut être érythémateux dans une zone plus ou moins étendue, mais d'ailleurs normal; cela est rare. D'ordinaire les tissus voisins et sous-jacents sont le siège de modifications diverses, dépendant, les unes des causes qui ont préparé le terrain à l'ulcère, les autres de complications infectieuses secondaires, de pansements malpropres, etc.

Ces lésions concomitantes sont : les *varices*, sur lesquelles je reviendrai dans un instant; — l'*eczéma variqueux*, souvent circonscrit, qui peut être sec, squameux, craquelé, croûtel-leux, suintant, rubrum, impétiginé, etc. ; — la *pigmentation*, de couleur ocre, résultant d'hémorragies intradermiques répétées ; — les *lymphangites*, plus ou moins aiguës, ou atténuées et récidivantes ; — l'*œdème*, quelquefois mou et plastique, ou plus souvent non dépressible, éléphantiasique ; — l'*état calleux* et hypertrophique, — ou au contraire l'*atrophie scléreuse*. Ces dernières lésions méritent de nous arrêter un instant.

L'ulcère avec *état calleux* a des bords épaissis, infiltrés, saillants, et d'une dureté cartilagineuse ou ligneuse ; ils sont en dos d'âne et en pente rapide du côté de la perte de substance, qui est souvent pâle et couverte de détritus grisâtres. L'induration s'étend au-dessous de l'ulcère, et plus ou moins loin sur la jambe et sur le pied ; elle intéresse non seulement la peau mais tous les tissus sous-jacents, jusqu'aux os. Ces ulcères calleux sont torpides, rebelles, extensifs et difficilement curables.

L'induration fibreuse peut aboutir à l'hypertrophie, à savoir un *état éléphantiasique secondaire*, déterminé par les lésions inflammatoires lymphatiques, vasculo-sanguines et nerveuses.

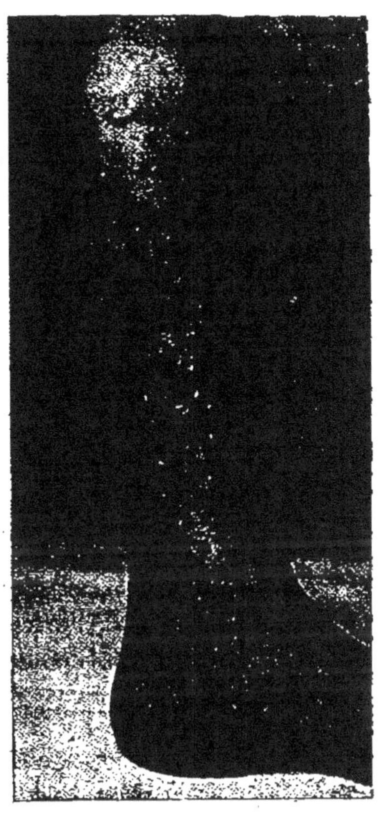

Fig. 104. — **Ulcère de jambe *variqueux*, à bords calleux.**

Le volume du membre peut devenir énorme ; il présente les déformations dont je parlerai à propos des éléphantiasis (p. **475**), avec bourrelet sus-malléolaire, tuméfaction du dos du pied et des orteils. La surface est lisse ou hyperkératosique, ou le plus souvent papillomateuse et verruqueuse.

D'autres fois la peau, au voisinage de l'ulcère, est en état d'*atrophie scléreuse* diffuse ou réticulée ; elle est alors amincie, lisse, tendue et impossible à plisser, de coloration marbrée, blanche, brune ou violacée. Il est fréquent que cette dermato-sclérose préexiste à la formation de l'ulcère (p. 465).

Les ganglions inguinaux sont souvent engorgés ; les réflexes tendineux du membre peuvent être exagérés ou abolis ; il y a parfois un peu d'atrophie musculaire.

Les ongles du pied sont habituellement ternes, opaques, stratifiés, ou même en état d'*onychogryphose* prononcée. Il n'est pas rare que le système pileux soit hypertrophié, et qu'il y ait de l'hyperidrose.

Ces lésions accessoires existent souvent des deux côtés, bien que l'ulcère de jambe soit unilatéral dans la majorité des cas.

Les *varices*, qui presque toujours accompagnent l'ulcère de jambe résultent de l'insuffisance valvulaire de la veine saphène et existent généralement à un degré inégal sur les deux membres inférieurs. Les gros cordons sous-cutanés prédisposent moins à l'ulcère que les varices profondes, qui sont peu visibles, qu'on ne perçoit que quand le malade est debout, ou par un palper minutieux, ou par la méthode biométrique de Mabille (*Ac. de Méd.* 1919). Elles donnent lieu, avant la formation de l'ulcère, à des pigmentations en placards, ou réticulées, ou en aréole autour d'une cicatrice ; à des télangiectasies ; prédisposent à l'eczéma, à l'œdème vespéral ; elles causent des crampes, des démangeaisons, une sensation de lourdeur du membre.

D'ailleurs, ainsi que Reclus et Jeanselme l'avaient déjà noté, dans les jambes atteintes d'ulcère chronique tous les tissus sont altérés, même les os ; Sézary et Lichwitz (*S. M. H.*, 1926) les ont trouvés atteints de périostoses, irrégulières par leur densité et leurs contours, et cela en l'absence de syphilis.

L'ulcère débute d'une façon variable : à la suite d'une plaie, d'une ecchymose, d'une petite escarre traumatique, d'une rupture veineuse, d'un petit foyer de phlébite, d'un eczéma, d'une pustule d'impétigo ou d'ecthyma, — toutes lésions qui, loin de guérir rapidement, comme elles feraient sur un terrain en bon état de nutrition, s'attardent, s'infectent, se creusent et s'agrandissent sous la croûte qui les recouvre.

Il est exceptionnel que l'ulcère de jambe débute par une plaque de gangrène spontanée ; j'ai cependant eu l'occasion de constater ce fait plusieurs fois.

Etiologie. — L'ulcère de jambe s'observe surtout entre
trente-cinq et soixante ans, un peu plus souvent dans le sexe
masculin, dans les professions fatigantes exigeant la station
debout, chez les femmes ayant eu de nombreuses grossesses, et
dans les classes les moins aisées. D'ordinaire les malades sont
des athéromateux, et parfois des polyscléreux, avec sclérose
rénale surtout.

A la notion, établie par Verneuil, du rôle des varices profondes, on a ajouté celle de la névrite, qui serait elle-même
d'origine variqueuse pour Quénu, puis celle de l'artérite.

On conçoit que ces conditions générales et locales entravent
la guérison des petites lésions que j'ai énumérées. Mais il y a
plus. Sur ce terrain à nutrition viciée, se défendant mal, se
greffent des infections microbiennes, et ce sont elles qui jouent
le rôle déterminant dans le processus ulcéreux, dans les lymphangites à répétition, et dans leur conséquence, la dermato-
sclérose.

Parmi les micro-organismes de tout ordre qui pullulent sur
les ulcères, l'agent pathogène principal paraît être le plus souvent le streptocoque. On a pu dire que l'ulcère de jambe est
« un chancre streptococcique chronique » (Sabouraud). Cette
streptococcie locale est indéfiniment prolongée, quelquefois
latente pendant de longues périodes; assez souvent aussi on
constate la présence du bacille pyocyanique.

On a depuis longtemps remarqué que des ulcères de jambe
d'aspect typique, chez des *syphilitiques* avérés ou dans des cas
de syphilis ignorée, guérissent par la médication spécifique.

Plus récemment, des cas objectivement semblables, ont été
reconnus *tuberculeux*, de par l'inoculation expérimentale. Mais
on ignore, bien entendu, dans quelle proportion ces infections
spéciales interviennent.

Diagnostic. — Le point délicat n'est pas de reconnaître le
syndrome ulcère de jambe, mais de déterminer quelle part
revient aux prédispositions générales et locales, et quelle autre
aux infections spécifiques ou banales. Je me suis fait une règle
absolue de rechercher la syphilis, notamment par réaction de
Wassermann, dans tous les cas, sans exception. Le malade doit
nécessairement être soumis à un examen clinique complet et à
une enquête minutieuse.

L'ecthyma simple se distingue par la multiplicité de ses éléments, leur caractère inflammatoire aigu, leur évolution.

Les *syphilides ulcéreuses* et les *gommes syphilitiques* sont d'ordinaire multiples et bilatérales, préfèrent la face externe des jambes. Les premières sont souvent groupées en arc de cercle. Les gommes débutent par une nodosité et, une fois ulcérées, sont caractérisées par leur forme ronde, leurs bords décollés ; mais sur des membres variqueux, les lésions syphilitiques peuvent perdre une bonne partie de leurs caractères.

Les *ulcères* dits *tuberculeux* sont consécutifs à des lésions osseuses, ou à des gommes scrofulo-tuberculeuses, ou à des tuberculoses fongueuses ou lupiques, que leurs caractères spéciaux décèlent.

L'*érythème induré ulcéreux*, du type Hutchinson (p. 349), ne se rencontre guère que sur des sujets jeunes.

D'ailleurs, je le répète, sur terrain variqueux et scléreux ces affections peuvent perdre leur cachet spécial.

Traitement. — Il est médical ou chirurgical. Les méthodes et les médicaments préconisés sont innombrables.

Tout d'abord s'impose la recherche de la syphilis acquise ou héréditaire ; même quand elle est improbable, le traitement spécifique réserve parfois d'agréables surprises. D'autre part on a à apprécier le rôle qui revient dans le cas particulier aux varices, aux troubles de la nutrition locale et générale et de la circulation artérielle, aux dysendocrinies et aux infections locales. Du bilan ainsi établi ressortira la nécessité ou non de la mise au repos complet.

Traitement au repos. — Dans ce cas, il est essentiel d'exiger le décubitus horizontal, avec le pied légèrement élevé. L'inflammation sera calmée et l'ulcère détergé par des bains prolongés, des pulvérisations, des pansements humides cytophylactiques aseptiques, ou faiblement antiseptiques, les antiseptiques forts étant plutôt nuisibles.

L'infection pyococcique sera utilement combattue par des pansements soit à la pommade jaune résorcinée, soit à des filtrats ou sérums choisis, sauf indication spéciale, parmi les polyvalents.

L'amélioration survenant, et la suppuration étant réduite, on s'efforce d'activer le bourgeonnement ; les pansements secs avec

des poudres, telles que l'iodoforme, l'aristol, le sous-carbonate
de fer, le collargol, etc.; les cautérisations légères et espacées
au nitrate d'argent; le vin aromatique, l'ancien onguent styrax,
qui n'a rien perdu de sa valeur stimulante, ainsi que le baume
du Pérou, — peuvent être employés dans ce but. On a récemment recommandé (Pautrier, Faure-Beaulieu et d'autres), même
chez des non diabétiques, le traitement à l'insuline, local ou en
piqûres. Les injections de divers vaccins pyococciques se sont
montrés utiles.

On peut aussi recourir aux bains de lumière, à la radiothérapie, aux effluves de haute fréquence, aux douches d'air chaud.

Je ne ferai que signaler les procédés chirurgicaux qu'on a
tour à tour vantés puis abandonnés, tels que la circonvallation,
les incisions radiées, etc.

Plus modernes sont : les excisions de paquets variqueux, la
saphénectomie et la cure des varices par les injections scléro-
santes, dont les indications respectives commencent à être
précisées, ainsi que la sympathiquectomie périfémorale de
Leriche. Ces méthodes, qui visent à améliorer la circulation
locale, ne sont d'ailleurs pas exclusives des autres moyens
locaux ou généraux. C'est ainsi qu'on ne perdra pas de vue que
l'hypotonie veineuse, qui est à la base de la disposition aux
varices, dérive probablement d'une insuffisance de certaines
hormones (Sézary et Gaugier) et peut être combattue par l'opothérapie ovarienne, hypophysaire, etc.

J'insiste sur les avantages qu'on peut retirer des petites
greffes superficielles, lesquelles, faites au bon moment, abrègent
de beaucoup la durée de la cicatrisation et fournissent une cicatrice meilleure. C'est au moment où des bourgeons charnus actifs
forment une surface régulière, qu'il est indiqué de les pratiquer. On les prélève sur la cuisse même du malade; on pique
l'épiderme avec une fine aiguille, on le soulève en un point, et
l'on abrase le point soulevé au ras de l'aiguille avec un bistouri
bien tranchant, puis on le dépose sur la surface bourgeonnante
de l'ulcère; il faut deux ou trois de ces petites greffes par centimètre carré; on recouvre d'une lame de gutta percha ou de
taffetas chiffon, qui restera en place pendant les trois premiers
jours. — Dans quelques cas incurables d'ulcère calleux entourant toute la jambe, on a été amené à pratiquer une amputation.

Traitement ambulatoire. — Pratique et permettant au malade de vaquer à son travail, il sera préféré toutes les fois que les circonstances, et en particulier l'absence de lymphangite ou phlébite aiguë, le permettront. Le pansement soulage la douleur et le prurit, et a l'avantage de mettre l'ulcère à l'abri des surinfections et des fantaisies, ou des grattages, du malade lui-même. Tout pansement ambulatoire doit être rare ; on ne doit pas trop souvent « déshabiller » un ulcère.

Autrefois on se servait de bandelettes imbriquées de diachylon ou d'emplâtre rouge, ou de pansements compressifs à l'ouate. La « botte » en colle de zinc de Unna, renforcée de tours de bandes de tarlatane, a marqué un grand progrès ; on en a beaucoup varié les formules. Actuellement on lui préfère le pansement à la « crème de Vienne » préconisé par Léon Landes (*Th. de Toulouse*, 1920). Après 24 heures de repos avec pansement détersif, on nettoie l'ulcère et son pourtour à l'éther ; on y répand une couche de la crème (huile d'amandes 140 gr., eau de chaux et oxyde de zinc āā 60 gr., biborate de soude 40 gr.; dissoudre à chaud le biborate dans l'eau de chaux, battre avec l'huile, incorporer peu à peu à l'oxyde de zinc, — formule d'Audry), on recouvre de 2 ou 3 compresses de gaze, et on enroule autour du membre, en partant en arrière des orteils et en remontant jusqu'au genou, deux bandes de tarlatane apprêtée qu'on a fait bouillir et exprimées. Après 6 à 24 heures de repos horizontal, pour dessiccation, le malade doit marcher. Le pansement est coupé et renouvelé tous les 6 à 8 jours, plus tôt si la suppuration est abondante ou si l'œdème a diminué. La guérison n'est pas plus lente que par le repos au lit, et la cicatrice est meilleure.

Pour prévenir la récidive, les bandages roulés, les bas élastiques, les massages, l'hygiène locale et générale, peuvent agir efficacement. L'électrothérapie, sous forme d'ionisation combinée à la radiothérapie, rend de grands services pour combattre la dermato-sclérose.

Ulcère phagédénique des pays chauds. — Dans les climats chauds et humides de la zone tropicale et sub-tropicale des deux hémisphères, on observe des ulcères qu'on appelle *ulcères tropicaux* ou, suivant les régions, *ulcères annamites*, de *Mozambique, malgaches*, etc.

Il est plus que probable que l'on a souvent à tort confondu avec ce type morbide des syphilides ulcéreuses, des phagédénismes chancrelleux, des leishmanioses, des ulcères variqueux, etc.

L'ulcère tropical siège généralement sur le tiers inférieur des jambes ou sur le dos du pied, très rarement sur les mains, exceptionnellement ailleurs. Il commence par une pustule, qui devient un ulcère extensif en surface et en profondeur.

Il est creusé en cupule, a des contours orbiculaires, des bords en bourrelets durs, un fond rempli de tissus sphacélés mêlés de caillots, et répand une odeur cadavérique. Il peut intéresser les tendons, les articulations et les os, se compliquer de lymphangite et de névrite et donner lieu à des mutilations et à des cicatrices difformes. La cuisson et les douleurs sont parfois fort vives; mais il n'y a que peu de retentissement sur les ganglions, et point sur l'état général. Rarement uniques, les ulcères sont souvent au nombre de trois à cinq.

On en décrit une *forme atone*, à fond grisâtre, diphtéroïde, d'allure lentement serpigineuse; et une *forme rapide*, phagédénique et gangréneuse, procédant par poussées aiguës quelquefois fébriles. Ces deux formes peuvent succéder l'une à l'autre. Elles n'ont presque aucune tendance à la guérison spontanée, sauf si le malade change de climat. Les récidives sont fréquentes.

L'ulcère tropical s'observe chez des sujets surmenés, misérables, débilités par les intoxications, le paludisme, etc., surtout chez ceux qui travaillent les pieds nus dans l'eau, comme on le fait pour la culture des rizières, etc.

Le point de départ est une excoriation ou une plaie, une piqûre de sangsue, de moustique, ou une pustule d'ecthyma, une syphilide ulcéreuse; en somme une porte d'entrée quelconque ouverte aux micro-organismes infectants. L'ulcère tropical, quoique peu contagieux, est inoculable à l'homme, aux singes, et dans certaines conditions au lapin et au cobaye.

On y a décrit divers bacilles. Vincent (1896 et 1905) a montré qu'il est causé par l'association fuso-spirillaire (*spirochœta Schaudinni*, Pronazek 1907; *treponema Vincenti*, Blanchard) qu'on y rencontre constamment, et prouvé ainsi son identité avec la pourriture d'hôpital et la stomatite ulcéro-membraneuse; sa découverte a été confirmée depuis par de nombreux chercheurs. La séro-réaction de Wassermann du sang des malades est fréquemment positive, mais temporairement; Clément (1921) a constaté 20 réactions positives contre 15 négatives ; elle redevient négative sans traitement antisyphilitique.

On a *traité* l'ulcère tropical par le nettoyage à l'aide de lavages et parfois de la curette, par des pansements antiseptiques divers, souvent avec des résultats décevants ; les lotions au chlorure de zinc, le chlorure de chaux en poudre, la pommade au collargol (Castellani), ou l'arsénobenzol en poudre, semblent recommandables. Les injections intraveineuses d'arsénobenzol réussissent bien, surtout si l'on y joint un bon traitement local. F. Clément a guéri ses cas en quinze à cinquante jours par un curettage suivi d'enfumages iodés quotidiens. Le repos et une bonne hygiène sont des adjuvants nécessaires.

Au point de vue prophylactique, on se rappellera que dans les pays chauds toute plaie, même la plus minime, doit être surveillée et pansée minutieusement.

Mal perforant. — On désigne sous ce nom des ulcères de petites dimensions, à évolution très lente, paraissant liés à un trouble trophique.

On les observe chez des adultes et des vieillards, plus souvent dans le sexe masculin, surtout au cours du tabes, quelquefois du diabète, de la syringomyélie, de la lèpre, des polynévrites, de l'artériosclérose, et parfois sans cause décelable.

Le *mal perforant plantaire*, étudié par Nélaton, siège de préférence sous la tête du 1er ou du 5e métatarsien, ou au talon, ou sur un autre point du pied soumis aux pressions (fig. 105). Il y en a parfois plusieurs et sur les deux pieds.

L'affection débute d'ordinaire par un durillon douloureux, une hyperkératose arrondie qui se phlycténise à diverses reprises, ou par une petite croûte. Bientôt, sous l'enduit corné ou sous la croûte, on trouve un ulcère arrondi, à fond bourgeonnant ou atone, dont les bords sont taillés à pic et entourés d'hyperkératose. Il creuse plus ou moins profondément et peut atteindre les tendons, les articulations et les os ; examinés aux rayons X, ces derniers se montrent fréquemment altérés.

Cette lésion est douloureuse à la pression forte, mais souvent tout à fait anesthésique à la piqûre, dans un rayon variable.

Les cas de mal perforant *digital*, du *dos du pied*, *nasal*, *buccal*, que l'on peut rencontrer au cours du tabes, ainsi que le mal perforant des *moignons*, — sont des raretés. Ils consistent en pertes de substance ressemblant à des abrasions traumatiques, mais survenant spontanément, indolentes et anesthésiques, souvent symétriques, sans aucune réaction inflammatoire, et indéfiniment persistantes. Le mal perforant buccal est souvent précédé ou accompagné de chute des dents, et donne lieu fréquemment à des pertes de substance osseuse, par résorption ou par sequestres.

Le *traitement* du mal perforant plantaire exige le repos; on pratique la rugination des masses cornées,

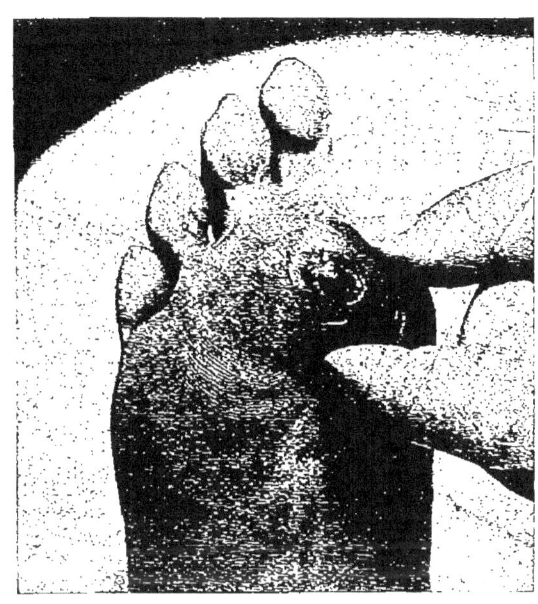

Fig. 105. — **Mal perforant plantaire.** Récidive après une première atteinte, qui avait entraîné l'amputation du gros orteil et de la tête du premier métatarsien.

après un pansement humide ou après l'application d'un emplâtre salicylé, puis le curettage ou la cautérisation de l'ulcère, et l'on panse avec des substances cicatrisantes.

Les effluves de haute fréquence m'ont paru très efficaces. Chez les tabétiques on obtient assez souvent la cicatrisation par des injections intra-veineuses d'arsénobenzol. L'insuline a donné quelques succès chez des malades qui n'étaient ni diabétiques, ni tabétiques (Lévy-Frankel, *Soc. fr. D.* 1926).

Pour prévenir les récidives, qui sont toujours à craindre, on fera bien de préserver la région contre toute pression par des pansements appropriés ou des chaussures spéciales.

Dans les cas graves, où il y a suppuration et ouverture d'articulations et nécroses osseuses, on est parfois contraint à des amputations partielles.

ULCÉRATIONS DES MUQUEUSES

Il y a certes un grand intérêt à comparer entre elles, au point de vue du diagnostic, les ulcérations des muqueuses. Mais le sujet est si vaste qu'il faut se limiter.

Je ne parlerai donc ici que : 1° de la *muqueuse buccale*, — à l'exclusion de l'isthme du pharynx, et par conséquent des angines, — et 2° des *muqueuses génitales*.

En revanche, j'attribuerai au terme « ulcération » son sens le plus large et le plus compréhensif, y faisant rentrer depuis les abrasions épithéliales les plus superficielles, jusqu'aux ulcères les plus creux ; il faut avouer toutefois qu'en pareille matière il est presque impossible d'être complet.

Muqueuse buccale. — Lorsqu'un malade se plaint de sa bouche et particulièrement de la langue, le médecin a tout d'abord à s'assurer de l'existence réelle d'une lésion, inflammatoire ou non, épithéliale ou même kératosique (p. **275**), érosive ou ulcéreuse, ou néoplasique.

GLOSSODYNIE. — Il n'est pas rare de rencontrer des malades qui déclarent souffrir cruellement de leur langue sans qu'on puisse y découvrir aucune lésion objective ; tout au plus peut-on y trouver quelques papilles enflammées, par l'effet d'attouchements incessants ou d'applications médicamenteuses. Cette névralgie de la langue, appelée *glossodynie* (*burning tongue*, Engmann), s'observe de 35 à 65 ans chez des sujets de l'un ou l'autre sexe, *syphilitiques ou non*, d'ailleurs bien portants. La douleur, persistant ou revenant par périodes de quelques jours ou quelques semaines, est une sensation aiguë de piqûre ou de brûlure, et siège d'ordinaire soit près de la pointe de la langue, soit près de l'insertion du repli palato-glosse, vers les papilles foliées qui se trouvent en ce point. Elle a les caractères d'une obsession et d'ordinaire s'accompagne d'une « cancérophobie » qui torture les patients. La nature de cette glossodynie est inconnue ; dans un seul cas je l'ai vu survenir au cours d'un lichen plan buccal ; Sludder (1918) suggère qu'elle pourrait dépendre d'une inflammation unilatérale de l'amygdale linguale. L'observation de Engmann et Weiss touchant la glossite de Moeller (p. 288), m'a conduit à rechercher et à trouver presque toujours la cause de la glossodynie dans des lésions alvéolo-dentaires, parfois occultes. Les soins éclairés d'un dentiste la guérissent plus sûrement que ne fait la psychothérapie.

Quand on constate une lésion érosive ou ulcéreuse, il y a lieu d'en relever avec soin tous les caractères ; mais il va sans dire que le diagnostic sera souvent grandement éclairé par l'examen d'ensemble du sujet.

1° ÉROSIONS SÈCHES OU PLAQUES DÉPAPILLÉES DE LA LANGUE. — Quand elles sont persistantes et ne dépendent pas d'une stomatite, d'une maladie infectieuse aiguë, ou d'un état gastrique, elles doivent faire penser aux *plaques lisses syphilitiques* (p. 283), — à la *glossite scléreuse* (284), — à la *leucoplasie légère* (p. 276), — ou à la *glossite marginée* (p. 287). Il existe encore d'autres plaques lisses d'origine diverse (*ibid.*). — L'*érythroplasie* (p. 994) pourrait en imposer pour une érosion.

2° ÉROSIONS HUMIDES ET DIPHTÉROÏDES. — Toutes les vésicules et les bulles des muqueuses se transforment très rapidement, par macération et chute de la membrane épidermique soulevée, en érosions, qui fréquemment se couvrent d'un enduit pseudo-membraneux.

L'*herpès* buccal (p. 189) est caractérisé par des érosions rondes ou microcycliques, souvent groupées ou confluentes, assez douloureuses, peu persistantes. Cet herpès est récidivant chez certains sujets. — Le *zona* buccal, qui est d'une extrême rareté, serait unilatéral et non récidivant.

Les bulles artificielles, résultant de *brûlures* par un cigare, par exemple, sont souvent de forme irrégulière et de localisation facile à prévoir.

L'*hydroa* et la *maladie de Duhring* s'accompagnent, dans près de la moitié des cas, de lésions buccales sur la face interne des joues, la face postérieure des lèvres, le palais, quelquefois sur la langue ou sur l'isthme du gosier ; on constate des érosions rondes ou confluentes en nappes, rouge vif, partiellement couvertes d'un voile membraneux ou diphtéroïde, très douloureuses. La coexistence de l'éruption cutanée en éclaire la nature.

Le *pemphigus chronique* et le *pemphigus subaigu* ont une localisation buccale presque constante et souvent initiale ; elle peut rester isolée pendant plusieurs semaines.

Dans les quelques cas que j'ai observés, on constatait sur les piliers, sur le pharynx, sur les joues, et plus tard sur les lèvres et sur les bords de la langue, des fausses membranes grisâtres ou sanieuses, friables ou adhérentes, recouvrant des érosions partiellement ulcéreuses et saignottantes, de forme irrégulière, lentement progressives. Objectivement, on pouvait songer à de la diphtérie, à de la stomatite de Vincent, à une stomatite médicamenteuse, ou même à des syphilides. Les douleurs étaient intolérables, l'odeur fétide, les ganglions engorgés ; l'état général se montrait très atteint, avec peu de fièvre, mais avec un amaigrissement très rapide. Le diagnostic, rendu vraisemblable par ces circonstances, et par la présence d'un léger soulèvement bulleux bordant les érosions par endroits, fut confirmé par l'apparition de phlyctènes sur les organes génitaux et sur les doigts. On sait quelle est la gravité de cette terrible maladie (p. **236**).

Les *plaques muqueuses syphilitiques* sont, parmi les érosions et ulcérations buccales, les plus fréquentes et les plus importantes à connaître. J'en ai rapporté ailleurs la description d'ensemble et celle des principales variétés (p. **872**). On se rappellera qu'il n'est pas légitime de baser le diagnostic d'une syphilis sur la simple constatation de lésions offrant l'aspect de plaques muqueuses, car, par elles-mêmes, elles ne sont pas caractéristiques (A. Fournier) ; il y faut la coïncidence d'autres manifestations, avec leur chronologie spéciale, une séroréaction positive, une adénopathie généralisée, etc. (p. **886**) ; la différenciation du tréponème pâle est fort délicate dans les lésions buccales.

Le *chancre syphilitique* est communément *érosif* sur la langue. On l'y voit à l'extrême pointe sous forme d'une érosion fissuraire, ou sur la face dorsale du tiers antérieur de l'organe sous l'aspect d'une tache érosive, lenticulaire ou ovalaire, rose ou quelquefois grisâtre, unique et indolente. En palpant avec attention, on reconnaît l'induration parcheminée de sa base ; les ganglions correspondants ne tardent pas à prendre un développement disproportionné avec l'importance apparente de la lésion; ils sont aphlegmasiques, indolores; il arrive que ce soient eux qui attirent l'attention et fassent remonter à la lésion initiale. Aux gencives, le chancre n'est aussi qu'une érosion, souvent hémicerclée.

La *diphtérie buccale* est rarement primitive, généralement secondaire à l'angine diphtérique. Elle est constituée par des plaques irrégulières, pseudo-membraneuses, adhérentes, siégeant sur les lèvres et sur la face interne des joues (p. 831). On y trouve le bacille de Lœffler, pur ou en associations diverses.

Les *stomatites diphtéroïdes* sont fréquentes chez les enfants; la fausse membrane y est moins cohérente; elles semblent dues souvent à des pyocoques. — La forme la mieux individualisée en est l'*impétigo buccal* (stomatite impétigineuse de Sevestre et Gastou) dont j'ai indiqué ailleurs les caractères (p. 209).

Le *muguet* n'est pas une lésion ulcéreuse, mais pourrait être confondu avec une érosion diphtéroïde. Il se présente sous l'aspect d'un enduit, d'un blanc pur ou crémeux, adhérent, sur une muqueuse d'un rouge sombre et sèche; quand on le détache, la muqueuse saigne. Le muguet s'observe chez les cachectiques et chez les enfants en bas-âge atteints de troubles digestifs. Il siège sur la langue, sur les joues, sur l'isthme, sous forme d'élevures très petites, puis confluentes en plaques déchiquetées, irrégulières. L'enduit, examiné au microscope, se montre composé de débris épithéliaux et de filaments très abondants et d'articles ovoïdes d'*endomyces albicans* (*oïdium albicans, monilia candida, Soorpilz,* etc.)

3° ULCÉRATIONS. — On observe dans la *coqueluche*, chez les enfants, une ulcération du frein de la langue, due à son frottement sur les dents et pouvant servir au diagnostic par son siège.

D'autres *ulcères simples*, d'origine surtout traumatique, dus à des morsures (comme chez les épileptiques), ou à une sorte d'usure de la muqueuse, se rencontrent à tout âge sur les bords de la langue, ou quelquefois sur la face interne des joues et des lèvres, notamment aux points qui sont en rapport avec une aspérité dentaire, suite de carie, etc. Ces ulcérations sont creuses, de forme irrégulière, à base œdémateuse ou quelquefois indurée, douloureuses et généralement sans retentisse-

ment ganglionnaire. Elles guérissent spontanément quand on a
enlevé la dent ou l'aspérité, et désinfecté les foyers de suppuration péri-dentaires.

Les *aphtes vulgaires* sont de petites ulcérations jaunâtres,
punctiformes ou tout au plus lenticulaires, parfaitement rondes
ou ovalaires, succédant à une vésicule grise, et entourées d'un
liséré carminé caractéristique; elles donnent lieu à une sensation très douloureuse de brûlure. On en a à tout âge, toujours en très petit nombre; mais les aphtes peuvent se succéder
pendant longtemps chez des dyspeptiques et des nerveux, à
l'occasion d'écarts de régime, de surmenage ou de causes
d'irritation de la bouche. Elles ne contiennent pas le virus de
l'herpès, inoculable à la cornée du lapin (Templeton 1926).

Les lésions histologiques de l'aphte diffèrent sensiblement de
celles de l'herpès et de celles de l'impétigo; elles résultent
d'une bulle profonde, avec nécrose d'un infiltrat sous-jacent
composé de gros mononucléaires; ultérieurement, il y a un
afflux de polynucléaires. Les complications inflammatoires, lymphangite, adénite, etc. sont exceptionnelles.

Les aphtes vulgaires n'ont certainement aucun rapport étiologique avec la *fièvre aphteuse* des ruminants et des porcs, due
à un virus invisible et filtrant; celle-ci est une maladie très
grave, hautement contagieuse par divers modes et notamment
par le lait. Sa transmissibilité à l'homme reste douteuse, ainsi
qu'il ressort d'une revue récente de H. Vallée (*J. de Méd. et de
Chir. prat.*, août 1926). Les rapports publiés sur les 16 épidémies de fièvre aphteuse, les cas isolés d'éruptions buccales et
même digitales chez l'homme, les expériences positives sur eux-
mêmes d'Hertwig, Mann et Villain et de Krajewski, les transmissions de stomatite humaine aux animaux réceptifs par
Pancera et par Gerlach, ne sont pas complètement démonstratifs; en regard, les expériences de Ch. Lebailly n'ont donné
que des résultats négatifs. En tout cas il est prudent, en temps
d'épizootie, de faire bouillir le lait, qui peut provoquer chez les
enfants tout au moins une gastro-entérite sévère.

La *stomatite ulcéro-membraneuse* de Rilliet et Barthez et de
Bergeron, que l'on a identifiée avec la *stomatite* et l'*angine de
Vincent*, est due à l'infection mixte par le bacille fusiforme et
des spirilles; il est facile de mettre en évidence ces parasites,
en abondance et souvent comme en culture pure, sur des frottis

de l'exsudat, colorés par du liquide de Ziehl dilué ou de la thionine phéniquée.

La stomatite de Vincent s'observe de préférence pendant l'enfance et la jeunesse, surtout chez des débilités ou surmenés, ou en état d'avitaminose, quelquefois sous forme presque épidémique dans les agglomérations, asiles, casernes, etc.

Mais elle n'est pas contagieuse, ni directement inoculable dans une bouche saine; de plus l'association fuso-spirillaire n'est pas spécifique, puisqu'elle prolifère sur les plaies d'amygdalotomie, sur des syphilides ulcéreuses, etc.; elle demande une diminution de la résistance tissulaire, locale ou générale. Selon Lebedensky (1904), Bercher et Puig (*Presse Méd.*, 1924) ce sont dans 95 p. 100 des cas des accidents dentaires, l'éruption de la dent de six ans ou surtout de la dent de sagesse, qui provoquent cette stomatite. On rencontre des cas où elle récidive à plusieurs reprises. Elle a abondé pendant la grande guerre (*trench mouth* des Américains).

D'emblée, ou après quelques jours de fièvre, de malaise et de gêne locale, survient de la salivation, de la fétidité de l'haleine, de la douleur. En examinant la bouche, on trouve les gencives tuméfiées et ulcérées; sur les joues, principalement au voisinage de la dernière molaire inférieure, puis sur toute la face interne des joues et quelquefois de la lèvre inférieure, se produisent des ulcérations arrondies, ou une bande ulcéreuse festonnée. Les lésions envahissent souvent les côtés de la langue, parfois le palais et le voile, ou les amygdales; quelquefois elles restent unilatérales ou prédominent d'un côté.

Voici quelques-uns de leurs caractères les plus essentiels : fond des ulcérations grisâtre ou lie de vin, ordinairement masqué par des détritus pultacés, sanieux ou même gangreneux; bords à pic; base non indurée; dents souvent déchaussées par l'érosion du bord gingival; douleurs vives; mastication impossible; salivation abondante; odeur repoussante spéciale, presque cadavérique.

Les ganglions sous-maxillaires sont volumineux et douloureux; les traits sont pâles et abattus; l'anorexie est très marquée; il peut y avoir une légère fièvre. La réaction de Bordet-Wassermann du sang est habituellement négative; il est bon de savoir qu'elle peut être passagèrement positive, comme dans les ulcères tropicaux (p. **385**).

L'affection non traitée peut se prolonger pendant plusieurs semaines ou même pendant des mois ; des soins appropriés la guérissent en huit ou quinze jours. Le pronostic est en somme bénin. (Pour le traitement, voir p. **397**.)

Le *chancre syphilitique* de la bouche, à l'encontre du chancre amygdalien, est très rarement ulcéreux.

Les *syphilides secondaires* ulcéreuses s'observent dans les formes vulgaires de la maladie aussi bien que dans la syphilis maligne précoce, et sont caractérisées par la netteté et l'orbicularité, ainsi que par la profondeur, de l'entamure ; elles ont une marche rapide.

J'ai parlé ailleurs des *gommes ulcérées* de la langue (p. **339**) et des *ulcérations scléro-gommeuses* (p. **366**).

L'*ulcère leucoplasique* mérite une mention spéciale. Sur la langue, mais aussi sur les joues et sur les lèvres des leucoplasiques, on rencontre fréquemment, non seulement des fissures plus ou moins persistantes, mais aussi des ulcérations chroniques très particulières, qui ne paraissent pas avoir attiré l'attention des auteurs ; j'ai à maintes reprises signalé les caractères de ces *ulcères leucoplasiques*.

Leur forme est irrégulière, souvent anguleuse ; leur fond, d'un rouge vif, plan ou finement mamelonné, s'élève fréquemment en plateau jusqu'à la hauteur des bords ; il en est séparé par un profond sillon de circonvallation, taillé comme avec la pointe d'un canif, et qu'on voit en le déplissant.

Gênants, rebelles au traitement et fréquemment récidivants, ces ulcères sont en outre alarmants en ce qu'ils font craindre le développement de l'épithéliome ; ce qui est rassurant, c'est que leur base n'est pas plus indurée que celle des surfaces voisines scléreuses. Je pense qu'ils sont dus à un trouble local de la nutrition de la muqueuse, imputable à la sclérose et à l'artérite sous-jacentes.

Pour en amener la guérison, il faut recourir aux injections intra-fessières de bismuth, aux injections d'arsénobenzol, ou encore aux injections mercurielles locales (p. **903**). La mise en état des dents et une bonne hygiène buccale sont indispensables. Je considère comme imprudent d'irriter ces ulcérations par des caustiques.

L'*ulcère trophique*, mal perforant de la bouche, a été observé chez des tabétiques surtout, sur le rebord gingival et le palais osseux (p. 387).

L'*ulcère tuberculeux* a fait l'objet d'une description suffisante (p. 368). Je rappelle que la langue et les lèvres sont parmi ses sièges d'élection.

Je ne crois pas utile d'insister sur les ulcérations buccales, très variables d'aspect, qui se produisent éventuellement dans les stomatites *urémique, diabétique,* dans le *scorbut,* et d'autres maladies cachectisantes ou infectieuses graves.

- Quant à la *stomatite mercurielle,* elle n'est qu'un cas particulier de la stomatite fuso-spirillaire de Vincent.

- Dans ses formes légères, tout se borne à des ulcérations superficielles, irrégulières de forme, couvertes d'une purée blanche, siégeant au collet de la dernière molaire et dans ses environs immédiats, au collet des incisives inférieures, et quelquefois sur les bords de la langue ; elles s'accompagnent d'une salivation abondante, d'un exsudat pultacé diffus et d'une odeur fétide caractéristique.

Mais dans les formes graves, on a pu voir des ulcérations profondes et gangreneuses des joues, des gencives, intéressant même les os, et parfois de véritables gangrènes de la langue.

Le *noma,* ou *gangrène buccale,* était décrit par nos pères comme assez fréquent chez les enfants de deux à quatre ans, à la suite de rougeole surtout ou de fièvre typhoïde, et sévissait parfois sous forme épidémique.

Le noma des enfants débute, disait-on, par un gonflement livide de la joue ; on trouve sur sa face muqueuse une ou plusieurs phlyctènes, surmontant des escarres livides, puis grisâtres ; leur chute laisse une ulcération, qui s'étend et creuse rapidement, à bords déchiquetés, à fond sanieux, irrégulier, horriblement fétide, pouvant perforer la joue. Les dents tombent et les os se nécrosent. La mort survient dans les quatre cinquièmes des cas, en huit ou quinze jours.

Il est très vraisemblable qu'il s'agissait de stomatite ulcéro-membraneuse, chez des sujets débilités ou inanitiés. Les cas très graves auxquels s'applique la description ci-dessus, sont devenus d'une extrême rareté.

On observe encore dans les colonies, chez des indigènes faméliques et vivant dans l'incurie, des sphacèles étendus des lèvres et des joues, rappelant le noma, dus aux mêmes conditions pathogéniques, ou peut-être à des phagédénismes divers.

4° NÉOPLASIES ULCÉREUSES. — Dans les cas de *syphilide tuber-culo-ulcéreuse* de la cavité buccale, ou ceux, plus rares, de *lupus ulcéré* de la muqueuse buccale, il est facile de reconnaître que les ulcérations ne sont pas primitives, mais se développent sur un placard néoplasique ayant les caractères que j'ai décrits (p. **365** et **370**). Elles sont généralement multiples, arrondies, entaillées à pic, et sur base relativement dure, dans le cas de syphilis; irrégulières, moins creuses, à bords mous, dans le cas de lupus.

L'*épithéliome* de la cavité buccale est, dans la grande majorité des cas, du type spino-cellulaire. J'y ai rencontré cependant plusieurs fois l'épithéliome baso-cellulaire.

L'épithéliome siège à la langue dans la grande majorité des cas, ou bien sur les lèvres; quelquefois sur les joues, le pharynx, le palais, les gencives, le plancher de la bouche. J'ai indiqué plus haut (p. **279**) ses modes de début dans la leucoplasie; l'épithéliome papillaire nu, ou érythroplasie, est beaucoup plus rare (p. **994**).

Les caractères de l'*ulcère épithéliomateux* sont : configuration presque toujours irrégulière; fond très inégal, bourgeonnant, sanieux, saignottant, parfois parsemé de petits amas jaunâtres ou gris; bords relevés en bourrelet, ou évasés, ou surplombants dans l'épithéliome spino-cellulaire, bords à pic dans la forme baso-cellulaire; base toujours indurée, formant tumeur; adénopathie précoce et d'un mauvais pronostic dans le premier cas, absente dans le baso-cellulaire.

L'*ulcère actinomycosique* a les mêmes caractéristiques qu'à la peau (p. **843**). On peut en extraire des grains jaunes. Je renvoie aux chapitres XXIX et XXX ce qui a trait aux ulcérations buccales des sporotrichoses, leishmanioses, etc.

D'autres tumeurs, notamment celles appelées *épulis*, qui sont des néoplasmes bénins, ne s'ulcèrent qu'exceptionnellement.

Traitement des ulcérations buccales. — D'une façon générale, une hygiène scrupuleuse peut faire beaucoup pour prévenir les ulcérations de la muqueuse buccale. Le traitement prophylactique consiste en la « mise en bon état » des dents et des gencives; le nettoyage mécanique du tartre, les pansements ou l'obturation des caries, l'ablation des chicots, quelquefois l'extirpation des dents de sagesse, la cautérisation des gencives fongueuses ou décollées, la rectification des appareils prothétiques, seront confiés au dentiste. On entretiendra le résultat acquis par des brossages répétés, en usant d'une pâte savonneuse.

Ces mesures s'imposent formellement chez les syphilitiques dès le début d'un traitement mercuriel, chez les convalescents d'infections graves, chez les sujets prédisposés à l'herpès, aux aphtes, etc. On y joindra l'abstention du tabac, des liqueurs fortes, des aliments irritants.

Quant au traitement curatif, je ne puis donner ici que des indications sommaires à son sujet. Les érosions, plaques muqueuses opalines et aphtes, se trouvent bien de cautérisations superficielles au nitrate d'argent, tous les deux ou trois jours, d'applications de stérésol, de collutoires à l'eau oxygénée diluée, au néol ou au chlorate de potasse. On se contentera de bains de bouche émollients dans le cas d'irritation vive. Des nettoyages mécaniques avec un écouvillon d'ouate et des collutoires alcalins ou boratés, suffiront dans le muguet.

Les *ulcérations* de la stomatite ulcéro-membraneuse sont traitées par des bains de bouche à la liqueur de Labarraque diluée au 20ᵉ, ou au néol au 10ᵉ, des nettoyages avec une baguette ouatée, suivis d'attouchements à l'arsénobenzol en poudre, au chlorure de chaux en nature, au bleu de méthylène en poudre, ou à la teinture d'iode; mieux qu'une potion au chlorate de soude, agit le stovarsol par la voie buccale. Les injections intraveineuses d'arsénobenzol sont efficaces si l'on fait concurremment un bon traitement local.

Il y a grand avantage à appliquer aux ulcères syphilitiques, en même temps que le traitement général indispensable, les soins topiques dont je viens de parler.

Muqueuses génitales. — La plupart des affections érosives ou ulcéreuses qui atteignent la bouche, peuvent se retrouver sur les muqueuses ou demi-muqueuses génitales de l'un et l'autre sexe.

Il en est ainsi notamment de l'*herpès*, qui y est fréquent, des *accidents syphilitiques* de tout ordre, de l'*hydroa*; les *aphtes*, l'*impétigo*, le *muguet*, la *diphtérie* y sont rares. En revanche, on y rencontre des localisations de diverses dermatoses qui épargnent la bouche, telles que : eczémas, psoriasis, eczématides, gale, et, de plus, quelques érosions et ulcérations spéciales.

Les *excoriations traumatiques* dues au coït, à des coups d'ongle, au viol, etc., ont souvent une forme irrégulière ou fissuraire caractéristique ; quand elles ne sont pas compliquées par une affection surajoutée, elles guérissent avec une rapidité remarquable.

J'ai insisté ailleurs sur le *chancre simple* (p. 360). Je rappelle ici l'*ulcère aigu de la vulve* (p. 363) ; — ainsi que l'*érythroplasie* (p. 994).

L'*ulcère vénérien adénogène* de la *poradénite* est rarement observé avant l'apparition du bubon caractéristique ; il ressemble absolument à une érosion d'herpès ; assez souvent unique, il est quelquefois légèrement papuleux (p. 839).

La *blennorragie* donne lieu, chez l'homme, à une balano-posthite diffuse plus ou moins aiguë, avec phimosis quelquefois, et érosions banales ou folliculaires à la base du gland et dans la rainure. La gangrène du prépuce est fort rare dans ce cas.

Chez la femme, la vulvite des blennorragiennes peut s'accompagner de petites ulcérations folliculaires para-urétrales, — de *canaliculite*, c'est-à-dire d'inflammation, parfois ulcéreuse, du conduit excréteur de la glande de Bartholin, que son siège suffit à caractériser — d'*érosions blennorragiques*, d'un rouge sombre, à surface granuleuse, à bords nets ou déchiquetés, se localisant surtout en dehors des caroncules myrtiformes. Fréquentes et très tenaces, ces lésions peuvent servir à déceler à première vue l'existence d'une blennorragie que la malade chercherait à dissimuler au médecin. — Les *ulcères blennorragiques* véritables (Salomon), contenant du gonocoque, sont très rares.

Le *diabète* produit non seulement des balano-posthites et vulvites érythémateuses, eczémateuses, etc. (p. 95), mais aussi des fissures, des ulcérations d'aspect très variable, syphiloïdes, et même des gangrènes.

La *balano-posthite érosive circinée* se traduit par des arcades superficiellement érosives, polycycliques, extensives, bordées d'un liséré blanc. Cette affection a été attribuée par Berdal et Bataille, puis par Queyrat, à des spirochètes divers; on retrouve les mêmes espèces (refringens, balanitis, celerrima) dans le smegma, où ils vivent en saprophytes (Freund *D. Z.* 1927). On peut rencontrer chez la femme une affection analogue. Négligée, la balanite circinée dure plusieurs semaines et récidive souvent. Elle guérit très facilement par des soins de propreté et des badigeonnages avec une solution de nitrate d'argent au 30e.

Le *chancre syphilitique*, les diverses variétés de *syphilides secondaires* ou *plaques muqueuses*, et les *syphilides tertiaires* des parties génitales ont, pour ainsi dire, servi de types aux descriptions que j'ai données ailleurs de ces accidents.

La tuberculose peut se manifester dans les mêmes régions, mais cela est très rare, par l'*ulcère tuberculeux*, résultant d'une contagion ou d'une auto-inoculation, et par le *lupus ulcéré*, encore plus exceptionnel.

Le nom d'**esthiomène**, introduit par Huguier en 1848, a servi à désigner un syndrome caractérisé par un ulcère de la vulve accompagné de sclérose et d'hypertrophie éléphantiasique. L'ulcère, plus ou moins creux, souvent indolent, siège en un point quelconque de la vulve, de préférence à l'entrée du vagin. L'hypertrophie, quelquefois énorme, intéresse les petites lèvres, le clitoris, les grandes lèvres, la région périnéale, etc.

Quant à la nature de l'ulcère, il s'agit suivant les cas : d'ulcères tuberculeux ou lupiques (Bernutz, Ficquet); de chancres mous ayant perdu leur virulence (Jacobi); de syphilides tertiaires ulcéreuses; d'épithéliomes infectés. Le granulome ulcéreux des organes génitaux (p. **318**) peut donner lieu à un tableau analogue; il est vraisemblable qu'il en est de même pour de simples plaies ou excoriations banales surinfectées.

Si toutes ces lésions originairement dissemblables aboutissent à une même apparence, c'est sans doute en raison de circonstances locales, de la macération, des infections surajoutées, de la lymphangite, de l'adénite scléreuse des ganglions inguinaux ; celles-ci aboutissent à la production d'un œdème éléphantiasique, puis d'hypertrophie scléreuse, tandis que l'ulcère primitif perd plus ou moins complètement ses caractères propres.

Ainsi compris, l'esthiomène de la vulve est un pur syndrome: quand on le rencontre et qu'on l'a reconnu, il reste à faire, par l'enquête clinique et les procédés de laboratoire, le diagnostic de la maladie première, d'où découlera l'indication thérapeutique.

Ce que je viens de dire s'applique exactement, *mutatis mutandis*, au *syphilome ano-rectal* (p. **483**), que Fournier avait trop exclusivement rattaché à la syphilis. La sclérose de l'anus et du rectum, avec ou sans hypertrophie éléphantiasique, qui avait été ainsi dénommée, constitue le substratum de ce qu'on appelle couramment, et abusivement comme on le voit, les *rétrécissements syphilitiques du rectum*.

L'une et l'autre affection, l'esthiomène et le prétendu syphilome ano-rectal, méritent en somme d'être rapprochés de l'ulcère de jambe avec éléphantiasis nostras (p. **476**).

Traitement des ulcérations génitales. — Quelles que soient la cause et la nature d'une balano-posthite, d'un phimosis ou d'une vulvite, il y a grand intérêt à maintenir les parties dans un état de propreté aussi complète que possible. Si, en raison de l'inflammation et de la douleur, on ne peut découvrir le gland pour les lavages, il faut, à l'aide d'un embout en caoutchouc souple, faire des injections dans la cavité sous-préputiale, injections tièdes de balayage d'abord, faites à grande eau, puis injections modificatrices, avec une solution de nitrate d'argent au 1/100e, par exemple, ou à l'eau oxygénée diluée.

Les érosions ou ulcérations découvertes sont traitées, suivant les cas, par des attouchements au nitrate d'argent, à la teinture d'iode, etc. ; par des poudres inertes minérales non fermentescibles, ou médicamenteuses ; ou encore par des pommades ou des crèmes.

Toutefois, se souvenant que les cautérisations et un grand nombre de topiques provoquent une induration qui peut devenir trompeuse, on aura bien soin de ne les employer que lorsque le diagnostic sera déjà absolument certain.

Chez la femme, on ne négligera pas d'insister sur la manière dont les lavages doivent être faits pour être réellement efficaces. Pour éviter le contact réciproque des parties, on y fera maintenir des tampons de gaze ou d'ouate imbibée d'eau boriquée, ou bien on les poudrera abondamment, ou on les enduira d'une pâte de zinc.

Dans le cas d'ulcérations génitales importantes ou graves, d'aspect gangreneux notamment, il importe de déterger les surfaces par des bains locaux, des pansements humides, des net-

toyages à la liqueur de Labarraque diluée ou à l'eau oxygénée ;
on pourra appliquer ensuite une poudre, telle que l'iodoforme
salicylé et camphré, ou, suivant le cas, du chlorure de chaux,
du baume du Pérou, du baume tranquille stérilisé, etc.

On donnera, cela va de soi, toutes les indications nécessaires
en vue d'éviter les contagions.

GANGRÈNES CUTANÉES.

La gangrène cutanée est la mortification d'une portion des
téguments ; elle peut s'accompagner de celle des tissus sous-
jacents. Quand elle est brusque, d'emblée complète, on l'appelle
nécrose ; quand elle résulte d'une perte progressive de la vitalité
des tissus, elle est dite *nécrobiose* ; cette distinction est peu
importante, car souvent les deux processus se combinent. La
partie mortifiée porte le nom d'*escarre* ou de *sphacèle*. Selon
que l'escarre est desséchée, momifiée, — ou au contraire
humide, en voie de putréfaction et fétide, — on distingue une
gangrène sèche et une *gangrène humide*.

La gangrène se manifeste par un changement de coloration de
la peau, qui en même temps est devenue froide et anesthésique
au contact, à la piqûre et à la température. Dans le cas de gangrène sèche, la peau est jaune ou violacée, puis brune, ou gris
foncé, et ne tarde pas, par dessiccation, à durcir et à s'affaisser
au-dessous du niveau normal. La gangrène humide débute souvent par une bulle purulente, ou plutôt encore une bulle à contenu sanieux ou hémorragique, dont le plancher se nécrose ; ou
bien on remarque une surface grisâtre, ardoisée, mollasse, qui
dès le lendemain se couvre d'une phlyctène sanieuse.

Quelquefois presque inaperçu du patient, le processus est
d'autres fois précédé ou accompagné d'engourdissement, de
fourmillements, d'ardeur et de douleurs lancinantes ou déchirantes, intolérables.

Au bout de peu de jours, à moins que la nécrose n'envahisse
rapidement, l'escarre s'entoure d'un halo congestif, parfois
bulleux à son bord ; sur la ligne de démarcation entre le mort et
le vif, se creuse un sillon qui suppure plus ou moins abondamment. Le sphacèle, devenu brun foncé ou noir, se rétracte, et
finalement est rejeté au dehors, découvrant une ulcération
encombrée de détritus, ou rose et bourgeonnante.

Les *mécanismes pathogéniques* dont relèvent les diverses formes de gangrène cutanée, sont multiples. Dans chaque cas particulier il y a lieu de rechercher une ou plusieurs des conditions suivantes, qui d'ailleurs, loin de s'exclure, se combinent fréquemment entre elles :

A. — Action locale directe d'un agent nécrosant, mécanique, physique ou chimique ;

B. — Suppression de l'afflux sanguin (par embolie, artérite, etc.);

C. — Intoxications ;

D. — Infections nécrosantes ;

E. — Modification grave de l'influx nerveux trophique.

Ce dernier facteur, souvent invoqué autrefois (Zambaco, 1859), est actuellement considéré comme tout à fait accessoire. Le rôle du trophisme nerveux intervient peut-être quelquefois à titre favorisant ; mais on ne saurait admettre l'existence de nécroses d'origine nerveuse, de gangrènes trophiques. La prétendue *gangrène hystérique* (p. **244**) est toujours provoquée.

Le mécanisme pathogénique dont dérivent certaines *gangrènes secondaires*, celles qui compliquent par exemple quelquefois l'érysipèle, l'anthrax, le chancre mou, etc., ou qui se produisent dans les tumeurs malignes, cancers, sarcomes, tumeurs du mycosis fongoïde, etc., est probablement complexe et ne peut pas toujours être nettement défini.

A) Gangrènes locales directes. — Elles résultent d'une injure portant directement sur le point mortifié.

Les *gangrènes traumatiques*, consécutives à des écrasements, à des contusions violentes, à des blessures de guerre, sont du domaine de la chirurgie.

La *compression* prolongée, par un appareil plâtré trop serré par exemple, peut produire une escarre ou une ulcération d'emblée.

Le *décubitus* peut avoir le même effet sur les points comprimés, la région sacrée surtout et les régions trochantériennes, beaucoup plus rarement les talons ou les régions scapulaires ; chez les malades dont la nutrition est sérieusement compromise et la tension vasculaire abaissée par une maladie générale grave ou une maladie du système nerveux (démence, myélites, hémiplégie, etc.).

Les *escarres de décubitus*, qu'on avait considérées comme

étant d'ordre trophique, sont en réalité dues à l'irritation chronique du tégument par le contact des urines, des matières fécales et des sécrétions cutanées, chez des sujets très affaiblis ou gâteux, avec infection secondaire de la peau macérée et excoriée. On peut les éviter généralement par une extrème propreté, par des poudrages aseptiques, et par l'usage de coussins à air.

Des *causes physiques*, telles que les brûlures, les gelures, le contact des électrodes du courant continu, les étincelles de haute fréquence, les rayons X à dose excessive, provoquent, aux points lésés, des plaques de sphacèle.

Beaucoup d'*agents chimiques*, dits « caustiques », notamment les alcalis et les acides forts, certains sels, le sublimé, le chlorure de zinc etc., sont dans le même cas. Quelquefois on a vu la teinture d'iode, et même des sinapismes, surtout chez les enfants, produire des escarres.

La **gangrène phéniquée** mérite une mention spéciale, en raison de sa fréquence relative et de son insidiosité. Il faut savoir

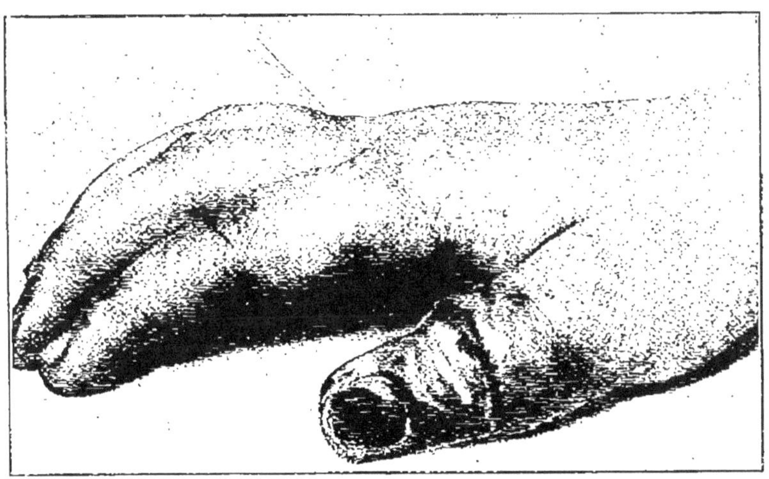

Fig. 106. — **Gangrène phéniquée du pouce**, chez un enfant de 5 ans, auquel on avait mis un pansement à l'eau phéniquée pendant une nuit, pour une égratignure causée par un chat.

que la perte totale d'un doigt a été plusieurs fois la conséquence d'un simple panaris, pansé avec une solution de phénol, même aux titres (1 à 2 pour 100) qui passent pour inoffensifs (fig. 106);

le malade n'est averti de la mortification par aucune sensation douloureuse. Il est donc préférable de renoncer aux pansements phéniqués, surtout pour les extrémités.

Dans les gangrènes directes, la cause nocive agit généralement à la fois sur les éléments même du tissu, et en produisant de la stase ou des thromboses dans les capillaires sanguins.

L'infection, si elle existe, est surajoutée.

B) GANGRÈNES D'ORIGINE VASCULAIRE. — Toute partie de l'organisme dans laquelle la circulation sanguine est complètement et durablement abolie, subit fatalement la nécrobiose ou la nécrose. C'est rarement le système veineux, riche en anastomoses, qui est en cause; les gangrènes au cours des phlébites, de la phlegmatia alba dolens, sont exceptionnelles. Presque toujours l'oblitération est artérielle, siège dans les membres, et la gangrène est de forme sèche. La rupture, la ligature quelquefois, la compression, l'embolie, surtout la thrombose par artérite aiguë ou chronique, produisent différentes formes de *gangrènes progressives des extrémités*.

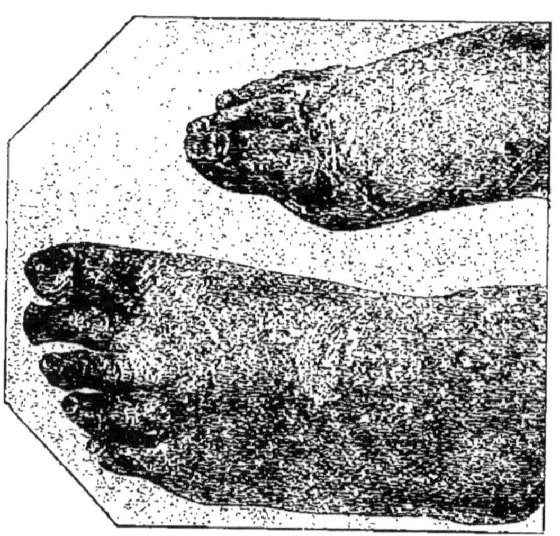

Fig. 107. — Gangrène sèche symétrique des orteils.

Celles-ci s'observent surtout aux pieds, débutent par un ou plusieurs orteils, frappent à la fois la peau et les tissus profonds, y compris les os; elles débordent donc le domaine de la dermatologie.

Parmi ces gangrènes par artérite, on distingue divers types, selon les circonstances dans lesquelles elles surviennent.

La *gangrène sénile* relève de l'artérite chronique dite artériosclérose ou athérome, qui est la séquelle des infections

et intoxications subies au cours de l'existence ; on peut dire d'elle
qu'elle est la « rouille de la vie ». Chez les vieillards, ou même
parfois dès après l'âge moyen, le trouble circulatoire dans les
membres s'annonce par de la claudication intermittente, des
engourdissements passagers, parfois des périodes de douleurs
et des taches violacées temporaires ; la diminution de l'ampli-
tude des oscillations et l'abaissement de la pression sphymgo-
métrique locale, soulignent la perméabilité moindre des artères.
C'est, comme je l'ai dit, aux extrémités et surtout aux orteils
que la gangrène apparaît dans la règle ; mais ce peut-être aux
malléoles, ou dans la continuité d'un segment de membre si un
traumatisme ou une infection locale a joué le rôle de cause
d'appel. Son évolution est progressive et procède par à-coups.

La **gangrène juvénile**, — due à l'artérite oblitérante de
Friedländer (1876), spontanée de Camuzet (1902), — frappe des
hommes jeunes de 25 à 45 ans, bien portants et indemnes de
syphilis et de diabète. La *maladie de Léo Buerger* (1910), que cet
auteur a cru spéciale aux Israélites originaires de l'Europe
centrale en est la forme actuellement la mieux connue. Elle est
caractérisée par une forte prédominance des paresthésies et des
douleurs, qui parfois plus que la gangrène, d'ailleurs tardive,
ont conduit à l'amputation. Les lésions anatomiques, dans
lesquelles Buerger voyait une thrombo-angéite, paraissent
consister plutôt en une endo-périartérite qui devient oblitérante,
ou une panvascularite qui s'accompagne de sclérose du faisceau
vasculo-nerveux. L'étiologie de cette maladie est fort obscure.
Gilbert et Coury, qui l'ont fait connaître en France, la rattachent
au typhus exanthématique, dont les formes frustes (maladie
de Brill) peuvent passer inaperçues. Guillaume pense que ses
traits particuliers dépendent du terrain juvénile. — Le traitement est décevant ; selon Vaquez et Yacoël l'insulinothérapie
peut retarder l'amputation.

La **gangrène diabétique**, qui est loin d'être rare, s'observe
chez des sujets qui ne sont nullement cachectisés, mais souvent
au contraire en état de santé floride et sans forte glycosurie.
On hésitait à l'attribuer à l'hyperglycémie, à la névrite, à de
l'infection ou à l'artérite. On sait aujourd'hui que c'est cette
dernière, due à ce que l'on pense à l'hypercholestérinémie, qui

conditionne les gangrènes massives ou progressives des membres. Letulle a vu que les lésions portent surtout sur l'endartère, qui ne tarde pas à s'infiltrer de cholestérine, après quoi la mésartère se calcifie ; la thrombose est tardive. Les nécroses *massives* d'une extrémité, d'un membre, des organes génitaux, etc., ne sont guère fréquentes chez les diabétiques.

Plus commune chez eux est la forme de *plaques* gangréneuses disséminées sur les pieds, les jambes ou ailleurs. A la suite de traumatismes légers, d'une éruption banale, ou sans cause appréciable, surviennent des phlyctènes extensives dont la base se sphacélise en escarres grisâtres ou brunes ; dans la variété appelée *bullo-serpigineuse* par Kaposi, le centre des foyers peut guérir, alors qu'à la périphérie un bourrelet bulleux marque la zone d'envahissement. L'évolution est variable, rapide ou souvent longuement traînante ; le pronostic n'est pas des plus graves.

On se méfiera chez les diabétiques des gangrènes *secondaires* à des phlegmons, anthrax, furoncles. etc. ; bien que les phénomènes réactionnels puissent être atténués, la situation est en pareil cas très menaçante.

La **gangrène syphilitique** n'est pas fréquente, contrairement à ce qu'on aurait pu croire. Il est vrai que l'artérite syphilitique a une prédilection pour l'aorte et les artères cérébrales ; que de plus elle est souvent partielle et donne lieu plutôt à des anévrismes. Dans mon ouvrage sur cette artérite (Paris, 1904) j'ai cependant cité un certain nombre de cas de gangrène des extrémités qui lui ont été imputés. De nos jours ils sont exceptionnels, et on a pu dire (C. Lian, Puech et Viau, 1927) que « la syphilis n'a qu'un rôle effacé dans l'étiologie des artérites des membres inférieurs ». — J'ai vu, chez mon maître A. Fournier, des plaques gangréneuses survenir sans cause apparente sur la jambe de syphilitiques tertiaires, puis s'éliminer et guérir facilement par le traitement spécifique.

Dans la **maladie de Maurice Raynaud**, dans ses formes graves tout au moins, il peut se produire aux extrémités des doigts et orteils une gangrène qui d'ordinaire n'est que parcellaire et minime, et rarement détruit une ou plusieurs phalanges. On considère généralement que, dans cette maladie, la part du spasme vasculaire l'emporte sur celle de l'artérite. Elle se rencontre chez des adultes et débute par des crises très douloureuses, souvent nocturnes ou matutinales, au cours desquelles le doigt ou les doigts sont pâles et engourdis (syncope locale), ou rouges, violacés et tuméfiés (asphyxie locale). Ces crises se groupent en périodes de plusieurs mois, qui reviennent à intervalles variables, et aboutissent aux gangrènes parcellaires du bout des doigts; ceux-ci restent déformés par des cicatrices. On a cru que ce syndrome, qui a été longuement étudié par R. Cassirer en 1913, était une névrose vaso-motrice. Son origine syphilitique a été mise hors de conteste pour certains cas, mais non pour tous, par une série de travaux. Il est extrêmement probable qu'il s'agit d'un trouble endocrinien, thyroïdien et ovarien surtout, dû à une cause infectieuse. Par là la maladie de Raynaud s'apparente à l'érythromélie de Pick (endocrinides syphilitiques d'Audry et Chatellier, 1922), à la sclérodactylie, etc.

Il y a donc lieu de faire intervenir dans le traitement : les injections intraveineuses d'arsénobenzènes, comme anti-syphilitiques et anticoagulantes; l'opothérapie endocrinienne; et aussi les piqûres d'insuline qui ont donné des succès rapides (L. Blum et A. Weil, 1926). Ce n'est que sur le second plan que se placent les cures par le citrate de soude, les iodures, la trinitrine, etc. La photothérapie, la diathermie, la chaleur en général, soulagent les malades.

C) Gangrènes toxiques. — On est peu fixé sur leur mécanisme pathogénique.

L'*ergot de seigle* a causé au moyen âge des épidémies dans lesquelles, aux phénomènes généraux de l'*ergotisme*, se joignaient des fourmillements ou des douleurs vives (mal de Saint-Antoine ou mal des ardents) et des gangrènes mutilantes des extrémités.

L'intoxication par l'*oxyde de carbone* et le gaz d'éclairage est capable de produire des gangrènes en larges plaques, ou portant sur toute une extrémité. — Un long abus du chloral, à fortes doses, est accusé de pouvoir provoquer les mêmes effets.

D) Infections gangréneuses. — L'infection par des bactéries de divers ordres, banales ou spéciales, aérobies ou surtout anaérobies, joue un rôle considérable dans l'éclosion et dans l'évolution des gangrènes cutanées.

Il semble logique, *a priori*, de ranger dans deux groupes séparés : 1° les gangrènes infectées *secondaires*, dans lesquelles une lésion ou une infection de la peau, de nature déterminée, (plaies, ecthyma, furoncle, érysipèle, pemphigus, varicelle, zona, syphilide, chancre mou, etc.) devient gangréneuse par l'effet d'une virulence excessive de son agent causal, d'une résistance amoindrie de l'organisme, ou de l'apport de germes nécrosants venus du dehors ; — 2° les gangrènes infectieuses *primitives*, résultant d'une embolie microbienne dans la peau par la voie sanguine.

Quelquefois l'examen direct du malade, ou son histoire, révèlent à première vue que le cas rentre dans l'une ou l'autre de ces catégories ; d'autres fois on reste dans le doute.

Il est peu utile d'insister sur les gangrènes infectieuses secondaires ou accidentelles. Je ne parlerai donc que de celles qui sont primitives et essentielles ; je laisserai de côté, bien entendu, les gangrènes des maladies générales classées, telles que le charbon, la peste, etc., pour m'attacher plutôt aux formes cliniques qui sont d'ordre dermatologique.

Gangrènes multiples des enfants. — C'est un type clinique plutôt rare ; il comprend des formes certainement disparates, telles que les cas qui ont été décrits sous les noms de *gangrène multiple cachectique de la peau* (O. Simon et Eichhof), *dermatite gangréneuse des enfants, varicelle gangréneuse, ecthyma gangréneux, urticaire gangréneuse, purpura fulminans*, etc.

On en a observé des exemples chez de très jeunes enfants, plutôt dans le sexe féminin, et chez les débilités. Parfois on a l'impression qu'il s'agit d'une maladie spéciale ; d'autres fois il semble qu'on soit en présence d'une forme extraordinairement maligne d'un exanthème (varicelle, vaccine, rougeole) ou d'une septicémie (purpura, érythème polymorphe).

Il se produit en quelques jours une éruption plus ou moins abondante de taches érythémateuses, ortiées, ou purpuriques, ou de bulles à sérosité rougeâtre, ou de pustules, qui s'agrandissent et se multiplient. Leur centre devient très vite noirâtre ; l'escarre, masquée ou non par une croûte, s'étend plus ou moins, puis s'entoure d'un sillon suppuratif et se détache, laissant une ulcération à pic ou cupuliforme, à fond sanieux. De la coalescence de plusieurs éléments résultent des placards festonnés. L'escarrification peut détruire une portion du nez, des lèvres, du pavillon de l'oreille, des organes génitaux externes, ou des doigts et des orteils. On peut rencontrer en outre des nodosités, des œdèmes, des abcès.

L'éruption siège surtout à la partie inférieure du tronc et sur les cuisses ; elle a un second foyer d'élection au cou, sur le cuir chevelu et sur la face ; mais elle peut être disséminée.

Les symptômes généraux sont d'intensité très variée, quelquefois peu accentués ; mais souvent on note une fièvre élevée, des troubles digestifs, de la prostration, des convulsions, ainsi que des complications viscérales entraînant la mort ; la mortalité est d'environ 50 pour 100. Dans les cas favorables la guérison est rapide.

Il s'agit en somme d'un syndrome. On a tenté d'en distinguer des formes ecthymateuse, purpurique, furonculoïde, phlegmoneuse, etc. ; mais l'apparence clinique varie dans un même cas. La prédisposition individuelle joue un grand rôle.

Nombreux sont les agents pathogènes que l'on a isolés des foyers morbides ou par hémoculture : bacille pyocyanique, streptocoque, staphylocoque, bacilles diphtéroïdes, divers anaérobies (*bacillus racemosus*, Veillon et J. Hallé ; *bacillus perfringens*) ; plus récemment surtout le méningocoque (p. **56**).

Gangrènes multiples des adultes. — Ce n'est pas ici le lieu de parler des gangrènes à foyers multiples, accompagnées d'abcès et de phlegmons gangréneux, qui se produisent, rarement il est vrai, au cours des maladies pestilentielles, des cachexies très avancées, des maladies graves du système nerveux. Il s'agit en pareil cas d'embolies septiques à microbes anaérobies, de métastases véritables, provenant d'une escarre de décubitus, d'un foyer gangréneux quelconque, surtout d'une gangrène pulmonaire.

Mais on rencontre aussi, chez des sujets jeunes et bien portants, ou légèrement débilités, et même chez des adultes d'un certain âge, des éruptions gangréneuses tout à fait analogues à celle des enfants. Elles ont le même début, la même symptomatologie locale, les mêmes symptômes généraux, évoluent par poussées successives, et ont sans doute la même étiologie.

Doutrelepont, Hallopeau, Carle, Brocq, en ont cité des exemples. J'en ai observé personnellement plusieurs cas assez disparates, les uns avec des plaques multiples cantonnées dans une même région (fig. 108), d'autres avec des éléments très

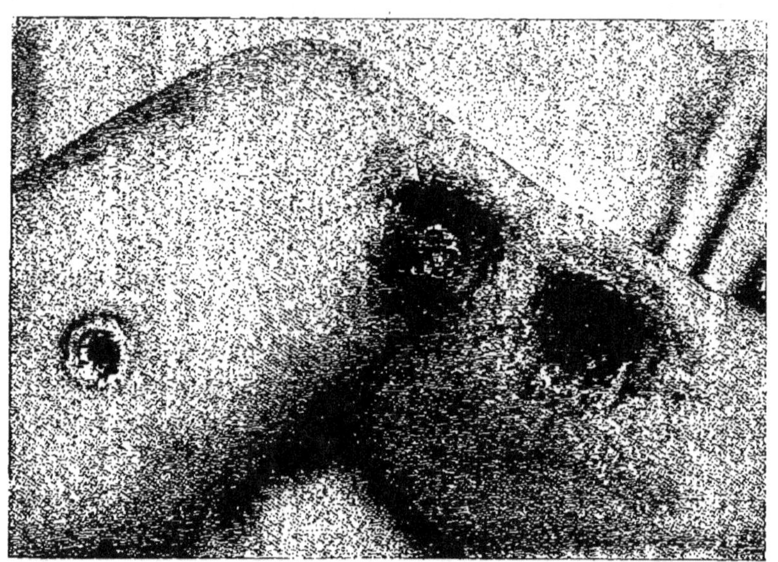

FIG. 108. — Gangrène multiple des adultes, survenue depuis 15 jours, chez un homme de 71 ans, bien portant.

nombreux disséminés sur tout le tégument. Le pronostic est grave, mais n'est pas fatalement mortel. On a parlé de contagiosité possible (Demme).

Gangrène foudroyante des organes génitaux. — A. Fournier a fait connaître un type rare de gangrène, observé surtout chez de jeunes adultes, amenant de graves mutilations, et quelquefois mortel.

A la suite généralement d'une excoriation légère, se développe brusquement, sans paraphimosis, un énorme œdème rosé du pénis et des bourses, avec frissons, fièvre intense, etc. Au bout de 24 à 36 heures, la verge qui avait pris l'aspect d'un gros battant de cloche, présente des plaques gangréneuses violacées, noires ou blanches, qui peuvent détruire tout le fourreau, souvent les bourses, rarement les corps caverneux. La détente se produit au bout d'une semaine environ.

Dans quelques cas on a trouvé dans la sérosité un streptocoque très virulent (*érysipèle gangréneux*); d'autres fois l'association fuso-spirillaire, ou des anaérobies; ou dans le sang un bacille transmissible au lapin (Milian et Périn).

Traitement. — Toute gangrène cutanée est délicate à traiter. On ne comptera pas trop sur l'hygiène et sur les régimes; même dans les cas de gangrène diabétique, où une diète sévère s'impose, celle-ci ne saurait être suffisante à elle seule. Dans les gangrènes progressives des extrémités, et d'une façon générale dans toutes les gangrènes, il y a intérêt à diminuer la coagulabilité du sang; il est donc indiqué de recourir à la médication par le citrate de soude (1 gramme toutes les deux heures), ou surtout par les *arsénobenzènes* qui, tout en étant anticoagulants (Flandin et Tzanck), agissent en même temps sur l'infection spirillaire, laquelle joue un grand rôle dans l'infection gangréneuse des plaies (Ravaut) et dans diverses gangrènes. D'autre part on ne perdra pas de vue que les injections de *sérum anti-gangréneux*, si elles s'appliquent en principe à *toutes* les formes de gangrène, sont particulièrement indiquées dans les formes infectieuses où elles ont donné des succès parfois inespérés; — qu'en regard, la médication par *l'insuline* est efficace, comme l'ont montré les premiers Ambard, Boyer et Schmidt (1926), non seulement dans les cas de diabète, mais aussi dans tous ceux où une artérite est le facteur essentiel.

Le *traitement local* se borne souvent à protéger les lésions contre les surinfections. Après des lavages à l'éther, à l'eau d'Alibour, à l'alcool camphré, etc., on fait un pansement ouaté, ou humide, aseptique ou faiblement antiseptique; les antiseptiques forts sont généralement nuisibles; les poudres, usitées autrefois, ont perdu toute faveur. J'ai eu souvent à me louer des pansements huileux, au liniment oléocalcaire, au phlyctol ou baume tranquille stérilisé, etc., qui soulagent beaucoup les malades. Les pansements au sérum anti-gangréneux sont hautement recommandables.

Lorsqu'une gangrène cutanée est extensive, il peut y avoir un intérêt vital à détruire le foyer de putréfaction et sa zone voisine d'envahissement. On y parvient par des applications d'*air surchauffé*, en jet sous pression, à l'aide d'appareils spéciaux, — ou par la *diathermie* qui tend à supplanter ce procédé ; l'un et l'autre moyen comptent à leur actif un bon nombre de succès, notamment dans les gangrènes diabétiques. — Quelquefois, quand le processus nécrotique a gagné les tissus profonds et qu'on n'entrevoit pas comme possible une élimination et une réparation dans de bonnes conditions, on est conduit à pratiquer une amputation ; pour qu'elle soit suffisante, les chirurgiens ont tendance à la reporter assez haut sur le membre. Lorsque cela est possible il est préférable de n'intervenir qu'après limitation du processus, pour réséquer un séquestre ou régulariser un moignon.

CHAPITRE XVI

DYSCHROMIES

DES PIGMENTS CUTANÉS. — La peau humaine est normalement pigmentée partout ; à cet égard, il n'y a que des différences de degré entre la race blanche et les races de couleur, entre les différentes régions du corps, et entre les individus d'une même race.

Les pigments cutanés sont de deux espèces. La *mélanine* est une substance organique noire, finement granuleuse, ne contenant pas de fer mais du soufre en grande proportion, combiné à des acides aminés. Son siège est presque exclusivement intracellulaire. Les expériences de Meirowski avaient montré que, dans des lambeaux de peau excisés et mis à l'étuve, la quantité du pigment augmente un peu dans l'épiderme. Le travaux de Bruno Bloch et de son école, à l'aide du réactif appelé dopa (dioxyphénylalanine), ont prouvé que les cellules contenant du pigment sont de deux ordres : les unes, donnant une réaction positive à la dopa, sont donc *mélanogènes*, c'est-à-dire fabriquent elles-mêmes leur pigment, probablement par l'action d'une oxydase qu'elles contiennent sur un chromogène ou propigment amené par la circulation ; ce propigment serait élaboré et mis en liberté surtout par la rate et le foie ; — les autres, dopa-négatives, ne renferment qu'un pigment d'emprunt, qu'elles ont reçu des premières ; on les appelle *chromatophores*. Ne sont mélanogènes que les cellules basales de l'épiderme et du bulbe des poils ; les cellules pigmentées qu'on rencontre, et parfois en abondance, dans le derme et surtout le corps papillaire, sont des chromatophores.

Il existe aussi, mais seulement chez le fœtus et chez le nouveau-né (dans les taches mongoliques), des cellules mésenchymateuses qui sont mélanogènes. Elles abondent dans la peau de certains singes, de la souris grise, etc.

C'est à de la mélanine qu'est due la pigmentation de la peau humaine, celle des cheveux et celle de la choroïde.

L'autre pigment, *pigment ocre*, *hémosidérine* ou *rubigine*, est en granulations brunes de dimensions diverses et présente les réactions du fer, notamment celle au ferrocyanure de potassium. Il se forme aux dépens du sang extravasé dans les hémorragies, pétéchies, etc., et ne siège exclusivement que dans le derme, jamais dans l'épiderme.

Le *pigment paludéen* n'a pas les réactions du fer ; on l'assimile donc à la mélanine ; il est formé par les organismes de la malaria aux dépens probablement de l'hémoglobine du sang.

Sauf dans les cas que je spécifierai, c'est aux variations d'abondance de la mélanine que sont dues les dyschromies.

DYSCHROMIES. — On appelle *dyschromies* les modifications pathologiques de la coloration de la peau, résultant soit d'un excès, soit d'un défaut de pigment. Elles ne s'effacent pas par la pression du doigt, résistent à tous les lavages, et d'ordinaire persistent longtemps, parfois même pendant toute la vie.

Le plus souvent il s'agit de surpigmentations. Les *hyperchromies* sont circonscrites : *taches pigmentaires*, — ou diffuses : *mélanodermies*.

L'*hypochromie* et l'*achromie* sont plus rares.

Quand cette dernière est congénitale on l'appelle *albinisme* ; elle peut être généralisée ou localisée. L'albinisme complet, dans lequel il y a absence plus ou moins totale du pigment dans la peau et les phanères, est une dégénérescence grave, très exceptionnelle dans l'espèce humaine. L'albinos a la peau cireuse, les cheveux et les poils blancs ou d'un blond très pâle, l'iris rose ou bleuâtre.

L'*achromie congénitale partielle* est exactement l'inverse d'un nævus pigmentaire ; elle est souvent familiale, circonscrite à un territoire nerveux d'un seul côté du corps, ou consiste en quelques taches blanches, dites *nævi achromiques*.

L'hypochromie acquise s'appelle *leucodermie* ; elle est ordinairement secondaire à un processus local. Souvent elle s'associe à l'hyperchromie sur des points voisins, constituant les *leuco-mélanodermies* du vitiligo et de quelques autres affections analogues.

L'élaboration du pigment, phénomène physiologique, peut être influencée par des *causes* très variées : les unes, locales (radiations lumineuses et autres, irritations de toute nature), se montrent efficaces, du plus au moins, chez tous les sujets ; mais dans quelques cas elles peuvent mettre en évidence, extérioriser pour ainsi dire, une prédisposition de cause intime (épreuve de Jacquet et Trémolières) ; — les causes générales sont représentées par des troubles endocriniens, hématiques, ou nerveux pouvant eux-mêmes résulter d'infections ou d'intoxications.

Au point de vue du diagnostic, on doit, en face d'une dyschromie, rechercher tout d'abord : — si elle est *secondaire* à un autre processus (macules), ou *primitive*, en apparence essentielle ; — si elle est *pure*, sans autre modification du tégument, ou *associée* à une dermatose d'autre nature ; — si elle est *circonscrite* (taches pigmentaires), ou *diffuse* (mélanodermies), généralisée ou régionale.

C'est sur ce plan que j'ai établi le groupement des syndromes dyschromiques que je vais passer en revue. J'y ai joint un paragraphe consacré au *vitiligo* et autres *leuco-mélanodermies*.

Enfin, bien qu'il ne s'agisse pas de troubles pigmentaires en ce cas, mais de corps étrangers, j'ai consacré quelques lignes aux *tatouages* et à l'*argyrie*.

DYSCHROMIES ARTIFICIELLES ET SECONDAIRES

Pigmentations artificielles. — Toute irritation cutanée, surtout si elle est un peu forte et prolongée, peut être l'origine d'une pigmentation artificielle locale. Certains sujets y sont manifestement prédisposés ; la stase sanguine, comme dans les jambes variqueuses, par exemple, en favorise la production.

Tantôt la pigmentation est la conséquence directe et unique de l'irritation ; tantôt elle succède à une hyperémie, ou même à un processus bulleux, eczémateux, etc. ; dans ce dernier cas, elle rentre dans ce que j'appelle les macules.

Les *agents mécaniques*, le frottement des vêtements, corsets, chaussures, bandages, les grattages répétés dans les prurits, provoquent des hyperchromies souvent caractéristiques par leur siège et leur configuration.

Bien connues sont les pigmentations dues à des *agents physiques* : le *teint hâlé* que produisent la lumière solaire, le grand air, la lumière électrique, la pratique de plus en plus courante de l'héliothérapie et des irradiations ultraviolettes, crée des mélanodermies souvent généralisées mais temporaires ; les rayons X laissent souvent des taches hyperchromiques durables. La lumière, mais surtout la chaleur, interviennent dans la pigmentation de la face, des avant-bras et du tronc, chez les ouvriers du feu, chauffeurs de machines, forgerons, verriers, boulangers, etc. Ces pigmentations *actiniques* sont parfois disposées en réseaux.

Une mention spéciale est due à la **pigmentation réticulée a calore**, qui dessine des réseaux à larges travées. On l'observe sur les cuisses des marchandes en plein air, qui s'assoient sur leur chaufferette, et sur n'importe quelle région chez les sujets qui ont abusé de compresses chaudes ou de lotions très chaudes pour combattre des douleurs, un prurit, etc. ; elle peut ou non avoir été précédée de dermite érythémateuse. On a pu la reproduire expérimentalement. — La disposition en réseau pigmentaire rappelle celle du livedo, dont la rapproche le nom de *cutis marmorata pigmentosa* (p. **19**).

Beaucoup d'*agents chimiques* peuvent causer des pigmentations très persistantes, même sans action caustique ; il est bon que le médecin en soit prévenu pour éviter des reproches dans certaines circonstances. Tels sont presque tous les rubéfiants et révulsifs, notamment les sinapismes, le chlorure de méthyle, le chloroforme, la teinture d'iode, l'eau de Cologne, etc. Les applications de chrysarobine donnent ordinairement lieu à un *érythème bronzé chrysarobique*, auquel succède une pigmentatiou brune, extensive mais temporaire, sur laquelle se détachent en blanc les plaques psoriasiques guéries.

Le *traitement* des pigmentations artificielles consiste dans la suppression de la cause hyperchromisante, et dans l'emploi des topiques dont je parlerai à propos du chloasma.

Macules. — J'ai l'habitude de réserver ce nom, qui dans l'usage courant fait double emploi avec le mot *taches*, aux reliquats dyschromiques, mais non cicatriciels, d'un grand nombre d'affections cutanées.

Les macules succèdent aux excoriations, à des éruptions érythémateuses, vésiculeuses, eczémateuses, bulleuses, telles que brûlures, vésicatoires, aux bulles purulentes de l'impétigo, aux folliculites superficielles, aux multiples lésions de la gale, aux papules de toute nature, etc.

Elles consistent en une pigmentation locale, souvent bien circonscrite, ou quelquefois en une hypochromie centrale entourée d'un halo pigmentaire. Elles sont souvent squameuses au début, puis de surface absolument normale.

En l'absence d'une observation suivie ou de renseignements suffisants, les macules exposent à de multiples erreurs de diagnostic. On doit avoir soin de ne pas confondre les macules, dont l'épiderme a sa structure normale et qui sont toujours temporaires, avec des *cicatrices* (p. 439), qui sont indélébiles.

Le siège, l'étendue, la configuration des macules ont souvent une valeur indicatrice importante relativement à la dermatose qui leur a donné naissance. On a depuis longtemps signalé la tendance hyperchromisante des papules syphilitiques de toutes variétés chez certains sujets. Ces *syphilides nigricantes*, suivant l'expression de A. Fournier, font parfois le désespoir des malades.

Un groupe particulier de *macules pigmentaires d'origine hémorragique*, dans lesquelles le pigment est de l'hémosidérine, est constitué par les taches brunes consécutives aux ecchymoses traumatiques ou purpuriques, à l'urticaire hémorragique, à l'eczéma variqueux, etc.

Sous le nom de **dermite pigmentée et purpurique des jambes**, ou de *dermite jaune d'ocre*, on désigne de larges taches plus ou moins nettement limitées, parfois réticulées ou composées de macules lenticulaires, violacées ou brunes, qu'on observe très fréquemment sur les membres inférieurs de sujets adultes ou âgés. Elles persistent indéfiniment et peuvent parfois annoncer un ulcère de jambe. Elles résultent de minimes hémorragies interstitielles, fréquemment renouvelées, qui sont dues à une angiodermite ; celle-ci, pour A. Chaix, de Lyon (1926), qui a étudié cette affection après Favre, serait d'origine le plus souvent syphilitique.

La *maladie pigmentaire progressive de Schamberg* (1901), — qui a fait l'objet de travaux de Kingery, Adamson (1919), etc., est une dermatose rare dont on n'a publié qu'une vingtaine de cas, et qui est spéciale au sexe masculin. Elle est caractérisée par des points rouges (Cayenne pepper dots) qui apparaissent lentement sur les jambes et les pieds ; ils donnent lieu peu à peu à une pigmentation hémosidérique. Les lésions consistent en dilatations capillaires avec endo-péri-vasculite. La nature de cette maladie est inconnue ; sa durée est indéfinie. Certains auteurs tendent à admettre son identité, ou tout au moins sa parenté, avec le purpura annularis. Le diagnostic avec des angiomes serpigineux ou avec la sarcomatose de Kaposi a été embarrassant dans plusieurs cas.

DYSCHROMIES ASSOCIÉES ou DERMATOSES DYSCHROMIQUES

Plusieurs dermatoses donnent lieu à une coloration noire ou foncée des téguments qui n'est pas pigmentaire, en ce qu'elle résulte uniquement d'une teinte anormale de l'*épiderme corné* ; dans ce cas, des grattages énergiques parviennent à détacher l'enduit coloré. Il en est ainsi dans beaucoup d'hyperkératoses et kératodermies, dans l'ichtyose noire, dans la dyskératose folliculaire, dans certaines séborrhées nigricantes, dans le pityriasis versicolore, dans les caratés, etc.

D'autres sont vraiment des *dermatoses dyschromiques*, ou éventuellement dyschromisantes. Les taches antipyriniques (p. **656**) et les taches lépreuses sont d'ordinaire *érythémato-pigmentées*.

Je citerai plus bas (p. **433**) diverses éruptions qui peuvent s'accompagner ou être suivies de troubles pigmentaires, telles que le lichen plan, divers prurigos, etc.

Les pigmentations font aussi partie essentielle de l'acanthosis nigricans (p. 307), — de la maladie de Recklinghausen (p. 964), — du xeroderma pigmentosum, et de plusieurs dystrophies cutanées analogues, — de l'urticaria pigmentosa (p. 1021).

Je cite enfin pour mémoire les *tumeurs pigmentées*, telles que les nævi pigmentaires, les nævo-carcinomes et mélanosarcomes.

Dans tout ce groupe des dyschromies associées, c'est la dermatose principale, caractérisée par les lésions qui lui sont propres, qu'il importe de diagnostiquer, qui explique la dyschromie, qui régit le pronostic et le traitement.

TACHES PIGMENTAIRES

Éphélides. — Les éphélides (de ἐπί sur, ἥλιος soleil) ou *taches de rousseur*, que quelques dermatologistes confondent à tort avec le lentigo, sont des taches pigmentaires petites, lenticulaires, arrondies, ovalaires ou plus rarement irrégulières, de teinte jaune pâle, café au lait ou brunâtre, tout à fait planes, lisses et non squameuses, généralement isolées et nombreuses, ou très profuses et agminées sinon confluentes, symétriquement disposées. Leur siège d'élection est à la figure, sur le nez, les pommettes, le front, aux mains et aux avant-bras; plus rarement elles constellent les épaules, les bras, les jambes, les fesses et les organes génitaux.

Les éphélides ne sont pas congénitales, mais souvent familiales; elles apparaissent dans l'enfance ou au cours de la jeunesse, surtout chez les sujets blonds ou roux, anémiques ou lymphatiques, ou même jouissant d'une santé parfaite.

Il n'est pas douteux que la lumière solaire ne joue un grand rôle pour en provoquer l'éclosion, ce que rappelle leur nom; elles sont d'ailleurs bien plus apparentes au printemps et en été, que pendant l'hiver. Mais, d'autre part, elles sont si nettement héréditaires, selon le type dominant, dans certaines familles, se développent si bien aussi dans les régions couvertes, qu'on peut à bien des égards les rapprocher des nævi.

L'histologie ne montre, dans les éphélides, qu'une quantité anormale de pigment dans les cellules épidermiques basales, avec présence de quelques chromatophores dans le corps papillaire.

Chloasma. — Le *chloasma utérin* consiste en taches étalées, irrégulières de forme et de contour, quelquefois confluentes en nappe, de teinte jaune, brunâtre ou plus foncée encore, qui siègent, presque toujours symétriquement, sur le front, les tempes, les parties latérales des joues, plus rarement sur les paupières, le menton ou en d'autres points du corps. La bordure nette du chloasma le distingue des pigmentations caloriques et solaires.

Le chloasma se développe communément dans la grossesse (*masque des femmes enceintes*) et persiste jusqu'au retour de la menstruation, ou souvent toute la vie. En même temps, ou même en son absence, se produit une pigmentation de la ligne blanche abdominale, de l'aréole des seins, de la vulve, surtout chez les femmes brunes. Divers états morbides, métrites, salpingites, dysménorrhée, etc., peuvent produire des pigmentations identiques. On rencontre aussi des cas de chloasma de cause absolument occulte. — Dans la pathogénie de cette dyschromie interviennent, soit une irritation du sympathique abdominal, soit des troubles des glandes endocrinines.

Le *traitement* du chloasma, ainsi que celui des éphélides et des pigmentations artificielles, ne donne guère de résultats satisfaisants. Le mieux serait de faire de la prophylaxie et, chez les personnes prédisposées, d'éviter les irritations cutanées, l'action de la lumière (p. **630**), de traiter convenablement les affections utérines, abdominales, endocriniennes, l'anémie et le lymphatisme s'ils existent; on se rappellera que l'arsenic est hyperchromisant.

Localement, on prescrit des lotions dites décolorantes, des applications d'emplâtre rouge ou d'emplâtre de Vigo pour la nuit, ou bien des pâtes au calomel salicylées, ou encore des lotions à l'eau oxygénée. Les badigeonnages exfoliants réussissent à décolorer les taches de chloasma; mais la guérison n'est ordinairement que temporaire.

***Taches pigmentaires systématisées ou dissémi-
nées.*** — On vient de voir que les éphélides et le chloasma
sont des affections régionales acquises.

On a récemment appelé l'attention sur les pigmentations
systématisées qui peuvent survenir sur les territoires anesthésiques ou paresthésiques dans les blessures et affections de la
moelle épinière (A. Thomas), et en demi-ceinture dans le zona
(Souques); elles se rapprochent des dermatoses linéaires (p. 263).

Les ***taches mongoliques*** sont connues depuis Bälz, qui les
a remarquées chez les Esquimaux; elles ont été étudiées par
Grimm, Adachi et plus récemment par Ahmed el Bahrawy
(1922). Elles sont de couleur gris ardoisé, sans relief, et siègent
dans la région sacro-coccygienne ; quelquefois on en trouve plusieurs sur les lombes, le dos, les fesses et les épaules des
enfants. On les observe chez *tous* les nouveau-nés Japonais et
Mongols; elles sont constantes aussi, mais rarement apparentes
(2 à 3 pour 1000 d'après J. Comby), chez les enfants Européens.
Elles disparaissent au cours de l'enfance, généralement vers
l'âge de 6 ou 7 ans.

La lésion est tout à fait spéciale. L'épiderme n'est pas pigmenté; mais, dans la profondeur du chorion, on constate la
présence de mélanoblastes mésenchymateux allongés. L'existence d'un certain nombre de ces cellules pigmentaires spéciales serait normale et constante dans la région sacrée de tous
les nouveau-nés européens, selon Br. Bloch.

Les ***taches bleues*** ou *ombrées*, que provoque la morsure
du *phthirius inguinalis* ou morpion (p. 705), sont caractérisées
par leur teinte particulière, ardoisée.

Elles sont de forme irrégulière, de dimensions lenticulaires
ou nummulaires ; l'épiderme n'y est nullement modifié; elles
ne causent aucun prurit et durent quelques jours ou une
semaine environ. Elles siègent en nombre variable sur l'abdomen, les cuisses, le dos, quelquefois sur la poitrine. Les expériences de Duguet ont prouvé qu'elles sont dues à l'action
locale du venin du parasite.

En présence de taches pigmentaires jaunes ou brunâtres
disséminées, on doit tout d'abord songer aux pigmentations

artificielles et secondaires, que j'ai étudiées dans le paragraphe précédent ; puis aux *nævi* pigmentaires, à la *maladie de Recklinghausen*, qui comporte des formes frustes exclusivement pigmentaires ; enfin à l'éventualité de pigmentations circonscrites dans plusieurs des *mélanodermies* de cause générale.

DYSCHROMIES DIFFUSES et MÉLANODERMIES

Les *pigmentations diffuses*, qu'elles soient généralisées ou, ce qui est plus fréquent, régionales ou avec prédominances régionales, relèvent : soit d'infections chroniques, telles que la tuberculose, la syphilis, la lèpre, la pellagre, — soit d'intoxications, telles que l'arsenicisme et la pédiculose, — soit de diverses maladies du sang, — ou de maladies nerveuses.

Ces diverses causes agissent vraisemblablement par la mise en jeu d'un mécanisme pathogénique endocrinien.

Toutes les pigmentations étendues ou régionales peuvent éventuellement manifester une tendance à se disposer en réseau ; mais, sont franchement des *pigmentations réticulées*, en dehors des pigmentations *a calore*, la syphilide pigmentaire aréolaire, la poïkilodermie et la dermatose de Riehl.

Mélanodermie addisonnienne. — Dans la *maladie d'Addison* la coloration bronzée des téguments est souvent tardive ; mais elle peut aussi précéder de plusieurs années les autres symptômes, c'est-à-dire l'asthénie, les troubles digestifs, les douleurs lombaires, etc.

La pigmentation exagérée, de teinte brun rouge ou gris brunâtre, se manifeste souvent en premier lieu sur les régions normalement les plus colorées (organes génitaux, aréoles des seins, plis articulaires), — sur les parties découvertes, face et mains, — sur les cicatrices anciennes ou récentes, et les surfaces irritées. Jacquet et Trémolières ont démontré qu'un irritant local, tel qu'un vésicatoire, peut « extérioriser » une tendance latente à la pigmentation. Ultérieurement, la teinte bronzée se généralise diffusément ou par larges taches, qui s'étalent et confluent. Sur les surfaces hyperchromiques, il peut y avoir des réserves, sous forme de taches paraissant leucodermiques.

Très habituellement la pigmentation atteint aussi, et parfois même avant la peau, la *muqueuse buccale*, où l'on constate des taches fauves ou brunes, bien limitées ou à bords diffus, sur les joues, les lèvres, la langue, les gencives et le palais.

Les lésions cutanées et muqueuses consistent en une surcharge de mélanine dans l'épiderme et le derme. Je parlerai plus bas de leur pathogénie.

Des **pigmentations buccales**, de même type et de même siège que celles de la maladie d'Addison, en taches ou traînées, ont été observées dans des conditions diverses; en l'absence de tout indice d'une insuffisance surrénale, on ne saurait guère les attribuer à de l'« addisonisme ». En dehors de la pédiculose, on en a signalé dans la maladie de Basedow, les sclérodermies, la mélanose de Riehl, exceptionnellement dans l'arsenicisme. — D'autre part, on sait qu'il existe des pigmentations buccales *physiologiques* dans certaines races, chez les nègres, les Indo-Chinois, les Malais, les Arabes, etc.; en Europe chez les Roumains et les Tziganes; on en a constaté des cas isolés dans l'Europe occidentale; elles peuvent n'apparaître qu'à la puberté. Leur caractère ethnique est donc évident.

La **mélanodermie des tuberculeux** est connue depuis longtemps, surtout dans les cas de péritonite ou d'entérite tuberculeuses.

Elle consiste en une teinte bistre ou brunâtre des organes génitaux, de l'abdomen, et quelquefois du cou. Sa pathogénie est vraisemblablement de même ordre que celle de la mélanodermie d'Addison. Elle n'en diffère d'ordinaire que par une moindre diffusion, notamment aux parties découvertes.

Syphilide pigmentaire. — En dehors des *macules pigmentaires* post-éruptives signalées plus haut, et des *leuco-mélanodermies* dont je parlerai plus loin, — la syphilis produit très fréquemment une *pigmentation aréolaire du cou* vraiment spéciale, qui peut compter parmi ses symptômes les plus révélateurs.

Cette syphilide pigmentaire aréolaire est plus commune chez la femme que chez l'homme. Elle apparaît dès le deuxième ou

le troisième mois de l'infection, ou dans le cours de la première
année, rarement après deux ans; sa durée est de cinq à
quatorze mois, selon Jadassohn. Elle est régulièrement symétrique, sauf exceptions rares.

Elle consiste en une hyperchromie grisâtre ou brunâtre, plus
ou moins foncée, à bord diffus, parsemée d'ilots ou taches
blanches bien limitées, qui ont des dimensions variant de celles

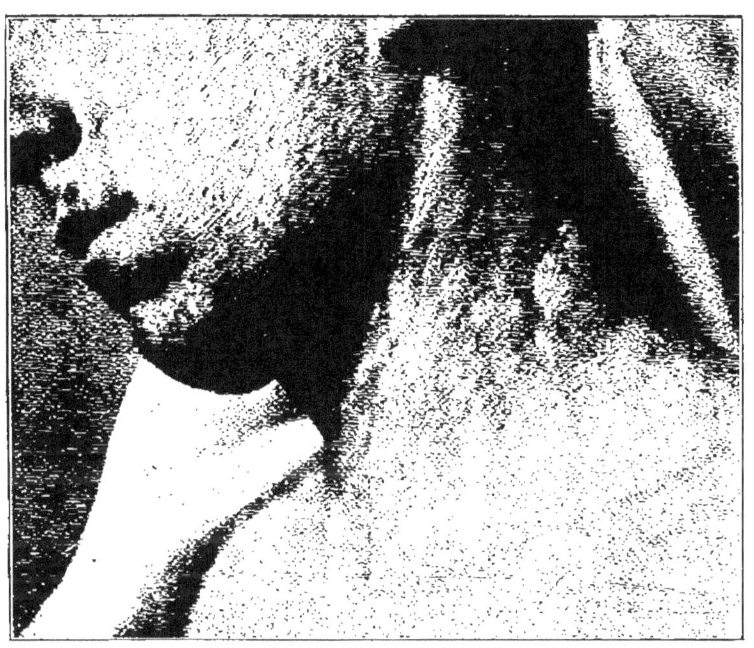

Fig. 109. — Syphilide pigmentaire aréolaire du cou. (Musée photogr.
de l'Hôpital Saint-Louis.)

d'une lentille à celles d'une pièce d'un franc; l'ensemble dessine
donc un réseau à larges travées, plus marqué d'ordinaire sur
les parties latérales du cou (fig. 109). Ce « collier de Vénus »
envoie assez souvent des irradiations sur la poitrine, surtout
en avant des aisselles, sur les flancs, et peut même se généraliser à tout le tronc et à la racine des membres. Dans quelques
cas on trouve des macules pigmentaires au centre d'un certain
nombre des aréoles blanches.

La pathogénie de la syphilide aréolaire est encore discutée.
Pour les uns, la pigmentation est le fait primitif et unique, et

l'apparente décoloration des mailles résulte d'un effet de contraste ; pour d'autres, les taches blanches seraient véritablement
leucodermiques et succéderaient à une éruption roséolique qui
s'entoure secondairement de zones surpigmentées.

Cette discussion n'a qu'un intérêt théorique ; ce qu'il importe
de savoir, c'est que l'éruption roséolique, soi-disant préalable,
échappe dans la plupart des cas à un examen aussi attentif que
minutieux.

Dans sa disposition topographique habituelle, cette dyschromie est probablement pathognomonique. Les quelques observations anciennes de pigmentations aréolaires de même type
qu'on a attribuées à la tuberculose ou à la chlorose, remontent
en effet à une époque antérieure à la découverte du séro-diagnostic de la syphilis.

On a noté, dans la syphilis secondaire également, des pigmentations d'un autre type, analogues au chloasma par exemple
ou se rapprochant du vitiligo, ainsi que des taches pigmentaires
buccales semblables à celles de la maladie d'Addison.

Les hyperchromies syphilitiques n'obéissent que difficilement au traitement spécifique.

Dyschromies lépreuses. — Les taches érythémato-
pigmentées initiales, le pemphigus lépreux, les tubercules, les
infiltrations et les ulcères lépreux, laissent souvent à leur suite
des *taches*, hyperchromiques ou franchement achromiques, ou
des *leuco-mélanodermies* résultant d'une combinaison de ces
deux troubles opposés.

On observe par exemple des taches blanches à bordure pigmentée, annelées, en réseaux, rubannées ou diffuses, des nappes
foncées parsemées de taches décolorées (p. 815), etc.

Toutes ces manifestations diverses, — qu'on désignait autrefois sous les noms de *mélas, leuké, morphea alba* et *nigra, vitiligo gravior*, — sont habituellement caractérisées par leur
anesthésie.

La distribution du pigment y est variable. On peut presque
constamment déceler des bacilles de Hansen dans les coupes
de la peau, mais en très minime quantité.

Dyschromies arsenicales. — La mélanodermie arsenicale peut se produire quels que soient l'âge et le sexe du sujet,

la nature de la préparation arsenicale, et son mode d'introduction. Des doses même minimes suffisent parfois, mais d'ordinaire c'est l'absorption prolongée, qu'elle soit médicamenteuse,
professionnelle, ou accidentelle, qui est en cause; il faut noter
cependant que les arsénobenzènes exposent moins à cet inconvénient que les préparations arsenicales inorganiques.

La pigmentation peut affecter deux formes, quelquefois combinées : celle d'*hyperchromie diffuse* prédominant sur les territoires normalement colorés, les cicatrices, ou les régions cutanées qui sont soumises à des pressions; ou celle de *taches
pigmentaires* qui grandissent et confluent. Chez des malades qui
avaient été abusivement traités par l'arsenic pour un psoriasis
ou un lichen, j'ai pu voir une mélanodermie généralisée très
foncée.

La teinte est gris de fer, ou bronzée, et même noire. Les
régions découvertes sont relativement épargnées, ainsi que les
muqueuses, sauf exception très rare.

On a signalé une mélanodermie temporaire, de tous points
analogue, due à la *quinine*.

Mélanodermie pédiculaire ou **phtiriasique**. — On
l'observe chez les miséreux, les sans-foyers, les chiffonniers,
vivant dans une incurie sordide, qui sont en proie à toutes les
vermines et dont les vêtements abritent des *pediculi corporis* en
nombre parfois invraisemblable (p 704); le nom de *vagabond's
disease* est d'ordinaire pleinement justifié.

La pigmentation de teinte brun sale, marbrée d'excoriations,
de croûtes et de cicatrices, prédomine sur le dos, la nuque, les
épaules, à la ceinture, sur les cuisses; mais elle peut s'étendre
à l'ensemble des téguments, y compris la face et les extrémités.

Greenhow, Besnier, Thibierge, etc., ont montré, et j'ai pu
vérifier le fait bien souvent, que la pigmentation peut s'observer
même sur la muqueuse buccale, sous forme de taches semblables à celles de la maladie d'Addison.

On a attribué l'hyperchromie aux grattages, aux extravasations sanguines, à l'action locale du venin des poux, mais elle
survit durant bien des mois à la disparition des parasites et du
prurit qu'ils entretenaient. Sa généralisation, sa localisation
possible à la bouche, tendent à faire croire que le venin agit

indirectement, par l'intermédiaire du système sympathique ou plutôt encore des glandes à sécrétion interne. L'asthénie, l'aspect fréquemment très cachectique des malades, les troubles digestifs qu'ils présentent, en sont des preuves de plus, et contribuent à rendre le diagnostic avec la maladie d'Addison très difficile dans certains cas.

Mélanodermies des hydrocarbures et goudrons. — Depuis l'année 1917 l'attention a été attirée sur un type de mélanodermie professionnelle qu'on a d'abord appelée *mélanose de guerre*; on l'a observée chez les ouvriers employés à la fabrication des munitions, mais aussi chez ceux, des deux sexes et de tout âge, qui sont exposés au contact des huiles de graissage, des vaselines impures, du charbon, du goudron et de leurs dérivés. La pigmentation, diffuse ou plus ou moins nettement en réseau, lentement progressive, occupe avec prédilection le visage, surtout le front, les tempes et les pommettes, le cou et la face d'extension des membres supérieurs, moins souvent le tronc et les jambes. Elle s'accompagne, au début surtout, d'une teinte érythémateuse, puis de desquamation poudreuse ou hyperkératosique, fréquemment d'hyperkératoses folliculaires; plus rare est la coïncidence de minimes papules faisant songer au lichen pigmentosus (p. 163), de bulles, de taches pigmentaires et leucoplasiques de la bouche ; parfois se produit insidieusement une légère atrophie superficielle de la peau.— On se demande s'il s'agit toujours d'une seule et même maladie ; on en peut distinguer trois types :

Dans la forme qui a été signalée tout d'abord, et qui est dite *Mélanose de Riehl*, la pigmentation prédomine ; elle peut envahir plus ou moins les parties couvertes; mais les comédons cornés sont clairsemés ou manquent.

La *poïkilodermie réticulée pigmentaire*, dont Civatte (1922) a étudié trois cas, paraît en être une variété où sont plus accusés l'érythème avec télangiectasies, l'atrophie cutanée et l'hyperkératose, au point de faire songer à du lupus érythémateux, tandis que les folliculites cornées font défaut (p. 451); elle guérit par l'opothérapie, surrénale surtout.

Dans la *mélanodermite toxique* de E. Hoffmann et Habermann, entrent pour une part importante les folliculites hyperkératosiques et acnéiformes (p. 511) particulièrement sur les avant-bras, les mains et les doigts, où elles peuvent simuler le pityriasis rubra pilaire (fig. 152); souvent elles vont jusqu'au bouton d'huile. On pense que cette troisième forme est plutôt due à l'action locale des produits nocifs.

La pathogénie de ces mélanodermies n'est pas élucidée. En dehors de l'action du contact direct, on peut concevoir une sensibilisation résultant de l'absorption par les voies respiratoires et digestives de vapeurs ou poussières contenant de l'acridine ou d'autres photo-sensibilisateurs, et cela, bien que la topographie de la dermatose ne permette pas d'accuser tout uniment la lumière. Des poisons végétaux, le pain de guerre comme le pensait Riehl (lequel contenait des légumineuses ainsi que l'a fait remarquer Kerl), pourrait jouer le même rôle. Mais l'intervention d'un mécanisme endocrinien est des plus vraisemblables, et est confirmée par les quelques bons résultats thérapeutiques que l'on a obtenus de l'opothérapie glandulaire.

Pathogénie des mélanodermies. — Dyschromies endocriniennes. — La mélanodermie résulte d'une exagération de la fonction pigmentaire de l'épiderme, et se manifeste parfois aussi sur les muqueuses dermo-papillaires de la bouche et des organes génitaux, ou même aux conjonctives.

On ignore en quoi consiste ce trouble général de la pigmentogenèse. Son existence est mise en lumière par le phénomène de la *pigmentation provoquée*, qui s'observe non seulement dans la maladie d'Addison, mais dans la pédiculose, l'arsénicisme, la dermatose de Riehl, et, plus ou moins dans toutes les mélanodermies, surtout celles qui s'accompagnent de cachexie. On a été jusqu'à émettre l'hypothèse qu'elle dépend de destructions cellulaires mettant en liberté du soufre et des acides aminés, lesquels entrent dans la constitution de la mélanine.

Dans le cas de la maladie d'Addison, on a naturellement tout d'abord rapporté la surpigmentation à la destruction des capsules surrénales; mais elle peut manquer dans des cas où ces organes sont détruits, et d'autre part leur intégrité a été plusieurs fois constatée alors que la mélanodermie existait. Cela a conduit à incriminer, non la lésion des capsules elles-mêmes, mais l'irritation directe ou réflexe de la portion avoisinante du grand sympathique (plexus solaire, ganglions cœliaque et semi-lunaires, etc.).

Depuis plus de trente ans j'ai été frappé du fait que, dans la plupart des mélanodermies comme dans l'addisonnisme, cette région du grand sympathique était, ou pouvait être, lésée : ainsi, dans l'acanthosis nigricans (p. 307) par des ganglions cancéreux, dans le chloasma par la gravidité ou les affections utéro-ovariennes, dans la syphilis par des adénopathies ou une localisation capsulaire.

Si l'on tient compte du fait que la substance médullaire des glandes surrénales n'est qu'un paraganglion sympathique, cet ensemble de considérations conduit à rattacher les mélanodermies à une *pathogénie nerveuse sympathique*. A vrai dire cette manière de voir n'explique guère le mécanisme dont dérive l'hypergenèse du pigment dans la peau et les muqueuses. On a donc cherché autre chose.

C'est la doctrine de la *pathogénie dysendocrinienne* qui est en faveur de nos jours, en tant que la plus conforme aux faits connus.

En dehors des capsules surrénales, ce sont, suivant le cas, les troubles fonctionnels de la thyroïde, de l'ovaire, de l'hypophyse et du foie, que l'on est amené à incriminer. En tout cas toute mélanodermie doit faire rechercher les symptômes endocriniens, si communs en pareil cas, lesquels signaleront quelle peut être la glande atteinte (Sézary, *Presse Méd.*, 1921).

De nombreux auteurs ont été frappés de la fréquence des signes d'insuffisance surrénale dans la mélanodermie pédiculaire, dans la pellagre, et dans la maladie de Recklinghausen (p. 961).

D'autre part, les troubles de la pigmentation sont assez communs dans le *myxœdème*, dans la *maladie de Basedow*, et dans les dysthyroïdies en général ; on déclare fréquent le vitiligo dans les cas de goître exophtalmique. La *maladie de Raynaud* appartient probablement au même groupe.

Dans les diverses formes de *sclérodermie*, que toute une série d'arguments tendent à faire rattacher à la dysthyroïdie, l'hyperchromie cutanée est un symptôme presque constant. On y observe une pigmentation plus ou moins foncée, diffuse, ou aréolaire, ou par taches, initiale ou tardive ; elle occupe soit

es territoires sclérosés, soit les régions qui les avoisinent, soit
ncore une grande étendue des téguments. Inversement, la
écoloration des plaques ou régions scléreuses n'est pas rare.
Des dyschromies analogues se rencontrent dans certaines formes
hémiatrophie faciale et d'*acrodermatite atrophiante*.

On a signalé des exemples de mélanodermie d'origine *hypophysaire*. Dans un cas de poïkilodermie, Werstein (1925) a
constaté de graves lésions de l'hypophyse.

Tout plaide en faveur de la nature endocrinienne des pigmentations, chloasma ou autres, de la *puberté*, de la *grossesse* et
de la *ménopause*.

On observe aussi des pigmentations régionales, ou plus ou
moins généralisées, dans les maladies où se produit une forte
destruction globulaire et que Quincke et Recklinghausen ont
groupées sous le nom d'*hémochromatoses*. Parmi celles-ci se
rangent le *diabète bronzé*, l'anémie pernicieuse, la maladie de
Banti, la *cachexie palustre*. Le pigment de ces mélanodermies
d'origine sanguine est pour une part de la mélanine, mais
surtout de l'hémosidérine.

Dans la *malaria*, ce sont les hématozoaires qui fabriquent aux
dépens de l'hémoglobine des grains de mélanine, qu'on peut
trouver dans le sang, libres ou phagocytés. La coloration de la
peau se borne d'ordinaire à une teinte terreuse ou cendrée,
diffusément répandue.

VITILIGO

Le *vitiligo* est une dyschromie non congénitale, caractérisée
par des taches blanches, achromiques ou fortement hypochromiques, nettement limitées et entourées d'une zone plus ou
moins étendue de surpigmentation.

En dehors du changement de sa coloration, la peau ne présente aucune modification de sa surface, de sa consistance ou
de son épaisseur.

Les *taches blanches* du vitiligo ont une teinte laiteuse ou
éburnée, un éclat mat, une forme généralement arrondie, ova-

laire ou polylobée, un contour net, finement sinueux. Tantôt elles sont en petit nombre, tantôt elles sont si abondantes et si nombreuses qu'elles couvrent une forte partie ou la presque totalité des téguments (fig. 110).

L'*hyperchromie* des territoires intermédiaires, qui ont une teinte brune ou grisâtre, est assez souvent particulièrement accusée au bord même des taches blanches; cette disposition donne l'impression que le pigment a été refoulé hors des surfaces achromiques; on observe aussi dans ces territoires des mouchetures hyperchromiques,

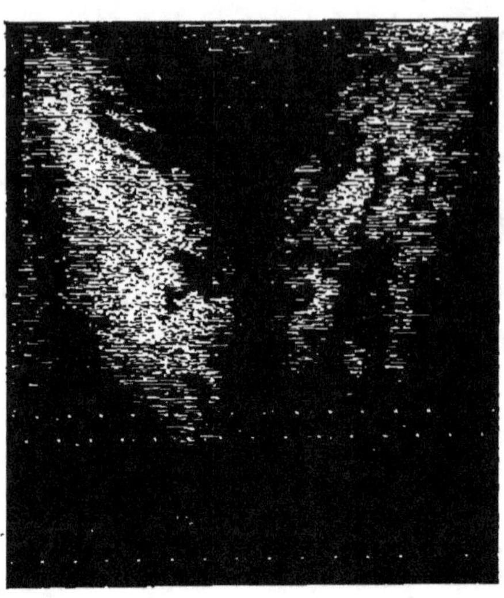

Fig. 110. — Vitiligo.

signalées par F. Jayle. A la périphérie des zones surcolorées, le passage à la teinte normale est graduel et insensible, rarement marqué par une limite nette.

Les cheveux et poils des taches blanches sont tantôt complètement décolorés, tantôt de nuance normale.

Aucun trouble de la sensibilité n'accompagne la dyschromie; on ne note ni douleurs, ni prurit, ni anesthésie appréciable.

Jadassohn a fait remarquer que les taches blanches sont plus sensibles à la lumière que la peau saine; par des irradiations à l'aide de l'arc électrique, intenses, prolongées et très nombreuses, Buschke, Stein, puis C. With (*Br. Journ. of D.*, 1920) y ont fait apparaître des îlots de pigmentation.

La *topographie* du vitiligo est des plus variables; assez souvent sa distribution est plus ou moins symétrique. Il peut occuper n'importe quelle région, mais témoigne cependant d'une certaine prédilection pour le dos des mains, les poignets et les avant-bras, pour la face et le cou, et pour les organes génitaux et les régions avoisinantes. On a dit que les muqueuses étaient toujours indemnes; cependant Leri et Cochez

(1921) ont constaté des pigmentations de la bouche chez des syphilitiques, et croient avoir eu affaire à du vitiligo des muqueuses.

Aucune règle ne régit l'*évolution* de l'affection; elle peut apparaître brusquement, ou plus souvent insidieusement; son extension est graduelle et presque insensible, ou se fait quelquefois par poussées. Il arrive que la dyschromie reste à peu près fixe, avec des variations saisonnières de ses nuances; plus ordinairement les taches blanches s'étendent et confluent en nappes; elles peuvent même se généraliser; mais en même temps le degré de l'hypochromie s'atténue. La guérison complète est rare.

L'*étiologie* du vitiligo est inconnue. L'adolescence, la jeunesse, et le sexe féminin, y semblent relativement prédisposés ; de même les sujets à cheveux foncés par rapport aux blonds, dans la proportion de 18 pour 20 selon Flarer (de Pavie). On l'a vu souvent survenir après un ébranlement nerveux ou un choc moral. Les traumatismes répétés jouent certainement un rôle d'appel, car le vitiligo n'est pas rare sur les points soumis aux frottements, à ceux d'un bandage herniaire par exemple.

La ponction lombaire, pratiquée systématiquement par Touraine chez tous les vitiligineux qu'il a rencontrés, lui a montré une réaction méningée dans 24 cas sur 38.

Mais le résultat concordant des enquêtes entreprises de divers côtés conduit à rattacher le vitiligo, moins à des troubles du système nerveux cérébrospinal, qu'à un déséquilibre du système de la vie organique et à un fonctionnement vicié des glandes endocrines, surtout de la thyroïde et des glandes génitales.

On le voit s'*associer*, trop souvent pour qu'il y ait là le fait d'un simple hasard, avec la pelade, les prurigos circonscrits, le lichen plan, les sclérodermies, et notamment avec la maladie de Basedow; dans cette dernière Sattler l'a rencontré dans 10 pour 100 des cas.

L'influence de la dysthyroïdie sur les troubles de la pigmentation, et notamment sur celle des phanères, paraît prouvée. D'autre part les désordres ovariens chez les vitiligineuses sont d'une fréquence extrême; des troubles génitaux chez les hommes ont été notés. Les signes de dystonie vago-sympathiques sont de même très communs.

Diverses causes sont capables de déclencher le déséquilibre endocrino-sympathique.

Comme d'autres, j'ai recherché une relation possible entre eux et la syphilis, et cette idée s'est trouvée plusieurs fois confirmée par le résultat du traitement; le rôle de l'hérédo-syphilis de deuxième génération, et au delà, ne peut guère être prouvé. En tout cas rien n'autorise jusqu'ici à admettre qu'il existe un *vitiligo syphilitique*, ni surtout que tout vitiligo implique une syphilis antérieure, acquise ou héréditaire. D'autres infections ou diverses intoxications, pourraient intervenir au même titre.

L'*anatomie pathologique* montre la disparition totale du pigment dans les taches leucodermiques, où la dopa-réaction de Br. Bloch est absolument négative; son abondance au contraire dans l'épiderme et le derme des régions hyperchromiques.

Le *diagnostic* est des plus faciles dans l'immense majorité des cas, si l'on se rappelle : que le vitiligo est une dyschromie dans laquelle les taches blanches achromiques l'emportent en importance sur la pigmentation; qui est acquise et non congénitale; que la dépigmentation n'est précédée d'aucun processus pathologique appréciable, inflammatoire ou autre, et ne s'accompagne d'aucune autre modification de la peau, en sorte que cette dépigmentation est à la fois « primitive et pure ».

Ainsi, n'appartiennent pas au vitiligo : les réserves de *peau saine*, non hypochromiques, de la syphilide aréolaire, du pityriasis versicolore, et de diverses mélanodermies; — les taches achromiques associées à de la pigmentation qui sont congénitales; elles rentrent dans les *leuco-mélanodermies*; — les taches achromiques consécutives à de l'érythème, à des syphilides, à des léprides, à un processus inflammatoire, dans lesquelles la peau décolorée présente généralement des changements de structure de l'ordre de ceux des cicatrices, et qui sont des leuco-mélanodermies. — Une certaine difficulté de diagnostic se présente parfois chez les lépreux, lesquels peuvent se trouver atteints de vitiligo légitime, mais chez lesquels on a observé d'autre part des taches achromiques parsemées dans des nappes pigmentées, auxquelles on a donné le nom de *vitiligo gravior*; celles-ci sont caractérisées par leur anesthésie.

On a signalé de divers côtés une dyschromie singulière, dans laquelle on voit une tache noire ou une petite élevure pigmentée au centre d'une tache blanche de vitiligo. Cet aspect avait été

décrit par Sutton (1916) comme une variété rare de vitiligo ; pour
Stokes (1923) et V. Poor, il s'agit d'un nævus pigmentaire
qui s'entoure d'un halo de leucodermie, par l'effet d'un déséquilibre de la mélanogenèse. Ce *vitiligo péri-nævique*, est
appelé aussi *leucoderma centrifugum*.

Le *traitement* du vitiligo donne généralement peu de résultats. Il va de soi que, dans les cas où la syphilis paraît en jeu,
on administre le traitement spécifique, et parfois avec un succès relatif. On doit craindre que l'arsenic n'aggrave l'hyperchromie. Le plus souvent on se contente de régler l'hygiène
générale du patient, de prescrire l'hydrothérapie sédative ou
tonique, et des traitements électriques. La photothérapie ne
donne que des résultats très incomplets acquis à grands frais.

Les notions nouvelles doivent faire insister sur les médications endocriniennes appropriées au cas. On peut masquer les
taches blanches trop apparentes par un vernis coloré, tel que
le licardet.

Leucodermies et leuco-mélanodermies. — Ces dyschromies, qui à un examen superficiel peuvent en imposer pour
du vitiligo, s'en distinguent, les unes parce qu'elles sont congénitales, les autres parce que la dyschromie n'y est pas primitive
et pure, mais accompagne ou suit une manifestation éruptive ;
dans ces dernières on constate souvent un changement de
consistance et de structure de la peau dyschromique.

Dans certaines familles de nos pays, et plus souvent dans les
races humaines colorées, on a observé des *leuco-mélanodermies
congénitales*, ou des faits d'*albinisme* partiel ; la dyschromie
est, en pareil cas, de nature nævique, absolument fixe, et quelquefois symétrique. Il est vraisemblable que les *nègres pies*
relèvent pour une part de cette anomalie congénitale, pour une
autre du vitiligo vrai, ou du vitiligo lépreux.

Le lichen plan, le lichen hypertrophique, le prurigo circonscrit, certaines syphilides, etc., peuvent être précédés, accompagnés ou suivis de dyschromies ; c'est l'*éruption* qui caractérise ces cas.

Il y a *sclérose* ou *atrophie* de la peau dans les cas suivants :
les taches leucodermiques de la sclérodermie circonscrite,
dites aussi *morphée nostras*, qui sont bordées d'un *lilac ring*;
— les *morphées lépreuses*, qui sont anesthésiques et renferment

le bacille de Hansen; — les *atrophies cutanées* en plaques, souvent précédées d'un stade érythémateux; — le *lichen plan atrophique*, qui a été papuleux; — les *radiodermites* scléreuses, qui sont parsemées de télangiectasies.

Beaucoup de *cicatrices*, quelle qu'en soit l'origine, ainsi que les *vergetures*, sont quelquefois pigmentées ou leucodermiques, et dans ce dernier cas souvent entourées d'une zone d'hyperchromie. Le fait est particulièrement fréquent pour les cicatrices des syphilides tertiaires.

Sous le nom de *leuco-mélanodermies syphilitiques tertiaires*, on a décrit (A. Fournier, Gémy) des cas dans lesquels la peau arrive à être marbrée de taches noires, ou de taches blanches arrondies ou polycycliques au sein de nappes de pigmentation. J'ai déposé au Musée de l'Hôpital Saint-Louis le moulage du scrotum d'un homme, syphilitique depuis trois ans, sur lequel on voit une syphilide papulo-circinée serpigineuse secondaire laisser derrière elle des taches achromiques bordées d'un ourlet d'hyperchromie; Milian a publié un cas analogue. Il ne faut qu'un peu d'attention pour distinguer cette *leuco-mélanodermie syphilitique secondaire* du vitiligo légitime.

TATOUAGES ET ARGYRIE

On désigne sous le nom de *tatouages* les taches ou dessins qui résultent de l'introduction volontaire dans le derme de particules colorées et insolubles, qui y persistent indéfiniment.

Les tatouages plus ou moins artistiques et les inscriptions sont faits généralement avec du noir de fumée ou de l'encre de Chine quand ils sont bleus, avec du vermillon quand ils sont rouges; les tatoueurs font pénétrer la poudre colorée en se servant de faisceaux d'aiguilles fines et rapprochées. — On observe couramment des tatouages sur les marins, les soldats coloniaux, les prostituées et leurs acolytes; mais aussi parfois dans les classes élevées, par l'effet d'une singulière aberration d'esprit.

On a maintes fois remarqué que les tatouages peuvent être chéloïdiens et qu'ils exercent une action d'appel, variable selon leur nature (cinabre, charbon), sur diverses éruptions, telles que syphilides, psoriasis, lichen plan. De plus ils réagissent par un gonflement œdémateux, durant environ 15 minutes, à une friction, un tapotement ou aux radiations bleues ou rouges; cette particularité, généralement ignorée des porteurs de tatouage, permet d'en prendre des empreintes (Bettmann, *Derm. Zeitsch.*, 1927).

Les *taches de poudre*, résultant d'un coup de feu tiré de près et de la pénétration de parcelles de charbon, ont une disposition caractéristique.

Dans certains métiers, chez les piqueurs de meules, tailleurs de limes, casseurs de pierres, mineurs, etc., des parcelles d'acier, de silex, de charbon, peuvent pénétrer dans le derme et causer des sortes de *tatouages professionnels*.

L'électrolyse, ou les injections hypodermiques faites avec des aiguilles d'acier, peuvent également laisser des points de *sidérose*.

Pour faire disparaître les tatouages, ce qui est difficile, on peut user de divers caustiques. Variot recommande de retatouer avec une solution concentrée de tanin, puis de passer à la surface un crayon de nitrate d'argent. Il se forme une escarre sèche qui entraîne le tatouage, si elle est assez profonde. — Je me suis servi avec avantage de scarifications quadrillées suivies d'une cautérisation au phénol pur. Les applications de neige carbonique, bien maniées, sont plus pratiques.

L'argyrie est une coloration ardoisée, à reflets bleuâtres, qui se développe chez les sujets soumis à l'absorption prolongée de pilules de nitrate d'argent ou d'autres sels d'argent, que l'on a prescrits autrefois dans le tabes, etc. Elle est généralisée, mais beaucoup plus marquée sur la figure, les mains et les plis articulaires, et peut aussi occuper les muqueuses.

Les granulations d'argent apportées par la circulation sanguine imprègnent surtout les fibres élastiques et les capillaires, en respectant les éléments cellulaires.

On peut rencontrer sur les muqueuses buccale, conjonctivale et vulvaire, des taches d'*argyrie locale*, consécutives à des cautérisations à la pierre infernale.

CHAPITRE XVII

ATROPHIES, SCLÉROSES ET DYSTROPHIES CUTANÉES

L'*atrophie cutanée* est un trouble de la nutrition de la peau dans lequel il y a diminution du nombre ou du volume de ses éléments constituants, ou de quelques-uns d'entre eux, du tissu élastique en particulier; cliniquement elle se traduit par une diminution de l'épaisseur réelle ou de la consistance du tégument. La peau atrophique est donc plus souple, plus facile à plisser, et souvent plus mince que la peau normale; sa coloration est habituellement modifiée, soit rosée, soit d'une blancheur nacrée. Quelquefois, comme il arrive dans certaines vergetures par exemple, la peau semble épaissie à la vue, tout en restant molle, dépressible et facile à plisser; cela dépend de son relâchement et de son infiltration par du plasma, ou bien de ce que la portion atrophiée est pour ainsi dire « exprimée » par la tension du tégument normal et résistant du voisinage (voir fig. 111).

La *sclérose cutanée* est une condensation des éléments de la peau, qui, augmentés ou non de volume et de nombre, sont en tout cas plus tassés et glissent moins facilement les uns sur les autres. La peau scléreuse peut donc être ou épaissie, ou normale, ou même amincie; dans ce dernier cas elle semble atrophique; mais toujours elle est plus ferme, moins dépressible, généralement difficile à plisser, et souvent elle adhère aux plans sous-jacents.

Bien que l'*atropho-dermie* et la *dermato-sclérose* constituent des états différents et en quelque sorte opposés, en clinique ils sont parfois difficiles à distinguer; ils se combinent souvent, se succèdent ou s'associent; c'est une raison pour étudier dans un même chapitre les syndromes dans lesquels on les rencontre.

Il existe en outre des altérations de la peau que l'on ne saurait désigner autrement que sous le nom de *dystrophies cutanées*. Le tégument y est tantôt aminci, tantôt boursouflé ; sa consistance est généralement diminuée. Elles forment un groupe naturel qui se range logiquement à côté des précédents.

La *pathogénie* de ces atrophies, scléroses et dystrophies n'est pas univoque. Tantôt elles sont *congénitales* et représentent de véritables malformations (*ex* : nævi atrophiques, xeroderma pigmentosum); tantôt elles se comportent comme des *dégénérescences* dues à l'âge, à des irritations exogènes ou endogènes répétées ; tantôt elles sont *secondaires* à un processus inflammatoire ou néoplasique, plus ou moins défini, dont elles constituent un reliquat nécessaire ou éventuel ; — quant à celles qui semblent *primitives* ou *idiopathiques*, surviennent sans cause apparente et sans être précédées de lésions antérieures appréciables, il semble de plus en plus qu'on soit en droit de les rattacher à des troubles endocrino-sympathiques.

Quelquefois on peut percevoir une relation entre la dermatose et quelques troubles de la santé générale ; ceux-ci manquent complètement dans d'autres cas.

DERMATOSES SCLÉREUSES ET ATROPHIQUES. — Je viens de dire pour quelles raisons il me parait nécessaire de les étudier ensemble. Pratiquement elles sont inséparables.

Or, ce qui m'importe ici, ce n'est pas d'établir des cadres qui, au point de vue de la pathologie générale, soient d'une logique parfaite, mais de présenter des tableaux cliniques répondant le plus possible à la réalité vivante.

Les atrophies et scléroses sont *deutéropathiques* ou *idiopathiques*.

1° Des formes deutéropathiques, généralement diffuses, avec ou sans rétraction scléreuse de la peau, consécutives à diverses dermatoses graves, — érythrodermies chroniques, pemphigus congénital, certains pemphigus foliacés, — je ne dirai rien. L'atrophie n'est ici qu'un épiphénomène, et les dermatoses au cours desquelles on l'observe ont été décrites ailleurs (**VI** et **X**).

2° D'autres scléroses ou atrophies, deutéropathiques encore, méritent au contraire d'être étudiées à part; ce sont des conséquences de lésions, ou de certaines dermatoses circonscrites, persistant après l'affection causale, et pouvant servir à faire reconnaître rétrospectivement celles-ci. Ce sont les *cicatrices* et les *atrophies cicatricielles*.

3° Je place à côté les *vergetures*, groupe hétéroclite d'atrophies de pathogénie encore douteuse, renfermant des formes protopathiques, et d'autres deutéropathiques.

4° Je décrirai ensuite les *atrophies idiopathiques*. On en distingue des formes *diffuses* ou *régionales*, et d'autres *maculeuses* et *disséminées*.

5° Les *atrophies congénitales* sont très rares. On en a observé une forme *généralisée* chez des sujets dégénérés, issus de parents tarés, par l'alcoolisme, la tuberculose, la syphilis, etc. Leur tégument est mince, lisse, pâle ou diversement pigmenté, laissant transparaître les vaisseaux de l'hypoderme, et éminemment vulnérable. — Sous le nom de *gérodermie* on désigne une variété de cette malformation cutanée, dans laquelle la peau d'enfants nouveau-nés est ridée et d'aspect sénile; elle dépend probablement d'une agénésie du tissu élastique, analogue à celle qu'on connaît dans l'épidermolyse bulleuse.

Les atrophies congénitales *partielles*, ou *nævi atrophiques*, sont des taches plus ou moins nettement limitées, quelquefois zoniformes, de même aspect que les précédentes, ou jaunâtres et saillantes par hypertrophie de l'hypoderme.

6° J'étudierai enfin les *sclérodermies*, diffuses et circonscrites, scléroses au sens propre du mot.

7° Dans un autre paragraphe, je réunirai quelques *dermato-scléroses régionales*, qui, malgré l'analogie de leurs lésions, mélange d'atrophie et de sclérose, diffèrent entre elles par leur localisation, leur évolution et probablement par leur pathogénie.

DYSTROPHIES CUTANÉES. — Cette dénomination pourrait convenir à un nombre considérable de dermatoses chroniques : des atrophies, scléroses et hypertrophies cutanées, beaucoup de kératoses, de dyschromies, de folliculoses, trichoses et onychoses, etc., résultent en réalité d'un trouble de la nutrition des tissus de la peau. Je me bornerai ici à ranger sous ce titre le *xeroderma pigmentosum*, — la *dégénérescence*

sénile, — la ***dystrophie présénile,*** — enfin deux dégénérescences rares : le ***pseudo-xanthome,*** — et le *colloïd
milium.*

CICATRICES

Une cicatrice est constituée par un tissu de nouvelle formation qui a réparé une perte de substance ou succédé à un processus inflammatoire. Ce tissu nouveau est toujours fibreux ; de
plus, la reconstitution de la peau n'est jamais qu'imparfaite,
car il y a déficit de tissu élastique, de fibres musculaires lisses,
de poils et de glandes cutanées, de papilles et souvent même
du corps papillaire tout entier. On peut donc dire qu'une cicatrice est à la fois une *dermato-sclérose* deutéropathique, et une
atrophie cutanée, quand bien même elle serait exubérante.

Une cicatrice est dite *belle,* quand elle est lisse, plane ou peu
déprimée, rosée ou blanche, souple et mobile sur les tissus sous-
jacents ; — *vicieuse,* quand elle est bosselée, saillante ou sillonnée de brides rétractées ; — *chéloïdienne,* quand elle est le
siège d'une hypertrophie fibreuse, proéminente et dure
(p. 1001).

Les cicatrices très superficielles ne se reconnaissent qu'à une
dépression minime, et à un éclat un peu brillant avec altération du « grain » de la peau, quelquefois avec dilatation des
orifices folliculaires, — modifications qui font défaut dans les
simples macules (p. 416).

Plus épaisses, les cicatrices sont rosées au début, ultérieurement blanches ou pigmentées, quelquefois squameuses, habituellement fermes au toucher. Étant moins extensibles, moins
élastiques que la peau saine, et munies d'une circulation nutri-
tive souvent moins active, elles sont sujettes à devenir le siège
de déchirures et rhagades, ou vulnérables au point que des
traumatismes légers peuvent y faire naître des bulles séreuses
ou hémorragiques, ou y entretenir des ulcères ; parfois elles
sont sensibles, ou même douloureuses spontanément. Les cicatrices des brûlures sont souvent particulièrement vicieuses,
difformes, rétractiles, avec une forte tendance à devenir chéloïdiennes (p. 626 et 1001). On conçoit que lorsque les lésions

englobaient les parties profondes, os, muscles, tendons, etc., les cicatrices puissent être *adhérentes*.

L'*origine* des cicatrices est extrêmement variée. On peut à cet égard les diviser en trois catégories :

1° Celles qui sont dues à une perte de substance *artificielle*, à un traumatisme, plaie ou incision accidentelle ou chirurgicale, à un caustique, à une brûlure, etc.; je n'ai pas à m'y arrêter ;

2° Celles qui résultent d'une *ulcération* quelconque ;

3° Celles qui proviennent d'un *processus pathologique interstitiel* sans perte de substance apparente, dont la réparation a donné lieu à une sclérose avec modification notable de la structure du derme. Entre les cicatrices de cet ordre et ce que j'appellerai les *atrophies cicatricielles*, il est impossible, à vrai dire, de tracer une limite nette.

Bien qu'aucune cicatrice ne soit rigoureusement pathognomonique par elle-même, il arrive fréquemment qu'on puisse en diagnostiquer l'origine probable ; elles constituent donc des stigmates d'autant plus précieux qu'ils sont indélébiles.

Dans l'appréciation de la *valeur séméiologique* des cicatrices, on a à tenir compte surtout de leur étendue, de leur nombre (variole, acné), de leur configuration (syphilis, tuberculose), de leur siège (bubons, écrouelles, chancres, lupus, etc.), de leur profondeur (ulcères, etc.), et même de leur couleur (favus, syphilis, etc.). Il faut savoir cependant que diverses circonstances accessoires, infections surajoutées, pansements défectueux, et qu'un mauvais terrain général, régional ou local, peuvent influer sur leurs caractères.

Parmi les *affections pustuleuses* et *ulcéreuses* qui laissent des cicatrices, je citerai la variole, l'ecthyma, l'acné pustuleuse, l'acné nécrotique, le furoncle, l'anthrax, le zona ulcéreux, le chancre simple ; la multiplicité des cicatrices de cet ordre, leur faible étendue, leur siège, les caractérisent plus ou moins nettement.

Tous les *tubercules*, syphilitiques, tuberculeux, lépreux, sont à peu près nécessairement suivis de cicatrice, et le fait contribue même à définir ces éléments qui sont dits : non résolutifs.

Pour simplifier, je vais résumer les caractères des cicatrices que causent ces trois grandes infections, quelle que soit la lésion originelle.

Dans la **syphilis**, le *chancre* ne laisse une cicatrice que s'il a été ulcéreux, en pratique dans près de la moitié des cas.

Les *syphilides secondaires* ulcéreuses peuvent moucheter les téguments de cicatrices plus ou moins profondes, planes ou gaufrées, à bordure souvent pigmentée.

Les cicatrices des *syphilides tertiaires* ulcéreuses ou gommeuses sont réputées caractéristiques, de par leur aspect blanc et lisse avec zone de pigmentation périphérique. En réalité, c'est surtout à leur forme et à leur groupement qu'on peut attribuer de la valeur; elles ont généralement des contours nets et réguliers, orbiculaires ou hémicerclés, ou se composent de disques disposés en arcades, ou de nappes réniformes, elles-mêmes polycycliques (polycyclisme à deux degrés). Les cicatrices des syphilides tuberculeuses sont souvent irrégulières de surface, gaufrées, violacées ou brunâtres, bigarrées d'étoiles blanches.

La présence de cicatrices fessières rondes et très superficielles peut être invoquée en faveur du diagnostic de *syphilis héréditaire*; mais leur valeur, en l'absence d'autres stigmates, serait fort minime. Les cicatrices rayonnées des lèvres sont au contraire très caractéristiques par elles-mêmes (p. **882**).

Les cicatrices de la **tuberculose**, osseuse, articulaire ou ganglionnaire ulcérée, ainsi que celles des *gommes* et *ulcères* tuberculeux, ont souvent pour caractères leur irrégularité de contour, qui est sinueux, rongé, et l'inégalité de leur surface, où se voient des brides rétractées, des promontoires et des *ponts*. Ces derniers, constitués par de minuscules brides adhérentes par leurs extrémités seulement, sous lesquelles s'accumule de l'épiderme corné coloré en noir par des poussières, et qu'on peut soulever en glissant une épingle au-dessous, ont, je crois, une réelle valeur indicatrice de la tuberculose; ils ne sont cependant pas absolument pathognomoniques, car j'ai rencontré des cicatrices « à ponts » à la suite de lésions sporotrichosiques, blastomycosiques, d'un anthrax chez un diabétique, etc.

Le *lupus* laisse des cicatrices très variables selon ses variétés; planes, blanches et lisses dans sa forme résolutive érythématoïde; plus épaisses, souvent rosées, quelquefois vicieuses et chéloïdiennes, dans les formes profondes. Elles peuvent occasionner des déformations graves des orifices de la face, par exemple des ectropions, des rétrécissements ou de l'atrésie des narines et de la bouche; des soudures des doigts et orteils (fig. 176, p. 780), des rétractions des jointures, etc. Elles sont fréquemment le siège d'une repullulation de nodules lupiques.

La **lèpre** fournit des cicatrices très variables, superficielles ou profondes, souples ou très scléreuses, saillantes ou déprimées, consécutives aux bulles, aux léprides, et surtout aux tubercules et infiltrations; on leur donne souvent le nom de *morphées lépreuses*; elles sont blanches ou parfois fortement pigmentées, et sont caractérisées par leur anesthésie. En dehors de ces morphées, il faut signaler les cicatrices profondes des ulcères de la lèpre, et la dermatosclérose diffuse des extrémités dans la forme mutilante.

Les *dermatoses végétantes*, — telles que le bouton d'Orient, le pian, le pemphigus végétant, les iodides et bromides, etc., — laissent, elles aussi, des cicatrices souvent irrégulières et à bordure pigmentée.

Il va de soi qu'il en est de même des *ulcères* de toute nature, des *phagédénismes*, des *gangrènes*; les cicatrices consécutives participent de l'étendue, de la configuration et de la profondeur des lésions originelles.

On peut voir parfois des *tumeurs* devenir l'occasion de cicatrices; des tumeurs bénignes comme certains nævi molluscum ou angiomes résolutifs, et des tumeurs malignes épithéliomateuses. C'est ainsi que des carcinomes secondaires de la peau, ulcérés ou non, de la forme appelée autrefois squirre, deviennent le siège d'une condensation fibreuse offrant exactement l'aspect d'une sclérodermie lardacée. Enfin, dans l'épithéliome cutané de la variété dite *épithéliome plan cicatriciel*, on voit souvent le centre du placard se scléroser, et la néoplasie épithéliale n'est plus reconnaissable que sur les bords, sous forme d'un liséré perlé (p. 980).

Il est bon de savoir, qu'inversement, les cicatrices peuvent devenir le point de départ d'un épithéliome, qui est généralement du type spino-cellulaire.

Le diagnostic de l'origine des cicatrices est souvent puissamment aidé par les commémoratifs, par le séro-diagnostic, et par l'examen d'ensemble du sujet.

Atrophies cicatricielles. — A côté de ces cicatrices, souvent irrégulières et importantes, que je viens de passer en revue, on doit ranger des lésions plus discrètes, d'ordinaire maculeuses, d'aspect atrophique au sens clinique du mot. On leur réserve le nom d'*atrophies cicatricielles*.

L'atrophie cicatricielle, sous forme généralement de plaques blanches, planes, glabres, plus ou moins indurées, est la conséquence fatale du *lupus érythémateux fixe* (p. 797), — des différentes formes de *folliculites dépilantes* (p. 517), — de la pseudo-pelade de Brocq, — des *lupus tuberculeux résolutifs* (p. 775), — des *syphilides tuberculeuses*, — et de la plupart des *lépromes non ulcérés*.

Elle caractérise une variété de lichen, le *lichen plan atrophique* (p. 170 et 454).

Diverses affections bulleuses, notamment le *pemphigus congenital* (p. 242), le *pemphigus lépreux* (p. 825), rarement la *maladie de Duhring*, — laissent des taches ou nappes de peau amincie, souvent pigmentées ou violacées, et assez mal limitées.

On note de petites taches atrophiques et leucodermiques, associées à des pigmentations, dans diverses dystrophies, telles que le *xeroderma pigmentosum*, la *dégénérescence sénile*, etc.

La *kératose pilaire*, lorsqu'elle guérit, laisse après elle un semis de cicatrices punctiformes, dont le siège est caractéristique.

Le *favus* produit très souvent de vastes surfaces lisses alopéciques et cicatricielles, de couleur habituellement rosée, quelquefois cependant franchement blanches.

Il faut mentionner encore la *radiodermite* qui, même sans ulcération, peut être suivie d'atrophies cicatricielles blanches, à bord diffus, sillonnées de télangiectasies et de taches pigmentaires.

Le fait que certaines dermatoses érythémateuses aboutissent à de l'atrophie cicatricielle avait conduit Unna à établir son groupe des *ulérythèmes* (de οὐλή, cicatrice) comprenant un type *centrifuge*, le lupus érythémateux, et des types *ophryogène* (p. 529) et *sycosiforme* (p. 519).

Cette tendance atrophiante appartient aussi à certaines *tuberculides érythémateuses*. — On a vu enfin quelques cas particuliers d'érythème, d'urticaire, ou de purpura, se terminer par des atrophies cicatricielles qu'on a rapprochées des atrophies maculeuses idiopathiques (p. 452).

Le diagnostic de l'origine et de la nature de ces atrophies cicatricielles repose généralement sur leur forme, leurs dimensions, leur nombre, leur siège topographique; quelquefois on a pu en suivre le développement, ou bien l'on peut retrouver les lésions originelles, soit au pourtour des taches, soit ailleurs.

En somme, lorsqu'il se trouve en face d'une tache atrophique ou scléreuse, le clinicien doit : 1° tout d'abord penser à une *cicatrice* et s'enquérir de son origine ; — 2° s'il ne s'agit pas d'une cicatrice à proprement parler, il songera aux *atrophies cicatricielles*; je viens de montrer combien sont nombreux et variés les processus qui peuvent aboutir à une lésion de cette nature; on passera en revue toutes les hypothèses possibles ; — 3° lorsque toutes les conditions précédentes pourront être exclues, on sera en droit de conclure à une *atrophie maculeuse idiopathique*.

L'anatomie pathologique des cicatrices diffère suivant la profondeur et la nature des lésions qui les ont causées. Il est nécessaire que le derme, ou tout au moins le corps papillaire, aient été atteints; sans quoi la réparation se serait faite sans cicatrice.

D'une façon générale, leur structure est la suivante : l'épiderme est plus ou moins épais, souvent hyperkératosique ou parakératosique, lisse, ou émet par sa face profonde quelques bourgeons irréguliers ; il recouvre un tissu fibreux dense, composé de faisceaux conjonctifs parallèles à la surface, dépourvu de fibres élastiques, ou tout au moins d'un réseau élastique régulier.

Les papilles et le corps papillaire tout entier font souvent défaut. Dans les fentes de ce tissu fibreux persistent longtemps des rangées de cellules embryonnaires ou plasmatiques, et souvent des mastocytes abondants. Les vaisseaux, relativement peu nombreux, mais souvent télangiectasiques sous l'épiderme, suivent des trajets variables, n'ayant rien de commun avec les plans vasculaires normaux. Assez souvent il y a des accumulations de pigment dans les fentes du tissu fibreux voisines de l'épiderme, dans l'aire ou au pourtour de la cicatrice; plus rarement on en observe dans l'épiderme lui-même.

Les poils et follicules pilo-sébacés, ainsi que les glandes sudoripares, sont absents, ou quelquefois transformés en kystes de milium.

Traitement. — Les cicatrices peuvent, avec le temps, s'assouplir et reprendre une coloration presque normale; mais elles ne s'effacent jamais complètement.

Le traitement prophylactique des cicatrices vicieuses consiste en pansements corrects: l'autoplastie, les greffes dites épidermiques de Reverdin, ou dermo-épidermiques de Ollier-Thiersch, ou les *small deep skin grafts* des Américains (p. **383**) pourront être indiquées dans les cas de perte de substance étendue.

Parfois, si les circonstances s'y prêtent, il pourra y avoir avantage à exciser une cicatrice déplaisante, pour la remplacer par une cicatrice linéaire moins apparente. Le massage local, les scarifications quelquefois, souvent les applications d'emplâtres mercuriels, la radiothérapie ou l'électrolyse, pourront améliorer une cicatrice difforme. Les injections de thiosinamine ou de fibrolysine ne sont pas sans danger, et donnent peu de résultats durables. A propos des chéloïdes, je reviendrai sur ce sujet (p. **1002**). — On peut, à l'aide de l'ionisation d'une solution d'iodure de potassium sur l'électrode négative, libérer, assouplir et décolorer les cicatrices vicieuses, même anciennes (Chiray et Bourguignon).

VERGETURES

Vergetures linéaires. — Le nom des *vergetures* leur vient de la comparaison avec les marques que laisseraient sur la peau, des coups de lanières ou de verges. On les appelle aussi *stries atrophiques, stries de grossesse, atrophies linéaires, striæ cutis distensæ*, etc.

Ce sont des atrophies cutanées de forme allongée, saillantes, ou planes, ou déprimées, mais toujours molles et dépressibles, qui semblent dues à une éraillure ou une distension exagérée de la peau ; elles sont indélébiles, mais souvent avec le temps elles deviennent peu apparentes.

Les vergetures linéaires ont une longueur de un à plusieurs centimètres, une largeur de 1 à 10 millimètres et plus ; elles ont une forme en fuseau, allongée, souvent onduleuse. Leur couleur, d'un rouge livide ou bleuâtre quand elles sont récentes, passe fréquemment au blanc nacré ; quelquefois elles sont au contraire hyperchromiques. Leurs bords sont nets ; leur surface est lisse ou plissée, ou quadrillée à grands losanges ; au toucher, elles donnent une sensation de mollesse, de vacuité relative ; il semble qu'une peau très amincie repose sur un tissu mou et fuyant.

Presque toujours multiples et ordinairement symétriques, les vergetures peuvent se développer dans une foule de régions, principalement sur le ventre, mais aussi sur les cuisses, les reins, au-dessus des genoux, sur les flancs, les seins, les fesses, etc. Leur direction correspond, en règle générale, à ce que l'on appelle les « zones de clivage de la peau » ; elles sont perpendiculaires au sens dans lequel s'est faite la tension maximum qui paraît leur avoir donné naissance ; elles sont ordinairement verticales sur le ventre, les régions trochantériennes et deltoïdiennes, — transversales sur les flancs, sur les lombes et au-dessus de la rotule, — rayonnées sur les seins.

Les vergetures sont beaucoup plus fréquentes chez la femme, même en dehors de la grossesse (36 cas chez les femmes pubères, contre 6 chez l'homme, d'après Schultze). C'est la gravidité qui en est la cause la plus commune ; on en observe chez les 9/10e des femmes enceintes ; quelques femmes n'en ont jamais, même après dix ou quinze accouchements. Parmi les autres causes fréquentes des vergetures, on cite l'obésité et la fièvre typhoïde.

Préoccupé d'assigner à ces lésions une pathogénie mécanique, d'en accuser la distention progressive ou brusque de la peau, laquelle joue un rôle évident mais non exclusif, on a invoqué l'action de la croissance, de l'anasarque, des tumeurs volumineuses, des traumatismes.

Mais il est certain qu'en dehors de cette distension intervient un autre mécanisme. En effet, les vergetures peuvent manquer dans des cas d'ascite énorme ou de hernie très volumineuse; il n'est guère probable qu'il y ait distension réelle de la peau dans l'engraissement et dans la croissance, même rapide; les vergetures se montrent même à la suite d'amaigrissement, dans la fièvre typhoïde, la tuberculose, d'autres infections graves (dysenterie) et certaines maladies nerveuses. J'ai vu coexister des vergetures linéaires et des vergetures post-syphilitiques chez le malade de la figure 111, qui avait maigri de 108 à 72 kilos.

Rist et Brissaud (1925) ont montré que dans le pneumothorax artificiel, les vergetures siègent presque toujours du côté opposé, ou en des points éloignés. Appert a signalé l'exubérance des vergetures dans beaucoup de cas de son hirsutisme (p. **536**) qui est pour lui un syndrome d'hypercortico-surrénalie, et qui se manifeste parfois sous forme atténuée pendant la gravidité. La fragilité de la peau et notamment de son réseau élastique serait donc due à un trouble endocrinien corticosurrénal, ce qui n'exclut pas le rôle des toxi-infections et auto-toxémies.

L'anatomie pathologique des vergetures explique assez bien leurs caractères cliniques. L'épiderme et le corps papillaire y sont étalés ou plissés; les faisceaux conjonctifs du derme sont parallèles et atrophiés.

La lésion fondamentale consiste dans la disparition du réseau élastique, dont les tronçons sont rétractés et recroquevillés de chaque côté; il est remarquable que cette rupture ne s'accompagne cependant pas d'une dégénérescence appréciable, telle qu'une transformation en élacine de Unna, etc.

Il n'y a, dans les vergetures, aucune tendance à la réparation. Aucun *traitement* n'a une action certaine; cependant l'huile de foie de morue et l'opothérapie glandulaire sont indiquées. Il est douteux que les appareils contentifs, ceinture de grossesse, etc., soient de quelque utilité à titre préventif; on aurait tort néanmoins d'en négliger l'emploi.

Vergetures rondes. — Sous ce nom, impropre en raison de l'antinomie de ses deux termes, — ou sous les noms de *macules atrophiques* ou de *vergetures post-syphilitiques*, — on désigne des lésions qui, sauf par leur forme, sont tout à fait analogues à des vergetures. Ce sont des taches déprimées, planes ou saillantes, lisses, flétries ou gaufrées selon l'état de tension ou de relâchement de la peau, lilacées ou blanches suivant leur âge, en tout cas très molles et dépressibles. Elles sont rondes ou ovalaires, punctiformes ou lenticulaires, et se disséminent sans

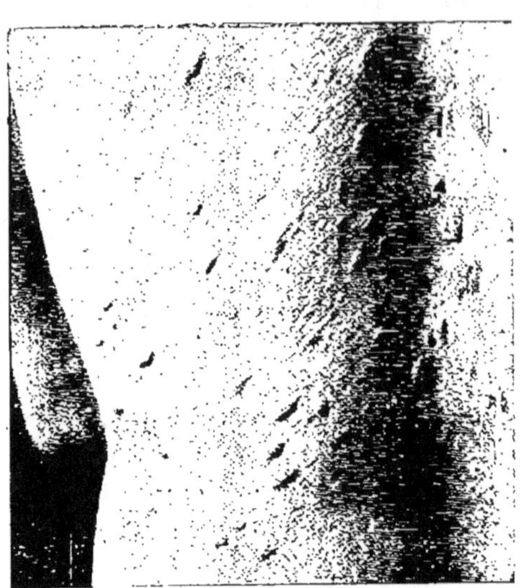

Fig. 111. — **Vergetures rondes syphilitiques** de la région dorso-lombaire; leur saillie, très apparente dans l'extension et l'attitude cambrée du tronc, s'effaçait complètement quand on faisait fléchir le tronc ou qu'on tendait la peau. Le malade était en outre porteur de vergetures linéaires sur l'abdomen et les hanches.

ordre, généralement en grand nombre, sur les flancs, la poitrine, le dos ou les épaules (fig. 111).

La relation des vergetures rondes avec la syphilis est des plus certaines ; elles apparaissent à la période secondaire, associées parfois à une éruption de syphilides papuleuses ou à de la syphilide pigmentaire du cou. On a pu parfois assister à leur développement à la suite et au niveau de papules lenticulaires. Mais il arrive que la préexistence, sur les points atrophiques, de papules lenticulaires, ou même de taches roséoliques ne puisse pas être constatée et qu'elle soit formellement niée par le malade.

La structure est la même que celle des vergetures linéaires, et le traitement est tout aussi peu efficace que vis-à-vis de ces dernières.

ATROPHIES CUTANÉES DITES IDIOPATHIQUES

Il va de soi que le qualificatif « idiopathique » exprime seulement notre ignorance des causes qui sont en jeu. Quant à la pathogénie de ces atrophies, bien qu'elles puissent parfois sembler primitives, on est d'accord pour admettre qu'elles sont la conséquence d'un processus inflammatoire, préalable ou concomitant. On peut distinguer des cas dans lesquels ce processus est cliniquement apparent, et d'autres où il n'est pas appréciable ; encore est-il vraisemblable que, même dans ces derniers, une inflammation existe aux premiers stades de l'affection où l'histologie pourrait la déceler. C'est sur cette notion que reposent les termes de *dermatite atrophiante*, d'*érythèmes atrophiants*, etc., qui ont été proposés. On ne peut nullement affirmer que l'unité du groupe des atrophies idiopathiques soit bien réelle ; le contraire est même probable.

Quoi qu'il en soit, au point de vue morphologique on peut les classer en deux catégories, selon qu'elles sont diffuses ou circonscrites.

1° Dermites atrophiantes diffuses. — Les premières observations d'atrophies idiopathiques diffuses sont dues à Buchwald (1883), Touton et Pospelow. Une dizaine d'années plus tard, F.-J. Pick, et d'autre part Herxheimer avec Hartmann, ont individualisé le type morbide que je vais décrire.

Érythromélie de Pick, ou **Acrodermatite chronique atrophiante** *de Herxheimer*. — L'érythromélie que J. Pick (1894) a décrite était pour lui surtout une angio-névrose ; ce sont Rille et surtout Herxheimer qui ont constaté l'importance de l'élément atrophie cutanée.

Plus fréquente dans l'Europe centrale que dans notre pays, cette affection, que Civatte (1908) le premier a fait connaître en France, a été l'objet d'un remarquable travail de Pautrier et Mlle O. Eliascheff (1921) sous le nom de *dermatite chronique atrophique*. Elle atteint des adultes, un peu plus souvent des hommes, a une allure généralement lente et progressive, coupée parfois de rémissions, et dure indéfiniment ; il est possible qu'à ses stades initiaux elle puisse guérir. Elle débute aux extrémités par la face dorsale des mains et des pieds, atteignant les quatre membres, ou seulement deux ou même un seul d'entre eux. Sa progression est centripète ; elle occupe de préférence les régions prétibiale, prérotulienne, cubitale, olécranienne, parfois sous forme d'une bande assez nettement limitée, d'autres fois avec des bords dégradés ou en nappe diffuse. On a vu la dermatite s'étendre non seulement aux cuisses et aux bras, mais à la hanche, à l'épaule et à diverses régions du tronc, parfois sous forme de nappes isolées.

Les lésions consistent en un mélange, à des degrés variables suivant le stade du processus, d'érythème et d'atrophie. La rougeur varie du rose pâle au rouge violacé foncé, la consistance du tégument est particulière, légèrement pâteuse comme de la peau de chamois mouillée. Quand l'atrophie est accusée, la peau est amincie, se plisse facilement et laisse transparaître les vaisseaux et les tendons ; son épiderme est lisse, brillant, mais plicaturé, en pelure d'oignon ou en papier-soie froissé ; les cassures dessinent de grandes écailles, et cela particulièrement sur les saillies osseuses ; parfois il y a une fine desquamation furfuracée. Les poils sont tombés. Dans un certain nombre de cas on observe par endroits des surfaces mal limitées ou des bandes d'empâtement dur, vraiment sclérodermiques. Les malades se plaignent d'une sensation constante de froid.

Sur les coupes histologiques, Pautrier et Mlle Eliascheff ont constaté un épaississement de la couche cornée, une atrophie de la couche granuleuse et malpighienne et du corps papillaire ; le derme est condensé, infiltré de cellules en stries et manchons périvasculaires ; les vaisseaux sanguins sont dilatés et à parois épaissies ; l'élastine est fragmentée en tronçons courts.

D'après ces caractères le diagnostic de l'érythromélie est facile, sauf peut-être à son stade tout à fait initial.

C'est à la sclérodermie débutante qu'on pourrait songer, d'autant plus que, comme je l'ai indiqué, les deux processus peuvent se combiner (Oppenheim, etc.) ; mais la sclérodactylie commence par les doigts et la sclérémie est d'emblée plus généralisée. — L'*érythromélalgie* (p. 10) s'en distingue en ce qu'elle est une affection douloureuse et paroxystique, et ne conduit à aucune atrophie.

Quant à la nature de l'érythromélie de Pick, on tend à y voir une *endocrinide* qui serait souvent d'origine syphilitique (Audry et Châtellier, Volk), d'autres fois tuberculeuse ou lépreuse, ou autre; en cela elle se rapprocherait de la maladie de Raynaud, et en quelque mesure des sclérodermies. On a signalé plusieurs fois qu'elle peut succéder à un traumatisme. Son étiologie infectieuse compte des défenseurs convaincus. Ehrmann et Falkenstein (1925) notamment pensent qu'un virus inconnu, ayant pénétré à la faveur d'un traumatisme, se propagerait par les voies lymphatiques, et ultérieurement par la voie sanguine; cette étiologie expliquerait bien, à leurs yeux, l'évolution et les lésions histologiques de cette maladie.

La Poïkilodermie atrophiante réticulaire, décrite par Jacobi (1909), dont Petges et Clejat avaient publié le premier cas en 1906, est une dermatose débutant à l'âge adulte, siégeant surtout sur le visage et le cou, moins souvent sur le tronc et les membres supérieurs; elle est caractérisée par une pigmentation en réseau marbrée de varicosités, avec atrophie légère des mailles blanches. Parfois, à la face notamment, on observe des taches bigarrées plutôt qu'un réseau, et un peu d'œdème inflammatoire des paupières. La poïkilodermie est souvent plus ou moins prurigineuse; sa durée est indéfinie.

Pour peu qu'on y mette un peu d'attention, on ne saurait la confondre avec une syphilide aréolaire, un xeroderma pigmentosum, un lupus érythémateux, une sclérodermie même atypique, une radiodermite, un érythème purpurique; mais elle présente de grandes analogies avec la dermatose de Riehl (p. 426) dont la *poïkilodermie réticulée pigmentaire* n'est probablement qu'une variété.

Sa structure histologique est inflammatoire dans une première période, avec manchons périvasculaires de cellules lymphoïdes; plus tard il y a atrophie des tissus élastique et collagène; la distribution du pigment est très irrégulière.

Dans un cas autopsié, Wertheim a relevé des lésions atrophiques remarquables de l'hypophyse; dans un autre, Br. Bloch a noté l'absence congénitale d'ovaires et d'utérus.

2° ATROPHIES MACULEUSES. — Cette seconde catégorie de cas a été constituée à peu près à la même époque et parallèlement, mais avec plus d'hésitations. On connaissait quelques cas anciens de macules cyaniques (Besnier et Fournier), d'atrophie érythémateuse en plaques à progression excentrique, etc.

En 1891 Jadassohn a décrit son *anétodermie érythémateuse*, et le type clinique qu'il a individualisé a pris rang dans la science.

Mais on rencontre de temps à autre des cas d'atrophies maculeuses que leurs caractères ne permettent pas de ranger dans le cadre défini par ce dernier auteur. A propos de ces cas on discute régulièrement leur parenté possible avec l'anétodermie, avec l'érythromélie, et avec les nombreuses dermatoses qui sont capables de produire des taches atrophiques plus ou moins analogues ; dans ces dernières conditions on pourrait être conduit à rejeter ces atrophies maculeuses « idiopathiques » parmi les atrophies cicatricielles.

La portée de cette discussion est la suivante : existe-t-il une ou plusieurs dermatoses « idiopathiques » qui, au début, peuvent prendre le masque d'éruptions banales, mais dont l'essence est de conduire à l'atrophie cutanée ? ou bien, dans certaines circonstances, des éruptions banales d'érythème ortié ou autres peuvent-elles se terminer par de l'atrophie ? il s'agirait alors d'atrophie cicatricielle (p. **443**). On peut citer à ce propos les cas de Pellizari (érythème ortié atrophiant) ; de Thibierge (atrophodermie érythémateuse) dont on a pu penser qu'il appartenait au lupus érythémateux ; de Balzer (érythème polymorphe atrophiant) ; d'Hallopeau (urticaire chronique avec cicatrices) ; de Pospelow (purpura atrophicans) ; de Nikolsky, etc.

En faveur des relations que l'atrophie maculeuse pourrait affecter avec la dermite atrophiante diffuse, à titre de forme circonscrite, on peut rappeler les observations de Herxheimer, de Thimm, de Vignolo Lutati, de Pautrier et Diss, de Ramel, etc., dans lesquelles il y avait coïncidence.

Anétodermie érythémateuse *de Jadassohn*. — Il s'agit d'une éruption disséminée de taches atrophiques, plus ou moins abondantes, prédominant parfois sur la face d'extension des membres, sur les flancs et sur le dos. Le plus souvent elles sont nummulaires et arrondies, quelquefois irrégulières, et même en stries ; leur coloration va du rouge violacé au blanc nacré ; leurs contours sont nettement marqués par le changement

de teinte et par la dépression de la peau à leur niveau ; au
moindre mouvement l'épiderme se plisse à leur surface. L'ensemble du tégument a une consistance pâteuse et souple toute
particulière ; au toucher, les taches donnent l'impression de
trous creusés dans le derme ; leur mollesse (ἀνετός, lâche)
contraste avec la consistance ferme des taches atropho-scléreuses
décrites dans le paragraphe suivant.

Jadassohn croit avoir constaté, qu'au début, l'élément est
une papule dermique analogue à la papule syphilitique ; d'autres
ont vu les taches atrophiques s'installer d'emblée. Elles progressent lentement pendant plusieurs semaines ou plusieurs
mois ; parfois un cercle rosé marque la zone d'envahissement ;
on affirme que certaines taches peuvent disparaître complètement. Galewski, Nielsen, Heuss et d'autres ont rapporté des
cas de cette affection, assez analogue, comme on le voit, aux
vergetures rondes. — Presque tous les cas connus ont été
observés sur des sujets du sexe féminin, encore jeunes, et
souvent entachés de tuberculose.

Le diagnostic est à faire avec des nævi atrophiques, des vergetures rondes, des cicatrices, et des atrophies cicatricielles.

ATROPHIES SCLÉREUSES EN TACHES

En regard des atrophies maculeuses molles, ou *anétodermies*,
il est bon de placer un tableau clinique sur lequel d'assez nombreuses publications, plus ou moins récentes, ont attiré l'attention. Il s'agit de taches à la fois *atrophiques et scléreuses*, d'un
blanc éclatant, nacré ou porcelanique, planes ou légèrement
déprimées, *fermes au toucher*, qui apparaissent en nombre
variable dans certaines régions. Leurs dimensions varient entre
celles d'une tête d'épingle et celles d'une pièce de 50 centimes ;
mais elles peuvent confluer en taches plus grandes.

Il est plus que probable que ce syndrome ne constitue pas
une affection univoque. Les auteurs américains et anglais le
désignent sous le nom de *White spot disease*, créé en 1903 par
Johnston et Sherwell. Il peut être réalisé soit par le lichen plan
scléreux, soit par la morphée en gouttes. On s'efforcera dans
chaque cas particulier d'établir le diagnostic entre ces deux
affections, sur les bases que je vais dire ; souvent on n'y réussira

pas, et il y a même lieu de se demander s'il n'existe pas une autre entité morbide d'apparence à peu près identique.

Le *lichen plan scléreux* ou *atrophique* (p. 170 et fig. 34), que j'ai décrit avec Hallopeau en 1887, se rencontre dans les deux sexes, et siège dans n'importe quelle région du corps, mais notamment à la nuque et aux poignets ; les petites taches blanches finement quadrillées, assez souvent criblées de bouchons cornés, peuvent avoir une bordure légèrement saillante ; elles débutent par des papules polygonales de teinte fauve, et représentent par conséquent des atrophies cicatricielles. S'il y a coexistence de lichen plan ordinaire sur le tégument ou sur la muqueuse buccale, cela est évidemment décisif pour le diagnostic. L'histologie des éléments montre une plaquette d'atrophie scléreuse sous-épidermique, au-dessous de laquelle on peut, si l'élément est jeune, trouver un reste de l'infiltrat cellulaire limité, propre au lichen plan. — Je rappelle que le *lichen albus* de Zumbusch n'est pas autre chose que ce lichen plan scléreux.

La *morphée en gouttes*, ou *sclérodermie circonscrite superficielle*, ou *parcheminée* (kartenblattaenliche de Unna) — ou *White spot disease* proprement dit, — se voit plutôt chez des femmes de tout âge, plus ou moins entachées de tuberculose ; elle siège avec prédilection sur le haut de la poitrine, les épaules, le cou, la nuque et la région périgénitale. Les éléments, lenticulaires ou nummulaires, avec une tendance à la dépression, sont d'un blanc de nacre ou de porcelaine, et bordés d'un fin liséré rose ou violacé (*lilac ring*) ; ils peuvent porter quelques bouchons cornés clairsemés ; les taches scléroatrophiques naissent sous cette forme, et peuvent très probablement disparaître ; leur nombre est très variable.

La lésion consiste en une légère hyperkératose avec, dans le derme, une plaque de condensation compacte et de colorabilité modifiée, pauvre en éléments cellulaires ; le processus morbide préalable est inconnu.

On a publié plusieurs cas de coexistence de white spots avec de la sclérodermie en plaques ou en bandes. Dans un travail très documenté et décisif, Pelges (*Ann. de Derm.*, 1915,) a étudié la morphée en gouttes, a conclu qu'il s'agit d'une variété de sclérodermie, et a résumé les caractères qui la différencient du lichen plan atrophique. — Cedercreutz (1924) a rapporté un cas de white spots consécutif à l'ovariotomie, qui a guéri par de l'ovarine.

Les traitements par la radiothérapie, par l'électrolyse et par les extraits thyroïdien ou ovarien, ont paru plusieurs fois utiles.

SCLÉRODERMIES

Dans le genre très riche des *dermato-scléroses*, les *sclérodermies* forment un groupe restreint, qui comprend des affections apparentées entre elles et dont on commence à soupçonner la pathogénie. Elles se classent en quatre catégories :

Sclérème des nouveau-nés. — Chez un enfant venant au monde avec les apparences de la santé, on peut voir au bout de quelques heures, ou de deux à dix jours, parfois même plus tard encore, survenir une induration progressive des téguments : c'est le *sclérème*.

L'affection, qui est fort rare, débute à la partie postérieure des membres inférieurs, gagne les lombes, le dos, le corps entier ; elle pourrait aussi commencer par la face.

La peau, d'un blanc jaunâtre, ou livide, ou lilacée, n'est pas dépressible au doigt comme dans l'œdème, mais rigide, impossible à plisser. Les mouvements sont gênés, l'enfant ne peut plus prendre le sein ; l'amaigrissement est rapide, la respiration s'embarrasse, le pouls se ralentit et souvent, en trois ou quatre jours, la mort survient, presque toujours dans l'hypothermie ou avec des convulsions.

Cette maladie, qui a les allures d'un processus infectieux de nature indéterminée, dont on a soupçonné la nature hérédo-syphilitique, diffère foncièrement de l'*atrophie cutanée généralisée congénitale* ; — de l'*induration cutanée curable obstétricale* de Marfan, appelée à tort *sclérodermie des nouveau-nés* par P. Cruse (1879), laquelle est une nécrose du tissu adipeux probablement d'origine traumatique et voisine de la *cytostéatonécrose* des adultes (p. 353) ; — et de l'*ichtyose fœtale*, où les téguments sont rouges, tendus, et couverts d'une carapace de squames.

Pour traiter le sclérème, on met les enfants au chaud, dans une couveuse, et on les alimente à la sonde au besoin. On a obtenu quelques guérisons par des frictions mercurielles.

Sclérodermie généralisée ou ***Sclérème des adultes.*** — Cette maladie, dénommée aussi *sclérodermie œdémateuse* (A. Hardy), atteint plus particulièrement le tronc, le cou, la face et les membres, en somme plutôt la région supérieure du corps; parfois elle frappe quelques territoires seulement, mais peut occuper l'ensemble du tégument, à l'exception des doigts et orteils qui sont respectés ou seulement cyanosés et douloureux. La peau et les tissus sous-jacents sont d'abord le siège d'une infiltration œdémateuse dure, non dépressible, puis d'une sclérose atrophique œdémateuse. Les segments des membres ont l'apparence de cylindres pleins, de consistance ferme uniforme, avec effacement des reliefs des muscles, même pendant leur contraction; sur le tronc et la face l'état est semblable. Il est impossible de produire des plis en pinçant la peau. La raideur, la gêne des mouvements sont extrêmes; au visage, qui prend un aspect marmoréen, les plis sont effacés, les mouvements des paupières, du front, des lèvres deviennent impossibles; les muqueuses peuvent être envahies; la parole, la mastication, la déglutition, la respiration même sont entravées par la raideur du cou et du thorax. La couleur de la peau, d'un rose violacé au début dans les régions scléro-œdémateuses, devient d'une teinte de vieille cire sur les territoires scléro-atrophiques. Il n'y a généralement pas de pigmentation, mais j'ai vu des bandes d'hyperkératose verruqueuse se produire sur les régions saillantes. Les poils sont conservés; la sensibilité est intacte; les malades accusent une sensation permanente de froid.

La sclérémie frappe des adultes jeunes, quelquefois des adolescents. On en a signalé une *forme aiguë*, qui pourrait être mortelle en quelques semaines ou peu de mois; et une *forme lente* précédée de prodromes fébriles, d'arthralgies et de troubles sécrétoires. Généralement le début est brusque, se fait en quelques jours; l'évolution procède par poussées, puis devient traînante, et la guérison est de règle en moins d'une année.

Cette maladie survient assez souvent à la suite d'un trauma-

tisme violent, d'un choc moral, d'une vive émotion, comme
d'une chute dans l'eau froide; on la voit aussi précédée d'une
infection d'apparence grippale ou rhumatismale. Sa nature est
incertaine. Dans un cas que j'ai publié avec Ferrand et Mlle Mircouche (1919), l'existence de signes d'hypothyroïdie, et l'efficacité apparente de la médication correspondante, nous avaient
conduits à soupçonner l'origine endocrinienne. Cette opinion
tend à se répandre. L'opothérapie thyroïdienne ou pluriglandulaire est donc généralement indiquée.

Sclérodermie progressive, Sclérodactylie. — Ici le
début se fait par les extrémités supérieures, rarement par la
face. Cette forme est systématisée, symétrique et progressive.

Les *premiers symptômes* consistent en troubles nerveux et
vasculaires, engourdissements, sensations de froid, crampes,
élancements, asphyxie locale ou syncope locale; ils surviennent
par accès, comme dans la maladie de Raynaud, ou sont permanents; parfois on a noté de l'hyperidrose ou des bulles pemphigoïdes. Ces phénomènes peuvent se prolonger pendant des
mois et des années. On observe aussi de l'asphyxie du nez et
des oreilles, et des paresthésies de la face.

A la *période d'état*, qui survient au bout de plusieurs mois
ou années, les doigts s'effilent, les téguments se collent aux
os; ils semblent durs et secs, ne se laissent plus fléchir ou
étendre, sont d'une couleur grisâtre ou légèrement bistrée. Le
processus commence aux dernières phalanges, gagne la racine
des doigts, les mains, les avant-bras, etc. Les doigts, transformés en baguettes rigides et fuselées, peuvent devenir le siège
d'ulcères torpides, ou de gangrènes, ou de résorptions osseuses,
aboutissant à des mutilations comme dans la lèpre. Les ongles
sont soulevés, amincis, ou onychogryphosiques et parfois
tombent. L'hypoderme, les muscles, les tendons, participent
à l'induration scléreuse, ce qui conduit à une véritable momi-
fication.

Des altérations absolument analogues, mais d'ordinaire moins
prononcées, se produisent aux extrémités inférieures (fig. 112);
les orteils se dévient en dehors; des ulcérations et un certain
degré de kératodermie plantaire ne sont pas rares.

A la face, le masque est caractéristique, encore plus que dans
la sclérodermie généralisée. Les rides et plis sont effacés, les

traits figés, impassibles; les oreilles sont rigides, le nez effilé, les lèvres amincies et tendues, les paupières ne peuvent se fermer complètement; la mastication, la déglutition sont gênées; la langue peut s'atrophier; j'ai vu l'aphonie résulter de l'envahissement du larynx. Le cou, la poitrine, le thorax entier finissent par être atteints, et à un moindre degré les cuisses et l'abdomen.

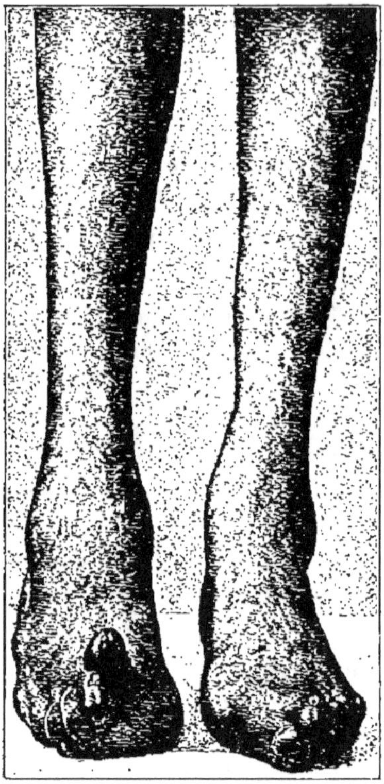

Des *pigmentations* anormales, souvent précoces, font partie intégrante du tableau; tantôt elles sont diffuses, limitées aux parties sclérosées; souvent beaucoup plus étendues, tachetées, marbrées, en réseau (p. 428).

Dans un bon nombre de cas on a signalé des *concrétions calcaires* sous-cutanées (Thibierge et Wei-senbach, 1911, J. Pernet 1926, p. 463 et 1006).

La marche est lente, coupée de rémissions; la mort est le résultat de complications ou de la cachexie; elle peut être subite.

Il y a des cas atypiques, débutant par du scléro-œdème et accompagnés d'érythème. On a vu aussi l'association de sclérodermie en plaques avec la sclérodactylie. Il se peut que le diagnostic de la forme clinique offre quelques difficultés, en raison de ces transitions qui, d'ailleurs, légitiment le rapprochement de toutes les sclérodermies en un seul groupe.

Le diagnostic différentiel avec la *maladie de Raynaud* peut être impossible au début; dans celle-ci, il est vrai, la sclérose de la peau n'est pas le fait initial et dominant; mais il y a de véritables cas mixtes.

La *lèpre nerveuse* est caractérisée par l'anesthésie, l'atrophie musculaire, et la tuméfaction des nerfs. — Dans la *syringo-*

Fig. 112. — Sclérodermie progressive.

myélie, on note de la dissociation de la sensibilité et pas de sclérose vraie. — Une confusion avec le *rhumatisme progressif déformant* reposerait sur une erreur d'observation ; la raideur et la déformation des doigts, dans ce cas, ne résultent pas de l'état de la peau, qui est amincie, mais reste mobile. L'association est d'ailleurs possible et a été constatée. — Il est bon de se rappeler les pigmentations fréquentes de la sclérodermie, pour éviter une confusion avec d'autres mélanodermies.

Sclérodermies partielles. — Les lésions scléreuses peuvent être circonscrites, soit en *plaques* à contours bien définis, soit en *rubans* et en *anneaux*.

Sclérodermies en plaques. — Les plaques de sclérodermie, appelées aussi *morphées*, diffèrent des cicatrices par leur apparition spontanée et primitive, ainsi que par leur évolution. Elles se distinguent des atrophies maculeuses (p. **451**) par leur caractère scléreux.

Une morphée débute par une tache plus ou moins épaisse et indurée, lilacée ou violacée, qui grandit peu à peu ; au bout de quelques semaines ou quelques mois, son centre blanchit et s'indure, souvent par confluence de points scléreux d'abord isolés. Selon que la plaque est plane, infiltrée ou mamelonnée, on distingue des morphées *alba plana*, *lardacea* et *tuberosa* ; mais l'aspect peut se transformer au cours de l'évolution. J'ai décrit plus haut (*Morphée en gouttes*, *white spot disease*, p. **454**) la forme dans laquelle l'induration est parcheminée et seulement superficielle.

Les plaques de sclérodermie ont une étendue variable, de 1 à 20 centimètres et plus ; une forme ovalaire ou irrégulière, à bords convexes ou sinueux ; une couleur d'un blanc brillant, nacré, ou bleuté ou cireux. Quelquefois elles sont tachetées de pigment, ou marbrées de télangiectasies, ou desquament en larges lamelles. Leur trait le plus caractéristique est qu'elles sont le plus souvent bordées par une zone de couleur mauve, ou violacée, ou bistrée, large de plusieurs millimètres : c'est le *lilac ring* des auteurs. La consistance des plaques est dure, même ligneuse ; leur plissement est impossible ; quelquefois elles adhèrent plus ou moins intimement aux plans sous-jacents, aux os et aux muscles.

Sur les plaques, les poils sont tombés, les sécrétions manquent, la sensibilité est diminuée au prorata du degré de la sclérose; on a noté au début des picotements et du prurit.

Uniques ou multiples, parfois symétriques, les morphées peuvent occuper n'importe quelle région. Elles ne sont pas rares à la face. Au cuir chevelu on doit éviter de les confondre avec des cicatrices de lupus érythémateux ou autres. Sur la poitrine on ne les confondra pas avec le cancer squirreux. On en voit aussi sur l'abdomen, souvent sur les membres, et même sur la muqueuse buccale; en ce dernier point, elles affectent la forme de taches blanches et dures, qui sont rétractées, ce qui les distingue de la leucoplasie.

Les plaques de sclérodermie ont une évolution; après être restées stationnaires pendant un temps parfois fort long, elles peuvent s'étendre; ou bien elles donnent lieu à des ulcères rebelles sur les points soumis à des frottements. Le plus ordinairement elles finissent par entrer en régression : le lilac ring disparaît, l'étendue de la plaque se restreint, son centre se flétrit, s'assouplit, se couvre de télangiectasies superficielles. Il reste en somme une atrophie localisée, dite *morphée atrophique*. On affirme que la disparition peut être totale. Dans un cas de Pollitzer (1917) il s'est produit une calcification, et même une ossification partielle de la peau.

Sclérodermies en bandes. — Au lieu de plaques, la sclérose peut dessiner des rubans larges de 2 à 5 centimètres, présentant des renflements et des rétrécissements. Leur longueur est variable; ils peuvent s'étendre, par exemple, de l'épaule à la main, ou du bassin au talon. La bande scléreuse est saillante ou plane, ou déprimée en gouttière, et peut gêner les mouvements. Le lilac ring y est rarement complet.

Un type clinique relativement peu rare (dont de nombreux cas ont été présentés au Congrès international de Londres, 1896), est celui de la *sclérodermie frontale*; une bande scléreuse déprimée, blanche ou brunâtre, partant des environs du trou orbitaire supérieur, traverse le front « en coup de sabre », et va se terminer plus ou moins près du bregma.

On a signalé la relation possible du trajet des bandes de sclérodermie avec les territoires nerveux, radiculaires, etc.; mais ces relations sont irrégulières et très inconstantes (voir

Dermatoses linéaires, p. 263). Queyrat et A. Leri (1921) ont attiré l'attention sur l'existence, dans des cas de sclérodermie ou d'atrophie en bande *zoniforme* accompagnée de dyschromie pigmentaire, d'un *spina bifida occulta* de siège correspondant, décelable par la radiographie.

Sclérodermies annulaires. — Il est douteux qu'il en existe en dehors de l'affection suivante.

Sous le nom d'**amputations congénitales**, — auquel on ferait mieux de substituer celui de **brides annulaires des enfants**, — on groupe des cas où l'on voit, chez de jeunes enfants, des brides annulaires, en demi-anneau, ou en arc de cercle, enserrer un ou plusieurs membres, ou des doigts ou des orteils. La bride fibreuse fort étroite, souvent cachée au fond du pli qu'elle forme, comprime et atrophie les tissus, et peut provoquer un œdème chronique avec cyanose, ou l'éléphantiasis du segment sous-jacent et toutes ses conséquences. Ébauchée à la naissance, la stricture s'accuse progressivement et peut conduire à l'*amputation spontanée*. On a supposé que ces strictures pouvaient être dues à des brides amniotiques, ce que controuve leur topographie, leur multiplicité et leur allure progressive. J'en ai compté une douzaine chez un même enfant. Elles paraissent dues à un vice de développement. Le traitement chirurgical s'impose quelquefois. On observe de ces brides dans toutes les races.

L'**Aïnhum**, de Da Silva Lima — ou *amputation spontanée des orteils* — est au contraire endémique chez les nègres et d'autres races de couleur, apparaît dans l'âge adulte, ne s'observe qu'aux pieds, et débute presque toujours par le cinquième orteil qu'une bride annulaire étrangle et finit par détacher. L'aïnhum n'a vraisemblablement rien à faire avec nos sclérodermies, ni avec la lèpre, comme l'avait cru Zambaco Pacha.

Anatomie pathologique. — Les lésions de la sclérodermie, quelle qu'en soit la forme clinique, consistent en une condensation, avec disparition partielle, ou parfois une dégénérescence, des faisceaux conjonctifs ; le réseau élastique est conservé et paraît plus riche, en raison de son tassement. On ignore si cette lésion fondamentale est le résultat d'un processus toujours le même.

Dans des cas récents de sclérodermie généralisée et de sclérodermie en plaque, j'ai constaté une inflammation subaiguë à prédominance péri-vasculaire, et une néoformation conjonctive. Les muscles lisses du derme peuvent être hypertrophiés. Les vaisseaux ont été presque toujours trouvés atteints d'endo-périartérite et de phlébo-sclérose; les nerfs périphériques sont peu altérés; parfois leur gaine est épaissie.

Le corps papillaire est aplati et effacé; l'épiderme est souvent atrophié; la couche cornée est augmentée. Les follicules et glandes disparaissent. On a décrit la sclérose de l'hypoderme, celle des muscles, l'inflammation du périoste et la raréfaction de la substance osseuse. Dans les centres nerveux on trouve des lésions disparates, dont la signification reste douteuse.

Dans un cas de sclérodermie généralisée à début suraigu, dû à Thibierge, et dans un cas personnel, j'ai trouvé : au stade sclérémateux un épiderme épaissi, des papilles un peu effacées ou conservées, une condensation du corps papillaire où le réseau élastique était irrégulier et effiloché, et un chorion œdémateux; au stade d'atrophie scléreuse : un épiderme aminci paraissant collé sur le chorion, la disparition des papilles, un corps papillaire étroit et scléreux, muni de plusieurs couches de travées élastiques parallèles à la surface. Les cellules conjonctives étaient nombreuses; mais, fait singulier, tout infiltrat de cellules lymphoïdes faisait défaut.

Etiologie et pathogénie. — Les sclérodermies sont plus fréquentes dans le sexe féminin; les formes diffuses se rencontrent surtout de vingt à quarante ans; les formes partielles, à tout âge.

Les refroidissements brusques, les émotions vives, le surmenage, les troubles menstruels, sont des influences fréquemment invoquées; on a signalé l'action probable des traumatismes et Thibierge y insistait. Il semble que plusieurs infections puissent jouer un rôle, surtout le rhumatisme aigu, la fièvre typhoïde, probablement la tuberculose et la syphilis héréditaire ou acquise (E. Bertin, *Ann. Derm.* 1926). On a mentionné des arthropathies préalables ou concomitantes, d'ailleurs peu communes. Ces notions étiologiques sont en somme assez vagues.

On commence à être un peu plus au clair au sujet de la *pathogénie*. Qu'il y ait des altérations vasculaires dans les lésions, que d'autre part la disposition en bandes de certaines sclérodermies indique une action nerveuse ou angionévrotique, cela n'est pas douteux. Mais tout un ensemble d'arguments plaident en faveur de la nature dysendocrinienne et surtout thyroïdienne, ou plutôt encore endocrino-sympathique, des sclérodermies généralisées ou partielles : telles sont les lésions glandulaires diverses constatées aux autopsies, la coexistence à peu près constante de signes cliniques de dysendocrinies et d'hypertonie parasympathique (H. Hoffmann), quelquefois de maladies de Basedow, les modifications fréquentes du métabolisme basal ; les dépôts calcaires qu'on a signalés font songer au rôle du corps thyroïde dans la fixation du calcium ; d'autre part on a cité des cas de sclérodermie chez des femmes après castration (P. Schwartz, etc.). On sait d'ailleurs que diverses infections ou intoxications peuvent influer à la fois sur plusieurs glandes endocrines.

En cas de sclérodermies systématisées il peut y avoir des lésions nerveuses localisatrices du processus, méningo-radiculaires probablement, comme par exemple dans les cas de spina bifida occulta observés par A. Leri chez des malades atteints de dermatose sclérodermoïdale en bande.

Traitement. — De toutes les médications internes qui ont été essayées dans les sclérodermies, il n'y en a guère que deux à retenir : les salicylates, qui m'ont paru réellement utiles dans quelques cas ; — et surtout l'opothérapie ; le traitement thyroïdien, poursuivi avec grande persévérance, compte des succès ; il paraît indiqué d'y joindre la médication ovarienne, hypophysaire, ou pluriglandulaire ; — exceptionnellement le traitement spécifique.

En dehors d'une bonne hygiène, on recommande l'hydrothérapie, les courants continus, les bains électriques, les cures aux eaux sulfureuses, chlorurées, indéterminées, hyperthermales, et les bains de boues. Dufour et Debray (1921) se sont bien trouvés, dans une sclérodermie généralisée, du réchauffement continu.

Dans les sclérodermies partielles, on peut recommander l'électrolyse négative ; il faut espacer les piqûres et n'employer que de faibles intensités. On a obtenu des succès plus remarquables encore par l'ionisation iodée (solution d'IK) selon le procédé de Bourguignon, et même des améliorations dans la sclérodactylie ; il faut un grand nombre de séances. Il y a peu à espérer des massages, des onctions et des emplâtres.

ATROPHIES ET DERMATO-SCLÉROSES RÉGIONALES

En dehors des sclérodermies et des atrophies maculeuses, il existe un certain nombre de types morbides dans lesquels les lésions, morphologiquement analogues, sont franchement *régionales*. Qu'ils aient ou non une relation quelconque avec les affections que j'ai examinées ci-dessus, l'identité de la « forme dermatologique élémentaire » me conduit à les en rapprocher.

Hémiatrophie faciale progressive. — Dite aussi *trophonévrose faciale de Romberg* ou *aplasie lamineuse*, — cette affection est constituée par un amincissement très marqué, sans sclérose ni adhérence, de la peau de la moitié de la figure. L'atrophie s'étend à la moitié correspondante du palais, du voile, et de la langue.

Les saillies du squelette sont elles-mêmes réduites. Le côté atteint semble vieilli et situé sur un plan postérieur. La peau est blanche ou pigmentée ; la sensibilité est intacte ; mais il y a de l'anidrose et de l'alopécie.

Cette affection, fort rare, débute dans le jeune âge, par des taches qui peu à peu s'étendent. Plusieurs auteurs la rapprochent des sclérodermies. On a cité des cas de coïncidence avec une sclérodermie en plaques étendues. Mais il faut savoir qu'en dehors du type de Romberg on peut rencontrer d'autres formes complexes, avec paralysies multiples des nerfs craniens (A. Leri, *S. M. H.*, 1921), etc. Dans un cas que j'ai suivi longuement, les taches ont débuté, chez un enfant de quatre ans, aux points d'émergence des branches du trijumeau ; ultérieurement s'est produite une sclérose très dure, avec adhérence aux os, qui sont restés plus petits que du côté opposé.

L'hypothèse de Brissaud, qui admettait l'origine bulbo-protubérantielle de cette hémiatrophie, n'est pas contradictoire à l'idée de Bergson, Stilling, etc. qui la rattachent à un trouble du sympathique.

L'**Atrophodermie vermiculée des joues**, — *acné vermoulante* de Thibierge et Brocq, *folliculitis ulerythematosa reticulata* de Mac Kee et Parounagian, — que j'ai contribué à faire connaître en France, atteint des enfants avant la puberté, occupe symétriquement les deux joues, auxquelles elle donne un aspect vermoulu, et s'accompagne de *kératoses folliculaires* analogues à des comédons. Son évolution est lente et sa durée est indéfinie. Elle est probablement de nature nævique. Le grand air et la lumière l'améliorent; l'héliothérapie est donc recommandable.

Kraurosis de la vulve. — Le terme de *kraurosis* (Breisky), dont le sens était assez vague, a été précisé grâce surtout aux travaux de Jayle, et doit être réservé à une atrophie scléreuse progressive des téguments cutanéo-muqueux de la vulve, amenant peu à peu la sténose de l'orifice vaginal, la disparition des petites lèvres, du capuchon et du frein clitoridiens, et l'effacement des grandes lèvres.

La muqueuse des parties atteintes est toujours lisse, brillante et sèche; sa couleur est blanche, d'un jaune de cire, ou rouge, ou mouchetée. La complication par de la leucoplasie est fréquente, et en ce cas le cancer est fort à craindre.

La condition pathogénique exclusive ou principale du kraurosis, paraît être la suppression des fonctions ovariennes par involution sénile, par atrophie scléreuse, ou par castration; la syphilis semble jouer un rôle dans certains cas.

On ne doit pas confondre le kraurosis avec la leucoplasie vulvaire simple, ni avec la coloration blanche de la vulve par lichénisation, qui se produit dans les prurits vulvaires prolongés. — En dehors du traitement par les lotions chaudes et par la haute fréquence, on n'hésitera pas à intervenir par l'exérèse large dès qu'il y a menace de cancer.

Dermato-scléroses des jambes. — Chez beaucoup d'adultes et de vieillards les téguments des jambes sont le siège de modifications pathologiques très polymorphes, mais équivalentes, pouvant aboutir soit à l'*atrophie scléreuse*, soit à la *pachydermie éléphantiasique* (p. **474**).

Dans l'étiologie, le sexe importe peu ; mais l'âge de 30 à 45 ans, les professions pénibles exigeant la station prolongée, les grossesses répétées, les phlébites, les traumatismes, etc., sont des conditions prédisposantes. On a recherché plus récemment l'influence de la syphilis et de la tuberculose. Les facteurs essentiels paraissent être l'artériosclérose, et surtout les varices. Les deux jambes sont habituellement atteintes, mais à un degré différent.

Les varices, surtout les varices profondes et peu apparentes, en raison de l'angiodermite qui les accompagne d'ordinaire (p. **417**), ont pour conséquence la stase, une nutrition moins active ; l'œdème, les pigmentations hématiques, en dérivent ; le terrain est préparé pour des complications, eczéma variqueux, phlébites, ulcères, qui aggravent encore le trouble nutritif en provoquant des thromboses, et en ouvrant la porte aux infections, lymphangites, etc.

La dermato-sclérose qui en résulte, et qui seule m'occupe à cette place, est diffuse ou circonscrite.

Dans le premier cas, *forme diffuse*, la peau est adhérente au tibia et à l'aponévrose, d'une dureté de carton ou ligneuse, impossible à soulever ou à plisser ; sa coloration est terreuse, ou bigarrée de violet ou de brun, avec taches déprimées blanches. Sa surface est lisse, collodionnée ou lamelleuse, craquelée ; quelquefois elle est recouverte d'un enduit épais de croûtes brunâtres, sèches ou grasses, sous lesquelles on peut trouver des surfaces rosées, humides ou franchement eczémateuses. Ces altérations entourent toute la circonférence de la jambe et montent plus ou moins près du genou ; le pied n'est d'ordinaire qu'œdémateux et onychogryphosique.

Dans la *forme circonscrite*, on trouve un ou plusieurs placards durs, rosés ou pigmentés, de niveau ou un peu déprimés, adhérents en profondeur, se prolongeant souvent dans l'hypoderme par de gros cordons noueux. Il s'agit de foyers de sclérose d'origine *périphlébitique*. — On rencontre aussi, surtout aux environs des chevilles, une variété de *sclérose réticulée*, de teinte bigarrée.

Cette dermato-sclérose se différencie de la sclérodermie progressive, par sa topographie exclusive ; — de la sclérodermie en plaques, par l'absence de limite nette et de lilac ring ; — des cicatrices d'ulcères, qui souvent coïncident, par l'absence d'une bordure nette, en bourrelet, qui caractérise ces dernières.

L'efficacité du *traitement* dépend du degré et de l'ancienneté des lésions. Le repos complet au lit avec élévation des jambes, les soins de propreté et les pansements que réclame l'état de la peau, amènent une amélioration progressive souvent considérable. Les massages, la radiothérapie, peuvent l'accentuer encore. Un traitement antisyphilitique pourra se trouver indiqué. Le malade devra s'astreindre à porter des bandes roulées ou des bas-varices.

DYSTROPHIES CUTANÉES

Xeroderma pigmentosum. — Décrite par Kaposi en 1870, cette dystrophie — qui a reçu aussi les noms de *melanosis lenticularis progressiva* (Pick), d'*atrophoderma pigmentosum* (R. Crocker), d'*épithéliomatose pigmentaire* (E. Besnier), — est familiale et d'origine congénitale.

D'après les recherches statistiques approfondies de H.-W. Siemens et E. Kohn (1924), qui portent sur 333 cas dans 222 familles, le xeroderma est héréditaire selon le type mendélien récessif ; la consanguinité des parents intervient dans 25 pour 100 des cas ; les deux sexes sont atteints en proportion égale. Le début apparent se fait huit fois sur dix au cours des trois premières années, exceptionnellement après la puberté.

Les lésions du xeroderma pigmentosum, résultant d'une sensibilité anormale aux rayons lumineux, sont essentiellement régionales, et affectent les parties découvertes, face, cou, mains, avant-bras, quelquefois les jambes et les pieds, rarement le tronc.

Au début, d'ordinaire au printemps ou en été, et après un érythème solaire, on remarque que la peau se couvre de taches pigmentaires, lenticulaires, analogues à des éphélides ou plus larges. Bientôt elle se dessèche, se desquame en fines lamelles, se couvre de télangiectasies et de taches blanches atrophiques. Celles ci peuvent succéder à des lésions impétigineuses ou à des verrucosités, ou naître spontanément. Enfin les téguments s'atrophient, se rétractent, d'où ectropion, atrésie buccale, amincissement du nez et des oreilles, etc.; quelquefois on note de la conjonctivite et de la photophobie.

L'aspect bariolé résultant des taches atrophiques, des taches roses, des télangiectasies stellaires et des taches pigmentaires, est caractéristique.

Plus ou moins précocement, souvent vers l'âge de huit ou dix ans, apparaissent sur ce fond diverses néoformations (fig. 113) : des saillies verruqueuses sèches, des saillies rouges et mollasses d'aspect angiomateux ou sarcomateux; enfin des épithéliomes de types divers, fongueux ou ulcéreux, qui d'ordinaire résultent de la transformation maligne de papillomes verru-queux; le xeroderma est en effet par excellence une affection précancéreuse (p. 992).

Ces diverses tumeurs peuvent quelquefois guérir; généralement les épithéliomes deviennent mutilants, infectent les ganglions, et conduisent à la mort précoce. Quelques sujets peuvent survivre jusqu'à 40 et même 70 ans (Herxheimer).

L'anatomie pathologique renseigne mal sur la nature de la maladie. On constate de l'hypertrophie épidermique et de l'atrophie du derme; les divers néoplasmes que je viens de citer ont leur structure habituelle; les épithéliomes sont tubulés, mixtes, cylindromateux ou lobulés surtout, rarement mélaniques.

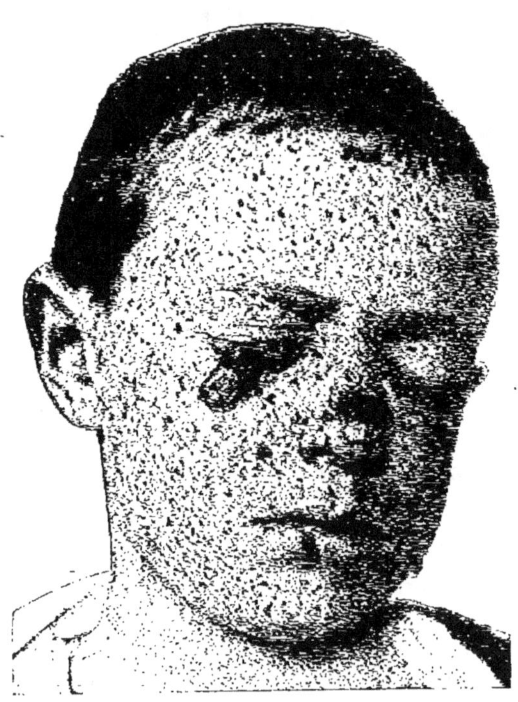

Fig. 113. — **Xeroderma pigmentosum.** Épithéliomes sur la paupière inférieure, sur le dos du nez et sur la lèvre inférieure.

La *nature* du xeroderma consiste en une sursensibilité de la
peau aux radiations ultra-violettes de toute longueur d'onde,
dont la réaction est retardée mais renforcée ; on a constaté en
outre une sensibilité variable aux rayons X et α, normale au
spectre lumineux et aux irritants chimiques (Martenstein). Le
sang ne contient pas de substance photodynamique (hématoporphyrine ou autre) et son injection intraveineuse aux animaux ne les sensibilise pas (Rothman). La vulnérabilité est
donc cutanée ; elle est liée à un état de dégénérescence analogue
à celui de la dystrophie présénile et sénile, des radiodermites
et de l'arsenicisme.

Le *pronostic* est très sombre, la mort survenant dans les
2/3 des cas avant l'âge de quinze ans ; mais une surveillance
attentive et des soins persévérants peuvent en atténuer beaucoup la gravité.

Le *traitement* palliatif consiste à faire éviter la lumière
solaire ; on peut enduire la peau de pâtes ou pommades pro-
tectrices additionnées de sels de quinine, ou d'æsculine ou de
tanin.

L'essentiel est de ne pas hésiter à détruire à mesure, et sans
tarder, les néoplasmes qui surviennent, même les verrucosités,
qui sont déjà des épithéliomes papillaires ; on usera pour
cela de préférence de la neige carbonique, ou, à défaut, de la
curette, du galvano-cautère, de l'électrolyse ou d'autres caustiques ; je puis confirmer que les rayons X et le radium, dont
on avait suggéré l'emploi, sont réellement efficaces quand ils
sont convenablement maniés, ce qui exige une grande expérience. L'opération chirurgicale sera une ressource pour les
tumeurs déjà avancées ; l'important est de ne pas les laisser
se développer. Il n'y a rien à attendre des médications internes.

Dégénérescence sénile. — La dégénérescence ou *atrophie
sénile* de la peau, qui est de règle à un âge avancé, commence
plus ou moins tôt après la quarantaine, suivant le genre de vie,
la santé générale et l'hérédité des sujets.

L'exposition aux intempéries joue un rôle certain, aussi
sont-ce les parties découvertes, la face, le cou, la région dorsale des mains et des poignets, qui sont atteintes les premières
et au maximum ; la mauvaise hygiène générale et locale, les
excès, les maladies de tout ordre, y prédisposent également.

La dégénérescence sénile s'accuse par des changements d'épaisseur et de teinte des téguments, par leur sécheresse, et par une diminution de leur plasticité d'où résultent les *rides*.

On en peut distinguer deux types, souvent associés d'ailleurs :

Le plus commun est l'*atrophie simple*, caractérisée par un amincissement parcheminé, une coloration jaunâtre, grisâtre ou rougeâtre, et la translucidité de la peau laissant apercevoir les veines, muscles et tendons, etc.; sa surface est collodionnée ou en état de xérodermie ichtyosiforme. Souvent on note concurremment des taches pigmentaires ou achromiques, des télangiectasies, parfois du purpura senilis. En dehors des régions que j'ai indiquées ci-dessus, ce sont les surfaces d'extension des articulations qui sont le plus atteintes.

Le second type est l'*atrophie colloïde*, dans lequel la peau n'est pas amincie, parfois au contraire épaissie, mais d'une nuance jaune paille, vieil ivoire, inégale de surface comme de l'écorce d'orange, molle et flasque, distendue et plissée (« peau citréine » de Milian). On observe cet état surtout au cou, ou sur toute la figure, à l'exception de la région cartilagineuse du nez.

L'*histologie* montre, comme lésion principale, une altération des fibres élastiques. Dans le type atrophique elles sont seulement devenues basophiles (*élacine* de Unna) et le tissu connectif est raréfié. Dans le type colloïde elles sont en outre gonflées, peut-être combinées avec la substance des faisceaux conjonctifs (*collastine* et *collacine*). On trouve dans ce cas, sous l'épiderme, une bande feutrée continue, large de 1/5 à 1/2 millimètre, se colorant en noir par l'orcéine acide; c'est l'*élastome diffus* de Dubreuilh (1913). C'est bien à tort que plusieurs auteurs ont confondu cette lésion, relativement banale, avec le pseudo-xanthome élastique. L'épiderme est aminci et hyperpigmenté. Les papilles sont courtes; les vaisseaux sanguins sont dilatés et entourés de cellules. Les glandes sont atrophiées.

Les deux types de dégénérescence sénile prédisposent l'un et l'autre aux *kératoses séniles* (p. 264), lesquelles peuvent conduire à l'*épithéliomatose multiple* (p. 992).

Le *traitement* doit être prophylactique, et consiste en une hygiène correcte. Les massages de la figure, auxquels on attribue à tort la vertu de guérir les rides, peuvent sembler utiles pendant un temps, mais sont en réalité habituellement suivis d'une exagération des lésions.

Dystrophie présénile. — Chez les personnes exposées aux intempéries, marins (*Seemannshaut*), automobilistes, aviateurs, cochers, cultivateurs, montagnards, etc., on observe dès l'âge de vingt-cinq ou trente ans, sur les parties découvertes de la peau, des altérations tout à fait analogues à celles du xeroderma et de la dégénérescence sénile.

- L'atrophie diffuse, les pigmentations, la cyanose, les télangiectasies, les kératoses, s'y rencontrent; cette dystrophie aboutit aussi à l'épithéliomatose multiple.

Tous les auteurs signalent la ressemblance frappante qu'offre souvent la peau atteinte de **radiodermite** chronique (p. **638**) avec celle du xeroderma et des dystrophies sénile et présénile. L'analogie s'étend jusqu'à l'identité des complications épithéliomateuses, qui y sont également fréquentes.

Pseudoxanthome élastique. — J'ai désigné sous ce nom (1896) une affection rare, caractérisée cliniquement par une teinte jaune mêlée de lilas, avec épaississement, mollesse et relâchement de la peau de certaines régions. On en a publié jusqu'ici 35 cas. Elle apparaît dans le jeune âge ou chez des adultes. Les altérations sont symétriques et se localisent de préférence au voisinage des grands plis articulaires, aines, aisselles, plis du coude et au cou; on ne l'a jamais observée à la face. En outre, autour des nappes dystrophiques, uniformes ou réticulées, se voient des taches péri-folliculaires de même aspect, un peu saillantes, sortes de papules jaunâtres et molles. Mais l'analogie avec le xanthome est seulement apparente. Histologiquement, en effet, il s'agit d'une dégénérescence du réseau élastique des parties profondes du chorion; ses fibres se gonflent, bourgeonnent, se fendent et se fragmentent; j'ai donné à cette lésion spéciale le nom d'*elastorrhexis*. Takeshi Ohno qui a étudié sept cas de pseudoxanthome, pense qu'elle débute par une infiltration calcaire ou graisseuse des fibres. Certains auteurs, frappés surtout de l'hyperplasie élastique, ont voulu y voir un *elastome*, considérant cette dégénérescence comme une sorte de tumeur étalée.

En tout cas la nature des lésions du pseudoxanthome (elastorrhexis), leur siège et leur distribution, ainsi que l'âge d'apparition de l'affection, la distinguent nettement de la banale dégénérescence colloïde sénile, ou élastome diffus. Elle progresse lentement puis reste fixe indéfiniment.

La *dystrophie élastique folliculaire* de C. Wirth et A. Kissmeyer, et le *nævus elasticus* de Lewandowsky, ne sont probablement que des formes frustes de pseudoxanthome, localisées à la région mammaire.

Colloïd milium. — Appelée aussi *pseudo-milium colloïde*, cette dystrophie rare, signalée par E. Wagner (1866), par E. Besnier, puis par Hartzell (1914) se traduit par des élevures jaunâtres, translucides, molles, disséminées ou conglomérées, qui siègent sur la face, le cou et les membres supérieurs. C'est donc plutôt avec les tumeurs bénignes de la peau qu'il y a lieu de l'étudier (p. **1006**).

On peut en rapprocher la dégénérescence **amyloïde** de la peau, qui peut exister indépendamment de l'amyloïdose générale ; les réactions microchimiques permettent dans ses élevures de déceler l'amyloïde ou la mucine (Kœnigstein 1924)

CHAPITRE XVIII

HYPERTROPHIES CUTANÉES

Sous le nom d'*hypertrophie cutanée* ou de *pachydermie*, je désignerai l'accroissement persistant de l'épaisseur de la peau dans son ensemble, dû à une hyperplasie fibreuse interstitielle.

Les épaississements partiels, portant seulement sur l'épiderme ou sur le corps papillaire, ont figuré ailleurs (**XI** et **XII**). Des hypertrophies fibreuses ou adipeuses de l'hypoderme seul, sans épaississement du derme, un petit nombre de formes intéressent le dermatologiste.

L'hypertrophie cutanée n'est que très exceptionnellement

généralisée, mais elle peut être très étendue; elle est de préférence régionale. Les limites de l'altération sont presque toujours peu nettes.

Dans la pachydermie, la peau est en même temps épaissie à des degrés variables, et modifiée dans sa consistance. Le plus souvent elle est ferme, rénitente ou même ligneuse; elle n'est pas du tout, ou n'est que peu dépressible, et le doigt qu'on y imprime ne s'y creuse pas de godet; elle est incomplètement réductible par la compression en masse; elle adhère aux tissus sous-jacents et n'est pas facilement soulevée en un pli. Quelquefois cependant sa consistance est plus molle et élastique. L'état de la surface et la coloration des parties atteintes sont très variables suivant les cas.

Il importe de délimiter l'hypertrophie cutanée vis-à-vis de trois processus qui en sont voisins, et qui, à la vérité, peuvent se combiner diversement avec elle.

L'*infiltration inflammatoire* est due à des dépôts de cellules embryonnaires ou d'origine hématique dans les tissus; aiguë, elle a les caractères des phlegmasies; subaiguë, elle est d'ordinaire plus ou moins circonscrite, et a une évolution progressive ou régressive. Dans les deux cas cependant, elle peut quelquefois aboutir à l'hypertrophie.

L'*œdème*, constitué par un exsudat liquide infiltrant les téguments, est dépressible, plastique, garde l'empreinte du doigt, est entièrement réductible par la compression en masse, et cela même lorsqu'il est chronique. Les œdèmes d'origine mélanique (par striction), ou dyscrasique (cardiaques, brightiques, etc.) ne conduisent jamais à la pachydermie. Les œdèmes inflammatoires, au contraire, sont assez fréquemment l'origine de pachydermies, et s'y relient par des transitions insensibles, ce qu'atteste le terme, fréquemment employé, d'*œdèmes éléphantiasiques*.

Les *tumeurs* sont des néoplasies circonscrites hétérotopiques ou hyperplasiques, et non des hypertrophies simples. Il arrive cependant, dans bien des cas, qu'on ait à se demander dans quel groupe il convient de ranger telle ou telle tuméfaction; c'est ainsi qu'un éléphantiasis limité à une paupière, à une grande lèvre, pourra être pris pour un myxome, ou être difficilement distingué d'un lymphangiome, etc.

Dermatoses hypertrophiques. — Le type des pachydermies dont les caractères cliniques et les lésions répondent à la définition ci-dessus porte le nom d'*éléphantiasis des Arabes* (par opposition à l'*éléphantiasis des Grecs*, qui est la lèpre) ou d'**éléphantiasis** tout court. Je m'en occuperai tout d'abord.

Un second paragraphe comprendra une série d'affections que je réunis sous la dénomination d'**hypertrophies non éléphantiasiques**. Elles forment un groupe des plus disparates. On y trouvera le diagnostic différentiel des éléphantiasis véritables.

ÉLÉPHANTIASIS

Les éléphantiasis sont des hypertrophies cutanées régionales caractérisées par leur évolution et leur pathogénie.

Suivant les conditions étiologiques, on distingue les formes cliniques suivantes : **Éléphantiasis nostras** ; — **É. secondaires** ; — **É. filarien** ; — **É. congénital**.

Je commencerai par décrire le **syndrome éléphantiasis en général**, quelle qu'en soit l'origine.

Le processus éléphantiasique débute par de l'*œdème*, dont la nature *inflammatoire* est tantôt nettement accusée, tantôt tout à fait effacée. Ultérieurement s'installe une tuméfaction dure, non plastique, c'est l'œdème scléreux, ou *œdème éléphantiasique*. A la période d'état, la *pachydermie*, combinée avec un degré variable d'hypertrophie des tissus sous-jacents, est constituée, et offre tous les attributs que j'ai énoncés ci-dessus. Ce processus paraît conditionné par l'association de trois facteurs pathogéniques : la stase lymphatique, l'inflammation et la stase veineuse.

L'évolution de l'affection se fait par poussées ; elle est indéfiniment progressive et plus ou moins extensive.

Symptômes. — Les régions atteintes d'éléphantiasis sont tuméfiées, distendues, hypertrophiées ; leurs saillies et dépressions normales sont effacées ; quelquefois elles sont divisées par de profonds sillons.

Le *membre inférieur*, par exemple, qui en raison des circonstances moins favorables de sa circulation est le siège d'élection de l'éléphantiasis, prend l'aspect d'une colonne ou d'une jambe d'éléphant (fig. 114). Les téguments sont énormément épaissis, et adhérents aux tissus profonds. Leur consistance, qui est celle d'un empâtement dur à la cuisse, devient généralement plus ferme et résistante à mesure qu'on se rapproche des malléoles, et parfois ligneuse.

Leur surface peut être lisse et de couleur normale, ou violacée ou brunâtre; ou bien elle est masquée par des *squames* lamelleuses, ou de l'hyperkératose craquelée; le plus souvent, elle est couverte de *verrucosités* plus ou moins conglomérées, de grosseur inégale, arrondies et du volume d'un grain de millet à celui d'un noyau de cerise, ou papillomateuses, acuminées ou obtuses, serrées les unes contre les autres. Tantôt ces verrucosités sont rosées ou blanches, un peu réductibles, et translucides comme de grosses vésicules; dans ce cas, elles sont dues à des *lymphangiectasies* ou *varices lymphatiques*, qu'on peut crever avec une aiguille, et qui donnent lieu à un écoulement

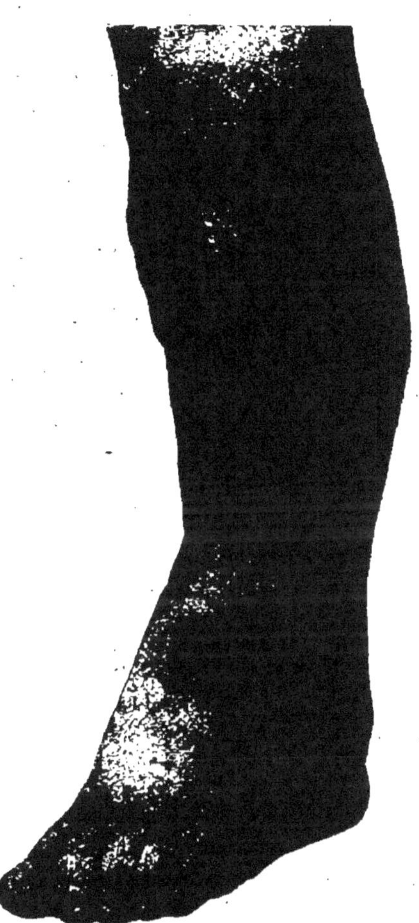

FIG. 114. — **Éléphantiasis nostras**, consécutif à un *ulcère de jambe.*

de lymphe abondant et prolongé (*lymphorrée*); — tantôt elles sont dures, polygonales par pression réciproque, et souvent recouvertes d'un enduit hyperkératosique, de consistance sèche ou graisseuse, gris sale ou noirâtre. Sous ces croûtes, ainsi que dans les sillons, on découvre un épiderme macéré et fétide, et parfois des ulcères, irréguliers de contour et de fond, à sécrétion sanieuse.

Aux jambes, l'éléphantiasis est unilatéral ou bilatéral. Lorsqu'il est provoqué par une lésion locale, telle qu'un ulcère de jambe par exemple, c'est en amont de cette lésion, par conséquent au pied, que la pachydermie prédomine. Quand les lésions efficientes siègent plus haut, l'éléphantiasis se limite au contraire fréquemment au-dessus des malléoles par un énorme bourrelet « en pantalon d'odalisque », qu'un ou plusieurs sillons profonds séparent du pied ; celui-ci peut avoir conservé son volume normal, mais est d'ordinaire tuméfié et verruqueux dans sa région dorsale, près des orteils principalement, et au-dessus du talon.

Les *cuisses* sont envahies de bas en haut, ou consécutivement à l'éléphantiasis des *organes génitaux externes*.

Ces derniers constituent le second siège d'élection de l'éléphantiasis. Chez l'homme, l'hypertrophie du fourreau de la verge peut transformer cet organe en une masse piriforme de 20 à 40 centimètres de long. Lorsque c'est le scrotum qui est éléphantiasié, il peut prendre le volume d'une tête d'adulte et bien au delà (fig. 115), et englober la verge ; sa surface est lisse ou verruqueuse. On appelle *lymphoscrotum* l'éléphantiasis des bourses avec varices lymphatiques très développées.

Chez la femme, diverses parties de la vulve, surtout les grandes et les petites lèvres, ou l'une d'entre elles seulement,

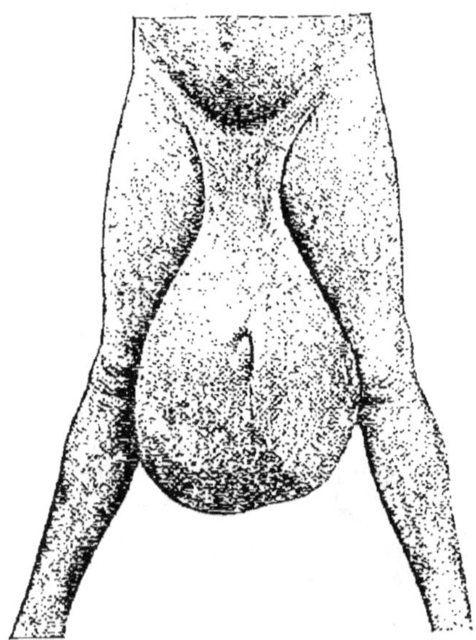

Fig. 115. — Éléphantiasis du scrotum, d'origine *filarienne*, chez un Arabe (cliché du Dr L. Raynaud, d'Alger).

prennent un volume colossal ; on peut croire avoir affaire à un myxome (fig. 116). — J'ai cité ailleurs (p. 399) le syndrome *esthiomène*, qui est réalisé par diverses ulcérations vulvaires accompagnées d'hypertrophie éléphantiasique. Le syndrome *éléphantiasis ano-recto-vulvaire* (p. **483**) n'est pas des plus rares.

Aux *aines*, l'éléphantiasis donne lieu à une tuméfaction d'ensemble, avec énormes dilatations lymphatiques, qu'on appelle *adéno-lymphocèle*.

Les *membres supérieurs*, rarement pris isolément, sont transformés en boudins monstrueux, étranglés au niveau du coude et du poignet.

A la *face*, l'éléphantiasis se présente généralement sous forme d'une bouffissure permanente,

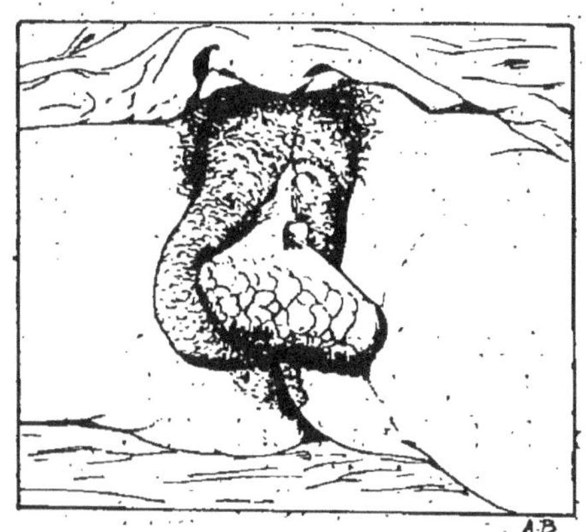

Fig. 116. — **Éléphantiasis nostras** de la vulve.

d'un œdème mollasse mais non plastique, ordinairement consécutif à des érysipèles à répétition. Il peut occuper toute la figure et s'accompagner de *varices lymphatiques de la bouche* (p. **1011**). D'autres fois il prédomine dans telle ou telle région; aux oreilles par exemple. Les paupières, l'inférieure surtout, peuvent être le siège d'une saillie globuleuse lisse, pseudo-myxomateuse (fig. 117). — Aux lèvres, au nez et au menton, l'éléphantiasis est dans nos pays généralement secondaire à des lésions lupiques ou lépreuses, ou surtout à des syphilides sclérogommeuses; le facies qui en résulte porte le nom de *léontiasis*; dans ces mêmes régions l'éléphantiasis tropical

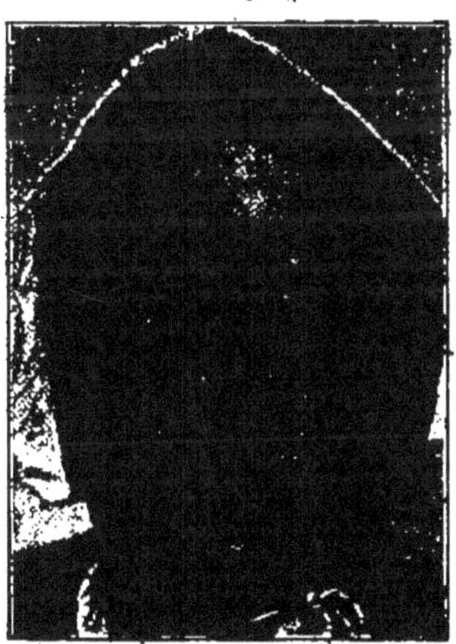

Fig. 117. — **Éléphantiasis de la figure**; *œdème éléphantiasique* des paupières consécutif à des érysipèles à répétition.

peut causer des déformations monstrueuses (Cl. Mouchet).

Il est assez commun, dans toutes les espèces d'éléphantiasis, que plusieurs territoires soient envahis à la fois ou successivement, par exemple un membre inférieur et les organes génitaux, ou bien un membre inférieur et un membre supérieur, etc.

Aux *limites* des régions éléphantiasiques, le passage à l'état normal est toujours progressif; la zone intermédiaire est œdémateuse et plus molle.

Les *ganglions* correspondants sont constamment altérés, le plus souvent indurés et compris dans un empâtement; il arrive qu'on ne puisse pas les percevoir, parce qu'ils sont noyés dans une gangue fibro-œdémateuse.

Anatomie pathologique. —Les tissus éléphantiasiques sont coriaces, résistants sous le couteau, ou simplement fermes, mais toujours translucides, d'aspect gélatineux, gorgés de plasma qui s'écoule en abondance de la surface de section. Le derme, dont l'épaisseur peut atteindre 2 ou 3 centimètres, l'hypoderme, deux ou trois fois plus épais encore, forment, avec les muscles, les aponévroses, etc., une seule masse lardacée qui s'étend jusqu'aux os, parfois hyperplasiés eux-mêmes. Les vaisseaux, surtout les veines et les lymphatiques, restent béants sur la coupe, et lui donnent un aspect vermoulu ou caverneux.

Au microscope, on constate toujours une néoformation de tissu conjonctif, jeune ou fibreux, sans réseau élastique, qui tantôt est purement interstitielle, tantôt forme, en outre, une couche surajoutée entre le chorion et les papilles très hypertrophiées. Entre les faisceaux connectifs, les cellules conjonctives sont hyperplasiées et quelquefois gigantesques; on y trouve aussi des amas de leucocytes et de plasmocytes. Les vaisseaux ont leurs parois épaissies, infiltrées de cellules, ou sclérosées. Les muscles et les glandes sont atrophiés. Le tissu adipeux paraît souvent augmenté.

En un mot, le caractère inflammatoire des lésions et, d'autre part, la stase veineuse et lymphatique, sont des plus évidents; dans l'éléphantiasis tous les tissus de soutènement sont hyperplasiés. L'hyperplasie conjonctive est généralement moindre dans les manifestations locales de la filariose (lymphoscrotum, adénolymphocèle, etc.) où prédomine une structure presque lymphangiomateuse. Dans une opération d'éléphantiasis tropical du scrotum, on a trouvé une filaire adulte dans les tissus excisés.

Les *ganglions* correspondants sont, dans la règle, scléreux ; quelquefois on les trouve transformés en une coque fibreuse qu'envahit une dégénérescence adipeuse, ou en un tissu caverneux lymphatique. Dans les éléphantiasis secondaires, ils sont souvent dégénérés.

J'ai trouvé plusieurs fois des reliquats de *phlébite oblitérante* dans les grosses veines provenant des régions éléphantiasiques.

Pathogénie. — L'explication pathogénique la plus plausible des lésions de l'éléphantiasis est celle qui met en cause la combinaison de deux facteurs : 1° en première ligne une *stase lymphatique*, qu'invoquait déjà Virchow, due à une obstruction vasculaire ou plutôt encore ganglionnaire, — généralement combinée à une stase veineuse, qu'incriminait Cruveilhier, laquelle contribue à l'œdème ; — 2° une inflammation régionale des tissus conjonctifs, relevant le plus souvent d'une infection streptococcique.

On comprend dès lors qu'on ait maintes fois provoqué l'éléphantiasis par l'extirpation d'un groupe de ganglions suppurés ou scléreux, ou par les injections de paraffine qui oblitèrent un réseau lymphatique (p. **351**) ; que divers *processus infectieux* ou *néoplasiques* se déroulant dans les ganglions, tels que la tuberculose locale, la syphilis tertiaire, le granulome inguinal, la chancrelle, le cancer, puissent donner lieu à l'éléphantiasis secondaire.

Il plane encore un certain doute sur la relation directe ou indirecte de la *filariose* avec l'éléphantiasis endémique des pays tropicaux ; il paraît avéré, tout au moins, que des infections surajoutées jouent un grand rôle en pareil cas.

Les rapports de l'éléphantiasis nostras avec les lymphangites banales étaient connus depuis longtemps, lorsque Achalme et Sabouraud ont constaté la présence du *streptocoque* dans les tissus éléphantiasiques, au cours des poussées aiguës. On a montré, après eux, que d'autres micro-organismes peuvent le suppléer (staphylocoques, pseudo-diphtériques, tétragènes, etc.).

Tantôt l'infection est exogène et primitive, ou secondaire à des lésions ulcéreuses, par exemple ; tantôt elle paraît endogène, provient de foyers éloignés, ou sommeille longtemps, indéfiniment même, à l'état de *microbisme latent*, dans les territoires qu'elle a une première fois envahis. Quand on connaît les lésions lymphangitiques, phlébitiques et ganglionnaires de la streptococcie, et de l'érysipèle en particulier, on ne s'étonne pas de voir que l'éléphantiasis en puisse être la conséquence.

Traitement. — Si l'on assiste à une poussée aiguë, on la traitera, comme toute lymphangite, par le repos absolu, avec position élevée du membre atteint, et par des pansements humides, ou des applications d'ichtyol, de thiol, etc. ; contre les streptococcies, les vaccins et sérums sont peu efficaces.

L'éléphantiasis à l'état torpide doit être nettoyé des croûtes et enduits qui l'encrassent, au moyen de bains, de fomentations et d'onctions grasses ; les ulcères seront désinfectés et pansés. Puis, toujours en s'aidant du repos dans la position la plus favorable pour le dégorgement de la partie atteinte, on interviendra par le massage méthodique et la compression par un bandage ouaté, ou mieux par une bande de caoutchouc, en procédant avec prudence, progressivement, et en surveillant les choses de près. Les résultats obtenus par cette méthode sont parfois surprenants, et cependant le plus souvent imparfaits. Castellani ajoute à la compression élastique, qui doit être poursuivie de 3 à 6 mois, nuit et jour, des injections quotidiennes de 2 à 4 centimètres cubes de fibrolysine. En cas de syphilis on ferait, bien entendu, le traitement spécifique. Dans les œdèmes durs éléphantiasiques, Denis vante les injections d'eau du Breuil (hydroxydase).

Lorsque la sclérose domine et que la compression ne réussit plus, l'électrisation galvanique, recommandée par Moncorvo et Silva da Araujo, est fort précieuse pour ramollir les tissus indurés. Le pôle négatif est constitué par un bain où plonge la partie atteinte, ou par des compresses humides qui l'enveloppent, le pôle positif étant appliqué sur les tissus sains ; de hautes intensités sont nécessaires. On arrivera sans doute à obtenir mieux encore par la médication ionique. Les tentatives pour faire de la « lymphangioplastie », par le drainage filiforme sous-cutané, tel que le pratique Ch. Walther, ont donné des résultats appréciables.

Certains éléphantiasis, notamment du scrotum et de la verge dans les pays chauds, constituent une infirmité contre laquelle de larges ablations chirurgicales fournissent la seule ressource efficace. Dans le cas de filariose, les injections d'arsénobenzol font disparaître les filaires du sang ; mais elles ne paraissent pas agir sur l'éléphantiasis.

Éléphantiasis nostras. — On l'observe chez les adultes de tout âge et dans les deux sexes.

Dans un bon nombre de cas, la porte d'entrée de l'infection, le plus souvent streptococcique, est évidente ; c'est une écorchure, un durillon forcé, une érosion quelconque. La *lymphangite* première peut faire une apparition bruyante, avec sa rougeur œdémateuse et douloureuse progressive, ses traînées tronculaires, son adénopathie, et son cortège de malaises fébriles. Quelquefois, notamment à la face, c'est un érysipèle bien caractérisé.

Tout rentre dans l'ordre au bout de quelques jours ; mais il se produit des recrudescences répétées, quelquefois même rythmiques, à l'occasion de traumatismes, de fatigues, de refroidissement, de causes banales ; souvent elles sont moins violentes et plus trainantes que le premier épisode. La tuméfaction qui ne s'était pas entièrement dissipée, s'installe et augmente peu à peu.

D'autres fois la lésion initiale échappe. Les poussées sont apyrétiques, et ne s'accusent que par une lourdeur ou un endolorissement de la région atteinte, des douleurs articulaires, etc. La lymphangite n'est pas apparente dans ce cas ; et cependant tout porte à croire qu'il a dû se produire une obstruction lymphatique.

Cette dernière paraît évidente dans un troisième groupe, où l'éléphantiasis se développe comme conséquence d'une *adéno-*

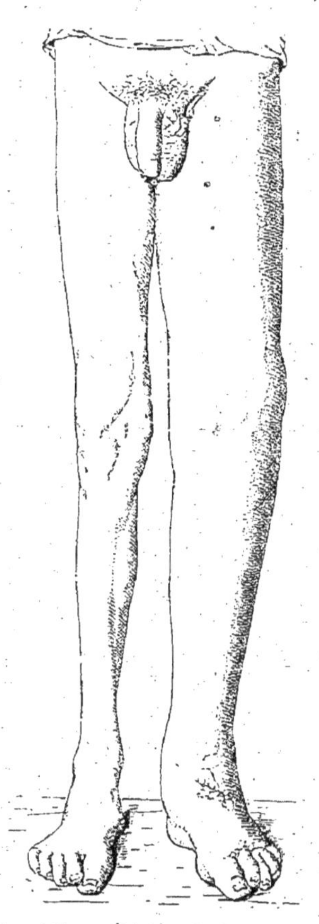

Fig. 118. — Éléphantiasis nostras *du membre inférieur*, avec *varices lymphatiques* du scrotum et en trois points de la cuisse — Chez ce jeune homme les lésions étaient consécutives à de l'adénopathie tuberculeuse des ganglions inguinaux. (Thèse de Guillemin, Paris, 1900.)

pathie. La tuberculose d'un groupe ganglionnaire, l'adénopathie cancéreuse, l'adénopathie scléreuse consécutive à la syphilis ou à des adénites suppurées, l'extirpation chirurgicale des ganglions, peuvent conduire à l'éléphantiasis des territoires correspondants. Ce seront l'un des membres inférieurs, ou les organes génitaux, ou ces deux régions à la fois, dans le cas d'adénopathie inguinale (fig. 118); ce sera le membre supérieur, à la suite d'adénopathie axillaire, cancéreuse par exemple, comme il est si fréquent au cours du cancer du sein; la face, dans le cas d'adénopathie sous-maxillaire.

Peu à peu, sans poussées inflammatoires, apparaît le tableau clinique que j'ai esquissé ci-dessus; les varices lymphatiques, lymphocèles et fistules lymphatiques, sont particulièrement fréquentes et importantes dans cette catégorie de cas.

Éléphantiasis secondaires ou **États éléphantiasiques**. — C'est de beaucoup la forme d'éléphantiasis la plus commune dans nos pays. Ici, l'œdème scléreux, puis la pachydermie éléphantiasique, ordinairement verruqueuse, se développent en connexion avec une lésion locale dont ils constituent une complication.

On observe des états éléphantiasiques : au cours de la *tuberculose* cutanée et surtout du *lupus* des membres (lupus éléphantiasique); — dans la *syphilis* tertiaire, à la suite surtout d'infiltrats gommeux récidivants, sur les membres ou sur les organes génitaux, ou encore sur le pourtour de la bouche et du nez (léontiasis syphilitique) : — dans la *lèpre*, lorsqu'il existe des ulcères interminables; — au cours de l'*ulcère de jambe* (p. **379**), où l'on peut voir se former, non seulement un bourrelet calleux, mais aussi des déformations monstrueuses (fig. 114) en amont de l'ulcère ou de sa cicatrice.

La pathogénie de ces états éléphantiasiques est souvent complexe; il ne serait donc pas justifié de les classer en éléphantiasis tuberculeux, syphilitique, etc. Le processus spécifique envahit sans doute les lymphatiques et les veines de la région atteinte; mais, en outre, les ganglions correspondants sont dégénérés ou sclérosés; enfin, l'infection des ulcérations par le streptocoque ou d'autres microbes, qu'elle s'accuse ou non par des poussées lymphangitiques, est des plus probables, et a pu être décelée bactériologiquement dans quelques cas.

Il est bon de savoir qu'après la lymphangite chancreuse syphilitique, il n'est pas rare d'observer un *œdème scléreux* du prépuce et du fourreau, ou bien d'une grande lèvre, dû sans doute à une lymphangite spécifique, par spirochètes ; cette lésion ne peut être assimilée à l'éléphantiasis, car elle régresse peu à peu sous l'influence du traitement anti-syphilitique.

Le prétendu **syphilome ano-rectal**, noté par Larsen et décrit par A. Fournier, qui conduit au rétrécissement dit syphilitique du rectum, n'est au contraire qu'un *éléphantiasis ano-rectal*, ainsi que l'a démontré O. Jersild (*Ann. Derm.*, 1920-1921) ; il a vu plusieurs fois des sujets qui en étaient atteints, contracter la syphilis. Il s'agit d'un syndrome éléphantiasique, dû à l'oblitération des ganglions inguinaux et des ganglions ano-rectaux de Gerota, par des infections pluri-microbiennes probablement, provenant d'ulcérations anales ou rectales de diverse nature, en particulier de chancres simples. — Cette affection constitue donc un pendant à l'*esthiomène* de la vulve (p. **399**), dont elle se complique dans un bon nombre de cas.

Éléphantiasis filarien. — Dans beaucoup de pays tropicaux, les cas d'éléphantiasis sont d'une extrême fréquence ; quelques-uns relèvent probablement des conditions pathogéniques diverses que je viens de signaler ; mais, comme on rencontre dans ces mêmes contrées une helminthiase endémique, la *filariose*, qui peut provoquer des lymphangites, orchites, lymphangiectasies, du lymphoscrotum, des abcès filariens, de la chylurie, de l'hydrocèle chyleuse, on est tenté de lui attribuer aussi l'éléphantiasis.

Elle est causée par la *filaria Bancrofti* et ses embryons, dits *microfilaires*. C'est un ver nématode, dont la femelle adulte, découverte par Bancroft (1876), mesure 8 à 10 centimètres de longueur, le mâle étant notablement plus petit ; ils se logent, au nombre de quelques unités, dans de gros troncs lymphatiques ou dans des ganglions ; la femelle y pond d'innombrables embryons qui ressemblent à de petites anguillules mobiles, longues d'environ 300 µ, larges de 7 à 9 µ, comprises dans une gaine vitrée. Ces microfilaires ont été découvertes par Demarquay (1863) dans une chylocèle, et par Lewis (1877) dans le sang circulant (*Filaria sanguinis hominis*) ; on ne les y trouve guère que pendant la nuit (*microfilaria nocturna*), et c'est vers minuit qu'il convient de les chercher dans les cas douteux; de jour, elles se retirent dans les vaisseaux du poumon, selon l'observation de P. Manson.

La maladie se transmet par les moustiques, qui, en piquant les malades, absorbent des embryons; ceux-ci subissent une métamorphose dans les muscles thoraciques de l'insecte, et sont ensuite inoculés à d'autres sujets humains où ils deviennent adultes. — Dans les régions d'où filaria Bancrofti est absente, d'autres filaires, *filaria Loa*, et *onchocera volvulus* Leuckart, peuvent jouer un rôle identique (Ouzilleau, Dubois).

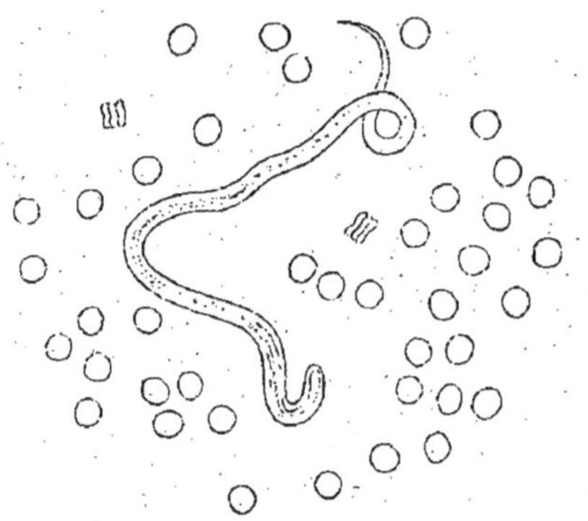

Fig. 119. — **Filaire du sang de l'homme,** entourée de globules rouges (dessinée à l'état vivant dans une préparation extemporanée, par le D⟨r⟩ Jolly) (grossissement 200/1).

La filariose atteint un pourcentage de 32,8 de la population à Saint-Christophe (Low); de 27,37 à la Guyane Française (Brémont et Léger); de 5,47 à la Martinique (Noé et Stevenel). L'éléphantiasis que l'on dit avoir été importé aux îles Marquises à la fin du siècle dernier, et qui y est devenu endémique, est probablement filarien. — Le rôle des filaires paraît établi dans le lymphoscrotum, l'adéno-lymphocèle, les hydrocèles chyleuses, l'hémato-chylurie, etc.; mais il reste discutable en ce qui concerne les lymphangites à répétition et l'éléphantiasis Arabum. On avait pensé que ce dernier pouvait résulter de l'obstruction des gros troncs lymphatiques par les filaires adultes, ou des ganglions et vaisseaux lymphatiques par des œufs non arrivés à maturité (P. Manson), et que l'irruption des embryons dans les interstices conjonctifs des parties atteintes pourrait être la cause des poussées lymphangitiques. Mais la majorité des filariens n'ont pas d'éléphantiasis, et, d'autre part, chez les éléphantiasiques tropicaux on ne trouve dans la règle pas de filaires dans le sang ni dans le plasma des régions atteintes, tandis qu'elles existent généralement dans la lymphe et le sang des lymphoscrotums, etc. Il se pourrait cependant

que la filariose constituât une cause prédisposante à l'éléphantiasis microbien.

Quoi qu'il en soit, l'éléphantiasis dit filarien s'observe aux
colonies tropicales, dans toutes les races, dans les deux sexes,
à tout âge, mais surtout chez les adultes. Il occupe, dans
95 pour 100 des cas, les membres inférieurs, ou l'un d'entre
eux, et très fréquemment aussi les organes génitaux externes.
Il procède par poussées lymphangitiques ou érysipéloïdes,
souvent avec fièvre (*filarial fever*), avec phénomènes généraux
et adénites, exactement comme dans la forme nostras. Le Dantec
(1907) incrimine un « dermatococcus » et un streptocoque ;
Dubruel (1909), à l'île Mooréa, en Océanie Française, où l'éléphantiasis atteint un douzième de la population, n'a pas trouvé
de filaires dans le sang, mais toujours des streptocoques et des
staphylocoques.

Les nuances symptomatiques qui distingueraient l'éléphantiasis tropical du nôtre, consistent dans son développement
souvent excessif, et dans son association éventuelle, mais très
inconstante, avec d'énormes varices lymphatiques ou d'autres
accidents filariens.

Éléphantiasis congénital. — On réunit sous ce nom
une foule de faits disparates, dans lesquels une hypertrophie
énorme d'une partie du corps a été constatée à la naissance ou
peu après. On peut soupçonner qu'il s'agissait, suivant les cas :
de *lipomatoses* gigantesques, — d'*angiomes* et de *lymphangiomes* diffus, — d'*œdèmes lymphatiques* dus à des tumeurs ou
malformations, — enfin, de *neurogliomes* ou de *gliomatose
diffuse*.

Pour Moncorvo, qui a fait une étude spéciale de la question,
il existerait un éléphantiasis fœtal véritable, dû à une lymphangite intra-utérine, dont l'agent aurait pénétré par la voie
placentaire. On n'a jamais trouvé de filaires chez les enfants
atteints.

La localisation est quelconque ; l'hypertrophie porte sur un
membre ou une portion d'un membre, sur les paupières, sur la
langue, etc.

La *macroglossie* congénitale, par exemple, qui est une des
formes les plus curieuses, a pu être rattachée à des conditions diverses suivant les cas, hypertrophie fibreuse, mus-

culaire, angiome caverneux, lymphaugiome diffus surtout.

En somme, le sujet est complexe, et beaucoup de cas ont été mal élucidés.

HYPERTROPHIES NON ÉLÉPHANTIASIQUES

Toute hypertrophie régionale ou diffuse ne doit pas être appelée éléphantiasis. On vient de voir que le diagnostic peut présenter de sérieuses difficultés chez les nouveau-nés ; il n'en est généralement pas de même chez l'adulte, sauf dans des cas exceptionnels.

Un peu d'attention et une palpation méthodique permettent de reconnaître qu'il n'y a pas de véritable pachydermie dans les *œdèmes*, dans l'*obésité*, dans le cas de *lipomes*, même régionaux et symétriques, d'*adéno-lipomatose*, d'*adipose douloureuse* de Dercum, dans l'*acromégalie*, etc.., qui dès lors ne rentrent pas dans le cadre de cet ouvrage.

Plus voisins de l'éléphantiasis, bien qu'en restant distincts par leurs caractères cliniques et anatomiques et par leur pathogénie, sont les types morbides suivants :

Trophœdème. — Les faits auxquels s'applique ce nom, dû à *Henry Meige* (1898), — qu'on a appelés aussi *pseudo-éléphantiasis neuro-arthritique* (A. Mathieu), œdème segmentaire, ou myxœdème localisé, — semblent disparates ; c'est un syndrome clinique.

Il s'agit d'œdèmes régionaux étendus, survenant sans cause appréciable, et devenant chroniques et fibreux ; d'autres fois, de tuméfactions d'emblée dures, non dépressibles. Le siège de prédilection de cette affection est aux membres inférieurs, qui sont atteints isolément ou symétriquement ; les fesses y participent ou non ; les parties génitales sont respectées, ainsi que le pied, sauf sa région dorsale quelquefois. Le trophœdème peut affecter également les membres supérieurs, et même la face.

À première vue l'aspect est celui de l'éléphantiasis ; mais toujours la peau reste lisse, de coloration normale, sans verrucosités, ni varices lymphatiques ; elle est cependant adhérente, impossible à plisser et à déprimer en godet.

Le début est parfois marqué par de douleurss névralgiques
plus ou moins vives, ou des crampes, mais sans phénomènes
inflammatoires; j'ai constaté plusieurs fois des réflexes tendineux vifs; parfois on trouve quelques petits signes nerveux
dans le membre du côté opposé; mais l'absence de tout symptôme d'une maladie organique du système nerveux est de règle.

Cette affection peut être congénitale ou acquise, et héréditaire surtout dans le premier de ces cas. Acquise, on l'observe
surtout chez des jeunes filles après la puberté, ou des jeunes
femmes; elle progresse lentement ou, après une augmentation
rapide, elle reste stationnaire; en tout cas elle se prolonge
durant de longues années, sans autre trouble que la gêne
légère apportée aux mouvements.

Les lésions anatomo-pathologiques sont encore incomplètement connues. L'infitrat de sérosité peut s'étendre jusqu'aux
muscles eux-mêmes; les os, généralement indemnes, peuvent
être épaissis. La cause de l'infiltration semble variée; ce peut
être une obstruction lymphatique, comme dans le cas où A. Leri
a constaté une fibro-calcification tuberculeuse de toute la chaîne
lymphatique abdomino-inguinale. D'autres fois la stase lymphatique paraît être réellement un « trophœdème », dû, comme
le supposait Meige, à des altérations radiculo-médullaires;
Leri a noté plusieurs fois la coïncidence d'un *spina bifida
occulta*, et a pu constater, au cours d'une intervention, l'extrême réduction de volume des racines sacrées du côté atteint.

Le traitement par l'opothérapie thyroïdienne ou ovarienne,
par le massage et la compression, a réussi à améliorer le
trophœdème dans certains cas; mais il ne le fait disparaître
que très exceptionnellement. Une intervention très bénigne,
qui a donné des résultats encourageants, c'est le drainage filiforme sous-cutané du courant lymphatique, de la cuisse à l'abdomen, selon la méthode de Walther; peut-être pourra-t-on
dans l'avenir obtenir mieux encore en libérant les racines de la
queue de cheval d'une compression éventuelle, produite par
une bride fibreuse ou une tumeur bénigne par exemple.

Pseudo-lipomes neuro-arthritiques. — Potain, Buc-
quoy, Mathieu, etc., ont décrit sous ce nom des tuméfactions
dont le siège d'élection est *sus-claviculaire* et *symétrique*, et
qui seraient des œdèmes angio-névrotiques, plastiques au

début, puis fibro-lipomateux, mal limités. Leur véritable nature est indéterminée.

Dermatolysies et nævi hypertrophiques. — Des malformations d'origine congénitale, mais pouvant n'apparaître et ne se développer que bien après la naissance, donnent parfois lieu, dans certaines régions, soit à des allongements avec relâchement de la peau (*dermatolysies*), soit à des tumeurs lobulées et conglomérées (*nævi hypertrophiques* ou *pachydermiques*).

Alibert distinguait des dermatolysies palpébrales, faciales, cervicales, ventrales, génitales, des membres inférieurs, etc. Les dénominations de *pachydermocèle* (Mott) et de *chalazodermie* (Bazin) sont moins usitées. En pareil cas, la peau relâchée forme de larges plis, épais et flasques, qui, entraînés par leur propre poids, recouvrent les parties sous-jacentes et peuvent être relevés en tablier.

Une partie tout au moins des faits de cet ordre, doivent être rapportés à la *maladie de Recklinghausen* (p. 961, fig. 198), le pachydermocèle ou la dermatolysie représentant la « tumeur majeure » de cette affection; un article de Djoritch (*A. D.* 1925) en contient de belles photographies. Il n'est pas rare d'y rencontrer des cordons nerveux renflés et noueux (*névromes plexiformes*); la coexistence chez le malade de molluscums plus petits est habituelle. — On ne rangera pas parmi les dermatolysies les simples relâchements régionaux de la peau dus aux grossesses répétées, à la sénilité, etc.

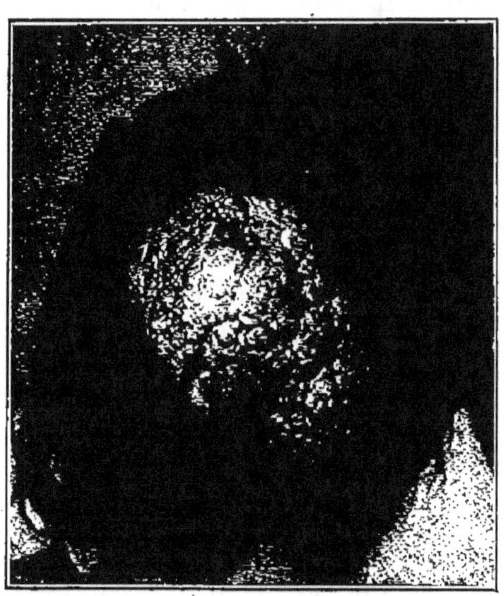

Fig. 120. — **Pachydermie vorticellée** d'une portion du cuir chevelu, chez une fillette de 10 ans.

Les *nævi hypertrophiques*, qui s'observent notamment à la
tête, aux épaules, aux membres supérieurs et au tronc, sont
constitués par une peau à la fois allongée et très épaissie, qui
se plisse en gros bourrelets saillants et contournés, séparés
par de profonds sillons, d'où résulte un aspect gyroïde ou
cérébroïde.

A ce groupe se rattachent un bon nombre de cas de *cutis
verticis gyrata* (Unna) ou **Pachydermie vorticellée** *du cuir
chevelu* (Audry, Ch. Lenormant); j'en ai rencontré plusieurs
cas (fig. 120). Civatte a constaté que leur structure était nettement celle d'un nævus. Pour Curtis (1926), il s'agit de nævofi-
bromes avec transformation de cellules næviques en fibro-
blastes. Selon d'autres, et notamment Vignolo-Lutati et Pasini, les lésions d'hypertrophie scléreuse seraient d'origine
inflammatoire. Fischer (*A. f. D.*, 141) distingue les cas en trois
groupes : inflammatoires, néoplasiques, malformatifs.

La **Cutis hyperelastica**, ou **Cutis laxa**, est une malformation différente, dans laquelle la peau de certaines régions,
sans être distendue ni flottante, est de consistance pâteuse,
extraordinairement extensible, et reprend brusquement sa
place quand on la lâche. Certains des « hommes caoutchouc »
qui s'exhibent dans les foires, peuvent ramener la peau de leur
cou jusqu'au-devant du front, etc.

Myxœdème. — Le myxœdème, ou *cachexie pachydermique*, est une dystrophie générale dépendant d'une insuffisance thyroïdienne.

On l'observe dans des conditions très diverses : chez les
femmes et à l'âge adulte (Gull, Ord), — ou à la suite de
l'ablation totale d'un goitre (*cachexie strumiprive*, de J. Reverdin
de Genève et Kocher), — ou encore chez les enfants (*idiotie
myxœdémateuse* de Bourneville) ; on sait que cette dernière,
qui associée au goitre constitue le *crétinisme*, est endémique
dans certaines régions montagneuses.

Les principaux symptômes sont d'ordre général : torpeur
intellectuelle, lenteur des mouvements et de la parole, anorexie, bradycardie, abaissement de la température, du métabolisme basal, et sensation continue de froid ; chez les enfants,

idiotie et retard énorme de la croissance. Je n'y insisterai pas, pour ne m'arrêter qu'aux *symptômes extérieurs*.

Les téguments sont tuméfiés, d'un blanc cireux, secs, squameux, indurés, ne gardent pas l'empreinte du doigt. Les poils tombent, les sécrétions sébacée et sudorale sont supprimées.

L'aspect est caractéristique; la face bouffie, en pleine lune, les joues tombantes, le nez élargi, les lèvres gonflées et entr'ouvertes, donnent une impression d'hébétude. La muqueuse buccale peut être tuméfiée et cireuse. Le cou est élargi et souvent, au palper, on ne peut pas percevoir le corps thyroïde qui est réduit à un moignon. Un état analogue se retrouve sur le tronc et surtout sur les extrémités, qui peuvent présenter une *apparence pseudo-éléphantiasique*.

L'*hypothyroïdisme de la puberté* et surtout celui *de la ménopause*, qui est si fréquent, reproduisent le tableau extrêmement atténué du myxœdème.

Les *lésions anatomiques*, en dehors de l'atrophie, de la dégénérescence ou de la sclérose du corps thyroïde, consistent *dans les téguments* en une prolifération fibreuse avec hypertrophie de la couche adipeuse. Je ne crois pas qu'on ait observé depuis Ord « l'infiltration des tissus par une substance analogue à de la mucine ». Mais on a noté : des amas de cellules inflammatoires (Virchow), que j'ai retrouvés dans le myxœdème expérimental chez les animaux ; une raréfaction avec dégénérescence des faisceaux conjonctifs, et une dégénérescence des fibres élastiques, comme dans l'altération sénile.

Le *traitement* thyroïdien s'impose et donne des résultats remarquables ; mais il doit être poursuivi indéfiniment et réglé à la dose d'entretien. L'action de la greffe thyroïdienne n'est que de courte durée.

Rhinosclérome. — C'est une affection hypertrophique progressive, décrite par Hebra et Kaposi, étudiée par Cornil et Alvarez (1885-1886), qui est spéciale à la région du nez et de la lèvre supérieure; elle est endémique dans certains pays, tels que la Galicie, la Hongrie, la Roumanie, le sud-ouest de la Russie, etc. On l'a rencontrée au Maroc.

Les lésions débutent généralement par la cloison des fosses nasales, ou par la sous-cloison des narines et la lèvre supérieure, sous forme d'élevures fermes, à épiderme lisse et tendu, de couleur rouge, ou rose, ou pâle, confluant en une tumeur d'une dureté cartilagineuse qui ressemble à une chéloïde.

L'affection gagne les deux fosses nasales qui s'obstruent, le voile du palais, dont la luette se rétracte, le pharynx et le larynx qui sont sténosés, et même la trachée. Elle atteint des sujets jeunes ou adultes, surtout de la classe pauvre.

L'évolution est très lente et conduit, en vingt ans ou plus, à la mort, par complications pulmonaires.

Le rhinosclérome est microbien. L'agent pathogène est un bacille encapsulé, le *bacille de Frisch*, proche parent des coli-bacilles et très voisin du pneumo-bacille de Friedländer. Il est très abondant dans les coupes, généralement contenu dans les grandes cellules multinucléées de Mikulicz ; on le trouve à l'état pur dans les ganglions, qui sont fréquemment engorgés, d'après Rona. Il ne prend pas le Gram ; il est facile à cultiver ; Krauss (1923) a réussi à l'inoculer aux souris blanches. Bailey, de New York, pense avoir démontré sa spécificité par la réaction de fixation du complément.

Les lésions consistent en une infiltration cellulaire scléro-gène ; on y rencontre de grandes cellules hyalines, dont la pro-venance est attribuée par les uns à une altération cellulaire, et par d'autres à une dégénérescence des bacilles eux-mêmes.

Le *traitement* chirurgical est généralement suivi de récidive ; les topiques caustiques et les injections interstitielles sont des moyens infidèles. La radiothérapie a fourni des résultats très encourageants.

Rhinophyma et Acné hypertrophique. — Le nez est parfois le siège d'une hypertrophie pseudo-éléphantiasique, donnant lieu à des types cliniques spéciaux à la région. Bien que sans gravité réelle, à peine gênantes, les difformités de cet ordre sont, on le conçoit, extrêmement pénibles pour les malades.

Ces hypertrophies du nez, plus fréquentes chez l'homme que chez la femme, s'annoncent dès l'âge mûr, mais ne sont guère très prononcées que vers la cinquantaine. Leur évolution est progressive et très lente.

On en doit distinguer deux formes, quelquefois associées :

Dans la variété glandulaire — ou *acné-hypertrophique* de Vidal et Leloir, — la peau est épaissie mais de coloration normale; les pores sébacés sont dilatés en entonnoir; on peut y introduire la pointe d'un stylet, et en exprimer une abondante quantité de matière sébacée, vermiculée et fétide. Cette forme paraît être l'aboutissant ultime de la rosacée séborrhéique (p. 20).

Dans la forme angiectasique fibreuse — ou *rhinophyma*, — la surface cutanée est d'un rouge violacé, bourgeonnante, sillonnée de grosses veinules variqueuses, criblée de pertuis sébacés, et souvent aussi de pustules. Le rhinophyma véritable dériverait plutôt de l'érythrose (Unna et Fick, de Vienne, 1921).

Dans les deux formes, le nez est, soit uniformément augmenté de volume, soit couvert de saillies globuleuses (fig. 121); dans l'acné hypertrophique, se produisent même des tumeurs pédiculées appendues au lobule ou

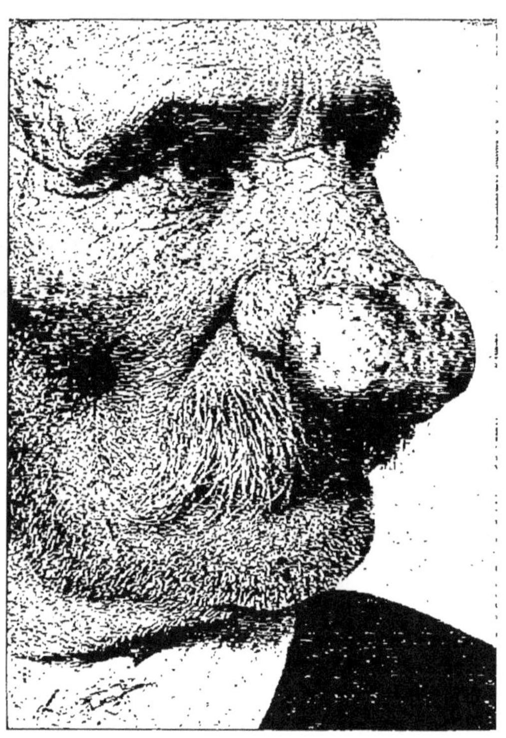

Fig. 121. — Acné hypertrophique du nez.

aux narines, pouvant atteindre ou dépasser le volume d'un œuf et descendre jusqu'au menton. La consistance en est mollasse, inégale, tremblotante.

Les joues sont parfois envahies par un bourgeonnement analogue. Les limites de ces altérations sont mal accusées.

Les *lésions* de l'acné hypertrophique consistent en une hypertrophie colossale des glandes sébacées, avec dilatation en ampoules de leur canal excréteur. Dans le rhinophyma, c'est au contraire l'hyperplasie du tissu conjonctif et du réseau vasculaire sanguin et lymphatique qui dominent. On observe constamment des foyers disséminés d'infiltration cellulaire. La complication par l'épithéliome a été notée plusieurs fois.

Le *traitement*, réclamé en raison du caractère inesthétique de ces affections, consiste souvent au début en applications de lotions astringentes chaudes, ou de lotions soufrées fortes, qui, combinées au massage et à l'expression, peuvent améliorer l'état des parties atteintes. Mais, dans un cas prononcé, il vaut mieux, sans perdre de temps, intervenir activement par le galvanocautère, les scarifications ou l'électrolyse.

Quand l'hypertrophie est considérable, l'opération d'Ollier, connue sous le nom de *décortication*, faite sous anesthésie locale, au thermocautère ou au bistouri, donne des résultats excellents ; les greffes sont superflues, car les restes de glandes sectionnées deviennent autant de centres de rénovation épidermique ; l'important est de ne pas exciser trop profondément ; on n'a pas signalé de récidives.

CHAPITRE XIX

FOLLICULOSES

Les formes dermatologiques élémentaires qui me restent à étudier dans la première partie de cet ouvrage, ont ceci de particulier qu'elles sont caractérisées, non par la nature du processus morbide, mais par sa localisation.

J'appelle *folliculoses* les processus morbides qui atteignent exclusivement, ou avec une prédilection évidente, les follicules pilo-sébacés.

Les syndromes auxquels ils donnent lieu prennent, de par cette localisation, un certain air de famille. Il est toujours relativement facile, même pour un débutant, de reconnaître si une affection cutanée est ou n'est pas folliculaire ; il est beaucoup moins aisé, en face d'une folliculose, de distinguer de quelle nature elle est. Cette considération justifie pleinement à mes yeux le groupement que j'ai cru devoir adopter.

Folicules pilo-sébacés. — Le *follicule pilo-sébacé* est une invagination de l'épiderme; son fond, relevé en papille, donne insertion au *poil* que sécrète cette papille; un diverticule latéral, la *glande sébacée*, sécrète une matière grasse, le sébum.

Ce follicule, de constitution épithéliale, plonge dans le derme et son extrémité atteint parfois l'hypoderme. Il est enveloppé par un *sac folliculaire* fibreux, auquel s'insère généralement un muscle à fibres lisses, l'*arrector pili*.

Deux des détails de la structure du follicule ont un intérêt particulier pour le dermatologiste :

1° Le premier est relatif à la différence de sa constitution au-dessus et au-dessous de l'embouchure de la glande sébacée.

Tandis que, dans la portion profonde, l'épiderme invaginé a subi diverses modifications qui le transforment en gaines épithéliales du poil, dans la portion externe, moins étendue, il conserve exactement les mêmes caractères qu'à la surface de la peau. Cette région externe qu'on peut appeler *collet du follicule*, participe donc à la pathologie de l'épiderme de revêtement. Elle se subdivise elle-même en deux portions : l'*ostium folliculaire* ou *pore*, qui conduit dans l'*infundibulum* ou *entonnoir folliculaire*.

Le pore folliculaire est spécialement soumis à des traumatismes répétés, du fait des frottements et grattages, parce que le poil qui le traverse agit comme un bras de levier.

De plus, il représente un réceptacle tout préparé pour les poussières, pour les matières irritantes, d'origine professionnelle, pathologique ou thérapeutique, et notamment pour les micro-organismes, pathogènes ou saprophytes, auquel il offre un abri. Aussi a-t-on pu dire, à bon droit, que « l'orifice folliculaire est le défaut de la cuirasse épidermique ».

2° L'autre fait anatomique remarquable, est que le follicule pilo-sébacé est entouré d'un lacis particulièrement riche de vaisseaux sanguins et de nerfs; il en résulte que les phénomènes réactionnels y sont faciles et intenses.

Les follicules pilo-sébacés sont répartis, en nombre et avec des dimensions variables suivant les régions, sur la totalité de la surface tégumentaire, à la seule exception des régions palmaires, plantaires, unguéales, et des demi-muqueuses. C'est

donc par abus de langage que les territoires munis de poils
follets grêles sont appelés *glabres*, par opposition aux régions
velues, pourvues de gros poils.

FOLLICULOSES. — Les affections des follicules que je réunis
sous ce nom, sont très nombreuses et variées. Tantôt il s'agit
d'une localisation d'une dermatose qui peut exister ailleurs,
tantôt d'états morbides spéciaux aux follicules.

Dans le premier cas, il se peut que la localisation folliculaire
soit pour ainsi dire *accidentelle*, et qu'elle n'imprime pas un
caractère particulier à la dermatose ; il en est ainsi par exemple
pour le *purpura* folliculaire, pour le *psoriasis*, le *chancre
simple*, etc. Il me paraît superflu de m'arrêter à ces particularités éventuelles.

D'autres fois, la localisation folliculaire de la dermatose est
élective et modifie sensiblement l'apparence clinique ; les affections de ce genre (exemple : *pyodermites folliculaires, syphilides folliculaires*, etc.) doivent nécessairement figurer dans le
présent chapitre.

Mais les données précédentes ne sauraient fournir la base
d'un classement satisfaisant. Le mode de groupement des folliculoses qui me paraît répondre le mieux aux réalités de la
clinique, est celui qui distingue :

1° Les *folliculites aiguës suppurées* ;
2° Les complications folliculaires de la kérose, c'est-à-dire
la *séborrhée* et les diverses *acnés* qui en sont une conséquence ;
3° Les *folliculites dépilantes* ;
4° Les *folliculites subaiguës*, parmi lesquelles se rangent les
localisations folliculaires des eczématides, des syphilides et des
tuberculides ;
5° Le *pityriasis rubra pilaire* ;
6° Les *kératoses folliculaires*.

FOLLICULITES AIGUËS SUPPURÉES

Elles se subdivisent en deux groupes : celles qui sont *pyococciques* pures, c'est-à-dire dues aux microbes vulgaires de la
suppuration, — et celles qui sont *trichophytiques*.

Elles se présentent sous forme de pustules centrées par un poil, plus ou moins superficielles ou profondes, de volume variable, entourées d'un halo congestif.

Je n'ai pas à revenir ici sur l'*impétigo de Bockhardt* (p. **210**), qui est une *ostio-folliculite staphylococcique* très commune.

Il arrive que l'infection staphylococcique et la suppuration qu'elle cause gagnent l'infundibulum folliculaire tout entier, et parfois le dépassent en profondeur ; il en est ainsi dans le cas des folliculites des régions velues à gros poils, connues sous le vieux nom de **sycosis** (de σῦκον, figue). Il existe deux variétés de sycosis, l'une *simple* ou pyococcique, l'autre *trichophytique* ; je décrirai cette dernière avec les **folliculites trichophytiques** (p. **499**).

Le *furoncle* et l'*anthrax* sont des périfolliculites staphylococciques aiguës, d'emblée profondes, avec inflammation étendue, se terminant par une nécrose partielle en même temps que par suppuration. La localisation folliculaire initiale, parfois très apparente, l'est moins dans d'autres cas. Je renvoie leur description au chapitre des pyodermites (p. **657**).

Les *acnés* sont souvent pustuleuses ; mais elles représentent l'inflammation d'un follicule préalablement altéré ; j'en parlerai au paragraphe suivant.

Sycosis simple. — Les folliculites aiguës suppurées staphylococciques des régions velues, et spécialement de la barbe, donnent lieu au syndrome communément désigné sous le nom de *sycosis simple, vrai*, ou *non parasitaire*, par opposition au sycosis trichophytique.

En dehors de la moustache et de la barbe, on rencontre le sycosis simple à la nuque, au pubis et aux aisselles dans les deux sexes, et au cuir chevelu chez les enfants.

Des recherches de Sabouraud (*Ann. Derm.*, 1925) il ressort que les lésions du sycosis sont cantonnées dans l'infundibulum, et ne gagnent qu'exceptionnellement la partie profonde du follicule.

Elles débutent par des papules folliculaires, ou des saillies tubéreuses, ou des infiltrations molles, causant une sensation de tension, d'ardeur ou d'élancement ; elles ne suppurent que secondairement; quelquefois, cependant, la suppuration est primitive et précoce.

On distingue un type de *sycosis en nappe*, dans lequel la suppuration intra-folliculaire ne s'accompagne, à son pourtour, que de quelques monocytes; et un type *nodulaire*, où les follicules s'entourent d'un plasmome, lequel se traduit en clinique par une infiltration notable.

Les régions atteintes se recouvrent de croûtes jaunâtres ou brunâtres, sous lesquelles la peau est rouge, érodée et épaissie; la pression en fait sourdre du pus par les orifices folliculaires agrandis.

Lorsque avant de tomber spontanément, les poils peuvent être arrachés facilement, sans douleur, avec une pince ou avec les doigts, qu'ils viennent avec leur racine entourée d'une gaine gélatineuse, translucide ou opaline, qui est leur gaine épithéliale infiltrée de pus, ce signe indique l'atteinte de la partie profonde du follicule et fait craindre que l'alopécie ne soit définitive; cette conséquence n'est pourtant pas habituelle.

Le sycosis simple est toujours dû au *staphylocoque doré* qui s'y trouve à l'état pur. Il succède d'ordinaire à un impétigo, à un furoncle, à un panaris, à un coryza, à une inoculation par le rasoir; bientôt il se propage de proche en proche et est transporté à distance par les doigts ou les objets de toilette.

Sabouraud fait remarquer que le siège relativement profond de l'infection, qui cependant est toujours intra-folliculaire, la rend difficilement accessible à la fois aux agents thérapeutiques externes et à la vaccinothérapie. Cette circonstance explique le caractère rebelle, souvent chronique, et facilement récidivant de cette éruption. Sa persistance indique que le terrain morbide est inapte à se défendre par auto-vaccination. De fait, on rencontre des sycosis ayant duré plusieurs mois ou même des années.

La topographie des lésions permet de distinguer plusieurs types cliniques.

Le *sycosis de la barbe* (*mentagre* d'Alibert), d'ordinaire symétrique, occupe la partie inférieure des joues, d'où il remonte vers les tempes et descend dans la région sus-hyoïdienne, gagnant quelquefois le menton.

Le *sycosis de la moustache*, souvent situé latéralement sous l'une des narines avant de devenir bilatéral, est en relation pour ainsi dire constante avec une lésion ou une infection de la fosse nasale correspondante. Celle-ci se traduit par du coryza chronique, un écoulement nasal muqueux ou muco-purulent habituel, et, d'ordinaire, donne lieu concurremment à de la folliculite des fosses narines, et à de la blépharite ciliaire, ou à des orgelets par infection ascendante. Il est à noter que le sycosis trichophytique est au contraire d'une excessive rareté dans la région sous-narinaire.

La barbe et la moustache peuvent être envahies dans leur ensemble chez des sujets strumeux ou surmenés, des convalescents de maladies graves, ou même des hommes paraissant sains, mais qui, pour une raison inconnue, ne réagissent pas à l'infection par la sécrétion d'anti-corps immunisants.

Au pubis, aux aisselles, les folliculites suppurées se développent surtout à la faveur de la saleté, de l'incurie, quelquefois après la gale. Souvent, ce qui arrive aussi à la barbe, elles viennent se surajouter à un eczéma séborrhéique ou artificiel.

Ce qu'on appelle quelquefois l'*eczéma pilaire* n'est qu'un eczéma des régions velues composé d'impétiginisation et de folliculites staphylococciques.

La localisation au *cuir chevelu* (*sycosis capillitii* de Rayer) est presque spéciale aux enfants d'âge scolaire. Les poux, les traumatismes divers en sont communément l'origine. Il peut y avoir une éclosion rapide et profuse de folliculites suppurées sur toute une région cranienne, ou sur l'ensemble du cuir chevelu, à la suite d'une épilation à la pince, d'un badigeonnage à la teinture d'iode, de l'application d'un emplâtre, etc., au cours du traitement d'une teigne, par exemple.

Le *traitement* du sycosis simple est souvent laborieux. Avant tout le diagnostic aura été sérieusement assuré par l'examen microscopique des poils, démontrant l'absence de trichophyton.

Il est de règle de supprimer l'usage du rasoir, de faire couper les poils courts aux ciseaux, de nettoyer les surfaces croûteuses par des pulvérisations ou des pansements humides, d'épiler ceux des poils qui s'arrachent facilement, de vider les pustules et de les tamponner plusieurs fois par jour avec du coton hydrophile imbibé d'eau d'Alibour, ou d'alcool résorciné ou camphré.

Au début, les cataplasmes de fécule ou le glycérolé d'amidon boriqué sont mieux tolérés que les pommades ou pâtes au précipité jaune et à l'ichtyol, salicylées ou résorcinées, qui trouvent leur indication plus tard. Très rationnel, et souvent utile, est le pansement soit avec un sérum anti-staphylococcique ou polyvalent, soit avec des filtrats ou lysats de staphylocoques dorés.

L'épilation totale est parfois indispensable, notamment quand la suppuration a atteint la profondeur des follicules. La radiothérapie préalable la facilite beaucoup; à elle seule, elle agit souvent très favorablement, même à doses faibles.

Dans les cas rebelles, on a réussi quelquefois par des applications de pâtes de zinc fortes à l'huile de cade et au soufre, ou à l'ichtyol (5 à 10 p. 100) additionnées de résorcine (3 à 5 p. 100).

La vaccinothérapie a pu donner des succès, mais elle est souvent décevante dans les sycosis.

A la période terminale, les emplâtres mercuriels, parfois les scarifications et surtout les rayons X, sont efficaces pour effacer les indurations. On ne négligera pas de corriger l'hygiène générale, de tonifier le malade; la levure de bière, les ferments, l'arsenic, les sulfureux, pourront rendre des services.

Il va sans dire que, dès l'abord, on aura fait tout le nécessaire pour éteindre les foyers d'origine de l'infection pyococcique, et notamment pour guérir le coryza chronique dans le cas de sycosis de la moustache.

Folliculites trichophytiques. — Les trichophytons qui causent des folliculites suppurées sont des trichophytons ectothrix, c'est-à-dire végétant dans la gaine des poils et non, ou fort peu, dans leur intérieur; ils atteignent les adultes encore plus que les enfants (p. 725), et sont, directement ou indirectement, d'origine animale.

C'est dans le cas des folliculites trichophytiques suppurées, et surtout dans le kérion, que l'on peut rencontrer les *trichophytides* dont il sera question plus loin (p. 733).

On peut décrire plusieurs types cliniques de ces folliculites trichophytiques suppuratives.

Le ***sycosis trichophytique de la barbe*** est dû, dans la majorité des cas, au trichophyton à cultures blanches du cheval (trichophyton gypseum), qui par lui-même est très pyogène.

Il donne lieu à des pustules péripilaires, à zone inflammatoire assez vive, à base rapidement tuméfiée ; elles s'agglomèrent en placards ou gâteaux rouges et saillants, tubéreux, fermes ou même durs, d'où la pression peut faire sourdre du pus par de nombreux orifices ; il y a parfois des décollements purulents.

Ces placards s'étendent peu à peu périphériquement, et essaiment à distance. Les poils, au centre du placard, viennent facilement à la pince, nus et morts ; il faut chercher vers les bords ceux qui entraînent leur gaine blanche, où l'on a plus de chance de trouver au microscope le mycélium sporulé parasitaire.

Les lésions siègent de préférence au bas des joues, sur le menton, quelquefois aux tempes ou dans la région hyoïdienne ; elles sont souvent asymétriques ; une seule fois je les ai trouvées sur la moustache, siège absolument exceptionnel.

Le sycosis trichophytique s'observe surtout chez les cochers, palefreniers, équarrisseurs, vétérinaires, maréchaux-ferrants.

La trichophytie de la barbe peut affecter d'autres apparences : celles de papules ou tubérosités plus sèches, peu suppuratives ; — celle de cercles ou d'arcs de cercles, rouges à squames blanches et à cônes épidermiques secs, d'où émerge un poil cassé court, rappelant la kératose pilaire, etc.

Cette multiplicité d'aspects résulte, pour une part tout au moins, de la diversité des espèces trichophytiques ; on y a en effet constaté le trichophyton violaceum, un aviaire à cultures roses, une espèce jaune, l'acuminatum, et d'autres.

On appelle *kérion de Celse* (fig. 122) des placards de trichophytie, très inflammatoires, occupant le *cuir chevelu* de l'enfant ou de l'adulte, la barbe, des régions voisines, — ou *quelconques* ; ils sont dus généralement au trichophyton gypseum, mais parfois à d'autres espèces.

Ordinairement il s'agit d'un ou de plusieurs disques nummulaires ou plus grands, nettement saillants, arrondis, à bords nets, de couleur rouge vif ; les cheveux ou poils y sont tombés ou s'arrachent facilement ; on y voit un semis de pustulettes blanches se vidant par la pression.

On donne encore, par tradition, le nom de *folliculite agminée,* — ou *folliculite conglomérée en placards* de Leloir, — au kérion des parties glabres. On l'observe à tout âge, sur les poignets, les avant-bras, le cou.

Le placard rouge, comparable à un macaron, est couvert d'une croûte ou de pus épais ; nettoyé, il apparaît parsemé d'orifices folliculaires dilatés, qui le criblent comme une écumoire.

Fig. 122. — **Folliculite trichophytique** de la barbe, — **kérion**, — dû à un *trichophyton ectothrix*. (Musée photogr. de l'hôpital Saint-Louis.)

Il peut y en avoir plusieurs, d'âge différent. L'accroissement est rapide et se fait en peu de jours.

Les spores et fragments de mycélium sont souvent difficilement découverts dans le pus ; aussi Leloir avait-il méconnu la nature de cette affection. Elle dure quelquefois plusieurs semaines, mais peut aussi guérir spontanément.

Les folliculites suppurées trichophytiques laissent dans la règle des cicatrices plus ou moins alopéciques.

Le *diagnostic* peut quelquefois être établi sur les seules données de la clinique ; on devra cependant toujours le confirmer par l'examen microscopique et, si possible, par la culture. — Les folliculites pyococciques, même agminées, ne forment pas des placards ronds aussi nettement circonscrits, et essaiment beaucoup plus. — Le furoncle et l'anthrax ont un œdème inflammatoire plus prononcé et plus étendu, sont plus profondément infiltrés, et sont bien plus douloureux.

Le *traitement* classique des folliculites trichophytiques, quel que soit le siège des lésions, consiste dans l'épilation minutieuse de la plaque et d'une zone périphérique de près d'un centimètre ; les poils n'étant pas cassants, on peut se passer de la radiothérapie et en pratiquer l'avulsion à la pince ; on applique ensuite des pansements émollients ou antiseptiques. Il est souvent nécessaire d'ouvrir au galvanocautère, tous les jours, les abcès folliculaires un peu profonds. Enfin, on badigeonne largement les surfaces atteintes à la teinture d'iode diluée, ou bien on les panse à la vaseline iodée.

Mais, tous les dermatologistes ont constaté que les trichophyties très suppurantes guérissent pour ainsi dire spontanément ; une épilation sommaire, des nettoyages et des pansements humides au sérum, ou des cataplasmes d'amidon, suffisent. Le fait résulte pour une part de ce que les parasites sont expulsés par la réaction suppurative qu'ils ont provoquée, mais aussi d'une auto-immunisation. Ravaut pense hâter la guérison par des injections intraveineuses de solution de Lugol, qu'il a essayées sans traitement local.

Chez les enfants, on aura soin naturellement de rechercher avec attention s'il y a des taches de teigne dans le cuir chevelu, et en tout cas d'exiger les précautions qu'impose la contagiosité de cette affection.

LA SÉBORRHÉE

Le mot *séborrhée*, qui signifie écoulement de sébum, a été introduit en 1840 par Fuchs, pour désigner ce que Biett appelait l'*acné sébacée*, Rayer le *flux sébacé*, ce que Er. Wilson a dénommé *stéatorrhée*.

J'ai dit plus haut que, selon moi, la séborrhée est une des manifestations principales d'un état morbide plus général, que j'ai appelé *kérose* (p. **248**).

C'est du fait que les auteurs ont étendu illogiquement le sens du terme séborrhée, au point de l'appliquer à toutes les autres manifestations de la kérose, et même, avec Hebra, au pityriasis simplex, que découle l'énorme confusion qui règne encore; les termes couramment usités, et pourtant si impropres, de *séborrhée sèche* (pour pityriasis simplex), d'*eczéma séborrhéique* (pour eczématide), etc., en sont la preuve.

La séborrhée, c'est l'exagération de la sécrétion sébacée. On peut distinguer une séborrhée grasse, et une séborrhée huileuse ou fluente; mais il y a de nombreux cas intermédiaires.

La *séborrhée grasse* est caractérisée par la dilatation du pore et du collet des follicules, et surtout de ceux auxquels sont annexées les plus grosses glandes sébacées; il y a accumulation, dans le canal ostio-folliculaire, d'une matière composée de cellules cornées, de graisse et de microbes, qui est le *sebum*.

Tantôt les cellules cornées dominent, et se disposent concentriquement : c'est l'*utricule séborrhéique* ou le *coccon séborrhéique* de Sabouraud ; — un degré de plus dans l'hyperkératose, et l'on aurait le *comédon* de l'acné.

Tantôt la graisse forme avec les cellules cornées une substance pâteuse, blanchâtre, à odeur butyrique, qu'on peut extraire, par expression entre deux ongles, sous l'aspect d'un ver, ou de vermicelle : c'est le *filament séborrhéique*.

Pour être certain qu'on est bien en présence du symptôme séborrhée, et non d'une kératose folliculaire sèche, par exemple, il est donc nécessaire de constater qu'on peut effectivement exprimer des orifices folliculaires dilatés la matière graisseuse en question. On y arrivera soit en pressant, comme je l'ai dit, la peau entre deux ongles, soit en la raclant fortement avec une lame de verre ou un scalpel émoussé. La substance ainsi obtenue est onctueuse ; les cocons ou filaments s'écrasent aisément. Au microscope on aperçoit des gouttes de graisse et des cellules cornées, ou des débris de cellules cornées ; en outre, si l'on colore la préparation avec une couleur d'aniline, de préférence avec la thionine, on y voit un nombre colossal de microbes.

C'est le mérite de Sabouraud d'avoir montré que ces microbes, qui existent par myriades dans le produit de la séborrhée grasse, appartiennent à une seule espèce, le *microbacille de la séborrhée*. Très petit, il a la forme d'un barillet ou d'un bâtonnet souvent incurvé ; il se cultive difficilement. Hallé et Civatte ont démontré, dans mon laboratoire, qu'en culture anaérobie il pousse beaucoup plus aisément et abondamment. Ce bacille avait été vu par Unna et Hodara, et considéré par eux comme le microbe de l'acné.

Pour Sabouraud, son abondance excessive, en culture pure, prouverait son rôle pathogène ; la séborrhée serait une maladie parasitaire. Cette théorie n'est guère acceptable ; il est plus probable que le microbacille, très répandu, « s'implante où il peut vivre », et que sa végétation est secondaire à la séborrhée.

La *séborrhée fluente* ou *huileuse* se traduit, à son degré léger, par l'état gras et luisant de la peau, qui graisse le papier ; à son degré majeur, on voit de véritables gouttes d'huile perler sur le tégument. Elle coexiste presque toujours avec la séborrhée grasse. Il est très difficile de reconnaître si la graisse fluente provient bien des glandes sébacées et non des glandes sudoripares, c'est-à-dire s'il ne s'agit pas d'*hyperidrose huileuse* (p. 585).

La *distribution* habituelle de la séborrhée grasse est moins étendue que celle que lui attribuent les auteurs qui la confondent avec la kérose. Son siège d'élection est au centre de la face, sur les ailes du nez et dans les sillons nasogéniens ; elle est moins commune sur les autres régions de la figure et sur le vertex, assez rare sur le thorax et les parties génitales, exceptionnelle dans les autres régions kérosiques. — La séborrhée huileuse s'observe sur la face, sur le cuir chevelu, et quelquefois sur le thorax.

Quant à son *étiologie*, elle se confond avec celle de la kérose. On ne l'observe pour ainsi dire jamais avant la puberté. Ses rapports avec l'évolution sexuelle, les troubles génitaux, les troubles gastriques, sont des plus évidents.

Le *traitement* est aussi celui de la kérose. Localement, on insistera moins sur les savonnages et lotions dégraissantes, éthérées ou autres, que sur la médication soufrée, qui est spécifique dans ce cas (Sabouraud); on emploie le soufre en suspensions, en poudres, en solutions, plutôt qu'en pommades, et aussi les sulfures.

Le massage de la peau ne me semble nullement recommandable ; mieux vaut la gymnastique faciale.

LES ACNÉS

Le terme d'*acné* a été, depuis Willan, appliqué à toutes les éruptions qu'on croyait dues à une affection des glandes sébacées; un adjectif spécifiait l'apparence clinique, ou la cause prochaine, ou la nature probable, de cette affection.

Une réaction s'est faite contre cet abus de langage, qui créait la confusion.

On n'appelle plus *acné sébacée* ou *fluente* la séborrhée ; — l'ancienne *acné sébacée concrète* est notre kératose sénile; — l'*acné miliaire*, ou milium, est une forme des kystes épidermiques ; — l'*acné varioliforme* de Bazin, ou molluscum contagiosum, est une tumeur épithéliale ; — j'étudie l'*acné rosacée* avec les érythèmes chroniques, et sa complication, l'*acné hypertrophique*, parmi les dermatoses hypertrophiques ; — l'*acné cornée* est une folliculose kératosique ; — l'*acné décalvante* est une folliculite alopéciante ; — l'*acné cachecticorum* est une variété de tuberculides, comme l'*acné syphilitique* est une forme de syphilides.

Restent une dermatose qui est le type des acnés véritables, c'est l'*acné vulgaire*, ou *polymorphe*, ou *juvénile*, — et à côté d'elle quelques espèces qui en sont voisines.

Acné vulgaire ou juvénile. — C'est une complication très fréquente de la kérose et particulièrement de la séborrhée, se manifestant par une éruption folliculaire, successive, régionale, atteignant surtout les sujets jeunes.

L'acné n'est pas caractérisée par un élément éruptif unique, mais par un ensemble *polymorphe* d'éléments qui dérivent plus ou moins les uns des autres : comédons, papules péri-pilaires, papulo-pustules, pustules folliculaires superficielles ou profondes, abcès indurés, croûtes et cicatrices.

A côté des cas où ces éléments se rencontrent au complet, il y a une multitude de sujets qui ont une acné fruste, quelques comédons, et de temps en temps une papulo-pustule.

Le *comédon* est une petite masse cornée, à sommet brun ou noir, du volume d'une pointe d'épingle à celle d'un grain de millet, enchâssée dans une dilatation d'un orifice folliculaire, où elle ressemble à un grain de poudre. On peut l'expulser par pression entre deux ongles, sous forme d'une masse jaunâtre et ferme à tête noire, suivie d'un filament blanc et onctueux, ressemblant à du vermicelle, ou à un ver à tête noire. On trouve quelquefois des « doubles comédons », c'est-à-dire des comédons très rapprochés dont le fond communique.

Le comédon résulte d'une hyperkératose de l'entonnoir folliculaire ; il a la configuration d'un tonnelet sans fond, formé de lamelles cornées concentriques ; son extrémité extérieure est colorée, non par un dépôt de poussières, mais par oxydation de la kératine elle-même ; sa cavité cloisonnée contient des microbacilles en grande quantité et du sébum. Il s'oppose plus ou moins à l'écoulement du sébum, qui est retenu au-dessous ; à la figure on y trouve assez souvent le *demodex folliculorum*.

Les comédons en nombre variable, d'abord mal formés et à peine distincts des utricules séborrhéiques, puis plus volumineux, se rencontrent de préférence à la face, surtout sur le nez, sur les joues et les tempes, sur le menton, sur le dos, la poitrine et les épaules, rarement ailleurs.

Quand ils existent seuls, ils constituent l'*acné punctata*, les « points noirs » du vulgaire.

Un peu de rougeur et de tuméfaction autour de quelques comédons caractérisent l'*acné papuleuse*. — Presque toujours l'inflammation est plus vive, l'élevure rouge acuminée, du volume d'une tête d'épingle à celle d'un pois, blanchit à son sommet en deux ou trois jours, par le fait d'une suppuration ; celle-ci peut s'évacuer au dehors ou se dessécher en croûte, pendant que la papule s'affaisse, se transforme en macule rouge brunâtre, laissant une minime cicatrice. C'est l'*acné pustuleuse superficielle*. Elle est plus ou moins discrète ou confluente, et occupe la face, les épaules et le thorax.

L'évolution des pustules se fait presque sans douleur, avec à peine un peu de prurit.

Lorsque les papulo-pustules sont volumineuses, comme un

gros pois ou un haricot, dures, violacées, douloureuses, que la suppuration se fait lentement, mais est profonde et abondante, on dit qu'il s'agit d'*acné tubéreuse* ou *indurée*. — On appelle *acné phlegmoneuse* celle dans laquelle les élevures, rouge sombre et fluctuantes, surmontent de véritables petits abcès acnéiques, dermiques ou hypodermiques ; quelquefois ce sont des cavités à contenu huileux.

Souvent ces diverses variétés sont associées chez un même

Fig. 123. — **Acné polymorphe juvénile.**
(Musée photog. de l'hôp. St-Louis.)

sujet (*acné polymorphe*) en proportion variable (fig. 123). Dans les cas graves, la figure, la poitrine et le dos peuvent être couverts d'éléments à tous les stades de leur évolution, et d'innombrables cicatrices plus ou moins grandes, fort déplaisantes et même difformes, au point qu'il ne reste presque plus de peau saine. Quelquefois l'éruption tend à se localiser dans une de ces régions.

La topographie de l'acné est très spéciale : elle ne dépasse pour ainsi dire jamais la ceinture, ni les deux tiers supérieurs des bras, ni les limites du cuir chevelu qu'elle respecte constamment.

L'éruption se renouvelle par la poussée incessante d'éléments nouveaux ; elle est continue, mais avec des périodes d'exacerbation au printemps, aux époques menstruelles, et à l'occasion d'écarts de régime.

Étiologie et nature. — La condition *sine qua non* de l'acné, c'est la kérose ; les acnéiques sont toujours atteints de séborrhée, de pityriasis simplex, quelquefois d'eczématides. Le terrain prédisposé préexiste et survit à l'acné.

L'acné commence dans les deux sexes aux approches de la puberté, fleurit vers seize et dix-huit ans, et décroît entre vingt-deux à trente ans ; il n'est pas rare que la couperose, la calvitie, les eczématides lui succèdent.

Les causes de la kérose sont aussi celles qui prédisposent à l'acné ; avant tout, le molimen sexuel, les excitations génitales, les troubles génitaux fonctionnels ou organiques. Une remarque très juste, qui a souvent été faite, est que l'acné, localisée au menton chez les jeunes filles ou jeunes femmes, indique à peu près certainement un trouble utéro-ovarien.

Les troubles digestifs, une hygiène alimentaire défectueuse, les dyspepsies gastriques, la constipation habituelle, jouent un rôle tout aussi important.

Hors de conteste est la relation de l'acné juvénile avec des dysendocrinies. On a souvent fait remarquer que les acnéiques sont les uns pâles et anémiques, les autres plutôt pléthoriques ; les premiers seraient hyperthyroïdiens et parfois hypoovariens, les seconds hypothyroïdiens. Parfois, mais non toujours, on a trouvé le métabolisme basal modifié dans le sens correspondant.

Quant à la cause déterminante de l'éruption, celle qui transforme une séborrhée en acné, il est à peu près certain qu'elle est avant tout infectieuse, microbienne locale.

Le comédon, ainsi que Sabouraud l'a démontré, contient dans son intérieur des myriades de bacilles séborrhéiques (ancien bacille de l'acné, de Unna et Hodara), et à son pourtour on trouve habituellement du bacille bouteille et des cocci.

Quant à la pustule acnéique, elle renferme des staphylocoques divers, surtout le staphylocoque blanc ou le coccus polymorphe à culture grise de Cedercreutz, qui sont faiblement pyogènes, mais non le staphylocoque doré; exceptionnellement elle est stérile.

De la bénignité de cette suppuration, de son indolence, de son évolution lente, on pouvait inférer que l'agent morbide n'est pas très virulent. Sabouraud (1925) maintient que dans l'acné c'est le microbacille qui est par lui-même pyogène.

En somme, la pustule d'acné est la folliculite et la péri-folliculite d'un follicule préalablement altéré, obstrué par un comédon et infecté par un agent de virulence modérée. L'abcès, résultant de l'afflux des leucocytes, siège primitivement dans la paroi du follicule, sous le comédon, détruit cette paroi sur une partie au moins de son pourtour, et envahit le tissu péri-folliculaire plus ou moins profondément (fig. 173); c'est pourquoi il laisse une cicatrice. La glande sébacée ne joue dans le processus qu'un rôle des plus effacés.

Traitement. — Le traitement local et le traitement général sont tous deux nécessaires.

Localement on aura soin de tenir la peau très propre, de l'aseptiser même dans une certaine mesure par des bains, des lotions chaudes, savonneuses ou alcoolisées.

Est-il avantageux, après un savonnage, de faire exprimer les comédons, de temps en temps tout au moins, par un massage méthodique, par pression avec une clé de montre ou avec un « expresseur de comédons? » je ne le pense pas et j'ai vu par ces manœuvres beaucoup de malades aggraver leur éruption. Les pustules superficielles peuvent être ouvertes avec une aiguille flambée.

Le traitement médicamenteux doit utiliser des lotions et des poudres, de préférence aux pommades quelles qu'elles soient. Il faut procéder progressivement, avec prudence au début, sachant que la peau de beaucoup d'acnéiques est éminemment irritable. Les lotions les plus douces sont celles à l'hyposulfite de soude, aux eaux minérales sulfureuses, au soufre colloïdal; puis viennent les lotions alcoolisées à la résorcine, au camphre, à l'acide acétique, au sublimé, aux savons sulfureux; je dois d'innombrables succès, quand la peau les tolère, à des frictions avec la lotion soufrée camphrée (*Mém. thérap.*); on peut combiner des lotions vespérales avec des savonnages médicamenteux faits le matin, et suivis d'application d'une poudre soufrée.

Dans les cas sérieux et rebelles on pourra avoir recours à la méthode exfoliante, brusque, ou progressive, par des décapants ou Kératolytiques; à défaut d'un traitement d'entretien, les rechutes sont fréquentes.

En cas d'acné indurée ou phlegmoneuse, il est tout à fait recommandable d'ouvrir au galvano-cautère les collections purulentes, qui se reproduisent de moins en moins nombreuses si l'on emploie en outre des frictions savonneuses et des lotions soufrées.

La radiothérapie est de plus en plus en faveur dans le traitement de l'acné, et à juste titre; dans les formes légères, de faibles doses suffisent (de 2 à 3 H, à 2 ou 3 reprises et à intervalles de 10 ou 20 jours); en cas d'acné profonde on emploiera des rayons plus durs et filtrés; opérer avec une extrême précision et beaucoup de prudence, pour éviter l'érythème, les pigmentations et la radiodermite. Les rechutes sont habituelles.

Le *traitement interne* consiste tout d'abord à rectifier l'hygiène. La recommandation classique de la suppression des conserves et salaisons, des aliments irritants, des excès de viande, ainsi que des boissons excitantes, est rarement suivie de résultat. Mieux vaut régler la quantité des aliments et des boissons, souvent supprimer le pain, exiger la « bradyphagie » suivant Jacquet, et une parfaite mastication, la mise en bon état de la denture, et combattre la constipation.

Puis, suivant le cas, on prescrira aux anémiques hyperthyroïdiens, aux jeunes filles mal menstruées, des préparations d'ovaire, de surrénale ou d'hypophyse; aux malades qui ont un aspect « bouffi », des extrémités infiltrées et de l'acro-asphyxie, et qui sont au contraire hypothyroïdiens, la médication thyroïdienne ou pluriglandulaire. Les arsenicaux, les ferrugineux, le calcium, trouvent parfois leurs indications. L'opinion que le mariage guérit l'acné est souvent en défaut.

Certaines mesures d'hygiène générale sont fréquemment utiles, l'exercice, les frictions générales alcoolisées et salées, les massages, etc. Les cures thermales sulfureuses ou arsenicales conviennent à la majorité des acnéiques.

J'ai dit le peu de confiance que m'inspire la vaccinothérapie de l'acné.

Acnés médicamenteuses et professionnelles. — Elles sont proches parentes de l'acné juvénile, et prouveraient, s'il était nécessaire, le rôle de la prédisposition, tant aux ingesta qu'aux irritations externes, dans la genèse de cette dermatose.

Les *iodures*, et à un moindre degré les *bromures*, produisent, chez certains sujets surtout, soit d'emblée, soit après adminis-

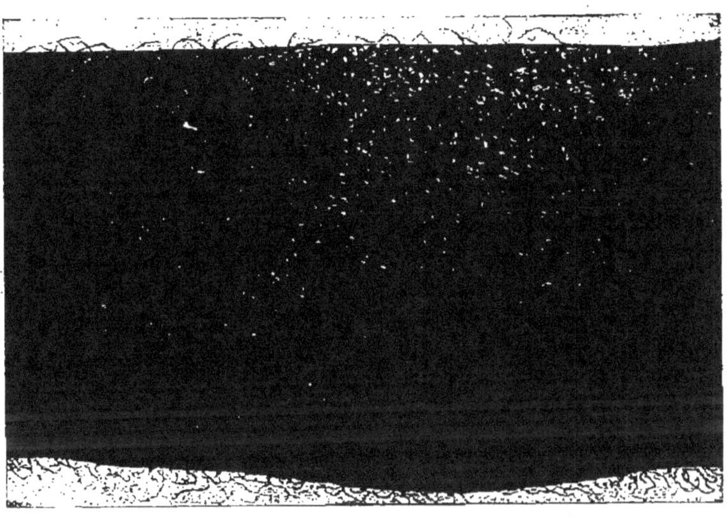

Fig. 124. — **Acné cadique** ; face interne de la cuisse droite d'un psoriasiqué traité par un glycérolé à l'huile de cade. Les pustules contenaient du staphylocoque doré ; guérison par une pommade savonneuse.

tration prolongée, une *acné iodique* ou une *acné bromique* ; elles ont de particulier l'âge des malades, l'apparition aiguë et le caractère inflammatoire, induré, noueux, des éléments éruptifs. Ces acnés se localisent principalement à la face et au dos, et peuvent s'associer à d'autres symptômes de l'iodisme ou du bromisme (p. **657**).

Les divers *goudrons*, l'*huile de cade* en particulier, provoquent chez ceux qui les manient, ou qui en appliquent sur leur peau pour le traitement du psoriasis par exemple, une éruption de papulo-pustules rouge-brun, centrées par un comédon, assez analogues à l'acné (fig. 124).

L'*acné des hydrocarbures*, des *huiles* servant au graissage des machines, de la paraffine, etc. est très analogue à l'acné des goudrons. Elle se compose d'hyperkératoses ostiofolliculaires (p. **531**) généralement régionales, parsemées çà et là de grosses folliculites subaiguës ou aiguës appelées *boutons d'huile*. Il semble que l'obturation des orifices folliculaires favorise la pullulation des pyocoques qui y séjournent.

L'*acné chlorique*, décrite par Herxheimer le premier (1899), puis par Thibierge, Pagniez (1900) et d'autres, est une acné offrant les caractères de l'acné juvénile, mais démesurément grossis, avec une profusion extraordinaire de gros comédons, et une généralisation à des régions que l'acné vulgaire respecte; on l'a observée surtout chez des ouvriers travaillant dans les usines d'électrolyse du chlorure de sodium.

Malgré d'abondantes recherches sur le sujet, on ne sait pas avec précision si ce sont le chlore libre, ou ses combinaisons, ou d'autres produits, qui sont responsables de cette dermatose, et s'ils agissent localement ou par inhalation. Thibierge a fait remarquer que les *halogènes* (I. Br. Cl.) paraissent être des « poisons des follicules ».

Acné miliaire récidivante, — *Éruptions papulo-pustuleuses miliaires récidivantes* de Brocq, *acné eczématique* des auteurs. — C'est une forme intermédiaire, pour ainsi dire, entre l'acné juvénile et la rosacée avec folliculites; elle diffère de la première par l'absence de comédons et le volume moindre des éléments; de la seconde par le degré très atténué de l'érythème passif et des télangiectasies.

Plus fréquente chez les femmes d'âge moyen, cette acné miliaire procède par des poussées brusques, en une nuit, d'éléments disséminés sur tout le visage ou cantonnés sur les joues, le nez, le menton, etc. Ce sont des papules d'un rouge vif, plus petites qu'une tête d'épingle, très légèrement saillantes et perceptibles au palper, qui ne suppurent pas toutes. Elles naissent en peau saine, ou plus souvent sur une base de rosacée très légère, avec télangiectasies minimes. Elles durent plusieurs jours et se renouvellent par poussées subintrantes, à l'occasion d'un écart de régime, d'une fatigue, ou sans cause apparente.

Les conditions étiologiques sont celles de l'érythrose faciale (p. **20**). — Le *traitement* est délicat à bien conduire. On doit, bien entendu, rectifier l'hygiène; localement on procède avec prudence, en commençant par des lotions chaudes à l'eau de camomille, ou à l'eau de Labassère ou d'Uriage, à l'esprit de soufre dilué, ou encore à l'eau-de-vie camphrée (Brocq), pour n'arriver que peu à peu à des topiques réducteurs plus énergiques.

Acné nécrotique de Bœck, — *acné pilaire* de Bazin, *varioliforme* de Hebra, *frontalis, rodens, impetigo rodens* de Devergie, etc. — C'est une affection qui s'observe plutôt dans le sexe masculin et après la quarantaine, généralement sur des sujets sédentaires et bien nourris. Ses éléments sont typiques.

Ce sont des papules rosées ou cireuses, de la grandeur d'une tête d'épingle à celle d'une petite lentille, dont le centre prend très rapidement une teinte jaunâtre, simulant une vésico-pustule, et se dessèche en croûte jaune-brunâtre biconvexe ; cette croûte, très adhérente, est enchâssée dans la peau et cerclée d'un limbe parfois légèrement en relief ; lors de sa chute, souvent tardive, il subsiste une cicatrice déprimée indélébile.

L'éruption, procédant par poussées continues ou intermittentes, siège au front, à la limite du cuir chevelu qui est souvent envahi en partie, aux tempes, dans la conque des oreilles, quelquefois sur le nez et dans les sillons naso-géniens, très rarement sur le milieu du dos et de la poitrine. Les éléments sont groupés ou disséminés. Les régions atteintes arrivent à être criblées de cicatrices. Non traitée, l'affection dure des années et même indéfiniment.

La lésion histologique consiste en une nécrose sèche lenticulaire, siégeant à l'orifice d'un follicule, et comprenant toute l'épaisseur de l'épiderme et une portion superficielle du derme ; autour, il y a une zone d'inflammation avec thrombose des vaisseaux sanguins. Quand la lentille nécrotique tombe, l'épiderme s'est déjà reconstitué au-dessous.

L'acné nécrotique se distingue des syphilides secondaires croûteuses par son caractère nécrotique et ses cicatrices ; des syphilides tertiaires tuberculo-croûteuses, par le manque d'induration et par la dissémination des éléments.

On n'a jamais trouvé dans cette acné que du microbacille de la séborrhée, et toujours aussi du staphylocoque doré ; il n'est pas prouvé qu'un autre agent pathogène soit en jeu. La kérose et la séborrhée constituent le terrain nécessaire.

Un traitement convenable permet d'assurer la guérison en peu de jours. Il suffit d'employer des savonnages et une pommade soufrée cadique salicylée forte : tout traitement interne est superflu. On recommandera des lotions soufrées ou une pommade au soufre pour prévenir les rechutes.

Acné excoriée. L'*acne urticata* de Kaposi, les *neurotic excoriations* d'E. Wilson, se confondent probablement avec l'*acné excoriée des jeunes filles*, de Brocq. — C'est une affection chronique de la face, manifestement traumatique, née de piqûres et de grattages toujours renouvelés, sous l'influence d'une obsession morbide ; la base en est soit l'acné juvénile, soit une éruption ortiée.

Acné ulcéreuse serpigineuse. — Décrite par Kaposi (*acne necrotisans exulcerans serpiginosa nasi*) est une dermatose rare qui se localise sur l'extrémité du nez et sur les narines.

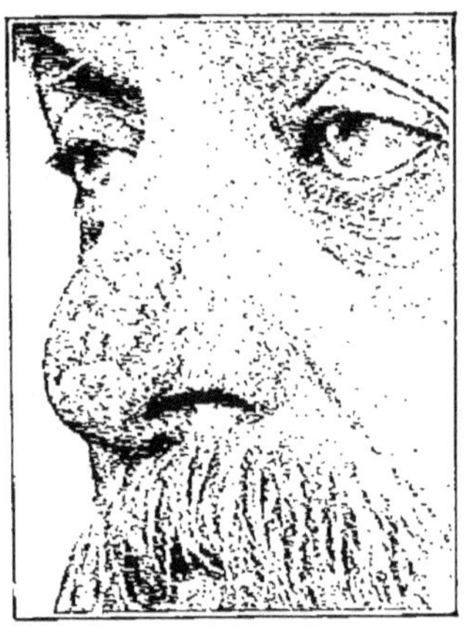

Fig. 125. — Acné ulcéreuse serpigineuse du nez, au stade initial.

On y voit apparaître (fig. 125) des tubercules rosés et mous, qui rapidement suppurent, se vident, et confluent en ulcères serpigineux ; ces ulcères, profonds, à bords mollasses et violacés, sousminés ou en talus rapides, guérissent en quelques mois en laissant des cicatrices irrégulières et mutilantes. Cette acné ulcéreuse fait songer à des bromides ou des iodides, à une syphilide ulcéreuse, ou à un lupus pustuleux d'allure ultra-rapide. Sa structure histologique est d'ailleurs fort analogue à celle d'un lupus. Le traitement est celui des phagédénismes et du lupus exedens.

Acné conglobata. — On tend à accepter ce nom pour une dermatose décrite par Spitzer et par Lang (1902), particulière aux hommes jeunes, occupant le tronc et la racine des membres, composée de folliculites en macarons, laissant des cicatrices atrophiques et gaufrées. Elle n'a probablement rien à faire avec la tuberculose; on n'y a trouvé que des staphylocoques. — Pour H. Hoffmann (1926) elle serait analogue à la *folliculitis exulcerans* de Lukasiewicz, — à diverses *folliculites et périfolliculites* suppuratives ou nécrotiques du cuir chevelu qu'on a signalées, — et proche parente de *l'acné chéloïdienne.*

Acné chéloïdienne. — Décrite par Bazin le premier, — identique à la *Dermatite papillaire du cuir chevelu* de Kaposi,

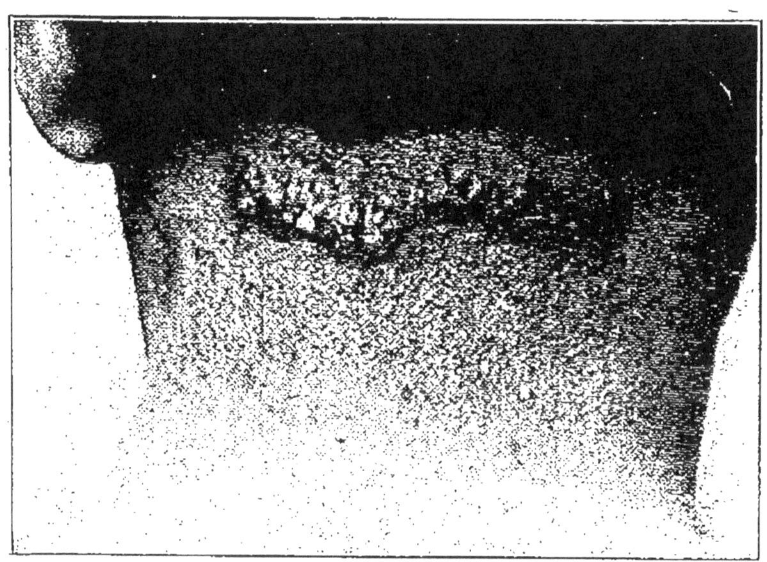

Fig. 126. — **Acné chéloïdienne de la nuque.** Pour dégager les lésions, les cheveux qui les bordaient par en haut ont été rasés. (Musée photog. de l'Hôp. Saint-Louis.)

et la *folliculitis nuchae sclerotisans* d'Ehrmann, — cette affection est essentiellement masculine; elle s'observe presque exclusivement *à la nuque*, à la limite du cuir chevelu (fig. 126), très exceptionnellement dans la barbe.

Elle commence par des folliculites papuleuses acuminées, du volume d'un grain de millet ou de chènevis, pouvant devenir pustuleuses; d'abord disséminées, elles se multiplient, se groupent, et finalement confluent en une bande qui occupe toute la bordure postérieure du cuir chevelu.

D'emblée ces folliculites sont remarquables par leur caractère inflammatoire subaigu, leur induration très notable, et une évolution conduisant à la formation d'élevures fibreuses.

De la confluence de ces éléments, résulte une traînée horizontale de tubercules fibreux agglomérés, et enfin un bourrelet qui peut atteindre la grosseur du doigt, une longueur de 10 à 15 centimètres, ou même s'étendre d'une oreille à l'autre. Cicatriciel et glabre sur son versant inférieur, le bourrelet est hérissé, sur son versant supérieur, de cheveux groupés en bouquets ou pinceaux. Quand on les arrache, on est surpris de la profondeur de leur implantation.

La durée de l'affection est indéfinie; elle se prolonge pendant quinze à vingt ans et plus. Le bourrelet progresse lentement en remontant dans la région occipitale, sans jamais descendre, et laisse derrière lui une cicatrice définitive, rosée et plus ou moins épaisse.

L'histologie montre une inflammation folliculaire chronique, remarquable en ce que l'infiltrat cellulaire est composé presque uniquement de plasmocytes, avec quelques cellules géantes; elle conduit à la formation d'un tissu fibreux dense, hyperplasique; le processus diffère absolument de celui des chéloïdes vraies (p. 1001). La structure, l'évolution si spéciale, et l'allure typique de cette dermatose, font hésiter à admettre avec Sabouraud qu'elle soit due uniquement au staphylocoque doré qu'on y rencontre. La coexistence de la kérose est constante.

L'acné chéloïdienne est très rebelle au *traitement*. Les lotions antiseptiques, les applications de médicaments et emplâtres divers, restent sans effet. Sabouraud conseille l'épilation répétée à la pince suivie de lotions soufrées fortes.

Les meilleurs résultats qu'on puisse obtenir sont fournis par la méthode suivante : on détruit au thermocautère à pointe fine toutes les folliculites en activité; puis on attaque le bourrelet chéloïdien par des scarifications très profondes et répétées, en pratiquant, huit ou dix jours après, des séances de radiothérapie, et cela à plusieurs reprises. L'ionisation réussirait probablement aussi.

L'exérèse chirurgicale est souvent suivie de récidive, si l'on n'a pas soin de la combiner avec la radiothérapie.

FOLLICULITES DÉPILANTES CICATRICIELLES

Le groupe nosographique des *folliculites dépilantes*, — ou *acnés décalvantes*, — est mal défini, et les espèces qu'il renferme sont encore, faute de notions étiologiques, mal individualisées.

Toutes les folliculites profondes *peuvent* être dépilantes, par atrophie définitive du follicule ; le furoncle, le favus, la kératose pilaire, le sycosis, les acnés, les syphilides sont du nombre. Mais celles que j'ai en vue ici sont inflammatoires, torpides, progressives, rebelles, souvent agminées, et laissent *nécessairement* derrière elles un véritable tissu de cicatrice : ce sont elles qui conduisent aux *alopécies cicatricielles*.

La **pseudo-pelade** de *Brocq* (*alopecia atrophicans* des auteurs étrangers) en est le type le plus net.

Elle est caractérisée par des taches ou plaques alopéciques et cicatricielles, disséminées ou groupées, sur un cuir chevelu d'ailleurs sain. Ces taches ont des dimensions et des formes très variées : tantôt elles sont à peine lenticulaires, arrondies et très multiples ; tantôt grandes de plusieurs centimètres, irrégulières et à contours géographiques ; ou bien encore les deux variétés

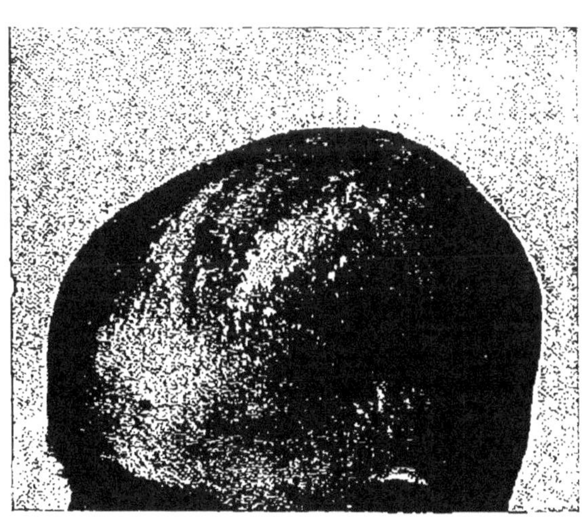

Fig. 127. — Pseudo-pelade de Brocq.

sont associées (fig. 127). Les bords sont nets, sans zone de transition ; la surface est d'un blanc de cire ou vaguement rosée, complètement glabre, sans squames, ni cheveux cassés, ni duvet; les follicules même ont disparu, comme on peut s'en assurer par un badigeon de teinture d'iode.

On rencontre cette affection sur le cuir chevelu de sujets jeunes ou adultes, chez des hommes surtout, et rarement à la barbe. Les taches moyennes ou grandes résultent manifestement de l'accroissement et de la confluence de petites taches. Le début est insidieux et généralement inaperçu. Dreuw pense qu'il se fait dans l'enfance par une *alopecia parvimaculata*; il appelle ainsi de petites taches blanches et lisses, disséminées, surtout dans la région occipitale, dont il aurait observé des « épidémies » dans les écoles.

Quand on assiste aux progrès de l'affection, qui sont fort lents, on constate qu'ils se font par l'apparition, autour d'un ou de plusieurs cheveux de la bordure, d'une teinte rose, avec légère kératose orificielle; puis par la chute définitive de ces cheveux, et l'extension de la cicatrice de ce côté. Malgré toutes les recherches faites, et malgré toute vraisemblance, on n'a jamais trouvé de parasite spécial, champignon ou microbe, dans les cheveux ou dans les follicules. Au microscope on trouve des infiltrats cellulaires autour des follicules et autour des vaisseaux sanguins et lymphatiques, qui sont fortement dilatés; le processus aboutit à une sclérose des tissus conjonctif et élastique. Il est certain que la pseudo-pelade doit être considérée comme une folliculite; mais on notera que l'inflammation folliculaire y est cliniquement peu appréciable, bien moins que dans les formes suivantes.

Les différences avec la pelade sont considérables (p. 546). — L'analogie est bien plus grande avec les cicatrices de favus, au point que l'affection serait, selon moi, mieux dénommée *alopécie pseudo-favique*, et qu'on pourrait « imaginer » la présence d'une forme invisible d'un achorion(?); mais il n'y a jamais eu de godets ou de croûtes jaunes, le derme cicatriciel est moins rouge, les cheveux ne sont pas ternes — Le lupus érythémateux est moins multiple, procède par des taches très rouges et kératosiques.

Par des lotions sulfureuses, des pommades soufrées, cadiques, naphtolées, résorcinées, des emplâtres hydrargyriques, on peut espérer enrayer l'extension du mal, mais non faire repousser des cheveux dont les follicules sont détruits. Le traitement devra donc être aussi précoce que possible.

La *folliculite épilante* de *Quinquaud*, — *acné décalvante* de Lallier, — n'est qu'une variété du type précédent ; elle n'en diffère que par la présence, sur la zone d'envahissement, de quelques folliculites pustuleuses disséminées, du volume d'une tête d'épingle ou d'un petit pois.

Le *sycosis lupoïde* de *Brocq*, — *acné lupoïde* des Américains, *ulérythème sycosiforme* d'Unna, *dermite sycosiforme atrophiante* de Ducrey et Stanziale, — siège à la barbe et surtout sur les joues (fig. 128). Il donne lieu à des pustules folliculaires agminées, avec rougeur inflammatoire et infiltration diffuse et superficielle de la peau.

Il diffère du sycosis vulgaire par sa tendance extensive régulière, et par l'alopécie *cicatricielle* centrale, rouge et lisse, d'aspect souvent un peu chéloïdien, que le processus laisse après lui. La ressemblance peut être grande avec un lupus vulgaire plan en voie de cicatrisation centrale ; mais ici, il n'y a pas de lupomes et seulement des folliculites suppurées, entourées d'un plasmome. Le foyer unique, ou les foyers au nombre de deux, trois au plus, atteignent, avec les années, les dimensions de la paume de la main.

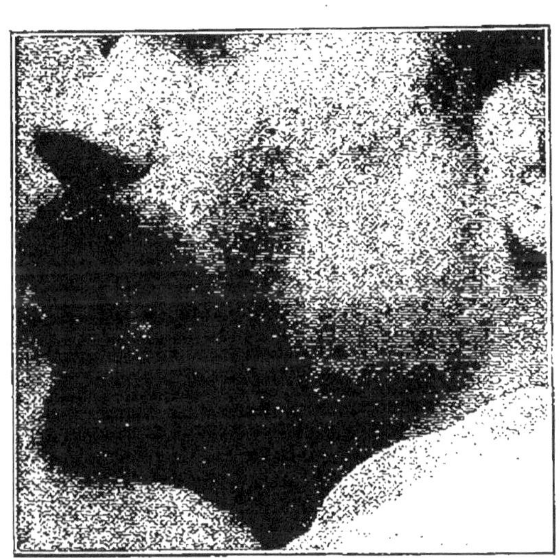

Fig. 128. — Sycosis lupoïde.

Les *folliculites dépilantes des parties glabres*, décrites par Arnozan et Dubreuilh, qui siègent aux cuisses et aux jambes, sont plus rares encore ; elles constituent un type voisin du précédent, ou peut-être une forme de tuberculides.

On a signalé en outre toute une série de cas de *folliculites* ou de *périfolliculites nécrosantes* (Janovsky), ou *ulcérantes* (Bizzozero), dont la signification et la place en nosologie ne sont pas déterminées.

Traitement. — Les lotions à l'alcool, au sublimé, les pommades à l'oxyde jaune, les emplâtres mercuriels, combinés à l'épilation, ont été longtemps les meilleurs moyens à opposer aux progrès du sycosis lupoïde et des affections analogues. La radiothérapie leur est de beaucoup supérieure, et donne des succès remarquables.

FOLLICULITES SUBAIGUËS

Il existe un groupe de folliculites rouges, à évolution aiguë ou plutôt subaiguë, qui ne sont ni régulièrement suppuratives, ni forcément dépilantes.

Eczématides folliculaires. — J'appelle ainsi les *séborrhéides péripilaires* des auteurs.

La *forme aiguë* se présente surtout chez des hommes fortement kérosiques, et de préférence au début de la saison chaude, sous forme d'une éruption de petites papules folliculaires rouges, acuminées, agminées en un ou plusieurs placards, dans le dos, sur les épaules ou sur le devant du tronc. Le placard s'étend par envahissement de tous les follicules voisins, alors qu'au centre l'éruption s'éteint en laissant un épiderme jaune, un peu desquamant. L'évolution est rapide au début; en une semaine ou deux la surface malade a atteint les dimensions de la main; plus tard elle est traînante, beaucoup plus que celle de l'impétigo miliaire (p. 104).

On a souvent décrit la *forme subaiguë* de cette affection (*parakératoses péripilaires* de Brocq). Elle est caractérisée par de petites taches d'un rose jaunâtre ou d'un rouge violacé, périfolliculaires, à peine papuleuses, groupées au nombre d'une dizaine ou d'une trentaine, qui peu à peu deviennent plus saillantes et se couvrent d'une squame ou croûtelle jaunâtre (fig. 129). La confluence de ces lésions peut conduire à la production de taches d'eczématides figurées.

Leur siège d'élection est du reste le même que celui des

eczématides figurées (p. 107), qui peuvent avoir précédé l'éruption folliculaire. Cette dernière se-voit fréquemment aussi sur les membres, les cuisses. les jambes, les poignets, les avant-bras, etc. Le prurit est très peu accusé.

Le traitement par les bains sulfureux, les pâtes sulfureuses ou ichtyolées, la pommade d'Helmerich, est très rapidement efficace dans la forme aiguë; il devra être plus énergique ou plus prolongé dans les variétés torpides.

L'*eczéma folliculorum* de Malcolm Morris et de Unna, n'est, je pense, qu'une variété rare de l'affection précédente. Il s'agit de folliculites non suppurées, agminées en petits placards rouges, qui se distribuent sur le tronc et surtout sur les membres, ont une marche extensive et une tendance à l'eczématisation en totalité. Le prurit est quelquefois assez vif et provoque le grattage. Cette forme est assez rebelle au traitement.

Fig. 129. — **Eczématides folliculaires** *subaiguës.*

Syphilides folliculaires. — Parmi les syphilides secondaires papuleuses (p. 176), il est une forme à petites papules qu'on appelle *syphilides péripilaires, miliaires, granuleuses, lichénoïdes,* ou *acnéiformes.* Elles résultent d'une localisation de l'infiltrat syphilitique autour et au-dessous des follicules pilo-sébacés ; généralement il semble appelé par une lésion préalable de ces follicules, kérose ou kératose pilaire.

Les syphilides folliculaires se montrent d'ordinaire de quatre à dix-huit mois après le chancre; c'est donc une manifestation secondaire, mais pas des plus précoces. On en distingue des variétés papulo-squameuse, papulo-pustuleuse, et même vésiculeuse. L'éruption est disséminée, mais très fréquemment composée de petits groupes d'éléments agminés (fig. 130). Son siège d'élection est au tronc, sur le dos, sur les flancs et les ombes ; elle atteint aussi les membres.

Dans la *variété papulo-squameuse*, il s'agit de petites élevures miliaires, rouge bistre, acuminées, couronnées d'une squame sèche, qui est engainée dans l'orifice folliculaire dont on l'extrait difficilement ; les caractères principaux de ces éléments sont leur fermeté, donnant à la main la sensation de granulations, et leur évolution relativement lente ; ils persistent en effet plusieurs semaines dans le même état.

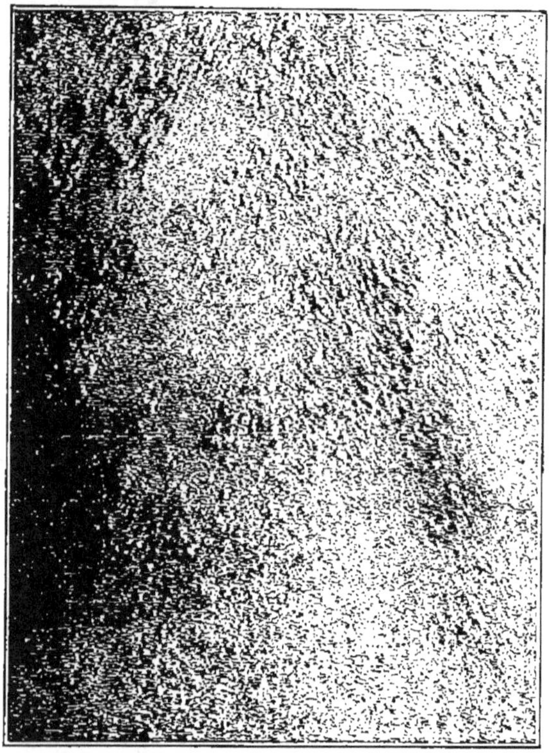

La *variété papulo-pustuleuse* peut se combiner à la précédente dans une même éruption, ou exister seule : elle est souvent très diffuse, abondante. La saillie périfolliculaire, rouge sombre, est plus étendue que dans la variété squameuse, jusqu'à devenir lenticulaire ; elle se surmonte d'une vésico-pustule, à liquide toujours beaucoup moins abondant qu'on ne croirait, rapidement desséché en croûte. Sous la vésicule ou la croûte, se voit un orifice folliculaire dilaté, quelquefois érosif.

Fig. 130. — **Syphilides folliculaires lichénoïdes** (identiques à un Lichen scrofulosorum) chez une femme de 37 ans, tuberculeuse, avec réaction de Wassermann + : traitée par des piqûres de benzoate de mercure, elle a guéri en trois semaines.

Suivant la taille et l'apparence des papulo-pustules ou des papulo-vésicules, on a employé les termes de *syphilides acnéiformes, varicelliformes, herpétiformes, varioliformes* (A. Fournier). Il y a des cas de transition entre cette variété et les syphilides papulo-croûteuses ou ulcéreuses.

Squameuses ou pustuleuses, ces syphilides peuvent dans certains cas se disposer en *anneaux*, ou se grouper en amas de quinze à cinquante éléments au plus, quelquefois autour d'une grosse papule lenticulaire ou croûteuse. Ces efflorescences *agminées*, tout à fait caractéristiques de la syphilis, ont été pittoresquement appelées *syphilides en bouquets* et *syphilides en corymbes*.

Une analyse un peu attentive des caractères de l'éruption et des symptômes concomitants, permettra de ne pas confondre les syphilides folliculaires avec la kératose pilaire, les eczématides folliculaires, le pityriasis rubra pilaire, ni avec l'acné, les tuberculides papulo-nécrotiques, etc. Leur diagnostic avec le lichen scrofulosorum peut être beaucoup plus délicat, et cela même avec l'appoint de la biopsie, car leur structure est assez souvent tuberculoïde (p. 792); mais dans la règle la réaction de Wassermann est positive.

Les syphilides folliculaires sont relativement résistantes au traitement mercuriel; par l'arsénobenzol on les efface en deux ou trois semaines. Elles laissent souvent après elles des macules pigmentées.

Tuberculides folliculaires. — J'ai parlé précédemment (p. 180) des tuberculides lichénoïdes à éléments tantôt plans, tantôt acuminés et péripilaires, qui rentrent dans le cadre du *lichen scrofulosorum.*

Les *tuberculides papulo-nécrotiques* semblent si nettement en rapport avec les follicules, que leur première description par Barthélemy a été faite sous les noms de *folliclis* et d'*acnitis*. L'examen histologique vient corroborer, à cet égard, l'impression clinique. On serait donc en droit de les ranger parmi les folliculoses; en tout cas, c'est vis-à-vis des affections folliculaires que la question de leur diagnostic différentiel est constamment posée.

Cependant leur localisation folliculaire est, en réalité, accidentelle; pour le prouver, il suffit de rappeler que ces tuberculides affectent très communément la région palmaire, où les follicules manquent.

J'en renvoie donc la description à une autre place (p. **793**).

Trichophytides lichénoïdes. — Parmi les éruptions disséminées ou groupées qui peuvent apparaître au déclin des trichophyties suppurées, kérion et autres, la forme *lichen trichophytique* (Jadassohn) est constituée par de petites papules qui semblent folliculaires, mais ne le sont pas toujours (p. **733**).

Scorbutides folliculaires. — En dehors des pétéchies et ecchymoses bien connues dans le scorbut (p. **49**), Nicolau, (*Ann. Derm.*, 1919) a étudié, à l'armée roumaine, des folliculites particulières. Elles débutent par des kératoses folliculaires, très rapprochées, devenant papuleuses, et parfois pustuleuses ou purpuriques, et siègent sur les faces interne des avant-bras, externe des cuisses, sur l'abdomen, et peuvent se disséminer sur les membres et le tronc; elles épargnent la tête et les territoires séborrhéiques. On les rencontre dans environ 1/5e des cas de scorbut; leur intérêt est, qu'elles sont d'apparition précoce et peuvent servir de symptôme révélateur.

PITYRIASIS RUBRA PILAIRE

Devergie, E. Besnier et Richaud ont décrit sous ce nom une dermatose, distincte du psoriasis, du pityriasis rubra vrai, et du lichen plan, malgré quelques analogies réelles. — D'autre part, Hebra et Kaposi ont étudié sous le nom de *lichen ruber acuminatus* une éruption qui lui ressemble à tel point, que le Congrès international de Paris, en 1889, a admis l'identité de ces deux types morbides, identité que Kaposi lui-même a proclamée. — On a dû revenir sur cette opinion trop absolue. Il est convenu qu'on n'appellera lichen acuminatus que les formes acuminées du lichen de Wilson (p. **163**), qui sont d'ailleurs très rares.

L'élément caractéristique du pityriasis rubra pilaire est une petite *papule squameuse folliculaire*. Elle est d'un rouge vif ou bistré, ou rosée, quelquefois incolore au début, saillante, de forme acuminée, tronquée à son sommet; celui-ci porte un orifice folliculaire comblé par une squame blanche, sèche, adhérente, engainant un ou plusieurs poils follets souvent atrophiés et recroquevillés. Ces papules folliculaires sont sèches; jamais on ne les voit vésiculeuses ou pustuleuses; leur volume est celui d'une tête d'épingle ou d'un grain de millet; elles sont fermes au toucher, et, par l'effet de leur groupement, la peau prend un aspect granité, et donne une sensation de râpe à la main qui la frôle.

Isolées au début, ces papules se multiplient et s'agminent par la suite; la peau intermédiaire rougit, et il en résulte des *taches*, *plaques* ou *nappes* épaisses, de toutes dimensions, d'un rose jaunâtre, recouvertes de squames pityriasiques ou psoriasiformes, quelquefois granitées, ponctuées de points cornés, ou quadrillés et lichénisées. Leurs bords sont, dans la règle, irréguliers, émiettés et entourés de papules péripilaires caractéristiques (fig. 131).

L'*éruption* est d'ordinaire nettement symétrique. Sa distribution est assez fixe dans les cas complets, et se présente, dans les régions atteintes, sous des aspects typiques : au cuir chevelu, c'est un

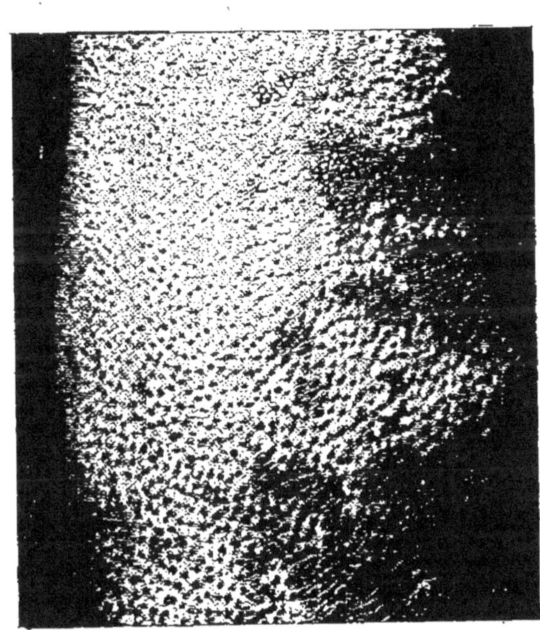

Fig. 131. — Pityriasis rubra pilaire. Face antérieure de la cuisse ; homme de 25 ans; l'éruption presque généralisée datait de 3 ans.

pityriasis blanc à squames abondantes; les cheveux ne tombent pas; — à la face, on ne voit pas de cônes pilaires, mais une rougeur squameuse diffuse, avec tension de la peau, ectropion même, ou un aspect plâtreux, avec croûtes grasses sur les sourcils et dans les sillons naso-géniens; — aux coudes et aux genoux on observe des plaques rouges à squames épaisses, adhérentes, rocheuses, moins bien limitées que celles du psoriasis.

La face dorsale des phalanges est, plus encore que ces dernières régions, un siège d'élection du pityriasis pilaire; on y trouve tantôt des papules rouges agglomérées en plaques, tantôt seulement des *cônes cornés noirâtres*, aux orifices pilaires (fig. 152); ces lésions sont presque pathognomoniques. Les ongles sont striés en moelle de jonc (p. 574).

Les régions palmaires et plantaires sont d'une couleur rouge bistre; leur épiderme corné est épaissi, sec, fissuré au niveau des plis, parfois desquamant; le passage à la peau saine est graduel, insensible.

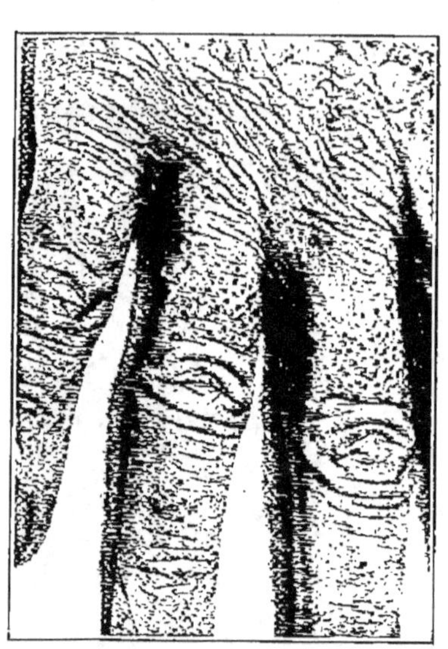

Fig. 152. — **Pityriasis rubra pilaire;** *cônes cornés* de la face dorsale des phalanges; homme de 45 ans.

J'ai dit ci-dessus l'aspect de l'éruption sur les membres, et le tronc; de grandes étendues, la presque totalité du corps, peuvent en être couverts. Mais il reste toujours au moins quelques réserves; les espaces sains sont anguleux et limités par des courbes concaves.

Les malades se plaignent quelquefois de prurit, d'ardeur, et habituellement d'une sensation de tension.

L'*évolution* du pityriasis rubra pilaire est très variable. Au début, les régions palmaires et plantaires, ou les coudes et les genoux, ou encore la face dorsale des phalanges et le cuir chevelu, peuvent être seuls atteints pendant des mois et des années. On voit donc fréquemment des *cas frustes*. Quelquefois des papules folliculaires, groupées sur les membres ou sur le tronc, sont le seul symptôme qu'on puisse relever.

D'ordinaire les périodes d'envahissement et de confluence, plus ou moins prolongées, sont coupées par de longs arrêts. On observe aussi des extensions brusques, à allure d'érythrodermie exfoliante.

Les *lésions histologiques* consistent essentiellement en une hyperkératose feuilletée de l'infundibulum folliculaire, composée de cônes engainés, autour d'un poil qui est conservé, ou atrophié, ou cassé court. La couche granuleuse persiste, parfois même s'hypertrophie. Le corps muqueux est aminci ou un peu épaissi, souvent tendu. Dans le corps papillaire congestionné se voit une infiltration cellulaire variable, souvent peu abondante et diffuse. Rien de tout cela ne rappelle le psoriasis ou le lichen.

La *nature* de la maladie reste très incertaine. On sait qu'elle peut débuter à tout âge, surtout pendant l'adolescence et la jeunesse, et atteint un peu plus souvent le sexe masculin; son étiologie n'est pas définitivement établie.

L'opinion de Milian (1906), qui avait avancé que le pityriasis rubra pilaire était de nature tuberculeuse et représentait une tuberculide périfolliculaire voisine du lichen scrofulosorum, se trouve appuyée par des cas de coïncidence clinique et par quelques guérisons isolées obtenues à l'aide du vaccin de Vaudremer (Gougerot), ou de celui de Nègre et Bocquet (Lortat Jacob). Mais il y a d'autre part des arguments pour rattacher cette affection à des troubles endocriniens, ce qui n'exclurait pas une origine infectieuse; quelques résultats thérapeutiques plaident en faveur de cette manière de voir.

Le *diagnostic*, facile dans les cas typiques, est parfois d'une extrême difficulté et doit rester en suspens. C'est tantôt avec les autres dermatoses péripilaires qu'il se pose, avec la kératose pilaire, les acnés cornées, le lichen spinulosus, le lichen scrofulosorum; tantôt, et plus souvent, c'est d'avec le psoriasis, le lichen ruber plan et en particulier, avec sa variété acuminatus, ou même, avec la dyskératose folliculaire, ou, avec des érythrodermies, que la discrimination est délicate.

Le *traitement* classique était celui du psoriasis : bains décapants et savonnages, et, à l'intérieur, la médication arsenicale et les toniques; on y joignait des moyens hygiéniques, grand air, alimentation reconstituante, huile de foie de morue. Il va de soi que les résultats qu'on a déjà obtenus doivent faire poursuivre les essais, soit avec les vaccins antituberculeux, soit d'autre part avec la médication combinée par les arsénobenzènes et l'opothérapie pluriglandulaire, mais surtout thyroïdienne, qui m'a donné quelques succès.

KÉRATOSES FOLLICULAIRES

Dans ce groupe se rangent des lésions folliculaires chroniques très disparates et dont le classement est encore à faire. Il comprend : 1° des affections congénitales ou de nature nævique, voisines de l'ichthyose ou de l'hyperkératose congénitale ; — 2° des affections toxiques ou artificielles externes ; — 3° de affections probablement infectieuses, locales ou générales.

Pour un bon nombre des types qui ont été décrits et diversement dénommés par les auteurs, on ignore dans laquelle de ces catégories ils se rangent.

Kératose pilaire simple. — Appelée aussi *lichen pilaire* (Bazin), *cacotrophia folliculorum* (T. Fox), *ichtyose ansérine des scrofuleux, xérodermie pilaire*, — la kératose pilaire simple est extrêmement commune. Près d'un tiers des sujets des deux sexes en sont atteints à un degré quelconque ; elle est héréditaire dans beaucoup de familles, d'ailleurs saines.

Cette circonstance rend bien douteuses les relations de cette affection avec la scrofulo-tuberculose. Ses relations avec l'ichtyose, qui s'accompagne pour ainsi dire toujours de kératose ostio-folliculaire, sont au contraire évidentes.

La kératose pilaire apparaît vers l'âge de deux ou trois ans, bat son plein entre quinze et vingt ans, et s'efface à l'âge mûr. Les cas légers sont les plus nombreux.

Elle occupe ordinairement la face externe des bras et des cuisses, souvent aussi les mollets, le bas des jambes, les avant-bras, coudes et genoux, la ceinture et les hanches, respectant les régions grasses et humides.

Les symptômes consistent en sécheresse de la peau avec état râpeux, dû à des saillies papuleuses acuminées plus ou moins marquées ; ce sont des orifices folliculaires remplis par un cône corné grisâtre très adhérent, dans lequel le poil follet atrophique est enroulé en spirale. Tantôt la coloration du tégument est normale ; tantôt, dans les formes intenses, les éléments folliculaires sont rouges ou violacés ; c'est alors la *kératose pilaire rouge*.

Avec le temps, les poils frisottants disparaissent, les élevures s'affaissent et se transforment en cicatrices punctiformes.

Bien que de la nature des difformités d'origine embryonnaire, comme les nævi, la kératose pilaire a une évolution : elle débute, augmente et s'étend, et conduit à l'atrophie totale des follicules atteints et de leur glande sébacée, et à l'alopécie des régions atteintes.

Traitement. — On est souvent consulté par des jeunes filles ou jeunes femmes que l'état râpeux et les points rouges de leurs bras gênent pour se décolleter. On recommandera la même médication interne que pour l'ichtyose. Localement, il faut éviter la pierre ponce et les frictions alcoolisées ; mais faire constamment enduire la peau d'un corps gras, d'une pommade savonneuse, de vaseline salicylée ou de glycérolé d'amidon salicylé ; on nettoie de temps en temps au savon mou de potasse. On arrive ainsi à rendre cette légère difformité presque inappréciable.

Kératose pilaire rouge atrophiante de la face. — Cette affection, — dénommée *folliculitis rubra* par Wilson, *ulérythème ophryogène* par Unna, — a été étudiée par Brocq, qui a mis en lumière sa parenté avec la kératose pilaire simple. On l'observe sur des sujets jeunes ou adultes, de préférence dans le sexe masculin, parfois comme maladie familiale.

Elle siège sur les sourcils, surtout à leur tiers externe, sur la partie inférieure du front et sur la région parotidienne ; en outre elle se combine assez fréquemment à la kératose pilaire simple dans les territoires d'élection de cette dernière. Elle est caractérisée par une rougeur diffuse, à surface granitée, en raison de la saillie acuminée des orifices pilaires, d'où sortent des poils rares et déviés. Plus tard les surfaces atteintes sont alopéciques, et la barbe notamment n'y pousse que très clair-semée ; on y remarque, de plus, de fines taches cicatricielles, quelquefois anastomosées en réseau.

La tendance atrophiante est donc plus accusée que dans la kératose simple. Brocq a signalé le rapprochement à faire entre cette kératose pilaire rouge de la face et le monilethrix ; ces deux affections peuvent coexister.

Dans la kératose pilaire de la face, qui est très rebelle, on améliore l'état par des applications répétées de savon noir, ou de vaséline salicylée ; l'emplâtre rouge réussit également. On peut être conduit à pratiquer des scarifications quadrillées.

Kératoses folliculaires acuminées. Acnés cornées. Lichen spinulosus. — On a observé toute une série de kératoses folliculaires acuminées qu'il n'est pas possible encore de classer dans des cadres bien définis.

Leur caractère commun est d'être constituées par une hyperkératose de l'ostium folliculaire, qui donne lieu à un bouchon corné conique, jaune ou brunâtre, enchâssé dans l'orifice, et composé de lamelles plus ou moins cohérentes. Souvent ces bouchons se prolongent en saillies filiformes sèches, longues de plusieurs millimètres, qui émergent des orifices pilo-sébacés, lesquels sont eux-mêmes légèrement surélevés et de coloration normale ou un peu rosée; ces saillies cornées acuminées constituent le symptôme dit *spinulosisme*.

Les auteurs français ont décrit comme *acné cornée* (Hardy, Leloir, Vidal) ou *acné kératique* (Tenneson) diverses variétés de ces kératoses folliculaires, d'ordinaire spinulosiques, distribuées en placards plus ou moins nettement circonscrits, siégeant de préférence sur le tronc, les épaules, la base du cou, ou les fesses ou les cuisses. Leur évolution est subaiguë; elles apparaissent insidieusement chez des sujets jeunes ou adultes, et peuvent disparaître spontanément après quelques semaines, ou persister des mois et des années. Leur étiologie est inconnue. La *kératose folliculaire squameuse* de Dohi (1903) en est une variété souvent spinulosique.

Le *lichen spinulosus* des dermatologistes anglais (Adamson, 1905) s'observe chez de jeunes enfants, en particulier des garçons, et couvre de larges surfaces du tronc et des membres. Pour les uns il s'agirait d'une variété de lichen plan, bien que le prurit fasse défaut; pour d'autres le nom de lichen spinulosus engloberait toutes les acnés cornées et les éruptions spinulosiques de nature encore douteuse.

Il ne faut pas perdre de vue que le spinulosisme peut se rencontrer aussi dans des affections définies, notamment dans le lichen scrofulosorum, les syphilides péripilaires, le lichen acuminatus, le pityriasis rubra pilaire, les trichophytides lichénoïdes (Rasch, 1921). Chez une jeune fille qui présentait une éruption spinulosique sur les joues et le menton, j'ai trouvé des demodex à profusion dans les follicules atteints; chez d'autres malades je les ai cherchés en vain. L'étiologie de la plupart des éruptions dites lichen spinulosus réclame de nouvelles recherches.

Brooke (*Atlas des maladies rares*) avait décrit une *kératose folliculaire contagieuse*. A. Peyri-Rocamora (*Ann. Derm.*, 1922) en a observé une épidémie chez 14 enfants d'un asile, âgés de 7 à 13 ans; l'éruption occupait surtout soit les faces d'extension des membres, soit les plis de flexion et les régions comprimées. On peut supposer qu'il s'est agi dans ces cas de lésions artificielles, dues peut-être au savon, ou à quelque autre cause externe.

Nettement d'origine artificielle, et provoquées probablement par des agents irritants externes, sont les *kératoses folliculaires des hydrocarbures*, telles que celles de la mélanodermie de Riehl-Habermann. Il est probable qu'il faut un contact assez prolongé ou répété avec les pétroles, huiles, vaselines, paraffines et goudrons, pour les faire naître. Elles sont régionales, plus ou moins diffuses ou disséminées; elles peuvent parfois simuler presque le pityriasis rubra pilaire, notamment aux doigts. Ce qui d'emblée fait soupçonner leur nature, c'est leur combinaison habituelle avec de la mélanodermie; c'est d'autre part leur polymorphisme : à des aspects voisins de celui de la kératose pilaire ou même du spinulosisme, s'associent de gros comédons noirs, des éléments acnéiformes, et parfois çà et là des *boutons d'huile* (oil acne, Oelkrätze) (p. **646**). Ceux-ci sont de volumineuses folliculites, acuminées ou souvent aplaties, à suppuration torpide, caractérisées par leur ombilic noir, formé d'un comédon et de débris de poil, colorés par des matières étrangères. — La *folliculite acnéiforme* de Veress, due à des vaselines impures, est une variante de la même dermatose.

Tout autres sont les folliculoses auxquelles conviendrait le terme d'*ichthyose folliculaire*; ce sont des nævi kératosiques plus ou moins volumineux, saillants en cône et enchâssés dans les follicules; ils sont congénitaux, ou apparaissent dans l'enfance, et persistent indéfiniment; ils peuvent affecter une disposition linéaire. (p. **263**).

La *kératose folliculaire*, dont Jadassohn et Lewandowski (1906) ont rapporté une observation remarquable, était, dans leur cas, congénitale, distribuée en placards mal délimités, et s'accompagnait de kératodermie palmaire et plantaire, de paronychie et de leucokératose linguale ; cette dermatose est donc proche parente de l'hyperkératose congénitale (p. **258**).

Les kératoses aphlegmasiques et les *ichtyoses folliculaires* suggèrent généralement aux auteurs qui les observent une comparaison avec la dyskératose folliculaire ; le diagnostic repose sur l'absence ou au contraire la présence abondante de corps ronds et de grains (p. **290**).

CHAPITRE XX

TRICHOSES

J'appelle *trichoses* (de θρίξ, τριχός, cheveu) les maladies et anomalies des poils et cheveux.

Les *poils* sont des formations cornées filiformes plongeant par leur *racine* dans les follicules pileux ; ils sont un produit de sécrétion de la papille terminale de ces follicules, qu'ils coiffent de leur extrémité renflée, appelée *bulbe*. Ce bulbe est *creux* tant que le poil est en croissance ; il se referme et devient *plein* lorsque le poil a achevé son évolution et doit tomber. Quand un poil est tombé, ou qu'il a été arraché, s'il n'y a pas eu destruction de la partie profonde du follicule, il est dans la règle remplacé par un nouveau poil, qui se forme dans un diverticule du follicule primitif.

La structure des poils ou cheveux est fort simple. Ils sont constitués par des cellules cornées allongées, plus ou moins pigmentées, formant ce qu'on appelle l'écorce du poil, — par un épidermicule extérieur, — et par un canal médullaire central, lequel peut faire défaut.

Dans les **trichoses** se rangent : 1º les *hypertrichoses* ; — 2º les *hypotrichoses* ou *alopécies* ; — 3º les *trichoses dystrophiques* ; — 4º les *maladies parasitaires* des poils.

Il semblerait logique de réunir la plupart au moins des trichoses aux folliculoses, puisque la production des poils résulte
du fonctionnement de la papille pilaire, et que, d'autre part,
dans les teignes les parasites s'attaquent à la fois à la racine du
poil et à ses gaines. Mais, dans les trichoses la lésion folliculaire n'est pas apparente ; ce qui frappe c'est l'hypergenèse, ou
l'hypogenèse, ou la chute, ou la dystrophie, ou l'altération des
poils. Le plan de cet ouvrage me conduit donc à leur consacrer
un chapitre spécial.

Pathogénie des trichoses. — Les troubles de la trichogénie ont dans ces derniers temps attiré l'attention et excité un
vif intérêt, du fait qu'on s'est aperçu qu'il y a de sérieuses raisons pour les rattacher à des *troubles endocriniens.* Les différences du développement pileux chez l'homme et chez la femme
à partir de la puberté, indiquent nettement le rôle majeur qui
appartient aux sécrétions internes des *glandes sexuelles* dans la
trichogénie. L'insuffisance ou la viciation de ces sécrétions se
traduisent par des anomalies pilaires, qui sont quelquefois
exclusivement régionales. On sait par exemple que la castration
chez l'homme conduit à l'absence de poils au visage, au pubis
et aux aisselles, mais non à la calvitie ; Sabouraud a signalé que
parmi 147 eunuques castrés dans le jeune âge du sérail d'Abdul
Hamid, il n'y avait pas un seul chauve. Chez la femme, la castration ou l'insuffisance ovarienne provoque l'hypertrichose de
type masculin et une tendance à la calvitie. Achard et Thiers
ont observé du « féminisme pilaire » chez des hommes hypo-
orchitiques.

D'autre part la fonction trichogène du corps *thyroïde* a été bien
mise en évidence par L. Lévy et de Rothschild ; ils ont montré
que l'insuffisance thyroïdienne commande dans la règle l'atri-
chose ou l'hypotrichose, la calvitie, l'alopécie, tandis que
l'hyperthyroïdie, ainsi que l'instabilité thyroïdienne ou dysthyroïdie, se traduisent tantôt par de l'hypertrichose, tantôt par
de l'alopécie due à la surfonction pilaire.

Les *surrénales* et *l'hypophyse* semblent bien aussi influer
directement ou indirectement sur la trichogenèse. On a publié
des cas d'alopécie généralisée surrénalienne.

Il ne faut pas oublier d'ailleurs, que d'une part les glandes
endocrines exercent, les unes vis-à-vis des autres, des actions com-

plexes que l'on commence à entrevoir, et que d'autre part il existe une subordination réciproque entre l'appareil endocrinien en général et le système nerveux, le système sympathique surtout.

HYPERTRICHOSES

L'hypertrichose, anomalie qui consiste en une hypergenèse de poils, plus volumineux, plus abondants et plus colorés que ne le comportent la région atteinte, l'âge et le sexe du sujet, ne constitue pas une affection toujours de même ordre.

Elle accompagne quelquefois l'hyperkératose congénitale.

Quant aux cas purs, ils doivent, ainsi que Virchow l'avait déjà indiqué, être rangés en trois catégories, entre lesquelles il y a d'ailleurs des formes intermédiaires :

1° Les *nævi pileux* (p. **960**) sont très fréquents, souvent multiples, petits et lenticulaires, ou très étendus, et peuvent couvrir de larges régions (fig. 133 A). Même quand ils ne sont pas verruqueux, le derme y est ordinairement pigmenté, et on peut y rencontrer des cellules næviques. Il sont d'ordinaire nettement circonscrits. Leur symétrie est imparfaite. Ils peuvent se développer après la naissance.

2° *L'hypertrichose fœtale* — ou *pseudo-hypertrichose lanugineuse* de Bonnet, — est l'affection des *hommes-chiens* et consiste en la persistance anormale, avec hypertrophie, des poils fœtaux. Elle est symétrique, augmente avec l'âge, occupe des régions qui, même chez des sujets doués d'un système pileux exubérant, sont peu velues, telles que le front et le nez. Les poils sont laineux, mous, frisés. Les sujets atteints ont d'ordinaire de graves anomalies dentaires, ce qui, comme on le sait aujourd'hui, est l'indice certain d'un trouble du fonctionnement de la glande thyroïde ; Virchow appelait cette forme : *hypertrichose des édentés* (fig. 133 B).

3° *L'hypertrichose vraie* ou *hirsutisme* doit être envisagée à part dans les deux sexes.

Chez l'*homme* elle n'est qu'une exagération d'un état normal, déjà très variable comme on sait. Elle ne se manifeste réelle-

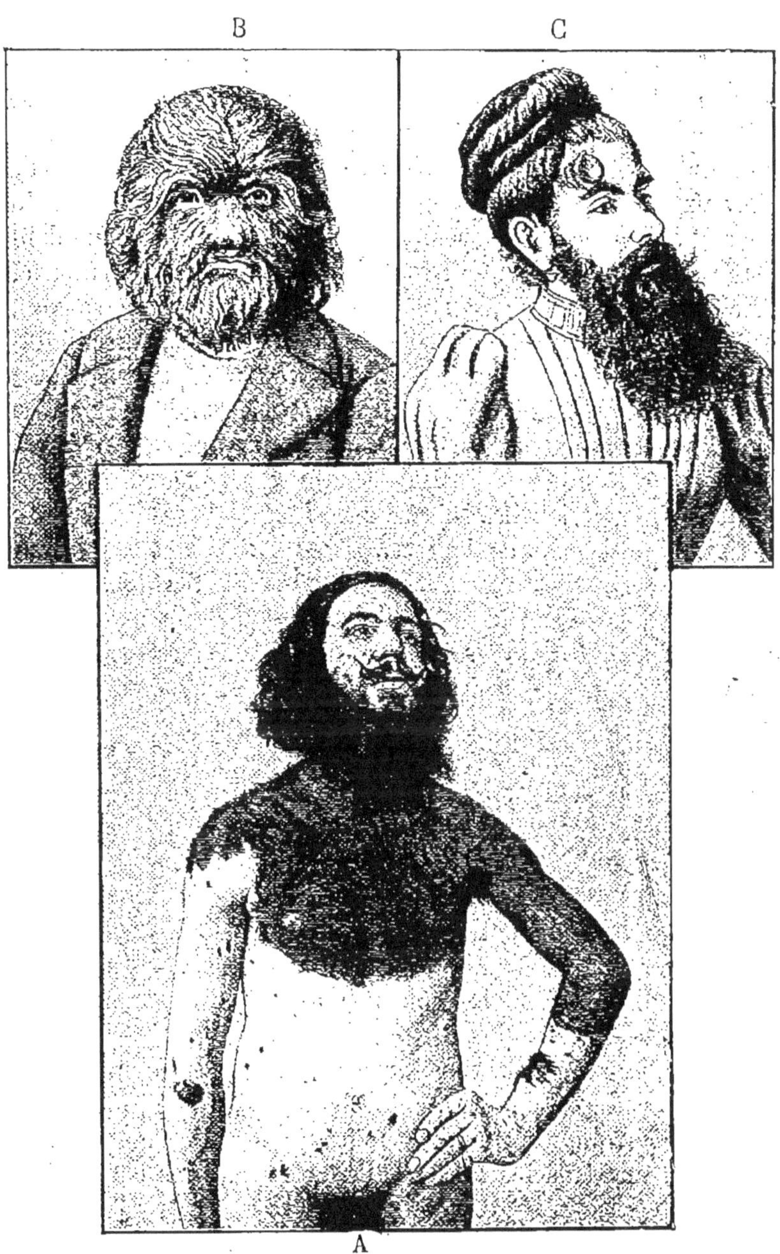

Fig. 155. — Trois types d'Hypertrichose : A. *Nævus pileux.* — B. *Hypertrichose fœtale.* — C. *Hypertrichose vraie du type masculin.*

ment qu'à la puberté, qui peut être prématurée. En même temps que la barbe et les autres régions velues sont abondamment fournies, on peut voir apparaître symétriquement sur la poitrine, le dos et sur les membres, une végétation pileuse presque simiesque. — Il n'est pas rare, dans les deux sexes, de voir une *hypertrichose localisée* sous forme d'une touffe de cheveux en un point de la colonne vertébrale ; au niveau du sacrum elle affecte la disposition de cette sorte de queue dont les Grecs avaient fait un attribut des faunes. On a reconnu, et Virchow le premier, qu'avec cette anomalie coïncide souvent un spina bifida occulta ; C.-H. Danforth (*Hair*, 1925) discute les interprétations de cette coïncidence qui ont été proposées. On invoque l'hyperorchidie, ou d'autres troubles endocriniens, ce qui n'exclut nullement le rôle de l'hérédité, ni celui d'infections ou de dyscrasies diverses. — On remarque que l'hirsutisme n'est pas rare chez les tuberculeux.

Chez la *femme*, c'est l'*hypertrichose du type masculin* qui constitue la forme la plus intéressante pour le dermatologiste.

Il s'agit généralement de jeunes filles ou de jeunes femmes qui, à partir de la puberté, ont vu se développer d'abord un « duvet importun » puis des poils de volume exagéré sur la lèvre supérieure, sur le menton ou sur les joues, plus rarement des barbes entières, composées de 15 à 20 000 poils (fig. 133, C). Quelquefois ce sont la poitrine, les seins ou les membres qui sont le siège de cette végétation anormale.

L'*hirsutisme d'Apert* (1910-1925) est un syndrome plus complet, dans lequel, à l'hypertrichose de type masculin, s'ajoutent du virilisme physique et psychique, de l'aménorrée, de l'obésité, des vergetures, et qui paraît dû à du cortico-surrénalisme ; à un degré atténué on le rencontre assez souvent pendant la gravidité et à la ménopause.

Il n'est pas rare de voir l'hypertrichose des jeunes filles devenir l'origine d'une véritable obsession morbide, appelée *trichomanie*, qui les conduit au désespoir et à la mélancolie, et cela même dans les cas où le duvet en question est à peine déplaisant.

Chez des femmes de trente à quarante ans, ou surtout au moment de la ménopause, naturelle ou provoquée, la poussée de gros poils au menton où à la moustache est réellement fréquente. Il est difficile en pareil cas de se contenter des explications qui invoquent une prédisposition de famille, ou des irritations locales par des pâtes épilatoires, le rasoir, le flambage, la pince à épiler, etc. Il n'est pas contestable que, dans les deux sexes, les irritations locales répétées, que des grattages par exemple, ou la photothérapie, ou des ulcères de jambe, ne soient capables de faire naître des *hypertrichoses régionales*. Mais dans le sexe féminin et à tout âge, il y a manifestement une corrélation entre l'hypertrichose et l'hypo-ovarie (aménorrée, ménopause) parfois combinée à de la dysthyroïdie (mensturation précoce ou exagérée, ménorragies) ou à du surrénalisme.

On a à diverses reprises signalé une coexistence de l'hirsutisme des « femmes à barbe » avec de la glycosurie ou du diabète ; dans tous les cas où une constatation anatomique a été possible, on a trouvé chez elles des ovaires sclérosés ou atrophiés, et plusieurs fois des hypernéphromes ou d'autres lésions surrénales.

Quant au rôle du système nerveux, je rappelle que les observations faites au cours de la guerre, par G. et M. Villaret et d'autres, montrent qu'une hypertrichose qui se développe sur le territoire cutané d'un nerf traumatisé, coïncide généralement avec de l'hyperidrose et l'absence de réaction de dégénérescence, et indique une lésion incomplète, non définitive du nerf ; qu'inversement une hypotrichose, née dans les mêmes conditions, s'accompagne d'ordinaire de R. D. et signale une interruption complète du nerf.

Traitement. — Ce n'est guère que dans l'hypertrichose des jeunes filles et des jeunes femmes que la question du traitement se pose. Au début on recommande avant tout de s'abstenir de toute irritation locale et surtout de l'épilation. On pourra décolorer les duvets trop apparents par l'eau oxygénée forte, après dégraissage, ou par l'application d'une crème à l'eau oxygénée.

Une pommade à l'acétate de thallium (à 1 : 100) peut faire tomber une forte proportion des poils de la région frictionnée, mais a l'inconvénient, étant absorbée, d'agir en même temps sur le cuir chevelu et les sourcils. Je n'ai pas d'expérience personnelle du procédé de Mérian, de Zurich (1920) ; il recommande, après avoir appliqué de la mousse de savon pendant 5 à 10 minutes, de rincer et de sécher la surface, de la poncer jusqu'à destruction des poils, puis d'appliquer une crème rafraîchissante ; on ne doit recommencer au même endroit que tous les huit ou dix jours environ ; les résultats seraient excellents.

Lorsque les poils sont vraiment volumineux, la meilleure ressource consiste dans l'*épilation électrolytique*, qui est radicale, assez peu douloureuse, laisse des cicatrices à peine apparentes quand elle est bien conduite, mais qui est fort laborieuse si les poils sont un peu nombreux. Pour la technique je renvoie aux ouvrages spéciaux, et en particulier à ceux de Brocq, qui a fort minutieusement étudié cette question.

La radiothérapie, souvent réclamée par les malades, doit être formellement déconseillée à l'heure actuelle ; ailleurs qu'au cuir chevelu son action alopéciante est infidèle, et dangereuse à rechercher. A doses fortes, elle expose à des pigmentations très déplaisantes, et même à des plaques de radiodermite atrophiante indélébiles, survenant après quelques années ! On voit hélas de nombreuses jeunes femmes qui déplorent amèrement d'avoir été soumise à ce traitement, lequel les a défigurées pour toujours. A doses faibles, il faut s'attendre à une repousse, parfois même exagérée, au bout d'un temps variable.

ALOPÉCIES

Le terme *alopécie* (de ἀλώπηξ, renard) s'applique indifféremment à la chute des poils ou cheveux (*defluvium*), — aux dénudations qui en résultent, — et même à l'absence congénitale des productions pilaires.

Parlons de suite des **alopécies congénitales**, pour n'avoir pas à y revenir. Elles sont très rares, souvent familiales ; par leur distribution elles sont diffuses ou régionales, exceptionnellement circonscrites.

L'*hypotrichose* ou l'*agénésie pilaire* peut paraît-il être pure, *essentielle* ; on l'a généralement trouvée *associée* à des malformations næviques, à de l'hyperkératose congénitale, à la kératose pilaire, au monilethrix, et localement à de l'atrophie cutanée, épithéliale et conjonctivo-élastique, plus ou moins prononcée, etc.

Les **alopécies acquises** se divisent en deux classes, selon

qu'elles sont *diffuses* ou *régionales*, ou au contraire *circonscrites*.
C'est le cuir chevelu qui est leur territoire d'élection ; ce qui
va suivre se rapportera donc particulièrement à cette région,
sauf quand j'indiquerai le contraire.

ALOPÉCIES RÉGIONALES ET DIFFUSES

Certaines **alopécies traumatiques** sont diffuses. Les cheveux ou poils peuvent avoir été arrachés par accident, dans un
but thérapeutique, ou en vue d'une simulation (collégiens,
soldats). On appelle *trichotillomanie* une sorte de tic ou d'habitude vicieuse, qui pousse les sujets qui en sont atteints à
tirailler ou à s'arracher incessamment les poils de telle ou telle
région.

Les contusions et plaies ne produisent guère que des alopécies
circonscrites. Mais les frottements de la tête sur l'oreiller,
notamment au niveau des bosses occipitales et pariétales chez
certains enfants débiles ou hydrocéphales, — les frottements
du vertex chez les femmes, produits par les peignes ou les
coiffures, — les frottements des vêtements sur les poignets ou
les jambes, — les grattages occasionnés par un prurit, — provoquent une usure et une chute des poils, qu'on range dans les
alopécies traumatiques.

Les **alopécies pathologiques** sont de beaucoup les plus
communes. Il serait logique, et il peut sembler facile *a priori*,
de les subdiviser en deux groupes, selon que la chute des cheveux ou des poils dépend d'une *affection locale*, ou qu'elle est
le résultat d'un *trouble de l'état général*.

Quelquefois l'affection locale est évidente. C'est ainsi que
l'eczéma des régions velues, les érythrodermies exfoliantes, les
teignes très étendues, conduisent à une alopécie diffuse. Je n'insiste pas sur cette catégorie de faits.

D'autres fois le cuir chevelu paraît sain. En présence d'un
defluvium assez brusque et profus, ce n'est que très exceptionnellement qu'il y a lieu de penser à une application de rayons
X, ou à l'absorption de sels de thallium. C'est plutôt de l'éventualité d'une maladie fébrile récente (p. **543**) ou d'un accouchement, etc., qu'il faut s'enquérir.

Dans l'immense majorité des cas d'alopécie diffuse, on ne trouve sur la peau alopécique que des lésions légères ou banales, telles que du pityriasis, de la séborrhée, etc., qu'on peut hésiter à incriminer. Les auteurs les considèrent, les uns comme accessoires et insignifiantes, les autres comme étant la cause même de l'alopécie. Je crois, pour ma part, que ces divers phénomènes morbides ne sont pas subordonnés l'un à l'autre, mais qu'ils dérivent tous pareillement de la kérose.

Alopécie kérosique et calvitie. — J'appelle *kérose* (p. **248**) une dystrophie cutanée d'une fréquence extrême, qui se traduit par un ensemble de manifestations, telles que le pityriasis simplex, la séborrhée, l'hyperidrose, et qui s'accompagne de troubles de la nutrition du système pileux : hypertrichose ou alopécie. Selon les cas, un ou plusieurs de ces symptômes peuvent être prédominants.

Il est d'usage de considérer comme types morbides spéciaux, et de décrire à part : l'alopécie avec séborrhée (*alopécie séborrhéique*), — avec pityriasis (*alopécie pityriasique* ou *pityrode*, ou *pelliculaire*, ou *furfuracée*), — et l'alopécie paraissant essentielle (*alopécie sénile, prématurée* et *calvitie*).

Mais ces types sont très mal délimités ; une seule et même description peut les englober tous, et quelques mots suffiront pour caractériser les diverses variétés cliniques de l'alopécie kérosique.

Au cuir chevelu, qui est son siège d'élection, l'*alopécie kérosique* est diffuse, mais régionale et progressive. Elle débute par le vertex, à l'endroit de la tonsure, et par les parties latérales du front. Elle s'accuse de plus en plus, se complète et s'étend avec une rapidité extrêmement variable. Elle peut s'arrêter en chemin, et même rétrocéder quelque peu, chez les sujets jeunes et convenablement traités. Mais souvent elle progresse inexorablement et dénude tout le sommet de la tête ; elle respecte assez longtemps un îlot médian au sommet du front, et, presque toujours définitivement les régions temporales et occipitale inférieure, c'est-à-dire une demi-couronne de cheveux allant d'une tempe à l'autre en passant par la nuque.

Avant de se détacher, les cheveux ont pris un bulbe plein, et cèdent alors à la traction légère de la brosse, etc. ; quelques jours plus tard, ils tombent spontanément. Leur chute peut être continue, ou se faire par paroxysmes, en abondance variable. Bien qu'il y ait, à cet égard, de grandes différences individuelles ou relatives à l'âge, à la saison, au genre de vie, etc., on peut dire qu'un cuir chevelu qui perd régulièrement de 30 à 40 cheveux par jour, est certainement en voie de se dénuder, et souvent le taux de la chute journalière est beaucoup plus élevé.

Les cheveux tombés qui, au début, sont sains et de calibre normal, sont toujours remplacés ; mais les générations successives sont de plus en plus grêles, jusqu'à n'être plus représentées que par un fin duvet, qui peut disparaître à son tour.

C'est alors la *calvitie* accomplie (calvitie hippocratique). La peau du crâne devient blanche, lisse, brillante, éburnée, et semble atrophiée, ou tout au moins un peu amincie.

Au cours de cette évolution, le cuir chevelu a presque toujours été atteint de pityriasis à squames grasses, de séborrhée et d'hyperidrose. Il a pu se produire, par moments, des squames-croûtes sur des surfaces plus ou moins circonscrites et figurées, avec accompagnement de prurit ; les *eczématides*, en effet, sont fréquentes sur le cuir chevelu des kérosiques, et peuvent reparaître chez les chauves qui négligent les soins de propreté.

Variétés. — Quant aux variétés de l'alopécie kérosique, je répète qu'elles sont fort mal délimitées. D'après les auteurs *l'alopécie séborrheique* serait précoce et rapide, franchement régionale, et fortement dépilante ; — *l'alopécie pityriasique*, spéciale au pityriasis gras, tandis que le pityriasis sec n'est pas dépilant (Sabouraud), serait plus diffuse, toujours incomplète ; — *l'alopécie sénile* dépendrait de l'atrophie cutanée, et n'aurait pas de relations avec la séborrhée et le pityriasis ; lentement progressive, elle est la plus fatale dans sa marche inexorable ; — *l'alopécie prématurée*, souvent familiale, peut commencer vers vingt ans, fait des chauves avant la vingt-cinquième année, mais a des caractères si variables qu'on ne peut guère s'entendre sur sa pathogénie.

Chez les *femmes*, et notamment chez les jeunes filles et les jeunes femmes, la chute abondante de la chevelure, par périodes répétées, quelquefois saisonnières, avec plus ou moins de pityriasis gras, est très fréquente ; mais elle ne conduit qu'exceptionnellement à la calvitie. Celle-ci se voit chez des femmes âgées, et siège aux tempes autant que sur le sinciput.

L'alopécie kérosique de la *barbe*, de la moustache, des

sourcils et des cils, est beaucoup plus rare, et accompagne dans la règle le pityriasis gras, ou plutôt encore des eczématides de ces régions; elle est incomplète et toujours temporaire. On sait que les chauves ont d'ordinaire une barbe opulente et belle.

Sur le *tronc*, et notamment sur la poitrine, la kérose produit au contraire fréquemment des dépilations définitives, avec persistance de quelques gros poils disséminés.

Étiologie — Je renvoie à ce que j'ai dit ailleurs des conditions étiologiques de la kérose. Il était classique d'affirmer que le surmenage cérébral ou nerveux, les veilles, une mauvaise hygiène alimentaire, ainsi que l'usage de certaines coiffures lourdes et mal ventilées, pouvaient conduire à l'alopécie progressive. Avec les notions nouvelles relatives au rôle des glandes à sécrétion interne, la question a changé de face. C'est une insuffisance ou une viciation du fonctionnement de ces glandes qu'on incrimine et qu'on cherche à dépister de nos jours. Il est remarquable (Pollitzer) que la barbe chez l'homme, et la longue chevelure chez la femme, qui appartiennent aux caractères sexuels secondaires, se montrent relativement réfractaires à l'alopécie. Les exemples abondent de l'influence sur la trichogénie qu'exercent le corps thyroïde surtout, mais aussi les surrénales etc. Il est vraisemblable que des conditions pathogéniques très diverses agissent par l'intermédiaire de ces glandes; elles peuvent être congénitalement et héréditairement débiles ou fragiles, ou altérées dans leur fonction par les états pathologiques dont je vais parler au paragraphe suivant. On conçoit dans ces conditions combien l'analyse clinique de chaque cas particulier doit être poussée, et combien s'imposent une adaptation individuelle du traitement et une grande réserve dans le pronostic.

Traitement. — On ne négligera pas, bien entendu, une bonne hygiène de la chevelure; le traitement local par les réducteurs, le soufre et les sulfures, les goudrons, les mercuriaux, etc.; pour Sabouraud, le médicament souverain de la séborrée pure c'est le soufre, qu'il emploie de préférence dissous dans du sulfure de carbone additionné de tétrachlorure (chlorosulfol); le pityriasis se traite par les goudrons (huile de cade surtout); dans les cas mixtes, il fait alterner ou associer les deux médications. Les lotions excitantes diverses peuvent être utiles à un moment donné ; les chauves qui en usent énergiquement et avec persévérance, peuvent espérer une repousse de cheveux vigoureux, mais clairsemés et d'un effet esthétique peu satisfaisant. Parmi les excitants locaux, les rayons ultra-violets, sont vantés, en Amérique surtout.

On s'attachera en tout cas à corriger, dans la mesure réalisable, tout ce qui est défectueux dans l'hygiène et la santé du sujet. Qu'une médication systématique par les arsénicaux, les phosphates, les antigoutteux ait quelque valeur pour combattre l'alopécie, rien n'est plus douteux. Mais j'ai vu dans quelques cas des résultats surprenants d'un traitement opothérapique, thyroïdien notamment.

Alopécies des maladies générales. —Un grand nombre de *maladies infectieuses aiguës*, — la grippe, la fièvre typhoïde, l'érysipèle, la pneumonie, les fièvres éruptives, les érythro-dermies, etc., — sont suivies dès la convalescence, ou plutôt dans un délai d'environ deux mois, d'une alopécie diffuse et aiguë. Il peut en être de même à la suite de l'accouchement, des opérations graves, des grands traumatismes, des violentes perturbations morales.

L'*alopécie grippale*, qui a pu être particulièrement étudiée au cours des épidémies récentes (Thibierge, 1919), peut servir de type. Elle survient de 56 a 80 jours après le début de la grippe, surtout dans le sexe féminin, et seulement, selon Sabouraud, dans les cas où la température a atteint au moins 39° et a duré plusieurs jours ; elle frappe surtout le vertex et les régions temporales ; elle dure de 4 à 6 semaines.

La chute des cheveux est en pareil cas tantôt peu marquée, quelquefois en clairières, tantôt si abondante qu'ils viennent par poignées, et que la dépilation est presque complète en peu de jours : c'est le *defluvium capillitii* des anciens. L'alo-pécie peut porter aussi sur les poils du corps.

Il est inutile de faire raser les cheveux qui subsistent ; quelques lotions excitantes suffisent, et la chevelure repousse aussi abondante qu'avant la maladie.

L'alopécie syphilitique peut être considérée, en quelque mesure, comme un cas particulier de cette catégorie. Elle se produit, avec une grande fréquence, du troisième au quinzième mois après l'infection. Son début est souvent insidieux. Il n'est pas nécessaire que le cuir chevelu soit le siège d'éruptions, de croûtes, etc.; mais souvent il y a combinaison avec du pityriasis.

Tantôt il s'agit d'un simple éclaircissement de la chevelure, —tantôt de l'*alopécie en clairières* (fig. 134) : celle-ci est presque pathognomonique, par ses aréoles incomplètement dénudées (*moth-eaten hair* des Anglais), occupant surtout les régions temporales et l'occiput. La coexistence d'une syphilide pigmentaire du cou n'est pas rare.

On devra éviter de confondre cette alopécie syphilitique avec une alopécie pyodermique (p. **546**), ou avec une pelade dont les plaques, même si elles sont nombreuses, sont d'ordinaire plus complètement dénudées et mieux limitées. La repousse est constante, car « la syphilis ne fait pas de chauves », a dit A. Fournier. L'alopécie syphilitique peut atteindre aussi les poils du corps, la barbe, les cils, et surtout la queue des sourcils.

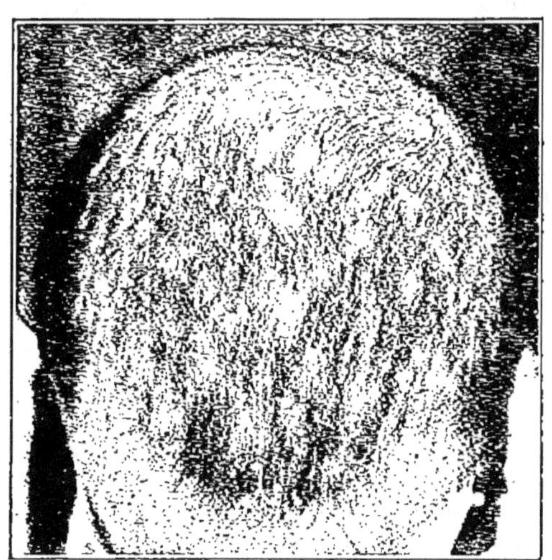

Il n'est pas sans intérêt de faire remarquer que l'alopécie de la queue du sourcil, qui a passé pour être un « signe d'omnibus » de la syphilis, figure de nos jours parmi les stigmates de l'hypothyroïdisme.

Dans toutes les alopécies infectieuses, il semble s'être produit, sous l'influence de toxines ou de troubles

Fig. 134. — **Alopécie en clairières** de la *syphilis secondaire*.

dysendocriniens, une sidération des papilles pilaires comparable à celle qui frappe la matrice des ongles dans les mêmes conditions; un très grand nombre de poils prennent alors, à la fois, un bulbe plein. C'est donc une sorte de mue pathologique.

L'absorption des sels de *thallium* produit une alopécie totale, de tous points comparable aux alopécies infectieuses.

Les *maladies chroniques*, l'anémie, le diabète, le cancer, les leucémies et le mycosis, les maladies mentales dépressives, celles de l'intestin et du foie, plus fréquemment encore la tuberculose, produisent quelquefois des alopécies diffuses et progressives, qu'il faut savoir rapporter à leur origine. Dans la lèpre, les poils du visage en général et ceux du corps tombent, tandis que le cuir chevelu est respecté. Parmi les maladies chroniques alopéciantes, faisons une place à part à celles dans lesquelles le rôle des glandes endocrines est particulièrement évident : le myxœdème, la maladie de Basedow, les maladies des ovaires, la castration chez la femme.

ALOPÉCIES CIRCONSCRITES

La première question et la plus importante à résoudre en face d'une alopécie circonscrite non congénitale, est de savoir si elle est *cicatricielle* ou non *cicatricielle*.

Dans le cas d'*alopécie cicatricielle*, la surface, le grain, l'éclat, la couleur, la consistance, quelquefois l'adhérence de la peau, sont modifiés ; les follicules pileux ont entièrement disparu ; l'on n'observe jamais de cheveux atrophiés, grêles, duveteux ; s'il en persiste quelques-uns, ils peuvent être déformés, mais ont leur calibre normal.

L'alopécie cicatricielle peut résulter d'une plaie, d'une brûlure, d'un caustique ; succéder à un favus, à des plaques de lupus érythémateux ou de sclérodermie, à une syphilide tertiaire ulcéreuse, à une pseudo-pelade, à une acné décalvante, etc. La dépilation est définitive. L'examen local et l'anamnèse en indiquent nettement l'origine.

Une *alopécie non cicatricielle* fait d'emblée penser à la pelade. On doit tout d'abord établir qu'il ne s'agit pas d'une alopécie traumatique ou d'une épilation volontaire, comme on en observe dans les écoles et les casernes ; ni d'une dermatose en activité, eczéma, eczématide, impétigo, etc., qu'il serait facile de reconnaître.

Il importe de se rappeler que l'impétigo, le furoncle, les suppurations en général, laissent communément après eux des taches alopéciques non cicatricielles, bien limitées, rondes, de la grandeur d'une pièce de 20 centimes à celle d'une pièce de 5 francs, sur lesquelles la repousse, de follets d'abord, puis cheveux normaux, peut tarder plusieurs mois. Ces alopécies post-impétigineuses, mieux dénommées **alopécies pyodermiques**, dues à une sidération locale du terrain pilaire par les toxines des pyocoques, sont fréquentes chez les enfants, et souvent prises à tort pour de la pelade. Elles sont caractérisées par la macule centrale qu'on y observe, et par les commémoratifs. Quelques lotions excitantes en viennent à bout.

Pelade. — La pelade — ou *alopécie en aires* — est la plus importante des dermatoses alopéciantes circonscrites. Il en existe une forme généralisée, dite *pelade décalvante*.

La pelade commune est caractérisée par des taches ou plaques glabres, *non cicatricielles*, bien limitées, rondes ou ovalaires, de dimensions et de nombre variables, occupant surtout le cuir chevelu et la barbe.

Ces taches apparaissent insidieusement, sans sensation particulière le plus souvent. La dépilation est rapide et se fait par touffes en peu de jours; elle peut ensuite lentement s'étendre excentriquement, ou sur une partie de la périphérie de la tache. La chute des poils et cheveux s'est préparée sourdement d'avance; Sabouraud l'a vue plusieurs fois s'annoncer par une sorte de « roséole pré-peladique » du cuir chevelu. Les cheveux tombent avec un bulbe plein; beaucoup ont leur racine atrophiée; on trouve, en outre, sur la périphérie de la plaque, et même à distance quand elle doit prendre de l'extension, des cheveux atrophiés cassés, dits peladiques.

Ces *cheveux peladiques* caractéristiques, plus abondants dans certains cas (*pelade à cheveux fragiles* de Besnier) et du côté où une tache est en voie d'extension, sont longs de 2 à 6 millimètres, terminés en pinceau, noirs dans leur moitié ou leurs deux tiers externes, très amincis, effilés et décolorés du côté de leur racine qui se termine par un léger renflement; ils ont donc la forme dite *massuée* ou en *point d'exclamation*. Implantés très superficiellement, ils viennent à la pince avec grande facilité, sans se casser jamais ni renfermer de spores, ce qui les distingue des cheveux des teignes. Sabouraud, qui en a fait une étude particulière (1922), a montré : qu'ils résultent de la fracture de cheveux dont la papille s'est atrophiée par inhibition ; qu'on en observe d'identiques autour d'une plaque d'alopécie créée par les rayons X à dose faible ; qu'autour d'une pelade de la barbe, beaucoup de poils encore adhérents sont atrophiés ; que l'atrophie pilaire de la pelade s'accompagne souvent d'achromie.

Tandis que la tache récente de pelade est souvent rosée, un peu œdémateuse, criblée d'orifices pileux dilatés, après quelque temps elle se déprime, devient d'un blanc d'ivoire, complètement lisse, douce au toucher et se laisse facilement plisser (hypotonie). Ce stade correspond à la *pelade achromateuse* de Bazin.

Lorsqu'elle a été artificiellement irritée par un traitement révulsif, une pelade peut être rouge et squameuse ou croûteuse, et ressembler vaguement à un lupus érythémateux ; on évitera l'erreur, souvent commise dans l'un ou l'autre sens (Sabouraud), en se rappelant que le lupus est squameux par lui-même sans avoir été irrité, et qu'il est atrophiant de la peau, ce que la pelade n'est jamais.

En voie de guérison, une plaque de pelade se couvre de follets d'abord grêles, pâles, très peu adhérents ; ceux-ci font place à des follets plus vigoureux, et enfin à des cheveux normaux, plus gros même et plus foncés que les autres, quelquefois au contraire blancs. Cette repousse est tantôt centrale et centrifuge, tantôt centripète.

Les *aires* de la pelade, en nombre très variable, siègent en n'importe quel point du cuir chevelu, plus souvent peut-être près du vertex, sur les pariétaux et l'occipital ; à la barbe, partout, notamment sur les côtés du menton ; plus rarement sur les sourcils et les cils, et sur les autres régions velues du corps. On a signalé une tendance à la symétrie chez certains sujets, et d'autre part une distribution régionale chez d'autres.

Comme *variétés*, on peut décrire : une *forme à taches multiples et petites*, rappelant l'alopécie en clairières ; — l'*ophiasis* de Celse ou *pelade en couronne* de l'enfance, rare chez l'adulte, qui débute à la nuque, s'étale le long de la bordure du cuir chevelu en deux bandes extensives, aux tempes et jusqu'au front ; sa topographie est régulière et symétrique ; elle est particulièrement rebelle, comme le sont du reste toutes les pelades qui entament la bordure du cuir chevelu.

La *pelade décalvante* est la variété la plus grave. Elle débute, comme la forme commune, par des aires, souvent assez étendues, restant limitées pendant quelques jours ou même quelques mois. Puis brusquement, en quelques jours, l'alopécie se généralise à la totalité ou la presque totalité du cuir chevelu, de la face et du corps, quelquefois avec réserve d'une touffe minime ou de quelques îlots. C'est dans cette dernière forme qu'existent quelquefois le relâchement de la peau permettant son plissement facile, qu'on appelle *hypotonie*, et les *lésions unguéales* dont je parlerai ailleurs. On a noté des troubles légers de la sensibilité sur les surfaces peladiques, cryesthésie, hypoesthésies, etc.

L'*évolution* de la pelade est très variable. Les cas légers guérissent en deux à six mois. Les rechutes, apparition de plaques nouvelles avant guérison des premières, et les récidives à toute échéance, sont extrêmement fréquentes. — Il y a des pelades incessantes. — La pelade décalvante dure de un à quatre ans, et guérit bien chez les sujets jeunes, incomplètement chez ceux qui sont âgés.

Étiologie et nature. — Il y a vingt ou trente ans, presque tout le monde croyait que la pelade est une « teigne » *parasitaire et contagieuse*; on en admettait tout au moins une forme contagieuse. Les histoires d'épidémies d'écoles et de casernes, rapportées à l'appui, se sont dissipées, évanouies en fumée, dès qu'un contrôle minutieux a permis de reconnaître qu'il s'agissait toujours de la coïncidence de cas sporadiques, avec des cicatrices et des pseudo-pelades diverses, ou des teignes. Il n'est que juste de rapporter au regretté Lucien Jacquet, qui s'était fait le champion inlassable de la non-contagiosité de la pelade, l'honneur d'avoir fait triompher cette doctrine; ses milliers d'expériences d'inoculation, sur lui-même, ou sur des sujets peladiques et par conséquent prédisposés, n'ont pas donné un seul résultat positif.

A défaut de la contagiosité, qui n'existe pas, on fait valoir, en faveur de la théorie parasitaire locale : l'évolution excentrique des plaques; l'extension parfois en un point de la bordure de certaines taches, alors qu'une tache voisine guérit spontanément; la repullulation en un point quelconque du cuir chevelu;

l'efficacité du traitement local. Mais on n'a jamais pu déceler un agent pathogène dans les cheveux ni dans la peau peladiques.

Le soupçon de l'origine *traumatique* de certaines pelades n'a pas trouvé de confirmation dans l'expérience de la guerre ; les quelques cas qu'on a cités d'alopécie régionale autour d'une blessure du crâne, étaient dus aux explorations radiologiques.

La théorie *nerveuse* ne trouve qu'un appui bien fragile dans les expériences de Max Joseph, qui a produit, par la section des nerfs occipitaux chez le chat, des taches alopéciques, lesquelles n'avaient d'ailleurs qu'une analogie apparente avec l'alopécie en aires ; on cite la coïncidence, qui n'est pas rare, de la pelade avec des névralgies, des céphalées, un état de déséquilibre nerveux, quelquefois avec le vitiligo. Actuellement on invoque surtout une irritation du *grand sympathique* en un point quelconque de son trajet (Sabouraud, Lévy Franckel, 1922).

Dans la *théorie dystrophique* de Jacquet, on attribuait le rôle prédisposant, tantôt à une viciation organique complexe, que traduirait l'analyse des urines, tantôt à une influence héréditaire. Sur le terrain ainsi préparé, la pelade serait déterminée et fixée par des irritations locales périphériques, ou viscérales, ou centrales. Parmi les irritations mettant en jeu le réflexe peladogène, celles d'origine *dentaire* sont les plus fréquentes ; il semble en effet assez souvent qu'on puisse accuser l'éruption des dents, et en particulier celle des dents de sagesse, des caries dentaires, des alvéolites, des pièces dentaires mal conditionnées, des sinusites, etc. On relève parfois même un certain rapport entre la localisation des aires et celle du foyer d'irritation.

De l'enquête ouverte depuis une quinzaine d'années par Sabouraud et ses élèves sur l'étiologie de la pelade, il ressort que cette affection est héréditaire ou familiale dans au moins 22 pour 100 des cas ; que le sexe féminin est atteint dans une proportion deux fois moindre que le sexe fort ; que la fréquence maximale du début est, pour les deux sexes, entre l'âge de 6 et 12 ans ; qu'en outre on observe la pelade avec une fréquence relative chez la femme à l'époque de la ménopause, ou après une suppression prolongée des règles, par castration par exemple, plus rarement au cours de la grossesse.

Les statistiques décèlent donc : d'une part des rapports entre la pelade et des troubles du fonctionnement des glandes endocriniennes, l'ovaire, comme je viens de le dire, et surtout le corps thyroïde ; dans la maladie de Basedow, la pelade est relativement fréquente et souvent rebelle.

D'autre part, ses relations avec la syphilis sont établies pour une proportion très importante de cas ; Sabouraud rencontre la syphilis ou l'hérédo-syphilis 7 fois sur 10 chez les peladiques ; l'hérédo-syphilis, notamment, s'accuse fréquemment chez les enfants par le caractère familial de la maladie, le Wassermann ou la réaction de Hecht faiblement positifs, la coïncidence, qui n'est pas rare, de malformations craniennes, maxillaires, ou surtout fréquemment de malformations dentaires (érosions, atrophies cuspidiennes, microdontisme, amorphisme dentaire, etc.). Chez les peladiques adultes les chiffres sont moins démonstratifs. Néanmoins mon impression personnelle est que, même chez eux, le facteur syphilis intervient fréquemment.

Au total, si l'on n'est pas en droit de dire que le problème de l'étiologie et de la pathogénie de la pelade soit élucidé, on peut concevoir : qu'elle dérive vraisemblablement d'un mécanisme endocrino-sympathique ; — que ce dernier est mis en jeu par des causes diverses et souvent par la syphilis ; — que des lésions diverses, dentaires ou autres, exercent souvent une action localisatrice. L'enquête devra être poursuivie dans ces diverses voies.

Traitement. — Depuis que l'on sait que la pelade n'est jamais et à aucun degré contagieuse, la *prophylaxie* de cette affection a changé totalement d'orientation. Il n'y a plus aucune raison pour isoler les peladiques, pour les écarter des agglomérations, écoles, ateliers, casernes, etc., pour leur refuser la patente nette ; ni pour incriminer les coiffeurs ou barbiers, les casquettes, chapeaux, oreillers, porte-manteaux, etc., d'avoir transmis une maladie qui n'est pas transmissible.

Le *traitement local* se résume en une irritation des plaques ou surfaces dénudées, irritation qui doit être entretenue en permanence, mais non excessive. On l'obtient par des frictions ou brossages avec une solution rubéfiante (voir *Formulaire*) alcoolique ou éthérée, à l'acide acétique ou lactique, des badigeonnages iodés, etc. ; on a même recommandé la vésication par des applications au pinceau de vésicatoire liquide, laquelle semble donner un coup de fouet à la végétation pilaire.

Parmi les moyens physiques, ce sont les rayons ultra-violets qui réellement semblent les plus efficaces; je crois très utile de joindre à leur action locale des irradiations sur l'ensemble des téguments. A titre de curiosité, je dirai que jai assisté, dans mon laboratoire, en cas de pelade décalvante, à une repousse remarquable sous l'influence de la radiothérapie à dose excitante (2 à 2 1/2 unités H tous les 20 jours), repousse limitée exactement au territoire irradié. On doit adapter l'emploi des divers moyens locaux au siège et à l'étendue des surfaces à traiter.

On a pensé qu'il pouvait être avantageux de traiter l'ensemble du cuir chevelu, en vue d'éviter, si possible, les plaques nouvelles. Toute une série de lotions excitantes peuvent être utilisées dans ce but.

En cas de taches étendues ou nombreuses, on aura parfois à faire tondre ou raser la chevelure restante; le port d'une perruque pourra, dans ces conditions, devenir nécessaire. Quand les plaques sont peu étendues, on arrive fort bien à les masquer en les frottant chaque matin avec un bouchon de liège carbonisé.

En outre des soins strictement locaux, je suis, pour ma part, convaincu de l'intérêt qu'il y a à rechercher et à traiter les causes *régionales* ou *localisatrices* possibles; on s'occupera des dents et gencives qu'il importe de mettre en bon état; de la dent de sagesse surtout, dont l'éruption vicieuse exige une intervention opératoire; des lésions éventuelles des oreilles, des fosses nasales et du pharynx, où peut se trouver l'épine peladogène sur laquelle il faut agir.

Le *traitement général*, — en dehors de la rectification de l'hygiène générale, des procédés de l'hydrothérapie, de la gymnastique, des frictions générales et de l'administration de toniques, etc., chez les sujets où ces pratiques sont nettement indiquées, — comporte deux médications :

L'utilité du traitement *anti-syphilitique* s'est trouvée confirmée dans un nombre considérable de cas par les résultats obtenus. Sabouraud donne la préférence au mercure et prescrit souvent le sirop de Gibert, qui n'alarme pas les familles. J'ai eu personnellement à me louer hautement des piqûres hypodermiques de sulfarsénol ou de novarsénobenzol. Le procédé importe peu; l'essentiel est de songer à la possibilité de la syphilis et de la traiter.

Enfin, les rapports indubitables que la pelade affecte avec

les troubles thyroïdiens, ovariens, surrénaux peut-être, etc., indiquent nettement la *médication opothérapique* ; on ne saurait en formuler un programme uniforme ; toujours est-il que je crois en avoir observé des effets manifestes.

TRICHOSES DYSTROPHIQUES

Leucotrichie et canitie. — La décoloration *congénitale* des poils s'appelle *leucotrichie*. Elle est généralisée et s'accompagne d'atrophie lanugineuse dans l'albinisme, qui est très rare ; ou bien elle est partielle, limitée à un bouquet de cheveux, ce qui se voit héréditairement dans certaines familles.

La *canitie* est une décoloration *acquise* ; les cheveux et les poils deviennent grisonnants, puis gris, enfin tout à fait blancs.

Elle est *physiologique* à partir d'un certain âge, fort variable du reste suivant les races, les familles, les sujets, et le genre de vie, en sorte qu'on peut, selon le cas, la qualifier de *sénile* ou de *prématurée*. Sa distribution et son évolution relative sur le cuir chevelu, sur la barbe et les autres régions velues, sont si variables qu'elles échappent à toute description sommaire. On peut en dire seulement qu'elle est essentiellement diffuse et progressive.

La *canitie pathologique*, plus ou moins étendue et diffuse, se voit au cours de diverses maladies nerveuses ou de cachexies.

On a cité de nombreux cas, dans lesquels la canitie serait survenue brusquement, en une nuit, par exemple, sous l'influence d'une terreur extrême ; le Dr Parry aurait vu blanchir, en une demi-heure, les cheveux d'un cipaye qui avait été attaché à la bouche d'un canon ; le fait est peu vraisemblable. Toutes les histoires de ce genre sont du domaine de la légende. Je ne sache pas qu'on ait observé de canitie brusque au cours de la récente guerre, qui a pourtant été féconde en indicibles horreurs.

Quelquefois une canitie partielle, qui peut être temporaire, succède à une alopécie par pelade, érysipèle, etc.

Le mécanisme de la décoloration est inconnu. Rarement les poils ou cheveux blanchissent peu à peu à partir de leur racine ou de leur extrémité libre. On a signalé des cas de *canitie annelée*, avec segments alternativement blancs et colorés. Généralement le blanchiment est total, progressif, plus ou moins rapide pour un poil donné.

La pénétration d'air entre les cellules des poils ne suffit pas à en expliquer la blancheur. Ruckstuhl, à la clinique de Br. Bloch, a constaté dans la racine des cheveux blancs, par la doparéaction, l'absence du ferment intra-cellulaire, dont l'action sur le pro-pigment incolore donne leur coloration aux cheveux normaux. Mais il doit y avoir, en plus du défaut de formation, une destruction du pigment ; personne ne croit plus aux phagocytes pigmentophages de Metchnikoff ; il y a probablement consommation sur place.

Le *traitement* de la canitie est presque illusoire. Les médications internes et une bonne hygiène visent à relever le taux de la nutrition générale. C'est l'opothérapie thyroïdienne ou autre, qui paraît la plus rationnelle. J'ai publié (S. *f*. *D*., 1924) l'observation d'un homme de 50 ans, chez lequel tous les cheveux et poils sont devenus blancs et caducs en deux mois, et ont repoussé abondants et noirs sous l'influence du traitement thyroïdien. Chez lui des poils blancs se sont *repigmentés*, fait que Sabouraud avait observé de son côté. On prétend que les applications irritantes, le chauffage de la chevelure, l'épilation des premiers cheveux blancs, pourraient au début retarder l'apparition de la canitie (?).

Le seul correctif possible, auquel les nécessités professionnelles obligent certaines personnes à recourir, consiste dans l'emploi de *teintures*. Toutes sont plus ou moins nuisibles ; plusieurs sont positivement dangereuses, et tout particulièrement celles au paraphénylènediamine (p. **647**). Les moins mauvaises sont peut-être celles au nitrate d'argent et à l'acide pyrogallique. Les ouvrages spéciaux en renferment de nombreuses formules ; leur application est délicate et exige beaucoup de prudence et d'expérience.

Trichoclasies. — Il existe plusieurs formes de fracture des cheveux. Dans la *Trichoclasie* simple, ils se cassent et se raccourcissent sans lésion préalable apparente. — On désigne sous le nom de **Trichorrexis nodosa** une affection très fréquente de la barbe chez l'homme, des cheveux et des poils du pubis chez la femme, caractérisée par un éclatement localisé du poil, dont les fibres se séparent en forme de deux balais enfoncés l'un dans l'autre. Il en résulte l'apparence de nodosités blanches, au niveau desquelles le poil se plie et se rompt facilement; c'est la « maladie de la perle » des coiffeurs. Ces nodosités sont nombreuses surtout vers l'extrémité libre, et conduisent à un raccourcissement des cheveux ou des poils.

On a longtemps considéré et traité cette affection comme parasitaire et contagieuse. Sabouraud, la retrouvant sur presque tous les vieux pinceaux à barbe, a démontré qu'elle est traumatique, et tient à une altération des poils ou cheveux par abus des savonnages, des lotions alcalines, des décolorations, frisures, etc. Pour y remédier, il faut donc, avant tout, renoncer à ces pratiques néfastes, couper les cheveux au-dessous des fractures et les maintenir constamment graissés.

Cependant il existe des cas, mais qui sont tout à fait exceptionnels, de trichorrexis noueuse rebelle et *idiopathique*, c'est-à-dire de cause inconnue, à la moustache chez l'homme et par plaques arrondies sur le cuir chevelu, avec ou sans épaississement de la peau et prurit (Sabouraud, *Ann. Derm.*, 1921).

On appelle *trichoptilose* une fissuration dans le sens de la longueur des cheveux ou des poils de barbe portés longs, qui deviennent fourchus à leur extrémité ; l'étiologie, la pathogénie et le traitement sont les mêmes que dans les trichoclasies transversales.

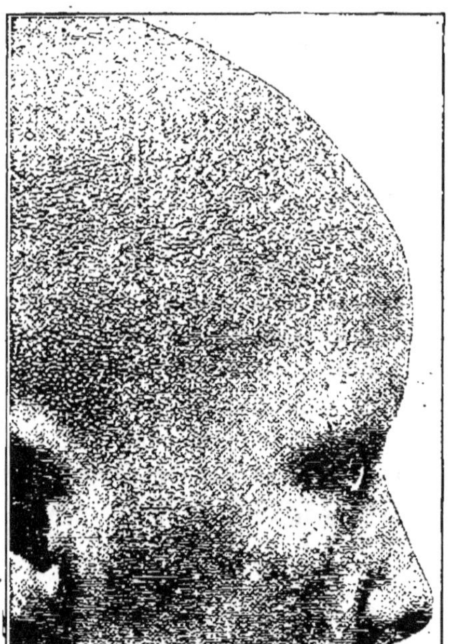

Fig. 135. — **Monilethrix**. Aspect du cuir chevelu et des régions parotidiennes et sourcilières chez un enfant de 9 ans.

Monilethrix — ou *aplasie moniliforme*. — C'est une dystrophie congénitale, rare, familiale et héréditaire, voisine de la kératose pilaire et de l'ichtyose (fig. 135).

Elle consiste en une conformation singulière des cheveux et poils, qui sont alternativement et régulièrement étranglés et renflés en fuseau, secs, recroquevillés, cassants et généralement cassés très courts ; les fractures se produisent au niveau des étranglements ; les renflements sont plus pigmentés (fig. 136).

On est conduit à admettre que la papille formatrice subit des alternatives de dilatation et d'atrophie, comparables à une pulsation, dont le rythme serait journalier (Golay). Les follicules présentent d'ordinaire les lésions de la kératose pilaire et forment souvent une saillie acuminée, qui peut être remplacée ultérieurement par une cicatricule. Le cuir chevelu est surtout atteint et, généralement, paraît à première vue entièrement dénudé. Hallopeau a montré que le système pileux de tout le corps peut être atteint. Quelquefois cette dystrophie s'atténue un peu avec l'âge.

Le traitement est celui de la kératose pilaire.

TRICHOSES PARASITAIRES

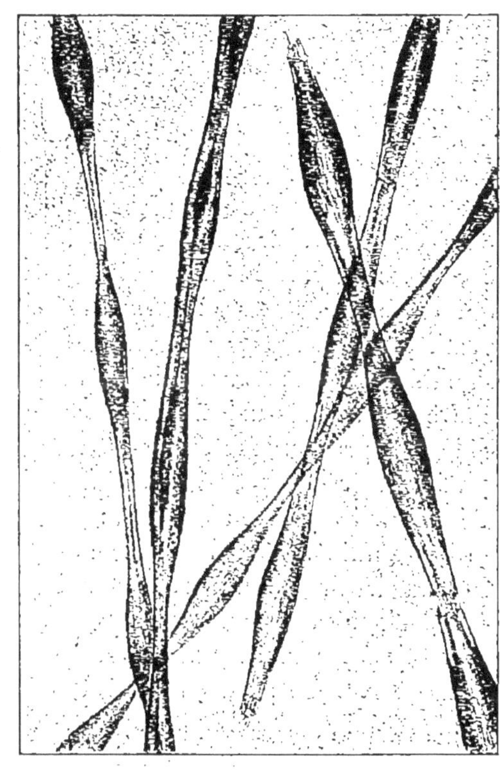

Fig. 136. — Monilethrix. Cheveux vus au microscope.

Il existe deux sortes de maladies parasitaires des poils et cheveux : 1° les *teignes*, dans lesquelles les parasites atteignent les poils dans leur racine et envahissent le follicule, ainsi que l'épiderme de surface ; — 2° les *trichomycoses*, dans lesquelles la tige des poils ou des cheveux est seule atteinte.

TEIGNES

Le nom de teignes doit être de nos jours réservé à un groupe de dermatoses parasitaires du cuir chevelu, dues à des mucédinées. Elles présentent un vif intérêt, non seulement pour les dermatologistes, mais pour tous les médecins. Ce sont, en effet, des maladies à la fois très insidieuses, parfois délicates à diagnostiquer, d'une ténacité proverbiale, d'un traitement difficile, et, d'autre part, hautement contagieuses. Elles ont donc une importance sociale.

Les teignes sont au nombre de trois : *teigne favique*, — *teigne microsporique*, — et *teigne trichophytique*. Les deux dernières peuvent être réunies sous le nom de *teignes tondantes*. L'étude générale de leurs parasites sera faite au chapitre des dermatoses parasitaires (**XXVI**).

Pour dépister une teigne il importe de savoir que, sur un cuir chevelu d'enfant surtout, toute tache squameuse ou croûteuse est par elle-même suspecte; l'état terne des cheveux qui en émergent ou leur fracture plus ou moins près de la peau, sont des signes de presque certitude. On a récemment signalé (P. Vigne, 1927) que la lumière de Wood donne aux cheveux parasités une fluorescence verte ou violacée; ce procédé sera précieux surtout pour contrôler la guérison.

Pour voir les parasites au microscope, il est nécessaire d'éclaircir les poils ou cheveux ; on y arrive extemporanément en les examinant dans une goutte de potasse (potasse à l'alcool 40, eau distillée 60), après avoir légèrement chauffé la préparation sur une flamme; mieux vaut les plonger, pour quelques heures, dans une solution diluée d'ammoniaque, dans de l'acide formique pur, ou surtout dans du chlorallactophénol (acide phénique et acide lactique ãã 4, chloral 8) ; un grossissement de 500 diamètres suffit largement.

Sauf exception des plus rares, seuls les enfants sont aptes à contracter les teignes, sans qu'on connaisse la raison de ce privilège ; il faut supposer que chez eux la constitution chimique du terrain, cuir chevelu, diffère de ce qu'elle sera après la puberté. En dehors de la question d'âge, il n'existe aucune condition d'immunité. Toute teigne résulte d'une contagion, soit directe, par contact, soit plus généralement indirecte, par l'intermédiaire des objets de toilette, peignes, brosses, tondeuses, ciseaux, serviettes, par les échanges de coiffures, etc. La transmission entre enfants d'une même famille est des plus habituelles. On assiste à de véritables épidémies dans les écoles ou agglomérations d'enfants où a pénétré un teigneux méconnu.

Ceci étant dit de l'étiologie qui leur est commune, étudions chaque teigne en particulier.

Teigne favique. — Le cuir chevelu est le siège de prédilection du favus. Au début, l'achorion y végète en surface, dans l'épiderme seulement, et y cause des taches rouges et squameuses ; ce stade passe généralement inaperçu.

A la période d'état, la forme clinique la plus typique est celle dite *favus à godets* ; on l'appelle *favus urcéolaire* quand les godets sont isolés, réguliers, centrés par un cheveu, et d'un beau jaune soufre ; *favus squarreux*, quand ils sont confluents, déformés, conglomérés en croûtes grisâtres, poussiéreuses, squameuses, agglomérées par du pus desséché.

Les taches ou plaques de favus ont une étendue très variable, souvent plus grande que la paume de la main. Le cuir chevelu tout entier peut être envahi, à la réserve d'une bordure de 1 centimètre environ qui, chose curieuse, est toujours respectée.

En enlevant les godets (p. 724) à la curette, on trouve au-dessous soit une dépression lisse, soit une ulcération suppurante, en tout cas une inflammation dermique subaiguë, à tendance cicatricielle. Sur les taches déjà anciennes de favus, on voit donc des godets et des croûtes, entremêlés de cicatrices lisses, roses et de forme irrégulière.

Sur les plaques faviques, les *cheveux* sont en partie tombés ; ceux qui subsistent sortent par touffes des interstices de la croûte. Ils sont ternes, décolorés, ressemblent à de l'étoupe. Ils ne se cassent pas, mais viennent facilement à la traction, avec leur racine entourée de sa gaine épithéliale, gonflée, humide, blanche ou hyaline. Le microscope décèle facilement dans ces cheveux, au moins dans les premiers centimètres de leur longueur, un mycélium desséché entouré d'une gaine d'air ; cette particularité est caractéristique.

Une fois tombés, les cheveux ne repoussent plus. Le favus du cuir chevelu conduit plus ou moins rapidement à une *alopécie cicatricielle*, disposée en taches ou réseaux, et caractérisée par sa surface lisse, vernissée et plus ou moins rouge, bien limitée ; çà et là persistent, isolés ou par petits groupes, des cheveux crépus, de force et de longueur normales.

Dans d'autres cas les godets ne sont pas apparents ; c'est alors l'aspect terne et grisâtre des cheveux émergeant des régions atteintes, qui est révélateur.

La *forme pityriasique* du favus se traduit par des taches bien limitées, couvertes de squames sèches et grises ; l'examen microscopique des cheveux clairsemés et ternes, établit le diagnostic avec le psoriasis ou l'eczéma.

Dans la *forme impétigineuse* du favus, on voit surtout des croûtes qui engluent les cheveux et où pullulent les poux. On apprend que la lésion dure depuis des années ; en faisant tomber les croûtes, on découvre une surface alopécique rosée ; au bout de quelque temps, on y voit apparaître des godets, à la base des cheveux ternes et infiltrés de mycélium.

La *forme alopécique* rappelle de très près la pseudo-pelade ou alopécie pseudo-favique (p. 517). Il n'y a guère de croûtes ou de squames, mais des taches ou îlots d'alopécie cicatricielle ; sur leur pourtour on trouve des folliculites un peu papuleuses ; l'examen microscopique des cheveux qui en sortent est nécessaire pour fixer le diagnostic d'avec l'acné décalvante.

Teigne microsporique. — La teigne tondante *à petites spores*, — ou *teigne de Gruby-Sabouraud*, — est fréquente chez les enfants de quatre à dix ans, les garçons surtout ; elle est très contagieuse. Non traitée, elle guérit spontanément vers l'âge de quinze ans.

Elle se signale de loin par des plaques rondes ou ovales, grandes ou moyennes, bien délimitées, d'aspect poudreux, couvertes de squames grises, feuilletées, d'où émergent très peu de cheveux sains, presque tous étant cassés courts, à une longueur de 3 à 5 millimètres environ, ternes et d'un gris cendré, et tous couchés dans le même sens (fig. 157).

Il est exceptionnel de trouver une plaque unique ; généralement on en compte de quatre à dix. Les plus récentes sont lenticulaires ou nummulaires ; les plus anciennes peuvent mesurer 5 ou 6 centimètres de diamètre ou davantage. On a donc pu dire : « à grandes plaques, petites spores ». Il n'y a jamais de cheveux malades disséminés en dehors des plaques. Mais il peut arriver que le cuir chevelu soit pris en totalité.

En saisissant entre les ongles du pouce et de l'index, ou entre les mors d'une pince, les cheveux d'une plaque de teigne microsporique, on en arrache facilement un certain nombre, et

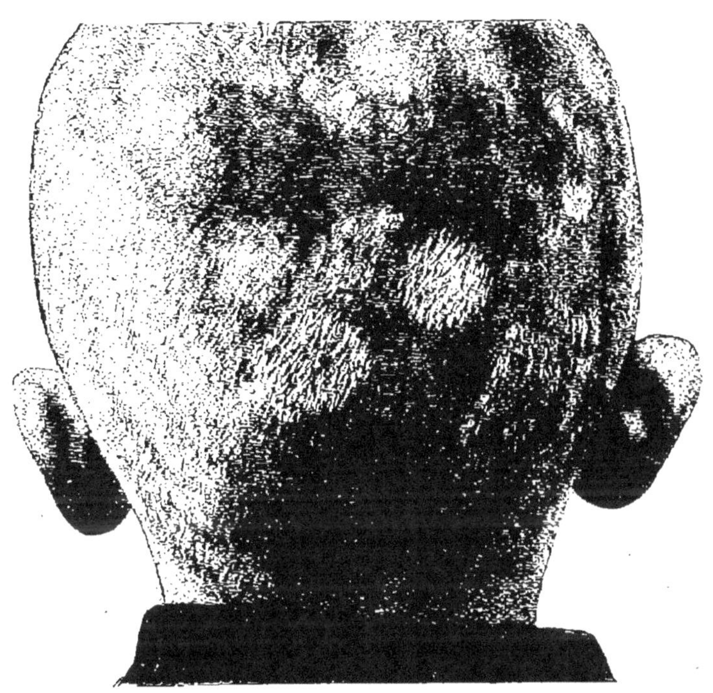

Fig. 137. — Teigne tondante microsporique. La culture a donné du *microsporon lanosum*.

cela sans douleur, car ils se cassent peu au-dessous de leur émergence.

Vus à la loupe, ces cheveux sont entourés d'une gaine d'un blanc mat, jusqu'à 4 ou 5 millimètres de hauteur. — Au microscope, après éclaircissement, cette gaine apparaît formée d'une couche épaisse et régulière de spores rondes ou polyédriques, un peu inégales, mesurant de 2 à 4 μ; le cheveu ressemble donc à une baguette enduite de colle qui aurait été roulée dans du sable fin. Les spores ne semblent généralement pas accompagnées de filaments mycéliens, ne se disposent pas en chaînettes, et sont franchement ectothrix (fig. 158).

Une étude minutieuse du cheveu décortiqué de sa gaine de spores en mosaïque, peut y déceler cependant des filaments mycéliens grêles, cloisonnés à distance, se multipliant de haut en bas par dichotomie, dont les rameaux viennent émerger en surface et donnent probablement naissance aux spores. A la partie inférieure du cheveu microsporique cassé près de son bulbe, on peut voir quelquefois de nombreuses ramifications mycéliennes, constituant la « frange d'Adamson ».

C'est par la présence de cheveux cassants que la tondante à petites spores se distingue cliniquement du *pityriasis capitis*, qui, d'ailleurs,

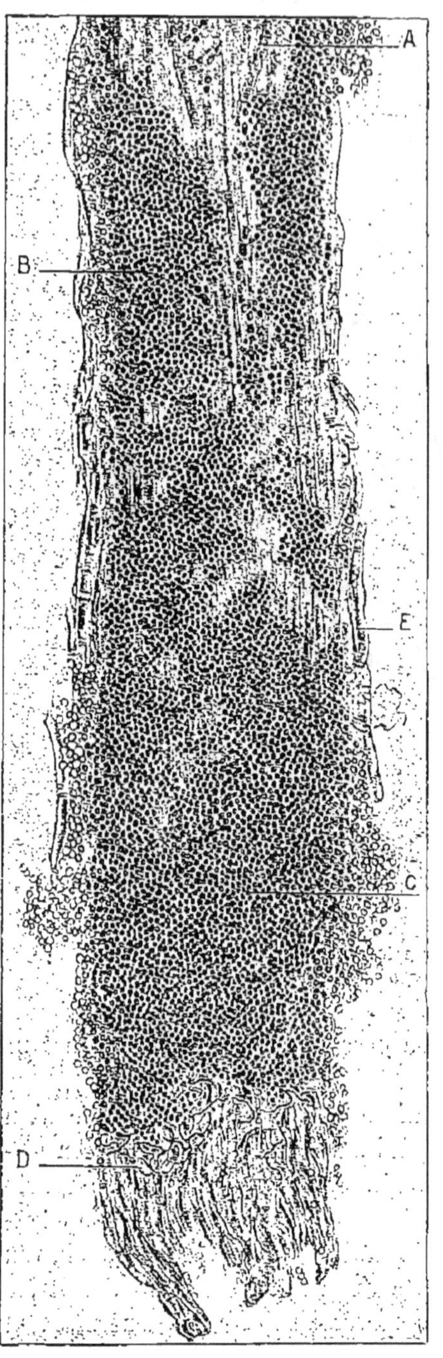

Fig. 158. — Partie radiculaire d'un cheveu de **Teigne microsporique** (*microsporon lanosum*). (Grossissement 200/1.)

En B et C, cuirasse microsporique. — En A on aperçoit les filaments mycéliens sous-jacents. — D, frange mycélienne d'Adamson. — E, cellules épidermiques de la cuticule ou du follicule. — (*Figure empruntée à Sabouraud.*)

est généralement diffus, du *psoriasis* du cuir chevelu, et de cette forme d'*eczéma sec* qu'Alibert appelait *teigne amiantacée*; dans ces différentes affections, au contraire, les cheveux ont conservé leur longueur, ils sont solides et s'épilent en entier sans se fragmenter. Les différences entre la tondante microsporique et la trichophytie du cuir chevelu ressortiront de ce qui va suivre.

Teigne trichophytique. — La teigne tondante trichophytique — ou *à grosses spores* — n'atteint, elle aussi, que les enfants; mais elle peut se prolonger jusque vers la vingtième année, exceptionnellement au delà. Elle est actuellement, à Paris, deux fois plus commune que la teigne microsporique, surtout chez les filles.

Contrairement à cette dernière, elle se traduit par des plaques petites et disséminées en grand nombre, ou plutôt même par des points nombreux, faits chacun de quelques cheveux malades; ces points arrivent à se fusionner, peuvent constituer des plaques plus grandes, de forme quelconque, mais sur lesquelles persistent le plus souvent un grand nombre de cheveux sains, qui dissimulent les cheveux malades.

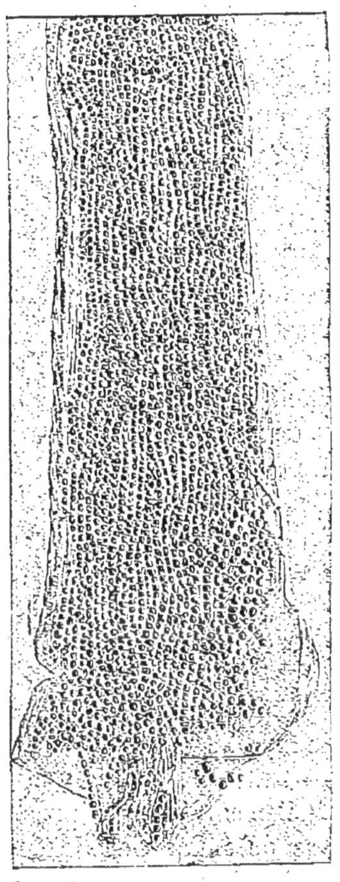

Fig. 159. — Cheveu de **Teigne trichophytique** (*trichophyton cratériforme*). Filaments composés d'articles quadrangulaires formant des mycéliums en rubans. — *Figure empruntée à Sabouraud.* (Grossissement 260/1.)

Cette teigne a donc des symptômes beaucoup moins saillants; elle peut échapper à des yeux inhabiles.

On en doit distinguer deux variétés principales, deux types cliniques, dépendant d'espèces trichophytiques différentes. Voici, selon Sabouraud, auquel j'emprunte cette description, quels en sont les caractères distinctifs :

1° Ou bien les cheveux malades, entremêlés de nombreux cheveux sains et longs, sont gris, cassés à une hauteur de 2 à 4 millimètres, courbés en tous sens et comme hérissés ; la surface épidermique est couverte de squames sèches ou grasses, assez épaisses, contenant les cheveux teigneux contournés : il s'agit alors du *trichophyton à culture cratériforme*.

2° Ou bien les plaques malades sont, entre les cheveux respectés, criblées de points noirs ressemblant à des grains de poudre, et quelquefois de saillies folliculaires analogues à celles de la kératose pilaire ; aucun cheveu malade ne fait saillie ; ils sont inclus dans l'épiderme corné, cassés à ras ou contournés sur eux-mêmes dans l'ostium folliculaire : il s'agit dans ce cas du *trichophyton à culture acuminée*, ou du *trichophyton violaceum* qui devient plus fréquent dans nos écoles, étant importé par les juifs Polonais ou Ottomans.

Ce ne sont pas des cheveux pris au hasard, et arrachés avec les doigts, qu'il faut examiner au microscope ; cela conduirait à méconnaître la teigne. Il faut chercher les débris de cheveux à l'orifice de leur follicule, et les extraire avec une pince fine ou avec une aiguille. On trouvera ces cheveux malades bourrés de spores plus grosses que celles du microsporon, et logées dans la substance même du cheveu ; ces trichophytons sont en effet *endothrix* (fig. 159).

Tantôt les spores sont carrées, restent en files ou en rubans, le mycélium est résistant ; c'est le trychophyton cratériforme ; — tantôt les spores sont arrondies ou ovalaires, se séparent facilement, le mycélium est fragile, et le cheveu ressemble à un sac de noix : c'est le trichophyton acuminatum. D'après les recherches de Sabouraud (1908), cette différence microscopique ne serait cependant pas absolue, et la culture est nécessaire pour diagnostiquer l'espèce.

La teigne trichophytique est plus souvent méconnue, qu'elle n'est confondue avec d'autres affections. Assez souvent, c'est une plaque d'*herpès circiné* (p. **729**), survenant sur le petit malade ou dans son entourage, qui éveille l'attention ; ou bien c'est une alopécie diffuse accompagnée de quelques pellicules sur le cuir chevelu.

Tout *pityriasis* à taches multiples, ou tout *eczéma sec* localisé au cuir chevelu chez un enfant, impose la recherche attentive et minutieuse de cheveux cassés ou inclus dans l'épiderme, et bien souvent on en trouvera, si on sait les reconnaître.

Il est superflu de rappeler que les cheveux cassés de la *pelade*, qui sont droits, massués, amincis à leur base et s'épilent sans se casser, ne ressemblent en rien aux cheveux teigneux.

Traitement des teignes. — Aucun *traitement général* n'est nécessaire; cependant les teigneux guérissent mieux quand on a relevé leur état général et quand on les a placés dans d'excellentes conditions d'hygiène, à la campagne, au bord de la mer, etc.

La *prophylaxie* exige l'isolement immédiat et rigoureux des malades, surtout vis-à-vis des autres enfants. Les faviques sont dangereux pour tout le monde; les microsporiques et tricho-phytiques ne peuvent transmettre aux adultes que des herpès circinés, facilement curables. On exigera que tous les teigneux, même lorsqu'ils sont réunis dans une école spéciale qui leur est réservée, comme celle de l'hôpital Saint-Louis, aient la tête constamment couverte et qu'ils soient régulièrement soignés.

Pour traiter un teigneux, il est indispensable de lui faire tout d'abord couper les cheveux courts aux ciseaux; on recommen-cera tous les huit ou dix jours.

Les indications sont ensuite : de délimiter tous les points malades, d'en éloigner ou détruire les parasites par les moyens appropriés, de préserver les parties saines.

Dans le cas de *tondante*, après un savonnage du cuir chevelu, il est très avantageux de le badigeonner entièrement avec de la teinture d'iode étendue de trois parties d'alcool; cela met en évidence les points d'attaque, et préserve de l'auto-infection les régions saines. On fera bien de renouveler ces savonnages et badigeonnages iodés tous les jours ou tous les deux jours.

Si l'on dispose d'une installation de *radiothérapie*, l'épilation par les rayons X est la méthode de choix; les rayons n'agissent pas sur le parasite, mais évacuent tout le contenu des follicules. Sabouraud est arrivé par cette méthode à guérir en trois mois les teignes tondantes, si le traitement n'est pas interrompu par une maladie intercurrente, et en six mois le favus au lieu des deux ou trois ans que réclamaient les méthodes anciennes. On soumettait autrefois aux rayons toutes les taches les unes après les autres, en faisant absorber en une séance la dose suffisante et nécessaire, c'est-à-dire 5 unités H. Mais la méthode d'application qui a prévalu (procédé de Kienbœck-Adamson) consiste à irradier cinq points choisis (deux pariétaux, un occipital, un frontal, un bregmatique) sans autre protection que celle des oreilles ; elle exige une installation parfaite, une grande expérience, et des précautions minutieuses. Du quinzième au vingtième jour, la dépilation est totale ; il ne reste plus ni cheveux ni parasites le trentième jour, et l'enfant n'est plus contagieux. La repousse commence au bout de deux mois et demi, et est complète cinq mois après la séance ; il va de soi que, pendant cette période, les enfants doivent être surveillés, savonnés chaque jour, et badigeonnés à la teinture d'iode au moins deux fois par semaine.

A défaut de radiothérapie, ou même concurremment avec elle, on a essayé l'épilation par l'*acétate de thallium* absorbé par voie buccale. Cette méthode, recommandée au Mexique (Cicéro, 1917, etc.), en Italie et en Russie, et bien qu'elle ait été réglée dans une certaine mesure par Buschke et Langer, doit être considérée comme très dangereuse, car elle a causé des accidents graves.

Avant l'ère de la radiothérapie, on recommandait d'épiler à la pince une marge de 8 millimètres autour de chaque plaque, pour établir une zone de protection ; d'épiler ce que l'on peut sur les plaques elles-mêmes, dont les cheveux sont malheureusement cassants ; de renouveler ces épilations tous les dix ou quinze jours ; en outre, on badigeonnait tous les jours les plaques avec de la teinture d'iode diluée au 1/4 ; on les pansait à la vaseline iodée ou avec une pommade à la chrysarobine ; on maintenait l'occlusion à l'aide de colle de zinc ou de morceaux d'un emplâtre adhésif. On avait conseillé aussi de frictionner les taches tous les quinze jours avec un crayon de beurre de cacao à l'huile de croton ; ce topique expose à des cicatrices indélébiles. Comme une teigne tondante finit toujours par guérir sans cicatrices, le médecin n'a pas le droit d'en provoquer. La guérison spontanée se produit entre l'âge de 18 et celui de 22 ans.

Lorsque, dans les trichophyties surtout, il arrive que deux ou trois follicules résistent presque indéfiniment, on est en droit de les détruire par l'électrolyse, par le galvanocautère, ou par l'application d'une fine gouttelette d'huile de croton, introduite avec une aiguille. Plusieurs examens microsco-

piques, ou à la lumière de Wood, répétés mensuellement et à
résultat négatif, sont nécessaires pour affirmer la guérison.

Dans la *teigne favique* il faut commencer par faire tomber
les croûtes et les godets par des pansements humides, ou à la
vaseline salicylée, ou par l'application d'un bonnet de caoutchouc, et faire des savonnages fréquents. Quand le cuir chevelu
est net, on pratique l'épilation, soit par les rayons X, soit à la
pince, qui est ici plus efficace ; on recommence tous les mois.
Dans l'intervalle on pratique des badigeonnages quotidiens à la
teinture d'iode diluée ou à la glycérine phéniquée. On a recommandé aussi diverses pommades au soufre, au sulfate de cuivre,
aux sels de mercure, etc., qui n'ont guère d'avantages.

Le traitement du favus par l'épilation, même bien réglé,
exige six ou huit mois au moins, et quelquefois plus d'une
année. La guérison ne peut être considérée comme probable que
si aucun godet et aucun cheveu favique n'a reparu trois mois
après la dernière épilation ; et encore, toute récidive n'étant
pas exclue, il importe de
surveiller le malade pen-
dant au moins six mois.

TRICHOMYCOSES

Ces sont des affections
parasitaires des poils, atteignant leur tige, mais
non leur racine ni le follicule. On en connaît plusieurs espèces :

La ***Trichomycose
vulgaire*** — ou *lepothrix*
de Wilson, ou *trichomy-
cosis palmellina* (Pick),
— est commune en tous
pays, aux aisselles et aux
parties génitales, chez les gens prenant des soins de propreté
insuffisants.

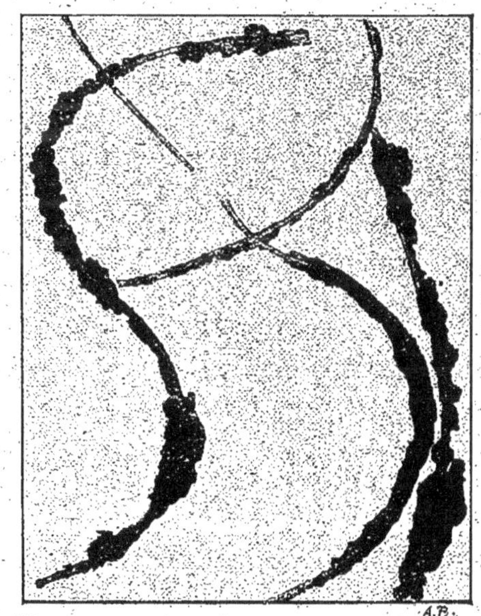

Fig. 140. — Trichomycose vulgaire ; poils de
l'aisselle vus au microscope.

Les poils deviennent ternes, rugueux, noueux, prennent une couleur jaunâtre ou rougeâtre (*Trichomycosis flava*, *rubra*, *nigra*), mais ne sont pas cassants; il y a souvent de l'hyperidrose et de la chromidrose de la région.

Au microscope on constate sur les poils des concrétions granuleuses très adhérentes, formant une gaine irrégulière, une sorte d'*écorce rugueuse* (fig. 140), ou des nodules espacés. Ils sont constitués par des zooglées de cocci, fixés sur des érosions de l'épidermicule des poils et agglomérés dans une gangue très dure.

On a pu isoler et cultiver divers micro-organismes pouvant donner lieu à ce syndrome (*palmellina*, *nocardia*, etc); Castellani en a étudié une variété tropicale (1912).

Des frictions savonneuses, des lotions ou pommades antiseptiques, suffisent comme traitement; il est exceptionnel qu'on ait à faire raser les poils.

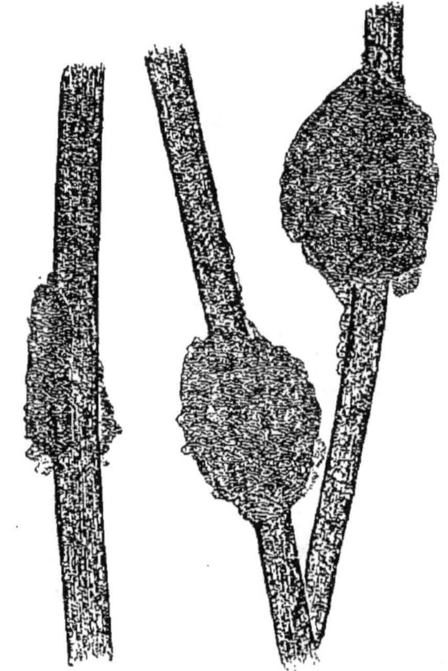

La **Piedra**, — ou *trichosporie noueuse*, — donne lieu à des nouures des cheveux, et quelquefois de la barbe, disposées sans aucun ordre, et se traduisant au toucher par une sensation de rugosité. Les nodules arrondis, fusiformes, ou en forme d'écaille unilatérale, sont blanchâtres ou noirs, extrêmement durs et adhérents (fig. 141); ils ne rendent pas les cheveux cassants; Juhel-Renoy en a compté 23 sur un seul cheveu de 60 centimètres.

Fig. 111. — Piedra; nodules entourant complètement ou partiellement des cheveux.

Ils sont composés de spores assez grosses, appartenant à diverses espèces de *trichosporum*, tassées et agglutinées sous l'épidermicule du poil. Cette affection s'observe, même dans les classes aisées, surtout en Colombie où elle a

été décrite et dénommée par Osoris (1876), au Brésil, où elle
a fait l'objet d'une remarquable étude de P. Horta (1911),
dans la péninsule des Balkans, et exceptionnellement dans nos
pays (*piedra nostras*). Des lotions savonneuses et antiseptiques
la font disparaître.

CHAPITRE XXI

ONYCHOSES

L'*ongle* est une plaque cornée résultant d'une kératinisation
de type spécial. Ce mode particulier de kératinisation ne se
produit chez l'homme qu'au fond d'une dépression profonde
de l'épiderme de la face dorsale de la phalangette des doigts et
des orteils.

De forme convexe, surtout dans le sens transversal, la *plaque
unguéale* s'insère par sa *racine* dans cette dépression qui a la

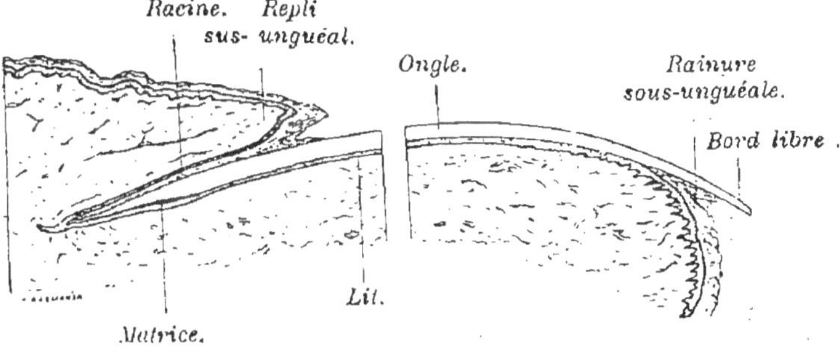

Fig. 142. — Ongle de l'index d'un nouveau-né ; *coupe longitudinale* (grossissement 15/1).
Le tiers moyen de la coupe a été supprimé dans le dessin.

forme d'une rainure ou encoche. La racine est taillée en biseau
aux dépens de sa face inférieure, et le biseau correspond précisément à la portion de l'épiderme invaginé qui sécrète l'ongle,
et qu'on appelle *matrice de l'ongle* (fig. 142).

Produite par la matrice, la plaque unguéale pousse dans le
sens de l'extrémité du doigt ou de l'orteil. Quand il s'est dégagé
du *repli sus-unguéal*, le *corps* de l'ongle repose sur le *lit* de
l'ongle et s'insinue par ses bords sous les *replis latéraux*. Son
extrémité est libre et s'avance au-dessus de la *rainure sous-
unguéale*.

La croissance de l'ongle, qui est d'environ 5 millimètres par mois, dépend donc de l'activité de la matrice unguéale. Toute lésion de l'ensemble de cette matrice se traduira par un arrêt de la croissance et pourra être marquée ultérieurement par un sillon transversal sur la plaque unguéale si cette lésion a été temporaire, par une atrophie de l'ongle si elle est permanente. Les lésions partielles de la matrice auront pour effet une tache si elles sont passagères, une strie ou une bande longitudinale si elles sont persistantes. L'épaisseur de l'ongle paraît dépendre du degré d'inclinaison de la matrice.

Quant au lit de l'ongle, il n'intervient que pour une très faible part dans la formation de l'ongle, lequel n'est guère plus épais à son extrémité libre qu'à sa racine. Pourtant les lésions pathologiques du lit de l'ongle ne sont pas sans jouer un certain rôle dans les onychoses.

ONYCHOSES. — Les affections des ongles, dites onychies ou *onychoses*, résument donc la pathologie de la matrice unguéale, et pour une faible part celle du lit ; on appelle *onyxis* leurs formes inflammatoires.

Il est d'usage de décrire, avec ces onyxis, les *périonyxis*, c'est-à-dire les inflammations des replis sus-unguéal et latéraux, qui en sont cliniquement à peine séparables.

Envisagées dans leur ensemble, les onychoses sont très fréquentes. Elles peuvent dépendre : 1º de *malformations congénitales* ; — 2º de *causes locales*, traumatismes divers ou affections parasitaires (onychomycoses) ; — 3º d'une *localisation de diverses dermatoses* ; — 4º du retentissement d'une *maladie générale* ; — 5º de troubles *trophiques* ou *endocriniens*.

Ces causes si diverses, et peut-être d'autres causes encore de nature inconnue, provoquent des lésions très variées également. On doit remarquer toutefois qu'il n'y a pas de concordance absolue entre une cause donnée et son effet apparent sur l'ongle ; des causes identiques ou de même ordre peuvent produire des aspects symptomatiques très différents, et, au contraire, un même aspect peut résulter de causes diverses.

En raison de la difficulté des biopsies et de la rareté des examens cadavériques, l'*anatomie-pathologique* des onychoses est très imparfaitement connue.

Le *diagnostic* des onychoses est très souvent difficile. Lorsqu'il ne s'agit pas d'une des rares lésions caractéristiques par elles-mêmes, ou lorsque la nature de l'affection n'est pas éclairée par la présence d'autres localisations cutanées, le diagnostic peut rester en suspens. Malgré l'ouvrage remarquable de Heller et de nombreux mémoires spéciaux, ce sujet renferme encore bien des obscurités.

Malformations congénitales. — Elles peuvent consister, aux mains et aux pieds, en l'*absence* complète d'un ou de plusieurs ongles (*anonychie*) ; — quelquefois les ongles sont remplacés par un amas corné (*ongle épidermique*) ; — ou bien on les trouve atrophiés, minces, concaves, creusés en cupule (*koïlonychie*) ; — ou bien encore hypertrophiés (*scléronychie*), épais, noirâtres, rugueux, courbés transversalement, en griffes (*onychogryphose*), ou écailleux, ou striés en long, ou onduleux, etc.

Ces malformations sont assez souvent familiales, se transmettent à de nombreuses générations, s'associent parfois à des malformations des doigts, à des dystrophies pilaires, ou à d'autres vices de conformation héréditaire, ainsi qu'à diverses kératoses (Du Bois), notamment à la kératodermie familiale (Nicolle et Halipré, Drum Fischer, etc). On n'oubliera pas que des malformations d'origine héréditaire peuvent, comme les nævi, n'apparaître que dans la seconde enfance, ou même plus tardivement.

Onychoses traumatiques. — Les plaies, ecchymoses, arrachements des ongles, corps étrangers sous-unguéaux, onyxis et périonyxis traumatiques, l'ongle incarné, etc., sont du ressort de la chirurgie.

L'*onychophagie*, l'habitude vicieuse et souvent inconsciente de se ronger les ongles, est ordinairement liée à d'autres stigmates de dégénérescence ou à des troubles nerveux ou mentaux. On l'observe chez des enfants des deux sexes et même chez des adultes. Elle découle pour une part de l'hérédité, mais beaucoup aussi de l'imitation ; dans certaines écoles, plus d'un tiers des enfants sont onychophages.

Les ongles rongés n'ont plus de bord libre ; au degré extrême ils sont réduits à des moignons transversaux et la pulpe des doigts se relève en bourrelets au-devant d'eux. Cette habitude malpropre peut être dangereuse par l'absorption des germes

pathogènes qui se logent sous les ongles. Le traitement coerci-
tif et les moyens physiques sont rarement efficaces, et doivent
céder le pas à la psychothérapie.

L'*usure des ongles*, combinée ou non à des colorations artificielles diverses, se rencontre dans un grand nombre de professions manuelles.

Dans les prurits chroniques et les prurigos, le bord libre des
ongles peut devenir concave par usure, et leur surface est polie
comme un miroir (fig. 143) ; cet aspect atteste pour le dermatologiste le grattage habituel, même si le sujet n'en a pas conscience ou veut le dissimuler.

On appelle vulgairement *envies* de petites déchirures traumatiques ou soulèvements de l'épiderme du repli sus-unguéal et des re-

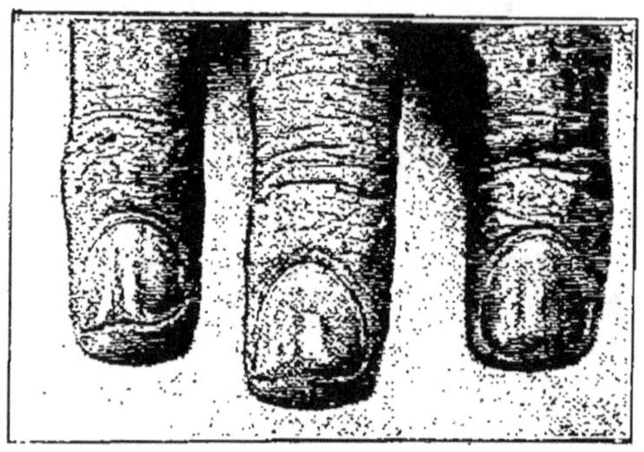

Fig. 143. — **Usure des ongles, dans un cas de** *prurigo vulgaire* **avec eczématisation.**

plis latéraux ; elles deviennent facilement l'occasion d'infections, de lymphangites, etc. ; on doit les abraser avec soin et
les collodionner.

Onychomycoses. — On sait depuis longtemps que des
lésions unguéales peuvent être produites par des trichophytons
(C. Pellizari 1877, Arnozan et Dubreuilh 1892) de diverses
espèces (Cr. Low, Vignolo Lutati, Escomel 1920) ainsi que par
l'Achorion Schönleinii. Plus récemment on a signalé que
d'autres champignons (Oospora, Penicilium, Aspergillus, Scopulariopsis, Endomyces, etc.) peuvent être les agents de
mycoses des ongles ; il en est de même de divers épidermophytons, et notamment du niveum (Brunauer, *D. Z.*, 1921, Lee
Mac Carthy, *A. D.*, 1925).

En dehors de la coïncidence éventuelle d'autres localisations,
trichophytiques ou faviques par exemple, le diagnostic repose
sur l'examen microscopique et sur les cultures.

Les *onychomycoses trichophytiques* sont généralement causées
par les trichophytons d'origine animale, surtout le Tr. violaceum.

Elles sont plus fréquentes chez l'adulte que chez l'enfant, aux doigts qu'aux orteils, et coïncident souvent avec une trichophytie de la barbe ou de la peau glabre. Généralement plusieurs ongles sont atteints, sans ordre ni choix.

Les lésions débutent sous le bord libre ou sous les bords latéraux de l'ongle, par des taches grisâtres lentement extensives, à bords irréguliers ou givrés, moins jaunes que dans le favus. On a observé aussi le début par taches blanches, une leuconychie partielle, d'un blanc de neige, siégeant vers un bord ou

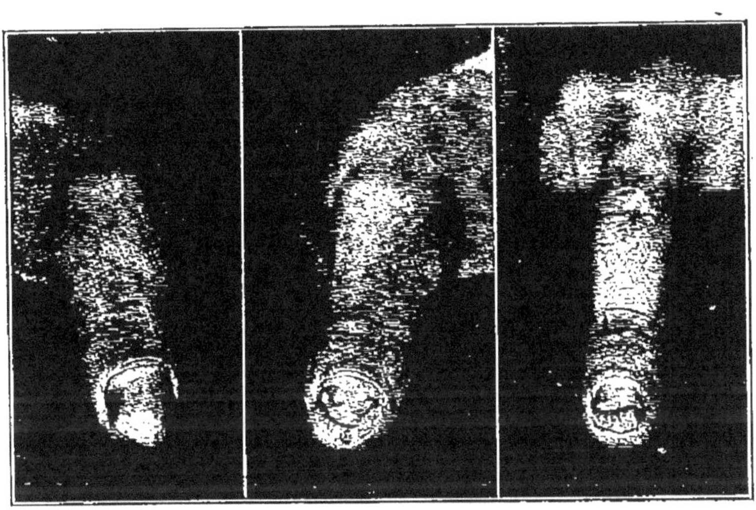

A   B   C

Fig. 144. — Favus des ongles, chez un Marocain de 22 ans, atteint de favus du cuir chevelu; — A, pouce gauche, début par la rainure sous-unguéale; — B et C, pouce et médius droits, lésions plus avancées.

vers la lunule. La table externe de l'ongle peut être conservée ou non ; dans le premier cas l'ongle est très épaissi, opaque, strié en moelle de jonc, friable à son bord libre, concave, ou au contraire enroulé en griffe ; d'autres fois la table externe est fissurée, effritée et l'ongle est érodé, spongieux, raboteux, rocheux, sali et plus ou moins détruit.

L'*onychomycose favique* (fig. 144) est rare, et habituellement secondaire à un favus du cuir chevelu ou du corps, qui peut, à la vérité, avoir guéri déjà alors que la lésion unguéale persiste. Elle débute dans la rainure sous-unguéale, ou aux bords latéraux, par des taches d'un jaune maïs que l'on voit par transparence ; elles grandissent, soulèvent la lame unguéale, qui ultérieurement se trouble, s'épaissit, se fissure, se boursoufle par places, éclate et s'exfolie. Il n'en reste finalement que des débris raboteux et striés. La végétation de l'achorion sous l'ongle y fait naître des stratifications cornées (Truffi) ; la lame unguéale est envahie elle-même secondairement ; selon Pellizari elle pourrait être prise la première. D'ordinaire la plupart des ongles des doigts sont pris, très exceptionnellement ceux des orteils.

Les onychomycoses sont indolentes. Elles durent d'ordinaire très longtemps, jusqu'à vingt ans et plus ; elles sont d'ailleurs très rebelles au traitement.

D'une façon générale, on doit penser aux onychomycoses en présence de toute onychose chronique, de cause obscure, supposée trophique, etc. L'examen microscopique de poussière d'ongle limé, chauffée sur une lame de verre dans de la potasse à 40 p. 100, montre des éléments mycéliens ; leur aspect ne permet pas le diagnostic direct de l'espèce mycologique ; la culture est nécessaire pour cela, et elle est parfois assez délicate à réussir.

Le *traitement* consiste à limer ou gratter le plus possible de l'épaisseur de l'ongle, et à faire agir l'iode, en badigeonnages de teinture, ou en pansement occlusif à la solution de Lugol ; on peut aussi recommander une pommade à la chrysarobine ; il faut s'armer de beaucoup de persévérance. On recommande, comme plus rapidement efficace, l'avulsion de l'ongle après anesthésie locale ; j'ai vu cette opération être suivie de rechutes interminables. On ferait bien en tout cas de la faire suivre de pansements iodo-iodurés.

Onyxis pyococcique ou impétigineuse. — Bien qu'elle ait été signalée, notamment par Sabouraud, *l'onyxis pyococcique* (fig. 145) est trop peu connue, et est l'occasion fréquente d'erreurs de diagnostic et de pronostic. On la rencontre surtout chez des enfants et des jeunes sujets, mais aussi chez des adultes, sur un ou plusieurs ongles des doigts ou des orteils. On la confond parfois avec l'acrodermatite pustuleuse (p. **235**).

L'onyxis pyococcique, due généralement au staphylocoque doré qu'on y découvre en amas serrés, succède d'ordinaire à de l'impétigo, à des panaris ou des pyodermites quelconques ; elle survit à ces accidents, car sa durée est beaucoup plus prolongée et s'étend sur bien des mois. Elle débute par de minuscules abcès sous l'angle de l'ongle, qui souvent se dessèchent sans s'ouvrir; ils se multiplient de proche en proche dans le lit unguéal et décollent plus ou moins l'ongle, qui lui-même devient irrégulier, bosselé et friable, lorsque la matrice a été envahie par le processus. Cette onyxis peut s'accompagner de *périonyxis*, c'est-à-dire de rougeur, de gonflement, et même de pustulation des replis péri-unguéaux.

Le traitement consiste en bains locaux à l'eau d'Alibour, et en

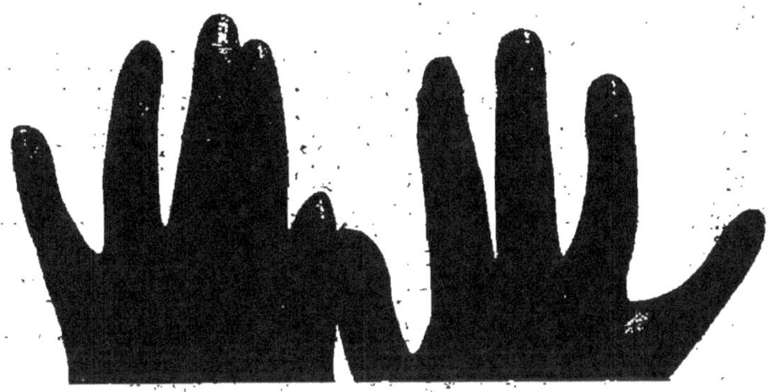

Fig. 145. — **Onyxis et périonyxis pyococciques** *de l'index droit et de l'annulaire gauche*, datant d'un an, chez une fillette de 10 ans.

pansements humides; plus tard en applications de pommades au précipité jaune; correctement soignée, cette affection guérit assez aisément; méconnue ou négligée elle peut durer plusieurs mois ou années.

Onychoses des dermatoses. — L'*eczéma des ongles* est fréquent, accompagné généralement d'eczéma des doigts et des orteils, et de périonyxis. Le polymorphisme des lésions est extrême. On peut rencontrer du décollement des ongles avec rougeur et desquamation sous-unguéale, des cannelures longitudinales ou transversales avec épaississement, des ponctuations, des érosions, des déformations diverses, etc. Le traitement est celui de l'eczéma.

Les *eczématides psoriasiformes* et le *psoriasis* donnent lieu, soit à un piqueté d'érosions cupuliformes rappelant la surface d'un dé à coudre, soit à des striations transversales et longitudinales, ou encore à du décollement à partir d'un des bords, etc.

On ne saurait diagnostiquer à coup sûr l'eczéma ou le psoriasis de l'ongle qu'en tenant compte des lésions concomitantes ; mais il faut savoir que l'onychose peut précéder les manifestations cutanées, et que souvent elle leur survit.

Le traitement de l'onychose psoriasique est très ardu. On peut employer des pommades pyrogalliques ou chysarobiques à 2, ou 5, ou même à 10 pour 100. Je préfère badigeonner les ongles avec une solution éthérée ou chloroformique de l'un de ces agents, ou encore avec une solution d'un goudron quelconque, puis recouvrir d'emplâtres ou d'un vernis. La radiothérapie est souvent très utile.

Dans le *pityriasis rubra pilaire* l'ongle est épaissi, strié, littéralement en moelle de jonc, terne, jaunâtre ; l'épaississement tient à une hyperkératose très dure, quoique poreuse, du lit, qui vient s'ajouter à la lame unguéale.

Dans la *pelade* vulgaire en aires, mais surtout dans les formes étendues et généralisées, les lésions unguéales sont fréquentes ; elles consistent en sécheresse, striation blanche longitudinale, ponctuation (ongle grêlé), fissuration (onychorhexis), effritement, crénelures.

Dans les *érythrodermies* primitives graves, les ongles se détachent complètement ou incomplètement (onycholyse totale ou

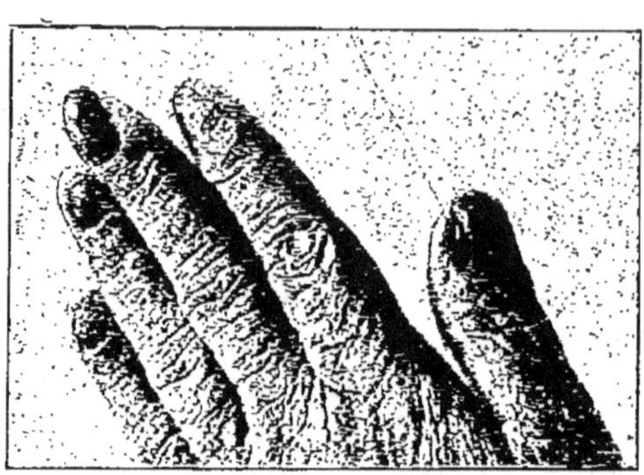

Fig. 146. — Lésions des *ongles* dans un cas grave de **Dermatite de Duhring**. Chute définitive sur l'index ; atrophie sur l'annulaire et l'auriculaire ; décollement, onychauxis et onychogryphose sur le pouce et le médius.

partielle) et, dans ce dernier cas, l'ongle nouveau, s'il s'en produit un, s'insinue sous le reliquat de l'ongle ancien. Ce sectionnement de l'ongle se voit aussi après les écrasements, dans l'onyxis syphilitique, etc.

Dans les *pemphigus chronique, foliacé, héréditaire*, et dans les formes graves de la *maladie de Duhring* (fig. 146), les ongles sont habituellement atteints, d'une façon très variable d'ailleurs. L'ongle peut tomber sans être remplacé; dans ce cas les replis péri-unguéaux s'effacent, et le lit est absolument lisse; ou bien l'ongle est décollé d'avant en arrière, ou sectionné, ou atrophié, ou même onychogryphosique.

Dans la *dyskératose folliculaire* les ongles sont souvent striés en long, cannelés et cassants.

La *radiodermite* chronique professionnelle donne lieu à de graves lésions unguéales; elles consistent en éclatement, effritement, exfoliation des ongles, ou même en atrophie totale.

Onyxis syphilitique. — Les lésions unguéales dues à la syphilis méritent une mention spéciale, en raison de l'importance qu'il y a à en reconnaître la nature: vu leur diversité, cela n'est pas toujours très aisé. Elles se produisent soit au cours de la période secondaire, en connexion avec d'autres accidents cutanés ou muqueux, — soit, et assez souvent, comme manifestation isolée à une période avancée de la maladie, au titre d'accident secondaire tardif, — soit encore dans l'hérédo-syphilis, à un âge quelconque. Il s'agit d'onyxis pure ou avec périonyxis. Fournier en a décrit diverses variétés.

L'ongle peut être *craquelé*, friable à son extrémité libre; — ou *décollé* de bas en haut (onychochizie), avec rougeur non douloureuse et desquamation du lit, et parfois chute de l'ongle; — ou *hypertrophié* (pachyonyxis); — ou *ulcéré* (helconyxis); dans ce dernier cas la perte de substance, généralement ovalaire, cratériforme, à bords lamelleux, apparaît sur la lunule et met à nu la matrice ou le lit de l'ongle, dont la coloration est d'un rose grisâtre.

Le périonyxis est dit *squameux* ou *corné* quand une papule squameuse se forme sur un des replis péri-unguéaux; — *inflammatoire*, lorsqu'il consiste en une tuméfaction rouge sombre très persistante, sorte de panari chronique; — *ulcéreux*, lorsqu'une perte de substance à bords découpés, à fond sanieux, se développe, souvent en demi-cercle, sur les bourrelets péri-unguéaux. L'extrémité du doigt est tuméfiée, rouge, et l'ongle tombe habituellement. Plusieurs doigts ou orteils sont souvent pris en même temps.

Ces onyxis et périonyxis syphilitiques (fig. 147) sont remarquables par leur indolence, la lenteur de leur évolution, et leur tendance à persister indéfiniment quand leur nature est méconnue; et à récidiver en cas de traitement incomplet. J'ai vu plusieurs fois des lésions unguéales de cet ordre mettre sur la piste d'une syphilis ou hérédo-syphilis ignorée ou dissimulée, pour laquelle elles ont servi d'agent révélateur.

Dans l'hérédo-syphilis on rencontre en effet des onyxis et périonyxis de tous points identiques, et en outre les diverses

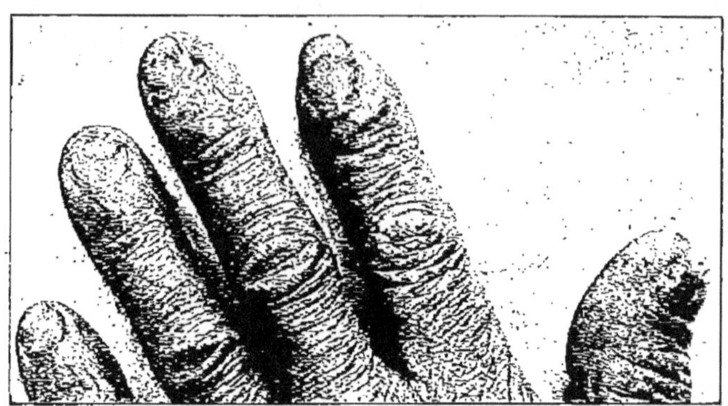

Fig. 147. — **Onyxis syphilitique.** — Au pouce : pachyonyxis et onychochizie; — à l'index : sillon large et profond; — aux autres doigts : ongles craquelés, fissurés, émiettés. (Chez ce malade l'infection syphilitique datait de 10 mois.)

atrophies ou déformations dystrophiques que je vais passer en revue ci-dessous.

Onychoses dystrophiques. — Toutes les pyrexies, graves ou non, les fièvres éruptives, la fièvre typhoïde, la pneumonie, la grippe, les angines, l'épididymite, etc.; d'autre part, les grands traumatismes ou opérations, les chocs moraux, l'accouchement, etc., même une atteinte sévère de mal de mer, peuvent donner lieu à un *sillon* ou *bourrelet transversal* ou plutôt *arciforme*, sur les ongles, que Beau, je crois, avait signalé le premier. Tous les ongles ou quelques-uns seulement, surtout ceux des pouces, sont ainsi marqués à un degré variable.

Le ***sillon unguéal de Beau*** résulte d'un arrêt ou d'un trouble momentané de la croissance de l'ongle. Il émerge sous le repli sous-unguéal quelques semaines après la cause qui l'a provoqué, et progresse vers l'extrémité à mesure que l'ongle pousse, c'est-à-dire environ de 3 millimètres par mois.

Sa production est quelquefois, toujours selon Sabouraud, contemporaine d'une alopécie plus ou moins marquée. Il four-

nit au clinicien l'indication formelle d'un trouble récent de la
santé et de sa date approximative, même au cas où le malade
en aurait perdu le souvenir ou voudrait le dissimuler; cette
notion acquiert donc, dans certaines circonstances particulières,
une réelle importance médico-légale.

Différente de ce sillon est la *sidération unguéale* de Thibierge et de Dubreuilh (*S. f. D.*, 1920): elle consiste en un arrêt
complet de la croissance des ongles, qui prennent un aspect
terne, gris jaunâtre; on n'en a observé qu'un très petit nombre
de cas, notamment à l'occasion d'une infection syphilitique.

Au cours ou à la suite de beaucoup de maladies chroniques
infectieuses, dyscrasiques, ou *nerveuses,* on peut observer des
atrophies et déformations diverses des ongles; on les appelle
couramment *onychoses dystrophiques.* Elles peuvent apparaître
à tout âge, chez l'adulte comme chez l'enfant; on ne peut guère
tracer de délimitations entre elles et les onychoses que j'ai
mentionnées sous la rubrique *malformations,* d'autant plus
qu'elles se présentent sous les mêmes formes. Elles atteignent
un ou plusieurs des ongles des doigts ou des orteils, parfois même
tous les ongles, simultanément ou successivement; leur évolution est d'ordinaire progressive, plus ou moins rapide, avec des
périodes de rémissions et de recrudescences; souvent elles
restent stationnaires pendant des mois, des années, ou indéfiniment. Quelques-unes peuvent s'atténuer ou s'effacer spontanément. Aucun d'entre eux n'a de signification étiologique précise. Voici quels sont leurs aspects objectifs les plus communs :

Le cas le plus simple est la *chute* d'un ou de plusieurs
ongles, qui se détachent et tombent sans être remplacés; le
sillon de la matrice et les replis péri-unguéaux s'effacent, et le
lit est absolument lisse, pareil à la surface cutanée voisine.

Sous le nom d'*onychochizie* (de σχίζειν, séparer), on a décrit
plusieurs aspects : soit l'état fissuré de la lame unguéale, soit
divers décollements des ongles. Il arrive qu'un ongle se détache
de sa matrice, soit entraîné peu à peu vers l'extrémité du
doigt, tandis qu'un ongle nouveau, et parfois normal, est produit derrière lui, s'insinue au-dessous de son bord précédemment adhérent, et le soulève; les deux ongles se recouvrent en
partie à la manière des tuiles d'un toit. Cette déformation, qui

peut être d'origine traumatique ou pathologique, pourrait être considérée comme l'exagération du processus dont dépend le sillon de Beau.

Le décollement des ongles, qui n'adhèrent plus à leur lit, peut débuter sous le bord libre et remonter progressivement jusqu'à la lunule; souvent l'ongle se replie en cornet ou en forme de griffe; il est parfois manifeste que ce décollement résulte d'une *hyperkératose sous-unguéale* avec accumulation de substance cornée, concrète ou friable.

L'*onychorrhexis* est une fragilité extrême des ongles par fissuration longitudinale. Dans les cas accusés, l'ongle est terne, rugueux, strié de sillons longitudinaux plus ou moins profonds, au niveau desquels il se fend. On peut le collodionner pour le consolider et pour remédier aux fissures douloureuses.

La *koilonychie* est une déformation dans laquelle la surface de l'ongle, qui est plus ou moins aminci, devient concave (*spoon nails*).

Ce qu'on appelle l'*ongle hippocratique*, élargissement avec voussure des ongles, n'est pas une maladie unguéale, mais la conséquence d'une hypertrophie de l'extrémité des doigts, qui se produit dans les maladies pleuro-pulmonaires et cardiaques avec gêne circulatoire.

L'*onychauxis*, *scléronychie*, ou *pachyonyxis*, est un épaississement ou une hypertrophie de l'ongle, qui est généralement strié en long ou en travers, brun ou noirâtre, et d'une grande dureté; il a conservé sa forme générale, ou sinon il s'élève et s'incurve et devient alors *onychogryphosique* (voir plus bas).

L'*étiologie* et la *pathogénie* des onychoses dystrophiques sont souvent complexes ou obscures. On en observe dans beaucoup de maladies *nerveuses*, névrites traumatiques et autres, syringomyélie, maladie de Morvan, syndrome de Raynaud, tabes, etc.

Comme le fait prévoir cette énumération, et d'ailleurs d'une façon générale, il y a deux conditions qui fréquemment sont en cause et qu'il faut toujours rechercher : c'est d'une part la *syphilis*, surtout l'*hérédo-syphilis*, même de deuxième génération ; — ce sont d'autre part les *troubles endocrino-sympathiques*. Bien que Heller persiste (1925) à nier toute relation entre ces derniers et la pathologie des ongles, j'ai vu maintes fois leur rôle ressortir des effets thérapeutiques que j'ai obtenus, ainsi que d'autres d'ailleurs. Il est vraisemblable que c'est par le mécanisme dysendocrinien qu'agissent nombre d'infections et intoxications, et notamment l'hérédité syphilitique, tuberculeuse, alcoolique, etc.

Je consacre un paragraphe spécial à deux onychoses relativement fréquentes, assez particulières et curieuses :

Leuconychie. — Il existe deux variétés de coloration blanche des ongles : l'une, *ponctuée*, est commune chez les enfants, les adolescents et les femmes qui prennent très grand soin de leurs ongles ; elle est caractérisée par de petites taches disséminées ou profuses connues sous le nom de *flores unguium* ou de *mendacia* (giftspots), ou quelquefois par des séries linéaires de taches, qui apparaissent vers la lunule et progressent avec l'ongle. On en accuse des perturbations nerveuses, certaines intoxications, etc. ; en réalité, elles résultent de légers traumatismes de la matrice unguéale. On évitera de les confondre avec les taches blanches de la trichophytie des ongles.

L'autre, la *leuconychie totale*, peut être congénitale et même héréditaire ; souvent elle est acquise et survient après une maladie grave, ou une névrite, etc. ; on en a signalé quelques cas d'origine arsénicale. Il en existe une variété *striée*, à bandes transversales alternativement blanches et normales.

La blancheur de l'ongle est due, dans les deux variétés, à de fines bulles d'air infiltrées entre les cellules unguéales, probablement mal kératinisées.

On recommandera d'éviter de traumatiser la matrice des ongles, par exemple dans la manœuvre du refoulement de l'épiderme sus-unguéal. On peut teindre les ongles avec une solution alcoolique d'éosine.

Onychogryphose. — Virchow a donné ce nom à une déformation consistant en un épaississement parfois énorme et très dur avec changement de direction de l'ongle, qui s'élève et s'incurve. L'ongle onychogryphosique, à un léger degré, prend l'apparence d'une griffe grisâtre ou brunâtre très dure, incurvée transversalement et d'avant en arrière, et soulevée par de l'hyperkératose du lit (fig. 146).

Au degré majeur, l'ongle est totalement déformé, convexe,

contourné, et ressemble à une corne de bélier. Implanté presque
verticalement sur le lit, il est brunâtre et marqué à la fois de
stries longitudinales et de stries onduleuses transversales ; ces
dernières indiquent le changement de direction du plan de la
matrice. L'ongle pousse lentement, mais sa dureté pierreuse
empêchant de le couper, il atteint souvent de 3 à 4 centimètres
de longueur, et exceptionnellement jusqu'à 10 et 12 centimètres. On conçoit qu'il cause une gêne en rapport avec son
volume.

L'onychogryphose s'observe surtout au pieds, aux gros orteils,
et quelquefois sur les orteils voisins (fig. 148). Elle est plus
rare sur les doigts, où je l'ai cependant rencontrée maintes fois.
La pathogénie mécanique invoquée par Virchow, qui accuse la
pression des chaussures d'avoir irrité la matrice, n'est donc pas
acceptable. Les lésions inflammatoires du lit, constatées par

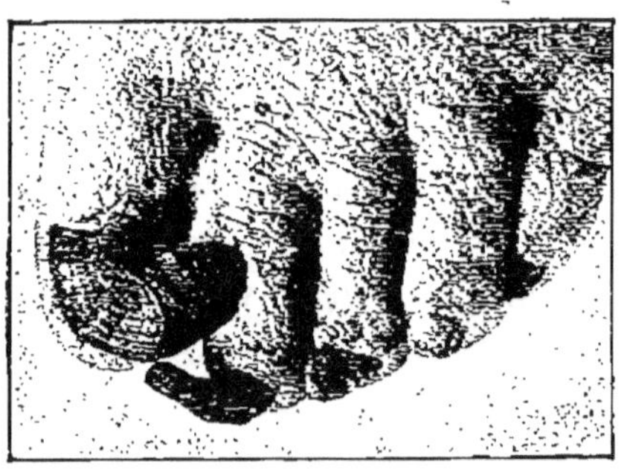

Fig. 148. — Onychogryphose des trois
premiers orteils.

Unna, sont peut-être secondaires. Il semble qu'une
hyperkératose du lit avec
une hyperplasie de ses
crêtes papillaires, selon
Heller, ait soulevé et re-
dressé l'ongle, qui dès lors
pousse plus épais, mais
aussi plus lentement.

On ignore quelle peut en
être la cause. Dans ces
dernières années plusieurs
auteurs ont pensé que l'ony-
chogryphose pouvait être de nature *mycosique* ; on a trouvé
dans les ongles des hyphomycètes du genre scopulariopsis
(Brumpt et Langeron, Sartory, P.-E. Weil et Gaudin), ou un épidermophyton déjà classé, etc. ; leur rôle pathogène n'est pas
démontré et il reste possible qu'il ne s'agisse que d'un saprophytisme.

Quoi qu'il en soit, on ne doit pas perdre de vue que cette
dystrophie unguéale appartient surtout à l'âge mûr ou avancé ;
qu'elle n'est pas contagieuse ; qu'elle est presque de règle sur
les membres variqueux, porteurs d'ulcères ou éléphantiasiques ;
enfin qu'elle coïncide souvent avec le rhumatisme chronique,
avec l'artériosclérose, avec les névrites, avec la lèpre, etc.

Le traitement palliatif consiste à limer, scier, ou arracher l'ongle; on peut préalablement le ramollir par la potasse ou autrement (voir *Mém. Thérap.*); pour empêcher la repousse il faut exciser la matrice unguéale.

Diagnostic général des onychoses. — Parfois les apparences objectives des lésions unguéales, ou les circonstances et coïncidences, sont telles, qu'on peut d'emblée les rattacher à une cause déterminée. Mais assez souvent il arrive, en pratique, que l'étiologie n'est ni évidente, ni facile à découvrir. On ne se hâtera pas, en pareil cas, de porter, comme on le fait trop souvent, le diagnostic de « trouble trophique des ongles », qui n'est qu'un aveu d'ignorance. Devant une onychose de nature obscure, il faut passer en revue les différentes catégories de lésions que j'ai énumérées dans ce chapitre, pour chercher dans laquelle elle rentre.

Si la malformation est congénitale, et surtout familiale, on doit s'efforcer de découvrir de quelle nature est la *dystrophie héréditaire* qui est en jeu, syphilitique ou autre. — On n'oubliera pas que des déformations indélébiles des ongles peuvent résulter d'un *traumatisme* de la matrice, ou d'un panari; — qu'une *onychomycose* n'est pas nécessairement accompagnée de teigne, de sycosis, d'herpès circiné; qu'elle peut avoir survécu à ces localisations et durer indéfiniment; que l'examen microscopique s'impose et est indispensable dans tout cas douteux, ainsi que la culture; — que les onychoses des dermatoses, pyococcie, eczéma, eczématides, psoriasis, lichen plan, dermatite de Duhring, etc., survivent assez souvent aux manifestations cutanées, et peuvent exceptionnellement les précéder; — que la *syphilis* et l'*hérédo-syphilis* réclament une enquête approfondie et un sérodiagnostic.

Enfin la recherche des maladies chroniques infectieuses (tuberculose, etc.), des maladies dyscrasiques, et surtout des *dysendocrinies*, des maladies nerveuses, même frustes ou débutantes, pourra quelquefois fournir un élément au diagnostic et de précieuses indications de traitement.

Cette revision systématique réduira considérablement le nombre des prétendus cas de *trouble trophique des ongles*, ou d'*onychose tropho-neurotique*; ce sont là des « diagnostics de misère » dont on a vraiment abusé.

Le *traitement* local a fréquemment à utiliser des agents soit kératolytiques, soit réducteurs ; souvent, même dans des cas de nature indéchiffrable, on tire grand avantage des effluves de haute fréquence, et surtout de la radiothérapie, grâce à laquelle j'ai vu guérir durablement des onychoses anciennes d'apparence fort diverse.

CHAPITRE XXII

HIDROSES

On peut appeler *hidroses* (de ἱδρώς, sueur) les troubles fonctionnels de la sécrétion sudorale et les lésions organiques primitives de l'appareil sudoripare.

Les *glandes sudoripares* sont formées d'un tube épithélial ; leur portion profonde ou sécrétoire est pelotonnée en un *glomérule*, situé dans les couches inférieures du chorion ou supérieures de l'hypoderme ; leur portion ascendante excrétoire, dite *canal sudorifère*, traverse directement le derme et se contourne en spirale dans l'épiderme. L'abouchement de ce canal à la surface se fait par un *pore* obliquement dirigé. Cette disposition du pore et du canal sudorifère et, de plus, le sens du courant de liquide qui les parcourt, s'opposent à la pénétration des poussières et des microbes dans leur intérieur ; aussi les infections de la peau se font-elles rarement par cette voie.

Les glandes sudoripares sont répandues, en nombre inégal, sur tout le tégument, y compris les régions palmaires et plantaires, où elles sont même particulièrement abondantes.

Les grosses glandes glomérulées des régions axillaires et périgénitales sont, d'après les recherches de Schiefferdecker (1922), d'une espèce particulière ; il les appelle *glandes apocrines*. Elles diffèrent des sudoripares ordinaires par le large calibre de leur canal sécrétoire, qui sert de réservoir de sueur, par le mode de leur développement et de leur sécrétion ; par leurs fonctions, elles sont physiologiquement en relation avec l'appareil sexuel. En dehors des régions que j'ai dites, on en trouve autour de l'anus, au pubis et aux seins, surtout chez la femme. Elles jouent un rôle dans l'hyperidrose, la bromidrose, les hidrosadénites et la maladie de Fox-Fordyce. La plupart des glandes sudoripares des animaux sont du type apocrine.

La *sueur* est un liquide aqueux, d'odeur variable suivant les régions du corps, les sujets et les races, de réaction généralement acide, sauf dans le cas de sudations abondantes ; la sécrétion des glandes apocrines est normalement alcaline.

La quantité de sueur excrétée dans un temps donné varie dans d'énormes proportions, sous l'influence de la température, de l'exercice ou du repos, de la quantité des boissons, de l'action du système nerveux, ainsi que de certains états pathologiques et de quelques médicaments. On évalue sa quantité moyenne à un litre environ par vingt-quatre heures.

A l'état normal, la sueur s'évapore au fur et à mesure de sa production. Ni cette *perspiration insensible*, ni la sudation abondante, n'ont de rôle émonctorial ; mais elles contribuent puissamment à la régulation de la température du corps. La sueur a aussi pour fonction de maintenir la moiteur et la souplesse de la couche cornée, tant par elle-même que par la graisse émulsionnée qu'elle contient.

HIDROSES. — Le chapitre des hidroses renferme peu de faits intéressants pour le dermatologiste. On doit distinguer les hidroses fonctionnelles et les hidroses organiques :

1º Les troubles de la sécrétion sudorale, ou *hidroses fonctionnelles*, ressortissent pour une bonne part à la médecine générale.

2º Les lésions organiques des glandes sudoripares, ou *hidroses organiques*, sont en somme rares.

HIDROSES FONCTIONNELLES

L'anomalie porte soit sur la quantité, soit sur l'odeur, soit sur la couleur de la sueur.

Anidrose. — On a cité des cas très exceptionnels où des sujets ne transpirant pas, et, de ce fait, réglant mal leur température, présentaient les symptômes du « coup de chaleur » quand ils traversaient en été une place ensoleillée ; R. Lutembacher en a publié une observation saisissante (mai 1917).

La sueur est très peu abondante chez les diabétiques, les myxœdémateux, les cachectiques, les ichtyosiques et dans la dégénérescence sénile de la peau. La sueur fait défaut passagèrement dans diverses érythrodermies chroniques, sur les placards de psoriasis, et sur un bon nombre d'autres éruptions.

Hyperidrose. — Il y a de telles différences individuelles dans la quantité de sueur excrétée, que l'hyperidrose n'est jamais que relative.

Les transpirations abondantes qui se produisent au cours ou au déclin des pyrexies, suette miliaire, rhumatisme aigu, forme sudorale de la fièvre typhoïde, pneumonie, grippe, septicémies, etc., les sueurs des phtisiques, des goutteux, celles des agonisants, etc., ne rentrent pas dans notre cadre.

Dans un bon nombre de maladies *nerveuses*, dans l'hémiplégie, le tabes, les névrites, les blessures des nerfs, les lésions du sympathique, la neurasthénie, la maladie de Basedow, etc., on observe des sueurs profuses, généralisées ou partielles, permanentes ou par crises. Les transpirations faciles des vagotoniques s'opposent à la sécheressse relative de la peau des sympathico-toniques.

On est donc conduit à soupçonner une pathogénie nerveuse aux hyperidroses dites *essentielles*. On les observe d'ailleurs de préférence chez des sujets très impressionnables, ou chez des obèses, ou des auto-intoxiqués. La sueur perle constamment, ou bien, à l'occasion du moindre effort ou de la moindre émotion, vient humecter la surface de la peau et peut ruisseler en gouttes abondantes ; la macération de l'épiderme dans les plis en est une conséquence habituelle.

L'hyperidrose est *généralisée*, — ou plus souvent *partielle*, et dite alors *éphidrose*. On rencontre, par exemple, des *éphidroses faciales* totales, ou hémi-faciales, ou localisées. La sécrétion peut, en pareil cas, survenir par réflexe sous l'influence de la mastication ou de certaines sensations gustatives, celles du vinaigre ou du chocolat, entre autres.

On sait que les chauves transpirent d'ordinaire beaucoup du

cuir chevelu et de la face ; je pense que cette hyperidrose est
liée à la kérose (p. 248) et dépend de ses causes si multiples.

Il arrive que la sueur des kérosiques soit chargée d'une si
grande abondance de graisse liquide émulsionnée, qu'elle graisse
abondamment les oreillers, les chapeaux, un papier qu'on en
imprègne, etc. ; on désigne ces cas sous le nom d'*hyperidrose
huileuse*. Il est vraisemblable qu'il s'agit d'une combinaison de
l'hyperidrose avec de la séborrhée huileuse (p. 504).

La singulière affection qui porte le nom de **Granulosis
rubra nasi** est constamment associée à de l'hyperidrose,
et est vraisemblablement d'origine endocrinienne. Elle s'observe
surtout chez des enfants, et se caractérise par de petites papules
miliaires rosées ou rouges, sur un fond lilacé et froid ; les
lésions occupent le nez, et parfois les lèvres ou le menton ;
elles disparaissent à la puberté. — On guérit aisément le granulosis rubra par la radiothérapie. On l'a vu céder aussi à des
injections de tuberculine et on s'est demandé s'il ne s'agirait
pas d'une tuberculide (H. Ritter, Artom).

Les *extrémités* sont constamment moites ou même mouillées
de sueur chez certains sujets. Lorsqu'il s'agit des mains, l'exercice de diverses professions est rendu impossible ; aux pieds,
les sueurs excessives macèrent l'épiderme, rendent la peau très
vulnérable, gênent sensiblement la marche, et deviennent souvent fétides. Les extrémités hyperidrosiques sont rarement
chaudes et congestionnées ; généralement elles sont froides,
acro-asphyxiques et molles, ou d'un blanc cireux.

L'hyperidrose des *plis articulaires*, surtout des *aisselles*, est
des plus fréquentes ; nombreux sont les obèses, les goutteux, les
rhumatisants ou les nerveux qui en sont incommodés. L'hyperidrose axillaire peut conduire au lepothrix (p. 565) et à la
chromidrose, et prédispose aux intertrigos, aux abcès tubéreux, etc.

Tous les dermatologistes connaissent l'**hyperidrose nudo-
rum**, cet écoulement de sueur qui ruisselle hors des aisselles
chez les malades qu'on dénude devant un auditoire. Dans ce cas
il s'agit d'un réflexe plutôt excréteur que sécréteur ; sous l'influence du froid et de l'émotion, les fibres musculaires lisses

des grosses glandes axillaires se contractent et vident leur contenu.

Bromidrose. — On appelle ainsi les sueurs fétides qui se produisent surtout aux pieds, quelquefois aux aisselles ou aux aines; elles constituent une infirmité des plus désagréables.

Généralement, mais non toujours, la bromidrose est liée à de l'hyperidrose et en est une complication. Il se peut que des acides gras ou des composés ammoniacaux soient éliminés en excès par la sueur; mais d'ordinaire l'odeur fétide dérive de fermentations secondaires.

Dans le *traitement* des hyperidroses on n'omettra pas de rectifier ce qu'il peut y avoir de défectueux dans l'hygiène générale des malades. Les préparations d'atropine, quoique théoriquement indiquées, sont peu efficaces. On recommande des bains chauds ou tièdes, des frictions locales alcooliques, à l'alcool camphré par exemple, iodé et chargé de tanin, ou avec un glycéré de tanin iodé (tanin et glycérine ââ 40 gr., teinture d'iode 20 gr.), qu'on fait suivre d'applications d'ichtyol ou de poudres diverses (par exemple : sous-nitrate de bismuth et talc ââ =, ou tannoforme 5, talc 50).

Dans les bromidroses, les *sueurs fétides des pieds* en particulier, on exigera une propreté minutieuse, le changement fréquent des chaussettes, le port de chaussures perméables à l'évaporation. Les bains, les frictions alcooliques, les poudres inertes additionnées d'acide salicylique, tartrique, de sous-nitrate de bismuth, ne donnent souvent aucun résultat. Le formol, sous toutes ses formes, est dangereux.

Très efficaces sont les lotions répétées à l'eau vinaigrée (de 1 à 5 pour 100); les vinaigres de toilette trouvent là leur principale indication, notamment aux aisselles.

Parmi les traitements énergiques de l'hyperidrose et de la bromidrose plantaires figurent les badigeonnages quotidiens avec une solution de permanganate de potasse (1 à 10 pour 1000), ou avec du perchlorure de fer additionné d'un quart de glycérine. On réussit mieux encore par des badigeonnages, quotidiens d'abord, puis plus espacés, avec une solution d'acide chromique (à 2 pour 100, ou même à 5 ou 10 pour 100), suivis de

poudrage avec du talc ; mais il faut ne les employer qu'avec
prudence.

Contre l'hyperidrose palmaire, Sabouraud a montré que la
radiothérapie est souveraine ; il en faut d'ordinaire quatre
séances à la dose de 4 unités H, convenablement espacées ; ce
procédé réussit contre toutes les hyperidroses.

Chromidroses. — La question des chromidroses ou *sueurs
colorées*, à laquelle Le Roy de Méricourt a consacré plusieurs
travaux, est encore des plus obscures. Beaucoup des cas publiés
sont douteux ou simulés ; il en existe cependant des observations authentiques.

Les sueurs colorées dont on a parlé étaient toujours régionales, partielles, ou même très circonscrites, de couleur bleue,
rouge, ou noire, quelquefois jaune, verte, etc. On a dit que la
coloration résultait de l'oxydation au contact de l'air d'un chromogène contenu dans la sueur, qui se déposerait sur l'épiderme
à l'état pulvérulent. — La coloration bleue paraît due, soit à
de la pyocyanine et coexiste avec de la suppuration bleue, soit à
de l'indican. — La couleur rouge est plus fréquente, surtout
aux aisselles ; elle semble être d'origine microbienne et
s'associe fréquemment au lepothrix. On a signalé aussi des
érythidroses sèches à pigment adhérent. — Le cas de mélani-
drose qui a été étudié par R. Blanchard, sur les paupières d'un
garçon de treize ans, met hors de doute l'existence de cette
forme. Le pigment noir, qu'il a vu se déposer autour des pores
sudoripares, a été examiné par Maillard et trouvé voisin du
pigment choroïdien.

Hématidrose. — On admet qu'un suintement de sang, provenant des capillaires, peut se faire sur la peau intacte, par la
voie des pores sudoripares, d'où le nom qu'on donne à ce phénomène. La plupart des cas rapportés par les anciens, de « sueurs
de sang » sous l'influence d'une extrême angoisse morale, sont
sans doute fabuleux. Peut-être le fait existe-t-il réellement au
cours des états infectieux graves, ou chez des névropathes, chez
des purpuriques, ou à titre de menstruation supplémentaire?
Je n'en connais pas d'observations probantes.

HIDROSES ORGANIQUES

Dans un grand nombre de dermatoses les glandes sudoripares sont lésées accessoirement, ou secondairement aux tissus voisins. Les affections primitives et idiopathiques des glomérules et canaux sudorifères sont au contraire des raretés.

J'ai décrit ou décrirai ailleurs : la *dysidrose* (p. 98) dans laquelle les glandes de la sueur ne jouent aucun rôle ; — la *miliaire rouge* et *blanche* (p. 101), qui, bien qu'on l'appelle *éruption sudorale*, est un impétigo miliaire sans relation directe avec les sudorifères ; — les *porokératoses* ou kératoses ponctuées (p. 273) qu'il n'y a pas de raisons pour considérer comme ostio-sudorifères ; — les hidrocystomes (p. 966) et hidradénomes (p. 969), qui sont des tumeurs.

Sudamina. — On désigne ainsi, — ou encore sous le nom de *miliaire cristalline*, — de très minimes soulèvements bulleux résultant, comme l'a montré J. Renaut de Lyon, d'un clivage de la couche cornée sous l'influence d'une brusque sécrétion sudorale après anidrose temporaire ou stagnation de l'épiderme corné. Un sudamen siège donc sur le trajet d'un conduit sudorifère ; son contenu est de la sueur, que les uns ont trouvée alcaline ou neutre, d'autres (Jadassohn) toujours acide. Plusieurs éléments peuvent confluer en petites phlyctènes. Si parfois le contenu est louche et la base congestive, cela résulte d'une infection secondaire.

L'éruption de sudamina est éphémère ; elle survient brusquement, sans prurit, se dessèche et se desquame. Il s'en produit au cours des pyrexies graves, telles que le rhumatisme aigu, la fièvre typhoïde, la scarlatine, au moment de la crise de la pneumonie, ou comme phénomène pré-agonique. On en observe aussi sous les pansements occlusifs en été, ou au cours des traitements par les kératoplastiques.

Les sudamina n'ont aucune importance, pas même une valeur pronostique.

Hidrosadénites. — Verneuil (1864) appelait *hidrosadé-*

nites phlegmoneuses, ou *abcès sudoripares*, une affection qui correspond aux *abcès tubéreux de l'aisselle* de Velpeau ; selon lui, elle pourrait se localiser également au pourtour de l'anus, au conduit auditif externe, ou même se disséminer. Il s'agit d'une forme de pyodermite à staphylocoques qui sera décrite ailleurs (p. 759).

Abcès miliaires des jeunes enfants. — On connaît de très longue date, et Alibert déjà distinguait de la furonculose, cette affection qui survient chez des nourrissons mal tenus ou athrepsiques, atteints d'impétigo, d'eczéma fessier, de gastro-entérite, de broncho-pneumonie, etc. Elle consiste en nodules intra-dermiques multiples et disséminés, rénitents, tous du volume d'un petit pois environ ; quand on les ponctionne, on évacue un pus crémeux ; leur cavité est située plus ou moins profondément dans le derme. Ils surviennent par poussées, parfois répétées ; les phénomènes généraux sont très variables.

On doutait de la nature pyémique de ces abcès. Escherich et Longard ont supposé, Lewandowski (1906) a démontré, qu'ils résultaient d'une infection externe par le staphylocoque doré ; elle se fait par les pores sudorifères, lieu de moindre résistance de la peau chez l'enfant. On a signalé la coexistence à peu près constante de pustulettes intra-épidermiques, du volume d'une tête d'épingle, analogues aux ostio-folliculites de Bockhardt, mais qui sont dues à l'infection des pores sudorifères, et que Lewandowski appelle *périporites*.

Comme traitement, on recommande l'incision des abcès, puis des sudations suivies de bains de sublimé à 1 pour 10,000 ; des bains de sulfate de zinc, au même titre ou à un titre plus élevé, ou encore des lotions à l'eau d'Alibour, réussiraient sans doute tout aussi bien.

Maladie de Fox-Fordyce. — Il semble justifié de ranger parmi les hidroses la singulière affection décrite en 1902 par les auteurs dont elle porte le nom ; depuis lors elle a été étudiée en tous pays, par Rash et Kissmeyer, S. Wickers, Burnier et M. Bloch, Kuss, etc. Elle est presque spéciale au sexe féminin, puisqu'on n'en connaît qu'un très petit nombre de cas chez l'homme ; essentiellement régionale, elle siège aux aisselles, au pubis, aux grandes lèvres, au périnée, autour des mamelons, et quelquefois près de l'ombilic, en somme là où se rencontrent les *glandes apocrines* ; assez souvent quelques-uns seulement de ces territoires sont atteints.

L'éruption se présente sous forme d'un semis serré de petites papules hémisphériques ou légèrement coniques, fermes, de coloration presque normale, pouvant paraître vaguement translucides ; la peau intermédiaire et voisine est d'ordinaire pigmentée, mais non lichénifiée. Le prurit est très variable, presque nul ou intense, et peut précéder l'éruption ; il augmente pendant la période menstruelle.

Cette affection a tout d'abord paru à la plupart des auteurs, et paraît encore à plusieurs, être une variété des névrodermites. Comme dans ces dernières, l'histologie décèle de l'acanthose, de l'hyperkératose, des infiltrats cellulaires périglandulaires et périvasculaires ; mais on y constate en plus une dilatation marquée et quelquefois kystique des glandes apocrines. Les raisons qu'on a de penser que ces glandes font partie, à un degré mineur, de l'appareil sexuel, ont fait supposer que cette maladie serait d'origine endocrinienne. De fait, la médication ovarienne en est le seul traitement qui ait paru efficace ; il serait rationnel, le cas échéant, de la combiner à de la radiothérapie.

NOSOLOGIE
DES DERMATOSES

SECONDE PARTIE

NOSOLOGIE DES DERMATOSES

Après avoir dans la première partie de cet ouvrage étudié la morphologie des dermatoses, comparant entre elles celles que rapproche une similitude d'apparence ou de siège anatomique, je vais maintenant les classer nosologiquement en réunissant celles qui dépendent d'un même ordre de causes.

Mais il importe tout d'abord rappeler ici la remarque liminaire par laquelle j'ai débuté : à savoir qu'un même agent peut avoir des effets très différents suivant le sujet sur lequel il agit. Cette discordance entre la cause et l'effet n'avait pas échappé à nos pères. Ne nous ont-ils pas appris en effet « qu'en dehors de la graine il faut considérer le terrain » et que dans les manifestations de toute maladie une bonne part dépend du malade lui-même ?

Aussi me paraît-il bon, pour éviter les redites et un morcellement de la question, de commencer par un exposé général de ce que l'on sait du rôle que jouent, en dermatologie, les conditions inhérentes au malade.

CHAPITRE XXIII

APERÇU D'ÉTIOLOGIE GÉNÉRALE

LE RÔLE DU TERRAIN EN DERMATOLOGIE
LA PRÉDISPOSITION

Les sujets de l'espèce humaine ne sont pas identiques entre eux. La race, le sexe, certaines conditions héréditaires, l'âge, les circonstances physiologiques, hygiéniques et pathologiques préalables ou actuelles, établissent entre eux des différences considérables.

Il est du plus haut intérêt et de nécessité médicale primordiale, de rechercher quelle est l'influence de ces divers facteurs sur l'éclosion et l'évolution des maladies, de les analyser et de se faire une idée du mécanisme de leur action.

Certains états anormaux de la peau se constatent dès la naissance et sont des *malformations*, résultant de vices de développement au cours de la vie intra-utérine; elles sont soit circonscrites (nævi) ou régionales, soit généralisées (hyperkératose congénitale, albinisme, etc.). Mais beaucoup de défauts de conformation de la peau ne deviennent apparents que plus ou moins longtemps après la naissance, et n'en sont pas moins certainement d'origine congénitale. Il en est ainsi par exemple de l'ichtyose, de l'épidermolyse, du xeroderma pigmentosum, de la maladie de Recklinghausen, de la dyskératose folliculaire et de beaucoup de nævi.

Le rôle de l'*hérédité*, dans ces états anormaux qui se transmettent dans certaines familles, n'est pas douteux. Dans de nombreux travaux, H.-W. Siemens, G.-A. Fischer et d'autres, ont récemment cherché à déterminer la fréquence et les modalités de cette transmission par rapport aux lois Mendeliennes; ils distinguent les caractères héréditaires en *dominants*, qui se manifestent à chaque génération, et *récessifs* qui restent latents chez les descendants immédiats et se manifestent dans une certaine proportion à la deuxième génération, et parfois dans l'un des sexes seulement (ex : hémophilie, daltonisme). Malgré les réserves qu'impose l'application de ces lois à l'espèce humaine, un certain nombre de données sont acquises dans cet ordre d'idées, et je les ai mentionnées chemin faisant.

On a même été tenté d'invoquer la transmission héréditaire d'une prédisposition spéciale, pour certaines dermatoses dont l'étiologie est obscure, telles que le psoriasis, l'eczéma, le lichen plan, etc.; mais les appréciations à cet égard ont peu de valeur, n'étant basées que sur des statistiques, d'ordinaire peu probantes. En regard est indiscutable, quoique encore insuffisamment prouvé, le rôle prédisposant de la syphilis héréditaire et celui de la tuberculose. Cette dernière, dont l'ubiquité est si grande, était accusée de se transmettre sous forme de fragilité du terrain organique ou « lymphatisme ». La connaissance récente des formes filtrantes du bacille de la tuberculose, transmissibles par la voie placentaire, va peut-être apporter quelque éclaircissement dans cette question.

On doit considérer que nombre d'autres infections peuvent donner lieu à la transmission héréditaire, soit d'une immunité, soit d'une sensibilité ou prédisposition.

Le rôle des *infections* locales ou générales dans les dermatoses doit être envisagé à un double point de vue : d'une part les infections secondaires peuvent *être favorisées* par une suspension d'immunité ou par un état anormal préalable ; c'est ainsi que la kérose crée manifestement une prédisposition locale à l'acné, aux eczématides, aux pyodermites, et à certaines formes de toxidermies, telles que l'acné iodique, bromique, etc.

D'autre part des états infectieux généraux ou locaux *prédisposent* à toute une série d'affections cutanées. Ce n'est qu'assez récemment que l'on s'est rendu compte, et cela surtout sous l'impulsion de nos collègues américains et anglais, de l'influence qu'exercent souvent les *foyers d'infection locale* (*focal sepsis*) sur l'éclosion et l'évolution de nombre de dermatoses. Ces foyers peuvent siéger n'importe où ; ils sont représentés fréquemment par de l'arthrite alvéolo-dentaire ou pyorrée alvéolaire, compliquée ou non d'abcès radiculaires, par des infections chroniques plus ou moins latentes des amygdales, des fosses nasales, des sinus et de l'oreille moyenne ; par une appendicite chronique à laquelle il faut toujours songer, ou une cholécystite ; aux organes uro-génitaux par des pyélonéphrites, cystites, prostatites, métrites et annexites, etc.., gonococciques ou surtout coli-bacillaires. Leur influence explique le caractère rebelle de certaines affections cutanées quand ils sont méconnus, autant que les succès thérapeutiques parfois éclatants que l'on peut obtenir en faisant appel aux soins des spécialistes correspondants. C'est notamment dans les prurits et prurigos, dans les eczémas prolongés, dans les érythèmes récidivants, dans les urticaires chroniques, que l'action des foyers septiques est le plus manifeste, mais elle s'exerce vraisemblablement dans bien d'autres cas encore. L'importance des *parasites* intestinaux, vers et amibes, qui a été autrefois exagérée, a récemment attiré de nouveau l'attention.

L'influence exercée sur la prédisposition morbide par les troubles de la nutrition générale, et en particulier par les *troubles fonctionnels* des appareils excréteur, digestif, circulatoire, hématopoïétique, endocrinien et neuro-sympathique, est d'observation clinique courante, et pour une part de notion déjà ancienne. C'est la tâche quotidienne du médecin, et en particulier du dermatologiste, de les dépister et d'apprécier la part qui leur revient dans le tableau morbide.

Il n'arrive qu'exceptionnellement que l'on puisse déclarer que telle ou telle affection cutanée dérive d'une maladie du foie, des reins, de l'intestin ou d'une glande endocrine. Cependant la constatation d'un trouble fonctionnel caractérisé, notamment hépatique, peut être de grande valeur, tant pour expliquer une sensibilité particulière que pour orienter la thérapeutique.

Pour juger du fonctionnement des émonctoires on s'adressait naguère, en dehors de l'examen clinique direct, à l'analyse des urines. De nos jours, considérant que ce qui reste dans l'organisme est plus important que ce qui en sort, on porte aussi et principalement son attention sur l'analyse du sang.

Si, malgré de laborieuses recherches, on n'est pas arrivé à découvrir une formule urinaire caractéristique des maladies de la peau en général, ni de telle ou telle d'entre elles, il faut reconnaître qu'on n'est pas parvenu davantage, sauf exception, à en établir les formules sanguines. Les modifications de la teneur du sang en sucre, urée, acide urique, azote total, graisses et lipoïdes, acide oxalique ou acide biliaire, ou pigments, indol, scatol, etc., portant sur l'un ou sur plusieurs de ces éléments, peuvent déceler quelquefois un trouble fonctionnel manifeste d'un organe ou appareil, mettre sur la voie de la pathogénie d'une dermatose dans un cas particulier; mais on ne saurait, sur le vu d'une analyse du sang, conclure que le malade est atteint de telle ou telle dermatose. Seule peut-être l'hypercholestérinémie a-t-elle des relations formelles avec le seul xanthome. Quant aux rapports qu'une dermatose peut avoir avec l'apparition d'un élément anormal dans les urines ou dans le sang, je ne vois à citer que les observations de Richard Volk, qui a vu survenir une hématoporphynurie chez des ouvriers du feu soumis à un éclairage très intense, au titre de signe d'alarme de l'éclosion d'un dermite actinique sur les parties découvertes. Un trouble circulatoire, général ou local, peut intervenir dans la pathogénie d'un prurigo par exemple, d'une gangrène, etc., ou dans la localisation d'une éruption ; ou bien c'est une altération de la cytologie du sang qui atteste une atteinte des organes hématopoïétiques.

Plus récemment l'attention a été attirée sur les troubles du fonctionnement des *glandes endocrines*. C'est en première ligne la dysendocrinie du corps thyroïde et des glandes sexuelles qu'on s'est trouvé à avoir à accuser particulièrement ; puis celle des capsules surrénales, des insula pancréatiques, plus rarement celle du thymus et de l'hypophyse. La relation du corps thyroïde est indiscutable avec le myxœdème et la maladie de Basedow ; celle de l'ovaire, qui ressort de la fréquence des troubles menstruels, et de l'influence de la grossesse ou de la ménopause, est très vraisemblable avec une série de dermatoses, à propos desquelles je l'ai mentionnée.

Beaucoup moins certaines sont les conséquences du dysfonctionnement d'autres glandes. Les enquêtes cliniques entreprises dans ce sens se heurtent à de grosses difficultés, et cela en raison de la coexistence très habituelle de troubles de diverses glandes, et de la réaction bien connue des unes sur les autres ; en raison aussi de l'infidélité des tests endocriniens. Dans un bon nombre de cas on n'aboutit qu'à une conclusion, c'est qu'il existe une hyper- ou hypocrinie de diverses glandes, un complexus de symptômes qui ne mérite guère que le nom de *dysendocrinie* uni- ou pluriglandulaire.

On a pensé qu'on pourrait, dans les cas douteux, s'appuyer sur l'argument *ex juvantibus*, c'est-à-dire sur les résultats de l'épreuve thérapeutique ; encore faudrait-il que les extraits d'organes administrés par les divers auteurs fussent comparables entre eux, ce qui exigerait une standardisation. L'intérêt pratique des recherches dans ce sens est pourtant considérable : l'administration de certains produits opothérapiques s'impose déjà dans maintes circonstances ; quant à l'excitation des glandes endocrines par les rayons X, par la diathermie ou d'autres agents physiques, elle est encore trop mal réglée pour entrer dans la pratique courante.

La question de l'action prédisposante ou empêchante des

dysendocrinies est intimement liée à celle de l'influence du *système nerveux*. Ce n'est pas l'appareil cérébro-spinal qui entre ici en jeu, sinon pour favoriser parfois certaines localisations; c'est essentiellement le système nerveux de la vie organique, dit système nerveux autonome. Celui-ci comprend deux appareils : 1° l'appareil grand sympathique; 2° l'appareil parasympathique(de Langley), avec ses trois segments : pneumogastrique viscéral, segment sacré, segment céphalique. Par abréviation on donne le nom de système *vago-sympathique* à l'ensemble de ces divers appareils.

Ses connexions anatomiques et fonctionnelles avec les glandes à sécrétion interne sont si intimes, qu'on s'est trouvé entraîné à déclarer que certains troubles morbides relèvent d'une viciation *endocrino-sympathique*.

L'antagonisme apparent entre le nerf vague et le sympathique, mis en lumière par Eppinger et Hess (1909-1910), n'est pas contestable; il n'est pas moins certain que l'on voit fréquemment l'équilibre entre ces deux systèmes être rompu dans l'un ou l'autre sens. Mais on ne saurait souscrire à la doctrine selon laquelle les individus de l'espèce humaine se rangeraient en deux catégories, les vago-toniques et les sympathicotoniques. La succession des deux syndromes chez le même sujet, ou, ce qui est commun, la coexistence de signes de l'une et de l'autre série (Laignel Lavastine, 1924), n'autorisent pas à les séparer, et tout au plus peut-on parler de *dystonies* (Sicard, Danielopoulo).

Je rappelle que, pour juger de la prédominance du fonctionnement du système sympathique ou du système para-sympathique, on s'appuie sur une série d'épreuves physiologicocliniques (réflexe oculo-cardiaque et pilo-moteur), et pharmacodynamiques (le para-sympathique est paralysé par l'atropine, excité par la pilocarpine, — le sympathique est calmé par l'ergotamine, l'ésérine ou physostigmine, la génésérine, la pilocarpine, et les sels de calcium, et excité par l'adrénaline et l'éphédrine).

On peut dire d'une façon générale : que les sujets en état d'hypervagotonie sont peu émotifs, ont du myosis, transpirent et salivent abondamment, ont de la brachycardie et une tension artérielle plutôt basse, un réflexe oculo-cardiaque prononcé; que ceux en état d'hypersympathicotonie ont un syndrome opposé et un réflexe pilo-moteur accusé. Mais je répète que souvent le syndrome est incomplet ou dissocié, ou variable chez le même sujet, et qu'on relève de nombreux faits contradictoires dans les travaux des auteurs. Tinel, Santenoise et Garrelon, etc. ont montré expérimentalement que l'hypervagotonie prédispose au choc anaphylactique; les sujets exposés à la maladie du sérum et aux toxicodermies sont généralement vagotoniques; — mais inversement, selon Peter et Kepinow, les animaux éthyroïdisés seraient moins sensibles au choc !

De même les malades atteints de prurigo seraient généralement sympathico-toniques (Brack).

On ne relève qu'une relation très vague et imparfaite entre l'état vagosympathique et les principales dysendocrinies. La vagotonie ne s'apparente que dans une certaine mesure, et non sans discordances, avec l'hypothyroïdisme et l'hyperovarie; la sympathicotonie ne concorde que partiellement avec l'hyperthyroïdie et l'hypo-ovarie.

On considère comme étant des affections d'ordre endocrinosympathique : la maladie de Basedow, la maladie de Raynaud, l'érythromélalgie, probablement le vitiligo et certaines atrophies cutanées et sclérodermies, des alopécies, peut-être certains psoriasis, etc.

On s'est demandé si la recherche du *métabolisme basal* pourrait fournir des données sur l'origine endocrinienne ou vago-sympatique des dermatoses. On sait que ce métabolisme est accru en cas d'exaltation des fonctions du système sympathique ou de la glande thyroïde, diminué dans l'hypothyroïdie et les dysendocrinies des glandes génitales. Or les résultats obtenus par les auteurs sont très disparates; le métabolisme a été trouvé non modifié dans le psoriasis, les atrophies cutanées, les sclérodermies, l'ichtyose hystrix, etc. Ce procédé d'investigation, qui exige des conditions souvent difficiles à réaliser et expose à des causes d'erreur nombreuses, n'a donc qu'une valeur des plus restreintes.

On doit, en somme, considérer que tout est solidaire dans un organisme; qu'une circonstance constitutionnelle ou étiologique donnée peut agir sur des appareils et des fonctions multiples; qu'une fonction est rarement troublée isolément, mais suscite d'autres troubles qui, soit agissent dans le même sens, soit tendent à rétablir l'équilibre; qu'il n'est guère possible de rapporter directement tel effet à telle cause. Aussi la revision que je viens de faire sommairement des lésions et troubles pouvant intervenir dans l'étiologie et la pathogénie des dermatoses, est-elle loin de suffire à éclairer le problème de la prédisposition morbide. — Et en effet, il y a plus :

On constate journellement que même des sujets paraissant normaux à tous égards, chez lesquels l'examen clinique est incapable de déceler aucune des anomalies ou des tares que je viens de mentionner, se comportent différemment sous l'action des causes les plus diverses, traumatiques, physiques, chimiques, biologiques, infectieuses, etc. Il faut donc nécessairement que, pareils en apparence, ils ne le soient pas en réalité.

De ceux qui ne réagissent pas, qui résistent à l'influence d'agents que l'immense majorité des sujets tolèrent, on dit qu'ils sont *normaux*, ou tout au moins en état d'*immunité* vis-à-vis de la cause nocive en question; chez les autres on est obligé d'invoquer une *sensibilité* anormale ou *prédisposition* occulte. On est même conduit à admettre que l'immunité et la sensibilité ne sont pas simplement des états opposés, comme le blanc et le noir, mais qu'entre eux existent toutes les nuances du gris, c'est-à-dire d'une sensibilité plus ou moins forte ou faible, laquelle ne se manifeste que dans certaines conditions.

C'est à élucider ce problème de la prédisposition ou sensibilité, ou tout au moins à le serrer de plus près, qu'ont été consacrées toute une série des recherches de ces derniers temps; en faisant intervenir l'expérimentation sur les animaux et l'expérimentation clinique chez l'homme, elles ont déjà conduit à des résultats du plus haut intérêt théorique et pratique; il me faut donc en donner un aperçu succinct.

PRÉDISPOSITION, IDIOSYNCRASIE, SENSIBILISATION.

Le fait brut devant lequel nous place la clinique est le suivant : de divers sujets soumis à une même cause externe irritante, telle qu'une friction avec de l'essence de térébenthine

par exemple, les uns n'auront sous cette influence qu'un érythème passager, ou encore une plaque de dermite eczémateuse
évoluant très rapidement vers la guérison; — chez d'autres
cette dermite sera extensive, pourra même se généraliser, et
ne s'effacera qu'après un certain temps; — chez quelques-uns
enfin l'éruption se prolongera, des récidives se produiront à
l'occasion soit de la même cause, soit de toute autre cause
parfois légère ou même sans cause appréciable, et cet état
morbide pourra persister parfois pendant toute l'existence.

L'absorption de médicaments internes peut donner lieu à la
même diversité de conséquences : de plusieurs sujets qui
absorbent un cachet de quinine ou qui reçoivent une injection
intra-veineuse d'un arsénobenzol, les uns n'en éprouvent aucun
inconvénient; d'autres présentent de multiples accidents et
notamment des éruptions de divers types, passagères ou
durables; il se peut, et cela est loin d'être rare, que guéris des
manifestations ainsi provoquées, ils présentent dorénavant une
intolérance persistante au même médicament, ou à d'autres
analogues.

Ces effets variés d'une même cause mettent nettement en
lumière le rôle du terrain personnel, c'est-à-dire l'influence de
la *prédisposition*.

L'intolérance dont je parle peut se rencontrer dans deux
conditions différentes : dans une première catégorie de cas, le
sujet peut n'avoir jamais été en rapport avec la substance qui
se montre nocive pour lui ; on peut être certain qu'il s'agit
d'une première rencontre, quand la cause nocive est par exemple
un contact avec une plante vénéneuse, ou l'absorption d'un
médicament nouveau. Dans ce cas on est obligé d'invoquer une
sensibilité innée, constitutionnelle, ou d'origine tout à fait
inconnue, qu'on appelle *idiosyncrasie*.

Dans la seconde catégorie se rangent les cas dans lesquels
l'intolérance se manifeste, soit après des rencontres répétées
avec la cause nocive, ou un agent analogue, ou même après
une période de tolérance prolongée; on est alors en présence
d'une sensibilité acquise, d'une *sensibilisation*. — Comment cette
modification de la réactivité de l'organisme peut-elle se produire ?

Un phénomène n'est réellement connu et compris que lorsqu'on a pu le rattacher à d'autres semblables ou analogues,

qu'on a découvert sa place dans la série, le déterminisme et les lois qui le régissent. C'est pourquoi il est naturel que, allant du connu à l'inconnu, on soit tenté d'interpréter la prédisposition ou sensibilité par l'anaphylaxie, l'allergie, etc.

Anaphylaxie. — C'est l'anaphylaxie de Richet (1902) qui est le pivot autour duquel évoluent les conceptions modernes sur la sensibilité ; elle n'est en effet qu'une sensibilisation expérimentalement provoquée.

Rappelons quelles sont les caractéristiques essentielles du phénomène : une injection *préparante* d'un *antigène* à dose infra-toxique provoque dans l'organisme de l'animal, après une *incubation* nécessaire de 10 à 20 jours, une modification occulte grâce à laquelle, si on vient à lui faire une injection *déchaînante* de la même substance à dose moindre et inoffensive, il réagira par un *choc* anaphylactique. On peut concevoir que la modification produite résulte de la formation d'*anticorps*. On peut transmettre à un sujet neuf une *anaphylaxie passive* en lui injectant du sérum d'un anaphylactisé contenant ces anticorps.

Se comportent comme antigènes non seulement les toxalbumines, mais des protéines quelconques, et même n'importe quel *colloïde*. En ce qui concerne les cristalloïdes j'en parlerai plus bas.

L'anaphylaxie peut être spéciale à l'égard de tel ou tel antigène, et même remarquablement élective ; ou bien elle est polyvalente. D'autre part elle est : soit temporaire, soit plus souvent durable, permanente, parfois même héréditaire.

Il n'est pas nécessaire que l'antigène préparant et déchaînant pénètre par injection ; l'ingestion, l'inhalation, l'absorption trans-cutanée, lesquelles ne comportent pas d'effraction, constituent des voies de pénétration qui peuvent suffire.

Les manifestations du choc chez l'animal, et notamment chez le cobaye, qui est en l'espèce le réactif de choix, sont trop connues pour que j'y insiste.

Chez l'homme, ainsi que l'ont montré les recherches de Richet, d'Arthus, de Wolf, de Biedl et Kraus, d'Achard et de ses élèves, de Widal et de son école, le choc anaphylactique, ou protéique ou colloïdal, s'accompagne d'un ensemble de phénomènes vasculo-sanguins et que l'on groupe sous le nom de *crise hémoclasique* ou *colloïdo-clasique*. En dehors de l'hypotension, qui avait été reconnue dès le début, cette crise comporte les éléments suivants : leucopénie plus ou moins accentuée, diminution dn nombre des hématies, inversion de la formule leucocytaire, raréfaction des plaquettes, hypo- ou hypercoagulabilité du sang, rutilance du sang veineux, abaissement de l'indice réfractométrique, variations de la viscosité, de la tension superficielle, de la conductibilité électrique, du pH, du rapport potassium/calcium, etc.

On est en droit de se demander si cette crise hémoclasique, brusque, d'intensité très variable et transitoire, est identique ou non au choc anaphylactique ou antigénique, si elle en représente un degré atténué ? La question se pose parce que, si dans la règle cette crise est un témoin tout à fait habituel du choc anaphylactique, en ce sens qu'elle l'accompagne ou quelquefois précède ou suit ses manifestations, nerveuses, circulatoires, articulaires, etc., elle s'observe aussi dans des conditions toutes différentes.

Il en est ainsi pour la crise hémoclasique alimentaire ; « l'épreuve de Widal », c'est-à-dire la simple absorption d'un verre de lait pris à jeun, suffit à la provoquer chez certains sujets. On a reconnu que tout ce qui agit sur l'organisme, tout agent chimique, physique, toute substance étrangère, et même une simple émotion, peuvent susciter cette crise *chez certains sujets*. — Retenons de cette constatation que le problème de l'anaphylaxie touche de près, sans limites nettes, à celui de l'idiosyncrasie.

Chez les sujets anaphylactisés, on peut d'ordinaire produire par l'injection intra-cutanée de l'antigène, et cela sans manifestations générales, une réaction locale plus ou moins intense. C'est le *phénomène d'Arthus* ou *anaphylaxie locale*; il peut servir à mettre en lumière une sensibilité spéciale, et il est la base de la doctrine de l'allergie et de la méthode des tests.

Allergie. — Ce nom a été donné par von Pirquet à un phénomène dont il a fait (1906-1910) une étude très étendue et pénétrante. Son procédé d'expérimentation consistait à employer la *cuti-réaction*, c'est-à-dire à rechercher les effets résultant du dépôt de certaines substances sur une scarification de la peau.

Ses recherches ont porté sur des sérums animaux, sur une série de maladies immunisantes et en particulier sur la vaccine, sur la tuberculose, etc. On savait quelle est la différence d'effet d'une vaccination première au cow-pox et d'une revaccination, suivant le degré d'immunité qui persiste. Il a montré que chez tous les sujets tuberculeux, ou même bacillisés à l'état latent, la tuberculine brute de Koch donne une *cuti-réaction positive*, alors qu'elle est négative chez les indemnes. Les premiers sont donc dans un état de réactivité modifiée, ils sont « allergiques ». A la période ultime de la tuberculose, dans la granulie, ou sous l'influence d'états pathologiques connus pour favoriser la dissémination de la tuberculose (rougeole, fièvre typhoïde, gravidité), la cuti-réaction s'atténue, il y a une *hypo-ergie* ou *anergie* qui est l'indice de l'abaissement du pouvoir de résistance organique.

Depuis vingt ans, la notion de l'allergie n'a fait que gagner en importance. C'est ainsi que Br. Bloch et Massini (1909) ont montré que chez les trichophytiques et les faviques la cuti-réaction à la trichophytine est identique de tous points à celle des tuberculeux à la tuberculine. Innombrables sont les travaux sur l'allergie et l'allergisation à toutes espèces de substances.

Quant aux rapports que l'allergie affecte avec l'anaphylaxie, on ne peut que reconnaître, avec Doerr, que le nom d'allergie s'applique au phénomène général dont l'anaphylaxie est un cas particulier.

En effet, selon la définition de von Pirquet, l'allergie est une modification de la réactivité de l'organisme pouvant résulter soit d'une maladie antérieure, soit de la pénétration de produits bactériens ou de substances étrangères ; cette modification porte sur les facteurs : temps, quantité et qualité. Le *délai* de la réaction est généralement raccourci ; — son *intensité* est soit renforcée (sursensibilité, anaphylaxie), soit diminuée (résistance, immunité) ; en conséquence le *seuil*, c'est-à-dire la dose ou la concentration de la substance allergique nécessaires pour provoquer la réaction, est, suivant le cas, abaissé ou élevé ; — enfin il peut y avoir changement du *mode* de la réaction, ou du *tissu* qui réagit.

On voit, qu'ainsi défini, le concept allergie embrasse toutes les sensibilités acquises, mais qu'il laisse en dehors de lui la sensibilité originelle, indépendante de toute préparation, celle qu'on appelle *idiosyncrasie*; car celle-ci est un « état » et non une « modification ».

Idiosyncrasie. — Un sujet qui réagit à une substance avec laquelle il n'a jamais jusqu'ici été en rapport et que les autres tolèrent impunément, est dit *idiosyncrasique*. L'idiosyncrasie apparaît donc comme une sensibilité innée et constitutionnelle, qui s'oppose à l'état d'immunité de la grande majorité des sujets de même espèce, lesquels sont déclarés normaux.

La sensibilité idiosyncrasique peut être plus au moins accen tuée par rapport au seuil de la réaction, à son intensité, à son évolution. Elle peut être spécifique, monovalente, vis-à-vis de tel ou tel agent, ou polyvalente. Ses variétés sont à peu près superposables à celles de la sensibilisation dont je parlerai plus bas. Aussi, est-on en droit de se demander si elle ne correspondrait pas à une sensibilisation antérieure occulte, personnelle ou peut-être héritée?

Quoi qu'il en soit, voici ce qui ressort des enquêtes expérimentales entreprises pour rechercher la fréquence de l'idiosyncrasie chez l'homme. Explorant la sensibilité de sujets sains et normaux, à l'aide d'une dizaine de substances, Br. Bloch en a trouvé de 7 à 10 pour 100 sensibles à l'une d'entre elles, et la proportion eût été probablement plus considérable avec une variété plus grande de produits. Pour la moitié d'entre les sujets sensibles, on retrouve une idiosyncrasie chez leurs ascendants. Les idiosyncrasies héréditaires portent rarement sur la même substance ; pourtant on a rencontré quelques cas de cet ordre (Lehmer et Rajka). Selon Mc Nair et Spain, 65 pour 100 des hommes réagissent au premier contact avec rhus toxicodendron. D'une façon générale, les idiosyncrasies monovalentes sont bien moins fréquentes que les polyvalentes ; les sujets sensibles à un agent sont, plus que d'autres, enclins à présenter des réactions vis à-vis de diverses allergines, qu'il s'agisse de « réactions de groupe » ou d'agents foncièrement différents.

Au fond on peut supposr que l'idiosyncrasie, qui est anormale, n'est peut-être que l'exagération de la sensibilité normale, et Doerr tend à croire que les idiosyncrasiques ne sont que des « sursensibilisables ».

Sensibilisation. — Il est d'observation courante qu'un sujet qui avait précédemment supporté sans inconvénients l'influence d'un agent externe ou interne, devienne intolérant à son action. Il s'est donc produit une modification dans son organisme. D'un état d'immunité vis-à-vis de cet agent, il a passé à une sensibilité, laquelle a deux caractères remarquables : c'est qu'elle est en général indépendante de la *dose* et se manifeste par conséquent sous l'influence d'une intensité d'action minime (abaissement du seuil), c'est que d'autre part elle est souvent *élective* et cela à un degré parfois surprenant, dont je donnerai des exemples.

La sensibilisation est tantôt brusque, tantôt progressive ; mais en pratique la discrimination entre ces deux ordres de faits n'est pas toujours facile à établir.

Dans le premier cas, sensibilisation *brusque*, c'est généralement après avoir été soumis à l'influence énergique d'un agent toxique, ou peu nocif, ou même indifférent, qu'il tolérait précédemment et que tolèrent la généralité des sujets normaux, — que le sensibilisé se met à réagir nettement ou violemment à son action, même légère (*Exemples* : intolérance médicamenteuse, sensibilisation à la lumière après une forte insolation, etc.). Cette sensibilisation brusque a pu maintes fois être expérimentalement reproduite.

Plus courants encore sont les exemples de *sensibilisation progressive*. C'est sur elle que reposent la plupart des dermites professionnelles (eczéma des blanchisseuses, etc.), des urticaires d'origine alimentaire, etc. Elle était autrefois, en ce qui concerne surtout les toxidermies internes, rapportée à une accumulation du médicament, explication qui n'est pas applicable à ceux dont l'élimination est rapide (iodures, etc.), ni surtout valable à l'égard des agents externes. Dans les cas de sensibilisation progressive, on recherche naturellement s'il n'y a pas en une agression massive de l'agent (*ex.* : indigestion de moules, etc.), laquelle ferait ranger le cas dans la sensibilisation brusque, et il faut reconnaître qu'il y a de nombreux cas intermédiaires ou mixtes. C'est aussi dans ces cas surtout, qu'on est tenté de supposer qu'il a pu se produire une modification dans les conditions physiologiques, hygiéniques ou pathologiques particulières au sujet; et cependant il est très commun qu'on n'en trouve aucune à invoquer. La sensibilisation progressive se prête mal à l'expérimentation; il est bien difficile de la réaliser chez l'animal; toutefois Arloing, Langeron et Spassitch (1923-1924) paraissent y avoir réussi chez le cobaye, par la voie digestive, en ajoutant de la bile aux antigènes.

A côté de cette sensibilisation générale, il faut admettre qu'il existe une *sensibilisation locale*. Les exemples où une portion du tégument seulement a été sensibilisée à des substances chimiques ou organiques, à des toxines microbiennes ou à des agents physiques, sont loin d'être rares. On sait que beaucoup d'éruptions médicamenteuses ont une tendance à se reproduire constamment sur les mêmes taches. J'aurai à y revenir et me borne à mentionner ici deux observations qui sont presque d'ordre expérimental. Nicolau (*Soc. Biol.*, 1924) a rapporté l'histoire d'un malade, lequel avait subi une cure mercurielle antisyphilitique, chez qui l'application d'un carré d'emplâtre de Vigo fit naître une sensibilisation locale très tenace, qui ne céda pas à une désensibilisation générale. D'autre part, Jadassohn, ayant tenté de désensibiliser un sujet sensible au mercure en lui administrant du tannate de mercure, a vu survenir une éruption hydrargyrique généralisée laquelle n'a épargné que les points du tégument ayant été le siège préalable d'une dermite par calomel. — C'est donc à bon droit qu'on peut parler d'une sensibilisation locale et d'une désensibilisation locale; l'une et l'autre plaident en faveur du siège tégumentaire de la sensibilité.

Peut-on déclarer sans réserves que la sensibilisation est d'ordre allergique et même anaphylactique? L'idiosyncrasie rentre-t-elle dans le même cadre? Toutes les formes de sensibilité relèvent-elles d'un même mécanisme pathogénique? Avant d'examiner les données qu'on possède sur ce sujet, il me faut signaler par *quels agents* le mécanisme de réaction est mis en jeu, et par *quels effets* celle-ci se traduit.

Agents de réaction. — (*Allergines.*) — Les agents capables de déclencher une réaction, et par là de révéler l'idiosyncrasie ou la sensibilisation acquise, sont d'une infinie variété. Je rappelle qu'un choc anaphylactique peut être provoqué par n'importe quelle protéine et par tous les *colloïdes* quelconques ; leur introduction dans les voies circulatoires, par injection intra-veineuse ou intra-cardiaque, est à cet égard particulièrement efficace ; mais ils agissent aussi, quoique à un bien moindre degré, lorsqu'ils pénètrent par la voie sous-cutanée, ou même par la voie buccale (*ex.* : arsénobenzènes).

Mais un choc analogue peut résulter de l'injection intra-veineuse de substances *cristalloïdes*, en elles-même inoffensives, telles que des solutions isotoniques de chlorure de sodium, de bicarbonate de soude, etc. On s'est naturellement demandé si, en pareil cas, on avait bien affaire à de l'anaphylaxie. Richet, Bruck, etc. ont supposé que le cristalloïde pourrait bien n'agir qu'indirectement en décomposant les colloïdes de l'organisme. Inversement de curieuses expériences de Werner Jadassohn lui ont montré que des substances colloïdales, telles que le blanc d'œuf ou certains poisons végétaux (céleri), peuvent agir par leurs constituants dialysables et par conséquent non colloïdes. D'ailleurs, dès qu'il s'agit de cristalloïdes et de toxicodermies, les conditions caractéristiques de l'anaphylaxie sont rarement réalisées ; très souvent manquent : l'action préparante, le délai d'incubation, et la transmissibilité par anaphylactisation passive.

Au total, sont capables d'éveiller une réaction d'intolérance : beaucoup de médicaments toxiques ou non, une foule de substances chimiques d'un usage courant ou professionnel, des plantes vénéneuses ou non, nombre de produits végétaux ou animaux, et même la plupart des aliments et boissons. Il n'est pas jusqu'à l'action du froid (urticaire, maladie de Raynaud, hémoglobinurie paroxystique), de l'eau d'un bain, de la lumière vive, du travail musculaire, etc... qui ne puissent provoquer un choc avec ses manifestations nerveuses, viscérales, cutanées, accompagnées d'une crise hémoclasique ; un choc peut même être suscité par les particules infimes ou les vapeurs qu'émettent par exemple le formol, la quinine, l'ipéca, la ricine, la graine de lin, voire l'odeur des chevaux, des moutons... ou de certaines plantes, ainsi qu'en ont cité des exemples Widal et ses collaborateurs... ou par une émotion !

A vrai dire ce qu'on appelle choc dans un bon nombre des circonstances que je viens de citer, ne se traduit guère, ainsi que je l'ai relevé plus haut, que par le tableau de la crise hémoclasique plus ou moins au complet.

On remarquera que parmi les « agents » capables de provoquer une « réaction », crise hémoclasique ou autre, il y en a un bon nombre auxquels ne semble guère convenir le nom d' « antigènes », ni celui plus compréhensif d' « allergines » qui implique une modification de l'organisme ; telles sont la lumière (p. 629) et d'autres radiations, la chaleur (métiers du feu), le froid, etc.

Sans m'arrêter au côté dogmatique de la question, je trouve commode d'appeler indifféremment *antigènes* ou *allergines* les agents capables de provoquer une réaction, qu'elle soit d'intolérance ou d'immunisation. — Je désignerai d'autre part sous le nom générique de *réagines* les substances ou dispositions internes d'où dépend la réaction. Ainsi toute réaction, choc anaphylactique, colloïdoclasique ou cutiréaction, résulterait de la rencontre, ou si l'on veut du *conflit : allergine-réagine*. Sans impliquer aucune doctrine, ce vocabulaire me paraît utile pour habiller les idées, et les rendre plus maniables dans les discussions.

Manifestations de la réaction allergines-réagines. — Le champ des réactions de cet ordre est si vaste qu'il serait irréalisable de vouloir l'embrasser d'un seul coup d'œil. Quelle est, en effet, l'infection, l'intoxication, la maladie de la nutrition, l'affection de tout ordre, dans laquelle elles n'interviennent pas ? Qu'on songe à ce qui revient à la personnalité du malade, au terrain, dans les symptômes et accidents de la scarlatine, ou de la diphtérie, de la tuberculose, dans l'intoxication arsénobenzolique, etc., pour ne prendre que ces quelques exemples ! Il n'y a guère de chapitres de cet ouvrage où il ne soit fait mention du rôle certain ou probable de la prédisposition.

Les manifestations de la sursensibilité varient nécessairement beaucoup selon la cause qui les déclenche, selon sa voie d'accès et son intensité d'action.

Les unes sont *générales*, les autres cutanées. Les premières sont en somme, et avec toutes les nuances de degré, celles du *choc anaphylactique* et des conséquences éloignées de l'anaphylactisation. Il n'y a pas lieu de leur consacrer ici de longs développements et je renvoie à la description de la maladie du sérum (p. **662**), laquelle représente un bon type du phénomène en question. Il va de soi que la *crise hémoclasique* fait partie du tableau, et je rappelle que, pour un bon nombre d'auteurs, quelques-uns des éléments de cette crise suffisent pour établir qu'il y a « choc ».

Les manifestations *cutanées* de la réaction de sensibilité ont cet intérêt spécial qu'elles constituent souvent par elles-mêmes la preuve certaine de cette réaction. Elles sont : soit profuses et diffuses, et consistent suivant les cas en érythème simple ou ortié, en urticaire vulgaire ou géante, en eczéma, en érythodermies aiguës ou prolongées, en purpuras et leurs variétés etc. ; — soit locales, *in situ*, comme le phénomène d'Arthus.

MÉTHODE DES TESTS. — Il n'est pas surprenant qu'on ait songé à utiliser en pratique le fait qu'un sujet, sensible à telle ou telle substance, présente une reaction locale rapide sous forme de dermite congestive, ortiée, eczémateuse ou même gangréneuse, lorsqu'on lui en applique une quantité minime sur un point légèrement excorié de la peau, ou qu'on la lui injecte dans le derme.

Cette *cutiréaction* ou *intradermoréaction* a été érigée en méthode d'exploration clinique, par les médecins Américains surtout ; de nombreux auteurs l'ont expérimentée ; Scomazzoni (*Cong. Derm. It.*, 1925) en a fait une étude d'ensemble. On a espéré pouvoir, par ce procédé, reconnaître quelle est, ou quelles sont, dans une association médicamenteuse ou dans un repas complet, les substances auxquelles le sujet est sensible.

Mais, bien qu'intéressante, cette méthode d'enquête n'est pas fidèle ; on observe souvent tantôt des réactions sans électivité, tantôt des absences de réaction surprenantes ; il arrive qu'un sujet réagisse à un extrait et non à l'aliment dont il provient (Haxthausen), ou inversement. Au total, la méthode des tests est laborieuse, délicate et décevante. Souvent, la privation de la substance qui paraît nocive et les régimes électifs, restent sans effet sur l'évolution de l'état morbide qu'on veut combattre.

ÉRUPTIONS PROVOQUÉES. — Dans cette révision des agents de

réaction et de leurs effets sur la peau, il faut réserver une place tout à fait à part aux « réactions isomorphes » que l'on peut provoquer chez les porteurs de certaines dermatoses ; un traumatisme, tel qu'une égratignure avec une épingle ou une irritation locale quelconque, peut faire naître chez eux, mais seulement si l'éruption est en période d'activité ou de « poussée », une traînée des éléments caractéristiques de leur dermatose. Ce phénomène de l'*éruption factice*, qu'on appelle à l'étranger *symptôme de Köbner*, se rencontre assez souvent dans le lichen plan, le psoriasis, l'eczéma, l'urticaire, des pemphigus, etc. (Kl. Fischer, *A. f. D.* 1927 N° 155). Cette réagibilité pour ainsi dire spécifique du tégument dans certaines conditions, est très suggestive, mais encore inexpliquée.

Mécanisme pathogénique. — On vient de voir que la prédisposition se ramène à un état de sursensibilité du sujet. Le sujet sursensible ne se distingue du sujet normal qu'en ce qu'il est apte à réagir à tel ou tel agent, ou à une foule d'agents de tout ordre, qu'un autre tolère. Cette *réaction* est anormale en ce que son seuil est abaissé, que son délai est abrégé, que son degré est exagéré, que son évolution est prolongée, — et souvent tous ces caractères sont réunis.

Cette aptitude à réagir était autrefois attribuée vaguement à une *constitution* morbide ; on a longuement cherché à distinguer entre elles des *diathèses* qui représenteraient la réactivité particulière, héréditaire ou acquise, vis-à-vis de certains groupes de causes, infectieuses, toxiques, alimentaires ou autres ; mais on n'a jamais pu déterminer les caractéristiques précises et le nombre de ces prétendues diathèses.

De nos jours on s'est efforcé, par des observations plus pénétrantes, et surtout par l'expérimentation, de serrer la question de plus près.

Richet pensait que l'antigène préparant fait naître dans l'organisme un *anticorps*, qu'il appelait toxogénine, lequel se combinerait avec la nouvelle dose d'antigène déclenchant pour constituer un poison violent du système nerveux, l'apotoxine. Cette interprétation n'est pas applicable au choc d'une injection première.

Ultérieurement on a pensé que le choc résultait d'un changement brusque et temporaire de l'*équilibre lipoïdique ou colloïdal* des humeurs de l'organisme (Billard) ; ce changement serait d'ordre physico-chimique et porterait soit sur la tension superficielle des liquides, soit plutôt sur l'état électrique des micelles, c'est-à-dire des particules minimes constituant les colloïdes ; le choc serait l'effet de la floculation ou agglutination de ces micelles (Kopaczewswi, A Lumière) et de l'action des micelles floculés sur les vaisseaux de l'encéphale. Cette théorie n'explique pas l'ensemble des conditions dans lesquelles se produit une réaction, ni les conséquences durables que celle-ci comporte parfois en dehors du choc.

Malgré les beaux travaux qui ont été consacrés à l'étude du mécanisme du choc allergines-réagines, on n'est pas fixé à cet égard. Il paraît probable qu'en dehors des modifications physico-chimiques des cellules et des humeurs, il faut faire une place à l'intervention du *système nerveux de la vie organique*. On s'efforce d'arriver à la conception d'un mécanisme qui régirait globalement les réactions de l'anaphylaxie, de l'allergie, de la sensibilisation et de l'idiosyncrasie.

La façon rationnelle d'aborder le problème c'est de rechercher *expérimentalement* quel est le siège des éléments de la réaction, et notamment le *siège des réagines*.

Il est tout d'abord manifeste que les réagines peuvent siéger *dans les humeurs circulantes*. C'est leur présence dans ces humeurs qui explique la sensibilisation générale, dont l'exemple le plus frappant est l'état anaphylactique, avec son corollaire l'anaphylactisation passive. Dès 1907 Richet avait démontré que la réaction anaphylactique peut se faire *in vitro* ; si l'on injecte dans le cœur d'un cobaye neuf le mélange d'un antigène et du sérum d'un sujet sensibilisé à cet antigène, on provoque un choc typique, alors que l'une des deux substances, ou le mélange de l'antigène avec le sérum d'un sujet non sensibilisé, sont inactifs. Flandin et Tzanck (*Soc. Biol.*, 12 nov. 1921) ont maintes fois répété cette expérience devant moi pour des arsénobenzènes, l'extrait de moules, le sérum de cheval, etc., avec un succès constant.

Un fait remarquable c'est que la sensibilisation expérimentale générale ne peut être obtenue qu'avec des protéines. On n'a jamais réussi, que je sache, à transmettre l'anaphylactisation passive à un animal avec le sérum de malades atteints d'éruptions médicamenteuses ; Achard et Flandin, Tzanck et bien d'autres après eux, ont échoué pour l'antipyrine, l'iodoforme, la quinine, l'ipéca, etc.; on n'a pas réussi non plus avec le sérum d'un idiosyncrasique au blanc d'œuf. — Mais, ces mêmes substances peuvent déclencher la réaction par voie cutanée, intradermique ou autre, chez les sujets qui sont sensibilisés. On a constaté que lorsqu'il s'agit d'antigènes albuminoïdes, la réaction se produit même avec leurs extraits dialysés, c'est-à-dire désalbuminés; ce fait curieux a été démontré chez des idiosyncrasiques par Grove et Cora pour les pollens, et par W. Jadassohn pour de l'extrait de céleri et de blanc d'œuf. Gougerot et Blamoutier ont constaté le déclenchement d'un choc hémoclasique, chez des sujets sensibilisés, par la cutiréaction au palissandre, Gougerot et Lotte par la teinture d'arnica.

Un fait non moins certain c'est que les réagines peuvent *siéger dans les tissus* et notamment dans le tégument. Cela ressort déjà de cette observation clinique que beaucoup d'éruptions médicamenteuses ont une tendance évidente à se reproduire aux mêmes points (antipyrine, quinine, etc.).

Cela est plus nettement encore prouvé par *l'épreuve de Prausnitz et Küstner* (1921), laquelle met en évidence à la fois la présence de réagines dans le sang et dans la peau d'un sujet sensibilisé. En voici la technique : sur un homme normal, en des points symétriques du tégument, on fait une injection intradermique de 1/10e de cm³ de sérum normal d'un côté, et de la même quantité de sérum du sujet allergique de l'autre ; 24 heures après, ou même plus tôt, on réinjecte aux mêmes places l'allergine correspondante; on voit alors se produire du côté qui a reçu le sérum sensibilisé, et de ce côté seulement, une réaction ortiée, immédiate et caractéristique.

Pasteur-Vallery-Radot, P. Blamoutier, G. Besançon et P. Giroux ont réussi cette épreuve avec le sérum de sujets sensibles aux pollens, à l'œuf, à des farines, au sérum de cheval. H. Biberstein (1926) a de même constaté la transmissibilité locale de la sensibilité au mercure, bismuth, pyramidon et salvarsan; les résultats ont toujours été négatifs jusqu'ici en ce qui concerne l'antipyrine, l'arsenic, le formol et l'iode.

A vouloir aller plus loin, à suivre les auteurs qui cherchent, par l'interprétation d'observations et d'expériences, non contestables en elles-mêmes, à préciser le siège exact des réagines, on s'avance sur un terrain mal assuré.

C'est ainsi qu'en se basant sur des observations et expériences bien conduites, on nous affirme que certaines réagines siègent plutôt dans l'appareil vasculaire de la peau, et d'autres dans l'épiderme. On en conclut qu'elles sont liées aux *cellules des tissus*. Il est de fait que certains médicaments ou substances produisent des réactions du type urticaire, tandis que d'autres sont nettement eczématogènes, attestant par là leur affinité pour les réagines de tel ou tel siège.

On fait remarquer que la peau n'a pas à cet égard de privilège exclusif; que *d'autres appareils* (broncho-pulmonaire, respiratoire supérieur, nerveux et vago-sympathique, digestif, etc.) paraissent être aussi, isolément ou concurremment, le siège de réagines; dans le cas d'apport d'allergines ayant une affinité avec les réagines ainsi localisées, la réaction se traduira par un accès d'asthme, de coryza des foins, de migraine, etc.

Une même allergine pourra donc sur des sujets différents susciter une réaction autre, ou sur un même sujet étendre son action à plusieurs appareils. Cette manière de voir fournit une interprétation à l'idée de « parenté » entre diverses affections, laquelle avait été proclamée dès longtemps par les cliniciens, et avait donné naissance à la doctrine des diathèses.

Quant à un certain nombre de questions, très captivantes en elles-mêmes, mais encore trop discutées, je me bornerai à les énoncer :

Quelle est la nature des réagines? Peu d'auteurs sont tentés de croire qu'il s'agisse d'une substance. On penche plutôt vers l'idée qu'il s'agit d'une altération physico-chimique du complexe colloïdal des cellules, ou même de la membrane des cellules; cette opinion, qui est celle de Doerr (1915-1920), était déjà dans l'esprit de Zangger et je crois bien de Widal.

Y a-t-il une seule ou une infinité de réagines diverses? La différence entre le sujet sursensible et celui qui est à l'état normal, n'est-elle que quantitative? Ce sont là questions actuellement insolubles, auxquelles se rattache le *problème de l'idiosyncrasie*.

L'idiosyncrasie est-elle du même ordre que l'allergie? Est-elle une réaction antigène-anticorps? On a supposé qu'elle pourrait résulter de la pénétration inaperçue préalable d'une allergine par la voie trans-placentaire, par le lait de la mère ou de la nourrice, par des hasards de rencontre au cours de la vie du sujet; mais on ne peut pas le prouver.

Il faut noter que l'idiosyncrasie n'est pas transmissible à l'animal par le sérum du sujet, ce qui semble établir une différence essentielle entre elle et l'anaphylaxie. Mais d'autre part il faut reconnaître, avec Doerr, que diverses circonstances plaident franchement en faveur de l'identité : c'est la spécificité si extraordinairement élective de certaines idiosyncrasies monovalentes vis-à-vis de telle ou telle substance, que ni sa constitution chimique ni son action sur les sujets normaux ne permettent d'expliquer; c'est le fait que les réactions idiosyncrasiques sont identiques à celles de l'anaphylaxie par leurs manifestations générales ou cutanées et leur évolution; c'est enfin qu'on a vu assez souvent une idiosyncrasie céder à une cure de désensibilisation, comme s'il s'était agi d'une allergie.

Quelques exemples illustrent l'*électivité* curieuse de certaines idiosyncrasies : Bloch a vu des sujets sensibles à la quinine réagir aussi à la cinchonidine et se montrer beaucoup plus réfractaires à la cinchonine ou à d'autres dérivés quiniques même isomères. — Parmi les idiosyncrasiques à l'iodoforme, les uns sont sensibles au constituant iode, d'autres au radical méthyle CH^3. Landsteiner a réussi à rendre nocifs, par méthylisation, des protéines de cheval, lapin, poule et des extraits de graines. — Willy Bircher (*D. Z*, 45), s'étant reconnu sensible depuis une quinzaine d'années au poison de Primula obconica, et non à celui de Primula sinensis ni à d'autres substances connues comme eczématigènes, a constaté que, pendant la période d'acmé de son éruption par Primula obconica, sa sursensibilité devenait temporairement polyvalente.

La grande majorité des sujets normaux sont réfractaires au poison des primevères, quelques-uns réagissent au contact de leurs feuilles par une dermite eczémateuse. Br. Bloch et A. Steiner-Wourlich, ayant soumis des sujets réfractaires et indemnes de tout eczéma à l'action, sur peau excoriée, d'extraits de Primula obconica, ont réussi, après une ou deux applications, à en sensibiliser 40 à 60 pour 100 (1923); ultérieurement, en employant un extrait plus concentré, ils ont obtenu cette sensibilisation sur 100 pour 100 des sujets (1926).

Or cette allergie artificiellement produite est identique à l'idiosyncrasie spontanée de certains sujets, par ses réactions, par le fait qu'elle est étendue à l'ensemble du tégument, et qu'elle est persistante.

Il semble qu'on puisse conclure, avec ces auteurs, qu'entre l'état normal et l'état idiosyncrasique il n'y a pas de différence essentielle, mais une simple différence de degré.

La notion générale qui ressort des recherches modernes peut être résumée comme suit. La sursensibilité, qu'elle se présente sous forme d'idiosyncrasie ou de sensibilisation, n'est pas un phénomène étrange et foncièrement différent des propriétés normales de l'organisme. Elle paraît n'être que l'exagération de l'irritabilité ou réactivité de tout être vivant, laquelle met en jeu un mécanisme de défense. La sursensibilité peut donc être considérée comme un mécanisme de défense exagéré, et qui souvent dépasse le but.

On ne saurait contester que les notions acquises ne jettent une certaine lumière sur la valeur des formules auxquelles avaient abouti les cliniciens de par la seule observation : « L'érythème ou l'urticaire, disait Besnier, ne sont pas l'effet direct de la cause toxique qui paraît les produire ; c'est le malade qui fait l'éruption ; l'agent externe ne joue que le rôle du doigt sur la détente d'un fusil chargé. »

D'autre part, ces notions ont conduit déjà à des résultats thérapeutiques appréciables, qui en présagent de plus précieux encore.

Aperçu de thérapeutique générale.

La désensibilisation. — Le but de la médecine est de guérir, ou mieux encore de prévenir les maladies. Pour atteindre ce but il est essentiel de connaître les causes morbifiques, leur mode d'action et les moyens dont on dispose pour influencer soit la cause, soit le processus pathogénique, soit les lésions qui en sont les conséquences.

Du présent chapitre il ressort que, dans le mécanisme pathogénique des causes, une part importante revient au *terrain*, c'est-à-dire à la réceptivité et à la réactivité du sujet. Quand on ne peut pas supprimer la cause, parce qu'elle est inévitable ou inaccessible, ou que le mal est déjà fait, on n'a que deux ressources : celle de lutter contre elle en la détruisant (*ex*. gale), ou celle de renforcer l'immunité ou la résistance de l'organisme.

Pour créer ou renforcer l'immunité contre certains agents infectieux, on intervient soit par les vaccins, soit par les procédés d'immunisation passive ; pour lutter contre la sursensibilité ou réactivité anormale, on a recours aux moyens récemment découverts de *désensibilisation*.

Mais il va de soi que le dermatologiste doit se garder de céder à la tendance moderne qui l'entraînerait à ne plus voir que la sensibilité et la réactivité du malade, et à diriger toute son activité thérapeutique dans ce sens. Il doit rester médecin. Il a avant tout à rechercher la cause morbifique et à la supprimer dans la mesure du possible ; à traiter les lésions selon leur nature et leur morphologie (p. 1037) ; à étudier son malade au point de vue de ses tares organiques ou fonctionnelles. Ce n'est qu'après ce travail d'analyse et d'appréciation qu'il aura à juger s'il est indiqué d'intervenir par une cure de désensibilisation.

Pour ne pas allonger ce préambule, je me borne à signaler combien il serait déraisonnable d'entreprendre la désensibilisation d'un malade sans s'apercevoir qu'il est galeux ou épidermophytique, ou syphilitique ou paludéen, etc. !

Non moins essentielle, en cas d'affection cutanée, est la recherche des intoxications professionnelles, accidentelles, alimentaires ou autres ; — la recherche des foyers septiques et des infections latentes auxquels j'ai fait allusion ; — la recherche des troubles organiques ou fonctionnels, surtout hépatiques, rénaux, intestinaux, hématiques, etc.

Ce n'est qu'après le traitement de ces désordres, par médicaments, interventions, régimes, mesures d'hygiène de tout ordre, etc., que pourra avoir à intervenir une thérapeutique désensibilisatrice. Les troubles endocriniens et vago-sympathiques doivent aussi vivement attirer l'attention, et, selon leur nature, ils fournissent souvent des directions dans le choix des agents dits de désensibilisation.

Les procédés de désensibilisation ne sont, à la vérité, nullement réglés encore à l'heure actuelle. Mais le champ paraît fécond, et il est bon de noter les quelques récoltes qui y ont déjà été faites.

Les procédés qui s'offrent à nous diffèrent entre eux par leur but : les uns visent à une action *anti-choc* et l'on peut dire qu'ils constituent une médication symptomatique ; les autres, se proposant de supprimer la sensibilité anormale, cherchent la *désensibilisation vraie*, et sont donc une médication curative.

Ils diffèrent aussi par leur mécanisme d'action : la méthode de désensibilisation *brusque* agit par un choc intense ; la méthode *progressive* cherche à éviter le choc. On peut concevoir que, dans la première, un apport massif d'allergines épuise la provision de réagines qui existaient dans les humeurs et les tissus ; que, dans la seconde, des apports successifs et mesurés arrivent à les saturer peu à peu.

Que cette interprétation soit fondée ou non, il faut se rendre compte qu'il s'agit de susciter une réaction entre deux éléments dont un seul est mesurable ; on doit donc s'attendre à des insuccès, à des résultats partiels et temporaires, et même à des aggravations possibles. D'ailleurs, les faits connus obligent à reconnaître que, si un bon nombre des procédés de désensibilisation se laissent ramener au schéma ci-dessus, d'autres paraissent exercer leur action sur l'équilibre colloïdal des humeurs et des cellules, ou agissent sur l'appareil nerveux organique.

C'est à Besredka que revient l'honneur d'avoir le premier indiqué une méthode d'anti-anaphylaxie ; ce savant a montré qu'on évite le choc anaphylactique en injectant, une heure environ avant l'injection de la substance déchaînante, une minime quantité de cette même substance. On peut, bien entendu, faire varier le délai, et le nombre, et la teneur des injections désensibilisatrices ; j'en donnerai des exemples à propos de la maladie du sérum (p. **665**).

Cette méthode qui a reçu le nom de *skeptophylaxie* (Ancel et Bouin) est susceptible d'innombrables variantes et la majorité des procédés usuels en dérivent.

On a reconnu qu'une grande quantité de substances, même cristalloïdes, injectées dans les veines, conduisent au même résultat. C'est ainsi qu'on a préconisé, surtout pour éviter les réactions précoces des injections intraveineuses d'arsénobenzènes: l'hyposulfite de soude à 5 pour 100 (A. Lumière et Chevrotier 1920, Ravaut); la solution à 9 pour 1000 de chlorure de sodium (Richet, Brodin, St-Girons); le carbonate de soude (à 1 : 30 Sicard et Paraf), et d'innombrables corps chimiques d'ordre divers. En usant de la voie veineuse, l'effet est brusque, mais généralement temporaire. Pour obtenir la désensibilisation progressive, on s'adresse plus généralement à la voie hypodermique, qui comporte une pénétration encore relativement rapide, et surtout à la voie intra-cutanée, trans-cutanée même, et à la voie digestive.

Cependant les injections intraveineuses de solution d'hyposulfite de soude à 20 pour 100, sont recommandées par Ravaut comme progressivement désensibilisatrices; elles semblent constituer un des meilleurs traitements des hydrargyries et arsénobenzolides. Il est pratique de les utiliser aux doses progressives usuelles pour le novarsénobenzol, mais en les répétant quotidiennement.

En ce qui concerne la *voie buccale*, Pagniez et Pasteur-Vallery-Radot (1916) ont montré qu'on réussit assez souvent à éviter l'apparition de poussées d'urticaire alimentaire et de maladie de Quincke en faisant prendre au malade, une heure avant le repas, de petites quantités des aliments qui sont nocifs pour lui, ou plus simplement 0 gr. 20 de peptone, de préférence polyvalente. Le même procédé s'est montré quelquefois efficace vis-à-vis de sensibilités à la quinine, à l'antipyrine, aux farines, au chocolat, etc. A titre d'exemples je mentionnerai que Perutz désensibilise les ouvriers atteints de dermite par térébenthine, en leur donnant trois fois par jour une goutte d'huile d'olive térébenthinée à 1 pour 100, et en augmentant d'une goutte par jour. Gougerot et Blamoutier ont désensibilisé quelques ébénistes contre le bois de palissandre par des cuti-réactions répétées.

Plus efficaces sont les *voies intradermiques et sous-cutanées*.

La peptonothérapie de Pasteur-Vallery-Radot, bien qu'elle exige d'être poursuivie pendant au moins trois semaines, et que dans les cas d'eczéma ou d'urticaire elle compte d'assez nombreux échecs, est très en faveur, surtout dans l'asthme et le coryza des foins. Avec Blamoutier, l'auteur conseille des injections intradermiques répétées d'une solution à 50 pour 100 de peptone de Witte à la dose de 1/10e à 3/10e de cm³; — avec Haguenau, des cutiréactions répétées, soit à l'antigène spécifique, soit à la peptone.

L'autohémothérapie a été inaugurée par Sicard et Gutmann (*S. M. H.*, 1912) pour le traitement de l'épilepsie; elle a été reprise l'année suivante par Ravaut (*Ann. Derm.*), et empiriquement essayée par lui dans diverses dermatoses; c'est dans mon service qu'elle a été appliquée pour la première fois dans un but de désensibilisation (A. Tzanck. *Soc. Biol.*, 4 juin 1921) dans les eczémas professionnels (p. **90**), puis dans d'autres dermatoses. Nicolas, Gaté et Dupasquier et de nombreux auteurs ont généralisé ces tentatives.

On prélève dans la veine du malade 2 à 20 cm³ (généralement 5 à 12 cm³), de sang, et on le lui réinjecte aussitôt dans la fesse, et cela à huit, ou dix ou douze reprises, à intervalle d'un ou de plusieurs jours et à doses légèrement progressives. On a vanté l'autohémothérapie dans une série de dermatoses, allant du groupe urticaire aux prurigos, eczémas, etc.; il est curieux que ce soient des affections infectieuses (herpès récidivants, zona, furonculose), dans lesquelles les auteurs s'en louent le plus; tous s'accordent, du reste, à dire que les échecs et les récidives sont très fréquents. On ne s'explique guère le mode d'action de cette manœuvre; elle donne lieu à une crise hémoclasique dans 75 pour 100 des cas (Moutier et Rachet, 1923), quelquefois inversée; il se pourrait qu'elle agisse au titre de protéinothérapie sous sa forme la moins perturbatrice. Dans les cas rebelles, Ravaut croit l'homohémothérapie plus efficace. Flandin et Tzanck se sont bien trouvés de l'autoplasmothérapie.

L'autosérothérapie, qui se pratique par gouttes à doses progressives (de 1 à 10 gouttes), en injections intradermiques et sous-cutanées, diffère de l'autohémothérapie en ce qu'elle met à profit à la fois l'action modificatrice, peu connue mais certaine, du tissu cutané, et les propriétés cryptotoxiques du sérum. Achard et Flandin ont en effet montré que le sérum d'un sujet anaphylactisé est toxique pour lui-même. Pour la désensibilisation progressive, Flandin recommande de faire le prélèvement du sang, non *après* un choc, mais *avant* les accidents aigus ou à leur début. Cette méthode, dérivée de celle de

Besredka, a donné de nombreux succès très nets dans le coryza
des foins, l'asthme, beaucoup d'urticaires, d'eczémas et de
dermatoses professionnelles, etc.

On expérimente actuellement avec des résultats encourageants, les injections hypodermiques et intraveineuses d'eau
minérale d'Uriage, qui est isotonique ; on l'utilise en ampoules
de verre neutre, ou puisée à la source.

Dérivent d'un autre ordre d'idées les injections de *produits
microbiens*, tels que l'entéro-vaccin de Danysz, et en général
les autovaccins de microorganismes du tube digestif, dont
Barber (1925) s'est loué. Le vaccin polyvalent de Pierre Delbet
(propidon), la bactériothérapie (A. Mauté), les antivirus de
Besredka (1926), — en somme des filtrats ou lysats des microbes
divers de la suppuration, employés en injections ou en pansements locaux (gélo-vaccins de Jausion). — visent plutôt l'immunisation vis-à-vis des pyocoques (p. 762) ; en dehors des cas de
cet ordre leurs indications ne sont pas réglées.

Il faut réserver une place à part aux procédés de désensibilisation qui mettent en œuvre les propriétés pharmaco-dyna-
miques des *médicaments du système nerveux organo-végétatif*.
Je rappelle qu'on peut combattre l'état hypervagotonique directement par l'atropine (inhibiteur du vague) et indirectement
par l'adrénaline (excitant du sympathique). Que contre l'état
hypersympathicotonique on dispose du chlorhydrate de pilocarpine, de l'ésérine ou physostigmine et de la généserine
(excitant du para-sympathique), ou de l'ergotamine (inhibiteur
du sympathique). Bien que reposant sur des bases physiologiques certaines, les médications de cet ordre ne sauraient être
considérées comme précisées dans leurs indications et sûres
dans leurs résultats ; il faut tenir compte d'une part de l'am-
photropisme des médicaments, et d'autre part du fait que le
déséquilibre vago-sympathique est, comme je l'ai dit plus haut
(p. 596), souvent mixte et variable chez un même sujet.

L'action anti-choc du chlorhydrate d'*adrénaline* est hors de
conteste, mais peu durable. On emploie l'adrénaline avec succès
comme préventif ou curatif des accidents alarmants immédiats ;
on la recommande (Milian) dans les poussées aiguës d'iodisme
et contre l'hypotension rapide ou tardive des choqués. Son

mode d'administration de choix est l'injection sous-cutanée de
10 gouttes de la solution au 1000ᵉ, renouvelée sans crainte
autant qu'il est nécessaire ; la voie intraveineuse est hautement
dangereuse ; elle doit être réservée aux cas d'alarme extrême et
dans ce cas en dilution étendue (1/10ᵉ de milligramme dans
250 gr. de sérum physiologique). Par la voie digestive, l'adrénaline est très peu efficace ; elle l'est un peu plus si l'on fait
garder dans la bouche 12 ou 15 gouttes de la solution, étendue
de la même quantité d'eau, ou en suppositoires.

Le sulfate d'*atropine* (1/4 de milligramme), ou mieux l'extrait
ou la teinture de belladone, sont paralysants du parasympathique ; en tant qu'agents de désensibilisation ils n'ont que peu
de résultats à leur actif.

La *pilocarpine* (chlorhydrate), l'alcaloïde du jaborandi, a été
essayée dès 1879 par Simon et 1880 par L. F. Pick, comme
sudorifique. Pollitzer a incidemment noté son effet sédatif dans
l'urticaire. Lévy-Solal et Tzanck, qui l'ont attentivement étudiée
depuis 1923, ont démontré sa puissante action anti-choc, grâce
à laquelle on arrête non seulement l'urticaire, mais l'éclampsie
puerpérale. La pilocarpine s'administre à la dose de 1/2 cm³
de la solution au centième, répétée trois ou quatre fois en
24 heures, par voie buccale ou mieux sous-cutanée. Maurice Vernet prône l'extrait hydro-alcoolique éthéré de jaborandi (néopancarpine) dans le coryza spasmodique.

On a récemment reconnu une réelle efficacité à une médication sédative du système nerveux général, par des *bromures*,
qui a été introduite dans la thérapeutique des manifestations
cutanées du choc et de l'intolérance par Lebedjew (*D. W.*,
1824, nº 5) ; on emploie le bromure de sodium à 10 pour 100
dissous dans la solution physiologique de chlorure de sodium,
à la dose de 5 à 10 cm³ en injections intraveineuses, renouvelées de deux en deux jours ; on a utilisé aussi le bromure de
strontium ; ils semblent utiles surtout contre le prurit, l'eczéma
aigu, l'hydrargyrie, etc.

Il n'est pas jusqu'à l'opothérapie *endocrinienne* qui ne puisse
avoir à intervenir dans les cures de désensibilisation, thyroïdienne surtout et ovarienne, peut être aussi hypophysaire ;
mais on ne saurait donner de règle générale à cet égard.

Il ne serait pas outre mesure surprenant qu'on reconnût un

jour des vertus désensibilisatrices à des allergines *physiques*,
telles que la lumière, les radiations ultra-violettes ou autres,
les eaux thermales, les climats, etc....

En somme, les méthodes de désensibilisation s'appliquent à
toutes les formes de sursensibilité, spécifique, polyvalente ou
générale, acquise ou idiosyncrasique. Elles ne sont pas encore
suffisamment éprouvées pour être nettement codifiées. Cependant, à titre de direction pour le choix à faire entre tel ou tel
procédé, je tiens à faire remarquer qu'elles se groupent en
trois classes :

Quand il s'agit d'une sursensibilité spécifique, c'est la *skeptophylaxie* sous une de ses variantes qui est indiquée. — Si l'agent
nocif est inconnu ou si la sensibilité est polyvalente, on recourt
à la *médication anti-choc*; celle-ci, dans une certaine mesure, se
confond avec une *vaccination par le choc*; mais il faut savoir
que cette dernière expose à des aggravations possibles. — Enfin,
comme la sursensibilité est fréquemment alliée à un déséquilibre des systèmes nerveux organo-végétatif et endocrinien,
on a la ressource d'intervenir par une thérapeutique médicamenteuse ou opothérapique dirigée contre cette rupture d'équilibre. — Connaissant le mécanisme de l'action de ces divers
procédés, on verra sur quel groupe il est indiqué de faire porter
son choix, et souvent on pourra être amené à combiner utilement telle ou telle des médications dont on dispose.

CHAPITRE XXIV

DERMITES ARTIFICIELLES

On appelle *dermites artificielles* les inflammations de la peau
résultant de l'action nocive d'une cause mécanique, physique
ou chimique.

Leurs aspects cliniques sont d'une extrême diversité; elles
peuvent affecter presque toutes les formes dermatologiques
élémentaires, notamment celles d'érythème, d'urticaire, de
purpura, d'eczéma, de phlyctènes, de gangrènes, etc.

L'intensité des lésions, leur caractère superficiel ou profond, leur apparition plus ou moins rapide ou lente, leur durée éphémère ou prolongée, dépendent d'une part de la cause, d'autre part du terrain sur lequel elle a agi.

La *cause* peut avoir par elle-même une nocivité plus ou moins grande ; son action peut avoir été plus ou moins intense ou durable. Certaines sont nocives indistinctement pour tous les sujets (caustiques, rayons X, etc.) ; d'autres ne le sont que pour quelques-uns, ou exceptionnellement, et en raison d'une prédisposition ; même pour ces dernières les facteurs intensité et durée entrent grandement en jeu.

Le rôle du *terrain* ressort nettement de ce qui a été dit dans le chapitre précédent. Il intervient même en ce qui concerne les dermites mécaniques ou physiques. La vulnérabilité anormale du tégument est rarement liée à sa conformation vicieuse, congénitale ou évolutionnelle (pemphigus congénital, xeroderma pigmentosum, etc.) ; généralement elle dépend de ce que nous avons abondamment étudié sous le nom de *prédisposition morbide*.

Certaines lésions cutanées artificielles ont par elles-mêmes un aspect assez caractéristique pour mettre d'emblée le clinicien sur la voie du diagnostic ; mais pour d'autres il est souvent fort embarrassé pour en découvrir l'origine. C'est précisément cette difficulté qui fait l'intérêt des dermites artificielles, qui d'ailleurs sont d'une fréquence extrême.

Je vais passer successivement en revue : 1° les *dermites de cause mécanique* ; — 2° les *dermites de cause physique* ; — 3° les *dermites de cause chimique*, ou paraissant telles, qu'on peut appeler *toxidermies*.

DERMITES DE CAUSE MÉCANIQUE

Les traumatismes de toute nature, lorsqu'ils sont légers, peuvent donner lieu à de l'érythème. Plus violents, ils causent une contusion, une plaie, etc., en un mot, des accidents chirurgicaux.

D'ordre dermatologique sont : l'*eczéma traumatique* (p. **66**), — les *excoriations par grattage*, et l'hypertrophie épidermique qu'on appelle *lichénisation* ; je parlerai de cette dernière au chapitre des prurits (p. **678**) ; — certaines *alopécies* traumatiques (p. **539**) ; — d'autre part les effets des pressions répétées ou prolongées dont je vais parler.

Une pression forte et durable sur un point de la peau, comme celle qu'exerce un appareil plâtré mal adapté, provoque d'abord de l'érythème, puis de la phlycténisation, enfin de l'ulcération, et même de la gangrène.

Une pression répétée avec frictions sur un épiderme épais, telle que celle qui est produite sur le pied par une chaussure dure pendant une marche forcée, ou sur la main par le maniement d'un outil ou d'un instrument quelconque, fait naître ces soulèvements bulleux, dits *ampoules traumatiques*, bien connus des soldats, des alpinistes, des canotiers, des gymnastes, etc. On doit éviter de les inciser, et tout au plus en évacuer le contenu aseptiquement.

Je rappelle ici la vulnérabilité spéciale de la peau qui constitue le *pemphigus congénital* (p. **242**.)

Durillon. — Appelé aussi *callus* ou *callosité*, le durillon est une dermite chronique traumatique avec épaississement du derme et hyperkératose.

On observe des callus : aux mains des ouvriers, et souvent leur siège est révélateur de la profession du sujet (terrassiers, forgerons, tailleurs, etc.) ; — aux pieds, notamment sur le cou-de-pied et aux chevilles ; de plus sur la saillie de la tête du premier métatarsien en cas d'hallux valgus, où ils contribuent à la constitution de l'*oignon* ; — sur les ischions des cavaliers, etc. Le durillon peut en somme se produire n'importe où.

C'est une saillie jaunâtre ou pigmentée, d'étendue variable, ronde ou ovalaire, à bords en pente douce, épaisse et ferme au palper. Réaction de défense du tégument, le callus n'est pas douloureux spontanément ou à la pression, à moins qu'il ne soit enflammé. Dans ce cas, — *durillon forcé* de Chassaignac, — une ampoule peut se former sous l'épiderme épaissi ; si elle s'infecte, l'abcès sous-épidermique donne souvent lieu à de la lymphangite, avec fièvre, ce qui force le malade à s'aliter.

Le seul *traitement* du durillon simple consiste à supprimer sa cause. — Les pansements humides et le repos, après incision s'il y a lieu, sont ce qu'il y a de mieux à conseiller dans le durillon forcé.

Cor. — Le cor est une hyperkératose traumatique locale avec inflammation puis atrophie du derme, qui ne se rencontre qu'aux pieds, sur les points chroniquement pressés par des chaussures mal adaptées. Il siège surtout sur la saillie des articulations phalangiennes des orteils, notamment sur le 5e orteil, ou sur la saillie des métatarsiens, quelquefois sur la plante. Les dimensions varient de celle d'une lentille à celle d'une petite fève. Un cor est toujours douloureux, soit spontanément par les temps humides, soit à la pression, s'il n'est pas abrasé.

Le cor diffère du durillon par l'épaisseur bien plus grande de sa couche cornée, qui proémine en tubérosité lisse ou écailleuse, et s'enfonce en profondeur dans le derme; ce dernier est déprimé en entonnoir, enflammé ou atrophié. Au centre de la masse cornée on distingue souvent une partie médullaire, blanche, plus molle, formée de cellules mal kératinisées. Au-dessous du cor, l'épiderme malpighien est aminci et les papilles sont effacées. Il arrive quelquefois qu'au centre du cor une papille à vaisseaux dilatés vienne pointer dans la masse cornée. La prétendue « racine » du cor ne répond à rien de réel; son extraction par certains pédicures constitue une simple supercherie.

L'*œil de perdrix* est un cor interdigital, rendu mou par la macération.

On doit éviter de confondre le cor avec la verrue plantaire (p. 305), ou avec le mal perforant (p. 386).

Les cors, au sujet desquels les malades, bien à tort, n'osent souvent pas consulter leur médecin, constituent une petite infirmité très pénible parfois. Non soignés, et irrités par les pressions, ils peuvent devenir le siège d'une inflammation, d'une phlyctène, d'un abcès, etc. Maladroitement taillés, ils occasionnent souvent une lymphangite. Il est à remarquer que les cors ne guérissent généralement pas par la suppression de leur cause, chez les malades longuement alités par exemple; ce fait témoigne de la persistance des qualités anormales que les cellules épidermiques avaient acquises.

Le *traitement* vulgaire consiste à abraser régulièrement au rasoir la couche hyperkératosique avant qu'elle ne soit redevenue exubérante et douloureuse, ainsi qu'à éviter toute pression locale. On peut aussi ramollir la masse cornée par des pansements humides nocturnes, ou par des kératolytiques, tels que les emplâtres salicylés, ou le collodion salicylé, ce qui permet de l'arracher dans un bain chaud. A moins d'une grande persévérance dans les soins, la rechute est fort à craindre.

DERMITES DE CAUSE PHYSIQUE

La chaleur, le froid, les radiations solaires et électriques, les rayons X, — portés au delà d'une certaine limite — sont nocifs pour nos téguments. Ils provoquent toute une gamme de lésions, qui vont de l'érythème à la gangrène. Les infections pyococciques surajoutées viennent souvent compliquer le tableau morbide.

A dose modérée, progressive et répétée, certains agents physiques peuvent produire, sans qu'on saisisse le déterminisme de cette différence, tantôt une sensibilisation, tantôt une accoutumance. Cette dernière peut s'accompagner de modifications locales; on connaît la pigmentation due aux radiations solaires (hâle) ou ultra-violettes, que l'on considère comme une réaction de défense; de même celle des ouvriers du feu, et les pigmentations réticulaires dues aux chaufferettes et compresses chaudes (p. **415**). A cet égard la prédisposition individuelle est extrêmement variable. Les rayons X et les substances radioactives créent chez tous les sujets une sensibilisation locale inévitable et durable. Il ne semble pas qu'on puisse admettre une différence de sensibilité personnelle, même quant au seuil de nocivité, vis-à-vis des agents brutaux comme la chaleur ou le froid intenses qui agissent par coagulation et nécrose des tissus, sinon celle fort minime, qui peut résulter de troubles préalables de la circulation générale ou locale. — Je consacrerai plus loin un paragraphe aux accidents dus à la lumière.

Brûlures. — Les brûlures peuvent être produites par des corps en ignition, en incandescence, ou par des corps chauffés, qu'ils soient solides, liquides ou gazeux; on appelle souvent aussi brûlures les lésions causées par la lumière vive, par l'électricité ou par les caustiques.

On distingue quatre degrés de la brûlure :

Au *premier degré* les lésions consistent en *érythème*, avec douleur vive, chaleur, tuméfaction; c'est l'érythème *a calore*. En l'espace de quelques heures ou de quelques jours, et dans ce dernier cas après desquamation, tout a disparu.

Le *deuxième degré* est caractérisé par des *bulles*. Celles-ci se forment soit instantanément, la vaporisation du plasma intramalpighien ayant soulevé la couche cornée sous laquelle afflue une certaine quantité de sérum, — soit secondairement, en quelques heures, par le mécanisme de la phlycténisation superficielle ou profonde (p. 218). Le contenu des bulles, qui sont de volume très variable, est jaune citrin, fluide ou gélatineux. La douleur est des plus intenses. Les bulles étant crevées, le liquide s'écoule, et sous la membrane épidermique apparaît une surface luisante, d'un rouge vif; ou bien elles se flétrissent et se dessèchent en croûtes; ou encore elles s'infectent et suppurent Dans ce dernier cas, il peut subsister une cicatrice. Le processus de guérison dure une ou deux semaines.

Au *troisième degré* il y a *escarrification*, coagulation et nécrose du derme et parfois des parties sous-jacentes à une profondeur plus ou moins grande. Les phlyctènes n'apparaissent que sur les bords de l'escarre, qui, suivant les cas, est jaunâtre ou brune, sèche et insensible. La douleur peut être moindre que dans une brûlure du second degré, à cause de la destruction des terminaisons nerveuses. L'évolution, d'une durée très variable suivant la profondeur et l'étendue de la brûlure, selon la région atteinte et les complications éventuelles, est celle d'une gangrène non progressive (p. 401). La cicatrice est souvent vicieuse. — On parle de brûlure au *quatrième degré* quand il y a *carbonisation* de tout un segment de membre.

Les *brûlures très étendues*, comme celles des enfants tombés dans une chaudière, celles que causent les flammes d'essence minérale (aviateurs), les explosifs, etc., s'accompagnent de symptômes généraux qui, selon l'étendue et le degré des lésions, peuvent être de la plus haute gravité. La brûlure de plus d'un tiers de la surface des téguments est généralement mortelle.

En pareil cas on peut, à une grande agitation avec sensation de froid, ou à un abattement extrême, voir succéder bientôt de la faiblesse du pouls, des hématémèses, de la fièvre, de la dyspnée, des convulsions toniques ou cloniques, le collapsus et le coma ; d'un fâcheux pronostic sont les vomissements précoces, l'anurie ou l'hémoglobinurie, ainsi que l'occlusion presque permanente des paupières.

Ces symptômes sont dus en partie à un état de choc intense, et d'autre part rappellent ceux de l'empoisonnement par les champignons à muscarine. De fait, il est prouvé qu'ils sont dus à une intoxication (Pfeiffer) par le passage dans les voies circulatoires de produits de la désintégration des albumines tissulaires et humorales, sous l'influence de la chaleur ; ces poisons paraissent agir sur les surrénales et le système nerveux organique. Les urines des brûlés sont toxiques pour les animaux, de même que les dilutions des croûtes de brûlures. Dans les cas non mortels on peut voir se produire des éruptions diverses, comme celles qui dérivent de n'importe quel choc.

Dans le *traitement* des brûlures il faut, après avoir au besoin coupé les vêtements, nettoyer la peau, évacuer les phlyctènes sans arracher l'épiderme, et appliquer un pansement aseptique vraiment occlusif. L'indication majeure est la mise à l'abri de l'air et des germes d'infection.

Parmi les topiques innombrables qui ont été recommandés, au nombre desquels figurent même les pommes de terre crues râpées et la gelée de groseille, qui soulagent réellement, on doit donner la préférence au liniment oléo-calcaire, à la vaso-lanoline, au sérum de cheval (R. Petit), ou mieux encore au baume tranquille stérilisé ou aux huiles spéciales dénommées pyroléol et phlyctol qui sont très analgésiantes. On recouvre la brûlure de compresses stérilisées enduites d'un de ces produits et d'une bonne couche d'ouate. Plus commodes encore sont les pansements au tulle gras, ou à la gaze paraffinée stérilisée, qui n'adhèrent pas. Les pansements seront aussi rares que possible, sauf le cas de suppuration. L'ambrine, mélange de paraffine et de cire, due à Barthe de Sandfort et préconisée pendant la guerre par Henri de Rothschild et d'autres, sans avoir de vertus extraordinaires, répond assez bien aux indications d'isolement et d'occlusion des brûlures. Guidé par un désir d'antisepsie, on a conseillé l'application immédiate de teinture d'iode suivie d'un emballage ouaté. L'eau ichtyolée, le thiol glycériné, sont de bons topiques ; il y a lieu de renoncer à l'acide picrique, qui a eu sa période de vogue, car il est dangereux (p. **645**).

Dans le cas de brûlures très étendues, ne pouvant faire

d'immenses pansements, si difficiles à bien exécuter. et si douloureux, on a la ressource du bain tiède permanent imaginé par Passavant (1875), et réglé par Hebra; il est délicat à bien installer et n'améliore guère le pronostic. mais il soulage beaucoup. Il est évident qu'on ne refusera pas une piqûre. de morphiné à des malheureux souffrant atrocement.

Le traitement général s'adressera à l'état de shock; les injections sous-cutanées d'huile camphrée et d'adrénaline suffisent rarement; mieux valent, après une saignée, les injections intraveineuses de sérum glucosé, ou mieux encore la transfusion sanguine, qui est rendue facile par le procédé de Tzanck. — Une brûlure avec mortification profonde pourra exiger l'exérèse chirurgicale précoce. — La cicatrisation des brûlures est favorisée par des pansements corrects, des bains de soleil, la lumière infra-rouge, et, suivant le cas, par des greffes.

Gelures. — Les lésions causées par le froid intense diffèrent à bien des égards de celles dues à l'extrême chaleur. Pour agir, le froid exige plus de temps. La douleur immédiate est presque nulle et le sujet ne ressent qu'un engourdissement pénible; mais c'est au moment du retour de la circulation que le prurit et la cuisson intolérable se produisent. Ce sont presque toujours les extrémités qui sont atteintes par la congélation : les pieds, les mains, les oreilles, le nez. Il est rare et il n'est pas nécessaire que les tissus aient été réellement congelés; la gangrène peut être l'effet de l'ischémie prolongée due à des lésions vasculaires et au spasme artériel (Marchand), avec parfois l'appoint de constrictions par les vêtements.

Au premier degré il y a une pâleur cadavérique de la région, suivie d'une congestion intense (onglée). Le deuxième et le troisième degré, la phlycténisation et l'escarrification, coexistent d'ordinaire, le maximum des lésions étant à la périphérie, à l'extrémité des orteils, des doigts, etc. Le tégument est d'abord couleur de cire, la région est insensible et inerte; il est impossible de savoir avant quelques jours à quelle profondeur les tissus se trouvent atteints.

On doit avoir soin de ne réchauffer les parties congelées que très progressivement, de préférence en les frictionnant avec de la neige; ce n'est que peu à peu qu'on les couvrira et qu'on pourra élever la température ambiante. L'évolution et le trai-

tement sont ensuite ceux de la gangrène de n'importe quelle
origine. On doit se montrer aussi conservateur que possible, et
n'intervenir chirurgicalement que pour cueillir un séquestre.
Les gelures peuvent conduire à de graves mutilations.

J'ai parlé ailleurs des *engelures* (p. 15) et des *froidures des
tranchées* (17).

Accidents dus à la lumière. — Les rayons du soleil,
auxquels est due toute vie sur notre globe, peuvent provoquer
des lésions de nos téguments. Leur nocivité dépend de leur
intensité, de leur durée d'action et de leur qualité.

C'est à tort qu'on a longtemps attribué le « coup de soleil »
à la chaleur, car les accidents de cet ordre sont bien dus aux
rayons lumineux, sinon à ceux de la portion visible du spectre,
tout au moins aux radiations qui en sont voisines. Du côté des
ondes les plus longues du spectre, s'étend la plage des rayons
rouges, *infra-rouges* et caloriques ; ces radiations peuvent produire un érythème fugace et à la longue une pigmentation.

Mais ce sont surtout les rayons d'onde courte, violets et *ultra-
violets*, ceux qu'on appelle rayons chimiques, qui sont responsables des accidents dus à la lumière solaire ; ce sont eux aussi
qui agissent dans la lumière électrique (lampe à arc, lampe de
quartz, lampe à vapeur de mercure), ainsi que l'avaient démontré déjà Charcot (1858) et Bouchard. Il faut cependant tenir
compte du fait que les radiations sont d'autant moins pénétrantes que leur longueur d'onde est plus courte. Une différence
essentielle qui existe entre les effets caloriques et les effets dits
actiniques, c'est que dans la règle, ces derniers ne se manifestent qu'après un retard de quelques heures, véritable temps
d'incubation.

Les effets de la lumière sont diminués par ce qui s'oppose
plus ou moins à l'arrivée et à la pénétration des radiations
courtes : l'épaisseur de la couche atmosphérique, son humidité,
le verre, les enduits de couleur rouge brun et jusqu'à un
certain point le pigment cutané ; leur action physiologique est
atténuée aussi (A.-C. Guillaume) par les radiations infra-rouges
et par la chaleur. Leurs effets sont augmentés au contraire
par les conditions qui favorisent leur passage et augmentent
leur nombre, telles que la réverbération des nappes d'eau et de
la neige, en particulier sur les hautes montagnes. Un fait intéres-

sant c'est que l'action des radiations ultra-violettes est augmentée par les substances fluorescentes, que dès lors on appelle *photodynamiques*; tels sont le chlorure d'acridine, qui a servi aux expériences de von Tappeiner (1907) sur des infusoires du genre paramécies, et d'autres composés d'acridine tels que la gonacrine ou trypaflavine (Stephans, Jausion et Marceron, 1925), l'éosine dont on imprègne les plaques photographiques, l'érythrosine, la chlorophylle, certains pigments biliaires, l'hématoporphyrine et d'autres porphyrines. Ces dernières substances sont des produits éventuels du métabolisme chez l'homme.

Les effets des rayons courts, à dose suffisante, sont un érythème inflammatoire, qui peut être bulleux et qui est suivi de pigmentation durable ; ils agissent à la fois sur les vaisseaux superficiels et sur l'épiderme. Tous les sujets normaux y sont sensibles, à un degré un peu variable ; moindre, s'ils y sont accoutumés, plus marqué s'ils sont blonds, à peau pâle et sur les régions habituellement couvertes. Il est d'observation vulgaire qu'on s'habitue à la lumière vive. Inversement, et sans qu'il soit possible de déceler le déterminisme du fait, certaines personnes, qui toléraient normalement les rayons du soleil, se trouvent subitement sensibilisées par une exposition à la lumière, peut-être un peu exagérée. J'ai observé longuement une jeune fille qui, à la suite d'insolation au bord d'un lac, est devenue si invraisemblablement sensible à la lumière qu'elle a dû pendant bien des mois se confiner dans une obscurité complète. On a publié à l'étranger plusieurs observations analogues. Celle de Pasteur-Vallery-Radot, Blamoutier, etc. (*S. M. H.*, 1926) est de tous points semblable ; ces auteurs ont constaté l'absence d'hématoporphynurie et de crise hémoclasique chez leur malade.

La sensibilisation à la lumière est-elle de même ordre que celle aux médicaments, que l'allergisation ? Certains auteurs le contestent et font remarquer que la photosensibilisation n'est pas transmissible passivement par le sérum du malade, et qu'elle n'est pas influencée par les cures de désensibilisation, ni même par les expositions très courtes et répétées à la lumière (skeptophylaxie). Il y a là un problème qui n'est pas résolu et qui appelle des recherches ultérieures.

Le seul point à peu près démontré, c'est que, dans la plus

nettement caractérisée de ces « photo-toxicodermies », dans l'hydroa vacciniforme, l'*hématoporphyrine* ou les autres *porphyrines* jouent le rôle sensibilisateur. C'est Mac All Anderson (1898) qui, ayant constaté la présence de l'hématoporphyrine dans les urines de deux frères atteints de cette maladie, a le premier indiqué cette relation probable. L'hématoporphyrine, dont on peut trouver des traces minimes dans les urines et les fèces normales, est considérée par Fischer comme un produit intermédiaire entrx l'hémoglobine et la bilirubine ; on connaît d'ailleurs plusieurs porphyrines et même un porphyrinogène. L'hématoporphynémie peut être congénitale et résulter d'un « inborn error of metabolism » (Garrod, 1909) ; chez l'adulte elle serait d'origine intestinale pour H. W. Barber et F. D. Howitt (1926) ; R. Volk a vu l'hématoporphynurie annoncer des accidents cutanés actiniques chez des ouvriers du feu. Le rôle photosensibilisateur de l'hématoporphynémie a du reste été expérimentalement démontré par Meyer-Betz (1923) sur des animau et sur lui-même. Il a vu des injections de cette substance produire un état voisin de l'hydroa vacciniforme. Dans ces expériences, la sursensibilité s'est étendue même aux rayons visibles et aux infra-rouges. D'autre part la forte hématoporphynurie que peuvent provoquer la fièvre typhoïde, la pneumonie, ainsi que les intoxications par le plomb, le zinc, le sulfonal, le trional, le véronal, le luminal, etc., ne s'accompagne qu'exceptionnellement de photosensibilité. La question présente donc encore de multiples inconnues. — Je rappelle incidemment que l'éruption de variole ne suppure pas quand le malade est maintenu à la lumière rouge (Finsen, 1895), et que son évolution est abrégée par les ultra-violets.

On peut parmi les accidents photo-actiniques distinguer plusieurs types :

1° Actinodermite accidentelle. — Le « coup de soleil », qui serait mieux dénommé **coup de lumière**, est l'accident banal qui se produit, sans prédisposition spéciale, chez tout individu, surtout peu entraîné à la lumière, lorsqu'il s'expose à une insolation vive, suffisamment prolongée. On l'observe surtout au printemps, au bord de l'eau, dans les excursions sur les glaciers, et chez les canotiers et sportsmen qui se dénudent en plein air. Il frappe le plus souvent la face, le nez, les

oreilles, les mains et les régions exceptionnellement découvertes.

Après quelques heures d'incubation, survient un prurit
violent ou une sensation cuisante, ainsi qu'un érythème strictement limité à la région exposée, quelquefois ortié ou œdémateux ; le tout dure peu de jours, l'épiderme desquame d'habitude en larges lambeaux, et il subsiste une pigmentation plus
ou moins durable, avec un certain degré d'immunité locale.
L'*érythème électrique* est de tous points semblable.

La surexposition aux rayons ultra-violets employés en thérapeutique, a des effets identiques ; la lampe de Finsen peut produire des bulles.

Le *coup de chaleur*, qu'on ferait mieux de ne jamais appeler
« insolation » pour éviter toute confusion, est un phénomène
d'un autre ordre dû à la température. Richet fils qui l'a étudié
expérimentalement (*S. B.*, 1921) a constaté qu'une première
atteinte peut conférer une immunité temporaire.

2° ACTINO-DERMATOSES ACQUISES (*Summer prurigo*). — On peut
grouper sous ce chef la série des affections qu'on a dénommées
*eczéma solaire, Summer eruptions, light sensitation adult
group* (Barber), etc.

Chez des sujets jeunes ou adultes, surtout chez des femmes
de 20 à 40 ans, à peau jusque-là parfaitement normale, on
peut voir survenir à l'occasion d'une exposition au soleil, et
seulement sur les régions illuminées, une éruption, laquelle se
renouvelle dès lors chaque fois qu'elles vont à une lumière
vive. Cette éruption, très prurigineuse et très polymorphe, est
composée d'érythème quelquefois ortié, ou papuleux, d'éléments
vésiculeux, vésiculo-bulleux, ou même de bulles hémorragiques, le tout suivi de croûtes. Parfois les poussées diminuent
d'intensité au cours de l'été, pour reprendre au printemps
suivant ; chez d'autres, les poussées et les croûtes persistent
jusqu'à l'automne. La peau des régions découvertes, figure, cou,
dos des mains, ne tarde pas à s'épaissir, à se lichéniser, ce à
quoi contribue le grattage ; l'aboutissant est le véritable
Summer prurigo d'Hutchinson (1879).

Il n'est pas prouvé que l'hématoporphyrie intervienne dans
cette forme ; cependant la présence d'une substance photodynamique est probable ; on pense qu'elle pourrait provenir du

tube digestif chez des sujets hypochlorhydriques, habituellement constipés, et à fermentations intestinales anormales.
Barber, qui a fait une étude sérieuse de ces cas, incrimine une
toxine bactérienne ce cette origine.

3° ACTINO-DERMATOSES D'ORIGINE CONGÉNITALE. — Il faut faire
une place à part aux affections côngénitales et plus ou moins
héréditaires qui se rencontrent chez des enfants dès le bas âge.
C'est Bazin (1855 et 1862) qui le premier a introduit la notion
que la lumière pouvait provoquer une maladie de la peau, en
décrivant son **Hydroa vacciniforme** (p. 233).

On a, depuis lui, établi les relations qui unissent cette
maladie à l'hématoporphynurie ; on en a reconnu des formes
atténuées (*hydroa æstivalis*) ; montré qu'il y a d'autres affections dues à la photo-sensibilité, et même qu'il existe des formes
intermédiaires entre l'hydroa de Bazin et le Summer prurigo
(Adamson, 1906).

4° DERMATOSES PHOTO-SENSIBLES. — L'action de la lumière,
surtout vive et directe, joue un rôle certain dans le xeroderma
pigmentosum, la pellagre, les éphélides, la mélanose de guerre,
peut-être dans les kératoses séniles, etc. Certains auteurs, tels
que Kreibich et Jadassohn, lui attribuent même une influence
sur des affections sujettes à des poussées saisonnières, l'érythème polymorphe, le lupus érythémateux, etc.

Traitement. — Le plus simple, évidemment, est de recommander aux personnes sensibles à la lumière, et surtout à
celles qui mènent une vie recluse, de ne pas s'y exposer
imprudemment ou de se protéger contre elle. A titre prophylactique on recommande des enduits protecteurs, colorés en
brun par le curcuma (Unna), des crèmes ou poudres contenant du bromhydrate ou du chlorhydrate de quinine, ou de
l'æsculine. Meyer et Amster, assistants de Jadassohn, ont
récemment vanté le tannin en solution alcoolique à 10 p. 100
ou une pommade à la vaséline à même dose. Le tannate de
quinine paraît indiqué.

Le *traitement général* de la photo-sensibilité donne peu de
satisfaction, notamment dans les formes graves comme l'hydroa
vacciniforme et le xeroderma. Les procédés de désensibilisation

ordinaires échouent souvent ; la médication par le calcium mérite d'être tentée. Barber s'est bien trouvé, chez ses adultes atteints de « light sensitation », d'un traitement de leurs troubles intestinaux, associé à un auto-vaccin préparé selon la méthode de Danysz.

Radiodermites. — Les rayons X ou rayons Röntgen, ainsi que le radium et les corps radioactifs, bien qu'ils n'occasionnent aucune sensation au moment de leur application, peuvent provoquer toute une série d'accidents cutanés dont les degrés extrêmes sont des plus redoutables. Mais, comme il ne semble pas y avoir de sensibilité idiosyncrasique vis-à-vis de ces radiations, ces accidents qui dépendent exclusivement de la dose et de la qualité des rayons, sont toujours évitables.

On tiendra compte du fait que les régions où la peau repose sur une surface osseuse (dos du nez, front, cuir chevelu, dos des mains et des pieds) sont plus vulnérables par l'effet du rayonnement secondaire.

Plusieurs traits particuliers aux accidents radiodermiques méritent d'être mis en évidence : 1° toute surface qui a été irradiée une ou plusieurs fois reste *sensibilisée* définitivement à un certain degré. Cette sensibilité dépend de l'atteinte portée aux éléments fixes du tissu dont le potentiel défensif et réparateur est fortement réduit ; elle se manifeste donc non seulement à l'égard des rayonnements de même nature, mais vis-à-vis des causes nocives de tout ordre. — 2° Les accidents radiodermiques n'apparaissent qu'après une période de latence ou d'*incubation*, qui s'étend de 3 à 21 jours pour les légers, à deux ou trois ans et plus pour les plus graves. — 3° Les accidents radiodermiques sont sujets à des variations spontanées, des *alternances* d'amélioration et d'aggravation, notées par Miescher pour l'érythème, et par tous pour les radiodermites.

J'ai observé et publié (*A. D.*, oct. 1915) un cas de radiodermite ulcéreuse fort instructif à cet égard. Un ulcère survenu sur le sein d'une jeune femme, 6 mois après une dernière séance de rayons X, s'est cicatrisé en 5 mois ; il a reparu spontanément, sans irradiation nouvelle, plus de 11 ans après, et présentait encore à ce moment la structure histologique d'une radiodermite récente. On doit en conclure que le processus morbide persiste à peu près indéfiniment.

Aussi les radiologistes sont-ils tenus à de minutieuses précautions. Ils ont un appareillage strictement étalonné, les instruments de mesure et de filtration nécessaires, ils multiplient les portes d'entrée en cas de radiothérapie profonde, ils ont un soin extrême de s'enquérir des irradiations subies antérieurement et savent se méfier des assertions de leurs patients à cet égard.

Les dangers tardifs que présente la manipulation des rayons X et des substances radioactives, non seulement pour la peau mais pour l'ensemble de l'organisme (leucopénie, etc.), n'ayant été connus que peu à peu, une bonne part des radiologistes des premières heures ont payé leur imprudence inconsciente de cruelles souffrances, de graves mutilations et beaucoup d'entre eux de leur vie. Il est à espérer qu'avertis, ils sauront à l'avenir éviter ces dangers. Les mêmes précautions s'imposent évidemment aux aides, infirmiers et ouvriers industriels manipulant des corps radioactifs.

Il y a lieu, dans la description des accidents produits par les radiations sur la peau, de les examiner selon leurs degrés ; je ne m'occuperai pas ici des troubles généraux ; je ferai une place à part à la radiodermite chronique professionnelle.

Radiodermites opératoires. — La légère rougeur qui peut survenir quelques heures ou un jour après la séance, ne dure que moins d'une semaine et n'a guère d'importance ; c'est la *pré-réaction* de Köhler et Holtzknecht.

L'*alopécie* se produit au cuir chevelu régulièrement avec une dose de 5 H, ce qui a permis à Sabouraud de régler le traitement radiothérapique des teignes (p. **563**). A la face et ailleurs l'alopécie ne s'obtient qu'irrégulièrement, et se complique souvent de pigmentation et d'atrophie cutanée (p. **443**).

L'*érythème*, premier degré de la radiodermite, se produit dès qu'on a dépassé une dose qui a été estimée à 5 unités *H* (*Erythemdosis* des Allemands), mais qui varie avec la qualité des radiations. Il est d'autant plus précoce, apparaissant après 8 à 20 jours, et d'autant plus durable, que la dose a été plus élevée. Rose au début, il devient ensuite d'un rouge uniforme, sombre ou violacé, cause de vives démangeaisons, puis de la desquamation.

L'érythème est généralement suivi de *pigmentation* pouvant durer des mois, très variable suivant les individus.

Le deuxième degré est caractérisé par des *phlyctènes*; disséminées, groupées ou confluentes, sur fond d'érythème, elles surviennent après une exposition plus intense et annoncent souvent l'ulcération ou l'escarre.

L'*ulcération*, qui caractérise le troisième degré, se creuse ordinairement au fond d'une phlyctène qui a suppuré. Elle est de fond rouge sombre, lisse ou peu granuleuse, a des bords souvent en pente douce d'un côté et irrégulièrement bosselés ou rongés par ailleurs, une configuration et une étendue très variables, un suintement séreux peu abondant. Elle s'accompagne de douleurs cuisantes, déchirantes, lancinantes, d'une intensité souvent extrême, empêchant tout sommeil. L'ulcère radiodermique a une marche traînante, progressive d'abord, puis lentement régressive ; il dure souvent plusieurs mois ou même de nombreuses années. J'ai fait remarquer que quelquefois il peut en imposer pour un épithéliome superficiel ; la biopsie est dans certains cas nécessaire pour trancher la question.

L'*escarrification* se développe primitivement, ou sous une phlyctène, ou autour d'une ulcération. L'escarre est blanche, puis brune ou noire, entame à peine le derme ou, au contraire, comprend aussi le tissu cellulaire, les tendons, les aponévroses, etc., en un mot, toutes les parties sous-jacentes. Elle cause des douleurs effroyables, irradiant à distance, de type névritique. L'évolution est très lente ; la délimitation, l'élimination tardent beaucoup. Les rechutes, la reproduction d'escarres à la périphérie ou au-dessous, ne sont pas rares. La guérison demande des mois et peut être suivie de récidives *in situ*.

La plaque de *radiodermite scléreuse* qui succède à un ulcère, mais peut aussi se développer à la suite d'un simple érythème ou de phlyctènes, a un aspect pathognomonique. C'est une tache mal délimitée de sclérose blanche, tendue et indurée, glabre et parsemée de télangiectasies serpentines ou arborisées ; ou bien une surface *lardacée*, onduleuse et squameuse, marbrée de taches pigmentaires et de macules violacées, adhérente et difficile à plisser ; ou encore une véritable *cicatrice* épaisse et difforme. Ces trois degrés de lésions peuvent coexister en zones concentriques (fig. 149).

L'aspect d'une radiodermite est si spécial que le *diagnostic* objectif en est facile. On a eu maintes fois, et cela m'est arrivé personnellement, l'occasion de rencontrer des surfaces radiodermiques éloignées du point qui avait été traité ; leur production est due à l'occlusion imparfaite de la cupule qui renfermait l'ampoule pendant l'irradiation.

Il est souvent possible de distinguer si une plaque de radio-

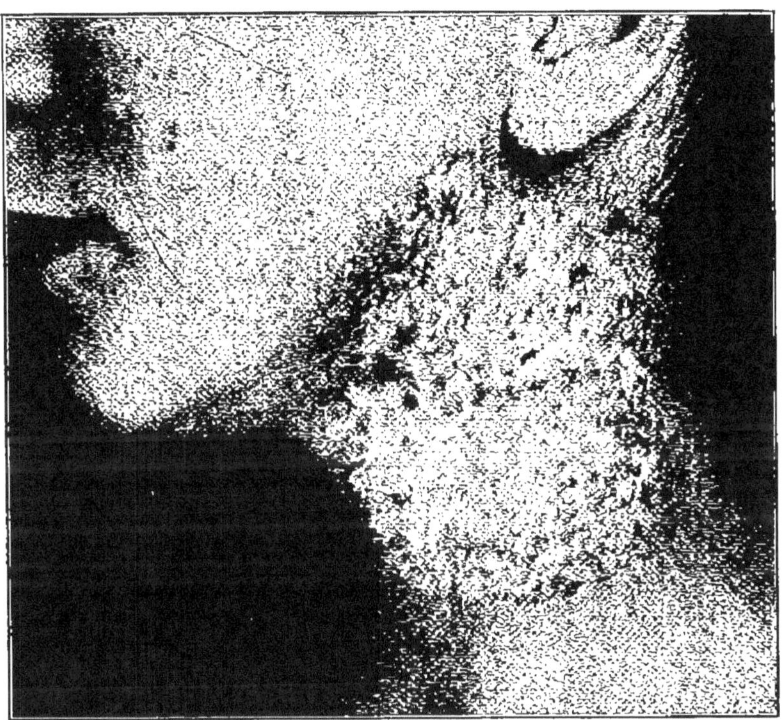

Fig. 149. — **Plaque de radiodermite scléreuse**, consécutive à des séances de radiothérapie pour adénopathies tuberculeuses (Musée photogr. de l'Hôpital St-Louis).

dermite est due aux rayons X ou au radium, en ce que, dans ce dernier cas, les lésions sont uniformes ou pluricentrées, tandis que dans le premier elles sont unicentrées et dégradées vers les bords.

On a été frappé de l'analogie que présentent les plaques de sclérose blanche ou lardacée de la radiodermite, d'une part avec la sclérodermie en plaques, qui est cependant mieux délimitée, — d'autre part avec le xeroderma pigmentosum et la dégénérescence sénile; mais ces dernières affections sont, au contraire, diffuses et régionales (p. 467).

L'étude *histologique* de la radiodermite aiguë expérimentale entreprise par Miescher. (1925), a montré que les lésions se développent en trois étapes. Dans la première, correspondant à l'érythème précoce, il n'y a que des signes d'inflammation dermique légère ; dans la seconde, les cellules épidermiques sont de volume inégal et souvent multinucléées ; dans la troisième, elles sont en outre gonflées, l'épiderme est aminci et peut même se détacher ; la réparation est cependant possible avec épaississement épidermique et pigmentation. Dans le derme, pendant le stade d'acmé, les signes d'inflammation sont minimes, comme par l'effet d'une inhibition ; mais il subsiste pendant des années des lésions nucléaires des éléments fixes, un gonflement hydropique et de la multinucléose. L'auteur fait remarquer que les lésions épidermiques de la radiodermite rappellent celles des affections précancéreuses.

RADIODERMITE PROFESSIONNELLE. — Sous l'influence de l'action prolongée et incessamment répétée des radiations, les radiologistes sont exposés à une radiodermite diffuse, insidieuse, chronique et progressive, grave, et pouvant devenir mortelle. Ce sont nécessairement les mains et les doigts sur leur face dorsale, quelquefois la figure et le thorax, qui sont surtout atteints. Les doigts deviennent d'abord cyanotiques; l'épiderme se dessèche, se desquame, la peau se tuméfie, se crevasse, se rétracte autour des ongles, qui eux-mêmes se strient de cannelures, se fendent, se cassent et s'exfolient. Le patient éprouve une sensation de constriction persistante et parfois des douleurs aiguës, surtout du fait des crevasses interminables.

Sur ces surfaces caractérisées par une rougeur livide permanente, par une sécheresse de l'épiderme qui est due pour une part à l'atrophie de glandes de la peau, par un mélange de gonflement et d'atrophie, et par une extrême sensibilité à l'influence de substances même peu irritantes, comme le savon, le plâtre, etc, — apparaît une *hyperkératose*, soit diffuse, soit circonscrite sous forme de kératomes ou de verrues.

Ces verrucosités doivent attirer la plus grande attention, car souvent elles évoluent en *épithéliomes*. La transformation est souvent lente à se faire, et traînante, mais sournoise, et son éventualité est assez redoutable pour qu'on intervienne sans retard.

Le *cancer des radiologistes* est habituellement du type spino-cellulaire ou épidermoïde, papillaire d'abord, puis lobulé; il n'est pas rare d'y trouver des altérations cellulaires de l'ordre de celles de la maladie de Bowen. Son évolution est relativement lente, ce qui permet de compter sur une guérison assurée si l'intervention est précoce. Ces cancers sont généralement multiples.

Dans le cas de radiodermite *des opérés*, le cancer est d'une extrême rareté. J'en ai cependant observé trois exemples. Il est spino-cellulaire, ou quelquefois d'un type infiltré spécial.

Traitement. — Il doit être avant tout prophylactique; l'application des rayons X et du radium exige une attention minutieuse, beaucoup d'expérience et de prudence. Il faut considérer comme éminemment dangereuses les irradiations à petite dose maintes fois renouvelées à bref intervalle, dont l'effet cumulatif est responsable de la plupart des radiodermites graves que l'on rencontre; se rappeler d'autre part, que les régions cutanées qui ont été surexposées, gardent indéfiniment une vulnérabilité remarquable aux agents nocifs mécaniques, physiques, chimiques et médicamenteux, et particulièrement une sensibilité aux radiations; « le feu y couve sous la cendre ».

L'érythème, les phlyctènes, se traitent comme des brûlures. Mais les radiodermites, même légères, tolèrent mal tous les antiseptiques, les analgésiques, l'ichtyol, les goudrons, etc.; elles se trouvent bien au contraire des bains répétés et des pansements humides occlusifs à l'infusion de camomille ou une autre infusion végétale, des crèmes contenant de fortes proportions d'eau, telle que la vasolanoline, des glycérolés d'amidon et quelquefois des pansements huileux. — Les mêmes topiques conviennent à la radiodermite professionnelle, aux radiodermites scléreuses et aux ulcères. — Pour le pansement des lésions chroniquement érosives ou ulcéreuses, je me suis bien trouvé du sérum de cheval, de préférence de sérums anti-pyococciques polyvalents, et de filtrats ou lysats auto-bactériens.

On a recommandé les bains statiques et les effluves de haute fréquence; mais très supérieures et vraiment précieuses sont les irradiations infra-rouges, dont j'ai pu maintes fois constater l'efficacité ; elles atténuent beaucoup les douleurs et effacent même les lésions dermiques, mais cela seulement dans les cas relativement récents. Dans certains cas, on est conduit à pratiquer l'excision chirurgicale d'un ulcère, suivie d'autoplastie ou de greffes, ou à le détruire par l'air surchauffé ; on aura ainsi supprimé de cruelles douleurs et guéri rapidement une lésion presque irréductible.

Les kératomes, les verrucosités et les épithéliomes des radiologistes, réclament la plus grande attention et un traitement immédiat. On doit les exciser chirurgicalement ou les détruire par le cryocautère. Cependant on s'est avisé, en Amérique d'abord, de les soumettre, quand il ne s'agit pas de cancer pénétrant, à des applications de radium et même de rayons X. Cette thérapeutique paradoxale, qui a l'avantage de n'être pas douloureuse, a donné de réels succès. On a plus récemment vanté l'électro-coagulation.

TOXIDERMIES

On groupe sous ce nom toutes les affections cutanées dues à des *substances* chimiques, médicamenteuses ou d'un usage industriel ou ménager, ou à des venins animaux ou végétaux. On est tenté d'en rapprocher celles, tout à fait analogues, qui sont provoquées par des aliments et boissons. Quant aux manifestations cutanées qui relèvent de toxines ou substances nées dans l'organisme même, je les rejette dans le chapitre suivant, consacré aux dermatoses autotoxiques.

On remarquera qu'il s'en faut de beaucoup que les agents capables de faire naître une « toxidermie » soient des *poisons* ; d'ailleurs la définition de ce qui est un toxique ou poison est impossible à formuler.

La *voie d'agression* des agents de toxidermies est tantôt *externe*, quand il s'agit de contacts ou d'applications plus ou moins prolongées sur l'épiderme ; tantôt *interne* quand ils pénètrent par ingestion, par injection ou par inhalation, et qu'ils atteignent le tégument par la voie vasculaire.

Mais la délimitation entre ces deux modes d'action n'est pas toujours facile à tracer, car une substance appliquée sur l'épiderme agit souvent par absorption trans-cutanée ; d'autre part elle n'a pas de valeur absolue, attendu qu'un bon nombre de substances ont les mêmes effets quelle que soit la voie d'accès.

Le *mécanisme pathogénique* est double : il peut être *direct* et dans ce cas dépendre de la constitution chimique de l'agent nocif (caustiques) ; ou *indirect* en ce que l'agent pathogène a borné son action à éveiller la sensibilité particulière du sujet (p. **604**) et à susciter une réaction cutanée. Très souvent il est mixte, en ce sens que la substance nocive, n'ayant pas une action destructive sur les éléments de la peau, y suscite cependant une réaction morbide chez tous ou presque tous les sujets dits normaux (piqûre de l'ortie, friction à l'essence de térébenthine, etc.).

Je rappelle ici qu'un certain degré de sensibilité à des agents externes est normal, et que ce degré varie dans des limites très étendues. Je me suis suffisamment étendu dans le chapitre précédent sur cette question de la sursensibilité et de l'allergie pour n'avoir pas à y revenir ici. Que l'on songe seulement, dans le cas d'une éruption produite par l'ingestion d'un médicament, combien est infinitésimale la dose qui peut être apportée par le sang à chaque centimètre carré du tégument! et l'on concevra à quel point est indispensable la conception de la sursensibilité.

Il en est à peu de chose près de même, en cas d'action directe par application externe. La dose nocive doit avoir franchi la barrière inerte de la couche cornée ; or on sait que l'absorption par la peau normale est extrêmement restreinte, sauf pour les corps volatils (éther, essences, iode, mercure), qu'elle n'est possible qu'à un faible degré pour les substances kératolytiques (acide salicylique); elle l'est dans certaines conditions particulières pour l'iodure de potassium, l'antipyrine, des alcaloïdes ; cependant il faut tenir compte du fait que l'absorption est sensiblement facilitée par les fissures de la couche cornée (frictions), ou par ses altérations préalables (dermatoses).

On a admis autrefois que les toxidermies d'origine interne pouvaient résulter d'une *élimination*, ou d'un effort éliminatoire, du toxique par les téguments. Or, le rôle de dépuration ainsi attribué à la peau, est en réalité bien minime, sinon nul. Il n'est pas prouvé que dans les éruptions dues à l'iode, ou au brome par exemple, la peau altérée contienne une plus grande quantité de métalloïde que la peau voisine. Aux constatations positives d'Adamkiewicz pour l'iode, de Gutman pour le brome, s'opposent une foule de résultats négatifs; Pasini pense que dans les bromides, le brome se trouve à l'état de combinaison organique difficilement décelable. Pour l'arsenic, on sait, et cela est confirmé par les analyses précises d'Arm. Gautier, que l'épiderme et ses annexes, poils, ongles, contiennent une proportion relativement si élevée du toxique, qu'on doit vraiment considérer les tissus épidermiques comme des voies d'élimination normales de l'arsenic; mais le fait s'observe, qu'il y ait ou non des lésions cutanées.

De nos jours on interprète les toxidermies comme des manifestations de réactions allergines-réagines. On a même émis l'hypothèse, à propos de l'urticaire (p. **39**), que cette réaction témoignerait d'une fonction de *désintoxication*, et par là de protection de l'organisme, dévolue aux tissus de la peau.

Dans certaines toxidermies, le rôle des *infections microbiennes*, par les pyocoques surtout, est tout à fait évident. C'est ainsi que les acnés iodique, bromique, cadique, que l'éruption du thapsia, que la miliaire blanche hydrargyrique et celle des emplâtres, contiennent si régulièrement et si abondamment des staphylocoques, qu'on peut considérer ces derniers comme des collaborateurs presque obligés du toxique.

Les toxidermies eczémateuses et bulleuses ouvrent également la porte aux mêmes agents; ceux-ci peuvent conduire, avec l'appoint du transport par le grattage, à la généralisation et à la persistance d'une éruption originairement toxique.

La *liste des substances* qui sont capables de produire ou provoquer des toxidermies est impossible à dresser, même approximativement. Elle comprend les acides, les bases, les sels, l'iode, etc., qui lèsent l'épiderme, les agents énergiquement réducteurs et oxydants, des composés chimiques divers, des médicaments innombrables, dont le nombre s'accroît chaque jour, des produits employés dans les industries, dans les soins du ménage, dans la toilette, etc. (voir à ce sujet le bel ouvrage de Ullmann et Rille, 1926, *Hautschädigungen*, etc.), sans compter une foule d'aliments et de boissons même d'ordre le plus banal.

Leurs *effets*, à savoir les *aspects morphologiques* des toxidermies, varient aussi presque à l'infini. On tente, et cela n'est pas
sans intérêt, de les classer selon qu'ils représentent :

1° Une réaction du derme, et cela sans doute par l'action de
la substance sur son appareil vasculo-nerveux ; dans ce groupe
rentrent les érythèmes, l'urticaire, le purpura, une part des
bulles, pustules, ulcérations, et les gangrènes ;

2° Une réaction de l'épiderme, qui se traduit par de l'eczéma, parfois par des bulles, pustules ou érosions, ou par des
dyschromies.

3° Une réaction des follicules : folliculoses diverses.

Serait-il possible de classer les agents des toxidermies suivant la propriété qu'ils auraient de susciter plutôt des lésions
de l'un ou de l'autre de ces groupes? On ne peut à cet égard
donner que des indications vagues, car des corps chimiquement très voisins, voire une même substance, peuvent avoir
des effets dissemblables, et cela sans doute parce qu'intervient
pour une part la dose, et puissamment d'autre part, l'idiosyncrasie du sujet. — Il faut se borner à signaler que, parmi les substances qui produisent plus volontiers des toxidermies du premier groupe se trouvent : la quinine, l'opium et ses dérivés,
l'iode et ses composés, le mercure, le chloral, l'antipyrine, le
pyramidon, les balsamiques, les poisons végétaux, les venins,
les sérums, etc. — Sont plutôt eczématogènes : par la voie
externe l'arnica, la térébenthine, les caustiques dilués, etc.;
par la voie interne une foule de substances, mais qui généralement n'ont cet effet qu'aidées par une sensibilité spéciale. —
Povoquent une pustulation directe : l'huile de croton, le
thapsia, le tartre stibié ; — peuvent causer de la gangrène, par
la voie interne, l'ergot de seigle, l'oxyde de carbone, l'antipyrine, etc.; — ont une affinité pour les follicules, ainsi que
Thibierge notamment l'a fait remarquer, les halogènes (iode,
brome, chlore) et par la voie externe les pétroles, vaselines,
huiles impures, etc.

Il n'est pas utile d'insister ici sur ces aspects morphologiques, qui ont fait l'objet des premiers chapitres de cet
ouvrage. Je me bornerai donc à mentionner les réactions banales
auxquelles donnent lieu les agents des toxidermies les plus
communes, mais j'insisterai sur les *réactions spéciales* de
quelques-uns d'entre eux ; celles-ci peuvent en effet, dans cer-

tains cas, permettre de reconnaître où de présumer quelle a été la cause pathogène.

Diagnostic. — D'une façon générale on se trouve avoir à résoudre les trois problèmes suivants :

1º Est-on en présence d'une toxidermie ?

2º Quelle a été la substance nocive ?

3º Quelle est dans la manifestation la part de la prédisposition du sujet.

La multiformité des toxidermies oblige le médecin à se faire une règle absolue, en présence de n'importe quelle affection cutanée, de se demander, tout d'abord, si elle ne serait pas d'origine artificielle ; si cette hypothèse est plausible, il doit, avec prudence et sagacité, pousser son enquête dans ce sens, sans se laisser arrêter par l'ignorance ou les dénégations du malade. Il évitera ainsi des méprises regrettables, pour l'un ou pour l'autre, et souvent pour les deux.

Qu'on ne sacrifie pas à l'erreur qui consisterait à croire qu'en cas de toxidermie la lésion cutanée est tout ; sans parler des énanthèmes, sur les muqueuses buccale, pharyngée, nasale, conjonctivale, laryngée même ou génitale (iodisme, hydrargyrie, etc.), les troubles généraux ne sont pas rares : malaise, agitation, céphalée, insomnie, troubles digestifs, altération du teint, et parfois fièvre. Dans bon nombre de cas, cet ensemble pourrait faire songer à une fièvre éruptive ou à une infection quelconque.

Précieuses sont, pour orienter le diagnostic, les lésions spéciales à certaines toxidermies, car elles permettront de remonter à la cause ; mais dans l'ensemble le cas est rare ; d'ordinaire on se trouve en présence d'éruptions banales, et une enquête attentive et avertie est nécessaire.

Quand l'agent de la toxidermie est connu ou découvert, il est relativement aisé, d'après le degré de sa nocivité, de juger du degré de sensibilité pathologique du sujet ; et l'on voit de suite les conséquences, pronostiques et thérapeutiques, de ce jugement.

Agents externes de Toxidermies.

Parmi les agents de toxidermies qui n'ont guère l'occasion de se montrer actifs que par la voie externe, on rencontre une série de substances qui va des plus banales, aux caustiques les plus redoutables.

L'*eau* elle-même, pure ou contenant des produits anodins, employée en bains prolongés, en pansements humides, etc., macère l'épiderme, ce qui prédispose aux infections pyococciques. La dermite professionnelle des blanchisseuses, laveuses de vaisselle, etc. (*eczéma d'eau* du vulgaire), paraît due autant à l'eau qu'aux ingrédients employés.

Le phénomène de la « poussée », si fréquent dans la plupart des stations thermales, est pour une bonne part imputable à l'eau. Les cataplasmes agissent de même; en outre l'huile de la farine de lin rancit et devient irritante. Les savonnages excessifs, les bains alcalins ou sulfureux, peuvent provoquer de la sécheresse de la peau, de la rougeur, de la desquamation, de la vésiculation.

Dans les *pansements humides* c'est souvent moins l'*antiseptique* de la solution qui irrite la peau, que la macération par l'eau. On a renoncé de plus en plus, aux pansements humides boriqués, au biborate de soude, et surtout aux pansements phéniqués et mercuriels, pour recourir aux solutions isotoniques de chlorure de sodium ou de magnésie (p. 1047), aux glycérolés et aux sérums. Rappelons que la teinture d'arnica est hautement eczématisante ; que le formol (p. 75) durcit l'épiderme et le crevasse ; que l'eau oxygénée et l'acide picrique peuvent provoquer de l'érythème et de la vésiculation eczémateuse.

Beaucoup de *poudres* sont parfois nocives. Il en est ainsi notamment des peroxydes (ectogan), qui altèrent l'épiderme corné.

Le *salol*, combinaison de phénol et d'acide salicylique, est souvent l'origine, comme ses composants, de dermites érythémato-vésiculeuses persistantes et envahissantes. Incorporé à des *dentifrices* ou à des poudres nasalines, il donne lieu à des eczémas orbiculaires des lèvres ou des narines, qui durent indéfiniment, si l'on ne songe pas à les rapporter à leur cause réelle, et à suspendre l'action de celle-ci.

L'*iodoforme* est particulièrement redoutable chez les sujets qui y sont sensibles. À la suite de son application, en quantité même minime, la peau avoisinante devient d'un rouge intense et se couvre de fines vésicules confluentes. Cette dermite s'accompagne d'un œdème érysipéloïde ou pseudo-phlegmoneux, surtout sur la face ou aux parties génitales ; elle peut même se généraliser. L'éruption se termine par dessiccation ou par suppuration : la guérison ne survient qu'en deux ou trois semaines. La sensibilité spéciale paraît être épidermique, car il est établi que la dermite iodoformique résulte plutôt du contact de l'iodoforme avec l'épiderme qu'avec la cavité d'un ulcère ou d'une plaie, ou même avec la surface d'une muqueuse (Jadassohn) ; de plus, on sait que parmi les sujets sensibles, les uns le sont au constituant iode, les autres au radical méthyle (p. **613**). On a noté aussi des accidents généraux, de la vésanie, et même la mort, par suite de la résorption de ce médicament.

Les succédanés de l'iodoforme, iodol, aristol, europhène, airol, etc., sont moins souvent nocifs. L'*orthoforme* peut susciter une dermite érysipéloïde et gangreneuse.

Les agents *réducteurs*, si usités en dermatothérapie, sont tous, à des degrés divers, capables de provoquer de la dermite ; leur action chimique directe favorise le réveil de l'idiosyncrasie du sujet. Le soufre, les sulfureux, la résorcine, le naphtol, ne sont nocifs d'ordinaire qu'à fortes doses. L'acide pyrogallique, qui colore l'épiderme en noir, peut produire de l'érythème avec gonflement énorme, et même des escarres.

La *chrysarobine* donne lieu, lorsqu'elle est solubilisée par l'alcalinité de la sueur ou par des savonnages, à une rougeur brune ou violacée, plus ou moins extensive, avec prurit, et parfois infiltration pseudo-phlegmoneuse, durant plusieurs semaines. L'*érythème bronzé chrysarobique* (p. **415**) est caractéristique. Porté aux yeux, le médicament suscite une conjonctivite intense avec gonflement des paupières, ulcérations de la cornée, etc.

Les *goudrons*, et notamment l'*huile de cade*, peuvent traduire leur action par une dermite érythémato-vésiculeuse banale. Leur usage prolongé conduit à de l'hyperkératose. Certains sujets ont, en outre, une éruption de folliculites, d'élevures papuleuses fermes, centrées par une sorte de comédon brun, et ultérieurement suppurantes. Cette *acné cadique*, ou *acné des goudrons*, se développe surtout sur les régions velues, notamment aux membres inférieurs ; elle est rebelle et dure plusieurs semaines (p. **541** et fig. **124**).

De même ordre sont les effets des *huiles* de graissage

impures, des paraffines, vaselines, du brai, etc.; ces corps
produisent de l'eczéma, des hyperkératoses, des folliculites
(bouton d'huile), des pigmentations (p. 426). quelquefois des
kératoses ulcérées. Analogues sont les effets des halogènes par
la voie externe, et notamment du *chlore* (acné chlorique). —
On peut en rapprocher l'action de l'*arsenic* local ; Leitch et
Kennaway (cités par Ullmann) ont produit des kératoses et du
cancer par des badigeonnages avec une solution d'acide arsénieux à 0,12 pour 100 sur des rats épilés.

Les *emplâtres* peuvent être nocifs par les résines et corps
gras qui entrent dans leur composition, mais aussi par l'occlusion et la macération qui favorisent la pullulation des pyocoques.

Les *teintures pour les cheveux et la barbe* ont ordinairement
pour base le nitrate d'argent, le sous-acétate de plomb, l'acide
pyrogallique; parmi leurs constituants, la paraphénylène-dia-
mine est particulièrement dangereuse. Peu d'heures après la
première application, s'il s'agit de la « para », ou souvent après
une période de tolérance parfaite durant des mois et des années
pour les autres teintures, on voit apparaître brusquement une
rougeur œdémateuse et très prurigineuse, sur le haut de la
face et sur les paupières surtout ; elle gagne rapidement la
figure entière, le cou, et quelquefois les épaules et les mains.
Si la réaction est intense, l'érythème se couvre de vésicules,
qui se crèvent et font place à du suintement et à des croûtes
(p. 89). L'œdème cède d'ordinaire en peu {de jours, mais la
desquamation persiste un peu plus. Un eczéma aigu des régions
que j'ai indiquées, si les cheveux ou poils sont artificiellement
colorés, sera aisément rapporté à sa véritable cause.

Dermites provoquées. — On peut grouper sous ce nom
les irritations et lésions produites, intentionnellement ou non,
par le médecin, dans un but thérapeutique.

Révulsifs. — Chacun connaît les réactions que provoquent les
rubéfiants et vésicants couramment usités, tels que : le sina-
pisme, l'eau chaude, le chloroforme, l'essence de térébenthine,
l'ammoniaque, les chlorures d'éthyle et de méthyle, la teinture
d'iode, les cotons iodés et analogues, le vésicatoire à la can-
tharide sous forme d'emplâtre ou de teinture, etc. Il faut savoir

que leur application laisse, chez certains sujets, une pigmentation durable fort déplaisante ; que leur action trop intense ou
trop prolongée, surtout chez les enfants et les personnes prédisposées, peut causer des escarres, des ulcères à cicatrice
vicieuse, etc. Les vésico-pustules que font naître le thapsia,
l'huile de croton, le tartre stibié, sont souvent suivies de
cicatrices, ce qui doit rendre très réservé dans l'emploi de ces
substances.

Dès que l'épiderme est altéré, la porte est ouverte aux infections pyococciques ; aussi doit-on avoir soin de prendre toujours
des précautions d'asepsie avant d'employer un révulsif énergique, et de faire des pansements propres après qu'il a agi.

Caustiques. — J'accorde ici une simple mention aux lésions
causées par les agents caustiques, lesquelles, selon la dose, la
concentration, la durée d'action, et pour une part aussi selon
la sensibilité du sujet, vont de l'érythème, aux bulles et aux
escarres les plus profondes.

On observe les effets des caustiques soit dans leur emploi
thérapeutique (*Mém. Thér.*, § 9), soit à la suite d'accidents dans
les laboratoires et les usines. On peut quelquefois distinguer
d'emblée l'escarre jaune de l'acide azotique, noire et molle de
l'acide sulfurique, noire et sèche de l'acide chromique et de
l'acide arsénieux, grise et molle du chlorure de zinc et des
alcalis caustiques ; celle due à l'acide phénique pur est
blanche, sans réaction congestive au début. Il est bon de savoir
que, même dilué, le phénol peut occasionner de l'eczéma phéniqué et de la gangrène (p. **403**, fig. 106). Dans les dermites
professionnelles, c'est souvent l'action prolongée ou répétée
d'un caustique dilué qui est en cause (Pigeonneau).

Dermatoses professionnelles. — Une étude ou une
revision un peu complète des dermatoses qui sont en rapport
avec les divers métiers ou professions, exigerait plusieurs
volumes. Dans un copieux et récent ouvrage sur ce sujet
(*Hautschädigungen*, etc., de Ullmann et Rille, 1926), il est rapporté que Herxheimer estime à 74 le nombre des dermatoses
professionnelles connues. Je me bornerai à quelques indications. La grande majorité d'entre ces éruptions proviennent de
l'action directe sur la peau d'agents plus ou moins nocifs,
même peu concentrés, ou chimiquement anodins.

Elles siègent avec une grande prédominance aux mains et particulièrement sur leur face dorsale, ou plus encore dans les espaces interdigitaux; souvent les ongles sont altérés, puis les poignets, les avant-bras sont envahis. La face, le cou sont pris primitivement ou secondairement. Les parties couvertes, scrotum, aines, aisselles, sont lésées dans le cas où des poussières, des gaz, des liquides irritants imprègnent les vêtements.

Tous les types éruptifs dont j'ai abondamment parlé ci-dessus peuvent être représentés (fig. 150), principalement le type eczéma (p. **89**). Il n'est pas rare qu'il y ait complication par des pyodermites.

Rien n'est plus évident que le rôle de la sensibilité individuelle dans l'éclosion des dermites professionnelles, puisque, parmi les ouvriers faisant un même travail, quelques-uns sont atteints alors que les autres restent indemnes. L'idée d'une prédisposition nécessaire avait déjà été entrevue par Giraudeau de Saint-Gervais (1842) et admise par Devergie (1854), Gibert (1860), Hardy, qui l'appelaient « diathèse latente ». De fait, l'évolution des accidents, si elle varie suivant la cause et la forme de l'éruption, dépend surtout du sujet lui-même.

Cette sensibilité peut être idiosyncrasique, ce qui est relati-

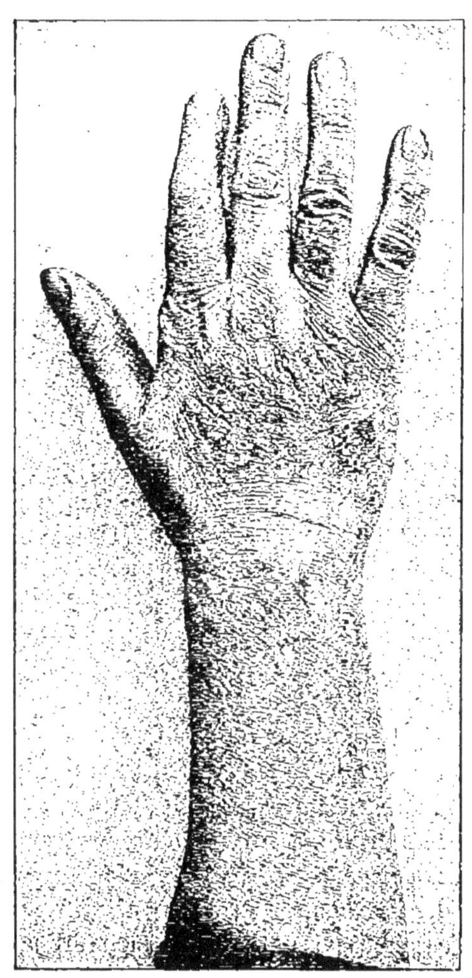

Fig. 150. — Eczéma professionnel *des blanchisseuses.*

vement rare, ou acquise par sensibilisation, ce qui est commun. L'aptitude à produire la sensibilisation est variable suivant les substances ; les unes ne sensibilisent qu'une minorité des sujets et seulement à la longue ; pour d'autres c'est l'inverse. C'est ainsi que Schittenhelm et Stockinger ont fait remarquer la puissante action sensibilisante des solutions de nickel ; les nickeleurs sont presque invariablement atteints d'eczéma dès qu'ils ont exercé leur profession un certain temps. On voit des eczémas professionnels persister malgré la suppression de la cause, et parfois la sensibilisation, étant devenue polyvalente, s'éveille sous l'action de substances qui étaient précédemment bien tolérées.

Mentionnons ici quelques professions qui exposent particulièrement aux dermites : Sont très sujets à des éruptions, les ouvriers en *produits chimiques* (quinine, etc.), les *photographes* (alcalins et réducteurs, amidophénol, métol, etc.), les ouvriers en électrolyse.

Les *blanchisseuses, cuisiniers, laveurs de vaisselle* ont habituellement la peau palmaire lisse, brillante, rouge, « parquetée » ; à l'action de l'eau s'ajoute l'effet de l'emploi exagéré du savon de potasse, des cristaux de soude, de l'eau de javelle, etc.

Les *maçons, plâtriers* ont dans les mêmes régions un épiderme épaissi, quelquefois fissuré, et sont sujets à de l'eczématisation des doigts, mains et poignets, avec pyodermites et lymphangites ; on accuse surtout le maniement des divers ciments (gale des cimentiers).

Les *épiciers* et *droguistes* manipulent une foule de matières irritantes, et présentent quelquefois, plutôt en hiver, des lésions eczématiformes ou lichénoïdes, compliquées d'œdème et de crevasses (gale des épiciers).

Les *ébénistes, peintres* et ouvriers se servant de vernis, d'essences et notamment de térébenthine (encaustique), sont exposés à des poussées érythémato-vésiculeuses et œdémateuses, du type objectif parfait de l'eczéma aigu ou de la dysidrose, ainsi qu'à des eczémas chroniques.

Les *raffineurs, confiseurs*, etc., en contact constant avec le sucre, ont souvent des impétigos, tournioles, pyodermites.

On n'est pas bien au clair sur l'agent nocif de la « gale des *boulangers* » qui atteint parfois les ouvriers du pétrin (sel, farines, levain, sueurs?) — Il est à remarquer que dans la

« gale des épiciers » et confiseurs peut intervenir un acarien (glyciphagus domesticus).

Mentionnons encore les pyodermites des corroyeurs, tanneurs, équarisseurs ; — les dermatoses multiformes des *mécaniciens*, tourneurs d'obus, ouvriers d'usines. etc. ; — les éruptions professionnelles des *fileurs* et *varouleurs de lin*, des *rouisseurs de chanvre*, des *fileurs* ou *rattacheurs de laine*, des *dévideurs de cocons* de vers à soie (mal de bassines), des ouvriers en *chlore* (acné chlorique), des *jardiniers* (plantes vénéneuses), etc.

Le *pigeonneau*, ou *rossignol*, est une maladie professionnelle des mains chez les teinturiers en peau, qui a été décrite avec soin par Brocq et Laubry. Il est caractérisé par des ulcérations lenticulaires, généralement peu nombreuses, occupant la face dorsale des doigts ou de la main ; elles sont rondes ou ovalaires, couvertes d'une croûte adhérente noire, enchâssée ; leur rebord est en bourrelet et rouge ; l'ulcération est à pic, profonde, et le fond en est irrégulier. Cette affection, très douloureuse et assez lente à guérir, a été attribuée à diverses substances ; Frèche (1926) en a observé un cas à Bordeaux chez une femme qui n'avait eu de contact qu'avec des produits chlorés.

Traitement. — En face d'une dermite professionnelle on doit tout d'abord s'appliquer à un nettoyage complet, par les moyens appropriés au cas. Il est exceptionnel d'avoir à recourir à une neutralisation chimique ou à des dissolvants, parfois dangereux par eux-mêmes. La médication topique est déterminée, comme d'ordinaire, par la forme et le degré des lésions (érythème, brûlure, eczématisation, pyodermite) et non par la cause. Le traitement général, et surtout les prescriptions d'hygiène, ne devront pas être négligés.

Le point essentiel, en matière d'éruption professionnelle, est de prévenir les récidives. Jusqu'à ces dernières années, on n'avait pas d'autre ressource que de conseiller aux intéressés de multiplier les précautions de propreté, de protection et de bonne hygiène ; quand la prédisposition paraissait très accusée et se montrait durable, on se trouvait dans la pénible nécessité de réclamer un changement d'emploi ou de métier. Aujourd'hui, le devoir s'impose de parer aux troubles organiques et fonctionnels qui peuvent intervenir dans l'état de sensibilité ; après quoi on a heureusement la ressource d'une cure de *désensibili-sation*; on n'hésitera pas à recourir à cette thérapeutique, notamment sous forme d'autohémothérapie, de sérothérapie ou de peptonothérapie. — On a parfois obtenu des guérisons par une médication para-spécifique, au moyen d'un traitement mercuriel par exemple ; mais on ne peut guère compter dans cette voie sur un succès assuré.

Dermites vénéneuses. — De nombreuses *plantes* indigènes ou exotiques sont capables de provoquer, par contact, non pas seulement une urticaire fugace, comme celle que fait apparaître l'ortie par exemple, mais des éruptions prolongées, de type surtout eczémato-vésiculeux ou bulleux, avec de l'œdème, un prurit intense et quelquefois de la fièvre.

La liste de ces plantes s'est allongée à mesure que l'attention a été attirée sur le sujet ; dans les derniers travaux de K. Touton elle comprend plus de 200 genres ou espèces.

La substance active est contenue suivant les cas dans la sève, dans des glandes, dans le bois, les graines ou leurs dérivés, et sa constitution chimique est extrêmement diverse (protéines, hydrate de carbone, huiles essentielles, alcaloïdes, résines, etc.).

On doit ne pas confondre avec les dermites directement imputables aux plantes vénéneuses, celles qu'on a appelées « *pseudo-phytogènes* » et qui sont dues à la présence de parasites acariens (*ex.* : pediculoïdes ventricosus), à des hyphomycètes (comme le mal de canne de Provence), à d'éventuels poils de chenilles, ou à des substances servant à transformer ou à conserver des produits végétaux.

Les professions qui exposent le plus aux dermites vénéneuses sont celles de jardinier, botaniste, droguiste, ébéniste, industriels divers, etc., celles en un mot qui mettent en contact habituel avec des plantes fraîches, sèches ou leur dérivés. Mais un contact accidentel peut suffire à produire une éruption de cette nature, et on doit toujours y songer, en présence de dermite eczémateuse, surtout des mains, avant-bras et de la face ; si l'origine en était méconnue, on les verrait devenir tenaces et récidivantes, parfois saisonnières.

Parmi les plantes vénéneuses qui sont le plus souvent en cause, on peut citer : le daphné mezereum, diverses euphorbes, le rhus toxicodendron et plusieurs espèces voisines, primula obconica, sinensis, et quelques analogues de nos serres, arnica montana, veratrum album, des clématites, la colchique, scilla maritima, des thuyas, certains chrysanthèmes, anémones, renoncules, euphorbes, etc.

Rappelons qu'il existe des éruptions professionnelles d'origine végétale, dues au lin, au quinquina, à l'orange amère, au bois satiné, au palissandre, etc.

Ont plus particulièrement fait l'objet de recherches récentes, les dermites vénéneuses dues aux primula (Br. Bloch), aux divers rhus (auteurs américains), à l'ipéca (Widal, Abrami et Joltrain, etc.), aux asperges (Sternthal), au céleri (W. Jadassohn et Zaruski).

L'éruption peut suivre aussitôt un premier contact, décelant une idiosyncrasie; souvent elle ne se produit qu'après des contacts longuement répétés, par sensibilisation, et dès lors le sujet en est atteint chaque fois qu'il s'y expose. Classique est le cas de James C. White, qui s'est un jour trouvé sensibilisé aux rhus ou sumac, après en avoir manié durant 30 ans impunément. La possibilité d'une désensibilisation spontanée ou accoutumance, n'a pas, que je sache, été scientifiquement contrôlée. Mais de même qu'on a pu expérimentalement obtenir la sensibilisation des sujets non idiosyncrasiques aux plantes vénéneuses que je viens de citer, on a souvent recherché et quelquefois obtenu la désensibilisation thérapeutique.

Les recherches dues aux médecins californiens sur la *Poison oak dermatitis* (Rhus diversiloba) et rapportées par H.-E. Alderson et H.-J. Pruck, 1921) sont, à cet égard. d'un intérêt général. Le poison est un glucoside non volatil qui n'agit que par contact; la plupart des sujets ont une immunité naturelle, mais qui souvent disparaît. Selon Strickler, confirmé par Bivins (1924) et d'autres, on se préserve de la sensibilisation en mangeant des bourgeons de la plante ou en absorbant une décoction de ses feuilles; on se désensibilise mieux encore par une seule ou plusieurs injections sous-cutanées d'un extrait alcoolique, qui, en 24 ou 72 heures, éteignent l'éruption et créent une immunisation au moins temporaire. — Gougerot (1922) a réalisé une immunisation transcutanée contre la dermite du palissandre.

Beaucoup d'*animaux* de diverses classes, sans compter les parasites dont il sera question plus loin (**XXV**), peuvent donner lieu à des éruptions par leur contact. Tels sont les méduses, actinies, chenilles processionnaires et quelques autres, cantharides, etc.

D'autres font une piqûre venimeuse, notamment les scorpions et beaucoup d'hyménoptères, abeilles, guêpes, bourdons, frelons, etc. Piqué par un de ces insectes, on éprouve aussitôt une douleur extrêmement vive, bientôt suivie d'une rougeur ortiée avec œdème considérable ; ultérieurement peut survenir une éruption bulleuse ou vésiculeuse, localisée ou à distance. Une piqûre à la langue ou au pharynx a pu causer la mort. Mais, en dehors des cas de cet ordre, on observe quelquefois des symptômes inquiétants, soit en raison de piqûres multiples, soit peut-être par l'effet de la pénétration directe du poison dans une veine, ou encore d'une sensibilité spéciale. Le venin des hyménoptères, étudié par Phisalix et par Calmette, est analogue à celui des serpents. Il peut causer des vertiges, des vomissements, de la gêne respiratoire, de la petitesse du pouls, de la fièvre, des sueurs froides, des lipothymies, des convulsions. Ordinairement, en peu de jours, tout rentre dans l'ordre.

Le *traitement* des éruptions d'origine végétale ou par contact d'animaux, consiste à éloigner la cause et à panser les lésions selon leur type éruptif.

En cas de piqûre par un insecte venimeux, on devra tout d'abord s'assurer si l'aiguillon est resté dans la plaie et, dans ce cas, l'extraire : on recommande l'eau fortement salée, l'ammoniaque diluée, une solution de permanganate, des frictions avec diverses herbes fraîches, notamment avec du persil, ou des pétales de rose. A ces procédés traditionnels, on préfère avec raison, de nos jours, les frictions douces avec un collosol (à l'huile de cade ou autre), et surtout les applications, indiquées par Calmette, d'une solution d'hypochlorite de chaux à 1 pour 60, ou d'eau de javelle à 1 pour 100.

Dermites simulées. — On en observe chez les mendiants, les prisonniers, les soldats et chez les mythomanes. C'est surtout à des substances médicamenteuses (*Dermites provoquées*, p. 647) ou à des plantes vénéneuses, ou souvent à la brûlure, que les simulateurs s'adressent pour obtenir

des éruptions destinées à exciter la pitié, à éviter un service
pénible ou à se rendre intéressants. Le procédé varie suivant
l'état intellectuel du sujet et les facilités qu'il a de se procurer
le nécessaire. Au xvie siècle les gueux usaient surtout de rénon-
culacées, d'euphorbes, etc., pour se fabriquer une « jambe de
Dieu » (J. Lacassagne).

Les lésions vont, d'une simple teinture de l'épiderme, à
des éruptions eczématoïdes, érysipéloïdes, ulcéreuses ou à
l'escarrification. Leur configuration, leur groupement, leur
évolution, défient naturellement toute description. C'est souvent
leur bizarrerie qui éveille l'attention ; les formes anguleuses
ou géométriques, les coulures, ne sont pas rares. On peut y
retrouver parfois une trace de la matière employée. On n'oubliera pas que le sycosis est relativement facile à provoquer
par des frictions irritantes.

Le siège des lésions est toujours accessible à la main du
patient. L'interrogatoire et l'enquête sont souvent en défaut ;
ces malades nient l'évidence même.

Il est arrivé maintes fois, et il arrivera sans doute encore,
que des dermatologistes avertis ou même éminents se soient
laissés tromper, et aient cru se trouver en présence d'une
forme morbide rare ou atypique. Il en est ainsi pour le prétendu *pemphigus hystérique* (p. **244**) ; on tend à croire qu'il en
serait de même (Adamson) pour l'*acne urticata* de Kaposi
(1895), etc.

Un pansement occlusif inamovible supprime, bien entendu,
les manifestations morbides ou les déplace. Si l'on ne parvient
pas à faire honte au malade de sa supercherie, et si l'on n'obtient
pas de lui qu'il veuille être guéri, il y a des chances pour que
les récidives se prolongent indéfiniment.

Toxidermies de cause interne.

Il me paraît superflu de rappeler à propos des *Éruptions
médicamenteuses et toxiques* par voie interne, ce que j'ai dit
précédemment de leur pathogénie.

Les modalités objectives qu'elles affectent d'ordinaire sont les
suivantes : *Erythèmes* en plaques, souvent ortiés et marginés,

parfois accompagnés d'énanthème, — quelquefois érythème scarlatinoïde (p. 142), — très souvent *urticaire* (II) ou urticaire géante, — plus rarement *purpura* (p. 46), — *bulles* (p 222), — parfois même *eczéma* (p. 75).

Je ne parlerai ici que des éruptions les moins banales ; leurs caractères suffisent à en faire présumer l'origine ; quelques-unes sont même presque spécifiques.

Érythèmes balsamiques. — Le copahu, le cubèbe, le santal, la térébenthine donnent lieu à des érythèmes roséoliques ou en placards, souvent ortiés et marginés, très prurigineux, d'un rouge vif, naissant surtout à la face d'extension des grandes articulations ou sur le haut du tronc, et se généralisant plus ou moins dans la suite. Leur fréquence a beaucoup diminué depuis qu'on a restreint l'emploi des balsamiques dans le traitement de la blennorragie.

Antipyrinides. — L'antipyrine, les substances chimiquement voisines (pyramidon) et les composés qui en contiennent, peuvent susciter chez des sujets prédisposés des accidents généraux graves, avec frissons, fièvre, collapsus, éosinophilie, anurie, etc., et des érythèmes divers, de l'urticaire, du purpura, etc. D'une façon tout à fait exceptionnelle, l'éruption peut simuler la roséole syphilitique (A. Fournier), bien qu'elle soit d'un rouge un peu plus vif et moins durable.

L'antipyrine produit aussi des *plaques érythémato-pigmentées fixes*, bien étudiées par Brocq, qui sont vraiment pathognomoniques. Uniques ou peu nombreuses lors des premières poussées, plus abondantes si la médication est continuée, ces plaques sont disséminées sans ordre, et situées n'importe où ; elles sont rondes ou ovalaires, nummulaires ou de la grandeur de la main, d'un rouge bistre, bien limitées, un peu ortiées, et causent une cuisson assez vive. Après quelques jours la rougeur diminue, et il se fait une desquamation fine ou lamelleuse ; mais la pigmentation, brune ou même noire, persiste et ne s'efface qu'avec le temps. Quand le malade reprend de l'antipyrine, au bout de quelques heures ou même de 20 minutes, les mêmes taches se congestionnent à nouveau et, simultanément, il en peut naître de nouvelles, distribuées au hasard, qui évolueront pareillement. Leur caractère prurigineux, pigmentaire et fixe, les fait aisément reconnaître (fig. 151).

Quelquefois, un certain nombre de ces taches ou plaques deviennent le siège de *bulles* ou de *vésicules*. — On a cité aussi des *œdèmes localisés* et de la *gangrène* foudroyante, d'origine antipyrinique.

La sursensibilité à l'antipyrine n'est pas transmissible aux animaux par le sérum des malades. On en a conclu que les réagines siègent dans le tissu dermique (H. Gunther). Le fait

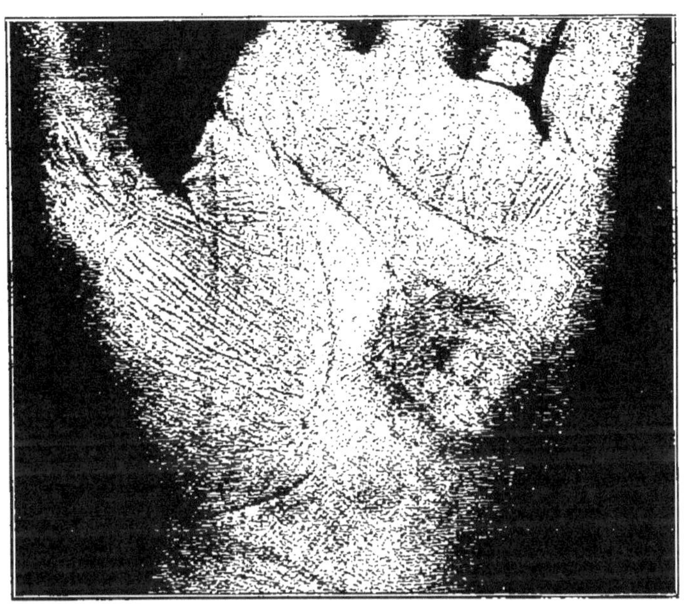

Fig. 151. — Antipyride de la paume de la main, chez une infirmière de 28 ans, survenue après l'absorption de 0 gr. 25 d'antipyrine; rechute identique 11 ans plus tard, sous l'influence de la même dose. (*Obs.* de Sottas. Musée photogr. Hôp. St-Louis)

que le nombre des taches augmente parfois lors des récidives, montre que l'immunité locale ne cède parfois qu'à un assaut répété de l'allergine (p. **604**).

Iodides. — L'iodure de potassium, mais aussi tous les autres iodures ou composés iodés, peuvent donner naissance aux éruptions banales dont j'ai parlé. On connaît aussi des *nodosités* dues aux iodures, analogues à celles de l'érythème noueux. Les accidents aigus de l'iodisme cèdent habituellement à l'adrénaline (Milian)

L'éruption iodique ou iodo-potassique la plus spéciale est le *pemphigus iodique*, que j'ai mentionné ailleurs (p. 223) et qu'il vaut mieux dénommer, suivant son aspect : iodide bulleuse (fig. 152), iodide ecthymateuse, ou iodide végétante. — Si l'on continue l'administration du médicament, les lésions deviennent ulcéro-végétantes, prennent un grand développement et envahissent souvent les muqueuses ; elles s'accompagnent de troubles généraux, diarrhée, albuminurie, cachexie, et peuvent causer de véritables mutilations, ou même la mort.

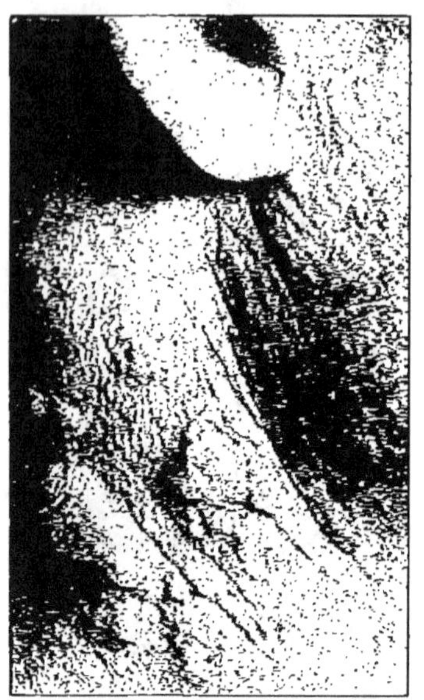

Fig. 152. - Iodides bulleuse du cou, survenues le lendemain de l'absorption d'une potion à l'iodure de potassium.

L'*acné iodique*, très fréquente, se développe presque exclusivement chez les kérosiques, et affecte les mêmes territoires que l'acné vulgaire ; elle n'en diffère que par le caractère plus inflammatoire, le volume plus considérable des papulo-pustules, leur rougeur sombre, et leur induration profonde. Certains éléments peuvent être franchement anthracoïdes (*iododerma tuberosum*).

Les accidents cutanés iodiques les plus sérieux, les iodides bulleuses ou végétantes et l'iododerma, paraissent se produire surtout chez des sujets atteints d'insuffisance rénale ou des cardio-rénaux. Il arrive souvent que les lésions persistent et progressent alors que la prise du médicament a cessé depuis longtemps ; trois ou quatre jours après la dernière prise on ne peut déjà plus déceler d'iode dans les urines.

Bromides. — C'est principalement le bromure de potassium, mais ce sont aussi les autres composés du brome, et surtout les doses prolongées qu'on prescrit par exemple aux épileptiques, qui provoquent les éruptions les plus spécifiques.

L'*acné bromique* est très analogue à l'acné iodique ; les *bromides ecthymateuses* et *végétantes* ressemblent aux iodides de même forme.

La *bromide papulo-tuberculeuse végétante* est plus rare, mais pathognomonique (*bromoderma tuberosum*). Elle est constituée par une saillie nummulaire ou plus étendue, de surface croûteuse, mamelonnée ou papillomateuse, d'un rouge violacé, remarquablement molle, donnant au toucher la sensation de velours mouillé. Nettement limitée, la plaque est bordée par un ourlet de suppuration sous-épidermique; elle s'accroît de plusieurs millimètres par jour, et conflue avec des éléments voisins. Les bromides végétantes occupent principalement la face et surtout le nez, souvent les jambes (fig. 155) ou les fesses, mais on en rencontre aussi sur d'autres territoires.

Leur mollesse et leur rapide évolution excentrique les distinguent de la tuberculose papillomateuse ou fongueuse, des syphilides végétantes, du pemphigus végétant. Pour Pasini, les lésions cutanées seraient dues au brome mis en liberté dans l'estomac à la faveur de

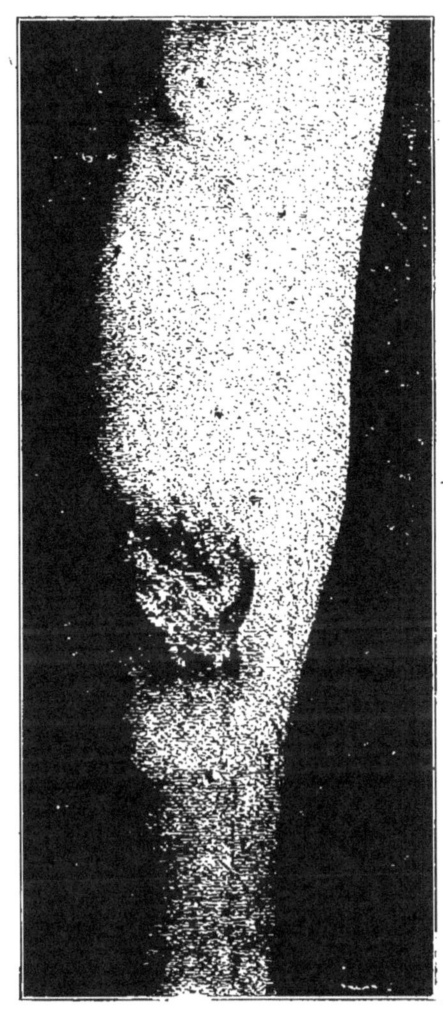

Fig. 155. — **Bromide végétante** (*Bromoderma tuberosum*). — Femme de 21 ans. Remarquer les folliculites disséminées (*acné bromique*). (Musée photogr, Hôp. St-Louis.)

l'hypochlorhydrie. Ce que j'ai dit de la survivance des iodides à l'administration du médicament, s'applique pleinement aux bromides.

Hydrargyrie. — Le mercure et tous ses composés sans excep-

tion, qu'ils soient ingérés par la voie gastrique, inhalés à l'état
de vapeurs mercurielles, injectés dans les cavités muqueuses,
dans les veines ou dans les tissus, exposent aux accidents de
l'hydrargyrie cutanée : il suffit de doses infiniment minimes
quand existe l'idiosyncrasie spéciale. L'hydrargyrie par ingestion ou injection, est rare par rapport au nombre considérable de
malades auxquels on administre du mercure ; on fera cependant
bien de ne jamais ou-
blier cette éventualité
possible.

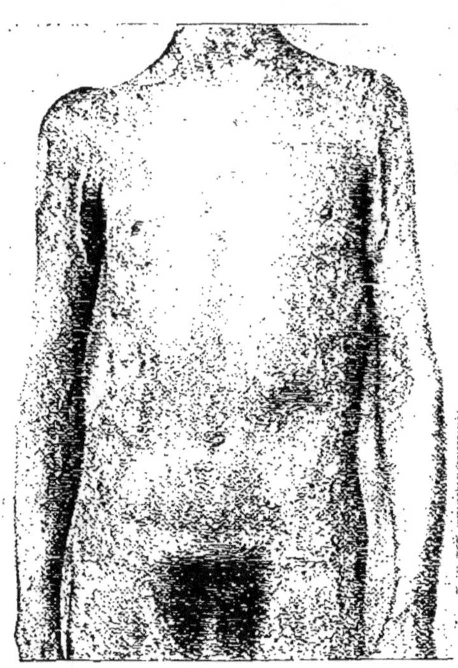

Fig. 154. — Hydrargyrie cutanée, datant de
8 jours, survenue quelques heures après une
friction des aines et des aisselles à l'onguent
gris, pour phtiriase.

L'hydrargyrie par
applications externes
est au contraire rela-
tivement fréquente ;
on pense que les fric-
tions mercurielles à
l'onguent napolitain
facilitent la pénétra-
tion à travers l'épi-
derme ; mais j'ai vu
maintes fois l'éruption
succéder à une simple
onction à l'onguent
gris (fig. 154) ; l'ab-
sorption du mercure
se fait à l'état de va-
peurs et l'on est dans
l'ignorance de la dose
qui a pu pénétrer ainsi.

Il est remarquable
que, quelle qu'ait été
la voie de pénétration,
l'éruption et sa topographie sont à peu près toujours les mêmes.

Alley et Bazin ont décrit trois degrés de l'hydrargyrie :

Dans la *forme bénigne*, tout se borne à une rougeur localisée
surtout aux aines et à la face interne des cuisses, avec du
prurit et quelques petites vésicules.

Dans la *forme moyenne*, l'érythème est intense et occupe les
aines, les aisselles, les grands plis articulaires des membres,
les flancs, le cou, ainsi que les régions palmaires et plantaires ;

la nappe rouge, ponctuée parfois de points hémorragiques, se couvre d'un semis abondant de petites vésico-pustulettes analogues à la miliaire blanche. Le prurit et l'ardeur sont intolérables ; il peut y avoir de la fièvre, des troubles digestifs, de l'albuminurie. Aux croûtes succèdent un suintement, puis une desquamation lamelleuse plus ou moins durable, et il subsiste d'ordinaire une pigmentation assez durable. — Le tableau clinique peut être strictement celui de l'*érythrodermie aiguë* ou *subaiguë* (p. 140) ; on songera toujours à une hydrargyrie possible en présence de ce type éruptif.

La *forme maligne* s'accompagne de gonflement de la face et des extrémités, de larges bulles, de pyodermites, d'abcès, d'adénites, d'angine, de gangrène, et peut conduire à la mort par accidents rénaux, nerveux, et complications septiques. La desquamation se fait par larges lambeaux. Il est remarquable qu'en cas d'hydrargyrie cutanée, la stomatite mercurielle, la colite, etc., manquent assez souvent. Almkvist en conclut que l'idiosyncrasie au mercure n'est jamais généralisée, mais localisée à certains organes.

Dans l'hydrargyrie chronique professionnelle, celle des ouvriers aux mines de mercure, doreurs, miroitiers, fabricants de thermomètres, etc., ce sont les accidents généraux, sanguins (cachexie), rénaux, intestinaux, nerveux (tremblement, paralysie), qui constituent le tableau.

Arsenic. — Appliqués directement sur la peau ou les muqueuses, les composés arsenicaux y font naître des ulcérations. Ingérés ou inhalés à l'état de poudre ou vapeur, ils exposent à l'arsenicisme professionnel ; c'est le cas pour les ouvriers des mines, des fabriques de produits chimiques et de certaines industries (cristalleries, fondeurs, imprimeurs, pelletiers, empailleurs, chapeliers). L'arsenic, administré comme médicament, peut provoquer des érythèmes, de l'urticaire, du purpura, des bulles, etc. On a signalé la fréquence du *zona* chez les malades qui en absorbent.

Très spéciales à l'arsenicisme sont les *pigmentations*, en taches ou diffuses (p. 424), et les *kératoses* arsenicales (p. 271) ; j'ai vu ces dernières, associées à un état dystrophique rappelant de près le *xeroderma pigmentosum* ou la dégénérescence sénile, donner lieu à des épithéliomes multiples, dits *cancer arsenical* (p. 992).

L'emploi des arsénobenzènes dans le traitement de la syphilis a fait naître toute une série d'*arsénobenzolides* (p. **895**), plus ou moins fréquentes selon les milieux, le médicament, sa série, sa dose et le rythme de son administration.

Traitement. — En présence d'une toxidermie médicamenteuse quelconque, on traite les lésions cutanées selon leur forme éruptive ; on a soin bien entendu de les nettoyer, désinfecter s'il y a lieu, de les protéger en tout cas. Mais il est essentiel de dépister la substance nuisible et d'en supprimer l'usage. S'il y a grande importance à y revenir, on aura soin que ce ne soit qu'après un long intervalle et après une cure de désensibilisation. Celle-ci pourra consister en l'administration quotidienne de doses très petites, non nocives, et progressivement accrues du médicament non toléré (Widal et Pasteur Vallery-Radot) en imitant le procédé de Besredka ; ou encore recourir à l'auto-hémothérapie ou à l'auto-sérum.

Au cas des grandes éruptions dues à des composés métalliques, notamment aux arsénobenzènes ou au mercure, il semble y avoir un réel avantage à donner la préférence aux injections intra-veineuses de solution d'hyposulfite de soude. On les fait quotidiennement à dose augmentée de 0 gr. 15 par jour, selon la progression usuelle pour le novarsénobenzol, et on peut atteindre le taux de 1 gr. 80 par injection et plus. On a avancé récemment que les solutions de bromure de sodium auraient les mêmes avantages.

Éruptions sériques. Maladie du sérum. — L'introduction en thérapeutique des injections de sérums de cheval, antimicrobiens et anti-toxiques, dont l'emploi n'a pas cessé de se répandre de plus en plus, a fait naître et étudier des accidents pathologiques généraux et cutanés, que Schick et von Pirquet ont groupés sous le nom de *maladie du sérum*. Ils ne dépendent pas, comme on l'avait cru au début, des anticorps contenus, mais bien des albumines du sérum lui-même, ainsi que le prouvent les effets identiques d'un sérum animal normal injecté à un sujet sain, et la tolérance incomparablement meilleure des sérums purifiés, c'est-à-dire déprotéinés dans une forte mesure. Il n'y a aucun doute que les accidents sériques soient de nature anaphylactique, ainsi que l'ont

démontré les travaux d'Arthus et de von Pirquet ; ce dernier a
fait de la maladie du sérum une des bases principales de
sa doctrine de l'allergie (p. **601**) ; Biedl et Kraus, Arthus, Nolf,
Widal et d'autres ont constaté que la crise sérique est accompagnée d'un choc hémoclasique, généralement contemporain,
quelquefois précédant silencieusement les accidents en manière
de prélude. La prédisposition à la réaction sérique est essentiellement transmissible à l'animal par anaphylactisation
passive.

La prédisposition ou sensibilité au sérum, d'où dépendent les
accidents sériques, s'observe dans deux conditions : lors d'une
injection première, intraveineuse ou hypodermique ; bien que
le sujet affirme qu'il n'a jamais dans sa vie subi d'injection de
sérum, ou qu'on en soit certain, on peut supposer qu'il a été
sensibilisé par l'absorption, peut-être à son insu, de viande de
cheval, ou bien imaginer qu'il s'agit d'une sensibilité « de
groupe » ; c'est en somme le problème de l'idiosyncrasie avec
ses inconnues habituelles Cette réaction idiosyncrasique ne
se rencontre que chez 14 pour 100 des sujets d'après L. Martin,
est plus fréquente avec les doses massives, et les accidents
n'apparaissent généralement qu'après une incubation de 8 à
12 jours. — En cas de *réinjection* les accidents sériques se montrent sur environ la moitié des sujets, et dépendent moins de
la dose que de l'intervalle de temps écoulé depuis l'injection
précédente ; développée au maximum dans la période qui
s'étend de 10 jours à quelques mois, l'anaphylactisation peut
persister de nombreuses années ; la réaction est d'autant plus
précoce ou avancée que l'anaphylactisation est plus récente
(v. Pirquet, Schick, Marfan et Le Play, Lemaire, etc.).

Les manifestations de la maladie du sérum se distinguent
en effet en accidents *précoces (sofortige Reaktion)*, qui apparaissent de 8 à 24 heures après l'injection déclenchante, — et
accidents *tardifs* qui surviennent 6 à 9 jours après, ou même
plus tard : la réaction tardive peut se trouver avancée, le délai
étant raccourci (*beschleunigte Reaktion*), et se manifester entre
le 2e et le 6e jour en cas de réinjection.

Les accidents *précoces*, parfois même immédiats, sont ceux
du choc anaphylactique ; généralement légers et fugaces ils
peuvent consister en angoisse, dyspnée, faiblesse du pouls,
lipothymies, vomissements, accompagnés des signes de la crise

hémoclasique. On les combat par des injections d'adrénaline, répétées autant qu'il est nécessaire. Le caractère beaucoup plus alarmant ou grave de ces accidents en cas d'injection intraveineuse, a fait réserver celle-ci aux cas très rares d'extrême urgence. Les symptômes généraux que je viens de dire s'accompagnent d'ordinaire bientôt d'éruptions, sous forme d'urticaire ou d'érythème marginé, peu persistants, disséminés ou de préférence localisés au voisinage de la piqûre. Les manifestations plus importantes, fébriles, nerveuses, arthralgiques, etc., sont exceptionnelles.

Les réactions *tardives*, ou tardives avancées, chez les réinjectés, se présentent sous deux types, souvent associés :

1° Une réaction locale, rougeur érysipéloïde ou pseudophlegmoneuse, avec gonflement ganglionnaire, durant de 2 à 4 jours ; c'est le « phénomène d'Arthus » ;

2° Une réaction générale, éruption plus ou moins profuse d'urticaire avec bouffissure de la face, ou bien d'érythème marginé à taches polycycliques, extensives, s'accompagnant d'œdèmes, quelquefois d'anémie, d'albuminurie, de subictère, de purpura, de courbature générale, d'arthralgies fort douloureuses, de convulsions chez les enfants et d'une fièvre, pouvant s'élever de 38 ou 39 degrés à 40 degrés et plus, durant 24 ou 48 heures. L'urticaire ainsi que le pseudo-rhumatisme persistent parfois pendant une semaine, puis tout rentre dans l'ordre.

Il est si exceptionnel, quand on prend les précautions requises, que les accidents sériques soient réellement dangereux, que leur crainte ne doit en aucun cas faire renoncer à une réinjection, si celle-ci est commandée par la nature et la marche de l'infection ; telle est la règle qui a été proclamée par les autorités les plus compétentes.

La *conduite à tenir* est de nos jours nettement fixée à bien des égards (R. J. Weissembach et Gilbert-Dreyfus, 1926). Prophylactiquement il faut : employer d'emblée les doses massives, qui sont moins à redouter que les doses faibles ; les répéter à intervalles rapprochés, fréquemment et longtemps ; pousser l'injection lentement, prêt à l'interrompre à la moindre alerte, dans le tissu sous-cutané profond plutôt que dans la veine ; choisir de préférence un sérum dit « purifié ». Chez les tuberculeux, insuffisants hépatiques, asthmatiques, instables neuro-endocriniens, etc., l'éventualité d'accidents sériques est plus probable. A moins d'urgence extrême il est prudent de faire de la skeptophylaxie de Besredka, en injectant d'heure en heure 1 cm³, puis 2 cm³, puis la dose totale; Martin et Darré se contentent d'injecter lentement sous la peau 5 cm³, et le reste un quart d'heure après. Contre les accidents immédiats du choc on a les injections d'adrénaline, répétées au besoin; en cas d'extrême alarme on serait autorisé à injecter dans la veine 1/4 ou 1/10 de mm³ de la solution diluée dans 250 cm³ d'eau physiologique, ou, selon la technique de Milian, à injecter dans la veine la « rinçure » de la seringue qui a servi aux injections sous-cutanées. En présence de syncope grave et de mort apparente, on pourrait même recourir à l'injection intra-cardiaque d'un milligramme associée à la respiration artificielle. — Comme médication préventive et curative à la fois des accidents sériques, on s'est souvent bien trouvé de l'administration du chlorure de calcium (environ 5 grammes par jour), préconisée par Wright, Netter (1905), L. Ramond. La pilocarpine, l'auto-sérothérapie, les autres procédés de désensibilisation, pourraient avoir à intervenir également. — Les éruptions seraient traitées par des lotions vinaigrées, des pâtes à l'eau, des poudres, des enveloppements, etc.

Éruptions alimentaires. — Comme tous mes contemporains, j'ai pu croire pendant longtemps que lorsqu'une éruption survenait sous l'influence de l'ingestion de tel ou tel aliment ou boisson, ce fait décelait une toxicité de la substance en question. La tradition faisait considérer comme quelquefois toxiques : les moules, les fraises, la viande de porc surtout conservée, les viandes, gibiers et poissons non frais en général, les épices et condiments, les fromages, le café, le thé, le chocolat et les alcools. Quand ces aliments ou boissons étaient impunément consommés par d'autres, on accusait la malencontre d'un aliment accidentellement contaminé (moules, fraises, charcuterie, œufs), ou la mauvaise préparation, ou l'indigestion par abus, — ou encore on admettait que les indemnes se trouvaient être « mithridatisés ».

Les progrès de la science nous ont révélé que dans les accidents alimentaires, ce n'est généralement pas la toxicité de l'aliment qu'il faut accuser, mais l'idiosyncrasie ou la sensibilisation du sujet. Tous nos aliments, même les plus innocents, en apparence, les œufs, le pain, le lait de sa mère pour un enfant (p. 92), peuvent être l'occasion d'une apparente intoxication. C'est le mérite surtout de Widal et de ses collaborateurs, parmi lesquels je citerai particulièrement Pagniez, Abrami, Pasteur-Vallery-Radot, Joltrain, Lesné, Richet fils, etc., d'avoir mis ce fait hors de conteste grâce à la méthode de la recherche de la crise hémoclasique, et de l'avoir confirmé par des succès thérapeutiques. En tous pays on a contrôlé et étendu les résultats auxquels ils étaient arrivés. On leur a objecté que la crise hémoclasique peut se produire à la suite de l'absorption d'un aliment très bien toléré (épreuve du lait de Widal) ; mais cela peut tenir à une sensibilité de groupe ; en tout cas il est certain que quand se produisent des accidents alimentaires, la crise hémoclasique ne manque jamais.

Je n'aurais donc, au sujet des éruptions alimentaires, qu'à renvoyer au chapitre traitant de la sensibilisation et de l'idiosyncrasie (**XXIII**).

Il y a lieu néanmoins de faire remarquer que nombre d'aliments non frais, les viandes ou poissons avariés, les gibiers avancés, les champignons même comestibles quand ils sont putréfiés, peuvent renfermer des ptomaïnes qui sont toxiques pour tout le monde ; que la mastication insuffisante, le mauvais état des dents, l'insuffisance des sécrétions digestives, la tachyphagie et les repas trop abondants et pris hâtivement, favorisent des fermentations intestinales anormales et par là l'indigestion — et probablement la sensibilisation. Malgré l'importance de la notion d'idiosyncrasie, l'hygiène alimentaire conserve donc tous ses droits. La différence essentielle qu'il y a entre les accidents alimentaires d'ordre toxique et ceux d'ordre idiosyncrasique, c'est que dans les premiers le facteur dose a une importance capitale, tandis que dans les seconds il ne joue qu'un rôle très effacé.

Pris en bloc, les accidents alimentaires sont les uns d'ordre général, les autres d'ordre éruptif. Les premiers sont ceux de la banale indigestion : malaises, vertiges, vomissements, diarrhée cholériforme, fièvre, céphalée, troubles nerveux divers ; ils peuvent aller jusqu'à rappeler le tableau du botulisme (dû au bacillus botulinus de van Ermenghen) moins ses paralysies, ou l'empoisonnement par les champignons à phalline.

Les éruptions suivent d'ordinaire de près l'ingestion; elles affectent ces formes d'urticaire à poussées récidivantes, de maladie de Quincke, ou d'érythème ortié, qu'on a groupées sous le nom d'*urticaires alimentaires*. Il est remarquable que souvent, dans les cas d'idiosyncrasie, elles ne s'accompagnent pas des signes digestifs et nerveux dont je viens de parler, et seulement du malaise vague que provoque la crise hémoclasique. Elles durent, ou tout au moins se renouvellent, pendant un temps variable, plusieurs jours, ou même des mois et des années, si l'allergine coupable n'est pas découverte et supprimée, et si l'on ne réussit pas à désensibiliser le patient.

Le *traitement*, dans les cas où l'on peut supposer toxique la nature des aliments nocifs, doit viser tout d'abord l'évacuation du tube digestif par tous les moyens; à la suite, le malade est mis pour quelque temps au régime lacté sévère.

Lorsqu'on se trouve en présence d'une sensibilisation probable ou d'une sensibilité idiopathique, qui peut même être familiale et héréditaire vis-à-vis de certains aliments, c'est à une cure de désensibilisation qu'il faut recourir.

Il est bien entendu, de règle de faire une enquête aussi attentive et sagace que possible pour découvrir quel est l'aliment coupable; on se souviendra autant des électivités extraordinaires de certaines idiosyncrasies, que des réactions de groupe qui ne sont pas rares en l'espèce (albumines animales à l'exclusion des albumines végétales, etc.). L'allergine étant connue, en supprimer purement l'usage est une solution simpliste, qu'il n'est pas toujours possible d'adopter, et qui est d'ailleurs un aveu d'impuissance. Parmi les procédés de désensibilisation qui s'appliquent particulièrement aux cas de ce genre, se présentent en première ligne celui des doses minimes préprandiales, et les différents modes de peptonothérapie. Les résultats thérapeutiques aussi brillants que celui de Grenet et Clément (p. **74**) qui ont désensibilisé une eczémateuse intolérante au pain en lui injectant une émulsion de farine, représentent un idéal qu'il faut s'efforcer d'atteindre. A défaut, l'autosérothérapie est un procédé qui peut se montrer efficace. Il arrive qu'on ait à en tenter plusieurs, avant de rencontrer le bon.

CHAPITRE XXV

DERMATOSES AUTOTOXIQUES
NEURODERMATOSES — PRURIT ET PRURIGOS

Dans ce chapitre se rangent un groupe d'affections cutanées reliées entre elles par un symptôme dominant commun, le *prurit*, lequel est manifestement de nature nerveuse, ce qui leur a valu le nom générique de *neurodermatoses*; d'autre part il y a entre elles une similitude de pathogénie, puisqu'on a reconnu qu'elles relèvent d'*auto-intoxications*. Ce groupement a donc tous les droits à figurer à la place que je lui assigne.

Le prurit n'est qu'un symptôme, et n'a qu'une valeur indicatrice, au même titre par exemple que la dyspnée et la toux dans les affections thoraciques. Les dermatoses dont il est le caractère principal ne sont pas des maladies nerveuses ou névroses, car on sait aujourd'hui qu'elles relèvent de deux éléments combinés en proportion variable : 1° d'une toxémie résultant d'un trouble de la nutrition ou d'une insuffisance organique; 2° d'une sursensibilité idiosyncrasique ou acquise (p. **599**.)

On remarquera que cette notion a une haute valeur pratique, en ce qu'elle montre au médecin dans quel sens il doit, chez ses malades, pousser son enquête et diriger sa thérapeutique.

J'étudierai successivement le symptôme prurit en lui-même, les causes qui le provoquent et les conditions de leur action; — puis les conséquences du prurit, — pour passer ensuite en revue les divers types cliniques qui rentrent dans le groupe des prurigos.

PRURIT

Le *prurit*, ou *démangeaison*, est une sensation particulière qui appelle le grattage; elle est aussi indéfinissable qu'une sensation gustative ou tactile. Qu'elle soit, suivant les cas, comparable à une sensation de picotement, de frémissement, de fourmillement, de reptation, ou de cheminement d'insecte, cela importe peu ; le terme de *démangeaison* embrasse toutes ces variétés, et tout le monde en comprend la signification.

La pathogénie intime du prurit est des plus obscures. Les physiologistes, pour interpréter les dissociations de la sensibilité qu'on observe dans certaines maladies, ont été conduits à soupçonner l'existence d'organes spéciaux, nerfs ou terminaisons, pour les divers modes de cette sensibilité, dont quelques-uns ne se manifestent d'ailleurs qu'à la peau et sur les muqueuses voisines ; toucher, pression, douleur, froid et chaud. On a supposé qu'il pouvait en être de même pour le prurit. Mais ni l'anatomie, ni l'expérimentation n'ont confirmé cette hypothèse. On ne saurait préciser si ce mode de sensation est sous la dépendance des nerfs sensitifs ordinaires, ou s'il relève du système nerveux de la vie organique, comme il paraît plus probable.

Il y a tous les degrés possibles dans la démangeaison, qui peut aller, du léger malaise dont il est facile de se distraire, jusqu'à la sollicitation impérieuse, inexorable au grattage, devant laquelle il n'y a pas d'héroïsme qui tienne, et à laquelle n'importe quelle douleur est parfois préférable.

Le prurit peut être *diffus* et même *généralisé* ; plus souvent il est *partiel*, régional, localisé à une portion plus ou moins étendue des téguments. Mais un prurit diffus tend quelquefois à se localiser après un certain temps, et, inversement, on voit un prurit régional irradier et se diffuser dans la suite.

Il est rare qu'un prurit soit rigoureusement *permanent* et toujours égal à lui-même ; dans la règle il est franchement *intermittent* ou sujet à des *paroxysmes*, particulièrement vespéraux ou nocturnes, parfois provoqués par les repas ou une de ces causes occasionnelles dont je parlerai plus loin.

CAUSES DU PRURIT. — Les causes qui éveillent la sensation de démangeaison sont extrêmement multiples ; les classer en causes externes et causes internes ne répondrait pas à la réalité, car plusieurs d'entre elles peuvent agir par les deux voies. Mais on peut, d'après leur nature et leur mode d'action, ranger les prurits en diverses catégories.

Prurit provoqué. — C'est celui qui résulte de causes

externes, accidentelles, mécaniques (chatouillement), physiques ou chimiques.

Que certains irritants de la peau aient par eux-mêmes une vertu prurigène, cela est de notion vulgaire. Le cheminement sur la peau ou la morsure de parasites tels que les poux, punaises, rougets, acares, oxyures, la piqûre des poils de l'ortie ou de ceux de la chenille processionnaire, l'application d'une foule de substances d'origine végétale (poil à gratter), animale ou chimique, déterminent de la démangeaison, et cela, du plus au moins, chez tous les sujets.

On peut donc déclarer, comme l'a fait Hebra, que dans ces conditions le prurit est *physiologique*.

En pareil cas le grattage instinctif peut avoir une réelle utilité ; c'est un geste de défense réflexe et quelquefois inconscient, qui a pour résultat d'écarter l'agent nocif.

La malpropreté, ou au contraire l'abus des savonnages, peuvent aussi être cause de démangeaisons persistantes.

Le prurit provoqué est soumis, quant à son intensité et à sa durée, à un *coefficient personnel* ; il varie avec l'âge du malade, son tempérament, son taux physique et réactionnel, ses habitudes hygiéniques, l'existence possible de tares organiques. Il peut être modifié, en plus, par la suggestion ou l'auto-suggestion : que de gens sont pris d'un besoin de se gratter rien qu'à entendre parler de poux ou de punaises ! Mais il est peu influencé par la persuasion.

Le prurit dans les dermatoses. — Beaucoup de dermatoses d'origine externe ou interne comptent le prurit parmi leurs symptômes habituels ou éventuels.

Lorsque le prurit accompagne ou suit l'éruption, l'interprétation du fait est relativement simple.

Mais il arrive qu'il soit antérieur. En pareil cas il y a lieu de se demander si le *prurit pré-éruptif* est l'effet de lésions histologiques non encore perceptibles, — ou s'il est un effet concomitant ou préalable de la cause qui bientôt fera naître l'éruption, — ou enfin s'il n'est pas lui-même la cause de cette éruption par le grattage qu'il provoque ?

Il n'y aurait aucun avantage à s'étendre longuement sur le prurit dans les dermatoses ; le symptôme, avec ses particularités, a été signalé à propos de chacune d'elles. Rappelons

seulement que parmi les plus prurigineuses, il faut compter :
la gale, l'urticaire, l'eczéma, certaines éruptions médicamenteuses, la dermatite de Duhring, le lichen plan, certaines érythrodermies, des lymphadénies, et le mycosis fongoïde.

En revanche, beaucoup d'affections cutanées ne sont presque
jamais démangeantes ; on peut citer notamment : les syphilides,
le psoriasis, le lupus, la lèpre, les tumeurs.

Prurits toxiques. — Toute une série de médicaments ou
poisons peuvent provoquer par absorption stomacale, intradermique ou sous-cutanée, un prurit temporaire ou plus ou moins
prolongé : on peut citer comme tels : la morphine, la belladone, la cocaïne, la caféine, l'arsenic, etc.

On doit en rapprocher les poisons d'un grand nombre d'insectes ou autres animaux et de plantes, dont je viens de citer
quelques-uns comme causes de prurit provoqué, et qui ont été
passés en revue au paragraphe des dermites vénéneuses
(p. 652). En pareil cas, et particulièrement quand il s'agit de
médicaments que la grande majorité des sujets tolèrent sans
inconvénient, la part qui revient à la sensibilité individuelle
est très grande, souvent même prépondérante. Cette considération doit entrer sérieusement en ligne de compte avant de
déclarer que sont de nature toxique certains prurits alimentaires, dus par exemple à l'abus du café ou du thé (caféisme,
théisme), de condiments et épices, de moules ou de fraises, ou
de viandes avariées (p. **665**).

Prurits autotoxiques. — Tous les prurits qu'on a appelés
nerveux, dyscrasiques ou *primitifs* rentrent vraisemblablement
dans cette catégorie ; le résultat des analyses chimiques du
sang, qui sont entrées dans la pratique courante, est franchement en faveur de cette relation.

Parfois la substance trouvée dans le sang, et à qui on peut
attribuer le rôle de toxique, est un des produits du métabolisme normal de l'organisme (glucose, acides biliaires) ; mais
elle est en surabondance, en raison d'une surproduction ou
d'une insuffisance de destruction ou d'élimination. D'autre fois
c'est un produit modifié de ce métabolisme normal ; ou bien
il s'agit d'un complexus dont on ne sait pas quel est l'élément
le plus coupable. Il faut remarquer à ce propos que la surabon-

dance même très marquée d'un produit dans le sang, n'est pas nécessairement la cause des troubles qui l'accompagnent (urée); elle peut n'être que le témoin de la rétention d'autres produits, parfois imparfaitement connus, qui eux sont réellement toxiques.

Ce qui complique énormément la question des auto-intoxications, c'est le fait que beaucoup de viciations fonctionnelles ou organiques peuvent être à la fois la cause et la résultante de certaines intoxications autogènes (insuffisance urinaire); c'est d'autre part, qu'ici, comme d'ailleurs toujours en pathologie, intervient le facteur résistance ou sensibilité individuelle, lequel dépend lui-même, dans une certaine mesure, de ces mêmes viciations. On voit combien le problème est complexe et ardu.

Bornons-nous à rassembler les quelques notions acquises, ou qui ont cours, relativement aux rapports des poisons autochtones avec le prurit :

Dans le *diabète* et les glycosuries, le prurit est fréquent, mais il s'en faut de beaucoup qu'il soit constant. On est en droit de se demander s'il est dû à la *glycémie*, ou s'il relève de produits associés, ce qui est plus probable, attendu qu'il y a de grands diabètes sans prurit. D'autre part, les recherches récentes ont révélé dans un grand nombre de dermatoses des variations du taux de la glycémie, auxquelles on est tenté de rattacher les manifestations cutanées concomitantes.

On peut admettre que la glycémie n'est qu'un témoin du vice de fonctionnement de l'appareil pancréatico-hépatique, et d'ailleurs du métabolisme général. — Il en est probablement de même du taux de la *cholestérinémie*, qui a été trouvé élevé dans les prurits et prurigos par certains auteurs, normal par d'autres (A. Lacroix).

Le prurit autotoxique le mieux connu est celui de l'ictère ou plutôt de l'*insuffisance hépatique* ; il est démontré qu'il est dû à la présence dans le sang non des pigments, mais des acides biliaires. A noter, que les réactions de Pettenkofer et de Hay dans les urines, ne renseignent que sur ce qui sort de l'organisme, et non sur ce qui y reste.

Dans l'urémie ou plutôt l'*azotémie*, bénigne encore plutôt que grave, le prurit est un symptôme commun; c'est aux cas de cet ordre que se rapporte surtout ce que je viens de dire sur les « substances témoins ».

Le rôle de la rétention *chlorurée* comme facteur de prurit, est délicat à préciser pour la même raison, car il n'est guère probable que la rétention du sel soit élective.

On a de tout temps parlé de prurits *goutteux* ou *uricémiques* ou *arthritiques*. Il est de fait que l'on peut déceler de la rétention urique dans certains cas de prurit, même localisés, chez des sujets d'apparence d'ailleurs superbe, et l'on voit parfois les médications antigoutteuses, ou qui ont la prétention de faire évacuer l'acide urique, d'être d'un grand secours à ces malades. C'est sans doute dans les cas de cet ordre que les régimes restrictifs et les cures de jeûne (selon Guelpa) peuvent avoir les bons effets qu'on leur a reconnus.

Il n'est pas rare que les grands *constipés* soient des prurigineux habituels ou par périodes. On peut se demander si cela est dû à une résorption de toxines favorisée par la coprostase, ou à un autre mécanisme, dans lequel interviendrait la cause même de la constipation ; en tout cas les médications évacuatrices et rééducatrices de l'intestin peuvent avoir chez eux un résultat excellent.

On a noté chez certains pruritiques un trouble de l'*équilibre minéral du sang*, et en particulier la diminution des ions calcium; celle-ci donne lieu, à ce que l'on croit, à de l'excitabilité nerveuse. De fait j'ai observé plusieurs cas de prurit attribuables à une intoxication sodique (abus des eaux minérales alcalines et de sel) dans lesquels un régime rectifié et une médication calcique ont fait cesser brusquement le prurit et l'agitation.

Les relations directes ou indirectes que peuvent affecter les dysfonctions *endocriniennes* avec le prurit, sont mal élucidées. On rencontre des prurits tenaces souvent localisés, chez des ovariotomisées, ou à l'époque de la ménopause, ou chez les basedowiennes, et les préparations ovariennes soulagent parfois beaucoup les femmes qui en souffrent. En ce qui concerne les glandes autres que l'ovaire, on possède peu de faits probants.

On sait depuis longtemps que certaines *maladies du sang* s'accompagnent de prurits, qui peuvent être des plus intenses et des plus tenaces qui soient. Je parlerai plus loin des prurits lymphadéniques, leucémiques, et prémycosiques. Doit-on en pareil cas parler de toxémie ? Il est peu vraisemblable que ce soit par l'altération cytologique du liquide sanguin qu'agit la maladie des organes hématopoïétiques, mais ce pourrait être par une élaboration associée de toxines dans leurs tissus.

Rien n'est pour moi plus certain que le fait qu'une *infection* persistante locale (*focal sepsis*) puisse avoir pour conséquence un prurit durable, généralisé ou localisé. J'ai interprété dans ce sens des cas que j'ai vus, comme tous les observateurs sans doute, de prurits plus ou moins anciens et tenaces, qui ont disparu après qu'on a guéri, par les moyens appropriés, les pyorrhées alvéolo-dentaires, ou sinusites, ou appendicites, ou autres (p. **593**) dont les malades étaient porteurs. J'estime que cette relation est assez assurée et fréquente pour imposer le devoir de rechercher avec grand soin les foyers de ce genre dans tout prurit dont la cause n'est pas par ailleurs évidente.

Au total, il faut déclarer qu'en ce qui concerne les prurits autotoxiques, les faits *se présentent comme si* un bon nombre des produits de la désassimilation étaient prurigènes, sans qu'il soit possible de dire toujours *lesquels* ont cette propriété, ni de bien comprendre le mécanisme de leur action.

En ce qui a trait au *terrain*, on a signalé comme *causes pré-disposantes* : la race et le milieu social; J. White a déclaré qu'aux États-Unis le prurit est « national », et dans nos pays les israélites lui paient un lourd tribut; — l'hérédité nerveuse et l'hérédité dite arthritique, résultant de la mauvaise hygiène ou des tares morbides des géniteurs; — l'âge de la plus grande activité, soit de 20 à 40 ans; — les saisons, car on a pu décrire un prurigo *hiemalis* et un prurigo d'été (p. **690**).

De tout ce qui vient d'être dit, ressort avec évidence la part capitale qui revient dans tout prurit au « coefficient personnel », c'est-à-dire à la *sensibilité idiosyncrasique ou acquise*.

Que l'on n'objecte pas l'exemple de certains prurits provoqués ou secondaires, car il faut concevoir qu'à un certain degré la sensibilité est physiologique, et que c'est la *sursensibilité*, laquelle peut affecter tous les degrés imaginables, qui est pathologique. La différence entre les réactions de divers individus à un même agent prurigène est criante. On a vu la gale évoluer chez certains sujets sans leur causer aucune démangeaison. Inversement, certaines personnes éprouvent le besoin de se gratter par auto-suggestion. Ce prurit imaginaire peut prendre l'ampleur d'une obsession psychique, d'une névrose ou vésanie, qu'on désigne sous le nom de *parasitophobie*, d'*acarophobie*, ou de *dermatophobie*. — Il est à noter que si le prurit est modifié en moins par l'accoutumance, ou par l'intervention de maladies fébriles, on ne peut en revanche généralement pas l'éteindre par la persuasion.

A l'appui des relations qui existent entre le prurit et l'état allergique, je rappelle qu'une démangeaison intense et subite est une des manifestations courantes du choc anaphylactique chez le cobaye ; que chez l'homme il fait partie intégrante du tableau de l'urticaire et des éruptions sériques.

D'autre part, il ressort des recherches de W. Brack (de Bâle), longuement poursuivies depuis 1923, qu'une hémoclasie alimentaire est constante chez les malades atteints de prurigo vulgaire, lesquels sont très habituellement sympathico-toniques ; une crise hémoclasique peut d'ailleurs s'observer au moment des paroxysmes de divers prurits.

On rencontre assez communément en clinique des exemples de *sensibilisation locale* (p. **605**) ; quand la cause d'un prurit local a disparu, et celui-ci avec elle, même depuis longtemps, il arrive qu'une irritation légère de la région ou d'un point qui en est éloigné, ou même un état pathologique d'un organe interne, réveille le prurit au point où il avait siégé. C'est ce phénomène que Jacquet désignait sous le nom pittoresque de *mnémodermie prurigène.*

Une autre observation très juste du même auteur, est que, quand on recherche les causes d'un prurit ou d'un prurigo, il est à peu près de règle qu'on en rencontre plusieurs qui s'associent et collaborent ; c'est ce qu'il appelait la *sommation prurigène*. Cohen (1924) ayant recherché sur un grand nombre de malades, et sans idée préconçue, les éléments de cette sommation, y a vu figurer avec une grande prédominance les troubles circulatoires locaux (dyspnée locale : 56 cas ; cardiaques : 13 cas ; pulmonaires : 12 cas ; nerveux et psychiques : 10 cas), tandis qu'il n'a rencontré que 5 cas de troubles digestifs et 5 cas d'asthme. Ehrmann était, au contraire, arrivé à conclure au rôle primordial de troubles digestifs, très variés et souvent combinés. La part qui revient à l'appréciation personnelle et la différence des milieux d'observation, enlève beaucoup de valeur à ces enquêtes et à ces chiffres.

Parmi les *causes occasionnelles* qu'on a notées comme capables de réveiller le prurit, se trouvent toutes les irritations légères de la peau, les frôlements ou grattages, le port de sous-vêtements en laine, les lavages et surtout les savonnages. Le mode d'action des plus banales de ces causes n'est pas toujours facile à interpréter. Comment expliquer le paroxysme vespéral qu'accusent presque tous les pruritiques, au moment du coucher? en fait, beaucoup de personnes normales se grattent en quittant leurs vêtements, notamment la plupart des femmes au moment où elles retirent leur corset, leur ceinture ou leurs jarretières. On ne saurait dire si c'est le froid, le contact de l'air ou la décompression qui agissent en pareil cas. Mais on peut soupçonner un « choc » lorsqu'une crise de prurit est provoquée par un bain, par une marche rapide, par l'action du froid, ou par un repas d'ailleurs correct; plus encore quand on voit, chez certains sujets, apparaître une crise de prurit aussitôt après l'ingestion de tel aliment ou boisson, et cela si rapidement, qu'on avait cru y voir l'effet d'un réflexe. Les crises survenant pendant le sommeil ont été expliquées par un « choc » retardé.

SYMPTÔMES DU PRURIT. LE GRATTAGE. — Étant un phénomène essentiellement subjectif, le prurit ne se manifeste que par le grattage et par ses conséquences.

De même que la démangeaison varie infiniment dans ses degrés, le *grattage* comporte toutes les modalités imaginables. Un prurit minime se contente d'un simple frôlement du bout du doigt; une crise intense réclame un grattage énergique avec les ongles, avec un linge rude, avec une brosse, avec un instrument quelconque dont le malade se fait une étrille; quelquefois une application froide ou chaude peut atteindre le même but. On ne saurait, toutefois, établir d'équation entre l'intensité du prurit et celle du grattage; des conditions individuelles ou inhérentes à la maladie en viennent modifier les termes.

Quiconque a assisté à une *crise de prurit* bien caractérisée, en conserve une impression durable. Au début le malade cherche à se dominer; peu à peu il cède au besoin de grattage, qui augmente sans cesse et dont la satisfaction s'accompagne d'une sensation réellement voluptueuse; bientôt il a perdu toute mesure; on le voit, blême et angoissé, absorbé par son mal, se faire furieusement de sanglantes écorchures, se mutiler la peau, se torturer littéralement, comme en proie à une force aveugle. Ce n'est parfois que lorsque le tégument a été mis à vif et ruisselle de sang, que la détente se produit, que l'apaisement se fait et que la crise est terminée. Le malade en reste épuisé et comme honteux. La comparaison avec une crise épileptique, et celle qu'implique le terme d' « onanisme cutané », sont absolument justifiées.

On ne saurait dire pourquoi le grattage, même porté à un pareil excès, procure du soulagement ; mais tous les pruritiques déclarent préférer la douleur cuisante des excoriations à l'agacement de la démangeaison.

Les crises durent habituellement de cinq à quinze minutes, quelquefois une heure ou plus ; leur fréquence et le rythme de leurs répétitions échappent à toute règle.

Conséquences du grattage. — Les unes sont immédiates, les autres éloignées ; d'autre part elles sont les unes d'ordre mécanique, les autres d'ordre biologique. Quiconque se gratte en peau saine provoque une rougeur fugitive, ou, s'il insiste, une congestion locale, avec chaleur et plus ou moins d'exsudation interstitielle qui est de l'*érythème simple* ou *ortié*. J'ai dit plus haut que des grattages répétés peuvent, à la faveur d'une prédisposition, susciter une réaction eczémateuse, l'*eczéma traumatique* (p. 66).

Mais, à étudier les choses de plus près, comme l'a fait Civatte (Prurigos et grattage, *A. D.*, 1926), en biopsiant des points de peau limités après les avoir grattés à la curette, on constate ce fait inattendu : que les lésions se produisent dans les couches profondes de l'épiderme et dans le corps papillaire, alors que les couches épidermiques supérieures sont plus résistantes. Il faut un grattage relativement brutal et répété pour causer ces *excoriations linéaires*, généralement allongées dans le sens de l'action des ongles, dont la forme atteste l'origine, même à l'encontre des dénégations du malade. Souvent les excoriations sont punctiformes et occupent des saillies folliculaires, parce que, dès les premières irritations, les follicules congestionnés et soulevés par un spasme de leurs muscles arrecteurs avaient émergé au-dessus du niveau général. Ces *papules folliculaires excoriées*, recouvertes d'une croûtelle sanguine ou séreuse, ne doivent pas être confondues avec des papules de prurigo (p. **175**).

Parmi les effets éloignés du grattage, parlons d'abord de ceux qui sont d'ordre banal : c'est l'infection secondaire par les pyocoques, auxquels les traumatismes ont ouvert la porte, produisant les *pyodermites* les plus diverses. — Même en l'absence de suppuration, les grattages chroniques provoquent l'*hypertrophie des ganglions* correspondants. — La *pigmentation*, plus ou moins diffuse, est fréquente aussi. — D'autre part leur traumatisation incessamment répétée conduit à l'*usure des ongles* (p. **570**, fig. 145)..

On remarquera, avec Jadassohn, qu'au point de vue des effets du grattage, les maladies prurigineuses se partagent en deux catégories : dans la première, les ongles du patient arrachent tout ce qui fait saillie et plongent même dans l'épiderme pour en extirper des lambeaux ; ces *prurits biopsiants*, comme les appelait Besnier, s'observent dans la gale, la pédiculose, quelquefois le diabète, la maladie de Duhring, le prurigo de Hebra ; les pyodermites y sont habituelles.

D'autres prurits, bien que suffisants pour causer l'insomnie, sont soulagés par des frottements, des pressions, etc., et ne s'accompagnent pas de traces de grattage ; le prurit sénile, celui du lichen plan, de certains ictères, de l'urticaire et de la phtiriase inguinale, appartiennent à ce second groupe. On ignore d'ailleurs les raisons de cette différence.

D'autres conséquences du grattage chronique sont plus intéressantes parce qu'elles sont d'ordre spécial : ce sont les papules de prurigo et la lichénisation. — J'ai parlé précédemment des *papules* (p. **173**).

La *lichénisation* (Besnier), que Brocq le premier a décrite minutieusement sous le nom de *lichénification*, est une modification chronique, plus ou moins durable, de l'aspect et de la structure du tégument (fig. 155). La peau lichénisée est épaissie dans son ensemble ; on peut dire qu'elle est striée, rugueuse, chagrinée, et pourtant aucun de ces mots ne donne une idée exacte de son état. En réalité son aspect spécial est caractérisé par une exagération des fines stries qui la sillonnent normalement, d'où résulte un *quadrillage* en réseau, à mailles assez régulières, plus ou moins lâche ou serré suivant les régions, ressemblant aux hachures des dessinateurs. Les mailles sont carrées, losangiques, ou polygonales; elles ont une surface plane et présentent le plus souvent l'aspect de facettes lisses et brillantes, comme une mosaïque. Quelquefois de fines squames les recouvrent.

Moins souple qu'à l'état sain, la peau lichénisée a sa coloration normale, ou plus souvent une teinte grisâtre ou brunâtre; quelquefois elle est hypochromique

Sa structure histologique est moins altérée qu'on ne le croi-

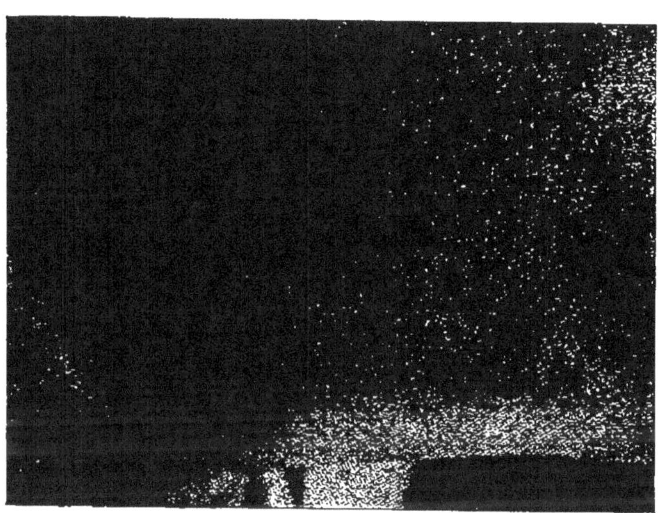

Fig. 155. — Lichénisation de la peau de la face interne de la cuisse, dans un cas de prurigo vulgaire, chez une femme de 40 ans.

rait; les lésions consistent en acanthose, avec allongement des papilles et infiltration modérée du corps papillaire.

La lichénisation occupe des surfaces d'étendue très variable, en plaques ou nappes, à bords diffus, d'où le passage à l'aspect normal est graduel. Sur ces bords, ou sur une surface en train de se lichéniser, on ne remarque que quelques facettes polygonales brillantes, paraissant très légèrement papuleuses, mais non indurées.

La lichénisation doit être distinguée : des placards du *lichen plan* (fig. 32, p. **161**), qui sont constitués par la confluence de véritables papules planes, et sont entourés de papules typiques; — de l'*état lichénoïde* que prennent certains *eczémas, eczématides* et *psoriasis*; celui-ci est caractérisé par de l'épaississement et de l'accentuation des plis et sillons, mais il est rouge, sans facettes brillantes, et d'ordinaire bien circonscrit sur ses bords.

L'état strié et rugueux que présente la peau des régions génito-crurales chez certaines femmes atteintes de blennorragie, état qui a été décrit par Brocq et L. Bernard, est pour moi de la lichénisation ; la surface serait cependant, au dire de ces auteurs, plus villeuse et veloutée.

Considérée en elle-même, la lichénisation peut être déclarée *pure*, quand elle se développe sur une peau préalablement saine, sous l'influence des frottements et grattages provoqués par le prurit ; sous cette forme elle est la lésion principale et la plus caractéristique du prurigo simplex chronique. — On dira qu'elle est *associée*, lorsqu'elle accompagne des dermatoses telles que le lichen plan, des eczématides, etc., ou lorsqu'elle se combine à de l'eczématisation plus ou moins impétiginée, comme il est courant dans beaucoup de prurigos.

Dans ces dernières années, le sens du mot lichénisation a été sensiblement étendu ; on a proposé de l'appliquer à diverses lésions dermiques qui ont la même pathogénie et une structure analogue. Pautrier, d'accord avec Brocq, a appelé (1922) *lichénification circonscrite nodulaire chronique*, l'ancien lichen obtusus corné (p. 171) et a décrit (1925), sous le nom de *lichénification hypertrophique* ou *géante*, des productions d'aspect tumoral, qui peuvent, dans des cas rares, accompagner ou remplacer la lichénification plane. On en a vu surtout dans les plis inguino-génitaux, à la hanche ou dans l'aisselle, sous forme d'élevures ou de masses végétantes, cérébriformes, qu'il faut connaître pour éviter des erreurs de diagnostic.

La lichénisation étant une réaction particulière de la peau sous l'influence de traumatismes répétés, on peut se demander pourquoi elle ne se développe pas sur toutes les surfaces exposées aux frottements, et chez tous les pruritiques qui se grattent ? Je pense, comme Brocq, que ce mode de réaction cutanée doit tenir à une prédisposition spéciale de certains sujets.

La même question se pose à propos des *papules du prurigo* (p. 175), et comporte la même interprétation.

Quant aux *papules de strophulus*, la question de leur nature primitive ou secondaire aux grattages, reste douteuse ; il me

semble qu'on en rencontre souvent sur des points de la peau
que le sujet ne peut guère traumatiser ou gratter.

Il m'avait paru que le mode spécial de réaction de la peau
qui consiste en la production de papules de prurigo ou de
lichénisation, pouvait servir au classement des dermatoses prurigineuses, et fournissait à ce classement une base morphologique, facilement et directement constatable. J'appelais *prurigos* celles qui s'accompagnent des papules caractéristiques
ou de lichénisation, et *prurits* toutes les autres Ma proposition n'a guère rencontré d'assentiment, et je n'en suis pas
étonné outre mesure. En effet, ainsi que je n'ai pas manqué
de le signaler toujours moi-même, il n'est pas rare de voir un
prurit simple se transformer après quelque temps en ce que
j'appelais un prurigo. A l'exemple de mes prédécesseurs et de
mes collègues, j'emploierai donc les deux termes, prurits et
prurigos, sans attacher à l'emploi de l'un d'eux une importance
nosographique absolue. Cependant, selon l'usage général, je
reconnais à leur signification une nuance : la dénomination de
prurigo s'applique plutôt à des dermatoses prurigineuses
chroniques et intenses, celle de prurits à des affections moins
tenaces et moins graves, qui généralement ne s'accompagnent
pas de modifications importantes et très apparentes de l'état
des téguments.

Formes cliniques. — Les prurigos constituent une série
continue de formes morbides, circonscrites ou diffuses, allant
de l'urticaire à des dermatoses redoutables, telles que le prurigo ferox. On voudrait pouvoir les classer en espèces. Beaucoup
de dermatologistes l'ont tenté, et cela toujours en individuali-
sant les types qu'ils avaient eu occasion de mieux étudier. Les
subdivisions des uns ne concordent pas avec celles des autres,
et il est fort difficile de s'y reconnaître.

Comment s'orienter dans ce chaos? Que l'on se demande sur
quelles bases peut être établie la différenciation des types
cliniques et leur classification.

Selon les idées modernes tous les prurigos relèvent, d'une
part d'une auto-intoxication, d'origine variable et habituellement complexe; — d'autre part d'un état de sensibilité anormale du sujet, laquelle peut dépendre de cette auto-intoxication

elle-même, ou avoir préexisté, et se manifester, soit sous son influence directe, soit à l'occasion de causes perturbatrices quelconques. Il n'y a donc pas de classification étiologique possible.

Une classification basée sur l'aspect morphologique est tout aussi irréalisable. Les manifestations cutanées qui font cortège au prurit sont banales et, sauf exception, les mêmes dans toutes les formes.

Dans ces conditions, le seul plan qui se présente pour l'exposé des formes cliniques des prurigos, c'est de faire la description de la forme commune et vulgaire, qui sera si l'on veut le *prurigo simplex*, et d'y adjoindre la description des formes relativement les mieux individualisées.

Les manifestations dermatologiques que je vais avoir à mentionner sont toutes connues du lecteur ; ce sont les papules de strophulus, les papules de prurigo, la lichénisation ; ce sont aussi l'urticaire et l'eczématisation, dont il sera fait mention presque à chaque page.

Comment doit-on envisager les relations de l'*urticaire* avec les prurigos ? L'urticaire est un syndrome dans lequel le prurit, qui en est un élément essentiel, et le grattage auquel celui-ci donne lieu, s'accompagnent de l'apparition rapide de papules ortiées très fugaces. Nous savons que l'urticaire est la manifestation d'une sursensibilité spéciale à des allergines d'origine externe ou interne, et notamment à des auto-toxines. L'incidence fréquente de l'urticaire dans beaucoup de formes de prurigos, surtout à leur début, n'est donc pas surprenante et fournit au contraire une preuve de la nature auto-toxique de ces prurigos. Le tableau des urticaires chroniques est à bien des égards si voisin de celui de certains prurigos, que c'est sous le nom d'*urticaria perstans* (p. **34**) que ces derniers sont couramment décrits à l'étranger.

L'*eczéma* est lui aussi un mode essentiellement prurigineux de réaction de la peau à des allergines. L'intervention de l'eczématisation dans les prurigos, soit primitive, soit secondaire à des grattages ou à une aggravation, est commune et importante ; elle prend parfois nettement le devant de la scène ; aussi est-ce du groupe des eczémas chroniques que les dermatologistes anciens ont eu à extraire le type clinique des grands prurigos; le problème qui se pose constamment à ceux d'aujourd'hui, est de savoir s'ils doivent étiqueter eczéma ou prurigo la dermatose qu'ils observent chez tel malade donné. Il faut d'ailleurs se rappeler que, s'il y a beaucoup de *prurigos eczématisés*, il y a aussi des éruptions qui méritent le nom d'*eczémas lichénoïdes*, et que la distinction entre ces deux formes dermatologiques est souvent délicate; fonder le diagnostic différentiel sur l'antériorité du prurit ou de l'efflorescence cutanée et sur le plus ou moins de diffusion des lésions, n'est pas toujours lui donner une base bien solide ni facile à établir.

Quant aux rapports du *lichen* avec les prurigos, il faut retenir que c'est du groupe confus et trop compréhensif des lichens, tel que l'envisageaient nos pères, qu'ont été extraits les types morbides que nous appelons prurigos. En créant le terme de *lichénisation*, Besnier a eu soin de spécifier que ce mot n'impliquait pas le sens de « transformation en lichen », mais s'appliquait à « une lésion étiologiquement et anatomiquement banale qui fait souvent partie du tableau des prurigos » et non à une maladie. Le nom de lichen reste exclusivement applicable à un groupe morbide très individualisé, à une lésion spéciale, le lichen plan de Wilson et ses variétés.

Ce serait franchement rétrograder que d'admettre avec Dind (p. 107) que le lichen plan n'est qu'une variété de la lichénisation.

Passant à la description des formes concrètes de prurigos, la première que nous rencontrons est une des plus nettement définies :

STROPHULUS

Prurigo simplex aigu. — L'affection que Willan et Bateman appelaient *strophulus*, Vidal *lichen simplex aigu*, — a reçu de Brocq le nom excellent de *prurigo simplex aigu*, qui tend à prévaloir; à l'étranger on emploie souvent les dénominations d'*urticaire papuleuse* et de *lichen urticatus*.

Il s'agit d'un prurigo aigu et bénin, caractérisé par : un élément spécial et exclusif, la *papule de strophulus*, naissant généralement sur *base urticarienne*; — une éruption procédant par poussées rapides, successives ou subintrantes, disséminées sur tout le corps ; — l'absence habituelle de lichénisation et d'eczématisation ; — une durée limitée, de quelques semaines à quelques mois, mais avec récidives possibles ; — un pronostic en somme bénin.

Étiologie. — Le strophulus est d'une fréquence extrême dans la première enfance ; on le désigne vulgairement sous le nom de « feux de dents » ; plus tard on l'observe beaucoup plus rarement. Il n'est cependant pas exceptionnel dans la période qui va de 15 à 25 ans.

La prédisposition de certaines familles est manifeste. On le rencontre chez des enfants parfaitement sains, selon toute apparence. Cependant deux conditions étiologiques déterminantes peuvent être souvent invoquées : 1° la suralimentation ou l'alimentation défectueuse, les troubles digestifs, fermentations gastro-intestinales, constipation, etc. ; — 2° l'influence de l'éruption des dents, qui s'accompagne de troubles nerveux, agitation, insomnie et souvent aussi de troubles digestifs. J'ai fait remarquer que la période de 15 à 25 ans, où le strophulus se présente parfois, correspond à celle de l'éruption des dents de sagesse.

Symptômes. — Subitement, en pleine santé, ou quelquefois après un malaise général légèrement fébrile durant un ou plusieurs jours, l'éruption apparaît.

Elle se compose de taches d'urticaire entourant et masquant au début la *papule* spécifique que j'ai décrite précédemment (p. 174). Parfois on observe aussi quelques élevures d'*urticaire* sans papule, et le grattage en fait naître facilement.

Cette éruption siège n'importe où, au début de préférence sur le tronc et sur les membres supérieurs, plus tard sur les membres inférieurs, sur le cou et sur la face ; la paume des mains et la plante des pieds sont plus rarement atteintes.

L'éruption procède par poussées de quatre ou cinq, ou d'une vingtaine d'éléments ; elle se renouvelle tous les jours, ou tous les deux ou trois jours. La tache ortiée ne dure que quelques heures et s'efface ; mais la papule dure de quatre à dix jours. Aussi n'est-il pas rare de voir des enfants couverts d'éléments d'âge différent (fig. 156), les uns naissants, les autres à leur acmé ou en régression, et parfois de macules, d'ailleurs peu persistantes.

Quelquefois les éléments sont de petites vésicules naissant sur base ortiée ; aux paumes des mains et aux plantes des pieds ces vésicules peuvent atteindre les dimensions d'une lentille.

L'évolution s'étend sur une période très variable, de trois semaines à trois mois ; les récidives sont fréquentes chez les jeunes enfants ; vers l'âge de trois ans la maladie s'efface généralement.

Le prurit est variable et rémittent, mais souvent très intense. Certains sujets se grattent furieusement et excorient quelques-unes de leurs papules ; il semble, sans qu'on puisse l'affirmer, que le grattage en fait naître de nouvelles. Mais l'eczématisation et les pyodermites sont exceptionnelles.

Le *diagnostic* repose sur la constatation de la papule typique, ombiliquée par une minuscule

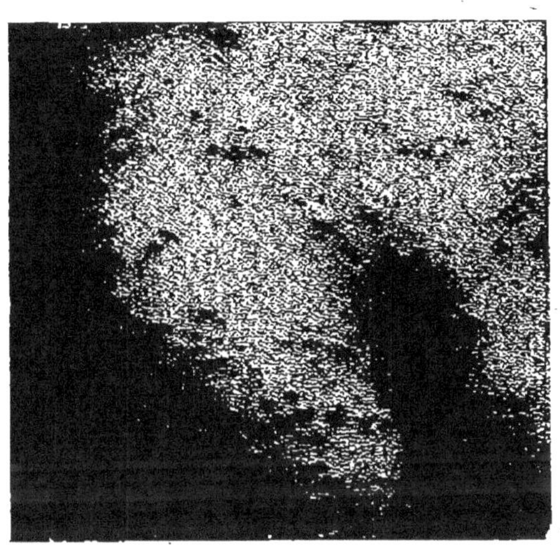

Fig. 156. — Éruption profuse de Strophulus, ou pru--rigo simplex aigu, chez un garçon de 6 ans.

croûtelle jaune lenticulaire. On confond souvent le strophulus des enfants avec l'urticaire, les piqûres d'insectes, les éruptions sudorales et médicamenteuses ; celui des jeunes gens avec l'acné, l'érythème papuleux, l'eczéma aigu disséminé. Les cas où l'éruption est nettement vésiculeuse peuvent faire penser à la varicelle ; on se rappellera que les éléments de cette dernière sont moins prurigineux et n'épargnent pas la muqueuse buccale.

Le prurigo simplex et sans doute trop peu connu, car à tout moment des médecins le décrivent à nouveau, sous une appellation quelconque.

Le *traitement* doit tenir compte du fait qu'il s'agit d'un prurigo, c'est-à-dire d'une intoxication d'origine interne, d'ordinaire alimentaire. En pratique il consiste en première ligne à corriger et à régler le régime; souvent il y a lieu de diminuer la quantité de lait et de donner un purgatif ou des laxatifs, parmi lesquels le calomel est le plus recommandable chez les enfants, (5 milligr. à 2 centigr. suivant l'âge, lactose 1 gr., pour un paquet : donnez 2 paquets par jour dans la matinée ou avec les aliments, 2 jours par semaine); s'il est mal toléré on le remplace par des alcalins (citrate de soude, sulfate de soude, etc.) Les médications de l'urticaire, notamment le calcium et les divers procédés de la désensibilisation, sont franchement indiqués dans les cas rebelles. Pasteur-Vallery-Radot et Blamoutier déclarent guérir la grande majorité des cas par la peptonothérapie prépandiale. Pendant les poussées, l'atophan (2 à 4 grammes *pro die* pendant 3 ou 4 jours, — Fruhwald) m'a donné souvent de bons résultats.

Localement les lotions vinaigrées, phéniquées ou anodines, sont préférables aux bains, souvent mal tolérés. Les pâtes à l'eau ou les pâtes de zinc au tuménol ou au goudron, les sapolans, les collosols, l'occlusion par un pansement fermé, s'il est possible, combattent bien le prurit.

PRURIGO SIMPLEX

Je décris sous ce titre le type le plus commun de prurigo.

Je fais rentrer dans cette catégorie, qui correspond à peu près à celle des *névrodermites* de Brocq, ce que j'avais précédemment classé comme *prurits primitifs* et comme *prurigos vulgaires*. Elle comprend tous les prurigos dont les caractères ne permettent pas nettement de les ranger dans une des autres formes dont je parlerai.

Le type prurigo simplex présente des formes *diffuses* ou *généralisées* et des formes *circonscrites*, qui peuvent, de par leur évolution, être distinguées en *subaiguës* et *chroniques*. Les cas sont bien rares où l'on serait tenté d'appliquer l'épithète « aigu » à un prurigo, qui est la manifestation d'une auto-intoxication, laquelle est par essence plus ou moins durable. Les paroxysmes peuvent être aigus, la maladie ne l'est pas.

Prurigo simplex subaigu. — Pour donner une idée de ce que sont les cas à ranger dans ce groupe, il me suffira

de rappeler les notions qui précèdent, relativement au symptôme prurit, ses degrés, ses causes occasionnelles, et surtout
ses causes réelles et profondes, qui sont l'auto-intoxication et la
prédisposition ou sensibilité.

On peut répéter ici ce que j'ai dit maintes fois ailleurs :
soumis à une même auto-intoxication des sujets différents
réagiront diversement quant au degré, à la localisation, à la
durée, aux conséquences du prurit qui peut apparaître chez
eux; d'autre part des auto-intoxications paraissant franchement différentes peuvent conduire à des tableaux morbides
identiques.

On n'appellera pas prurigo simplex un prurit provoqué, ni
le prurit qui accompagne les dermatoses, ni un prurit toxique
par médicaments ou venin. Ce ne serait pas seulement com-
mettre un abus de langage, ce serait faire une erreur de pathologie. Or précisément, le premier devoir du médecin appelé
à voir un cas de prurit est d'établir son *diagnostic*, et de se
rendre compte si la démangeaison n'est pas due, en allant du
simple au complexe, à une cause accidentelle externe, telle
que des parasites ou le contact d'animaux ou de plantes vénéneuses, à une dermatose qui le conditionne, à un médicament,
ou à une faute d'hygiène alimentaire. Ce n'est qu'après ces
éliminations successives que l'on sera en droit de suspecter
une auto-intoxication, et en devoir de la rechercher. Que de
malades ont été soumis à un régime ultra-sévère, ou même
envoyés à des stations thermales, qui n'avaient qu'une gale
méconnue, ou des poux qu'on n'avait pas osé soupçonner, ou
quelques primula dans leur jardin d'hiver!

Un prurit simplex est exceptionnellement *généralisé* d'emblée; dans la règle il débute dans telle ou telle région, à partir
de laquelle il fait tache d'huile ou essaime à distance. Diffus
ou vraiment généralisé dès le début, il doit faire songer aux
grandes causes d'auto-intoxication, à l'insuffisance hépatique
ou rénale, au diabète, etc.

Le prurit sénile est souvent très étendu dès les premiers
temps; mais comme il est chronique je n'en parlerai que plus
loin.

Prurits régionaux. — Ils peuvent dépendre d'une cause

générale qui manifeste ses effets localement avant de les généraliser, ou d'une cause locale. Celle-ci est souvent de telle nature (parasites) qu'elle doit faire considérer le prurit comme *provoqué*; elle peut aussi consister en une lésion locale banale, telle que des varices, des hémorroïdes, du pityriasis, etc., qui appellent le prurit.

C'est précisément à l'éventualité de ces *conditions d'appel* que les prurits localisés sont redevables de leur intérêt, en attirant l'attention sur des lésions auxquelles souvent on peut porter remède. Quelquefois la cause d'appel est un foyer d'infection locale, sur lequel dès lors doit se porter toute l'attention du médecin. Enfin on n'oubliera pas qu'une région qui a démangé pendant un temps, redevient volontiers prurigineuse sous l'influence d'une cause prurigène quelconque, par l'effet de la *mnémodermie* ou sensibilisation locale.

Le *prurit anal*, qui est la variété la plus commune des prurits régionaux, qui en est, en tout cas, une des plus rebelles et des plus démoralisantes, est lié souvent à la présence d'oxyures, de lombrics, d'hémorroïdes, de fissures, ou à la constipation habituelle; mais je l'ai vu dépendre aussi de lésions buccales, dentaires, etc.

Le *prurit périgénital*, quelquefois associé au précédent, est en relation fréquemment avec le diabète, avec la cystite, avec les affections de la prostate, la blennorrhée ou les rétrécissements de l'urètre. Le *prurit vulvaire* doit faire rechercher la leucorrhée, les affections vaginales, utérines ou annexielles; il n'est pas rare à la ménopause, ou après la castration. Il peut faire croire à l'onanisme, ou le susciter.

Les *prurits nasal* et *péribuccal* ont souvent pour conditions d'appel un coryza, une lésion rhino-pharyngée, une sinusite, des caries dentaires, des alvéolites, des gingivites par manque de soins, des pièces prothétiques mal adaptées; on affirme qu'il est fréquent dans l'helminthiase intestinale. Le *prurit buccal* peut occuper les lèvres, les joues, ainsi que la langue; on ne doit pas le confondre avec la *glossodynie*.

Le *prurit des régions pileuses* est habituellement symptomatique de parasites, ou de kérose, de pityriasis, etc.

Le *prurit palmaire* et *plantaire*, décrit par Alibert et Hebra, est toujours symétrique. Il est rare, et se rencontre chez des déséquilibrés et des intoxiqués. Souvent il affecte la forme d'ardeurs à paroxysmes nocturnes. Il n'y a pas de traces de grattage.

Prurigo simplex chronique ou ***prurigo vulgaire***. — Son étiologie est celle des prurits autotoxiques ; les conditions d'hérédité, de nervosisme constitutionnel, d'hygiène alimentaire et nerveuse défectueuses, le caféisme, l'alcoolisme, les causes morales, jouent ici un rôle évident, ainsi que les troubles de la nutrition générale.

C'est le prurigo simplex chronique qui a suscité la doctrine de la *névrodermie*, qu'on définissait comme étant une « sorte de névropathie qui porte plus particulièrement sur les téguments, névrose cutanée se traduisant par des crises de prurit » ; il correspond aux névrodermites de Brocq avec lichénification.

Je rappelle que c'est chez les malades atteints de ce prurigo vulgaire que W. Brack a constaté avec constance la disposition aux crises d'hémoclasie alimentaire, et la grande fréquence de l'état sympathicotonique.

On en distingue deux formes, l'une *diffuse* ou généralisée dans laquelle il y a du reste souvent des régions ou foyers atteints au maximum, — l'autre *circonscrite*, laquelle peut quelquefois passer à la forme diffuse.

Prurigo simplex chronique diffus. — Il peut débuter dans l'enfance, mais surtout entre vingt et trente ans ; il est moins commun après la cinquantaine.

L'affection commence brusquement, souvent après une secousse morale, et persiste durant quelques semaines ; puis surviennent des périodes d'accalmie coupées de recrudescences, parfois saisonnières.

Pendant les poussées le prurit est continu, avec crises vespérales et irrégulièrement périodiques ; le grattage peut provoquer, au début, de l'urticaire ou de l'érythème ; mais plus ou moins rapidement suivant les sujets, en quelques jours parfois, il conduit à la production de lichénisations en nappes mal délimitées, occupant symétriquement les quatre membres, le thorax et les flancs, quelquefois la face qui devient terne grisâtre, et dont les sourcils sont usés. La combinaison de cette lichénisation diffuse avec des papules peu volumineuses et peu nettes, avec de la pigmentation, avec de l'eczéma traumatique, des excoriations et pyodermites, constitue un tableau caractéristique par sa diversité même (fig. 157).

La maladie a une durée indéfinie qui se compte par mois ou par années ; elle peut guérir, et parfois on constate sa combinaison ou son alternance avec de l'asthme, du rhume des foins, des bronchites, de l'entérite, etc.

Les *variétés* sont nombreuses : il est des cas où les téguments conservent pendant assez longtemps une apparence presque normale, ou la reprennent pendant les rémissions ; — où la lichénisation reste à peu près pure, avec lésions de grat-

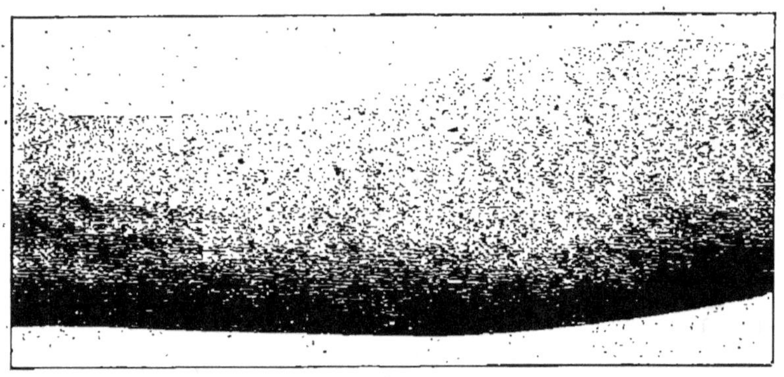

Fig. 157. — **Prurigo vulgaire diffus**, avant-bras droit d'une jeune femme de 25 ans dont les quatre membres présentaient des lésions semblables ; ces lésions consistent en lichénisation diffuse, avec pigmentations et nombreuses papules excoriées.

tage mais sans eczématisation — où l'eczéma prend le devant de la scène et masque plus ou moins les autres signes, en sorte que beaucoup de malades sont étiquetés eczémateux chroniques ; — où des papules petites et aplaties font songer au lichen plan ; — enfin on rencontre des cas à foyers peu nombreux, intermédiaires entre la forme diffuse et la forme circonscrite.

Sous le nom de *prurigo hiemalis*, on désigne une variété de ce prurigo décrite par Duhring, plus fréquente dans l'Amérique du Nord, chez les hommes surtout, et caractérisée par ses relations manifestes avec la saison froide. Le prurit apparaît chaque automne, plus intense si la saison est rigoureuse, et cesse au printemps. Fréquemment les premières atteintes remontent à l'enfance. Les crises sont vespérales et nocturnes, ou surviennent dans la journée, provoquées par une impression de chaleur. Le siège le plus commun de la démangeaison est

aux jambes, aux cuisses, quelquefois aux membres supérieurs.
La lichénisation est habituelle.

Le *summer prurigo d'Hutchinson* (1879) ou *prurigo d'été* a
un rythme saisonnier inverse ; ce sont les régions découvertes
qui en sont surtout atteintes ; les éruptions ortiées se reproduisent souvent durant tout l'été ; il n'y a pas d'éosinophilie
notable du sang. J'ai parlé de ce prurigo à propos des éruptions
actiniques (p. 632).

Je consacrerai au *prurigo diathésique de Besnier* une description à part.

Le **prurit sénile**, décrit par Willan, englobait à peu près
tous les prurits des gens âgés. Actuellement on réserve ce nom
à un prurit chronique, presque toujours généralisé, rémittent,
dans lequel la peau est flasque, sèche, granuleuse ou lisse, plus
ou moins sénilisée, mais très résistante aux grattages. En effet,
ce que le prurit sénile même intense a de remarquable, c'est
qu'on n'y observe ni excoriations, ni urticaire, ni papules, ni
lichénisation. Cette forme, des plus rebelles au traitement, se
rattache vraisemblablement aux prurits par insuffisance des
émonctoires, avec un fort coefficient de nervosisme.

Prurigo simplex chronique circonscrit. — C'est
l'ancien *lichen simplex chronique de Vidal* ; on le désigne couramment à l'étranger sous le nom de *lichen Vidal.*

L'étiologie est la même que dans la forme diffuse ; quelquefois
il existe une cause localisatrice, traumatisme, lésion interne de
voisinage, etc. Le prurigo circonscrit est plus fréquent chez
les femmes.

Ses sièges d'élection sont la partie postérieure du cou, le
haut des cuisses, le pourtour des organes génitaux, le pli interfessier (fig. 158), la face externe des jambes, les creux poplités
et axillaires, les coudes et la face postérieure des avant-bras ;
mais il peut occuper n'importe quel territoire, y compris les
régions palmaires et plantaires. Le foyer est unique, ou bien
on en compte deux, trois, ou davantage.

Au début il n'y a qu'un prurit intermittent, réveillé par des
causes occasionnelles ; puis il prend le caractère de crises bien
nettes, surtout vespérales, durant plusieurs minutes, avec grattage furieux, suivies d'une sensation voluptueuse de détente.

Plus ou moins rapidement se développent les lésions cutanées qui ont, en pareil cas, un aspect typique.

La plaque de « *lichen Vidal* » est généralement ovalaire, en moyenne de la grandeur de la main, et l'on peut y distinguer trois zones : la zone externe, large de deux ou trois centimètres,

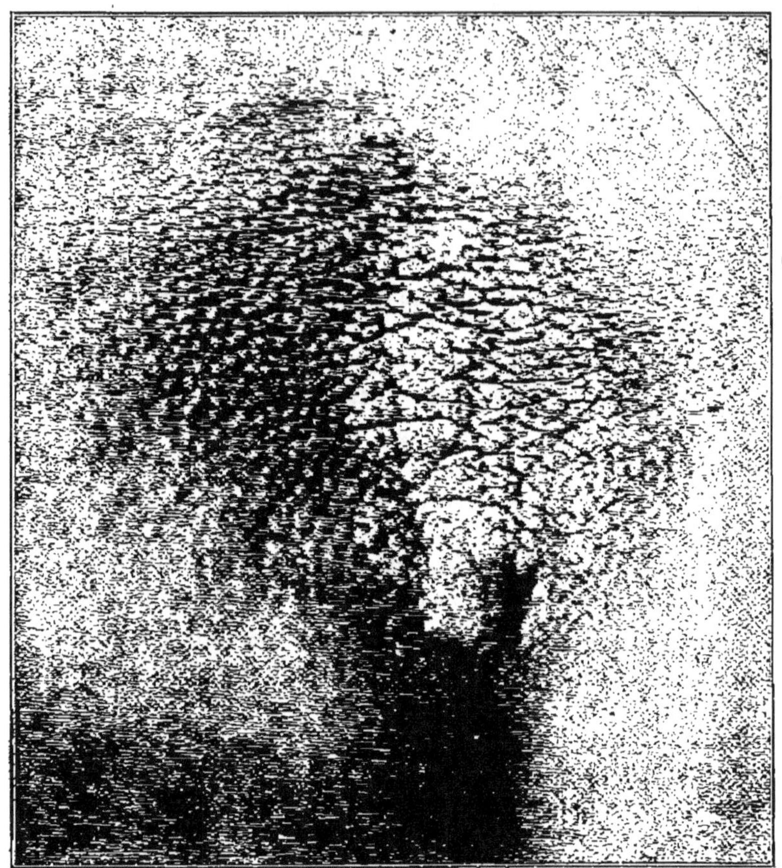

Fig. 158. — Placard de prurigo simplex chronique, au haut du sillon inter-fessier, chez un cocher de 27 ans (Musée photogr. de l'Hôp. Saint-Louis).

mais mal limitée, est pigmentée, brunâtre, quadrillée, à peine épaissie. Dans la zone moyenne apparaissent des papules de prurigo lenticulaires et hémisphériques, à surface excoriée ou brillante, groupées près de la zone centrale. Celle-ci est une plaque lichénisée au plus haut degré, infiltrée, hyperchromique ou hypochromique, à épiderme squameux ou macéré suivant la région, à contour plus ou moins nettement arrêté.

Fréquemment les plaques ne sont pas complètes ; les zones qui représentent les stades successifs de l'altération peuvent manquer sur un côté, ou entièrement ; le disque central peut être remplacé par des papules plus ou moins agminées.

La durée d'un prurigo circonscrit est de plusieurs mois à un ou deux ans, parfois plus longue encore. La récidive est fréquente. Quelquefois une ou plusieurs plaques nouvelles apparaissent, alors que les anciennes ne démangent plus, s'affaissent, s'assouplissent, et restent seulement pigmentées pendant assez longtemps.

Les dyschromies, nappes de pigmentation ou de leuco-mélanodermie, sont fréquentes ; Kreibich a décrit une variété de ce prurigo sous le nom de *nevrodermitis alba*. L'association avec du vitiligo véritable a frappé Arndt, Neisser et surtout Pinkus. — On a voulu aussi distinguer une variété végétante, *nevrodermitis verrucosa* (Kreibich). Je rappelle la lichénisation hypertrophique de Pautrier-Brocq (p. **680**).

Le diagnostic du lichen simplex chronique se pose avec le lichen plan, les eczématides, les syphilides tuberculeuses en nappes ; il est en général facile.

Prurigo diathésique de Besnier. — Ni la description princeps du créateur de ce type (1892) qui en faisait une variante du prurigo de Hebra, ni celles de Jacquet (1894) et d'autres, ne sont suffisantes pour l'individualiser nettement vis-à-vis du prurigo simplex. L'épithète « diathésique » s'appliquait dans l'esprit de Besnier à la « diathèse de prurit », celui-ci étant le « premier symptôme, et le symptôme premier » de la maladie.

Il débute dans le bas âge ou pendant l'enfance, rarement après 15 ans. Le prurit est intense et rémittent, sujet à des exacerbations nocturnes et saisonnières, en été ou en hiver. Il s'accompagne d'éruptions multiformes mais banales, érythèmes, urticaire, eczématisations souvent impétiginées, plus tard de lichénisations variées ; la rareté des poils, les adénopathies (bubons du prurigo), des pigmentations et cicatricules, font partie habituelle du tableau. Débutant d'ordinaire à la face, les lésions occupent surtout les membres, en épargnant les grands plis articulaires, que d'autres auteurs ont vu au contraire en être les foyers d'élection. La maladie tend à guérir vers l'âge adulte, ou peut se transformer en asthme, dont les crises alternent parfois ou coïncident avec les exacerbations, ou se combiner avec l'emphysème, le coryza des foins, etc. C'est une sous-variété de ce prurigo de Besnier qu'on appelle quelquefois le *prurigo asthme*. — L'étiologie repose sur l'idiosyncrasie et sur des auto-intoxications. W. Brack (1923) a constaté dans trois cas un choc hémoclasique. Haxthausen (1923), ayant étudié quinze cas par la méthode des tests, a obtenu 80 pour 100 de réactions positives à des aliments ou substances diverses. Cette forme, qui est fréquente ou rare suivant les appréciations des auteurs, est un exemple type de maladie par sursensibilité idiosyncrasique.

Prurigo de Hebra. - C'est incontestablement à Hebra que revient le mérite d'avoir le premier extrait du chaos des maladies prurigineuses un type morbide à part ; il n'est que juste que son nom y reste attaché.

On en dististingue une forme légère (*prurigo mitis*) et une forme grave et chronique, caractérisée par une évolution spéciale et par des lésions très polymorphes et intenses. Elle correspond au *lichen agrius* des anciens, et, pour une part, au *lichen polymorphe ferox* de Vidal.

Dans la règle la maladie débute au cours de la première année de la vie, sous forme d'urticaire ou de strophulus, à poussées intenses, récidivantes, très prurigineuses ; mais dans bien des cas le prurit survient d'emblée, sans éruptions prémonitoires.

Au bout d'un an ou deux elle atteint sa période d'état, et le tableau morbide est caractéristique. L'enfant est tourmenté par un prurit incessant, ou variable suivant les saisons. Sa peau est couverte d'excoriations linéaires ou papulo-folliculaires, de croûtes, de cicatrices, d'eczématisations diffuses ou régionales, de pyodermites : elle est épaissie, rude, pigmentée et lichénisée sur de grandes surfaces. Ce sont principalement la face externe des membres, plus encore que le tronc, quelquefois la figure, qui sont atteintes au maximum ; les grands plis articulaires sont presque toujours réservés. On rencontre, par périodes, des papules de prurigo, soit minimes, soit nodulaires et plus ou moins volumineuses, entremêlées à de la lichénisation.

Sur les régions moins grattées, la peau est terreuse, souvent *ansérine*; la saillie des follicules est attribuée à une contracture (?) des muscles arrecteurs. Les poils, abondants au début, ne tardent pas à être usés et à disparaître.

Les ganglions lymphatiques des aines et des aisselles sont toujours engorgés, et leur tuméfaction est souvent très apparente. Les éosinophiles abondent d'ordinaire dans le sang et dans la peau elle-même.

Les petits malades sont chétifs, irritables, craintifs; les tortures persistantes qu'ils éprouvent, l'insomnie habituelle, expliquent leur caractère ombrageux. Quand ils grandissent, leur infirmité les condamne à une vie à part; ils ne peuvent fréquenter ni les jeux ni les écoles.

L'évolution du prurigo de Hebra est rémittente; à des périodes d'accalmie relative, succèdent des poussées d'aggravation durant plusieurs mois. Ce n'est d'ordinaire qu'à la puberté, ou même vers l'âge de vingt à vingt-cinq ans, que la maladie décline et s'atténue; à partir de ce moment, si l'on ignorait les antécédents du sujet, on pourrait croire avoir affaire à un eczéma chronique, ou à un cas intense de prurigo simplex chronique. Les manifestations morbides s'éteignent généralement avec l'âge mûr et la vieillesse, si les malades y parviennent.

Dans l'étiologie, figurent au premier rang les conditions héréditaires signalées plus haut, et peut-être, pour une part, les vices de l'alimentation pendant la première enfance.

On décrit deux variétés de ce prurigo :

Dans le *type de Hebra-Kaposi*, les lésions cutanées sont plus intenses aux jambes et dans les régions inférieures du corps. — Dans ce que l'on a appelé le *type français*, elles prédominent au contraire sur la figure et sur les membres supérieurs, et sont moins marquées sur les membres inférieurs et sur le tronc.

Il se peut qu'il existe des cas de *Prurigo de Hebra à début tardif*; ils sont discutables, en ce qu'ils se confondent avec le prurigo simplex chronique diffus.

Prurigo nodulaire. — Je laisse à cette forme de prurigo, qui correspond au *lichen polymorphe ferox* de Vidal, au *lichen* *corné obtusus* de Lailler et Brocq, à l'*urticaria perstans papulosa* ou *verrucosa* de Fabry, Pick, Kreibich, Kaposi, à l'*eczéma verruqueux calleux* de Unna, — le nom descriptif de *prurigo nodularis* qui lui a été donné par N. Hyde. Elle est caractérisée par de grosses papules disséminées, ou parfois vaguement groupées, siégeant particulièrement sur les membres (fig. 159), souvent aussi sur le tronc, rarement sur la face. Les papules sont habituellement peu abondantes, au nombre d'une ou deux douzaines ; Pautrier a cependant signalé des cas où l'éruption

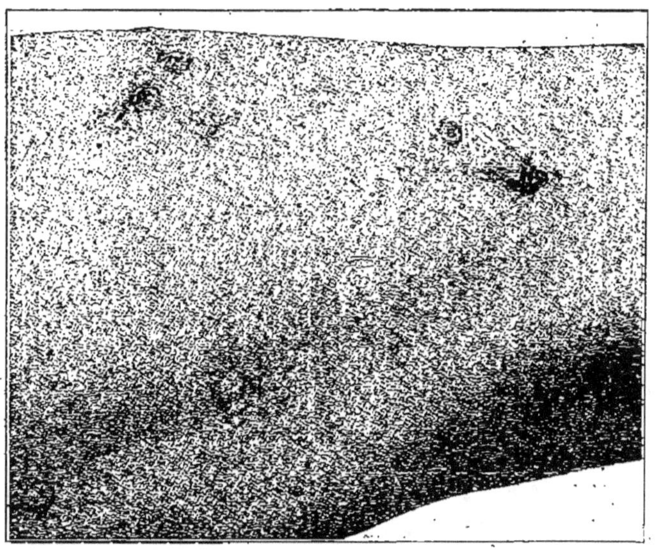

Fig. 159. — **Prurigo nodulaire à grosses papules** (lichen polymorphe ferox de Vidal).

était profuse et généralisée même à la face et aux régions palmaires et plantaires.

Hémisphériques et du volume d'un pois au début, les papules peuvent atteindre les dimensions d'une grosse demi-noisette ; elles se pigmentent peu à peu et leur surface, quelquefois excoriée et croûtelleuse, devient hyperkératosique ; d'une durée indéfinie elles peuvent cependant s'effacer en laissant une macule blanche à bordure pigmentée. On a vu quelquefois leur apparition être précédée ou s'accompagner d'urticaire. La peau intermédiaire aux papules peut sembler normale ; souvent pourtant elle est le siège d'eczématisations par grattage, ou de lichénisation, ordinairement peu prononcée. Cette éruption, qui s'observe principalement chez des femmes d'âge moyen, et qui se prolonge indéfiniment, donne lieu généralement à un prurit intense, même effroyable et « féroce ». Pourtant dans un cas très exceptionnel, publié par mon interne Roberti (S. fr. de D., nov. 1921), nous avons vu le prurit manquer complètement dans le cas, pourtant bien caractérisé, d'une jeune fille de mon service que nous avons longuement observée. Le fait nous a paru déconcertant, car on admet généralement que les papules de prurigo sont conditionnées par le grattage.

Le prurigo nodulaire est difficile à séparer nosologiquement du lichen obtusus vulgaire (p. 171); aussi les auteurs (Brocq, Pautrier) tendent-ils à confondre ces deux types.

Bien que la **maladie de Fordyce et Henri Fox** ait été considérée comme une variété de prurigo nodulaire, parce qu'elle débute par un prurit intense et s'accuse par de petits nodules, il y a lieu de l'en distinguer. Sa topographie, ses relations avec les grosses glandes sudoripares, lui assignent une place parmi les hidroses (p. **589**).

Prurigo lymphadénique (*Adénie éosinophilique prurigène de Favre*). — Dans toutes les lymphadénies, leucémiques ou non, on peut observer des manifestations cutanées (p. **940**) et notamment du prurit; c'est particulièrement le cas dans la lymphogranulomatose. A Dubreuilh (1905) revient le mérite d'avoir individualisé sous le nom de *prurigo lymphadénique*, un type clinique dont les traits ont été complétés par Favre, Nanta et Baudru, etc. Il est caractérisé par un prurit, d'ordinaire très intense et persistant, qui s'accompagne généralement de papules de prurigo, excoriées ou non, et de lichénisation; et concurremment, ou après quelque temps, par une tuméfaction modérée ou considérable de tous les groupes ganglionnaires externes ou internes, avec parfois prédilection pour certains d'entre eux, notamment pour les ganglions médiastinaux. La peau est souvent le siège de lichénifications diffuses et de pigmentations, plus rarement d'éruptions diverses et de petites tumeurs de l'ordre des leucémides. On a mentionné (Nanta et Baudru) une variété clinique de cette maladie sous le nom descriptif de *prurit décalvant lymphadénique*.

L'évolution peut être rapide, ou traînante, coupée de rémissions et de poussées, lesquelles s'accompagnent, dans la règle, de fièvre continue, rémittente ou onduleuse. La maladie se termine par cachexie.

L'examen hématologique s'impose : ce qu'on constate, d'ordinaire plus ou moins tardivement, mais surtout aux périodes d'activité de la maladie, c'est une leucocytose modérée (20 000 à 50 000) surtout polynucléaire (aux environs de 90 pour 100) et une éosinophilie variable mais constante (Favre), pouvant dépasser 15 pour 100 ; la lymphocytose est plus rare ; à la période terminale s'installe une anémie forte. Dans les ganglions les lésions sont habituellement celles de la lympho-granulomatose, avec éosinophilie locale ; elles se retrouvent dans les petites tumeurs miliaires ou plus volumineuses de la peau, dans les infiltrations diffuses, et dans les foyers métastatiques viscéraux de la période ultime.

On peut admettre, avec Kreibich, que le prurigo lymphadénique résulte de la résorption de toxines qui se produisent dans les ganglions, même avant leur tuméfaction. Les observations de Schaumann et de Blaschko (p. 941) plaident dans ce sens. Pulay a supposé que la substance toxique pourrait être l'acide urique résultant de la désintégration des globules blancs, ce qui paraît peu probable. En tout état de cause, le prurigo lymphadénique a droit à figurer parmi les dermatoses auto-toxiques.

Traitement des prurits et prurigos. — Avant d'entreprendre le traitement d'une « démangeaison » il est indispensable de savoir s'il s'agit d'un prurit *provoqué* —, ou *symptomatique*, — ou d'un de ces prurits qu'on a appelés *essentiels*, *nerveux* ou *diathésiques*.

Dans le premier cas il est évident qu'on aura à supprimer la cause si cela est possible (parasites, etc.).

Dans le second, on a à rechercher et à traiter l'affection ou la maladie dont dépend le prurit ; ce pourra être une dermatose, une intoxication médicamenteuse, professionnelle ou alimentaire, une auto-intoxication, un foyer d'infection locale, ou une grande infection générale (syphilis, hérédo-syphilis, tuberculose, etc.) ou encore une maladie du sang. Un examen clinique complet du malade, les analyses des urines et du sang, cytologiques et chimiques, orienteront le diagnostic et montreront

dans quel sens il y a lieu de poursuivre l'enquête et de diriger
la thérapeutique.

C'est au cours de cet examen que l'on reconnaîtra s'il y a
indication à une intervention, ou plus souvent à une médication
générale ou à des prescriptions relatives au *régime* et à l'*hygiène*.
Bien que d'une façon générale il soit recommandable d'exiger
un régime alimentaire aussi simple et aussi doux que possible,
on ne se laissera pas entraîner, par une tendance au moindre
effort, à ne demander que des abstentions banales, à défendre
les moules, les crustacés, les fraises et le café par exemple; on
se rappellera que certains malades peuvent présenter une sensibilité particulière à des aliments parfaitement innocents en
apparence (œufs, lait, etc.), et que la méthode des tests ne
mérite, pour déceler ces intolérances, qu'une confiance limitée.
Mais il arrive, et cela est capital, que les symptômes et les
analyses décèlent une glycosurie ou une insuffisance rénale, et
par là commandent le régime des diabétiques, ou une diète hypo-
azotée, etc.

Quant à l'hygiène générale il est certain que le repos, la vie
calme sont nécessaires aux surmenés, aux agités; la plupart
des pruritiques se trouvent bien du séjour à la campagne, à la
montagne ou à la mer; il est remarquable que la mer convient
presque toujours aux enfants atteints de prurigo de Hebra. On
a noté que dans la classe pauvre, l'hospitalisation produit d'ordinaire une rapide amélioration, tandis que l'exeat est suivi
d'une prompte rechute.

Il est plus délicat d'indiquer la conduite à tenir en face d'un
cas de prurit qui « ne fait pas sa preuve », qui est de l'ordre
de ceux où l'on ne peut que soupçonner une auto-intoxication
occulte, un déséquilibre neuro-endocrinien, ou une sursensibilité polyvalente. On fait tout le possible pour le rattacher à la
catégorie précédente; si on n'y réussit pas on a les ressources
suivantes :

Comme *traitement général* il n'y a guère à compter sur les
médicaments calmants, bromures, valériane, chloral, aspirine,
extrait de guaco, etc. ; avec les conceptions actuelles ils sont
même franchement contre-indiqués. Je ne ferai d'exception qu'en
faveur des injections intra-veineuses de bromures récemment
essayées avec des résultats encourageants ; de même en faveur
des médications des dystonies vago-sympathiques, tels que la

belladone chez les vagotoniques et l'ergotamine chez les sympathicotoniques (Brack). J'ajouterai seulement que l'huile de foie de morue et l'arsenic, donnés avec persévérance, m'ont paru utiles dans les prurigos des jeunes sujets débilités.

Très rationnelles dans un bon nombre de cas sont les cures de *désensibilisation*, spécifique rarement, plus souvent polyvalente et non spécifique (p. **616**). Des injections intraveineuses diverses, avec ou sans production de choc apparent, ont donné des succès; l'auto-hémothérapie, ou mieux l'auto-sérothérapie et même la peptonothérapie en comptent également. Malheureusement les indications de ces divers procédés ne sont pas bien fixées, et il faut reconnaître qu'ils se montrent infidèles.

Parmi les *agents physiques*, les bains, même additionnés de son, d'amidon, de gélatine, de fleurs de tilleul ou de vinaigre, etc., sont fréquemment mal tolérés. Il est infiniment préférable de recourir aux douches générales sédatives, tempérées ou à peine plus chaudes que la peau, en jet très fortement brisé, sans presque aucune percussion (douches en rosée), prolongées pendant deux, trois, ou même quatre minutes et plus, et répétées quotidiennement, ou même deux fois par jour au début.

L'électricité, sous forme de bains statiques ou d'effluves de haute fréquence, qui a été employée empiriquement, semble agir d'une façon analogue. C'est avec l'idée directrice d'une action sur les racines médullaires et sur le grand sympathique qu'on a pratiqué la radiothérapie para-vertébrale (Zimmern et Cottenot, 1915) comme dans la cure du lichen plan. — Je rappelle à ce propos que Thibierge et Ravaut ont vu la ponction lombaire procurer parfois aux pruritiques une amélioration brusque et durable.

Il est de tradition de conseiller aux malades atteints de prurigo, suivant le cas, une cure thermale à la Bourboule, Néris, Luxeuil, Bagnères-de-Bigorre, Saint-Gervais, Louëche, Ragalz, etc. et quelquefois aux eaux diurétiques ou sulfureuses fortes.

Le *traitement local* s'adresse plutôt aux prurits circonscrits qu'à ceux qui sont très étendus ou généralisés. Il comporte : — des lotions anti-prurigineuses diverses, de préférence très chaudes (*Mémento thérap.*, § 6.); — l'occlusion sous des pansements fermés, empêchant l'accès de l'air et les grattages; les colles

de zinc ont été imaginées dans ce but; — peuvent agir jusqu'à
un certain point dans le même sens, les pâtes de zinc, les vernis
ou pommades, auxquels on peut avantageusement incorporer
du tuménol ou d'autres goudrons, des acides, de la résorcine,
du camphre, du menthol, etc. ; le glycérolé tartrique, l'huile
de foie de morue pure, ou en pommades, en emplâtres, en
collosols, jouissent d'une certaine efficacité.

En cas d'échec de ces moyens, beaucoup de prurits circonscrits sont héroïquement combattus par deux ou trois séances
de radiothérapie, à la dose de 3 ou 4 H tous les vingt jours,
mais pas d'une façon toujours très durable; en cas de rechutes
on se gardera de renouveler inconsidérément les irradiations,
par crainte de radiodermite. Plus rarement on aura à s'adresser
aux scarifications, aux douches d'air surchauffé, à la « douche
filiforme » introduite par Veyrières (de la Bourboule).

Au total, le traitement d'un prurit ou prurigo doit être adapté
au cas spécial, ce qui exige beaucoup d'attention et de sens
clinique.

CHAPITRE XXVI

DERMATOSES PARASITAIRES

Elles se distinguent en deux groupes, selon qu'elles sont
causées par des parasites animaux ou végétaux.

Parasites animaux. — On les subdivise souvent en *épizoaires*
et *dermatozoaires*; parmi eux figurent des insectes, des acariens
et des vers. Les dermatoses infectieuses causées par des protozoaires seront étudiées ailleurs (**XXX**).

DERMATOSES CAUSÉES PAR DES INSECTES

Les insectes parasites de l'homme vivent pour la plupart à la
surface de la peau; ce sont des *épizoaires*.

Pédiculose et **Phtiriase**. — On désigne sous ces noms les lésions cutanées produites par les *poux*.

Les poux sont des insectes de l'ordre des aptères, famille des pédiculés. Ils ont une tête piriforme, munie de mandibules qui peuvent saisir la peau, et d'un rostre suceur; un thorax portant six pattes terminées par un crochet mobile; un abdomen peu distinct du thorax. Les femelles, plus nombreuses et un peu plus grosses que les mâles, pondent un grand nombre d'œufs, à enveloppe chitineuse, qui portent le nom de *lentes*. Quand ils éclosent, les jeunes sont semblables à leurs parents et ne subissent aucune métamorphose.

Trois espèces de poux sont parasites de l'homme.

Poux de tête. — Le pou de tête, *pediculus capitis*, est long de 2 millimètres environ, de forme assez élancée, de couleur grise ou jaunâtre, et marqué de taches noires sur le bord des segments de l'abdomen. Il habite le cuir chevelu, surtout chez les enfants des deux sexes et chez les femmes peu soigneuses, rarement la barbe chez l'homme. Dans les écoles et crèches fréquentées par les enfants misérables, les poux sont endémiques; aux XVIIe et XVIIIe siècles, ils pullulaient même à la cour dans les coiffures échafaudées des grandes dames.

Les poux de tête mordent à toute heure; ils déterminent une vive démangeaison, du grattage et des excoriations; mais chez certains sujets ces symptômes peuvent manquer complètement. En l'absence de soins suffisants les morsures s'infectent, et, au lieu de simples boutons croûteux, on observe de l'impétigo, des croûtes jaunâtres adhérentes aux cheveux, des folliculites et abcès du cuir chevelu, des pyodermites et des adénites de la nuque et des parties latérales du cou, de l'eczématisation de la nuque, des oreilles, de la figure, etc. Il ne se produit jamais de mélanodermie.

Dans les milieux sociaux où règne une incurie complète, on peut trouver la tête de certains sujets recouverte d'une véritable calotte formée de cheveux emmêlés portant des lentes innombrables, fourmillant de poux, et agglutinés par des croûtes infectes, d'odeur nauséabonde; au-dessous, le cuir chevelu baigne dans le pus. Ces cas extrêmes sont désignés sous les noms de *trichoma* ou de *plique*.

Les folliculites profondes et les abcès peuvent laisser une

alopécie cicatricielle tachetée qui est incurable. Les suppurations ganglionnaires du cou ont pu conduire à l'anémie, à la
cachexie et à des infections généralisées.

Les lésions de la pédiculose du cuir chevelu commencent et
prédominent dans la région occipitale; un prurit ou un impétigo localisé en ce point doit faire soupçonner et rechercher les
poux, quels que soient l'âge et la condition du patient. Si on ne
les découvre pas facilement en écartant la chevelure, on trouvera au moins des lentes, sous forme de grains ovalaires blancs
ou grisâtres, fortement collés aux cheveux, en plus ou moins
grand nombre.

Traitement. — Chez les garçons ou les hommes, il faut faire
couper les cheveux ras; on peut presque toujours, si elles y
tiennent, épargner la chevelure chez les jeunes femmes.

Dans les cas où les cheveux fourmillent de poux, il est de
tradition à l'Hôpital Saint-Louis de commencer le traitement
par l'application sur la tête, pour une nuit, d'une épaisse
couche de vaseline recouverte d'une compresse; la vaseline
englue les parasites et les fait périr.

Quand la pullulation est moindre, un pansement à l'alcool
camphré conservé quelques heures, ou des lotions avec du
vinaigre au sublimé (à 1 : 500), avec du pétrole, ou des applications de poudre de staphysaigre ou de pyrèthre, suffisent à
tuer les poux et les lentes. Pour se débarrasser de ces dernières, il y a grand avantage à employer, après le démêloir, un
peigne fin trempé dans du vinaigre chaud; ce dernier a la propriété de dissoudre le ciment qui colle aux cheveux la gaine
chitineuse des lentes, et de permettre leur glissement. S'il y a
beaucoup de croûtes, on les ramollira par des pulvérisations
ou des applications humides, avant de les enlever par un savonnage; il faudra panser ensuite avec une pommade soufrée,
naphtolée, salicylée, ou au baume du Pérou.

Poux de corps. — Le pou de corps, *pediculus corporis s. vestimenti*, est plus long, mesure près de 3 millimètres; il est d'un
blanc sale, et son abdomen ne porte pas de taches noires.

Il habite surtout les vêtements en contact avec la peau, flanelles, chemises, pantalons; on le rencontre chez les pauvres,
les vagabonds, les miséreux, qui ne prennent aucun soin de
propreté. Contrairement au pou de tête, il s'attaque plus aux

adultes et aux vieillards qu'aux enfants. Les poux ont pullulé dans les tranchées pendant la guerre. C'est dans les plis, le long des coutures, qu'on trouvera surtout les parasites ou les lentes, accumulées, dans les pédiculoses intenses, sous forme d'un semis serré de grains perlés jaunâtres, collés aux fils du tissu; mais on en découvre aussi sur les poils du corps, notamment au pubis, 9 fois sur 10 (H. Bulliard, 1917). La fécondité du pediculus vestimenti est proverbiale; suivant Leuwenhoeck, deux femelles pleines peuvent, en deux mois, donner naissance à 18 000 individus. Les poux vivent de 50 à 45 jours; ils supportent le jeûne pendant trois jours et résistent bien au froid, mais sont tués par une température de 80°.

La piqûre du pou de corps donne naissance à une élevure urticarienne, très prurigineuse. C'est le soir et la nuit que les démangeaisons et le grattage sévissent surtout. Il semble, chez les pouilleux invétérés, s'établir une sorte d'accoutumance; l'éruption ne se produit plus, et le prurit n'est plus conscient; mais le grattage instinctif persiste et est attesté par les excoriations linéaires, suivant le trajet des ongles. Ce sont les épaules, le haut du dos et le rebord axillaire postérieur, qui constituent le siège d'élection de cette pédiculose; puis le ventre, les reins, la face antérieure des cuisses. La face, le cuir chevelu, les pieds et les mains sont respectés. Les écorchures peuvent être le point de départ de pyodermites. Ce sont les poux de corps qui sont les vecteurs du typhus.

La pédiculose qui persiste depuis longtemps conduit à une modification assez particulière de la peau, caractérisée par son épaississement, un épiderme sec et farineux, et surtout une pigmentation foncée; sur ce fond tranchent des cicatrices blanches, des excoriations récentes, et des croûtes innombrables. Cette *mélanodermie* de la pédiculose (p. **425**) prédomine sur les épaules et le dos, mais peut se généraliser. On observe de la pigmentation même dans la bouche, ce qui prouve que le grattage ne suffit pas à en expliquer la genèse.

Le diagnostic se pose, en pareil cas, avec la *maladie d'Addison*, dans laquelle la pigmentation de la bouche est habituelle. Mais la distribution topographique de la mélanodermie addisonienne est autre; le prurit et les traces de grattage font défaut. L'asthénie et la cachexie ont moins de valeur diagnostique, car on les rencontre aussi dans la pédiculose chronique des miséreux ; celle-ci prend alors l'apparence d'une maladie générale qu'on à appelée *vagabond's disease.*

Le diagnostic avec les *prurits diathésiques* doit tenir compte de la localisation différente des démangeaisons ; mais il se fonde surtout sur la présence ou l'absence de parasites et de leurs lentes.

Le *traitement* consiste à désinfecter les vêtements par le passage à l'étuve ou, à défaut, en les repassant au fer chaud. En temps ordinaire, ces moyens, combinés avec l'emploi persévérant de poudres insecticides, avec l'usage de linge propre et de savonnages répétés, suivis d'onctions parasiticides (v. *Mémento thérap.*, § 7), pourront suffire ; l'anisol (éther méthylique du phénol) a fait ses preuves pendant la guerre et est un des meilleurs anti-pédiculaires. En cas d'épidémie de typhus, il sera prudent en outre de passer à la tondeuse le corps et la tête des pouilleux.

Poux du pubis. — Le *phthirius inguinalis*, vulgairement appelé « morpion », est presque aussi large que long et ressemble vaguement à un crabe ; son thorax n'est pas séparé de l'abdomen. Il vit sur les régions velues du pubis et du voisinage, où il se cramponne entre deux poils voisins à l'aide des crochets recourbés de ses pattes. Chez les hommes velus, il peut se répandre sur les cuisses, le tronc tout entier et dans la barbe ; dans les deux sexes, il envahit les aisselles ; chez des enfants et des jeunes femmes, on l'a vu se loger sur les cils et causer une blépharite phtiriasique.

C'est d'ordinaire par les rapports sexuels que l'on acquiert des morpions ; mais ce peut être aussi par contagion indirecte, dans des cabinets d'aisances ou des lits d'hôtel malpropres. On a souvent remarqué que ce parasite est moins commun dans la classe la plus inférieure, où les soins de propreté sont nuls, que dans la classe moyenne et même aristocratique.

Les poux du pubis donnent lieu à une démangeaison très variable suivant les sujets, et à du grattage avec ses conséquences habituelles. On devra songer à cette étiologie en présence d'eczémas ou de pyodermites des régions indiquées ci-dessus. En même temps que les morpions, on trouvera des lentes collées près de la base des poils.

Une conséquence particulière de la morsure des phthirius

est l'apparition de *tachés bleues* ou *taches ombrées*, qui se voient surtout sur l'abdomen, les flancs et les cuisses. Considérées autrefois comme symptomatiques de la fièvre synoque ou même de la fièvre typhoïde, elles ont été rapportées à leur véritable cause par Falot, Mourson, et par les expériences de Duguet (p. **420**).

Au *traitement* classique par les frictions à l'onguent gris ou par des lotions alcooliques au sublimé, qu'on doit rejeter en raison des éruptions d'hydrargyrie que ces médicaments provoquent si souvent, il faut préférer les onctions avec une pommade résorcinée au précipité jaune à 5 ou 10 pour 100, ou encore une pommade au précipité blanc, ou au naphtol, ou au baume du Pérou. Dans la phtiriase des paupières, Jullien recommandait d'enlever les parasites un à un à la pince; même là, une pommade à l'oxyde jaune doit suffire.

Autres insectes suceurs. — Puces. — Elles sont de diverses espèces, dont chacune s'attaque à un animal différent. La puce de l'homme, *pulex irritans*, pond ses œufs dans la poussière des parquets, etc. Sa piqûre détermine une lésion caractéristique : un point hémorragique entouré d'une zone lenticulaire d'érythème; celle-ci disparaît en quelques heures, tandis que le point purpurique central dure plusieurs jours. Chez les enfants et les personnes à peau irritable, il se forme au début une élevure urticarienne; certaines personnes ne sont pas piquées par les puces. En cas d'abondance extrême des puces, chez les chiffonniers par exemple, la peau peut être toute ponctuée de minuscules taches rouges ressemblant à du purpura.

Les puces peuvent servir de véhicule aux germes de maladies infectieuses graves et notamment de la peste; il est prouvé que celle-ci est transmise par la puce du rat surtout (*xenopsylla cheopis*), mais aussi par celle de l'homme.

Puce pénétrante ou chique. — Cette espèce, *Sarcopsylla penetrans*, existe dans l'Amérique tropicale et l'Afrique; la femelle s'enfonce dans le derme, surtout aux orteils et à la plante des pieds; facile à extraire au début, elle y grossit jusqu'au volume d'un pois, en causant un abcès furonculoïde; la perte d'un ou de plusieurs orteils, la gangrène, le tétanos, peuvent en être la conséquence.

Punaises. — La punaise, *cimex lectularius*, vit et se reproduit dans les bois de lit, les fentes des boiseries et les tapisseries. La nuit, ces animaux sortent de leur retraite et vont piquer le dormeur; ils provoquent sur la peau des élevures rouges, ortiées, avec parfois un gonflement œdémateux étendu, et une douleur cuisante. — On les a soupçonnés de pouvoir transmettre le bouton d'Orient, la peste, des trypanosomiases et le bacille de Koch.

Moustiques. — On appelle ainsi toute une série d'espèces de *culex, simulia, stegomya, anopheles,* etc., répandues dans tous les pays, surtout les pays chauds. Les femelles piquent, de nuit surtout, les parties qu'elles peuvent atteindre, produisant une tuméfaction urticarienne assez persistante, surtout si le grattage intervient.

Un intérêt très grand s'attache à ces insectes depuis que l'on sait que leurs diverses espèces servent d'hôte intermédiaire et d'agent de transmission pour le parasite de la malaria (anopheles), de la fièvre jaune (stegomya), de la filaire, peut-être de la pellagre (simulidées) et même de la lèpre (?). Par la destruction systématique des moustiques on a réussi à assainir d'immenses contrées.

Le *traitement* des piqûres de puces, punaises et moustiques, consiste en applications de solutions alcooliques de menthol, ou de vinaigre phéniqué, d'ammoniaque diluée, de collosol, de naphtalan, etc., puis de poudres inertes. La prophylaxie générale, c'est-à-dire la destruction des insectes, se heurte souvent à de grandes difficultés. On se préserve des piqûres de moustiques par l'usage de moustiquaires, ou en lotionnant les régions exposées avec un collosol ou une teinture balsamique, et, dans une chambre close, en brûlant du pyrèthre (fidibus).

DERMATOSES CAUSÉES PAR DES ACARIENS

Les acariens parasites de l'homme sont les uns des *dermatozoaires vrais*, habitant dans l'épiderme corné, comme les acares ou sarcoptes, ou dans les follicules pilo-sébacés comme les demodex ; — les autres des *épizoaires*, comme les rougets, ixodes, etc.

Gale.

La gale (*angl* : itch ; *allem*. Krätze) est une dermatose parasitaire contagieuse, causée par un acarien, le *sarcoptes scabiei* (Latreille) var. *hominis* (Mégnin) ; elle est très prurigineuse et caractérisée essentiellement par un élément dermatologique spécial, le *sillon*, et accessoirement par des lésions éruptives polymorphes, dont la distribution est régionale et symétrique.

Il est singulier que la gale, *scabies* (Celse) ou *psora*, ait été, malgré sa contagiosité évidente, confondue si longtemps avec l'eczéma et les prurigos. Les anciens dermatologistes la considéraient comme une maladie diathésique, due à une altération des humeurs, pouvant donner lieu à des métastases ; on la traitait par la saignée et les dépuratifs. Et pourtant l'insecte qui la cause était connu depuis longtemps, en tout cas d'Avenzoar (xiie siècle), de Guy de Chauliac (xive siècle) et d'Ambroise Paré (xvie) ; Mouffet, C. Bonomo et d'autres (xviie) l'ont décrit et assez bien figuré. Il fallut, pour entraîner la conviction, que Renucci (1834), étudiant corse, montrât publiquement à la clinique d'Alibert le sarcopte, que les femmes de son pays lui avaient appris à connaître et à extraire.

Symptômes. — La gale s'observe dans tous les milieux sociaux et à tout âge ; elle est plus fréquente toutefois chez les prostituées et dans la classe pauvre où l'on vit en promiscuité.

Les symptômes n'apparaissent qu'après une période de latence, qui est de dix jours en moyenne.

L'éruption se localise ou prédomine dans certaines régions de prédilection, qu'il est de règle d'explorer chez tout malade se plaignant de démangeaisons nocturnes. Ce sont : les mains, (fig. 160), les espaces interdigitaux, les faces latérales des doigts, les poignets et notamment leur région cubitale, les coudes, la paroi antérieure de l'aisselle, les chevilles et les talons ; chez les hommes, le fourreau de la verge et le gland ; chez les femmes, les seins ; chez les enfants, les fesses. Mais les lésions peuvent occuper aussi tous les autres territoires cutanés, à la réserve cependant de la tête que l'acare respecte toujours, sauf exception très rare, du cou et du dos qu'il épargne généralement. Cette topographie est déjà caractéristique.

Mais la gale a un signe pathognomonique : les *sillons*. Ce sont d'étroites traînées grisâtres, tracées comme avec la pointe d'une aiguille, à trajet courbe ou sinueux ne correspondant pas aux plis de l'épiderme. Ils ont une longueur de 2 à 3 millimètres ou plus; Dubreuilh a vu, sur un pied, un sillon de 4 cen-

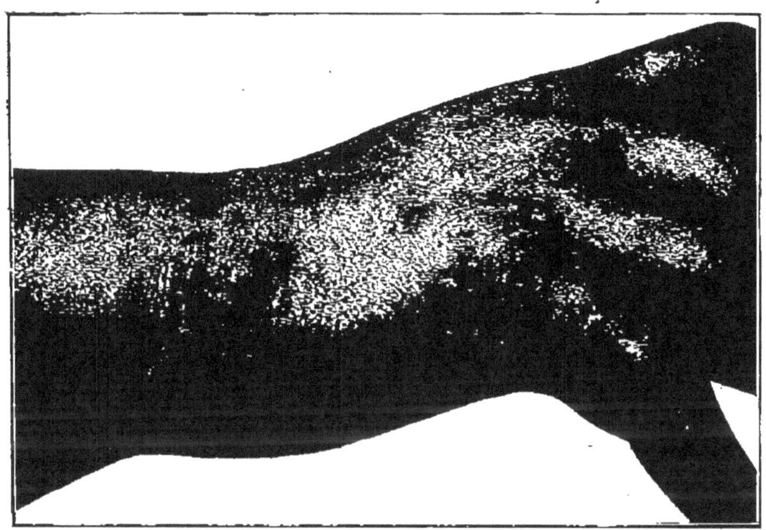

Fɪɢ. 160. — Gale.

timètres de long. Ces sillons représentent les galeries que le parasite se creuse dans la couche cornée de l'épiderme. Ils sont souvent ponctués de noir, ce qui tient aux pertuis ou orifices de sortie des jeunes larves écloses. Leur couleur générale, plus foncée chez les ouvriers et les personnes malpropres, tient aux dépôts de poussière et de crasse, mais aussi en partie aux excréments que le sarcopte laisse derrière lui. On peut rencontrer des sillons blancs chez les gens du monde.

L'une des extrémités du sillon, sa tête, est marquée par une petite élevure nacrée, l'*éminence acarienne* de Bazin; c'est une vésiculette profonde qui se forme au voisinage du sarcopte. On peut extraire l'animal en déchirant la voûte de la galerie avec une aiguille dont la pointe va le cueillir dans son cul-de-sac;

ou encore en excisant le sillon entier à l'aide de fins ciseaux courbes ou d'un rasoir (fig. 161). C'est aux doigts, aux poignets, aux coudes, à la verge, aux talons, en somme là où l'épiderme est épais, qu'on découvre le plus facilement des sillons.

Les autres lésions des galeux sont des *éruptions accessoires* ou *secondaires*, de caractère et d'abondance variables. Ce sont, au début, des taches d'érythème ou d'urticaire ; puis des exco-

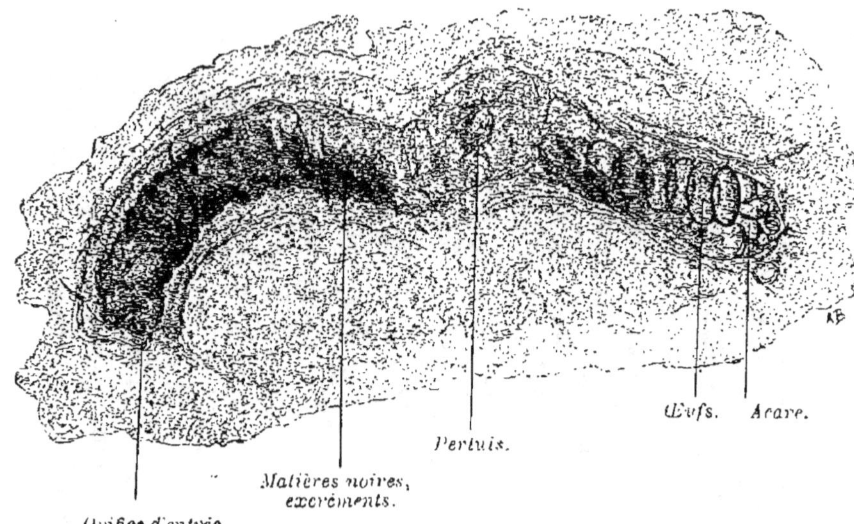

Fig. 161. — Sillon de gale. — Le lambeau d'épiderme corné qui contient ce sillon a été excisé d'un coup de rasoir ; il est vu par sa face inférieure ou profonde. (Grossissement 50/1.)

riations ponctuées ou linéaires produites par les grattages, des papules miliaires croûteuses, des vésicules d'eczéma dysidrosiforme, ou des eczémas vulgaires disséminés ou en placards (eczéma scabieux) ; ou encore des pyodermites diverses, impétigos, folliculites, ecthyma (ecthyma scabieux), suppurées ou desséchées en croûtes, que le grattage dissémine et peut transporter même à la face. Ces lésions peuvent se compliquer de lymphangites, d'adénites et de phlegmons. L'eczéma des mamelons et des aréoles chez les femmes (fig. 162) est toujours dû soit à la gale, soit à la puerpéralité.

Le *prurit* de la gale est d'ordinaire des plus intolérables. Son attribut principal est d'être nocturne ; surtout accusé au moment où les malades se mettent au lit, il se prolonge jusqu'au matin,

causant souvent une insomnie complète. Cette période est celle
de l'activité des acares. La démangeaison est plus ou moins
localisée ou générale. Chez certains sujets elle est inconsciente,
ils se grattent et s'excorient sans s'en rendre compte. Elle peut
faire défaut, bien que le fait soit très rare. — On note communément chez les galeux une éosinophilie sanguine modérée, et,
dans un cinquième des cas de gale généralisée, une albuminurie

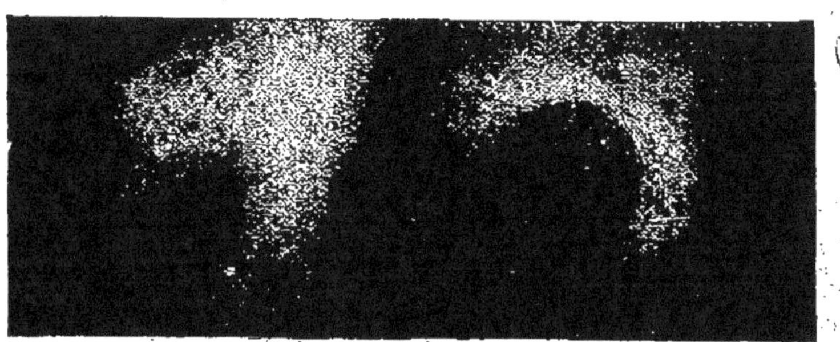

Fig. 162. — Eczéma scabieux des seins.

passagère; ces phénomènes paraissent relever d'une intoxication due au parasite ; on a pensé aussi que les pyocoques d'infection secondaire pouvaient être responsables d'une poussée de
néphrite.

Étiologie. — C'est la femelle fécondée du *sarcoptes scabiei*
qui seule creuse les sillons et est responsable des symptômes
de la gale. Elle a la forme d'un ovoïde aplati et mesure un tiers
sur un quart de millimètre ; elle est donc visible à l'œil nu,
comme un point blanchâtre opaque. De ses huit pattes, les
deux paires antérieures sont munies de ventouses, les deux
paires postérieures de longues soies. Les mâles, qui n'habitent
pas les sillons, sont beaucoup plus rares et plus difficiles à
découvrir ; de moitié plus petits, ils ont leur quatrième paire
de pattes munies aussi de ventouses.

Les œufs, que la femelle égrène derrière elle dans le sillon,
mesurent $0^{mm},16$ sur $0^{mm},10$ et sont d'autant plus avancés dans
leur développement qu'ils sont plus rapprochés de l'orifice
d'entrée. Ils éclosent en 4 à 8 jours, et les nymphes sortent des
sillons par les pertuis pour aller coloniser ailleurs.

La seule cause de la gale c'est la transmission du parasite. Il n'existe ni immunité, ni prédisposition individuelles. C'est de nuit presque uniquement, en raison des mœurs du sarcopte, que la contagion se fait. Il faut qu'une femelle fécondée passe du galeux au sujet sain. La transmission est pour ainsi dire fatale entre personnes partageant le même lit, d'où les épidémies de familles et la fréquence de l'origine vénérienne de la gale. La contagion par des draps d'hôtel non changés, par des vêtements, par le drap des wagons de chemin de fer, est possible ; il est tout à fait exceptionnel qu'elle résulte de contacts diurnes ; très douteux qu'elle puisse se faire par des outils, des livres, etc. On a prétendu que la gale pouvait être transmise par des porteurs d'acares ne présentant aucun des symptômes cliniques de cette maladie.

Pronostic. — La gale ne guérit pas spontanément. Chez certains sujets nerveux, elle peut aboutir au marasme par le prurit et l'insomnie. L'albuminurie qu'elle occasionne parfois est transitoire.

Dans certains villages de Norvège, de Bretagne, d'Italie, la gale a été pendant un temps endémique ; elle durait toute la vie sans provoquer ordinairement d'accidents graves.

Au cours des maladies fébriles, il est de règle que les symptômes de la gale s'effacent complètement, pour reparaître au moment de la convalescence.

Diagnostic. — La topographie et le polymorphisme des éruptions, le prurit nocturne, sont des signes de probabilité de gale ; s'il s'est produit une contagion dans la famille ou l'entourage, la présomption s'en trouvera grandement accrue. La constatation de sillons bien nets est une preuve formelle ; en cas de sillons douteux on ne devrait jamais hésiter à s'efforcer d'en extraire le contenu avec une épingle ou un scarificateur, ou, ce qui n'est pas moins aisé, à exciser le sillon tout entier ; si l'on trouve sous le microscope l'acare ou ses œufs, cela tranche la question. Les sarcoptes des gales animales ne creusent pas de sillons.

L'important est de songer à la gale, et cela dans tous les milieux. On ne s'en laissera pas imposer par les éruptions du strophulus, des prurigos, de la dysidrose, de la pédiculose, par des eczémas ou des pyodermites. — On doit une mention à

l'*éruption papulo-prurigineuse printanière* des enfants, décrite
par Thibierge et Rabut (oct. 1921). Elle siège aux mains, de
préférence sur les espaces interdigitaux, et le dos des premières phalanges, et guérit spontanément en 8 à 20 jours ; sa
nature est inconnue.

Une difficulté de diagnostic plus réelle provient de l'obsession qu'on appelle l'*acarophobie*, ou crainte de la gale ; on
l'observe chez les personnes qui en ont entendu parler, et surtout chez celles qui l'ont eue et en ont été traitées. Quand,
après la *frotte*, il persiste du prurit et de l'eczéma, on doit
prescrire des bains et des onctions calmantes, et ne pas se
hâter de recommencer le traitement, à moins d'avoir découvert
des sillons nouveaux. En cas de réinfection, il faut environ trois
semaines pour que la nouvelle atteinte de gale soit manifeste.

Traitement. — Pour guérir la gale il suffit de détruire le
parasite et ses œufs ; point n'est besoin d'aucun traitement
interne.

La classique *frotte* de l'hôpital Saint-Louis consiste en frictions énergiques et prolongées avec du savon noir avant et
pendant un bain, suivies d'une friction à la pommade d'Helme-
rich-Hardy dont le malade reste enduit jusqu'au lendemain ; les
vêtements et la literie sont désinfectés à l'étuve. A ce traitement
on préfère actuellement les polysulfures (*Mém. Thérap.* § 7),
bien moins irritants et tout aussi efficaces (Ehlers, Milian) ;
on reste enduit de la pommade pendant 36 heures ; la désinfection n'est pas indispensable, mais il est prudent de ne pas
la négliger.

Chez les enfants en bas âge, les femmes enceintes et les
sujets à peau très délicate ou qui sont atteints de pyodermites
importantes, on peut recourir à d'autres produits, tels que le
baume du Pérou (10 pour 100), le styrax, le naphtol, etc., qui
ont fait leurs preuves, mais qui doivent être employés 8 ou
10 jours de suite, le soir, de préférence après un savonnage, et
qui n'exigent pas la désinfection des vêtements.

On doit avoir soin d'examiner toujours le conjoint et les
enfants du galeux, et de traiter le même jour tous ceux qu'on
aura reconnu atteints.

Gale norvégienne. — Ainsi dénommée parce que Danielssen

et Boeck en ont décrit les premiers cas chez des lépreux de leur pays, c'est une *gale croûteuse*. On en a publié une trentaine d'observations en tout pays, 3 ou 4 en France, dont une très démonstrative due à W. Dubreuilh et Flye Sainte-Marie (*S. f. D.*, 1924, p. 45). D'épaisses incrustations peuvent recouvrir tout le corps, y compris le dos et la face; elles fourmillent de sarcoptes qui sont de l'espèce scabiei hominis (Joyeux, Mandoul); les cas qui en proviennent par contagion sont du type ordinaire. Il ne s'agit donc pas d'une espèce animale, comme on l'avait cru, mais de gale vulgaire chez des miséreux, en état de déchéance organique et mentale.

Gales animales. — Les gales, causées par des sarcoptes autres que la variété *hominis*, se transmettent rarement à l'homme, et ne donnent jamais lieu à des sillons. Elles peuvent provenir des chiens, moutons, chèvres, dromadaires, cochons, etc.

L'exemple typique en est fourni par la *gale sarcoptique du chat*, qui a été étudiée chez l'homme surtout par Thibierge (1911-1921). Elle se manifeste par une éruption localisée de petites papulo-vésicules, souvent entourées d'une tache ortiée, très prurigineuses et ressemblant aux éléments du strophulus. Le diagnostic repose principalement sur sa localisation aux régions qui ont été en contact avec l'animal infecté. Même quand l'éruption s'est généralisée, les organes génitaux restent indemnes, et il n'y a jamais de sillons. Le *sarcoptes minor* de la gale du chat a été constaté dans les vésicules naissantes par Barbaglia; il ne vit guère plus de 24 heures chez l'homme; après ce délai, on ne peut plus le retrouver, et l'éruption n'est plus contagieuse. Cette gale guérit très facilement par des lotions ou pommades anti-prurigineuses. — Chez l'homme, la gale du chien, celle du mouton sont d'apparence très voisine.

La *gale équine* est d'ordinaire une éruption analogue qui occupe généralement les avant-bras, les épaules ou les lombes. Elle comporte cependant une forme grave (p. 149) dont j'ai observé un exemple presque identique à celui publié par Besnier et Mégnin en 1892. L'aspect était celui d'un pityriasis rubra, absolument généralisé; les sarcoptes se trouvaient par milliers dans les squames et les croûtes; il n'y avait pas de sillons.

Autres parasites acariens. — Demodex folliculorum. —

C'est un acarien vermiforme, long de 0^{mm},3 à 0^{mm},4, dont le céphalothorax est muni d'une bouche et de quatre paires de pattes rudimentaires ; l'abdomen, en doigt de gant, est finement strié en travers.

Ce parasite habite les follicules sébacés, surtout l'embouchure des grosses glandes sébacées de la face, la tête dirigée vers le fond ; on peut en trouver un grand nombre, dix ou douze, et jusqu'à 200 (Gruby) dans un même follicule.

Il passe pour n'être pas pathogène, ne cause aucune inflammation, et ne joue certainement aucun rôle dans le comédon et l'acné vulgaire. Cependant Dubreuilh l'a incriminé dans un cas de *pigmentation* localisée ; personnellement je l'ai vu si abondant dans les saillies cornées d'un *lichen spinulosus* que, dans ce cas, j'ai été tenté de lui attribuer une influence irritante.

Certaines observations de Borrel tendraient à faire croire que le demodex, ou des acariens analogues, pourraient intervenir dans l'étiologie des épithéliomes de la face, comme irritants ou comme vecteurs d'un contage hypothétique, et dans celle de la lèpre. — C'est à une variété de demodex qu'est due la maladie des chiens dite *gale folliculaire* ; elle n'est pas transmissible à l'homme.

Rouget ou aoutat. — Le *leptus-autumnalis* est la larve du *trombidium pusillum* qui vit sur les végétaux, notamment sur les haricots, la vigne vierge et beaucoup de graminées. Certaines régions en ont été de tout temps infestées ; il devient commun dans de nombreuses localités des environs de Paris. C'est en été que les aoûtats pullulent et s'attaquent aux promeneurs des champs et des jardins. Ils se fixent sur les jambes, les cuisses, la ceinture et les aisselles, particulièrement là où un lien, tel que jarretière, ceinture, etc., les retient ; on en rencontre même aux oreilles et à la face. Ils causent des papules ortiées, horriblement prurigineuses, que les malades écorchent avec leurs ongles. L'examen attentif, de préférence avec une loupe, fait reconnaître le parasite sous forme d'un point rouge sang, mesurant de 1/4 à 1/2 millimètre, dans l'entonnoir folliculaire d'un poil ; souvent plusieurs sont réunis. Au microscope les rougets ressemblent à des cirons qui seraient rouges.

On peut se préserver des rougets par des frictions à la teinture de benjoin, ou au collosol à l'huile de cade. Le traitement

de la très désagréable éruption qu'ils causent consiste en
lavages avec de la benzine, ou en applications de baume du
Pérou, d'huile de cèdre, ou de teinture d'iode.

Ixodes. — Le plus commun en Europe, l'*ixodes ricinus*, *tiquet*
ou *pou de bois*, est un gros acarien brunâtre, qui, à jeun, mesure
de 3 à 4 millimètres ; son corps devient globuleux et gonfle
beaucoup quand l'animal s'est repu de sang. Il s'attaque aux
chiens, bestiaux, et au gros gibier, mais rarement à l'homme ;
je l'ai pourtant vu sur le cuir chevelu d'une paysanne.

Argas. — L'*argas reflexus marginatus*, très voisin des ixodes,
a une taille analogue et la forme d'un petit bouclier gris. C'est
un parasite des pigeons qui infeste les colombiers. Quand
accidentellement il pique l'homme, on l'a vu causer un gros
œdème phlegmoneux très douloureux, avec vésiculation ou urticaire généralisée, angoisse, tachycardie, troubles digestifs ; ces
accidents sont dus probablement à l'inoculation de germes septiques. — On accuse plusieurs espèces d'*ixodes*, d'*argas* et
d'*ornithodorus* de pouvoir transmettre à l'homme divers agents
pathogènes, notamment le spirochète de la *Tick-fever*, etc.

Pediculoïdes ventricosus. — Dans les ports de mer où l'on
décharge des céréales provenant du Levant, et sur les bateaux
qui les transportent, on observe parfois des épidémies d'éruptions érythémato-papuleuses ou vésiculeuses, siégeant principalement sur le tronc, extrêmement prurigineuses, et causées par
l'acarien qui porte ce nom. Il mesure de 80 à 200 μ de longueur
et vit en parasite sur la larve d'un lépidoptère, dit teigne du
blé ; il abonde dans la poussière des sacs. On guérit les malades
par quelques lotions vinaigrées ; les cales des bateaux doivent
être sulfurées. C'est vraisemblablement ce même parasite qui
a causé les épidémies d'*acariasi da grano e dalle fave secche*
signalées en Romagne, en Sicile, etc.

DERMATOSES CAUSÉES PAR DES VERS
ET DES LARVES

Plusieurs espèces de vers et de larves peuvent habiter la peau humaine et y causer des lésions variées.

Filaire de Médine ou dragonneau. — C'est un helminthe nématode qui se rencontre dans beaucoup de pays tropicaux, notamment dans l'Afrique occidentale (*ver de Guinée*).

Le femelle adulte est filiforme et longue de 60 à 80 centimètres ; elle se tient enroulée dans des abcès, souvent uniques, qu'elle cause par sa présence, d'ordinaire aux pieds ou aux jambes. Manson, puis Leiper ont démontré que l'on prend la filaire en buvant de l'eau stagnante dans laquelle des embryons ont été déposés et ont pénétré dans un petit crustacé, un cyclope, qui leur sert d'hôte intermédiaire ; ce n'est guère qu'un an après, qu'une ou plusieurs femelles de filaire fécondées viennent émerger à la peau.

Au *traitement* vulgaire, par simple traction et enroulement sur une baguette, qui est dangereux en raison de la rupture fréquente du ver, il est préférable de substituer les injections locales de sublimé au millième, ou mieux encore les injections intraveineuses d'arsénobenzol qui ont réussi à Jeanselme ; la filaire étant tuée est alors extirpée plus facilement.

L'*éléphantiasis filarien* (p. 483) ne saurait être considéré tout uniment comme une dermatose parasitaire.

On a signalé diverses éruptions qui seraient dues à d'autres espèces de filaires.

Sous le nom de ***Craw-craw*** on confond plusieurs dermatoses très prurigineuses, papuleuses, noueuses ou vésiculo-pustuleuses, endémiques dans l'Afrique occidentale et centrale. O'Neil attribuait le craw-craw à des micro-filaires ; Nielly à des larves. Montpellier et Lacroix (d'Alger) en ont défini, en 1920, sous le nom de ***gale filarienne***, une forme qu'ils ont étudiée sur 15 soldats noirs. L'éruption, très prurigineuse, occupe surtout le tronc et les membres, à leur face externe, épargnant les organes génitaux et les doigts ; sur un fond de peau « chagrinée » ou « poncée », et finement squameuse, apparaissent des papules lichénoïdes et des vésico-pustules qui laissent des cicatrices dépigmentées; il y a de grosses adénopathies et de l'éosinophilie sanguine. Cette gale filarienne serait due à des embryons d'*onchocerca volvulus* qui abondent dans le corps papillaire de la peau chagrinée, mais manquent dans les papulo-pustules et dans le sang. La filaire adulte vivrait, selon Rousseau (1919), dans les ganglions et dans les kystes fibreux sous-cutanés. Le traitement par les arsénobenzènes ne semble pas efficace.

L'ankylostomose est une helminthiase très répandue chez les ouvriers des mines, des tunnels et rizières de nos pays, et plus encore dans la plupart des pays tropicaux; bien que l'*ankylostomum duodenale* et le *necator americanus* habitent l'intestin, on sait, depuis l'expérience involontaire de Looss (1901), que leurs larves, comme celles de nombreux autres nématodes et trématodes (tels que *schistosoma hematobium* de la *bilharziose*), pénètrent par la peau (Neveu-Lemaire, Brumpt). Ayant atteint les pieds, les mains et les membres, pendant le bain ou le travail dans l'eau, elles y causent une éruption papulo-vésiculeuse très prurigineuse, connue sous les noms de *gourme des mineurs*, de *ground itch*, *water itch*, *pani-ghao*, etc. — Le *Kabure* est la dermatose initiale, très analogue, de la *fièvre du Yang Tsé*, qui est une bilharziose d'Extrême-Orient due à *Schistosoma japonicum*.

Ladrerie. — Moins rare, paraît-il, en Allemagne que dans notre pays, la ladrerie humaine est due, comme celle du porc, au *cysticercus cellulosæ*, forme vésiculeuse du *tænia solium*. Les cysticerques se présentent comme de petits nodules ronds et durs, du volume d'un gros noyau de cerise, siégeant en plus ou moins grand nombre dans l'hypoderme, ou plus profondément, ne causant ni douleur ni réaction inflammatoire. Ils contiennent un liquide clair et un scolex, muni de ses crochets et ventouses. Le tænia, dont les œufs ont causé l'infection, habite assez souvent l'intestin du malade lui-même, ou sinon celui d'une personne de son entourage. Le traitement exige l'extirpation, ou mieux l'électrolyse positive de chaque nodule.

Myases cutanées et sous-cutanées. Larva migrans.

— Une singulière affection est déterminée par le cheminement dans la peau ou sous la peau de larves de divers diptères de la famille des Oestridés, notamment d'*hypoderma*, de *gastrophilus* et de *dermatobia*.

Elle est plus fréquente aux îles Shetland, en Norvège, en Russie et en Sibérie, dans l'Afrique occidentale et dans l'Amérique du Sud, que chez nous.

On en distingue diverses formes cliniques (Brumpt, Joyeux, Cazenave) :

La *myase rampante cutanée*, **creeping disease** de Robert Lee (1874), est caractérisée par une traînée rose et saillante, sinueuse, large de 5 à 4 millimètres, dont l'extrémité progresse de 1 à 4 centimètres par jour, et qui peut atteindre une grande longueur. Le prurit est va-

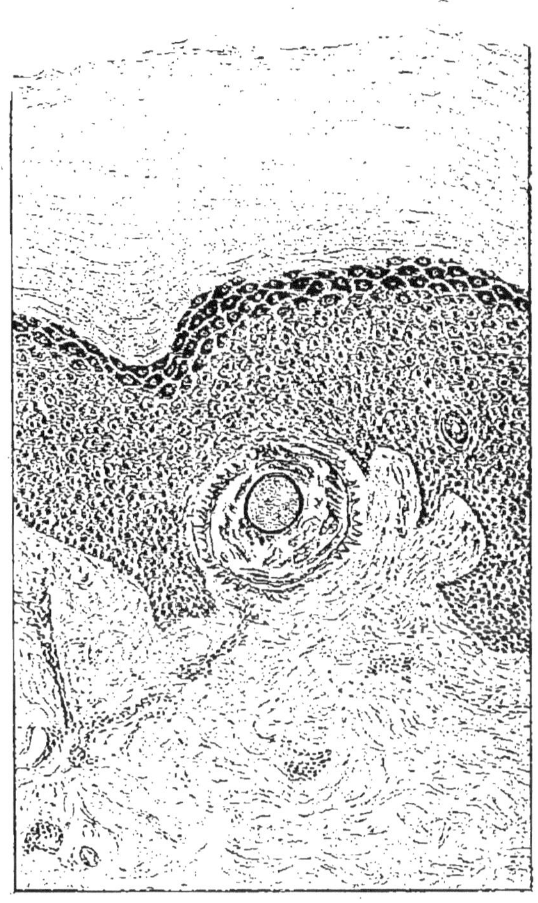

Fig. 165. — Creeping disease ; coupe transversale du sillon au niveau de la larve ; on aperçoit sa membrane chitineuse hérissée de crochets et son tube digestif distendu. Remarquer son siège directement sous-épidermique, l'absence d'hémorragie et de réaction inflammatoire. (Gross. 125/1.)

riable, parfois intense. Le parasite se creuse un canal sous l'épiderme (fig. 165); il est difficile à saisir, étant logé un peu en avant du sommet de la ligne rouge. Dans un cas qui m'est personnel, et qui avait été contracté à la gare Montparnasse, à Paris, il s'agissait probablement d'une larve d'hypoderma bovis.

Dans la *myase sous-cutanée à tumeurs ambulatoires* (ou à tumeurs périodiques de Hoegh) on voit se succéder, pendant bien des semaines, des tuméfactions inflammatoires, dont la dernière donne issue à la larve; la migration de celle-ci donne lieu à un cordon hypodermique dur, parfois ecchymotique.

Dans la *myase furonculoïde* il n'y a qu'une seule tuméfaction inflammatoire, sans migration de la larve.

Ces myases s'accompagnent d'éosinophilie du sang (Balzer). — Le mode d'infestation de l'homme est variable suivant les cas, et se fait soit par la voie digestive, soit directement par la peau. Le traitement consiste dans l'excision de la larve; on peut aussi la tuer *in situ* par des injections iodées ou au sublimé, par la cryothérapie, etc.

E. Cazenave signale d'autres formes de *creeping disease* : au Japon le sillon est quelquefois ramifié, ce qui indique que le parasite peut revenir sur ses pas (Tamura, Dohi); — en Floride et au Mexique (Gray, Smith, Dove, White) les sillons sont nombreux, jusqu'à une centaine chez le même sujet. Ces deux types seraient causés par des larves de nématodes.

Je me borne à mentionner les *myases des cavités* nasales et autres, et celles *des plaies*, etc., qui sont dues à des Muscidés.

PARASITES VÉGÉTAUX

On appelle *dermatophytes* les parasites végétaux qui causent les affections cutanées que depuis Virchow (1856) on désigne sous le nom de *dermatomycoses*. Ces dermatophytes sont des champignons, les uns filamenteux comme des moisissures : *hyménomycètes* ou *mucédinées*, — les autres bourgeonnants comme des levures : *ascomycètes*. — Les maladies dues à des végétaux de l'ordre des bactéries seront étudiées dans d'autres chapitres.

Parmi les dermatophytes, il en est qui végètent dans l'épiderme et dans ses annexes, poils et ongles, et qui n'envahissent le derme et les autres tissus qu'éventuellement et accessoirement; j'appelle *épidermomycoses* les affections qu'ils provoquent et que je vais décrire ici; je réserve le nom de *dermatomycoses* aux maladies dues à des champignons végétant dans le derme et les tissus profonds et m'en n'occuperai plus tard (**XXIX**).

Bien que cette distinction soit quelque peu artificielle, en raison des faits intermédiaires de plus en plus nombreux que l'on connaît, je la maintiens parce qu'elle correspond bien aux données de la clinique.

EPIDERMOMYCOSES

Des champignons qui causent les épidermomycoses, les uns peuvent germer non seulement dans l'épiderme de revêtement, mais aussi dans les cheveux (*teignes*, p. **556**) — ou la barbe (*sycosis*, p. **499**) — et les ongles (*onychomycoses*, p. **570**); d'autres épargnent généralement les annexes et ne végètent guère que sur la peau glabre (*épidermomycoses érythémato-squameuses*, p. **138**, et *eczématiformes*, p. **66**).

Plusieurs espèces, et notamment des trichophytons, peuvent atteindre le derme et y provoquer des lésions suppuratives : elles peuvent même, ainsi qu'on en a la notion récente, donner lieu à des réactions humorales; j'en parlerai à propos des *trichophytides* (p. **733**).

Favus. — Le favus est l'épidermomycose due à l'*achorion Schönleinii*; confondu autrefois avec les teignes dans le porrigo et l'impétigo, il a été individualisé par Biett et les frères Mahon. Son parasite fut découvert par Schönlein, de Zurich, en 1839, bien décrit par Gruby, et baptisé par Remak.

Le favus est une maladie surtout rurale, qui n'est pas spéciale à l'enfance, qui produit des croûtes et des cicatrices, et dont la guérison spontanée est exceptionnelle ; ces traits la différencient des autres épidermomycoses.

La lésion élémentaire caractéristique du favus est le *godet favique* ; c'est une cupule de 2 à 4 millimètres de diamètre, épaisse en proportion, de couleur jaune soufre, généralement centrée par un poil, un cheveu ou un follet.

Le godet naît sous forme d'un amas de matière blanche dans un entonnoir folliculaire, et ressemble au début à une pustulette. Cet amas s'accroît et s'étend dans la couche cornée, dont une lamelle le recouvre pendant un certain temps ; puis il se dessèche, se déprime et devient jaune et friable. En trois semaines un godet a acquis 3 millimètres de diamètre. Il peut grandir encore davantage. Plus souvent des godets voisins, de diverses grandeurs, s'agglomèrent en une masse rocheuse, qu'on compare à un rayon de miel (favus), et qui répand une odeur de souris.

La matière d'un godet se fragmente facilement en une poussière grisâtre. Examinée au microscope, dans une goutte de potasse caustique à 40 pour 100 ou d'acide formique, celle-ci apparaît composée de spores en grand nombre et de tubes courts de mycélium (fig. 164). Les segments de mycélium, longs de 4 à 15 μ, larges de 3 à 7 μ, sont de forme irrégulière, présentent de courts rameaux latéraux, et souvent se terminent par une rangée ou un bouquet d'articles cubiques ou de spores. Ces spores sont arrondies, ovalaires ou irrégulières, et offrent la même inégalité de diamètre ; elles sont, comme les tubes, constituées

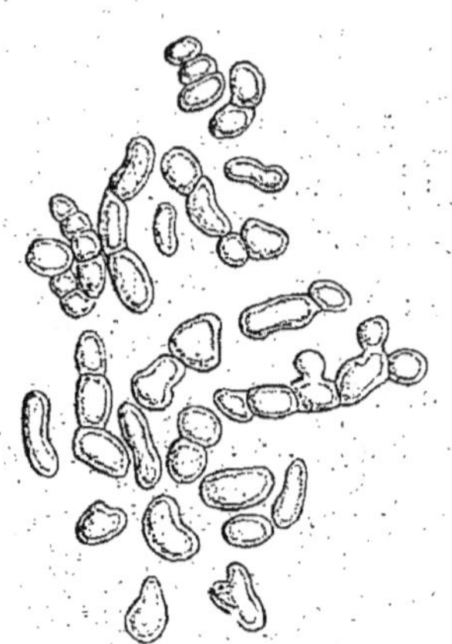

Fig. 164. — Favus: *spores et articles mycéliens* dissociés. (Grossissement 900/1.)

par un protoplasma granuleux et une membrane difficile à distinguer. L'achorion est caractérisé par son abondance et par l'irrégularité et l'inélégance de ses formes.

Sur une coupe d'ensemble d'un godet (fig. 164 *bis*), qui est entièrement composé de parasites, on trouve : à la base, des tubes grêles peu cloisonnés ; dans la couche moyenne, de gros tubes sporulés ; à la surface, des articles courts et des spores ; des lambeaux d'épiderme corné peuvent recouvrir le tout.

Malassez a vu, dans un cas, les tubes mycéliens s'enfoncer au-dessous du godet jusqu'entre les faisceaux conjonctifs du derme, sans susciter de réaction inflammatoire notable. Ses préparations, que j'ai pu étudier, sont démonstratives et ont entraîné la conviction de tous les histologistes qui les ont vues ; mais cette pénétration est trop exceptionnelle pour pouvoir expliquer la réaction inflammatoire que cause le favus et les cicatrices qu'il laisse. Récemment Ambrosoli (*Il Policlino,* Avr. 1927) a découvert de l'Achorion dans le sang d'un favique.

J'ai personnellement décrit, avec J. Hallé (1910), sous le nom de *granulomes faviques*, des nodules tuberculoïdes intradermiques, munis d'une couronne de cellules géantes, trouvés dans un cuir chevelu favique; ils sont très rares, et dus vraisemblablement, comme les granulomes trichophytiques de Majocchi, à la destruction de follicules pileux.

Dans une squame de *favus épidermique sans godets*, on trouve non seulement un mycélium cloisonné, très irrégulier, mais

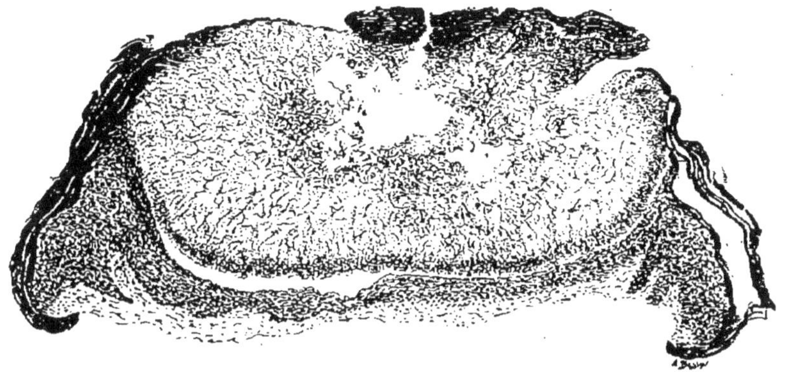

Fig. 164 *bis*. — Favus; coupe d'ensemble d'un *godet* enchâssé dans l'épiderme.
(Grossissement 60/1.)

encore des amas de spores, qu'on ne rencontre pas dans l'herpès circiné trichophytique.

Les *cheveux faviques*, ternes et décolorés, ne sont pas cassants comme les cheveux trichophytiques, parce que le parasite y est bien moins abondant. On y voit un nombre variable de tubes très flexueux, soit trapus et sporulés, soit fins et plus rectilignes, composés de segments de 12 à 15 μ de longueur, dichotomisés à angle aigu, et généralement engainés de bulles d'air, qui d'emblée signalent leur présence.

Dans l'*ongle favique*, on trouve les cellules unguéales dissociées par des filaments irréguliers, grêles ou énormes, ou par des spores; l'aspect clinique (fig. 144) n'a rien de caractéristique pour l'achorion.

La *culture* d'une parcelle de godet ou de la racine d'un cheveu favique, sur milieu gélosé peptoné, donne en trois ou quatre jours, à 52°, une étoile de filaments blancs rayonnants; au bout de trois semaines c'est une plaque irrégulière, de 2 à 4 centimètres, de surface tourmentée et ondulée, d'un gris jaunâtre, lisse ou surmontée d'un rare duvet blanchâtre ; sa périphérie envoie des irradiations rameuses et noueuses.

L'achorion Schönleinii est rangé de nos jours dans la sous-famille des Clostérosporés, genre Grubyella (Ota et Langeron, 1923) ; c'est lui qui est en cause dans la presque totalité des cas de favus humain. Grâce aux remarquables recherches de Sabrazès, de Bodin et d'autres, on connaît aujourd'hui plusieurs autres espèces d'achorion chez les animaux, souris, chats, chiens, volailles (*A. Quinckeanum, A. gallinæ, A. gypseum, Oospora canina*) ; mais on ne les a rencontrés que très rarement chez l'homme, dans des éruptions trichophytoïdes, parfois avec des godets minuscules, et jamais sur le cuir chevelu.

Etiologie. — Le favus est contagieux, mais à un bien moindre degré que la trichophytie. On ne le contracte guère qu'au cours de l'enfance, de 5 à 14 ans, à l'école ou dans la famille ; souvent il arrive que, de plusieurs enfants vivant ensemble, un ou deux soient seuls atteints. Comme le favus n'a presque aucune tendance à la guérison spontanée, il peut persister pendant toute la vie, et se perpétuer dans certaines familles et dans certaines régions. La transmission d'homme à homme, directe ou par l'intermédiaire des vêtements, coiffures ou objets de toilette, constitue la règle. Le favus d'origine animale est, comme je viens de le dire, exceptionnel et bénin.

Les conditions favorisantes sont la sordidité, la pauvreté et la promiscuité. A Paris, les cas de favus sont en règle générale d'importation rurale ou étrangère. En France, la maladie tend à diminuer de fréquence ; c'est à Lyon, dans le Nord-Ouest et dans le Midi, qu'on la rencontre encore le plus. Rare en Angleterre et en Amérique, le favus est fréquent en Pologne, en Italie, en Hollande et en Algérie.

Formes cliniques. — La *teigne favique* (p. 557) et l'*onychomycose favique* (p. 570) ont été décrites précédemment. J'ai signalé aussi les caractères de l'alopécie et des cicatrices faviques (p. 545 et 443).

Le *favus de la peau glabre* n'est pas très rare ; il se présente sous deux aspects distincts : le *favus épidermique circiné* ou *trichophytoïde, favus herpeticus* des anciens, est constitué par des taches érythémato-squameuses (p. 138) moins régulièrement arrondies que celles de l'herpès circiné trichophytique, dont l'épiderme renferme en abondance des articles mycéliens courts,

des spores et des tubes irréguliers. Certaines espèces d'achorion donnent lieu exclusivement à cette forme (Bodin).

Le *favus à godets* se rencontre surtout chez des faviques du cuir chevelu et résulte d'auto-inoculations ; il est souvent associé à des taches de favus herpeticus (fig. 165) ; il débuté par des saillies folliculaires, marquées d'un point jaune qui s'accroît rapidement.

La face, les épaules, l'abdomen, les fesses, la face externe des mem

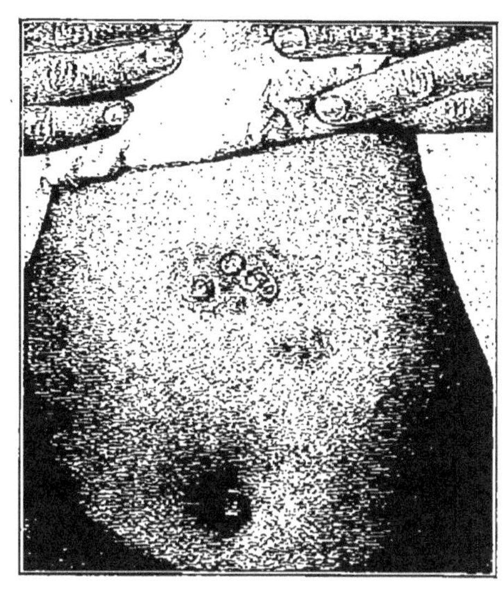

Fig. 165. — **Favus de la peau glabre** ; sur l'épigastre de cette jeune fille se voient deux taches dont l'une porte 4 *godets*, tandis que l'autre est de la variété *favus herpeticus*.

bres, peuvent être atteints. On ne connaît pas de cas certain de favus des muqueuses ; celui de Kaposi et Kundrat, concernant un favique qui mourut avec des ulcérations gastriques et intestinales, prête à discussion.

Traitement. — Le favus du corps est beaucoup plus facile à guérir que celui des régions velues. Il suffit de ramollir les godets par un pansement humide, de les enlever par raclage à la curette, et de faire quelques applications de teinture d'iode à deux jours d'intervalle. Généralement il ne reste pas de cicatrices, mais de simples macules. Les récidives seront évitées par une surveillance prolongée.

Trichophyties. — Dans une série de mémoires remarquables, publiés de 1841 à 1845, Gruby démontra la nature parasitaire des teignes. Grâce à Bazin, cette donnée fut universellement adoptée. Pendant cinquante ans on a admis que l'un de ces parasites, baptisé par Malmsten *trichophyton tonsurans*, était la cause unique de la teigne tondante de l'enfant, du sycosis parasitaire de l'homme, de l'herpès circiné et de l'onychomycose trichophytique.

La question a été complètement remaniée par les admirables travaux de Sabouraud, qui, tout en confirmant les descriptions de Gruby, a appliqué à l'étude des teignes les méthodes pasteuriennes. Il a reconnu, et après lui Mibelli, Bodin, C. Fox, M. Morris, etc. ont confirmé, que les *trichophytons* pathogènes pour l'homme et les animaux n'appartiennent pas à une seule et même espèce, mais constituent une nombreuse famille d'espèces, différant entre elles par leur morphologie, leurs caractères de culture, leur habitat, et les lésions cliniques qu'ils causent.

De plus, l'un des parasites décrits par Gruby dans le porrigo decalvans n'est même pas botaniquement un trichophyton ; on l'appelle *microsporon*, et la teigne qu'il produit porte le nom de *tondante à petites spores* de *Gruby-Sabouraud*. J'en parlerai plus loin (p. **739**).

Trichophytons. — Les trichophytons sont des hyphomycètes conidiosporés, que l'on classe aujourd'hui comme Clostérosporés (Ota et Langeron) en raison de la complexité de leurs organes reproducteurs. — J'ai décrit et figuré plus haut (p. **561**) leur aspect dans les poils.

Dans les productions épidermiques, les trichophytons affectent la forme de filaments mycéliens et de spores. Le *mycélium* est constitué par des tubes allongés, peu onduleux, réguliers, incolores et transparents, cloisonnés et ramifiés (fig. **166**) ; les cloisons sont ordinairement très rapprochées. Dans chaque loge se forme une *spore* arrondie, ovalaire ou cubique ; ces spores restent souvent en files ou chapelets.

Pour l'examen microscopique de squames, de poils ou de rognures d'ongle, il suffit de les déposer sur une lame porte-objet, d'ajouter une goutte de potasse à 40 pour 100, de recouvrir d'une lamelle, et de chauffer doucement ; le chlorlacto-phénol de Langeron est préférable. L'acide formique à froid éclaircit aussi les squames au bout d'un certain temps. Un grossissement de 200 à 300 diamètres est le plus convenable. Pour obtenir des préparations colorées et persistantes, il faut dégraisser les parcelles épidermiques par l'alcool et l'éther, colorer au bleu de Sahli, et monter au baume.

Les *cultures* de trichophytons s'obtiennent sans difficulté sur des milieux gélosés contenant 4 pour 100 d'hydrocarbures, mannite, maltose, glucose ou glycérine. On doit ensemencer des parcelles à peine visibles de poils ou de squames, en procédant aseptiquement, et laisser les tubes non capuchonnés à la température du laboratoire. Très fréquemment les cultures

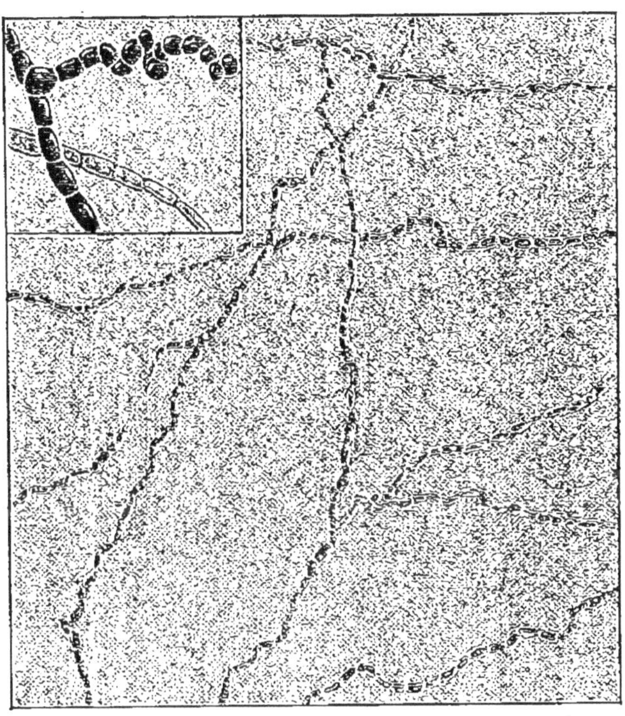

Fig. 166. — **Mycélium de trichophyton** dans une squame d'*herpès circiné tricho-phytique*. Coloration au bleu de Sahli. (Grossissement 270/1, et pour le carton 540/1.)

premières sont pures d'emblée, sans qu'il soit nécessaire de baigner au préalable la semence dans de l'alcool ou du nitrate d'argent, comme le recommandent certains auteurs. Dès le troisième jour on pourra repiquer la culture, et de préférence sur le *milieu d'épreuve de Sabouraud*, qui donne aux diverses espèces leur physionomie la plus personnelle, et qui est composé (1925) comme suit : peptone granulée Chassaing, 20 ; miel d'abeille, 80 ; agar-agar, 20 ; eau, 1000. Une température de 25° est la plus favorable.

Dans ces cultures on trouve, outre le mycélium, des organes de fructification, qui sont pour les trichophytons (Sabouraud) : des hyphes sporifères *en grappes* ordinairement terminales, exceptionnellement des endoconidies, et, suivant les espèces, des fuseaux multiloculés plus ou moins nombreux.

Le nombre des espèces connues de trichophytons pathogènes dépasse la trentaine.

On trouvera plus loin (p. 732) ce qui a trait à la *trichophytine* et à la *favine* et aux effets généraux de ces produits.

Formes cliniques — Les trichophytons donnent lieu à diverses affections cutanées, suivant leur localisation au cuir chevelu, à la peau glabre, à la barbe ou aux ongles.

La *teigne trichophytique* a été décrite ailleurs (p. 561). Elle peut être due à diverses espèces. D'après Sabouraud on peut dire qu'à Paris, sur 100 cas de cette affection, 50 relèvent du *trichophyton cratériforme*, 30 du *trichophyton acuminatum*; les 20 cas restants sont imputables à diverses espèces, parmi lesquelles prédomine le *trichophyton violaceum*, qui est le plus ubiquitaire, le plus protéiforme, et cause les lésions les plus disparates. Dans d'autres pays les proportions sont différentes.

Le *granulome trichophytique* de Majocchi (1883-1906) est une forme rare caractérisée par des nodules intradermiques, quelquefois agminés ou en cordons, qui naissent dans le derme des taches alopéciques et squameuses; ils sont constitués par un amas de cellules inflammatoires, et une couronne de cellules géantes entourant des fragments désagrégés de cheveux trichophytiques. Pini et Lutati en ont observé quelques cas.

Le *sycosis trichophytique* de la barbe, le *kérion* de Celse et la *folliculite agminée* (p. 499) sont des formes folliculaires, inflammatoires et même suppuratives, de trichophyties d'origine animale. Leurs agents les plus ordinaires sont le *trichophyton gypseum* du cheval et le *violaceum*. Ces parasites sont *ecthothrix*; ils ont des propriétés pyogènes. La contagion frappe les adultes encore plus que les enfants, et résulte soit d'un contact direct avec l'animal trichophytique, cheval, chien, vache, volaille, etc.; dont les lésions peuvent n'être pas toujours très apparentes, — soit indirectement du maniement d'objets contaminés, brosses, couvertures, etc. La transmission peut ensuite se faire d'homme à homme, par l'intermédiaire du barbier, par exemple. La filiation des cas est souvent difficile à établir.

Ce qui vient d'être dit de l'étiologie du sycosis s'applique aussi à celle de l'*onychomycose trichophytique* (p. **570**).

La **trichophytie cutanée** *de la peau glabre* était naguère connue sous le nom impropre d'**herpès circiné**, qui implique une comparaison bien peu justifiée avec l'herpès vulgaire.

La trichophytie cutanée s'observe :

1° Chez les enfants teigneux et chez les personnes de leur entourage ; dans ce cas il s'agit généralement d'un des trichophytons *endothrix* ordinaires des teignes. Il n'est pas rare, comme Besnier l'a fait remarquer le premier, que la manifestation épidermique, qui est très apparente, conduise à la découverte d'une teigne tondante passée inaperçue.

2° Chez les sujets de tout âge, non teigneux, que leur profession ou leurs goûts mettent en contact fréquent

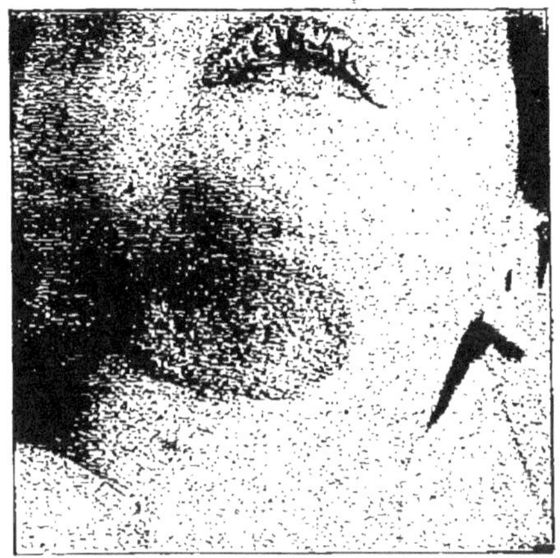

Fig. 167. — Tache d'herpès circiné trichophytique, sur le cou d'un enfant.

avec des animaux ; il y a alors présomption que le parasite est un *ectothrix* d'origine animale, et qu'il ne menace pas le cuir chevelu.

N'importe quelle région, même la plus imprévue, peut être atteinte ; le siège d'élection de la trichophytie cutanée est cependant aux parties découvertes, face, cou, mains, avant-bras. Sa localisation *palmaire* et *plantaire*, dont l'aspect est spécial, a été mentionnée avec les kératodermies (p. **273**).

La trichophytie des parties glabres se présente sous forme de *taches érythémato-squameuses* (p. **138**) remarquables par leur contour, exactement, géométriquement orbiculaire, et leurs bords nettement arrêtés, sans émiettement aucun (fig. 167). Ce caractère attire dès l'abord l'attention. Il est tout à fait exceptionnel que le disque soit incomplet ou le cercle non fermé. Quand l'affection siège aux doigts, le cercle se continue d'un doigt sur l'autre, de même qu'à l'œil ou à la bouche il passe d'une paupière ou d'une lèvre sur l'autre.

La tache est rosée ou rouge, souvent bistrée au centre, couverte de squames poudreuses, lamelleuses ou croûteuses; elle est marginée, ou franchement circinée par guérison du centre.

Un second caractère, précieux mais inconstant, est la *vésiculation* que l'on remarque au bord de la tache; on peut observer des vésicules sur l'ensemble de l'élément, ou bien plusieurs cercles concentriques de vésicules (jusqu'à 7 sur un moulage de l'hôpital Saint-Louis). Quelquefois le contenu des vésicules est louche ou purulent. La vésiculation est du type eczéma (p. **62**).

La base des taches est parfois plus ou moins œdémateuse ou infiltrée. Les poils follets peuvent être ternes et cassants, ou engainés de squames à leur base. Le prurit est d'une intensité très variable.

Cette variabilité tient à l'espèce trichophytique qui est en jeu, beaucoup plus qu'à des circonstances individuelles ou accessoires. Il est de règle que, chez un même sujet, toutes les taches soient de même type.

L'évolution de l'herpès circiné est presque toujours rapide; en peu de jours, une tache atteint les dimensions d'une pièce de deux francs; l'extension des bords peut être de plus de 1 millimètre par jour, avec certaines espèces. Des taches un peu anciennes peuvent acquérir l'étendue de la paume de la main ou de la main tout entière. Très souvent ces taches sont multiples et d'âge différent, les plus récentes résultant de réinoculations. On enseignait que de la confluence de deux ou plusieurs éléments peuvent résulter des taches polycycliques ou des arabesques, et qu'une partie notable des téguments peut se trouver envahie; il est vraisemblable que beaucoup des cas de ce genre ressortissent à une épidermomycose d'une autre nature.

Le *diagnostic de l'herpès circiné* s'impose souvent d'emblée de par les caractères cliniques; dans les cas douteux, l'examen microscopique des squames de la périphérie le confirmera.

Le parasite y apparaît sous forme de filaments de mycélium rubannés, peu onduleux, assez réguliers, souvent bifurqués, composés d'articles courts (fig. 166); on voit même sans coloration le cloisonnement très rapproché qui sépare les articles carrés ou rectangulaires, ce qui n'est pas le cas pour le mycélium de la microsporie épidermique.

On doit éviter de confondre l'herpès circiné avec les placards trichophytoïdes de l'*eczéma vulgaire*, moins réguliers de contour, accompagnés d'éléments eczémateux-égrenés; — avec les *eczématides*, de configuration moins orbiculaire et d'évolution plus lente; — avec le *pityriasis rosé de Gibert*, que Kaposi persistait à ranger dans l' « herpes tonsurans maculosus », mais que distinguent son évolution, ses médaillons ovalaires, l'absence de vésiculation; seule la plaque initiale pourrait exiger quelquefois un contrôle microscopique.

Je dirai dans un instant les caractères qui différencient les trichophyties cutanées de l'*épidermophytie* et des *eczémas épidermomycosiques*. Dans certaines circonstances spéciales, la question du diagnostic se pose avec diverses *épidermomycoses tropicales* (p. **740**).

Le *traitement* par les badigeonnages à la teinture d'iode pure, répétés trois fois à deux jours d'intervalle, — ou par la teinture d'iode diluée au 1/4, en badigeonnages quotidiens, — ou par la vaseline iodée au 1/100e, — conduit à la guérison de l'herpès circiné en dix ou quinze jours.

Réactions biologiques dans les épidermomycoses. — On a cru longtemps que les épidermomycoses étaient des maladies purement locales. Leur étude morphologique et mycologique est œuvre presque entièrement française, et l'on sait quelle est la part prépondérante de Sabouraud et de son école dans la détermination exacte des espèces parasitaires. Mais c'est à l'étranger que sont nés les travaux sur le côté biologique de la question, et malgré la remarquable thèse de Basch (Paris, 1925), ils sont encore trop peu connus chez nous.

On doit à Plato et Neisser (1902), Truffi, Bruno Bloch et Massini (1909), Jadassohn et ses collaborateurs, Greenbaum et d'autres, les notions que nous avons sur les *réactions humorales* et l'allergie dans les teignes et épidermomycoses. Ces réactions ne se rencontrent généralement que dans les formes profondes et suppuratives, telles que le kérion, les folliculites agminées, le sycosis, et surtout chez les sujets jeunes. Dans quelques cas exceptionnels (7 trichophyties, 1 microsporie, 1 favus) divers auteurs ont constaté la présence du parasite dans le sang circulant. D'ailleurs, dans les formes profondes, on observe parfois quelques phénomènes généraux, de la fièvre, de l'adénopathie, de la polynucléose sanguine, et régulièrement un état *d'allergie* mis en évidence par les réactions à la trichophytine.

La **trichophytine** est une substance qu'on extrait par filtration des cultures, longuement broyées ou non, puis émulsionnées, de trichophytons, d'achorions (*favine*) ou de microsporons (*microsporine*); on l'additionne d'acide phénique à 0,25 p. 100, et on la stérilise. Les cutiréactions ou intradermoréactions qu'elle produit chez les sujets infectés sont strictement comparables à celles de la tuberculine chez les tuberculeux; elles se traduisent, au bout de 12 à 24, heures par une papule ou une tache érythémateuse, plus marquées dans les cas intensés, parfois accompagnées de symptômes généraux, d'une réaction de foyers, et d'éruptions de « trichophitides ». L'aptitude à réagir ainsi n'apparaît qu'à partir du huitième jour de la maladie et persiste bien des années après la guérison; elle est faible ou manque dans les trichophyties superficielles; elle n'est pas absolument spécifique, car elle peut se rencontrer chez des sujets sains. Il s'agit d'une réaction de groupe, qui se produit pareille quelle que soit l'espèce dont provient la « phytine ». Br. Bloch a récemment (*A. f. D.*, 1925) réussi à en extraire la substance active, par précipitation à l'alcool méthylique, et a constaté qu'elle est très stable, dialysable, et associée ou combinée à une polysaccharide azotée.— Sans qu'on puisse accorder à la trichophytine des propriétés thérapeutiques utilisables, on doit lui reconnaître une valeur diagnostique non négligeable dans des cas douteux; elle est commercialisée en Allemagne (Hoechst).

La recherche d'anticorps dans le sérum des malades par la sporoagglutination a échoué (Citron, Basch); par la fixation du complément, elle n'a donné chez l'homme que des résultats incertains.

L'allergie des épidermomycosiques ne se traduit pas par une *immunité* chez l'homme. Si les teignes tondantes guérissent spontanément au cours de l'adolescence, cela pourrait tenir à une modification locale des sécrétions du cuir chevelu. Un cobaye rendu trichophytique guérit spontanément, et devient réfractaire à des inoculations ultérieures. Chez l'homme c'est au contraire une sensibilisation qui se produit, au moins locale et épidermique, non transmissible par le sérum du sujet.

Les recherches biologiques sur les épidermomycoses n'ont donc pas jusqu'ici conduit à des résultats thérapeutiques ou prophylactiques; mais elles seront sûrement poursuivies.

Trichophytides. — On appelle ainsi des éruptions disséminées ou régionales qui se produisent parfois chez des sujets, généralement jeunes, atteints d'épidermomycoses profondes, surtout de kérion, quelle que soit l'espèce du trichophyton; elles apparaissent plutôt à la période de déclin, soit spontanément, soit à la suite d'injections de trichophytine..

La première connue et la moins rare est le *lichen trichophytique*, qui a été signalé par Jadassohn (1911), et étudié par ses élèves Guth, Chable, Sæves, puis par Br. Bloch, Lewandowsky, Rasch, Peddersen. L'éruption consiste en petites papules folliculaires d'un rose pâle, coniques ou planes, disséminées ou en groupes, qui siègent sur le tronc et les membres; elles rappellent beaucoup le lichen scrofulosorum, et souvent le lichen spinulosus par leur sommet croûteleux ou squameux surmonté d'une pointe cornée..

Moins communes mais remarquables sont les formes *érythème noueux trichophytique* (Bloch, Pulvermacher) dont sept cas avaient été publiés dès 1921, — l'*érythème scarlatiniforme* (Sutter, Rasch), — l'*érythème polymorphe* (Bloch, Rasch), — une éruption *vésico-pustuleuse*, — une éruption *squameuse* rappelant des eczématides pityriasiformes, etc. Il arrive que plusieurs de ces formes coexistent. Il ne me paraît pas que les granulomes trichophytiques de Majocchi, ni nos granulomes faviques, aient à figurer sur cette liste. J'ai dit plus haut les troubles généraux qui peuvent accompagner les épidermomycoses profondes.

Quant à la pathogénie des trichophytides, leur apparition simultanée et souvent symétrique parle contre leur origine externe. D'ailleurs leurs éléments ne contiennent que rarement des parasites; aussi Bloch les rapporte-t-il à l'apport par voie sanguine de la toxine trichophytique, élaborée dans le foyer initial ou injectée, dans une peau en état d'allergie; on peut aussi invoquer des embolies possibles par les parasites circulant dans le sang, où plusieurs auteurs ont réussi à les cultiver (Jessner, Ambrosini, etc.). — De ces divers faits et des interprétations qu'ils suggèrent ressort avec évidence le remarquable parallèlisme qui existe entre les trichophytides et la trichophytine d'une part, les tuberculides et la tuberculine de l'autre.

Épidermophytie inguinale. — Eczéma marginé de Hebra. — L'affection cutanée que Fr. Hebra avait décrite sous le nom d'*eczema marginatum* a été reconnue mycosique par Köbner, Pick et Kaposi, mais était restée confondue avec les trichophyties cutanées. Les recherches précises de Sabou-

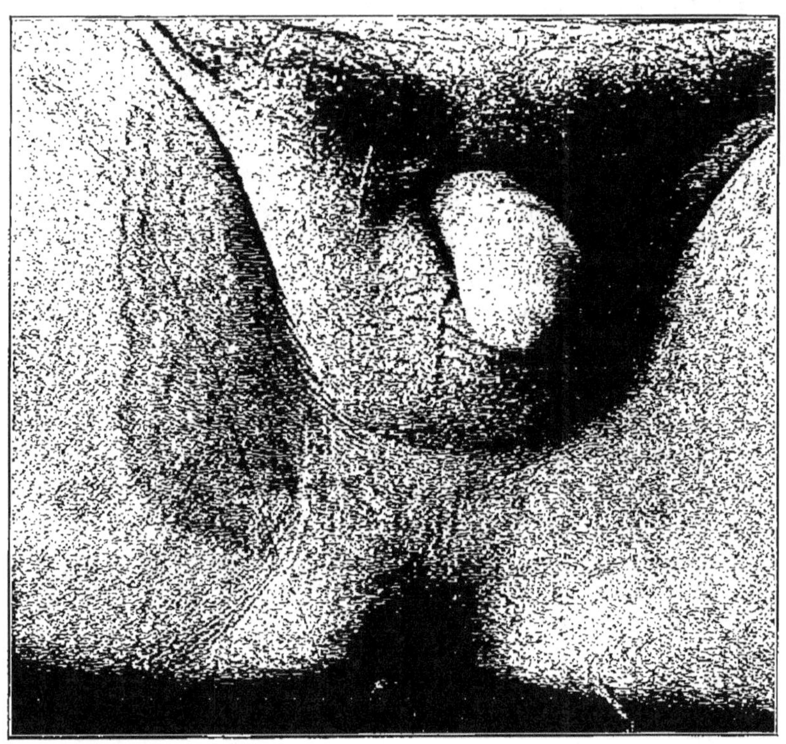

Fig. 168. — Eczéma marginé de Hebra ; la culture a montré qu'il s'agissait du *Trichophyton rubrum vel purpureum.* (Musée photogr. Hôp. St-Louis.)

raud (1908) ont démontré qu'elle est due le plus souvent à un parasite qu'il a appelé *epidermophyton inguinale* ; très voisin des trichophytons. il diffère de ceux-ci botaniquement, et par le fait que jamais il n'envahit les poils.

L'eczéma marginé de Hebra a son siège d'élection à la face interne de la racine des cuisses. Il débute, en cette région, d'un côté ou des deux côtés, sous forme d'une ou de plusieurs taches

nummulaires d'un rose vif, nettement limitées et prurigineuses ;
par leur accroissement rapide, elles confluent en plaques circinées, à bords festonnés rouges, souvent finement vésiculeux,
ou bordés de squames blanches lamelleuses, pendant qu'habituellement le centre pâlit ou reste pigmenté, parsemé de
squames peu abondantes et d'excoriations, ou de croûtelles
dues aux grattages (fig. 168). Autour de la plaque principale
naissent souvent des taches secondaires sur les cuisses,
jusqu'aux genoux, sur le pubis ou les fesses ; leur évolution
est la même, et elles peuvent constituer une nappe très étendue.
Sur le scrotum et le pénis, les éléments sont moins nets, presque
effacés. L'éruption peut se disséminer aux aisselles, aux plis
sous-mammaires, aux jambes et aux pieds ; elle coïncide, sinon
toujours, du moins assez souvent, avec l'épidermophytie des
extrémités ; quand elle n'est pas traitée correctement, elle peut
durer des mois et des années.

Assez fréquent, surtout chez l'homme, et particulièrement
dans la classe aisée, l'eczéma marginé est sans doute contagieux par les rapports sexuels, mais plus souvent indirectement, par les W.-C., ou par le linge ; on observe, en effet, de
petites épidémies dans les familles, les collèges, les ateliers,
les asiles et les groupements analogues.

A l'examen microscopique des squames, qu'il faut toujours
prélever sur la bordure rouge, on trouve en abondance un
mycélium composé d'articles quadrangulaires ou quelquefois
ovoïdes, ressemblant à celui de la figure 166. La culture su
milieu d'épreuve est nécessaire pour déterminer l'espèce du
parasite ; quand il s'agit de l'épidermophyton inguinale elle est
rayonnée, poudreuse, de couleur jaune citron, ou duveteuse
par pléomorphisme. Lombardo (1926) a réussi à inoculer ce
parasite à l'homme sous un pansement au sérum physiologique.

L'épidermophytie se différencie de l'*herpès circiné trichophytique* par sa prédilection pour les régions couvertes, par sa
tendance à confluer en nappes polycycliques ou en arabesques ;
ses taches ne sont pas toujours en disques ou cercles fermés,
mais parfois ouvertes d'un côté.

L'*intertrigo* se distingue de l'eczéma marginé par sa symétrie
et ses bords diffus (p. 13). Dubreuilh et Joulia (1922) ont
décrit un *intertrigo mycosique* dû à une levure ou plutôt un
oïdium ; — l'*érythrasma* est caractérisé par sa fixité relative,

sa surface uniformément d'un rose bistré, sèche, finement squameuse, sans vésiculation des bords; de plus le mycélium du microsporon minutissimum est infiniment plus ténu que celui de l'épidermophyton (*conf.* fig. 166 et fig. 172).

Les taches de l'*eczéma vulgaire* sont en règle générale moins orbiculaires que celles de l'épidermophytie; l'éruption émiettée sur ses bords est d'ordinaire polymorphe; cependant je rappelle qu'elle peut être trichophytoïde (p. 67). L'examen microscopique des squames ou du plafond des vésicules, ainsi que la culture sur milieu adapté, s'imposent donc pour établir un diagnostic précis.

Le *traitement* de l'eczéma marginé par des frictions le matin à l'alcool iodé (de 2 à 10 p. 100) suffit généralement; il est recommandable de l'appliquer par séries de dix jours séparées par 4 ou 5 jours d'intervalle (traitement discontinu). On peut le combiner avec l'emploi le soir de la pommade de Whitfield (acide salicylique 1, acide benzoïque 2, axonge 15 à 30). Dans les cas rebelles on pourra recourir, mais avec précautions, aux topiques plus énergiques que j'indiquerai ci-dessous.

Épidermophytie des extrémités. — Le même *épidermophyton inguinale* est, ainsi que Sabouraud l'a découvert en 1910, l'agent pathogène le plus habituel d'une affection très commune des *espaces interdigitaux des pieds*, qu'on confondait avec un eczéma, une dysidrose (p. 98), un intertrigo ou une macération par hyperidrose de cette région. Son opinion actuelle est que tous les intertrigos des orteils sont mycosiques.

Les lésions siègent principalement dans le fond des plis interdigitaux, surtout entre le 4ᵉ et le 5ᵉ orteil, et dans les plis de flexion des orteils; on y trouve une couche cornée macérée, qui se détache, sous forme de lambeaux blancs, d'une surface rose vif ou enduite d'un magma crémeux; au pourtour se voient parfois quelques vésicules, qui se dessèchent ou confluent en une surface eczématiforme. Cet « eczéma parasitaire », sec, vésiculeux, ou impétiginé, peut déborder sur la face dorsale de l'avant-pied, ainsi que sur la plante, atteignant la voûte plantaire jusqu'au talon. Avec des rémissions et des recrudescences, l'affection se prolonge durant bien des années, ou indéfiniment. Par les démangeaisons qu'elle cause, l'ardeur au moment des poussées, les pyodermites surajoutées, elle est pénible, gêne le port des chaussures, et peut rendre toute marche prolongée impossible. Très souvent la méconnaissance de cette dermatose a fait condamner les malades à des régimes sévères, à des cures thermales, etc.

Aux *mains* et aux *doigts*, l'épidermophytie se rencontre aussi, mais moins souvent, sous l'aspect de lésions vésiculeuses ou d'exfoliations squameuses, rarement cerclées, des surfaces *palmaires*; elle constitue une grande part des dysidroses (p. 100).

L'épidermophytie des extrémités est donc bien plus eczématiforme ou dysidrosiforme, que semblable aux trichophyties palmaires et plantaires (p. 273). L'examen microscopique s'impose pour en établir le diagnostic certain; le mycélium abonde dans les squames. Les cultures sont difficiles à obtenir pures, en raison des surinfections et saprophytes.

Le traitement est le même que celui de l'eczéma marginé inguinal; mais, vu l'épaisseur de la couche cornée, on devra seconder l'action des frictions à la teinture d'iode mitigée, par des pansements humides pendant la nuit, suivis de ponçages et d'épluchages minutieux. Sabouraud recommande une pommade à l'axonge et à la chrysarobine (1 à 4 : 400) salicylée (à 5 : 100).

Dans les cas résistants, comme on en rencontre aux pieds notamment, on pourra réussir par des onctions au baume Baissade ou une pommade réductrice forte, additionnés d'acide benzoïque dans la proportion de 10 pour 100, ou par la pommade de Dreuw modifiée; j'ai plusieurs fois employé avec avantage la formule de Dubreuilh (*voir Mémento thérapeutique*).

Épidermomycoses eczématoïdes. — Eczémas mycosiques. — L'épidermophytie inguinale et des extrémités dont je viens d'esquisser la description, nous apparaît aujourd'hui comme un des types particuliers, le premier nettement individualisé, d'un groupe très étendu de dermatoses qui se présentent sous la forme clinique de l'eczéma, et dont l'étude récente a démontré la nature parasitaire.

A la suite de la reconnaissance de la nature trichophytique de l'herpès circiné, et surtout des beaux travaux de Sabouraud sur l'épidermophytie, on s'est mis à explorer par le microscope et la culture une foule de cas d'épidermodermites plus ou moins analogues, et les trouvailles ont été nombreuses et variées. Le remarquable rapport de Pelges (*C. D. F.* 1922) montre déjà combien la moisson était abondante à ce moment ; elle n'a pas cessé de s'enrichir depuis lors ; mais on ne saurait dire qu'on a réussi a individualiser des types nosologiques bien nets.

Ont été trouvés épidermophytiques : beaucoup d'intertrigos (p. 13), de dysidroses (p. 100), d'eczémas (p 66) et d'eczématides, qu'ils fussent de type pytiriasique, vésiculeux ou kératosique, sans que toujours la configuration « trichophytoïde » fût là pour attirer l'attention dans cette direction ; de même on a reconnu mycosiques des onychoses d'apparence ambiguë.

Les parasites qu'on a rencontrés sont des plus divers ; ce sont des trichophytons d'espèces très variées, parfois des achorions, des microsporons, assez souvent des épidermophytons ; de ces derniers on connaît aujourd'hui de multiples espèces, auxquelles Z. Mac Carthy (*A. D.* 1925) vient d'en ajouter six nouvelles (*M. plurizoniforme, gypseum, niveum, clypéiforme,* etc.); exceptionnellement on a même trouvé des sporotrichons. Il est frappant que ce soient fréquemment des levures qui paraissent jouer le rôle pathogène.

Les *épidermomycoses à levures,* indiquées par Tommasoli dès 1889, ont été reconnues par Whitfield (1908), puis Beck, Ibrahim, Kaufmann-Wolf, Gougerot, Castellani et bien d'autres. Plus de cent cas sont publiés ; les genres et espèces sont nombreux : endomyces, saccharomyces, cryptococcus, monilia, etc. Leur apparence clinique est d'ordinaire celle d'un érythème, avec vésiculation, essaimage, confluence des taches, érosions extensives et figurées, bordées d'une collerette épidermique fragile, dermite à un degré variable, intégrité des poils.

C'est particulièrement à propos de ces épidermomycoses qu'on soulève des objections tendant à mettre en doute le rôle pathogène des germes qu'on y trouve et à ne les considérer que comme des saprophytes, dont la présence est secondaire ou accidentelle. En effet la présence de levures est commune sur la peau humaine ; Jessner et Kleiner en ont trouvé, dans et autour des ongles, chez 58 pour 100 des sujets sains ; Falchi (1927) trouve des hyphomycètes divers, surtout des périsporiacés, sur 37 de 57 sujets à peau saine. L'action pathogène de leur culture sur des animaux ne prouve pas qu'ils soient nocifs pour l'homme, ni surtout capables de faire naître la lésion initiale. La variété des germes rencontrés dans des lésions pareilles, et le polymorphisme de celles provoquées par un même agent, obligent à des réserves.

De fait, il est assez rare qu'on ait réussi à établir la correspondance entre tel parasite et tel aspect clinique.

Je ne ne vois guère à citer, comme type bactério-clinique en voie de sérieuse élaboration, qu'une « oidiomycose », à laquelle la macération de la peau prédispose nettement, et qui est due soit au parasite du muguet, soit à une espèce voisine. On en signale deux formes : une *oidiomycose pustuleuse serpigineuse* (E. Staheli 1921) caractérisée par des nappes rouges et prurigineuses, limitées et rapidement extensives, parsemées et bordées de vésico-pustules ; elles siègent sur les membres inférieurs, la région génitale ou ailleurs ; — et une *oidiomycose pustuleuse disséminée* (Miescher 1921 ; Klopstock, Biebersheim) qui est une sorte de miliaire rouge, et qui peut intéresser les ongles.

On est en droit, dans les recherches de cet ordre, de réclamer tout un ensemble de preuves : présence du parasite en plusieurs points de l'éruption ; cultures en série et détermination de l'espèce ; inoculation au même sujet ou à un autre, avec reproduction de lésions semblables ; constatation d'un état d'allergie chez le patient par les procédés biologiques habituels.

Microspories. — Le parasite de la tondante à petites spores (p. 558), le *microsporon*, a été découvert par Gruby, puis méconnu, perdu, et retrouvé par Sabouraud en 1892. Il se différencie des trichophytons par ses caractères microscopiques, botaniques et par l'aspect des lésions qu'il cause. Les travaux d'Adamson, de C. Fox et Blaxall, de Bodin, etc., et surtout de Sabouraud, résumés dans son livre (*Les Teignes*, 1910), ont fixé la science sur ce point.

On sait aujourd'hui que le *microsporon Audouini*, le premier connu,— qui infecte surtout le N.-O. de l'Europe, est endémique en Angleterre, fait les 2/3 des tondantes microsporiques de Paris, et cause les épidémies d'écoles et d'asiles d'enfants,— n'est pas la seule espèce qu'on puisse rencontrer chez l'homme. Il existe une dizaine d'autres microsporons, qui sont pour la plupart d'origine animale directe ou indirecte (*m. lanosum* ou *caninum, m. felinum, m. equinum*) et qui, dans presque tous les pays du globe, produisent des cas sporadiques ou de petites épidémies de famille.

La recherche microscopique et la culture des microsporons se font comme celles des trichophytons. La culture du microsporon Audouini, sur milieu maltosé de Sabouraud et à la température du laboratoire, est apparente le 5ᵉ jour, mesure 5 centimètres au bout d'un mois, et ressemble à un tissu de laine blanc ou grisâtre à poil ras. Les cultures des microsporons de type animal sont plus vivaces, plus tomenteuses, et leur duvet montre au microscope d'abondants fuseaux multiloculaires ; en outre, ces dernières cultures subissent, dès la 5ᵉ semaine, la dégénérescence pléomorphique duveteuse, que ne présentent pas celles du microsporon Audouini.

L'examen microscopique des cultures du microsporon montre des modes de reproduction voisins, mais différents, de ceux des achorions et des trichophytons : des renflements piriformes sur les filaments, de grosses conidies fuselées et cloisonnées, des hyphes pectinés, des grappes à conidies cylindriques et sessiles, etc.

Le microsporon Audouini n'affecte guère que le cuir chevelu de l'enfant, chez lequel il cause la *teigne microsporique*, que j'ai décrite ailleurs (p. 558); exceptionnellement, il végète aussi sur la peau glabre, y produisant des taches roses, squameuses, fugaces et spontanément abortives (p. 138).

En dehors du cuir chevelu, et chez l'adulte, on a observé la microsporie d'origine animale sous forme : de taches cutanées roses et squameuses, isolées ou nombreuses et disséminées; de sycosis; et même de teigne du cuir chevelu, dont Minowada (*Acta. Derm. Jap.* avril 1926) a consigné 17 cas. On peut se demander si certains cas de trichophytides éruptives ne seraient pas des *microsporides*.

Dans les squames de la tondante à petites spores, ou dans celles de la microsporie épidermique, examinées après l'action de la potasse, on constate d'abondants filaments flexueux et serpentins, paraissant peu cloisonnés et portant fréquemment de petites protubérances latérales. Après coloration, ce mycélium apparaît septé de cloisons à courts intervalles.

Épidermomycoses tropicales. — Tokelau ou Tinea imbricata. — C'est une dermatose endémique dans les îles de l'océan Pacifique et en Indo-Chine. On l'observe sur les indigènes de tout âge.

La maladie, qui se prolonge pendant toute la vie du sujet, se traduit par des cercles érythémato-squameux réguliers, inscrits concentriquement les uns dans les autres. Les squames écailleuses sont adhérentes par leur portion périphérique, libres dans leur portion centrale et se recouvrent comme les tuiles d'un toit. Les cercles et les taches qui les portent se multiplient, s'agrandissent, se coupent sous des incidences diverses et arrivent à couvrir d'arabesques squameuses le tégument tout entier, y compris la face, les extrémités et les ongles, mais à l'exclusion du cuir chevelu. Le malade ressemble grossièrement à un ichtyosique ; il souffre d'un prurit intense et continu.

Le microscope décèle dans les squames un réseau touffu de mycélium ramifié et sporulé. Le parasite, découvert par Manson qui a pu l'inoculer à l'homme, est l'*endodermophyton concentricum* ; Nieuwenhuis et Castellani ont réussi à le cultiver. Il est parfois associé à un *aspergillus* (Tribondeau).

Caratés et épidermomycoses centro-américaines.. — On désigne sous le nom de *caratés*, de *mal del Pinto* ou de *Pinta*, tout un groupe d'épidermomycoses à parasites chromogènes, très répandues dans l'Amérique tropicale, qui sont signalées depuis Alibert, mais encore incomplètement étudiées. On admet, sur la foi des auteurs, qu'elles sont caractérisées par des taches qui débutent à la face et au cou, confluent en larges placards desquamatifs polylobés, et peuvent se généraliser. Il en existe des variétés rouge, jaune, violette, noire, bleue et blanche ; toutes, sauf la rouge, peuvent devenir blanches à leur terme ultime. L'odeur est fétide, les poils restent intacts, les ongles sont rarement atteints. L'association avec la gale acarienne est fréquente. Les squames renferment un riche lacis de mycélium. Les parasites, selon Montoya y Flores, appartiendraient aux groupes aspergillus, penicilium, monilia, montoyella, trichophyton et endodermophyton.

En dehors de ces caratés, on rencontre, en Amérique centrale, diverses épidermomycoses mal déterminées, donnant lieu à des placards de contours polycycliques, rouges et recouverts de squames blanches, parfois hyperkératosiques, pouvant envahir les ongles, et d'une durée indéfinie. Dans un cas (fig. 169), que j'ai observé chez un malade de l'Equateur, et publié en 1905, les squames renfermaient un véritable feutrage d'un mycélium, que Bodin (de Rennes) est parvenu à cultiver ; il l'a trouvé voisin des trichophytons et encore plus du *lophophyton gallinae*, parasite du favus des poules, chez lesquelles il cause la « crête blanche ». — On doit admettre

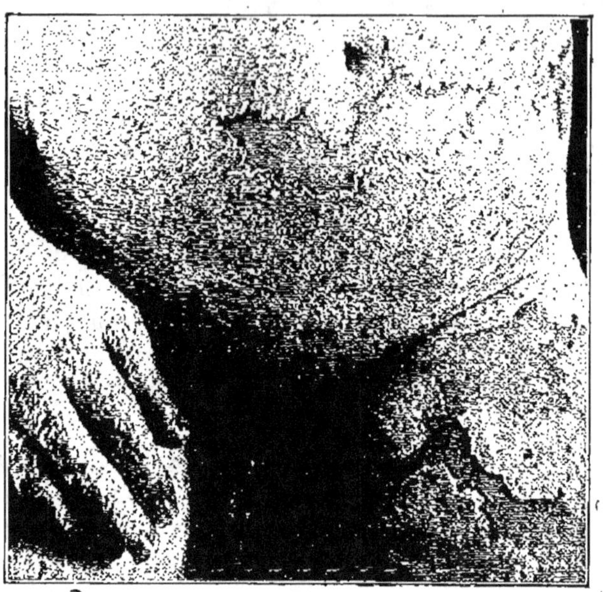

Fig. 169. — **Épidermomycose centro-américaine**, datant de 7 ans, diagnostiquée *Caraté* : remarquer les lésions des ongles et des organes génitaux. Le malade était en même temps galeux.

comme très probable l'existence, dans beaucoup de pays tropicaux, d'épidermophyties plus ou moins analogues, dues à des champignons divers.

Le *traitement* de ces mycoses exotiques est fort laborieux. C'est l'acide chrysophanique en pommades (de 1 à 3 pour 100) ou en vernis à la traumaticine, qui m'a donné les meilleurs résultats.

Pityriasis versicolore. — Le pityriasis versicolore est une affection parasitaire de l'épiderme, caractérisée par des taches jaunâtres et squameuses et causée par le *microsporon furfur*, ou *Malassezia furfur*.

Confondu par les anciens avec les taches pigmentaires, le pityriasis versicolore en a été distingué par Willan, qui l'a rangé parmi les « squames » et lui a donné le nom qu'il porte. Eichstedt, en 1846, en découvrit le parasite, que Ch. Robin baptisa.

Le *pityriasis versicolore* se présente sous forme de taches bien limitées, de couleur variant du jaune sale, du fauve, du chamois, au brun foncé, avec mélange parfois d'une nuance rosée. La coloration change d'un sujet à l'autre, d'une région à une autre, et même sur une même tache suivant le moment; d'où le nom de *versicolore*. Dans les races de couleur, les taches, plus claires que la peau, sont relativement achromiques.

Ces taches sont faiblement squameuses, farineuses, ou tout à fait lisses. Mais leur caractère essentiel est que l'épiderme corné y est moins adhérent qu'à l'état normal, en sorte qu'un coup d'ongle, franchement donné, en détache, sans faire saigner, un lambeau desquamatif; le *signe du coup d'ongle*, ou du *copeau* est pathognomonique; il est dû à ce que le parasite permet le glissement des couches cornées superficielles sur les profondes.

Les taches ne sont pas saillantes. Leur forme et leurs dimensions sont des plus variables. Ce sont des points, des gouttes, des disques, des anneaux ou des plaques, ou de larges nappes à contours géographiques, pouvant couvrir de grandes étendues du thorax; ces diverses configurations se rencontrent souvent sur le même sujet.

Toutes les régions du tégument peuvent être le siège du pityriasis versicolore, à l'exception des mains et des pieds. Son territoire d'élection est le haut de la poitrine, en avant et en arrière; de là il gagne les épaules, les flancs, l'abdomen, les aines, les bras, rarement les jambes. On l'a observé exceptionnellement au cou, au menton et même sur une grande partie de la face.

La végétation du parasite ne donne lieu le plus souvent à aucun prurit, si bien que les malades ignorent qu'ils sont atteints d'une dermatose parasitaire. La durée de l'affection est toujours fort longue, indéfinie; cependant, elle doit guérir spontanément, car on ne la rencontre guère chez les vieillards. Elle progresse et s'accentue sous l'influence de la sueur, de l'absence d'ablutions, mais reste stationnaire dans les conditions inverses.

Malassezia furfur habite exclusivement la couche cornée et ne provoque aucune réaction inflammatoire. Il n'envahit jamais les poils. Dans le copeau détaché par l'ongle, quand on l'a éclairci par la potasse, on voit, à un grossissement de 300 diamètres, de nombreuses grappes de quinze à trente spores rondes, à double contour, mesurant de 3 à 5 μ. De ces amas partent des filaments mycéliens rayonnants et enchevêtrés, qui parcourent les espaces intermédiaires. Ils sont flexueux, courts, un peu irréguliers, peu ramifiés, cloisonnéset, par places, sporulés(fig.170).

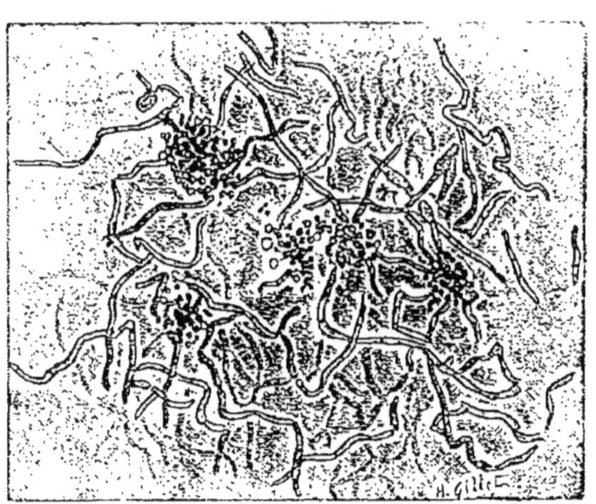

Fig. 170. — *Microsporon furfur*, dans une squame de pityriasis versicolore; coloration au bleu de Sahli. (Grossissement 325 1.)

La culture du microsporon furfur offre, chose singulière, de grandes difficultés; Matzenauer, Ota et Nicolle l'ont réussie, ce dernier sur gélose glycérinée.

L'*étiologie* repose, bien entendu, sur la transmission du parasite. Mais le pityriasis versicolore est très peu contagieux; il est rare que les conjoints s'infectent entre eux et qu'ils contagionnent leurs enfants. Köbner a réussi, avec difficulté, à s'inoculer lui-même et à infecter le lapin. L'incubation est de plus d'un mois.

Cette épidermomycose est commune chez les adolescents et les adultes des deux sexes; on la voit très rarement dans le bas âge. Il est très probable qu'elle exige des conditions spéciales de terrain. On a exagéré l'influence du terrain tuberculeux; on a même, bien à tort, soupçonné un moment une parenté entre le microsporon et l'agent de la tuberculose. Ce sont probablement les sueurs des phtisiques, le port habituel de flanelle, la crainte des bains, qui expliquent la fréquence de la coïncidence.

Le *diagnostic* se base essentiellement sur le signe du copeau; l'examen microscopique est presque superflu. Pour peu qu'on songe à rechercher ce signe, toute confusion devient impossible avec les taches pigmentaires congénitales, le chloasma, la syphilide pigmentaire, les eczématides, etc. La distribution de certaines taches pigmentaires de la lèpre (p. 815) peut être très analogue à celle du pityriasis versicolore.

Bien qu'on puisse rencontrer, ainsi que je l'ai vu, le pityriasis versicolore vulgaire chez les Annamites et les Cambodgiens, etc., on a décrit, en outre, un *pityriasis versicolore tropical*, ou **tinea flava**, ou *achromie parasitaire à recrudescence estivale* (Jeanselme), ou *hodipotsy*. Très commune en Extrême-Orient, cette épidermomycose se caractérise par des taches jaunâtres, à peine squameuses, occupant de préférence la face, le cou et le haut du tronc, à évolution très lente, difficiles à guérir ; elle est causée par *Malassezia tropica* (Castellani, 1905), qui a un mycélium court, renflé ou massué, et dont les spores ne sont pas toujours groupées en amas.

Le *traitement* du pityriasis versicolore doit viser à décaper l'épiderme corné, qui seul renferme le parasite. Il ne doit subsister aucune spore, sous peine de rechute ; d'autre part, on doit éviter l'irritation exagérée des parties traitées. La teinture d'iode dédoublée, employée comme dans l'herpès circiné, l'axonge à la chrysarobine (1 : 1000) ou tout simplement le savon mou de potasse, en frictions pendant dix minutes suivies d'un bain, suffisent généralement. Pour les régions à peau délicate, dans les aines, dans les aisselles, on pourra recourir à des pommades au naphtol (à 1 : 30), au soufre (à 1 : 20) et à l'acide salicylique (à 1 : 30), sans oublier les savonnages et les bains, ainsi que la désinfection du linge de corps.

Érythrasma. — Généralement moins connu des praticiens, quoique aussi fréquent que le pityriasis versicolore, l'érythrasma est une épidermomycose due au *microsporon minutissimum*, se présentant sous forme de placards brunâtres ou d'un rose jaunâtre, dans les plis inguinaux surtout.

C'est chez l'homme adulte ou âgé, dans toutes les classes sociales, beaucoup plus rarement chez la femme, qu'on trouve l'*érythrasma*, jamais chez l'enfant. Le début est toujours inaperçu ; presque constamment les malades ignorent qu'ils en sont atteints et ne savent pas à quand en remonte le début. Les symptômes subjectifs sont nuls ; parfois on note un prurit très modéré après des sueurs. Le développement est fort lent ; la durée est indéfinie.

Le siège d'élection de cette dermatose est au pli génito-crural, au haut de la face interne de la cuisse (fig. 171) ; elle déborde rarement sur le pubis et le scrotum. Les lésions sont unilatérales ou bilatérales. Beaucoup plus rarement les aisselles sont envahies aussi.

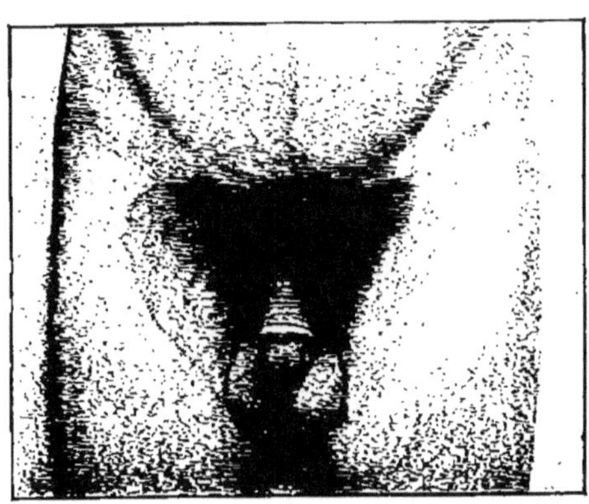

Fig. 171. — Érythrasma. — Le territoire occupé par le placard étant ici un peu plus étendu que d'habitude, le cas ressemble à un eczéma marginé de Hebra. Le microscope a montré dans les squames l'absence d'épidermophyton et la présence du microsporon minutissimum.

La plaque d'érythrasma, communément large de 5 à 12 centimètres en tous sens, a un contour toujours net, polycyclique et dentelé ; en dehors de la plaque principale on peut trouver des îlots de même caractère sur les cuisses, l'abdomen, et même ailleurs, mais cela est tout à fait exceptionnel. La couleur est habituellement uniforme, mais très variable suivant les moments, rouge sombre, jaune bistre, brunâtre teinté de rose. La surface est plane, farineuse, finement squameuse, souvent quadrillée de plis très fins ; jamais on n'y voit de vésicules. Elle est onctueuse et humide pendant la transpiration.

En examinant les squames au microscope avec un grossissement de 400 diamètres, après action de la potasse, on peut réussir à voir le parasite. Cela est difficile, et il vaut mieux, après dégraissage par l'éther, colorer les squames au bleu de Sahli ou à la thionine phéniquée (fig. 172).

Ce parasite est le *microsporon minutissimum*, ou *actinomyces minutissimus*, découvert par Burchardt en 1859. Il se présente sous forme de filaments très fins, de moins de 1 μ. de largeur, flexueux et ramifiés, paraissant fragmentés, et munis de spores à leurs extrémités. Ces filaments sont d'une abondance extrême et constituent un véritable feutrage entre les cellules cornées.

La culture de ce microsporon est difficile; cependant Michele, Ducrey et Reale semblent l'avoir obtenue et ont pu l'inoculer à l'homme.

L'érythrasma est très peu contagieux; il est rare que mari et femme soient simultanément atteints. La transmission se fait peut-être par des linges, par les cabinets d'aisances, etc.

Le *diagnostic* saute aux yeux dans la majorité des cas; quelquefois il est délicat. L'*inter-trigo* est plus inflammatoire et n'a pas de contours arrêtés. — L'*eczématide* est rarement aussi étroitement cantonnée. — Le *prurigo partiel* est très prurigineux et lichénisé. — L'*épidermophytie inguinale* est plus rosée, polycyclique et marginée, assez souvent vésiculeuse, a une évolution rapide et un parasite beaucoup plus gros.

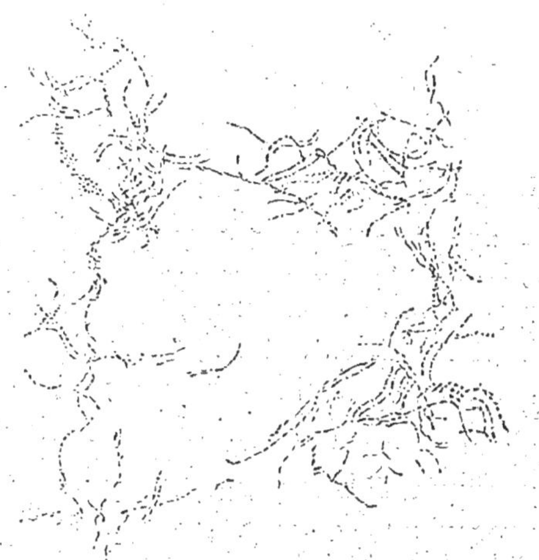

Fig. 172. — *Microsporon minutissimum* dans une squame d'**érythrasma**. Coloration au bleu de Sahli. (Grossissement 1000/1.)

Le *traitement* est analogue à ceux du pityriasis versicolore et de l'épidermophytie inguinale; mais l'érythrasma est plus rebelle. Il paraît avantageux, comme vis-à-vis d'autres épidermomycoses, de faire un traitement discontinu, de huit jours par quinzaine par exemple.

CHAPITRE XXVII.

DERMATOSES INFECTIEUSES. — PYODERMITES

Dans les chapitres qui vont suivre (**XXVII** à **XXX**), je m'occuperai des dermatoses infectieuses dont l'agent parasitaire est déterminé, connu, et spécifique ou à peu près spécifique.

Parmi ces infections, les unes sont *internes* (syphilides, quelques éruptions tuberculeuses, etc.), d'autres sont *externes* (pyodermites, chancre simple, certaines tuberculoses cutanées, bouton d'Orient, etc.).

Mais l'agent infectieux causal de beaucoup d'éruptions est ou *inconnu* (*ex* : fièvres éruptives), — ou *invisible* (virus filtrants), — ou divers et d'ordre *banal* (*ex* : purpura, érythème infectieux, gangrènes infectieuses), — ou encore *secondaire*, surajouté (*ex* : quelques eczémas, éléphantiasis).

Selon le plan que j'ai adopté, ces divers *syndromes* ne figurent que dans la première partie de cet ouvrage, consacré à la morphologie. Je ne retiens ici que les *entités morbides à étiologie infectieuse déterminée.*

Je classe les dermatoses infectieuses selon la catégorie à laquelle appartient leur agent pathogène; ex : Dermatoses causées par des cocci : **pyodermites**; — par des bacilles : **dermatoses bacillaires**; — par des parasites d'un ordre supérieur aux bactéries : **dermatomycoses**; — par des **protozoaires** (syphilis, leishmanioses, etc.). — J'ajouterai un court aperçu de ce que l'on sait des dermatoses à **virus filtrants**.

PYODERMITES

On appelle pyodermites les inflammations aiguës de la peau dues aux microbes habituels de la suppuration ou *pyocoques*. Ces mêmes microbes peuvent, et en particulier lorsqu'ils végètent dans l'épiderme seulement, causer des lésions non suppuratives, des *pyodermies superficielles aiguës* ou *chroniques* (*ex* : eczémas microbiens, eczématides.)

PYOCOQUES. — L'immense majorité des suppurations de la peau est causée par deux groupes de microbes : les *staphylocoques* et les *streptocoques*, et c'est à eux qu'on réserve le nom générique de *pyocoques*. Ils sont les hôtes habituels de nos téguments et muqueuses, et prêts à intervenir quand l'occasion leur en est fournie. Mais ils ne sont pas les seuls à pouvoir susciter de la suppuration. Un bon nombre des microorganismes qui se rencontrent plus ou moins communément ou accidentellement sur notre peau et au niveau de nos orifices naturels, peuvent, ou sont suspects de pouvoir, se montrer pyogènes dans certaines conditions. Cela n'est pas certain pour le bacille de la séborrhée, le bacille-bouteille ou spore de Malassez, le colibacille, des sarcines et tétragènes, etc. ; cela est prouvé pour le coccus cutis communis, les bacilles pseudo-diphtériques, beaucoup de levures, des hyménomycètes tels que des trichophytons,... sans parler des bacilles du chancre simple, de la tuberculose, de la morve, etc.

Les *germes de la peau* varient énormément de nombre suivant les circonstances. Il y en aurait en moyenne 40.215 par centimètre carré; on en abandonne dans un bain de 85 millions à 1.212 millions, d'après Remlinger. J'ai indiqué ailleurs quelle est, selon les recherches de Jessner et Kleiner et de Falchi (p. 738), la fréquence des levures et des hyphomycètes sur la peau saine. Les germes pullulent surtout dans les régions humides et velues. Sabouraud a montré qu'ils abondent davantage autour des lésions pathologiques, quelles qu'elles soient. Leurs réceptacles principaux sont, outre les orifices muqueux, les entonnoirs péripilaires, qui sont à la fois une retraite pour eux, et le point faible de la cuirasse épidermique (**XIX**, p. **494**).

Il est bon de savoir qu'aucun lavage, aucune désinfection, si minutieuse et prolongée qu'elle soit, ne peut enlever ou détruire à coup sûr tous les hôtes microbiens de l'épiderme. On peut dire qu'en matière de pyodermite, la graine existe à peu près partout.

Les **staphylocoques** sont des cocci de grosseur un peu variable, qui se présentent dans le pus sous forme de diplocoques, ou en séries de trois ou quatre grains; dans les cultures ils sont groupés en amas ou en grappes. Ils se cultivent facilement sur la plupart des milieux artificiels usuels, de préférence à 37^0, et ont un pouvoir chromogène variable qui permet de distinguer, parmi ceux qu'on extrait du pus, le *staphylocoque doré* qui est de beaucoup le plus virulent et qui représente le plus communément l'agent pathogène des pyodermites soit primitivement, soit au titre de surinfection, le *staphylocoque blanc*, le *staphylocoque citrin*, etc.; ils liquéfient la gélatine plus ou moins rapidement; leur vitalité est très persistante.

Les staphylocoques sont *pyogènes* à un degré variable; le staphylocoque doré a de plus une action *nécrosante* manifeste (bourbillons); chez la plupart des animaux ils produisent, par inoculation, des abcès sous-cutanés, de la péritonite, etc.; injectés dans la veine du lapin, ils provoquent, selon la dose et la virulence, une septicémie rapidement mortelle, des abcès miliaires des reins, des arthrites, de l'ostéomyélite, de l'endocardite, etc. Garré, Bockhart, Rodet, par frictions de cultures sur la peau humaine, ont produit des folliculites, de l'impétigo, des furoncles, etc.

On a pu décrire jusqu'à dix variétés ou espèces de staphylocoques. On considère comme plus dangereuses celles qui sont hémolytiques. Il en est une, très importante par son abondance sur la peau, qu'on désigne sous les noms de *staphylococcus cutis communis*, ou *coccus polymorphe* de Cedercreutz. Ce microbe, qui correspond sans doute au *morocoque* de Unna, se présente dans les squames-croûtes des eczématides sous l'aspect d'amas mûriformes; il cultive sur gélose glycérinée en stries ou gouttes porcellaniques *grises*, et exhale une odeur butyrique. Il ne liquéfie pas la gélatine. Il passe généralement pour n'être pas pathogène; en l'inoculant sur la peau humaine on a pourtant pu obtenir des folliculites ou des vésiculettes d'eczéma.

Les staphylocoques sont très répandus dans l'air, dans les poussières, dans l'eau; ils existent constamment dans la bouche, aux orifices naturels, et disséminés sur la peau.

Les **streptocoques** sont des cocci disposés en chaînettes flexueuses plus ou moins longues, souvent formées de diplo-

coques ; les dimensions des grains sont variables. Les streptocoques se cultivent sur tous les milieux usuels, même en
culture anaérobie ; la température optima est de 37°. Ils ne
liquéfient la gélatine qu'exceptionnellement, et dans le bouillon
se disposent en pelotons de chaînettes ; ils sont immobiles et
gardent le Gram. Pour isoler un streptocoque mêlé à d'autres
cocci, Sabouraud recommande de faire la première culture en
pipette dans du bouillon ou du bouillon-ascite ; on peut aussi,
suivant le procédé bien connu, ensemencer le matériel suspect sur plusieurs tubes de gélose-peptone inclinée, en faisant
de nombreuses stries sans recharger l'aiguille de platine.
Haxthausen (*A. D.* avril 1927) annonce un nouveau procédé
d'isolement par culture sur milieux additionnés de crystal violet
(1 : 10 00 000 à 1 : 200 000 et le triple pour les milieux solides)
substance qui s'oppose à la végétation des staphylocoques.

La virulence des streptocoques est très faible pour les animaux, quelquefois très forte pour l'homme. Le caractère hémolytique est commun chez eux, mais difficile à mettre en
évidence et peu persistant.

Inoculé à l'oreille du lapin, un streptocoque très virulent
lui donne une septicémie ; moins virulent, un érysipèle, plus
faible encore, un abcès.

Les streptocoques ont leur habitat ordinaire dans l'air, dans
le sol, sur la peau, et surtout dans les cavités muqueuses.
Ils sont moins fréquents sur l'épiderme que les staphylocoques ;
on en trouve cependant sur 7,5 pour 100 des peaux normales
(Frédéric) et 89 fois sur 100 sur la peau des impétigineux
(Flehme 1920) ; ils sont constants dans la bouche, même des
sujets sains. — On est en droit d'attribuer aux streptocoques
non seulement l'impétigo de T. Fox et l'ecthyma, mais un certain
nombre d'épidermites du type eczéma (p. **67**), eczématides
(p. **114**) et pityriasis (p. **253**). D'après Tissier (*A. I. P.* 1916)
leur présence dans les plaies contrindique la suture et est
d'un mauvais pronostic.

Certains auteurs ont décrit un nombre illimité de variétés
ou d'espèces de streptocoques. Celui de l'érysipèle de Fehleisen,
le pyogène d'Ogston et Rosenbach, celui de l'infection puerpérale, ne constituent pas des espèces distinctes. On ne sait pas
bien si celui de la scarlatine est une espèce à part. Le caractère longus ou brevis n'a pas de valeur.

On n'est en droit de considérer comme bien distinctes que les variétés suivantes : le *streptococcus viridans* des endocardites lentes, le *streptocoque anaérobie strict de Prévôt*, et l'*entérocoque*; ce dernier est un hôte normal de l'intestin, pousse abondamment, est polymorphe d'aspect et peu hémolytique; le *streptocoque mucosus*, qui est encapsulé et dont les cultures sont visqueuses, a été rattaché aux pneumocoques (Lévy-Brühl. *A. I. P.* 1927.)

Les streptocoques sont de mauvais antigènes et ne donnent que des sérums d'une efficacité très imparfaite.

Pathogénie. — La *voie d'accès* des microbes pyogènes est *externe* dans l'immense majorité des cas; ils n'arrivent à la peau par la voie vasculaire, pour y créer des abcès intra- ou sous-dermiques, que dans les septicémies et pyoémies, etc.

La barrière protectrice formée par la couche cornée est levée par les traumatismes de toute sorte, par les parasites comme les sarcoptes ou les poux, par les grattages en cas de prurit. Elle l'est encore par la macération dans les plis, ou sous les pansements humides, les cataplasmes, les emplâtres; les antiseptiques énergiques sont en général plus nocifs pour l'épiderme que pour les germes qu'il héberge, et favorisent par conséquent la propagation des pyodermites.

Si les orifices folliculaires constituent si souvent les portes d'entrée de l'infection, c'est qu'ils sont d'ordinaire habités d'avance, et d'autre part facilement traumatisés dans les frictions, mouvements, etc.

L'*infection pyococcique secondaire* des eczématisations, vésicules, bulles, que j'appelle impétiginisation, est d'une extrême fréquence.

Le degré de *virulence* des parasites, pyocoques et autres, peut varier non seulement suivant l'espèce ou la race, mais dans une même race. Il en est qui se conduisent en simples saprophytes; d'autres sont hautement pathogènes. La virulence d'un microbe peut se trouver accrue en clinique par la pullulation dans un premier foyer pathologique; l'*exaltation par passage* des bactériologistes peut intervenir pour une part pour expliquer les auto-inoculations, la contagiosité et la persistance de certaines lésions pyodermiques.

La question du *terrain*, de son *immunité* ou *sensibilité*,

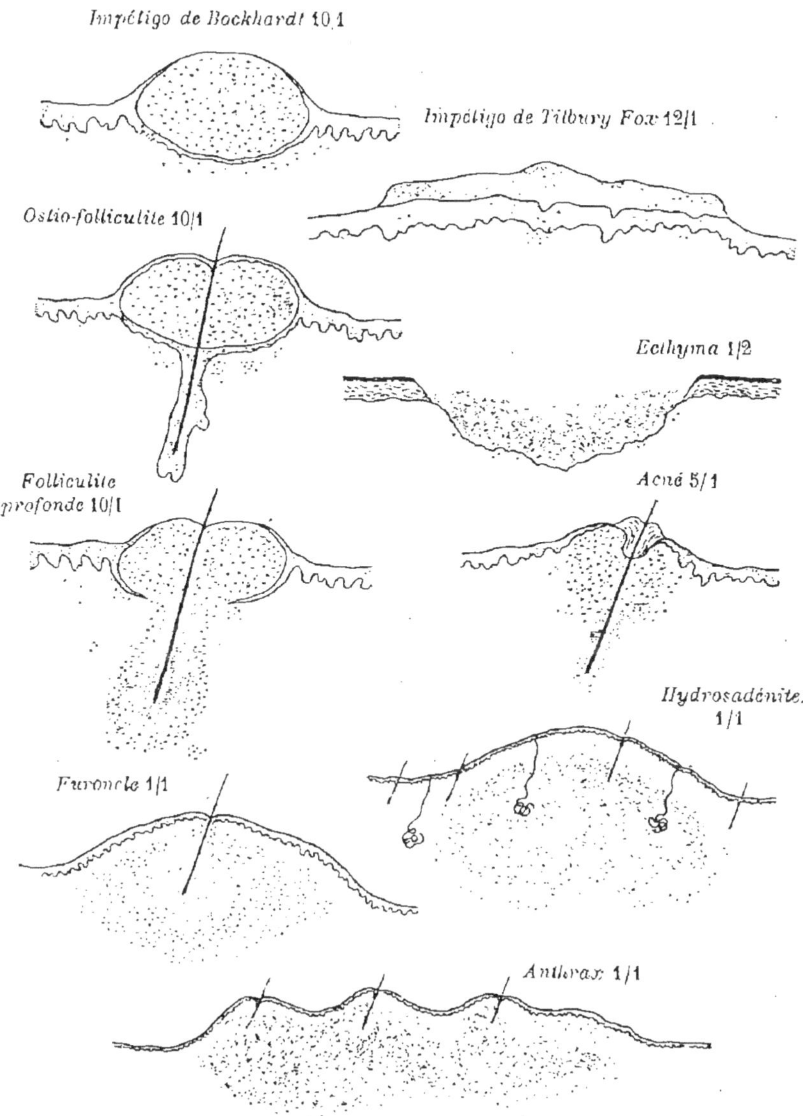

Fig. 175. — *Schéma comparatif des* pyodermites.

On a représenté en jaune le pus et les tissus nécrosés ; les points indiquent approximativement l'abondance relative des polynucléaires dans l'épiderme et dans le derme. Le grossissement est inscrit à côté du nom de chaque espèce.

présente, en ce qui concerne les pyocoques, un intérêt tout particulier. Il n'existe pas chez l'homme d'immunité naturelle contre eux, ni d'immunité générale acquise ou possible à provoquer. En effet les staphylocoques, et plus encore les streptocoques sont de mauvais antigènes, en ce sens qu'ils n'engendrent que fort peu d'anticorps. Aussi les innombrables tentatives pour préparer des sérums anti-staphylococciques ou anti-streptococciques ont elles échoué. Et cependant les vaccins staphylococciques se sont montrés parfois indubitablement utiles.

Besredka (1925) a repris l'étude de cette question sur des bases nouvelles. Les milieux où l'on a cultivé des staphylocoques virulents ont des propriétés inhibitrices vis-à-vis du microbe cultivé; cette propriété ou substance, qu'il appelle « *antivirus* », traverse les filtres, est atoxique et thermostabile et a une affinité pour le tissu dermique comme l'ont les microbes eux-mêmes. Il ressort des recherches de Brocq-Rousseu, For-geot et Urbain, que les cultures de streptocoques ont les mêmes propriétés. L'importante découverte de ce principe a conduit Besredka au traitement des pyodermites par « immunisation locale » au moyen d'injections intradermiques, ou de pansements avec des filtrats, et Jausion, Diot et Vaucel à leurs pansements par « gélo-vaccins » (p. **762**). La vaccination par les « lysats » microbiens en dérive dans une certaine mesure.

L'infection pyococcique débutant dans la règle par une lésion de la peau, ou quelquefois des muqueuses, c'est contre elle qu'il faut agir. On est beaucoup moins armé contre l'infection générale septicémique qui peut survenir secondairement : — la *staphylococcie* dans laquelle le parasite va coloniser dans la moelle des os, les reins, l'endocarde, etc., — ou la *streptococcie* qui frappe les veines, les artères, l'endocarde, les séreuses, les reins, le foie (fièvre puerpérale). Cependant, même dans ces septicémies, l'injection intraveineuse d'antivirus est recommandable, dans l'espoir qu'elle vaccinera les cellules menacées.

Les conditions qui favorisent la pullulation microbienne, la persistance, la multiplication des lésions, les rechutes et récidives, et la production de septicémies, sont toutes celles qui mettent l'organisme en état d'infériorité : le surmenage, les maladies déprimantes, les troubles de la nutrition tels que le diabète, les cachexies, etc.

Toutefois on voit des sujets chez lesquels aucune de ces causes prédisposantes n'est apparente, être pris de furonculose ou d'echtymatose très rebelles, alors que d'autres guérissent aisément de leurs lésions initiales. Je me suis demandé si l'on pouvait, chez des malades atteints ou convalescents de pyodermites, déceler par la cutiréaction ou l'intradermo-réaction un état de sensibilité ou d'immunité relatives des régions saines de leur peau, réactions pouvant servir à apprécier le pronostic. On est en présence de résultats contradictoires. Levaditi (1918) chez des blessés de guerre, Lévy-Solal, Simard, Leloup et Mérat (*S. B.*, 1925) chez des puerpérales, ont vu l'intradermo-réaction au filtrat de streptocoques, qui normalement est forte, s'abaisser ou devenir nulle en cas d'infection grave. Breton, Grysez et Crampon, cités par Ch. Gernez (*Th. de Lille*, 1924), constatent aussi que les intradermo-réactions au streptocoque, au bacille coli et au staphylocoque, qui sont négatives au cours de l'infection aiguë, redeviennent positives après guérison. — D'autre part, Sacquépée et Lesbre (*S. B.*, 11 juin 1927) arrivent pour les toxines de streptocoques à un résultat inverse ; la réaction, comme celle de Dick au cours de la scarlatine, est positive en cas de réceptivité ; quand elle est négative elle indique l'immunité. — De même, en ce qui a trait aux staphylocoques, H. Jausion et Vendel, dans des recherches en cours (*comm. orale*, juillet 1927), n'ont vu réagir aux lysats de staphylocoques que les seuls furonculeux en pleine éruption.

Cette intéressante question réclame donc un supplément d'enquête.

Formes cliniques. — Toute une série de types morbides relèvent de la pénétration des pyocoques dans l'épiderme, dans les follicules pilo-sébacés, ou dans le derme. J'ai tâché de donner une idée des principaux de ces types dans le tableau schématique ci-joint (fig. 173). Parmi les pyodermites **staphylococciques** d'origine externe, j'ai décrit déjà l'*impétigo de Bockhardt* (p. **210**), l'*eczéma impétigineux* (p. **92**), les *pustules ostio-folliculaires* et les *folliculites profondes, sycosis*, etc. (p. **496**). — Je parlerai plus bas du *furoncle*, de l'*anthrax* et des *hidrosadénites*. — Les abcès, panaris, phlegmons diffus et plaies suppurées, sont du ressort de la chirurgie.

Les staphylocoques apportés à la peau par la voie sanguine y font naître des *abcès emboliques*, multiples et successifs : c'est là une des manifestations de la *pyoémie*, laquelle s'accompagne généralement de phénomènes généraux graves.

Les *abcès miliaires des jeunes enfants* ne ressortissent pas à cette dernière pathogénie, mais résultent d'une infection ascendante des canaux sudorifères.

Je rappelle que c'est à une *association* de pyocoques divers qu'on peut rattacher l'*impétigo vulgaire* et l'*ecthyma* (p. **207** et **213**), — divers *ulcères* (**XV**), — probablement l'*acné pustuleuse* (p. **505**), des eczémas microbiens (p. **67**), ainsi que l'*onyxis pyococcique* (p. **572**).

De la **streptococcie** cutanée relèvent : l'*impétigo de Tilbury Fox* (p. **207**), — l'*ecthyma* (p. **215**), — l'*ulcère de jambe* (p. **378**), — l'*érysipèle*, qu'il n'est pas d'usage de ranger dans le cadre de la dermatologie, — les *lymphangites*, *abcès lymphangitiques*, *phlegmons*, *adéno-phlegmons*, qui sont d'ordre chirurgical.

On doit remarquer que les pyodermites ne sont pas toutes *aiguës*; le sycosis, l'ulcère de jambe, par exemple, ont une évolution chronique. — On a signalé des cas rares de *pyodermie superficielle chronique* (Zurhelle et Klein, Hagen), ressemblant à des impétigos érosifs et végétants, chroniquement extensifs.

Il existe en outre toute une série encore mal délimitée de **streptococcides épidermiques** (Sabouraud) comprenant certaines *eczématides*, les *intertrigos* non mycosiques, des *pityriasis*, etc.

La **perlèche**, très minime affection, qui est intéressante par sa contagiosité et les erreurs de diagnostic auxquelles elle expose, consiste en une rougeur limitée des deux commissures labiales, avec macération de l'épiderme et souvent fissuration. Elle est fréquente chez les enfants qui la contractent à l'école et la transmettent dans leur famille ; elle peut durer des semaines et des mois. Elle coexiste parfois avec de l'impétigo vulgaire ou de la stomatite impétigineuse.

La perlèche est une simple streptococcie régionale. J. Lemaître (1886) l'attribuait à un prétendu streptococcus plicatilis.

Le diagnostic doit être fait avec l'herpès, rarement bilatéral et toujours vésiculeux au début ; avec les plaques muqueuses surtout, mais celles-ci s'accompagnent d'autres manifestations de la syphilis secondaire (adénopathies, etc.).

La perlèche se traite comme l'impétigo. Le nitrate d'argent, l'eau d'Alibour, une pommade au précipité jaune, ou le stérésol, etc., en ont rapidement raison. Les enfants doivent éviter de s'embrasser, et leurs verres et couverts seront lavés à l'eau bouillante.

Il existe enfin des manifestations *non suppuratives* des diverses pyococcies : tels sont *certains purpuras* (III), — probablement les *botryomycomes* (p. 1023), — peut-être les *acnés nécrotique, chéloïdienne*, etc.

Furoncle. — Le *furoncle*, ou *clou*, est une folliculite massive, à réaction inflammatoire d'ordinaire très aiguë et de caractère nécrotique.

Le furoncle est dû au staphylocoque doré ; Pasteur, qui a découvert ce fait dès 1880, a peu après retrouvé le « microbe du furoncle » dans l'ostéomyélite.

Il provient bien moins souvent d'une contagion que de l'irritation d'un ostium folliculaire hébergeant d'avance le staphylocoque. C'est donc dans les régions soumises aux frottements des vêtements ou d'instruments professionnels, que les clous se développent de préférence ; ils sont fréquents chez les chiffonniers, raffineurs, mécaniciens, cavaliers, etc. Les fatigues, les secousses nerveuses, les écarts de régime, la convalescence des maladies aiguës, y prédisposent. Le diabète sucré surtout constitue un terrain si favorable, qu'il est de règle d'examiner les urines chez tous les furonculeux.

Chez certains sujets, les furoncles, tout en évoluant chacun à peu près normalement, se reproduisent et se succèdent pendant des mois et des années. Cette *furonculose* peut être liée à des soins défectueux, ou à de la débilitation, à des auto-intoxications, etc. ; mais sa cause reste souvent introuvable.

Un furoncle débute par une saillie acuminée rouge, centrée par un poil ; ses deux caractères essentiels sont : l'induration et la douleur. Souvent l'œdème de voisinage est considérable.

En trois à cinq jours, la saillie, qui s'est accrue, a pris un sommet violacé, puis pustuleux. Arrivé à maturité, le furoncle se ramollit, s'ouvre, et par son cratère s'écoule du pus d'abord, puis s'élimine un *bourbillon*, qui est composé de tissu cellulaire nécrosé et infiltré de pus. La douleur cesse dès que la suppuration est franchement établie.

Un furoncle laisse toujours une cicatrice plus ou moins apparente, sauf s'il a *avorté* spontanément ou par l'effet du traitement ; dans ce cas, l'induration dure de trois à douze jours et finalement se résorbe. — Chez les surmenés ou tarés, le furoncle s'accompagne parfois d'un œdème étendu, de fièvre, de malaises, etc.

Les clous peuvent siéger n'importe où, pourvu qu'il y ait des follicules pileux dans la région ; mais leur territoire d'élection est à la nuque ; viennent en seconde ligne : le dos, les fesses, les membres inférieurs, les avant-bras, etc.

Le *furoncle de la lèvre supérieure* donne lieu à une forte tuméfaction inflammatoire, très alarmante, et fait craindre la phlébite et la thrombose des sinus, complication exceptionnelle.

Les *furoncles du conduit auditif* sont remarquables par la douleur qu'ils causent ; elle est intense, largement irradiée, gêne la mastication, et empêche le sommeil ; ces furoncles, souvent associés à de l'eczéma auriculaire, récidivent volontiers et peuvent se succéder d'une oreille à l'autre.

Un furoncle diffère d'une folliculite suppurée ordinaire par l'intensité de la réaction inflammatoire, l'induration des tissus, la douleur et le bourbillon. — Il se distingue de l'hidrosadénite (p. 759), d'ailleurs presque spéciale à l'aisselle, par sa forme acuminée et par son bourbillon. — Le diagnostic avec la pustule maligne peut, dans certains cas très exceptionnels, être assez délicat.

Anthrax. — L'anthrax, malgré le nom qu'il porte (ἄνθραξ, charbon, — à l'étranger : *carbunculus*), n'a rien de commun avec la pustule maligne du charbon (p. 829), avec laquelle on l'a longtemps confondu. Un petit anthrax peut être considéré comme une agglomération de furoncles ; un anthrax majeur est une affection grave, avec vaste nécrose hypodermique diffuse.

L'étiologie est la même que celle du furoncle. Garré a pu

produire un anthrax par l'inoculation de staphylocoques provenant d'une ostéomyélite.

Les lésions sont toujours plus étendues que celles du furoncle ; la nécrose périfolliculaire du tissu cellulaire conflue en nappes, qui finissent par être détachées par la suppuration et se présentent, non plus sous forme de bourbillons circonscrits, mais sous l'aspect de lambeaux sphacéliques parfois fort vastes.

Le début est souvent marqué par des frissons, du malaise, de la courbature, de l'anorexie, en même temps qu'apparaît une tuméfaction rosée très dure, qui est le siège d'une douleur vive, déchirante. L'œdème de voisinage est généralement considérable et très étendu. Au bout de quatre ou cinq jours, quelques phlycténules ou pustules se manifestent au niveau des orifices folliculaires de l'anthrax. Elles se transforment en pertuis ou cratères, d'où s'écoule du pus de plus en plus abondant, et par où s'évacueront les amas sphacéliques grisâtres. Entre les orifices, la peau est violacée et tuméfiée, souvent érosive ; les ponts séparant les cratères sont fréquemment coupés par une fonte purulente ou par la nécrose. Les orifices d'un anthrax sont donc multiples, irréguliers et anfractueux. La période d'évacuation dure de quinze jours à un mois. La douleur spontanée a cessé au moment où la mortification profonde s'est limitée. La réparation se fait par bourgeonnement ; elle laisse une cicatrice très apparente, souvent rétractée et étoilée.

Chez les débilités, les diabétiques, etc., l'induration ligneuse du début de l'anthrax peut atteindre un volume énorme (*phlegmon ligneux des vieillards*) ; à la période de suppuration se forment de vastes cavernes anfractueuses, des fusées purulentes et quelquefois de larges plaques gangreneuses. Ces *anthrax diffus*, ou *malins*, s'accompagnent de fièvre élevée, d'agitation, de délire furieux ou d'adynamie profonde, et peuvent conduire à la mort par septicémie, hecticité, ou par l'ouverture de gros vaisseaux ou de grandes cavités.

Le pronostic, très variable, semble donc lié moins à la virulence de la graine qu'à la qualité du terrain. La durée d'un anthrax moyen est d'un mois à six semaines.

Hidrosadénites. — Les *hidrosadénites* de Verneuil, ou *abcès tubéreux de l'aisselle* de Velpeau, sont des abcès intradermiques ou sous-dermiques, du volume d'une amande à celui d'une grosse noix et plus, qu'on n'observe guère que dans la région axillaire, ou quelquefois près de l'anus.

Cette topographie porte à penser que les hidrosadénites sont en relation avec les glandes sudoripares spéciales de ces régions, dites glandes *apocrines* (Schiefferdecker, p. **582**).

Plus fréquentes chez les femmes, elles surviennent surtout en cas d'intertrigo, de soins de propreté insuffisants, d'hyperidrose ou d'eczématides de l'aisselle.

Avec une sensation de prurit, de tension et de gêne, généralement sans phénomènes généraux, se développent une ou plusieurs indurations, perceptibles au palper, qui est douloureux; elles font ensuite une saillie apparente, hémisphérique et rosée, non acuminée.

Elles peuvent se résorber; plus souvent, elles se ramollissent et s'ouvrent à travers la peau amincie et rouge; il n'en sort qu'un pus crémeux, mais généralement aucun bourbillon. L'évolution de chaque nodosité dure de dix à quinze jours; elles se succèdent les unes aux autres, et parfois dans les deux aisselles, pendant des semaines et des mois. L'affection récidive volontiers d'été en été. Les complications sont rares. Il est exceptionnel de voir des hidrosadénites coïncider avec des furoncles d'autres régions.

Traitement des pyodermites. — Jusqu'à ces dernières années le traitement visait la désinfection de la peau et, dans la mesure du possible, la destruction des germes pathogènes. Mais lorsque ceux-ci ont pénétré dans les tissus, ils deviennent inaccessibles aux antiseptiques, qui d'ailleurs sont non moins nocifs pour les cellules de l'organisme que pour les microbes. Les méthodes de traitement biologiques ne sont pas passibles de mêmes reproches. Cependant il serait déraisonnable de faire litière de médications longuement éprouvées, et qui, à défaut des ressources modernes, peuvent encore rendre des services.

J'ai indiqué à propos des *impétigos* (p. **212**) le traitement des *pyococcies superficielles.*

En présence d'un *furoncle* naissant on peut espérer le faire avorter en le badigeonnant à deux reprises, à douze heures d'intervalle, de teinture d'iode ou d'iode acétone (1 : 15); y plonger une pointe rouge de thermo- ou de galvanocautère est une manœuvre inutilement douloureuse et rarement efficace. La peau avoisinante doit être nettoyée avec un savon antiseptique et lotionnée à l'alcool camphré ou résorciné.

A la période d'état, les malades sont très soulagés par des pulvérisations chaudes et des pansements humides ou cataplasmes; mais ceux-ci favorisent les réinoculations de voisinage. Il est infiniment préférable de recouvrir le furoncle, après un lavage à l'eau d'Alibour, d'une compresse de gaze ou de lint enduite d'une bonne couche de glycérolé d'amidon boriqué (1 : 10) comme l'a conseillé Gallois; on renouvelle le pansement chaque jour.

Je n'ai jamais trouvé nécessaire d'inciser un furoncle. Il serait plus justifié d'en pratiquer l'excision complète au début, pour peu que le malade et la région s'y prêtent. La douleur que provoquent les injections interstitielles d'oxygène gazeux n'est pas compensée par leurs avantages. A la période de réparation, on couvre le furoncle d'une pommade à l'oxyde jaune de mercure résorcinée et d'une compresse de gaze. — Pour traiter le furoncle de l'oreille, il est très avantageux de remplir le conduit auditif d'alcool à 90°, matin et soir, pendant 5 minutes. — Un traitement analogue s'appliquerait à un *petit anthrax* bénin ou une hidrosadénite.

Il en est autrement des gros anthrax et *anthrax malins* qui constituent une maladie fort grave. La méthode de choix en pareil cas est l'extirpation chirurgicale en masse, par dissection de tous les tissus indurés, que l'on se garde d'inciser. — Pour le furoncle grave de la figure on recommande l'incision combinée à l'autohémothérapie locale, sous anesthésie (Laeven).

Sur l'efficacité du *traitement interne* médicamenteux, les appréciations sont disparates. Les sulfureux, la limonade sulfurique, les hyposulfites, l'extrait de bardane, l'étain métallique ou l'oxyde d'étain (stannoxyl), plus récemment la bismuthothérapie, ont été tour à tour préconisés. Ces moyens anodins peuvent, dans certaines circonstances, se montrer utiles à titre d'appoint.

Les *traitements biologiques* ont une valeur bien supérieure. On peut considérer comme constituant une première étape dans cette voie, la médication par la *levure de bière*. On l'administre, fraîche et vivante, à la dose de 20 à 30 grammes dans un peu d'eau gazeuse, une demi-heure avant chaque repas, et assez souvent on obtient une sédation de la douleur et de l'inflammation des furoncles. — La succion d'un furoncle ou d'un anthrax par une ventouse de Bier, en même temps qu'elle est évacuante, pourrait agir comme autohémothérapie locale. L'*autohémothérapie* trouverait d'ailleurs, selon plusieurs auteurs, dans la furonculose une de ses meilleures indications.

La *vaccinothérapie* de A. E. Wright, — à l'aide d'un stockvaccin de staphylocoques dorés, ou comprenant des pyocoques divers, mieux encore un auto-vaccin, — est d'une efficacité parfois non douteuse, et cependant infidèle pour les raisons que j'ai dites plus haut. — Certains vaccins polyvalents, tels que le bouillon Delbet (staphylo-strepto-pyocyanique) qui sont des lysats imparfaits contenant des résidus microbiens et les peptones du bouillon, agissent surtout par le mécanisme du choc ; ils donnent des résultats parfois remarquables dans les anthrax, mais sont d'un maniement délicat. — Les lysats-vaccins de corps bactériens à la soude, selon A. Mauté, en pansements et injections au voisinage des lésions, sont très recommandables. Les bouillons-vaccins ou filtrats microbiens, dont la valeur repose sur l'immunisation locale que produit l'antivirus de Besredka, s'emploient rarement en injections intradermiques locales, généralement en pansements, quelquefois en instillations ou au moyen de mèches introduites dans les cavités de furoncles ou d'anthrax, en bains d'oreille pour le furoncle du conduit auditif. Jausion, Diot et Vaucel (*C. D. F.*, Bruxelles, 1926) recommandent des *gélo-vaccins* préparés avec le milieu de culture du germe nocif, dont les eaux de lavage peuvent très pratiquement servir à préparer un lysat injectable, analogue à celui dont Vallée et L. Bazy avaient montré les avantages.

Il est incontestable que ces procédés de vaccination locale constituent un progrès très marqué du traitement des pyodermites ; ils font souvent avorter un furoncle, un anthrax ou un panari naissant, diminuent beaucoup la réaction inflammatoire et soulagent rapidement. — Le traitement des pyodermites par le *bactériophage* n'est pas entré dans la pratique courante, mais a donné des résultats encourageants ; j'en parlerai ailleurs (p. **927**). — On aurait tort en tout cas de négliger la rectification de l'hygiène défectueuse du patient. — Les eaux thermales sulfureuses et arsenicales se sont fait une réputation méritée dans les furonculoses rebelles.

CHAPITRE XXVIII.

DERMATOSES INFECTIEUSES BACILLAIRES

Les dermatoses infectieuses causées par des bacilles sont : la *tuberculose cutanée*, — la *lèpre*, — la *morve*, — la pustule maligne du *charbon*, — la *diphtérie cutanée*, — le *chancre simple*, — probablement aussi le *rhinosclérome* (p. 490).

On a, en outre, attribué à des bacilles spécifiques ou non spécifiques, purs ou associés par exemple à des spirilles (symbiose fuso-spirillaire), les affections suivantes : la *diphtérie* des plaies et la *pourriture d'hôpital*, qui sont du domaine de la chirurgie, — l'*ulcère phagédénique tropical* (p. 384), — la *stomatite ulcéro-membraneuse* (p. 392), — le *noma* (p. 395).

TUBERCULOSE

Les manifestations cutanées de la tuberculose constituent un des gros chapitres de la dermatologie.

Ce chapitre n'a été constitué que peu à peu, et n'a de base scientifique que depuis les découvertes de Villemin et de Koch.

C'est ainsi que le lupus vulgaire, qui avait été distingué des autres dermatoses par Willan et Bateman, n'a été appelé *tuberculeux* que parce que son élément caractéristique est de l'ordre des tubercules, au sens dermatologique de ce mot. Les cliniciens, Lugol, Bazin, Hardy, Lallier, Vidal et Besnier l'ont rangé dans les *scrofulides* et ont entrevu plus ou moins nettement sa nature tuberculeuse. Celle-ci a été démontrée histologiquement par Friedländer et d'autres, expérimentalement par Max Schüller, Leloir, et surtout par R. Koch. Des vicissitudes analogues ont marqué l'évolution des idées au sujet des autres types de tuberculose cutanée.

Étiologie et pathogénie générales. — La tuberculose est de toutes les maladies la plus répandue sur notre globe. Elle est endémique chez tous les civilisés.

C'est essentiellement une infection de l'enfance; tout à fait exceptionnellement elle peut être congénitale, c'est-à-dire héritée et acquise par la voie transplacentaire, et dans ce cas sous sa forme filtrante (p. 925).

Dans la règle les enfants sont contaminés, et cela souvent dès la première année, par leurs parents ou leur entourage. On a tenté, et avec succès, de les protéger en les séparant de leur mère si elle est tuberculeuse et de leur milieu s'il est infectant. Bien plus précieuse et admirable est la méthode qui consiste à protéger les nouveau-nés menacés, par le vaccin B. C. G. de Calmette, composé de bacilles longuement cultivés sur milieux biliés; on a reconnu qu'il est inoffensif et il paraît sûrement efficace. C'est là, sans contredit, une des plus belles conquêtes de la vaccinothérapie, ou plutôt de la bactério-prophylaxie moderne.

Quand ils ne sont pas protégés, comme c'est hélas encore de règle, et qu'ils sont soumis à une infection massive, les enfants succombent presque toujours. Au cours de l'enfance le nombre des sujets tuberculisés augmente rapidement, au point d'atteindre la proportion de 50 pour 100 à cinq ans, et de 96 pour 100 peu après la puberté, selon Nægeli. Les chiffres de Marfan (1923), recueillis dans un hôpital de Paris, sont un peu plus élevés encore. Dans les milieux ruraux la proportion des cutiréactions positives est moindre; Phélebon (*Ac. M.*, 1927) en compte 5 pour 100 à 5 ans, 25 pour 100 à 19 ans, 60 pour 100 chez les adultes. — Tous les enfants tuberculisés ne meurent pas de phtisie, de méningite ou de septicémie tuberculeuses; loin de là; la plupart résistent. Lorsque les lésions de la primo-infection guérissent, diverses éventualités peuvent se produire la tuberculose peut devenir tout à fait latente, et seules la réaction à la tuberculine, ou éventuellement l'autopsie, sont capables de la révéler; quelquefois on voit subsister ou survenir plus tard ces manifestations, dites de tuberculose locale (ganglionnaire, osseuse, articulaire, cutanée), qui constituaient la « scrofule » de nos pères; des réveils ou l'apparition de manifestations nouvelles peuvent aussi se produire à un moment quelconque de la vie.

Les réveils, les recrudescences, et d'une façon générale la modalité évolutive de l'infection tuberculeuse, dépendent sans doute pour une part des conditions d'hygiène générale, mais principalement de deux conditions qui agissent en sens inverse : 1° de l'*allergie* (de von Pirquet, *voir* p. **604**) qui résulte d'une première atteinte surmontée, et se traduit par la réaction à la tuberculine; elle comporte une immunité relative. Chez les non-civilisés, qui n'ont pas été immunisés automatiquement par des contacts pauci-bacillaires fortuits (Rist), comme, par exemple, chez les soldats sénégalais cantonnés à Fréjus et observés par Borrel pendant la grande guerre, l'infection donne lieu, comme chez les enfants, à une tuberculose aiguë généralisée. Quand l'allergie existe, elle peut diminuer ou même disparaître temporairement (*anergie*), sous l'influence d'infections comme la rougeole, la grippe, la coqueluche, ou de la gravidité et de l'état puerpéral, et aussi à la période terminale des tuberculoses graves. — 2° L'autre condition ce sont les *réinfections*, soit endogènes, provenant des foyers morbides dont le sujet est porteur, soit exogènes venant de l'extérieur; leurs conséquences diffèrent grandement selon qu'elles sont massives ou pauci-bacillaires, uniques ou répétées.

Ces notions générales sur la pathogénie de la tuberculose sont basées essentiellement sur les expériences de laboratoire; mais elles sont confirmées pour l'espèce humaine par l'observation et l'expérimentation cliniques.

On sait que l'inoculation sous-cutanée de bacilles de Koch virulents à un animal neuf d'une espèce très réceptive, comme le cobaye, produit au bout de 10 à 15 jours une nodosité qui s'ulcère, le chancre tuberculeux; celui-ci est suivi d'adénopathies, puis constamment d'une tuberculose viscérale généralisée, portant principalement sur la rate et le foie, à laquelle l'animal succombe. Les expériences faites sur les singes, à Java, en 1905, sous la direction de Neisser, ont fourni des résultats à peu près identiques, quelle que fût la provenance du virus tuberculeux.

Si, à un cobaye déjà tuberculisé, on réinocule des bacilles vivants ou tués par le chauffage, en un autre point de la peau, de préférence entre 4 et 6 semaines après la première infection, il se produit de suite une ecchymose et une escarre, laquelle tombe en laissant une plaie qui se cicatrise, sans adénopathie correspondante; c'est là le *phénomène de Koch* (1891) qui est un cas particulier d'allergie et représente une réaction de défense vis-à-vis de la surinfection (Calmette).

Si à un animal tuberculisé on injecte de la *tuberculine* (et j'entends ici la tuberculine classique de Koch, car il y en a plusieurs) on assiste à une réaction violente, pouvant amener la mort si la dose est suffisante, — tandis que les animaux sains ne sont pas ou ne sont que peu sensibles à cette substance. Chez l'homme on éprouve la sensibilité à la tuberculine par la cutiréaction (à la tuberculine brute, pure ou diluée) ou par l'intradermo-réaction de Mantoux (avec la tuberculine purifiée en dilution allant de 1 : 10000 à 1 : 1000); elle se traduit par une tache d'érythème plus ou moins ortiée et étendue, parfois eczémateuse, qui est à son acmé entre la 24e et la 48e heure. En cas de primo-infection chez un nouveau-né, la cutiréaction n'apparaît qu'après une période ante-allergique, qui dure de 12 jours à quelques semaines d'après les recherches de Léon Bernard et Debré. L'injection sous-cutanée de tuberculine, qui a été le premier procédé en usage après la découverte de Koch (1890), est hautement dangereuse; elle ne doit être employée qu'exceptionnellement et en commençant par des doses très faibles (moins de 1/10e de milligramme); elle produit des phénomènes généraux, et notamment une fièvre parfois très élevée, une réaction locale, et une réaction « focale » des lésions.

La tuberculine n'a pas d'action immunisante contre l'infection tuberculeuse; elle produit une accoutumance progressive contre elle-même; elle ne peut pas être considérée comme anaphylactisante (Paul Courmont, *Rev. Tub.*, avril 1927). La cuti- ou l'intradermo-réaction positives témoignent formellement de l'état d'infection bacillaire du sujet, mais n'indiquent nullement que la lésion qu'on observe soit tuberculeuse. La séro-réaction par fixation du complément, selon Bordet-Gengou, est très délicate à rechercher dans la tuberculose, et y est infidèle.

Formes cliniques. — Elles sont multiples et d'une très grande variété.

Parmi les caractères qui, de nos jours, font affirmer qu'une affection cutanée est tuberculeuse, il n'en est que deux ayant une valeur scientifique absolue. Ce sont :

1° La présence du *bacille de Koch* dans les lésions;

2° Le résultat positif de l'*inoculation* du tissu morbide aux animaux et notamment au cobaye, animal réactif.

3° La réaction « focale » de la lésion elle-même à l'injection sous-cutanée de tuberculine A de Koch a une valeur très grande, sinon absolue ; mais je viens de dire qu'elle ne doit être recherchée que très exceptionnellement.

Les autres caractères n'autorisent qu'une présomption, assez forte à la vérité si plusieurs d'entre eux se trouvent réunis. Tels sont :

4° Une structure histologique conforme à celle des lésions tuberculeuses certaines ;

5° Un certain aspect clinique, une évolution, et des circonstances étiologiques spéciales ;

6° La coexistence de manifestations incontestablement tuberculeuses.

On connaît cinq types morbides qui satisfont à l'ensemble de ce programme et qui présentent à peu près régulièrement les six caractères que je viens d'énumérer ; ce sont : l'*ulcère tuberculeux*, — la *tuberculose verruqueuse*, — la *gomme tuberculeuse*, — la *tuberculose fongueuse*, — et le *lupus vulgaire*. Je les grouperai sous le nom générique de « **tuberculoses cutanées** ».

Mais en dehors de ces cinq formes de tuberculose cutanée incontestables, il existe toute une série de dermatoses bien caractérisées qui, sans remplir d'ordinaire les deux premières conditions, satisfont si fréquemment aux quatre dernières, qu'on peut conjecturer qu'il y a entre elles et la tuberculose un lien étroit.

J'ai proposé (1896) de les réunir sous le nom de **tuberculides**. Cette proposition, qui a été acceptée par la presque totalité des dermatologistes, impliquait une double conception : 1° l'idée d'un *groupement*, qui est apparue comme bien fondée ; on a seulement discuté l'extension qu'il convient de donner au groupe tuberculides, les uns y faisant rentrer des types morbides que d'autres en excluent ; — 2° l'idée de l'*origine tuberculeuse* de ces dermatoses ; celle-ci paraît démontrée pour la plupart des cas, mais on sait aujourd'hui qu'elle n'est pas justifiée pour tous. J'aurai à revenir sur cette question (p. **788**).

Si l'on se demande d'où dépend la diversité si grande des formes de la tuberculose cutanée, il ne faut tout d'abord pas perdre de vue que tous les sujets chez lesquels on la rencontre sont tous certainement déjà bacillisés au préalable, et par conséquent en état d'*allergie* plus ou moins prononcée, et c'est là que se trouve la raison principale de la variété des aspects morphologiques. — Pour une part intervient aussi la *voie d'accès* de l'agent réinfectant; il peut provenir du dehors, ou atteindre la peau par contiguïté en cas de tuberculose osseuse ou ganglionnaire, par voie lymphatique (lymphangite gommeuse), ou par voie sanguine. — On a pensé aussi que la *race du bacille* pouvait jouer un rôle. Des recherches de Kleine, Lewandowsky, de la Commission anglaise, de Rothe et Bierotte, etc., il ressort que le lupus serait dû dans plus des deux tiers des cas au bacille humain, dans environ un tiers au bacille bovin; dans la tuberculose verruqueuse le bacille bovin serait plus fréquent; J. Schaumann incrimine ce même bacille dans les sarcoïdes de Boeck. B. Lipschutz (1914) a étudié un cas de pseudo-lupus causé par le bacille aviaire. — Quant à la question des races atténuées de bacilles humains, qui a fait l'objet des recherches de Burnet, j'en parlerai à propos des tuberculides.

Je vais passer en revue les formes cliniques principales, les plus communes et les plus nettes; je ferai remarquer dès l'abord que, dans l'ordre où je les ai placées, elles constituent une série décroissante par leur malignité et par l'abondance des bacilles qu'on y trouve.

TUBERCULOSES CUTANÉES

Ulcère tuberculeux. — On réserve ce nom à une lésion primitivement et essentiellement ulcéreuse (p. **368**), due au bacille de Koch, qui s'y trouve en abondance. Cette affection a reçu également les noms de *tuberculose miliaire de la peau et des muqueuses*, et de *dermite tuberculeuse aiguë*.

Le lupus ulcéré, la gomme tuberculeuse ouverte, l'écrouelle, les fistules dérivant d'une ostéite tuberculeuse, etc., ne rentrent pas dans sa définition.

C'est à la bouche, et notamment à la langue, que l'ulcère tuberculeux a été distingué des lésions analogues par Ricord le premier, puis étudié par Julliard, Trélat, Féréol, etc. Les observations de Coyne, de Jarisch et Chiari, prouvèrent qu'on le rencontre aussi sur le tégument, sous une forme identique.

Dans la règle, l'ulcère tuberculeux ne s'observe que chez des adultes déjà fortement infectés, chez les phtisiques notamment.

Il a deux sièges d'élection : à la bouche, sur les lèvres, sur la langue, sur la face interne des joues, au pharynx, ou au pourtour de la bouche et des narines ; — ou bien à l'anus, ou dans son voisinage. Il est rare sur les organes génitaux ; il peut cependant s'y rencontrer et donner lieu à de sérieuses difficultés de diagnostic.

Ces localisations, la condition préalable si communément retrouvée d'une tuberculose ouverte du poumon, du larynx, ou de l'intestin chez le même sujet, indiquent que l'ulcère tuberculeux provient généralement de l'auto-inoculation d'une fissure ou érosion quelconque, par les bacilles des crachats ou des matières fécales.

Quelquefois cependant on peut l'observer chez un sujet en état de tuberculose latente, par suite de contagion ; je l'ai vu siéger sur le front d'une femme paraissant bien portante, mais mariée à un phtisique.

Au début, un ulcère tuberculeux consiste en une ou plusieurs élevures d'un rouge sombre, qui blanchissent, et finissent par déverser leur contenu au dehors. Les orifices d'évacuation confluent ; l'ulcère gagne rapidement en surface, lentement en profondeur.

J'ai indiqué précédemment (p **368**) ses caractères typiques à la période d'état, ses quelques variétés cliniques les plus fréquentes, ainsi que les bases du diagnostic ; je renvoie également à la description des ulcères tuberculeux atypiques (p. **371**).

Traitement. — Chez un phtisique, on se contentera de faire sur l'ulcère des attouchements au thymol camphré, à l'acide lactique ou trichloracétique, ou avec une mixture iodoformée ; on combattra la douleur par la cocaïne ; si un pansement est possible, on appliquera de l'iodoforme ou un de ses succédanés, diiodoforme, airol, europhène, etc. Quand cela est faisable, et surtout si le sujet ne paraît pas tuberculeux ou n'est que peu atteint, il est indiqué de pratiquer l'ablation chirurgicale totale de la lésion.

Chancre tuberculeux primitif. — Il est intéressant et

pratiquement utile de savoir comment se présente la tuberculose inoculée à la peau ou à une muqueuse chez un sujet préalablement *indemne*. Lehmann a vu 10 enfants sains contaminés à la verge par un rabbin phtisique au cours de la circoncision rituelle. Milian (1911) et Brocq ont rapporté deux cas de chancre tuberculeux des lèvres. Bruusgaard (*C. D. S.*, 1924) a fait une étude très attentive de 7 cas qu'il a observés.

Il s'agit nécessairement presque toujours d'enfants en bas âge, exceptionnellement d'enfants âgés de 6 et même de 9 ans. L'inoculation est accidentelle et provient de l'entourage. Je n'ai pas à parler ici du cas, vraisemblablement le plus habituel, dans lequel les bacilles ont pénétré par une muqueuse, telle que les amygdales ou la conjonctive, sans créer de lésion à leur porte d'entrée (Calmette).

Le chancre tuberculeux est une lésion d'apparence variable accompagnée d'une grosse adénopathie satellite. Ce peut-être une pustulette acnéiforme, ou une érosion à base indurée ressemblant beaucoup à un chancre syphilitique; mais il peut aussi avoir l'aspect caractéristique de l'ulcère tuberculeux. Il guérit en quelques semaines, avec cicatrice. Le gonflement des ganglions est toujours considérable; d'abord isolés, fermes, mobiles, ils s'accolent ensuite entre eux et à la peau qu'ils ulcèrent et perforent. C'est là un signe différentiel tardif d'avec le chancre syphilitique; plus précoces et significatifs sont le caractère douloureux de la lésion, l'absence de tréponèmes et la présence de bacilles, et la séroréaction de B. W. négative, sauf coïncidence. La réaction à la tuberculine devient positive au bout de 12 jours, ou de plusieurs semaines. En règle générale l'enfant guérit tout en restant bacillisé.

Gommes tuberculeuses. — Ce sont des nouures ou nodosités sous-cutanées, dues au bacille de Koch, qu'on y peut déceler en quantité variable, et qui évoluent dans le sens du ramollissement et de l'évacuation. Je les ai décrites ailleurs (p. **340**).

Elles se rencontrent de préférence, mais non exclusivement, chez des sujets dont l'état général est mauvais, qui sont atteints de tuberculose viscérale, ou surtout de tuberculose osseuse ou ganglionnaire. Les enfants et les adolescents y sont plus particulièrement exposés.

Le *traitement* des gommes tuberculeuses variera suivant leur siège, leur nombre, la santé générale du sujet. Quand on peut les extirper chirurgicalement d'une façon précoce, c'est ce qu'on a de mieux à faire. Les ponctions, suivies d'injections modificatrices, donnent quelquefois aussi de bons résultats. Lorsque la gomme est ouverte, on pourra, après rugination s'il y a lieu, pratiquer des attouchements à la solution iodée, au thymol camphré, à l'éther iodoformé, etc.

Tuberculose verruqueuse. — Le terme de *tuberculose verruqueuse*, — couramment employé depuis l'étude très complète que Riehl et Paltauff ont faite, en 1886, de ce type dermatologique, — a remplacé ceux de *scrofulide verruqueuse* (Hardy, 1860), de *lupus verrucosus* (Mac Call Anderson, 1877) et de *lupus scléreux* et *papillomateux* (Vidal et Leloir, 1882), qui y correspondaient plus ou moins exactement. Citons l'étude qu'en a faite H. Moutot, dans sa thèse (Lyon, 1907).

J'ai donné plus haut (p. **313**) la description clinique des lésions, et indiqué leur siège habituel. Les placards sont quelquefois multiples.

La tuberculose verruqueuse résulte, dans la grande majorité des cas, d'une inoculation externe. On l'observe chez des phtisiques, par suite de l'auto-inoculation de leurs crachats ou déjections; d'autre part, chez des infirmiers, bouchers, tripiers, vétérinaires, que leur profession met en rapport avec des sujets tuberculeux, hommes ou animaux. Elle peut provenir d'une auto-infection de la peau par un foyer de tuberculose osseuse, articulaire, ou tendineuse. La lymphangite tuberculeuse, qui généralement affecte le type gommeux ou fongueux, prend quelquefois le caractère verruqueux. On peut trouver quelques rares bacilles de Koch sur les coupes; l'inoculation au cobaye est généralement positive. La tuberculose verruqueuse est due au bacille bovin ou au bacille humain, selon le milieu dans lequel on observe.

Le début, rarement constaté, se fait par un petit nodule dur, corné, qui souvent s'abcède. Le développement des lésions est centrifuge ou serpigineux. On n'y trouve jamais à la période d'état de tubercules lupiques; mais j'en ai vu apparaître dans la cicatrice consécutive.

La durée est fort longue, indéfinie. Le placard peut se cicatriser partiellement, mais la guérison spontanée complète est rare. La tuberculose verruqueuse expose à des propagations lymphatiques et à la généralisation viscérale; c'est donc une lésion sérieuse.

La **tubercule anatomique**, — ou *verruca necrogenica*, — décrit par Laënnec, n'est qu'un cas particulier de la tuberculose verruqueuse. On le rencontre surtout sur les mains et les doigts des étudiants, médecins, garçons d'amphithéâtre, gardes-malades; son évolution rapide s'explique peut-être par des associations microbiennes. Dès le lendemain de l'infection locale, par piqûre ou souillure d'une érosion, se manifeste un érythème douloureux, puis se produit une pustule dermique saillante. Malgré l'application de topiques variés, l'élevure persiste, s'indure, et s'accroît peu à peu par la confluence de pustulettes voisines. La lésion prend bientôt l'aspect d'un papillome corné, ou d'un tubercule dur surmonté d'une croûte; le pourtour en est d'un rouge violacé; elle est douloureuse à la pression. L'infection mixte, tuberculeuse et pyococcique, peut se propager en profondeur, gagner les canaux lymphatiques et les ganglions du coude et de l'aisselle, et causer des adénites suppurées, et ultérieurement une tuberculose viscérale.

Traitement des tuberculoses verruqueuses. — Il doit être précoce, rapide et énergique. La méthode de choix est l'excision chirurgicale, si elle est possible. A défaut, on obtient d'excellents résultats d'une rugination complète, sous anesthésie locale, suivie de deux ou trois séances de radiothérapie pendant la cicatrisation. Les rayons X ou le radium employés seuls ne sont pas à conseiller. Les caustiques puissants, la neige carbonique, l'air surchauffé, la pâte caustique blanche d'Unna, l'acide trichloracétique, le pyrogallol, peuvent aussi être employés dans certains cas. On surveillera en tout cas la cicatrice, car les rechutes sont à craindre.

Tuberculose fongueuse et végétante. — En dehors de la tuberculose verruqueuse et des lupus élevés ou végétants, on observe une forme plus rare, qui mérite le nom de *tuberculose fongueuse*, proposé par Riehl en 1894.

Elle se présente sous l'aspect, soit d'une tumeur rouge, irrégulière et lobulée, très molle, — soit d'un placard saillant mamelonné, bien limité, mollasse. Sa surface peut être ulcéreuse, croûteuse ou partiellement cicatricielle.

Elle paraît résulter, tantôt d'une inoculation exogène, tantôt d'une auto-infection de la peau provenant d'un foyer osseux, articulaire, ou ganglionnaire. On la rencontre surtout sur les membres, mais aussi sur le tronc et même à la face. Le diagnostic avec le mycosis fongoïde, l'épithéliome, les sarcomes, les blastomycoses, les sporotrichoses, etc., peut présenter des difficultés sérieuses ; l'examen histologique, la bactériologie, et l'inoculation aux animaux, permettent de les surmonter.

On peut rattacher à cette forme, à titre de variétés : la *tuberculose frambœsiforme*, constituée par de larges placards papillomateux, mous et extensifs, siégeant surtout dans les régions périgénitales ; elle a été décrite par Doutrelepont, Wickham, Hallopeau, Jessner, etc. ; — de même la *tuberculose fongueuse serpigineuse* de Jadassohn ; — de même encore, certaines *lymphangites tuberculeuses* (tuberculose fongueuse lymphangitique), étudiées par Bazin, A. Fournier, Morel-Lavallée, etc. Dans cette dernière variété, qui ressemble fort à la forme lymphangitique de la sporotrichose (fig. 186), on trouve, échelonnées sur le trajet des troncs lymphatiques partant d'un foyer tuberculeux, une série de lésions qui peuvent être fongueuses, comme elles sont d'autres fois gommeuses ou verruqueuses ; il arrive qu'un cordon noueux sous-cutané relie entre elles les diverses localisations. — Hallopeau et Goupil ont signalé une variété *lymphangiectasique*, dans laquelle l'infiltration tuberculeuse se complique de varices lymphatiques ; elle peut conduire à l'éléphantiasis secondaire.

Le *traitement* des tuberculoses fongueuses doit consister en ruginations et cautérisations ; la radiothérapie peut rendre accessoirement de réels services.

Lupus vulgaire. — Le *lupus*, — *lupus vulgaire, lupus tuberculeux, lupus de Willan*, — doit son nom traditionnel à la tendance ulcéreuse, rongeante, dévorante qu'il affecte souvent. Il représente la forme la plus commune, la plus polymorphe aussi, et la plus rebelle des tuberculoses cutanées.

Le lupus vulgaire est caractérisé par son élément éruptif, le *tubercule lupique* ou *lupome* (p. **325**).

Il siège, comme je l'ai dit, à la face et au cou dans la grande majorité des cas, surtout au nez ou sur les joues; moins souvent sur les membres ou sur le tronc.

Variétés. — Le lupus peut prendre des apparences extrêmement diverses. Les auteurs en ont décrit un si grand nombre de variétés qu'on est souvent embarrassé pour classer un cas donné. Il est nécessaire de connaître au moins les principales.

Selon la distribution des tubercules lupiques, on distingue trois types de lupus :

Le *lupus disséminé*, — dans lequel des lupomes isolés, parfois très nombreux, sont répandus sur une ou plusieurs régions du corps; ils surviennent généralement à la suite des maladies infectieuses, surtout de la rougeole; il ressemble beaucoup aux sarcoïdes cutanées ou lupoïdes.

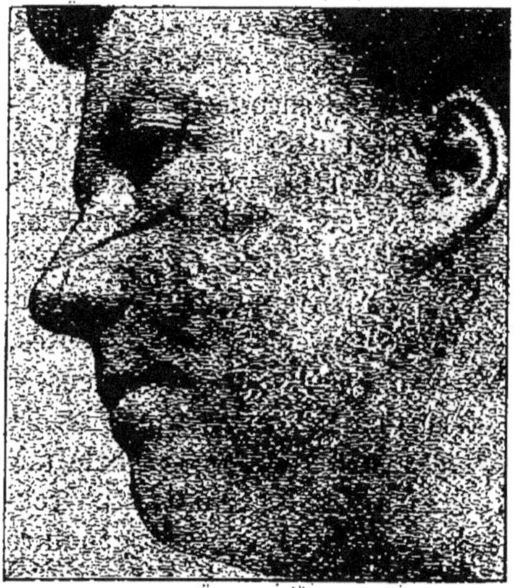

Le *lupus agminé* est le plus commun; les tubercules groupés confluent au centre du foyer en un disque ou placard, et s'égrènent au pourtour (fig. 174).

Le *lupus diffus* ou *confluent* est constitué par une plaque, souvent saillante, molle, bosselée, de coloration violacée ou jaunâtre, ou rouge brunâtre, de contour arrondi, ovalaire ou irrégulier; on ne peut y distinguer les éléments lupiques, qui sont confluents.

Fig. 174. — Lupus vulgaire, *agminé*, *tumidus*, *excentrique*, *non exedens*, à *centre sclérosé*.

Le degré de saillie du lupus différencie les formes suivantes :

Lupus plan. — Il comprend de nombreuses variétés : *maculeuse*, *squameuse*, *psoriasiforme*, *érythématoïde*, *colloïde*, que leur épithète suffit à caractériser. Les lupus plans sont généralement du type agminé.

Lupus élevé ou *tumidus*. — Plus commune que la précé-

dente, cette forme offre aussi des variétés : *colloïde, myxoma-*
teuse, etc.

Lupus hypertrophique. — On en décrit une variété *angioma-*
teuse, une variété *papillomateuse* qui se confond presque avec
la tuberculose verruqueuse, et une variété *éléphantiasique* plus
spéciale aux membres.

La **configuration** d'un placard lupique n'a d'intérêt qu'en
tant qu'elle est liée à la marche de l'affection; on observe des
lupus *discoïdes,* en *corymbes, marginés, circinés, excentriques,*
serpigineux, linéaires, annulaires, etc.

La **tendance évolutive** d'un lupus est, de tous ses caractères, le plus important. Rayer et Devergie avaient déjà reconnu
qu'à ce point de vue il en existe deux grandes classes :

1° Le *lupus non exedens,* qui ne s'ulcère pas, se présente
sous l'une des nombreuses variétés de type, de forme et de
configuration que je viens d'énumérer. Il s'accroît lentement,
d'une façon continue ou par poussées.

On le voit assez souvent se transformer en cicatrice à son
centre; mais la repullulation des lupomes en plein tissu scléreux est loin d'être rare. Lorsque la cicatrisation spontanée est
totale, ce qui arrive dans la forme lupus plan, et même dans le
lupus élevé, on dit qu'il s'agit de *lupus résolutif* ou *sclérosé.*

Le *lupus érythématoïde,* ou variété érythématoïde du lupus
plan, appelé aussi *lupus érythémato-tuberculeux* de Vidal et
Leloir, était considéré par ce dernier auteur comme une combinaison du lupus de Willan avec le lupus érythémateux de
Cazenave: elle est l'occasion de fréquentes erreurs de diagnostic. C'est, en réalité, un *lupus tuberculeux superficiel,* comme
Dubreuilh l'a bien reconnu ; les lupomes y sont petits, sous-
épidermiques, parfois confluents et difficilement perceptibles à
l'œil nu ; mais la biopsie les montre clairement. Dans cette
variété de lupus, qui peut envahir le nez et les joues en papillon, la tendance à la guérison spontanée est très accusée; c'est
le type achevé du lupus résolutif.

Un lupus non exedens peut, à un moment donné de son évolution, devenir érosif, ulcéreux (p. **370**) et même mutilant; il
n'y a donc pas de différence de nature entre cette classe de
lupus et la suivante.

2° Le *lupus exedens,* ou ulcéreux d'emblée, a souvent une
évolution violente, hâtive; sa prolifération exubérante, son

bourgeonnement actif, son extension relativement rapide, et la fonte au moins partielle qu'il subit, conduisent à des destructions et des mutilations précoces. Il affecte l'une des modalités cliniques suivantes :

Le *lupus pustuleux* est formé d'élevures molles du volume d'un noyau de cerise, qui tendent à confluer et qui, en moins d'un mois, s'ouvrent comme des abcès.

Le *lupus végétant ulcéreux* est composé d'infiltrations molles, fongueuses, donnant par exemple au nez l'aspect d'une tomate, dans lesquelles l'instrument tranchant entre comme dans du beurre; l'ulcération (p. 370), qui résulte d'une fonte de la néoformation, entraîne d'horribles mutilations du nez, des lèvres, du voile du palais, des paupières, etc. On l'appelle *lupus vorax* ou *phagédénique* quand son évolution est particulièrement rapide.

Le *lupus tuberculo-ulcéreux serpigineux*, qui est primitif ou secondaire à un lupus non exedens, se rencontre sur le tronc et les membres encore plus qu'à la figure, et, de même que le lupus érythématoïde, de préférence chez des personnes âgées; il est constitué par une cicatrice centrale bordée de gros tubercules lupiques pustuleux, croûteux, parfois rupioïdes; il ressemble beaucoup aux syphilides ulcéro-serpigineuses et, bien que d'allure en général plus lente que ces dernières, est, par périodes, rapidement extensif.

Les variétés de lupus qui se rencontrent le plus communément sont, en somme : le *lupus plan agminé*, à tendance cicatricielle centrale; — le *lupus tumidus agminé* en placard, plan ou bosselé; — le *lupus serpigineux*, tuberculo-croûteux ou tuberculo-ulcéreux.

Ce qui par-dessus tout est fréquent, c'est qu'un lupus qui n'a pas été traité ni même pansé, se présente recouvert de croûtes jaunâtres ou brunâtres; il est, en pareil cas, impossible à un premier examen et avant qu'il ait été nettoyé, de déclarer à quelle variété il appartient. La formation des croûtes et des érosions qu'elles masquent est sans doute imputable, pour une part, à une complication pyodermique. Les lupus ainsi déformés sont couramment appelés *lupus impétigineux* (fig. 175).

Toutes ces variétés morphologiques n'ont d'ailleurs qu'un

intérêt didactique et diagnostique; le lupus vulgaire est *un*
dans sa nature, et il peut très bien affecter, en divers points ou
successivement, une apparence et une allure variables.

Étiologie. — Topographie. — Le lupus peut débuter à tout
âge, mais, dans plus de la moitié des cas, c'est avant la quinzième année, rarement après la trentième. Il est plus fréquent
dans le sexe féminin, et dans les pays du Nord. Une certaine
prédisposition familiale semble jouer un rôle ; A. Ollivier a cité
le cas d'une famille de cinq enfants, dont quatre étaient
lupiques. On trouve très fréquemment une tuberculose apparente chez les ascendants ou collatéraux; toutefois, selon la
remarque de Besnier, les phtisiques ne deviennent pas lupiques,
tandis que les lupiques deviennent très souvent des tuberculeux pulmonaires.

Le lupus frappe principalement, mais non exclusivement, les
sujets ayant l'habitus dit *scrofuleux*. On sait aujourd'hui que
la scrofule classique correspond à une infection bacillaire préalable et d'ordinaire précoce, que l'organisme a surmontée et
qui est même parfois devenue latente. Le lupus résulte donc
d'une surinfection locale, d'origine autogène ou exogène, chez
un sujet en état d'allergie.

Dans les tissus lupiques, les *bacilles* sont très rares ; il faut
explorer plusieurs dizaines de coupes pour en rencontrer
un. On a supposé qu'ils sont de race spéciale ou de virulence
atténuée, ce qui cadrerait avec la lenteur d'évolution du lupus.
Or, d'après les recherches expérimentales, plus des deux tiers
des lupus sont dus au bacille humain, moins d'un tiers au
bacille bovin; la proportion varie du reste selon les pays. Quant
à la virulence, voici ce qu'on en peut dire : l'inoculation du
tissu lupique, correctement pratiquée dans le péritoine du
cobaye, donne, dans la règle, une tuberculose vulgaire transmissible en série ; cependant, d'après mon expérience personnelle, l'inoculation échoue dans plus du tiers des cas. Pautrier,
inoculant des fragments voisins d'un même lupus à des cobayes,
a obtenu, dans la même série, des résultats tantôt positifs,
tantôt négatifs. Quelle que soit l'explication de ces faits, il me
semble qu'ils autorisent, joints aux données de la clinique, à
considérer le lupus comme une forme relativement peu virulente de tuberculose cutanée, et même comme un type morbide

intermédiaire entre les tuberculoses cutanées vraies et les tuberculides.

La *voie d'accès* de l'infection locale qui cause le lupus est externe ou interne. Qu'il puisse résulter d'une inoculation accidentelle d'origine exogène, le fait est prouvé par les cas authentiques où on a vu un lupus survenir chez un sujet paraissant sain, consécutivement à une plaie, à la perforation du lobule de l'oreille, à la vaccination, etc. Peut-être le vulgaire impétigo des enfants peut-il servir de porte d'entrée. C'est l'infection des fosses nasales par les poussières qu'apportent la respiration ou le contact des doigts, qui explique la fréquence du lupus au nez ou dans son voisinage. En fait, les 4/5 des lupus siègent à la face (fig. 175).

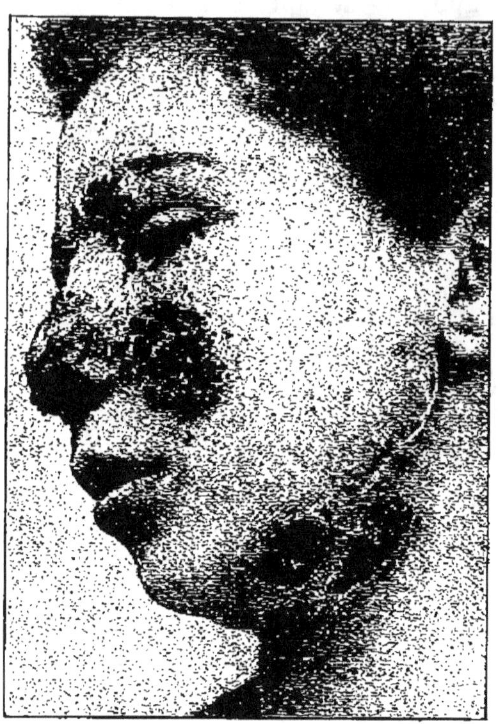

Fig. 175. — Lupus impétigineux à *foyers multiples*, montrant bien les voies d'inoculation de la peau.

L'infection s'est faite vraisemblablement par les narines et les fosses nasales : elle a gagné le nez et la joue directement; l'angle interne de l'œil par les voies lacrymales; la région sous-maxillaire par l'intermédiaire des ganglions; quelques-uns de ces derniers ont été extirpés, comme l'indique la cicatrice chéloïdienne sous l'oreille; les autres ont suppuré et se sont ouverts à la peau.

Inversement, l'origine de la surinfection est autogène, et l'inoculation de la peau se produit de dedans en dehors, dans le cas de lupus consécutif à des écrouelles, — ce qui est si fréquent au cou, — ou à des ostéites tuberculeuses, comme on le voit sur les membres. Le lupus de la joue peut être rapporté à une lymphangite tuberculeuse provenant des fosses nasales.

Plus nombreux qu'on ne le croit, sont les cas d'apport du

bacille provenant d'un foyer interne quelconque, par la voie vasculaire sanguine; les lupus disséminés se produisent évidemment par ce mécanisme, à la faveur surtout d'une suspension de la résistance organique sous l'influence d'une rougeole, d'une grippe, d'une grossesse, etc.

Aux organes génitaux, le lupus est rare; il peut, chez la femme, donner lieu au syndrome dit esthiomène. Au pourtour de l'anus le lupus se combine souvent avec la tuberculose végétante ou avec les ulcérations tuberculeuses, et résulte d'une auto-inoculation de bacilles contenus dans les déjections.

Les régions palmaires et plantaires, dans une certaine mesure le tronc, mais tout particulièrement le cuir chevelu, sont doués d'une immunité relative vis-à-vis du lupus.

Le *lupus des muqueuses* se rencontre dans 1/3 des cas, mais veut être recherché. J'ai dit que le foyer initial est fréquemment nasal. Souvent on observe des élevures molles sur la partie antérieure de la cloison, conduisant à la perforation de cette dernière. De là, la propagation se fait aux paupières par les voies lacrymales, mais la conjonctive est généralement épargnée; ou bien, au palais et aux gencives, par le trou palatin antérieur; plus souvent au voile du palais et au pharynx.

Dans la gorge, dans la bouche et sur le pharynx, le lupus affecte ordinairement l'aspect d'une nappe mamelonnée rosée, parsemée d'ulcérations; aux gencives, celui d'un semis de bourgeons charnus mous et rouges; sur la langue, il est très rare et prend presque toujours la forme papillomateuse; j'ai pourtant rencontré un ulcère lupique de la langue.

En somme, bien que le lupus des muqueuses appartienne à diverses variétés, et qu'on n'y constate pas de lupomes de teinte sucre d'orge, son évolution et la coexistence habituelle du lupus de la peau, en facilitent le diagnostic.

Évolution. — Complications. — La longue durée du lupus et son caractère rebelle en sont les traits les plus essentiels. Les lupus persistant dix ou vingt ans sont très communs; Feulard en a rapporté un cas remontant à 68 ans.

Ses formes ulcéreuses, mais aussi jusqu'à un certain point ses formes à tendance cicatricielle, conduisent à des déformations et des *mutilations* véritablement hideuses; l'ectropion, la destruction du nez, avec conservation des os nasaux mais perte du lobule et rétrécissement ou même atrésie des narines, l'atrésie buccale, les cicatrices vicieuses et chéloïdiennes, la transformation des extrémités en moignons informes (fig. 176), ne sont pas rares.

L'évolution du lupus peut être coupée de *poussées* congestives, œdémateuses ou suppuratives. La lymphangite à répétition paraît jouer un rôle dans la forme éléphantiasique. L'*érysipèle*, considéré comme favorable par quelques auteurs, a paru plu-

Fig. 176. — **Lupus mutilant** de la main.

tôt nuisible à la plupart. L'*adénopathie* correspondante est assez commune, mais inconstante.

La *tuberculose pulmonaire et viscérale* conduit à la mort un nombre important de lupiques; chez eux elle évolue cependant d'ordinaire sous la forme torpide et lente. Beaucoup de lupiques jouissent d'une santé excellente. J'en ai vu plusieurs qui se sont mariés et ont eu une progéniture saine.

L'*épithéliome* est une complication redoutable du lupus, en raison de sa marche rapidement envahissante. Il est de type spino-cellulaire. On a évalué sa fréquence à 4 pour 100 des cas; le traitement radiothérapique pourrait bien l'avoir augmentée. L'apparition du cancer se reconnaît au changement d'aspect d'un point du lupus, où se produit un bourgeonnement dur et douloureux, qui bientôt s'ulcère, ou se nécrose partiellement; une biopsie est souvent nécessaire pour affirmer le diagnostic.

La *syphilis* tertiaire ou héréditaire a été accusée de créer une prédisposition au lupus; on a même soupçonné une association possible, en se basant sur les effets très favorables parfois, mais incomplets, du traitement mercuriel de certains lupus. Ce qui est certain c'est qu'on rencontre parfois des syphilides ou hérédo-syphilides franchement lupoïdes; celles-ci guérissent facilement et complètement par tous les traitements antisyphilitiques bien conduits.

Diagnostic. — C'est en effet avec les *syphilides tertiaires*, tuberculeuses, tuberculo-fongueuses ou tuberculo-ulcéreuses, que la question diagnostique se pose le plus souvent. L'évolution, l'âge des lésions, fournissent parfois une présomption; en effet, si l'on fait abstraction du lupus exedens, on peut dire que le lupus met des années à réaliser ce que la syphilis produit en quelques semaines ou quelques mois. La mollesse, la couleur jaune translucide du nodule lupique, sa repullulation dans la cicatrice, caractérisent le lupus. Cependant il existe, comme je viens de le dire, des syphilides absolument semblables à un lupus, même à l'examen histologique; en pareil cas, la séroréaction de Bordet-Wassermann ne suffit pas à trancher la question, et il faut recourir à l'inoculation au cobaye.

Les caractères des *tubercules lépreux* suffisent largement à les distinguer des lupomes. Cependant il est bon de savoir qu'on peut rencontrer chez des lépreux des placards strictement lupiformes. Après les cas signalés par Jadassohn, par Pautrier et Boez et par P. Unna, j'en ai présenté plusieurs au IIIᵉ Congrès International de la lèpre (Strasbourg, 1923). Ces *léprides tuberculoïdes*, en nappes ou placards marginés extensifs finement squameux, ressemblent absolument au lupus plan serpigineux, sauf que les tubercules de la bordure sont moins translucides et que les taches sont anesthésiques; leur structure est identique à celle d'un lupus; Mlle Eliascheff y a trouvé un bacille acido-résistant; l'intradermoréaction à la tuberculine est positive; l'inoculation au cobaye a échoué. Il s'agit en somme d'une variété de tuberculides de nature lépreuse (p. **793**). — L'*acné ulcéreuse serpigineuse* (p. **514**) est aussi au plus haut degré lupoïde d'aspect.

Il faudrait une véritable inattention pour confondre un lupus avec un *eczéma*, un *impétigo*, un *psoriasis*, bien qu'il puisse affecter objectivement l'aspect impétigineux ou psoriasiforme.

Le *sycosis lupoïde* de Brocq n'atteint que les parties velues, est nettement cicatriciel au centre, et bordé de folliculites suppurées (p. 519).

La différenciation peut être très délicate entre le lupus disséminé et la *sarcoïde de Bœck*, que j'ai décrite sous le nom de *lupoïde miliaire disséminée* (p. 329); l'histologie et l'inoculation au cobaye fourniront les seuls critériums valables.

Les frontières entre diverses formes de lupus et la *tuberculose verruqueuse*, ou la *tuberculose fongueuse* et ses variétés, sont peu nettes : il arrive donc que des dermatologistes éclairés fassent rentrer dans l'un de ces groupes, ce qui pour d'autres appartient encore au lupus; ces dermatoses sont d'ailleurs de même nature.

Ce que je dirai plus loin du lupus érythémateux, de l'actinomycose, des blastomycoses, des leishmanioses, etc., suffira, je pense, à permettre le diagnostic de ces maladies.

Il n'est guère nécessaire de recourir à l'épreuve de la *tuberculine* pour caractériser un lupus; tout au plus pourrait-on utiliser la cuti-réaction *in situ* avec la tuberculine brute; ou le procédé de Moro, qui consiste à frictionner comparativement une petite surface lupique et une surface de peau saine avec de la tuberculine brute incorporée à de la lanoline à parties égales.

Le *lupus des muqueuses* peut simuler des affections très variées; généralement la coexistence du lupus de la peau est d'un grand secours. Dans les cas primitifs, le diagnostic avec les *syphilomes en nappe*, et avec l'*érythroplasie*, est des plus ardus : les caractères différentiels peuvent être insuffisants et la biopsie, ainsi que le séro-diagnostic, deviennent indispensables.

Traitement. — Je m'abstiendrai d'entrer dans de trop grands détails sur ce sujet inépuisable, me bornant à des recommandations pratiques. Il est évident que le siège, l'étendue des lésions, l'âge, la condition sociale et la santé générale du sujet, doivent intervenir dans le choix de la méthode thérapeutique.

Lorsqu'un lupus est opérable sans mutilation, c'est à l'*ablation chirurgicale*, avec ou sans autoplastie, qu'il faut donner la préférence; on ne fera auparavant l'épreuve de la tuberculine sous-cutanée, pour en reconnaître les limites réelles, que si l'on veut suivre l'avis de Neisser et Klingmüller. L'exérèse sera donc la méthode de choix dans les lupus des membres, du tronc, du cou, et même ceux de la face qui ne sont pas par trop étendus.

Le *raclage* à la curette, avec anesthésie au besoin, peut donner des résultats rapides, mais inconstants et esthétiquement médiocres; on le combinerait, en tout cas, à la cautérisation par le feu ou par les caustiques, en surveillant avec soin la cicatrisation, pendant laquelle la radiothérapie peut intervenir utilement. — La destruction totale par thermocautère, cryocautère, électrocoagulation, air surchauffé, ou par les *caustiques chimiques* énergiques, est passible des mêmes reproches; il est d'ailleurs presque impossible d'obtenir par ces moyens qu'elle soit réellement totale et non excessive. Il y aurait donc grand avantage à employer un caustique *electif*.

A l'étranger, on emploie volontiers l'acide pyrogallique en pommade (de 5 à 20 pour 100), qui est fort douloureux. Je préfère de beaucoup la pommade au beurre d'antimoine (*S. f. D.*, *fév.* 1926), selon une formule d'Unna modifiée (voir *Formulaire thérap.*, § 9), qui est élective, presque indolore, et dont on peut confier l'application aux malades eux-mêmes; je lui dois quelques belles guérisons très rapides.

La *douche filiforme*, employée de façon à réaliser un véritable curettage local, est un bon moyen de destruction du lupus, sauf au voisinage des orifices naturels.

Souvent, c'est aux méthodes progressives et aux agents physiques que l'on devra avoir recours; on provoquera ou on favorisera ainsi le processus de sclérose, qui est celui que la nature emploie dans le cas de guérison spontanée.

Les *scarifications linéaires quadrillées* constitueraient un procédé de cure parfait, vu les qualités de la cicatrice obtenue, n'était le nombre de séances souvent considérable et même démesuré qu'il exige. Néanmoins, les scarifications s'imposent près des orifices de la face et surtout dans les cas de lupus végétant ou vorax, qu'elles maîtrisent avec une rapidité étonnante, ainsi que pour le perfectionnement des cicatrices lupiques où subsiste un semis de tubercules minuscules.

L'*ignipuncture* au galvanocautère ne vise pas à la destruction totale du lupus, mais, comme les scarifications, tend à y provoquer des centres de cicatrisation, que les séances ultérieures multiplient et amènent à la confluence. C'est un procédé commode, plus rapide que les scarifications, et sans rival dans le lupus des muqueuses.

A titre d'adjuvants des méthodes précédentes, on a vanté comme électifs divers *topiques médicamenteux*, tels que le permanganate de potasse en solution forte, la résorcine et les emplâtres mercuriels.

L'introduction des méthodes physiques nouvelles a transformé en partie, et certainement amélioré, la thérapeutique traditionnelle du lupus.

La *photothérapie* de Finsen (lampe à arc, lentilles convergentes en quartz, compression et réfrigération) donne incontestablement les plus beaux résultats esthétiques, et cela sans douleur ; en revanche, elle est passible d'objections graves, en raison du nombre considérable des séances nécessaires (200 à 300 pour un lupus de moyenne étendue), du prix de revient très élevé des appareils et des séances, et des échecs, dont la proportion n'est pas négligeable. La lampe de quartz à vapeurs mercurielles est infiniment moins efficace. Il paraît avantageux d'ajouter au traitement l'héliothérapie ou la photothérapie générales (Sequeira, 1923).

La *radiothérapie* et la *radiumthérapie* n'ont pas entièrement répondu aux espoirs qu'elles avaient fait naître. On est tombé d'accord pour renoncer aux doses destructives et aux séances multipliées, qui exposent à des radiodermites, quelquefois tardives, mais toujours redoutables. Aux doses modérées, les irradiations sont utiles dans les lupus végétants ou papillomateux, et les lupus superficiellement ulcérés. Mais c'est particulièrement à titre d'adjuvants que les rayons X sont recommandables ; la galvanopuncture ou les scarifications périodiques, suivies de radiothérapie à dose prudente, restent à l'heure actuelle, avec la pommade au beurre d'antimoine les traitements les plus pratiques des lupus non passibles de l'extirpation chirurgicale. On donnera la préférence au radium dans les cas de lupus des muqueuses, ou de siège difficile à atteindre.

On ne doit jamais compter sur le *traitement interne* seul pour guérir un lupus ; mais, souvent il y a indication et avantage marqué à recourir à la médication recalcifiante, à l'arsenic, à l'huile de foie de morue, aux iodiques, ainsi qu'aux cures thermales, et au séjour au bord de la mer ou sur les montagnes élevées ; à la *climatothérapie* peut être associée l'*héliothérapie*, si utile quand elle est bien réglée.

Des diverses *injections hypodermiques* qui ont été préconisées pour le traitement du lupus et des tuberculoses cutanées en général, j'estime que les seules qui méritent d'être retenues, à l'heure actuelle, sont les suivantes : le *calomel* en suspension huileuse, qui est capable de produire des améliorations surprenantes, mais se montre très infidèle ; — les injections méthodiquement progressives de *tuberculine* A de Koch, que j'ai reprises après beaucoup d'autres, m'ont fourni quelques résultats favorables remarquablement rapides ; mais elles exigent une certaine expérience de la méthode et une extrême prudence ; — les résultats les plus encourageants que j'ai vus ont été obtenus par les injections huileuses d'*éther benzyl-cinnamique* (Jacobson), qui sont indolores et toujours bien tolérées. — L'antigénothérapie, par les *extraits méthyliques* de Nègre et Boquet, qui a été récemment essayée (Lortat-Jacob et Béthoux, Halbron et Isaac Georges, etc.) améliore rapidement l'état général et les lésions ulcéreuses et végétantes ; elle donne de sérieux espoirs. — Les sels d'or, sanocrysine et autres, ne sont pas sans danger, et les effets qu'on en a obtenus dans le lupus tuberculeux n'ont rien d'entraînant.

Le traitement d'un lupus demande, en tout cas, du coup d'œil, de la patience et du doigté, pour varier et combiner les méthodes les plus appropriées au cas particulier, ainsi qu'une persévérance inlassable à poursuivre les rechutes partielles. La guérison ne peut être considérée comme à peu près certaine, qu'autant que plusieurs années se sont écoulées sans réapparition des lupomes dans les cicatrices et à leur pourtour.

TUBERCULIDES

Depuis 1896 on a, sur ma proposition, groupé sous ce nom toute une série de dermatoses qui sont presque toujours en relation évidente avec la tuberculose et qui, quoique d'apparence très diverse, ont entre elles un lien de parenté indiscutable. Elles s'associent souvent les unes aux autres ; on observe soit de simples coexistences, soit des formes intermédiaires,

soit même de véritables transformations. Il n'est pas exceptionnel de rencontrer des cas de dermatose, des mains par
exemple, que l'on pourrait indifféremment diagnostiquer : lupus
pernio, folliclis, ou lupus érythémateux ; une seule chose est
certaine, c'est qu'il s'agit de tuberculides. D'autre part, j'ai
montré, avec Brissy, qu'une tuberculide papulo-nécrotique
par exemple, pouvait se transformer en lichen scrofulosorum.

Le groupement des tuberculides en une même classe est
donc des plus légitimes.

Deux questions restent discutables, et je vais les examiner
successivement : quelles sont les dermatoses qui méritent de
rentrer dans le cadre des tuberculides? — Quelle est la nature
et la pathogénie des tuberculides ?

Formes cliniques. — La plupart des tuberculides ont une
évolution clinique différente de celle des tuberculoses cutanées.
Elles se présentent ordinairement sous forme d'éruptions disséminées ; elles apparaissent par poussées successives, sans
fièvre, sans troubles généraux ; elles ont souvent une distribution symétrique et une durée variable, assez prolongée ; elles
ont une tendance marquée à la guérison spontanée. Les
diverses formes ont une prédilection nette pour certains
âges de la vie et pour certaines régions du corps, qu'elles
affectent de préférence.

Presque toutes les tuberculides ayant été observées et décrites
avant qu'on s'inquiétât de leur nature réelle, portent des noms
tirés de leur morphologie ; aussi leur nomenclature est-elle
un vrai manteau d'Arlequin. Pour y apporter un peu d'ordre, je
propose la classification que voici :

A. Tuberculides cutanées. — Le siège des lésions est dermo-
épidermique dans les formes suivantes :

1° *Tuberculides lichénoïdes* ou lichen scrofulosorum ; — cette
forme a été suffisamment décrite plus haut (p. 180).

2° *Tuberculides papulo-nécrotiques* (folliclis et acnitis de
T. Barthélemy) ;

3° *Tuberculides acnéiformes* (acné cachecticorum de Hebra) ;
— c'est une simple variété de la forme précédente ;

4° *Tuberculides lupoïdes* (sarcoïdes bénignes ou lupoïdes de
Bœck, p. 329, lupus pernio, p. 805) ;

5° *Tuberculides érythémato-atrophiantes* (lupus érythémateux de Cazenave ; certaines atrophodermies) ;

6° *Tuberculides érythémateuses* (lupus érythémateux exanthématique et érythème persistant tuberculeux, p. **29**).

B. Tuberculides hypodermiques. — On en décrit trois types
principaux : l'*érythème induré* de Bazin, les *sarcoïdes sous-
cutanées* de Darier-Roussy, et les *sarcoïdes noueuses disséminées* ;
ce ne sont probablement que de simples variétés d'une même
espèce (p. **346**). Certaines gommes scrofuleuses de virulence
atténuée (p. **342**) et quelques ulcères tuberculeux atypiques
(p. **371**), se rattachent évidemment à ce groupe.

Ce serait, sans doute, étendre outre mesure le cadre des
tuberculides que d'y faire rentrer et le *pityriasis rubra* de
Hebra-Jadassohn (p. **145**) et certaines érythrodermies de la
lymphogranulomatose, bien que cette dernière soit parfois
sûrement de nature tuberculeuse.

On a, d'autre part, envisagé que pourraient être rangés
parmi les tuberculides : certaines formes d'*eczéma folliculorum*
de Malcolm Morris et d'autres auteurs (p. **521**) ; — le *pityriasis
rubra pilaire* (p. **524**) ; — l'*angio-kératome* (p. **1010**) : — certains parapsoriasis, selon Civatte (p. **136**). Ces affections n'ont
pas acquis droit de cité dans ce groupe.

Mais il est nécessaire de faire remarquer que l'on ne décrit
sous un nom spécial que les types cliniques relativement
fréquents et bien définis des tuberculides. Or on rencontre parfois, comme cela m'est arrivé à maintes reprises, des éruptions
de type insolite, que leurs caractères cliniques et histologiques, ainsi que les conditions dans lesquelles elles apparaissent, assimilent franchement aux tuberculides. On hésite
à ouvrir une rubrique nouvelle pour un cas unique ou
presque unique. L'énumération des tuberculides, telle que je
l'ai donnée, n'épuise donc pas le sujet, à mes yeux.

A part le fait, qui est indubitable, que parmi les dermatoses
rangées dans ce groupe les unes sont des *tuberculides légitimes*,
les autres des *tuberculides douteuses*, — on a récemment tenté
d'établir une subdivision parmi les premières. Je fais allusion
aux travaux de J. Schaumann, qui distingue : des tuberculides
vraies (lupoïdes miliaires, lichen scrofulosorum, papulo-nécro-

tiques, érythème induré, sarcoïdes hypodermiques), et des *para-tuberculoses* dérivant de la lymphogranulomatose. J'y reviendrai plus bas (p. 806).

Nature et pathogénie. — La doctrine qu'impliquent le groupement et la dénomination des tuberculides a rencontré, au début, un accueil disparate. Pour les uns, aucune preuve scientifique n'autorisait à les rattacher à la tuberculose, infection trop banale pour que sa présence habituelle chez les malades atteints de tuberculides ait une valeur démonstrative. — Pour d'autres, leurs relations avec la bacillose était si évidente, qu'ils ont proposé leur incorporation parmi les tuberculoses cutanées, dont elles représenteraient des types encore plus atténués que le lupus vulgaire, par exemple.

Actuellement, des faits vraiment nombreux et qui se sont imposés à l'attention de multiples observateurs, conduisent à ne voir en elles que des *syndromes*, que peuvent réaliser des infections diverses, mais par dessus tout la tuberculose.

Dans l'appréciation de la question de l'*origine tuberculeuse* des tuberculides, on doit tenir compte des données suivantes :

1° La fréquence de leur *coïncidence* avec des manifestations en activité de tuberculose ganglionnaire, osseuse, viscérale ou cutanée. Il n'est guère possible de traduire cette fréquence par des chiffres ; cependant, dans un travail de W.-H. Goeckerman, de Rochester (juin 1921), je trouve mentionné que 84 pour 100 des porteurs de tuberculides (lichen scrofulosorum, érythème induré, tub. papulo-nécrotiques) étaient atteints de tuberculose manifeste, dont plus de la moitié de tuberculose ganglionnaire ; alors que, dans le même milieu, on n'a pu reconnaître de tuberculose cliniquement évidente que chez 32 pour 100 des malades atteints de dermatoses non suspectes d'être de nature tuberculeuse.

2° L'argument, dont on avait fait état, tiré de l'analogie de la structure *histologique*, folliculaire ou non, des tuberculides avec celle des lésions tuberculeuses, a perdu presque toute sa valeur depuis qu'on sait combien souvent la syphilis, la sporotrichose, et d'autres infections, se présentent sous une forme analogue.

3° On ne peut, à la vérité, découvrir que rarement des *bacilles de Koch* dans les tuberculides. Cependant, on y a réussi dans le lichen scrofulosorum (Jacobi, Sachs, Wolff), dans l'érythème induré (Philippson, Jadassohn), dans les tuberculides papulo-nécrotiques (Philippson, Mac Leod, Ormsby, Bosellini, Whitfield, Tanimura), dans le lupus érythémateux (Arndt), et dans la lupoïde de Boeck (Finger, Schlasberg, Minami, Kyrle); — Dittrich (*D. W.*, 1927), par la méthode de Klingmuller (Ziehl 2 à 4 heures, acide sulfurique à 5 pour 100, alcool à 96°, bleu) a trouvé des bacilles dans toutes les formes, même dans le granulome annulaire; par les méthodes spéciales à l'antiformine et par le Gram-Much, on a pu aussi, dans toutes les tuberculides, rencontrer des « débris colorables » (Levandowski), des « ombres incolorables » (Gougerot) et des « granulations » de Much; ces débris sont considérés comme des reliquats de bacilles en voie de disparition; il est possible que la clé du problème se trouve dans les formes invisibles et filtrantes de l'agent de la tuberculose (p. **925**).

4° L'*inoculation* aux animaux, et notamment au cobaye, du tissu des tuberculides n'a donné qu'exceptionnellement un résultat positif; on en a pourtant obtenu avec le lichen scrofulosorum (Jacobi, Wolff, Pellizari, Haushalter, Lefebvre), — avec les tuberculides papulo-nécrotiques (Bruusgaard, Tanimura), — avec l'érythème induré (Thibierge et Ravaut, C. Fox, Eyre, Carle), — avec le lupus érythémateux (Gougerot 1908, Ehrmann et Reines 1908, Br. Bloch et Fuchs, 1913), — et avec les lupoïdes de Boeck (Jadassohn, Hoffmann, Kyrle, 1921, Nobl, Sasamoto). L'inoculation aux singes ne réussit pas plus souvent.

On a objecté que la présence de bacilles en très petit nombre dans le tissu des tuberculides pourrait être accidentelle, et résulter de la bacillémie; mais celle-ci expliquerait difficilement l'inoculabilité de ce tissu, qui exige des bacilles nombreux.

On a affirmé que les ganglions augmentés de volume, qu'on peut trouver en connexion avec un lupus érythémateux, sont régulièrement bacillifères et inoculables.

5° Les injections de *tuberculine* agissent très communément sur les tuberculides, et dans un sens variable. Jadassohn a obtenu une réaction positive, locale et générale, dans 14 cas sur 16 de lichen scrofulosorum; on l'obtient souvent aussi dans l'érythème induré, et je l'ai constatée dans les trois cas de sarcoïdes sous-cutanées explorés à ce point de vue. Jadassohn et une série d'autres (Schweninger, Buzzi, Klingmüller, Nobl, Moro, Delbanco, etc.) ont vu apparaître un lichen scrofulosorum, non perceptible auparavant, chez des malades soumis à une injection de tuberculine faite à titre d'épreuve ; cela m'est arrivé à moi-même. Inversement, les injections de tuberculine, à dose minime, guérissent d'ordinaire merveilleusement l'érythème induré (ainsi que nous l'avons observé indépendamment et simultanément, Thibierge et moi), et souvent d'autres tuberculides.

On réussirait encore mieux par les frictions locales à la tuberculine, selon le procédé de Moro et de Löwenstein, à obtenir une réaction focale et à provoquer des lésions analogues à celles dont le sujet est porteur. (Remenowsky et Löwenfeld *A. f. D.*, 148). — Pickert et Loevenstein (1908), puis Martenstein (1921) ont constaté que le sérum de certains malades ajouté à de la tuberculine, dans la proportion de 1 à 10 pour 100, modifie l'intensité des réactions que celle-ci produit sur d'autres tuberculeux, soit en plus (*procutines*) soit en moins (*anticutines*). La présence dans le sérum des malades de ces substances modificatrices de la tuberculine, prouverait qu'ils sont dans un état d'anergie ou d'allergie modifiée, et par là que l'affection dont ils sont actuellement atteints (sarcoïdes de Boeck, lupus pernio) est de nature tuberculeuse. Il faut espérer que les recherches dans cette voie seront étendues et contrôlées.

Si l'on tient compte de l'ensemble des faits que j'ai mentionnés, comment peut-on concevoir la *pathogénie* des tuberculides ?

La théorie *toxinique* d'Hallopeau (toxi-tuberculides) et de Boeck, qui a été la première émise, se heurte à des objections insurmontables. Le rôle des exotoxines et surtout des endotoxines du bacille se borne à susciter l'*allergie*, et en cela il est fondamental.

On a pensé que la *voie d'accès* des germes à la peau, qui dans les tuberculides est souvent manifestement embolique, influerait sur la modalité de leurs effets ; mais le lupus tuberculeux disséminé provient lui aussi d'embolies vasculaires, et c'est une tuberculose légitime.

Il faudrait donc supposer que *l'espèce* ou *la race* des bacilles serait différente. Le bacille *bovin*, moins adapté à vivre sur l'homme a été extrait par Schaumann de deux cas de lupus pernio; Rothe et Bierotte l'ont trouvé dans 14 p. 100 de 28 lupus tuberculeux, alors que Burnet ne l'a pas décelé une seule fois dans 59 cas de tuberculoses externes. Haury et moi-même avions supposé qu'il s'agissait de bacilles morts ou atté-nués par les réactions de défense de l'organisme dans les gan-glions et dans le sang circulant, et cette hypothèse a été acceptée par la plupart des auteurs. On ne saurait cependant pas dire qu'elle a été formellement vérifiée; car d'une part Burnet, sur 42 souches de bacilles humains qu'il a extraits des lésions vis-cérales, osseuses ou ganglionnaires, n'en a rencontré qu'une seule (son bacille Z) qui fut réellement de virulence *atténuée*; Griffith dit en avoir rencontré 4 fois sur 30 dans des gommes tuberculeuses de la peau. D'autre part il plane malgré tout un certain doute sur les *tuberculides expérimentales* produites par Gougerot et Laroche à l'aide de frictions d'une émulsion de bacilles tuberculeux vivants sur la peau épilée de cobayes, — par Lewandowsky au moyen d'injections de produits tuberculeux ou de bacilles dans le ventricule gauche ou dans les veines du lapin, — par Auclair, Darier et Roussy, Maugneau et Maginel en se servant d'extraits éthérés ou chloroformiques, ou de bacilles morts.

Le *nombre* des bacilles arrivant à la peau pourrait être en question; les travaux de ces vingt dernières années ont, en effet, mis en évidence l'énorme importance de leur quantité dans les effets des inoculations. Il ressort des recherches de Calmette et Bruyant que 10 à 50 bacilles sont nécessaires pour tuberculiser un cobaye; et de celles de Burnet que la peau est de tous les tissus « celui qui se prête le mieux à l'atténuation spon-tanée du virus ».

La seconde condition pathogénique essentielle des tubercu-lides bacillaires réside dans l'état d'*allergie* et d'immunisation relative des sujets préalablement bacillisés; voilà au moins un fait qui est en dehors de toute contestation.

Au total, on est arrivé à considérer que les tuberculides (celles qui sont de nature tuberculeuse tout au moins, et c'est la grande majorité) diffèrent des tuberculoses cutanées en ce qu'elles résultent d'embolies vasculaires *pauci-bacillaires*, — de bacilles atténués par leur séjour dans un organisme qui se défend, — arrivant dans la *peau*, tissu atténuant, — chez un sujet préalablement tuberculeux et dès lors allergique.

Cette conception, assez complexe, est susceptible d'être remaniée et surtout complétée par la connaissance nouvellement acquise de la *tuberculose filtrante* (p. 925) ; j'ai le premier, je crois (*S. f. D.* 15 avril 1926), émis cette idée, qui s'est présentée à l'esprit de plusieurs auteurs. On remarquera que, rapporter les tuberculides à l'action du virus tuberculeux invisible et filtrant, cadrerait avec : la coïncidence clinique fréquente d'accidents tuberculeux, — l'absence fréquente ou la rareté des bacilles dans leur tissu, — les effets variables de leur inoculation au cobaye qui souvent ne se traduit que par une adénopathie, sans chancre ni tubercules macroscopiquement visibles en sorte que le résultat en est classé comme négatif, etc. Un avenir prochain montrera sans doute dans quelle mesure cette hypothèse est fondée.

Quant à l'*origine syphilitique* des tuberculides dans certains cas, la question a passé par diverses phases. Dès le début, on avait remarqué que, quelquefois, les tuberculides guérissent rapidement par des piqûres de calomel ou de benzoate d'hydrargyre, ou plus tard d'arsénobenzènes, ce qui est bien moins démonstratif. Le fait a été confirmé ultérieurement et, de plus, on a remarqué que quelques-uns des sujets qui étaient porteurs de tuberculides, même sans offrir de signes apparents de syphilis, pouvaient présenter une séro-réaction de B.-W. positive. On en a induit d'abord, à tort, que les tuberculides peuvent par elles-mêmes donner lieu à un Wassermann positif (Ravaut, Schaumann).

Mais les travaux de Ravaut (1913), Tzanck et Pelbois (1914), Pautrier (1914), et mes propres observations, ont mis hors de doute que le tableau clinique complet des tuberculides peut être réalisé par la syphilis, et qu'en pareil cas, d'une part, le Wassermann est fréquemment positif, d'autre part, la médication spécifique a une action curative évidente. Il en est notamment ainsi dans quelques cas de sarcoïdes hypodermiques, d'érythème induré, de sarcoïdes noueuses disséminées, de sarcoïdes de Boeck, de tuberculides papulo-nécrotiques, et même de lupus érythémateux. Je rappelle, à ce propos, que le diagnostic direct du lichen scrofulosorum d'avec les syphilides folliculaires est souvent irréalisable.

J'ai mentionné plus haut (p. **781**) les *léprides tuberculoïdes* en indiquant leurs caractères.

Le rôle d'*autres infections* qui a été soupçonné, reste possible, mais n'est pas démontré.

L'ensemble des affections cutanées que je viens d'envisager et qu'on appelle tuberculides, représenterait donc un *syndrome* pouvant relever de causes diverses ; c'est pourquoi j'ai proposé il y a quatre ans de modifier leur nom en celui de *tuberculoïdes*. Mais il reste établi que dans ce groupe le rôle étiologique de la tuberculose est de beaucoup le plus fréquent, ce que personne ne conteste ; que, d'autre part, celui qui revient à d'autres infections, et notamment à la syphilis, doit être pris en considération et recherché avec attention dans chaque cas particulier. Je reconnais d'ailleurs que ce changement de dénomination, basé sur la morphologie, ne pouvait être qu'une mesure provisoire. La tâche qui s'impose pour l'avenir est celle-ci : Nous devons apprendre à distinguer nosologiquement les tuberculides vraies qui sont tuberculeuses, — les *syphilides tuberculoïdes*, — les *léprides tuberculoïdes*, etc.

Tuberculides papulo-nécrotiques. — Cette forme clinique a été décrite tout d'abord sous le nom de *lupus érythémateux disséminé* (Bœck, 1880), puis de *folliculites cicatricielles des parties glabres* (Brocq), de *folliclis* et d'*acnitis* (Barthélemy) ; Kaposi l'appelait *acné télangiectode*. Elle n'est pas très rare, et se rencontre surtout chez des adolescents et des adultes jeunes.

L'éruption, composée d'éléments en nombre très variable, se fait par poussées successives. Elle occupe de préférence les mains et les doigts, les avant-bras (fig. 177), les coudes, le pourtour des genoux, les pieds, la face, les oreilles, assez souvent aussi le tronc.

Les éléments typiques débutent par une très minime élevure d'un rose terne, au niveau de laquelle le palper reconnaît un nodule indolent, dur, du volume d'une tête d'épingle, plus ou moins profondément encastré dans le derme ; en une semaine environ ce nodule s'élève, sa surface devient livide, violacée, et l'on y voit se former un soulèvement épidermique vésico-pustuleux. Si on l'ouvre avec une épingle, il ne s'écoule que très peu de sérosité louche, sous laquelle apparaît une dépression putéiforme du derme, à fond grisâtre. Non ouverts, les éléments se transforment en croûtes, qui ne tombent qu'au bout de deux ou quatre semaines, et laissent des cicatrices nettes, déprimées, souvent pigmentées à leur pourtour, et assez caractéristiques. Les poussées se répétant, on observe simultanément les différents stades. La durée totale est de plusieurs mois ou de plusieurs années, avec recrudescences volontiers saisonnières.

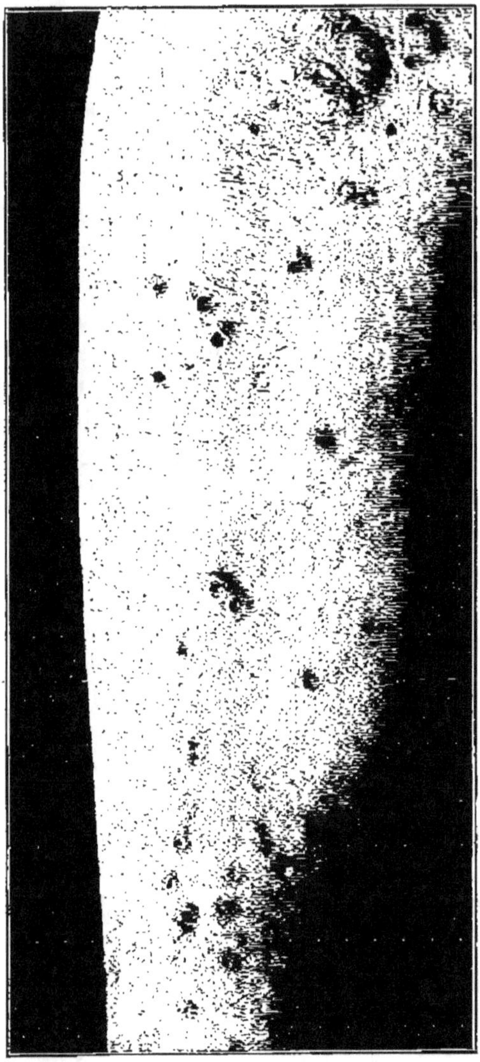

A ce type principal — qu'on pourrait continuer à appeler *folliclis* — se rattachent les variétés suivantes :

L'*acnitis* de Barthélemy (fig. 178) se rencontre chez des sujets jeunes ou adultes, débute et prédomine toujours à la figure, tout en se disséminant parfois sur la face d'extension des membres et sur les organes génitaux. Il s'agit de nodules miliaires

Fig. 177. — Tuberculides papulo-nécrotiques de l'avant-bras, chez une femme de 56 ans. (Musée photogr. de l'hôp. S. Louis.)

durs, bien circonscrits, isolés et indolents, qui naissent dans la *profondeur* du derme, peuvent se résorber, mais plus souvent suppurent et s'ouvrent à la surface, laissant après eux une minime cicatrice. Chaque élément dure environ un mois; l'éruption se prolonge pendant plusieurs mois et est sujette à récidiver.

L'acné cachecticorum consiste en éléments papulo-vésiculeux ou pustuleux *superficiels*, miliaires, à base livide, peu saillants, qui apparaissent par poussées, sans prurit, chez des enfants ou quelquefois des adolescents ou adultes; ils siègent principalement sur les membres, un peu sur le tronc, même à la face et au cuir chevelu. Généralement ils s'entremêlent à du lichen scrofulosorum (p. 180), ou à des tuberculides papulo-nécrotiques typiques, dont ils constituent une variété superficielle.

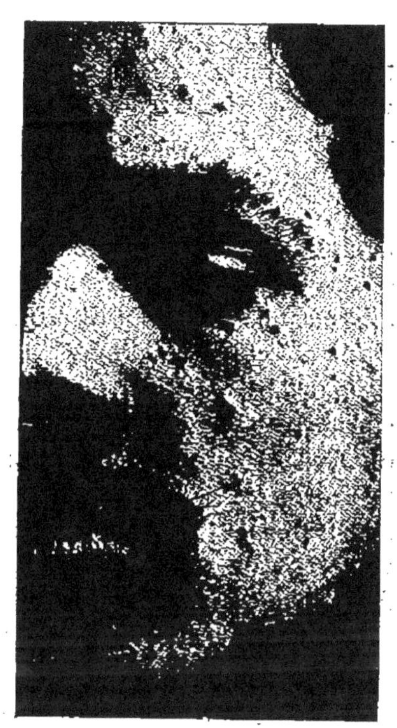

Fig. 178. — **Acnitis**, chez un jeune homme de 20 ans.

On peut appeler *ecthyma térébrant des scrofuleux* une variété de tuberculides voisine des papulo-nécrotiques, mais caractérisée par une éruption d'ulcérations lenticulaires, ou surtout nummulaires, peu profondes, indolentes, pouvant confluer en plaques irrégulières; leur évolution est lente, quelquefois cependant aiguë.

En dehors du type acnitis, qui ordinairement semble pur, les autres variétés se combinent volontiers entre elles. Elles s'associent encore à de petites *nodosités* profondes, analogues à des gommes scrofuleuses, de dimensions minimes.

La coexistence d'une tuberculose locale, ganglionnaire, etc., est commune; la combinaison des tuberculides papulo-nécrotiques avec l'acro-asphyxie, avec des engelures, avec le lichen scrofulosorum, avec le lupus érythémateux, etc., est loin d'être rare; l'apparence objective de l'éruption étant en somme très polymorphe, si on tient compte des divers cas, le diagnostic se pose tantôt : avec l'acné vulgaire, dont les éléments, la topographie et l'évolution sont absolument différents ; — avec certaines folliculites décalvantes; — surtout avec les syphilides vulgaires papulo-croûteuses ou folliculaires. Un examen attentif montre d'ailleurs qu'on n'est pas en présence de folliculoses, puisque les régions palmaires et plantaires peuvent être intéressées (p. 523), et qu'on a rencontré des éléments même sur la muqueuse buccale. D'autres fois la différenciation est délicate d'avec les engelures, ou le lupus érythémateux à placards minimes, ou d'autres tuberculides encore.

Je parlerai plus loin de l'anatomie pathologique.

Le *traitement* par des injections de calomel ou de sels mercuriels solubles m'avait donné naguère des succès remarquables, même dans des cas à Wassermann négatif; on leur préfère aujourd'hui avec raison les arsénobenzènes. Le meilleur traitement actuellement connu consiste en injections intraveineuses de novarsénobenzol combinées à des piqûres intradermiques de tuberculine à doses minimes et répétées (p. 351). Ces dernières, ainsi que j'ai pu m'en assurer maintes fois, suffisent souvent quand la syphilis n'est pas en jeu.

Les applications locales d'ichtyol, de teinture d'iode ou de poudres iodiques, suivant que les lésions sont ulcérées ou non, semblent utiles. L'hygiène générale, les iodures et l'huile de foie de morue, les cures de recalcification, les cures thermales chlorurées-sodiques, arsenicales ou sulfureuses, l'héliothérapie, etc., sont avantageuses dans les cas rebelles et pour prévenir les récidives.

Lupus érythémateux. — Bien que cliniquement et histologiquement il diffère beaucoup du lupus vulgaire ou de Willan, le *lupus érythémateux*, — ou *lupus de Cazenave*, — est lui aussi destructeur et défigurant, ce qui lui a valu son nom. Les deux lupus seraient d'ailleurs de même nature si, comme il y a de sérieuses raisons pour le croire, le lupus érythémateux est, dans la majorité des cas tout au moins, une *tuberculide érythémato-atrophiante*.

Symptômes. — Le lupus érythémateux consiste en taches ou plaques bien limitées, rouges, recouvertes de squames adhérentes; ces taches sont peu infiltrées et ont une tendance à s'atrophier à leur centre; leur évolution est lente; elles occupent avec prédilection la face, les oreilles, le cuir chevelu, le dos des mains et des doigts.

Chacun de ces caractères mérite d'être étudié à part :

La *rougeur* est constante, tantôt d'une nuance rose clair, tantôt carminée ou livide. Elle résulte d'une congestion inflammatoire persistante qui s'efface sous la vitropression; mais très souvent elle est accompagnée de l'existence d'un fin lacis, réticulé ou étoilé, de capillaires télangiectasiques, et quelquefois d'hémorragies punctiformes.

L'*état squameux* est très spécial, mais très variable dans son degré. Dans les cas typiques on constate une hyperkératose fort adhérente, plus ou moins continue, formée de lamelles fines ou de lames stratifiées, sèches plutôt que grasses, d'un blanc sale ou plâtreuses, qui sont souvent comme enchâssées dans une dépression de l'épiderme; rarement la desquamation est psoriasiforme. Quand cette hyperkératose est peu marquée, elle consiste en un simple piqueté blanchâtre, marquant les orifices folliculaires. Les enduits lamelleux ou plâtreux épais présentent sur leur face profonde de petits prolongements cornés, qui s'enfoncent dans des follicules et des dépressions correspondantes de l'épiderme Cette *ponctuation cornée* est un des meilleurs symptômes du lupus érythémateux.

L'*infiltration* est très peu marquée et consiste d'ordinaire en une légère turgescence des bords de la tache, le centre étant au contraire déprimé. L'induration cartonnée, ou l'élevure discoïde des placards sont exceptionnelles.

En revanche, l'*atrophie cicatricielle* est fatale et caractéristique, bien que très variable de degré et de profondeur. Unna a pu baptiser le lupus érythémateux : *ulérythème centrifuge* (de οὐλή, cicatrice). L'atrophie cicatricielle (p **443**) résulte d'une résorption, sans ulcération, d'une partie du derme et de l'infiltrat. Quand elle est légère et superficielle elle se traduit par un délicat réseau scléreux blanc, à mailles punctiformes grisâtres, ou par une plaque mince et souple, peu apparente; d'ordinaire elle est déprimée, d'un blanc nacré, légèrement indurée; les types profonds du lupus érythémateux laissent une tache scléreuse blanche, dépourvue de poils et de glandes, quelquefois squameuse ou pigmentée.

La *sensibilité* des taches de lupus érythémateux, au toucher, à la pression, et surtout au grattage, est un symptôme assez constant pour mériter d'être signalé.

Les *contours* des taches sont nets, arrondis, ovalaires ou polycycliques ; elles sont toujours bordées d'un liséré érythémateux, même quand la rougeur centrale est masquée par l'hyperkératose.

Suivant l'importance relative des lésions dermiques et des lésions épidermiques, on distingue divers aspects cliniques qui ont reçu des noms spéciaux encore parfois usités : on dit qu'il s'agit d'*herpès crétacé* de Devergie, quand il y a une hyperkératose massive, en nappe ; — de *lupus acnéique*, quand l'hyperkératose est surtout accentuée aux orifices pilosébacés ; — de *séborrhée congestive* (Hebra) ou de *lupus érythémato-folliculaire* (E. Besnier), quand des croûtes grasses sont munies de prolongements coniques très apparents, enfoncés dans les orifices folliculaires : — d'*érythème centrifuge* de Biett, lorsque domine la congestion associée à une fine desquamation. — Dans le *lupus exanthématique*, les lésions sont les mêmes, moins accentuées.

Mais il faut savoir que, dans la majorité des cas, les caractères sont peu accusés ou mixtes, aussi se base-t-on au moins autant sur l'évolution que sur la morphologie, pour décrire les variétés suivantes :

A. Lupus érythémateux fixe ou discoïde. — Il débute par une ou plusieurs taches congestives, peu infiltrées, bientôt couvertes de squames adhérentes, s'agrandissant très lentement en tache d'huile ; leur durée se compte par années. L'hyperkératose et l'infiltration sont généralement très marquées. La cicatrice consécutive est très atrophique ; au nez et aux oreilles elle est collée aux cartilages, atrophiés eux-mêmes, d'où minceur, rigidité et déformation notable de ces parties. La reviviscence des lésions dans la cicatrice n'est pas rare. Cette forme est des plus rebelles.

Le lupus érythémateux fixe (fig. 179) occupe de préférence les joues, le dos du nez, les tempes, les oreilles, le front, le cuir chevelu, le cou, plus rarement le dos des mains. Il est tout à fait exceptionnel à la plante des pieds (Parin et Périn, 1919).

Assez commune est la disposition en placard continu, couvrant symétriquement le nez et les deux joues, dite « lupus en papillon » ou *vespertilio*. Mais les taches peuvent être disséminées sans ordre aucun ; il peut n'y en avoir qu'une seule.

La localisation à la *muqueuse* buccale, signalée par Bazin, est généralement considérée comme rare, bien que Th. Smith (1906) l'ait rencontrée dans 16 cas sur 56. Elle occupe le plus souvent la face postérieure de la lèvre inférieure, où l'on peut voir une nappe rouge festonnée ou frangée se propageant à partir d'une plaque de lupus du bord libre de la lèvre. Les cas de lupus érythémateux de la face

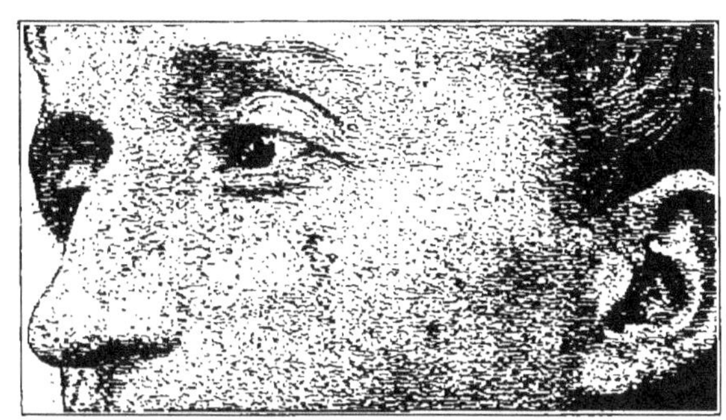

Fig. 179. — Lupus érythémateux fixe, du nez, des joues, du front et des oreilles ; variété *herpès crétacé*.

muqueuse des joues ou du palais sont peu nombreux ; j'en ai vu même sur la langue. On constate en ce cas une tache rouge ou violacée, à centre parcheminé, à bordure leucoplasique rayonnée, plus rouge que le lichen plan buccal. Le diagnostic en est facilité par la coïncidence, qui est habituelle, de lupus érythémateux de la figure ; dans le cas où la muqueuse est seule atteinte, le diagnostic peut être fait par la biopsie.

B. Lupus érythémateux migrans, ou érythème centrifuge de Biett. — Les cas à évolution relativement rapide se relient par des transitions insensibles au lupus érythémateux fixe, et l'association est fréquente.

La tendance à la symétrie, au vespertilio, à l'envahissement des oreilles et des mains, est bien plus marquée dans le lupus migrans ; les muqueuses n'ont pas été trouvées atteintes.

Les taches rosées initiales grandissent en quelques semaines, ont souvent des bords relevés, ce qui est dû à une infiltration molle, et un centre déprimé ; elles peuvent confluer en nappes étendues. La desquamation, pityriasiforme, ou psoriasiforme, ou séborrhéiforme, est modérée. L'affection procède par poussées, coupées par de longues périodes d'état stationnaire.

Après guérison, la cicatrice peut être très peu apparente.

La dermatose désignée sous le nom d'*erysipelas perstans faciei* par Kaposi, ou d'*erythema perstans* par Jadassohn (p. **28**), dans laquelle des plaques rouges et œdémateuses s'installent dans telle ou telle région, et de préférence sur le centre de la face, représente une variété peu « migrante » de ce même type.

C. Lupus érythémateux exanthématique. — Sous ce nom on décrit diverses *tuberculides érythémateuses* assez rares, caractérisées par des taches d'un rouge lilacé, finement squameuses, centrifuges, et confluant en nappes. Elles peuvent en deux ou trois semaines s'étendre, de la face et des mains, au cou, au tronc et aux membres.

La *forme aiguë*, décrite par Kaposi en 1872, a été observée surtout chez de jeunes femmes soit déjà atteintes de lupus érythémateux fixe de la face, soit d'emblée. La variété « d'emblée » a été étudiée en 1908 par G. Pernet, qui en a rassemblé 10 cas, dont 9 chez des femmes. L'évolution est rapide, fébrile, avec arthralgies, albuminurie et phénomènes généraux graves, et conduit presque constamment à la mort, en quelques semaines ou quelques mois, par septicémie, toxémie ou par lésions de l'appareil respiratoire, ou des reins, ou des méninges.

Il en existe une *forme subaiguë* moins grave. Les phénomènes généraux sont parfois menaçants, mais peuvent s'amender; on a observé des cas avec alopécie totale, et avec coïncidence de lichen scrofulosorum; la rétrocession est possible avec atrophie des lésions cutanées (Châtellier, 1922). Dans le lupus érythémateux exanthématique aigu, la tendance atrophiante fait généralement défaut.

Diagnostic. — Le lupus érythémateux se distingue : de la *rosacée*, par la limitation des taches rouges et par leur état squameux et atrophique ; — du *psoriasis* et des *eczématides psoriasiformes*, par son hyperkératose « ponctuée » et adhérente, et par sa tendance atrophique ; — de la *kératose sénile*, par l'âge des sujets, par sa rougeur plus marquée, et par le fait que sa surface n'est pas verruqueuse.

Les cicatrices du lupus érythémateux du cuir chevelu diffèrent de celles du *pseudo-favus*, du *favus*, et de la *sclérodermie*, par le fait qu'elles ont succédé à un stade de rougeur vive avec

hyperkératose. — Sur la face ou sur le corps, on doit les distinguer des *atrophies maculeuses idiopathiques* (p. **452**); cela
est parfois affaire d'appréciation (Thibierge).

Je rappelle que le diagnostic avec les tuberculides papulo-
nécrotiques, les engelures et d'autres tuberculides, peut être
très embarrassant, mais est de minime importance pratique.

Le *lupus érythématoïde* (p. **775**) est caractérisé par des
lupomes qui, à la vérité, peuvent être difficiles à percevoir sans
le secours de la biopsie.

Étiologie et nature. — Le lupus érythémateux ne s'observe que très rarement chez les enfants avant la 18e année,
ou chez les vieillards après 60 ans ; il est fréquent de 25 à
45 ans, surtout dans le sexe féminin, et dans les climats froids.
On considère comme prédisposants les troubles de la circulation
générale, l'acro-asphyxie, la tendance à l'érythrose de la face,
et par conséquent les troubles gastro-intestinaux et utéro-
ovariens qui souvent en constituent la condition première.

Divers auteurs invoquent comme déterminante l'action de la
lumière (Hyde, Gennerich) sur une peau sensibilisée, ce qui
cadre mal avec le siège fréquent des taches sur le cuir chevelu.

Mais la question intéressante est celle des relations du lupus
érythémateux avec la *tuberculose*, qui est soulevée en France
depuis Cazenave et surtout Besnier. Elle a suscité des recherches
si importantes et nombreuses (voir *Revue générale* de Civatte,
in *An. D.* 1926, n⁰ˢ 8 et 9) que je ne pourrai en donner ici
qu'un bref résumé. Voici les arguments qui ont été mis en
avant : On savait que beaucoup d'érythémato-lupiques sont
atteints de tuberculose en activité, mais le plus souvent d'une
tuberculose à marche lente et sournoise et qui demande à être
recherchée. La fréquence de la coexistence du lupus érythémateux avec la tuberculose certaine ou probable, est estimée
dans les diverses statistiques à 66 p. 100 (Rona, Boeck), 88
(Roesch), ou même à 98 p. 100 par Ehrmann et Falkenstein
(1922), — tandis que Goeckermann ne la constate que chez
57,5 p. 100 de ses malades. On a été particulièrement frappé
de la coïncidence fréquente avec les adénopathies tuberculeuses,
au point qu'on a pensé (Gennerich) que c'est des ganglions en
destruction qu'émanerait une toxine qui donnerait lieu à la lésion
cutanée.

L'analyse histologique du lupus érythémateux ne révèle rien qui rappelle la tuberculose ; on n'y a que très exceptionnellement trouvé des bacilles (Arndt, Hidaka, Spiethof, Friedländer) et cela surtout par le procédé à l'antiformine. Mais, dans la règle, les malades réagissent à la tuberculine localement et assez souvent par une réaction focale ; des fragments de lupus érythémateux broyés et injectés dans la peau de tuberculeux y ont produit (Br. Bloch et Fuchs) des nodules semblables à ceux que fait naître la tuberculine, ce qui semblerait indiquer qu'ils en contiennent ; injectés au cobaye ils ont dans quelques cas tuberculisé cet animal (Gougerot, Ehrmann et Reines, Bloch et Fuchs, Cannon) ; le sang des malades atteints de lupus érythémateux aigu a également tuberculisé l'animal (Bloch et Ramel).

Cet ensemble de caractères correspond largement à ce que l'on observe dans d'autres tuberculides, et permet d'attribuer au lupus érythémateux la même pathogénie, sans exclure le rôle hypothétique de la tuberculose filtrante. — Schaumann, qui considère le lupus érythémateux comme une manifestation cutanée de sa lymphogranulomatose bénigne, ne met cependant pas en doute ses relations avec la tuberculose, qu'il a constatées dans 95,7 p. 100 des cas, en s'aidant de l'examen radiologique (1926).

D'autre part des critiques et objections ont été soulevées, et nombre d'auteurs continuent à admettre que le lupus érythémateux, surtout sous sa forme aiguë, mais même sous sa forme discoïde, a une étiologie variable ; il ne serait qu'un *syndrome* qui peut être réalisé par des infections septicémiques. — Pour Barber, par exemple, le lupus érythémateux serait « le plus souvent » d'origine *streptococcique* ; selon l'idée qu'il soutient depuis 1915, et qu'ont confirmée ses recherches avec Eyre, Knott et Mutch, les toxines et le microbe lui-même, qui sensibilisent l'organisme et créent la lésion cutanée, émaneraient de foyers d'infection locale (p. 593) siégeant dans les amygdales, les alvéoles dentaires, les sinus, une trompe utérine, etc. ; le lupus érythémateux ne serait d'ailleurs pour lui qu'une forme fixe et chronique de l'érythème polymorphe ; à l'appui il signale l'heureuse influence du traitement curatif des foyers septiques d'une part, et de l'auto-vaccin streptococcique de l'autre.

On voudrait pouvoir apprécier dans quelle proportion relative on doit accuser les divers agents nocifs. L. Fullenbaum et L. Fleck

(*D. W.*, avril 1927) ont tenté, après Barber, de répondre à cette question ; faisant confiance à la réaction focale que provoquent divers antigènes bactériens en injections intradermiques, tels que le vaccin de Delbet ou celui de Danysz, ils annoncent que, sur 100 cas, 30 ont réagi exclusivement au bacille de Koch, 60 aux pyocoques, et 10 aux microbes de l'intestin ; ces recherches demandent à être étendues et contrôlées.

L'origine *syphilitique* possible de certains lupus érythémateux a dû être envisagée, en raison des cas, qui ne sont pas isolés, où, avec une séro-réaction positive ou non, une guérison rapide a été obtenue par le traitement mercuriel, ou bismuthique, ou sous l'action, moins probante à la vérité, des arsénobenzènes. On a invoqué une simple prédisposition de terrain.

A la vérité l'uniformité si remarquable du tableau clinique et histologique dans le lupus érythémateux, s'accorde mal avec une diversité de son étiologie et de sa nature. L'état actuel de la science ne permettant aucune affirmation formelle ni dans un sens, ni dans l'autre, il reste parmi les tuberculides.

Traitement. — La thérapeutique *locale* du lupus érythémateux doit tout d'abord tenir compte du fait que peu de dermatoses sont aussi enclines que celle-là à des réactions inflammatoires soudaines et brutales ; on doit donc procéder avec douceur et prudence au début, par exemple par des lotions à l'eau blanche et des applications de pâtes ichtyolées. Puis, il importe d'adapter la médication à la variété clinique du cas.

Les taches récentes et superficielles, comme celles de l'érythème centrifuge, cèdent parfois merveilleusement, comme je l'ai vu maintes fois, à quelques séances d'effluviation de haute fréquence ; — ou bien encore à des onctions au savon mou de potasse ; le malade en applique pendant un temps progressivement poussé de 1/2 heure à 8 ou 10 heures, jusqu'à une réaction inflammatoire, qu'il faut ensuite calmer, et doit recommencer à plusieurs reprises.

Pour les cas plus intenses et rebelles, on recommande des badigeonnages iodo-phéniqués, à la liqueur de Fowler, des emplâtres mercuriels, etc. Longuement éprouvée à l'étranger, et donnant une certaine proportion de guérison, est la méthode de Holländer (1902) consistant dans l'emploi simultané de la quinine (en cachets de 0 gr. 50 par jour, par périodes de 5 à 6 jours), et de badigeonnages des foyers à la teinture d'iode (matin et soir).

Considérant que le lupus érythémateux *fixe* ne peut pas guérir sans cicatrice, il est rationnel de chercher à en provoquer la sclérose le plus rapidement possible. On y parvient par des séances répétées d'ignipuncture au galvanocautère, ou mieux par des applications de neige carbonique, ou des séances de douche filiforme. Ces deux derniers procédés constituent incontestablement les meilleures armes dont on dispose contre le lupus érythémateux et, entre des mains expertes, donnent des résultats excellents et rapides.

La photothérapie ne réussit guère; la radiothérapie et les substances radioactives (radium, thorium X, mésothorium, etc.) sont d'une application délicate et exigent une grande expérience.

La thérapeutique *interne* du lupus érythémateux a passé longtemps pour être décevante, et l'on ne peut pas dire qu'elle soit actuellement réglée. Les piqûres intradermiques de *tuberculine* m'ont rarement donné de résultats très apparents ; l'antigène méthylique ou le vaccin de Vaudremer sont peut-être appelés à les remplacer avantageusement. — Un courant très net d'opinion se manifeste, auquel je me rattache, pour tenter dans le lupus érythémateux, d'une cure *spécifique*, presque systématiquement et même quand la syphilis ne paraît pas en cause ; ce n'est plus aux piqûres de calomel ou d'oxyde jaune que j'avais essayées autrefois, c'est au quinio-bismuth (Hudelo, Lortat-Jacob, Sezary, etc.), ou aux arsénobenzènes (Ravaut, Tzank et Pelbois) qu'on s'adresse, et j'en ai obtenu des succès, inconstants mais parfois remarquables. — Les tentatives de traitement par des *vaccins* ou autovaccins, pyococciques ou intestinaux, qui dérivent des idées de Barber et d'autres sur l'étiologie de beaucoup de lupus érythémateux, méritent d'être poursuivies.

On a récemment expérimenté l'emploi des *sels d'or* en injections intra-veineuses, qui ont des partisans enthousiastes mais au sujet desquels il y a lieu de se tenir dans une extrême réserve, vu les aggravations sérieuses qui en ont résulté parfois. A la sanocrysine de Moellgaard on préfère d'autres sels déjà très nombreux (chrysolgan, triphal, aurophos, chrysalbiné, etc.) ; leurs indications spéciales et leur posologie sont loin d'être réglées et l'étude en est à peine ébauchée. — Il va de soi que les mesures d'hygiène à prescrire sont celles qui conviennent aux tuberculeux en général.

Lupus pernio. — Malgré de nombreuses et patientes recherches à son sujet, la science n'est pas fixée sur l'unité nosologique du lupus pernio, ni sur ses relations avec les tuberculoses cutanées et les tuberculides, avec le lupus érythémateux, les sarcoïdes, etc.; ce qui est incontestable, c'est qu'il a tous les droits à figurer parmi les tuberculides.

On décrit sous le nom de *lupus pernio* une affection de la face et des extrémités qui se présente sous forme de tuméfactions d'un rouge bleuâtre, œdémateuses, à bords diffus, à distribution symétrique, occupant, à la fois ou séparément, le nez, dos et lobule, les régions malaires, le pavillon des oreilles, le dos des mains et les doigts, plus rarement les orteils. Sur le nez, aux oreilles, et sur le dos des mains, on constate une infiltration d'abord d'un rose sombre, puis ardoisée, de consistance demi-molle ; aux doigts, souvent une déformation fusiforme, de teinte violacée, analogue au *spina ventosa*. Dans leur ensemble, les lésions ressemblent à l'engelure permanente ; elles peuvent par endroits s'ulcérer et donner lieu à des cicatrices avec pertes de substance ; il en était particulièrement ainsi chez le malade classique de Besnier, dont il a donné la description et déposé les moulages au Musée de l'hôpital Saint-Louis. La coexistence de ganglions épitrochléens et cervicaux, de troubles des ongles, de craquements articulaires ou de synovites, n'est pas rare ; on a noté celle de tuberculides papulonécrotiques et d'angiokératomes. L'affection se prolonge pendant de nombreuses années; des rémissions prolongées se produisent pendant la saison chaude.

A côté de cette forme si caractéristique, on a fait place dans le même cadre au *chilblain lupus d'Hutchinson*. Celui-ci, très analogue à des engelures à son début, n'est qu'un lupus érythémateux de variété infiltrée et asphyxique, dont les plaques ont souvent une tendance à se déprimer à leur centre ; l'épiderme est à leur niveau hyperkératosique ou plutôt en atrophie cornée ; la vitropression n'y décèle pas de nodules jaunâtres; l'histologie est celle du lupus érythémateux. Hutchinson le premier, puis Besnier et les auteurs anglais, en mettant en

lumière cette analogie d'aspect avec les engelures et la transformation éventuelle de ces dernières en une variété de lupus
érythémateux ou pernio, ont conduit à admettre que ces dermatoses appartiennent à une même famille (p. 16).

Pour J. Schaumann, qui depuis 1914 a poursuivi l'étude du
lupus pernio vrai, celui-ci se confond avec la sarcoïde de Boeck
(p. 331) et tous deux sont des manifestations de la *lymphogranulomatose bénigne* (p. 937). Il a montré qu'à la vitropression le tissu morbide est farci de nodules grisâtres ou jaunâtres
analogues aux lupomes, mais plus petits et moins mous ; l'examen histologique y décèle des amas circonscrits de cellules
épithélioïdes, avec rares cellules géantes, entourés de nuages de
lymphocytes. On rencontre, chez les malades atteints, des
granulations tuberculoïdes semblables dans les ganglions, les
amygdales, les os des extrémités et les poumons.

La discrimination entre le lupus pernio et les sarcoïdes de
Boeck d'une part, qui seraient des para-tuberculoses, et les
tuberculides vraies d'autre part, demande des recherches confirmatives. En tout cas leur nature tuberculeuse n'est pas mise
en doute et le traitement reste celui des tuberculides.

Anatomie pathologique des tuberculoses et tuberculides cutanées. — On trouve, dans ce groupe morbide, toute
une série de lésions, allant des follicules bacillaires les plus
nets, aux réactions atypiques et relativement banales.

Tuberculoses. — Il n'y a guère d'affection tuberculeuse où
l'on rencontre de plus beaux follicules que dans l'*ulcère tuberculeux* (p. 368 et fig. 101). Je crois superflu de les décrire ici.
Ils se groupent ou se disséminent près du fond et des bords de
la perte de substance, mais sont souvent peu apparents à la
surface même de l'ulcère. Les bacilles de Koch y sont abondants. On constate, en outre, de l'inflammation banale des
tissus conjonctif et musculaire, ainsi que des lésions vasculaires ;
leur degré et leur étendue sont variables suivant les cas.

Les *grains jaunes* de Trélat sont dus, tantôt à des follicules
intra-papillaires ou sous-papillaires, agminés et en voie de
caséification, tantôt à de petits abcès superficiels relevant d'infections secondaires.

Une *gomme tuberculeuse* au stade de crudité est formée d'un amas de tubercules folliculaires typiques, en voie de caséification. Les bacilles y sont rarement nombreux. Parfois la néoplasie est enkystée dans une coque fibreuse; plus souvent ses limites sont diffuses. A la période d'évacuation, les tubercules sont noyés dans un abondant tissu inflammatoire, où on les découvre plus difficilement.

Dans la *tuberculose verruqueuse*, le *lupus scléreux*, et le *tubercule anatomique*, on trouve une hyperkératose et une hypergranulose importantes, des bourgeons interpapillaires hypertrophiés, des papilles allongées mais très irrégulières et inégales. L'aspect est, à première vue, celui d'un papillome quelconque, quelquefois d'un nævus verruqueux. Mais le corps papillaire et le derme sont infiltrés de cellules rondes abondantes, quelquefois collectées en abcès miliaires. De plus, on voit çà et là, plutôt dans la profondeur du derme, des follicules tuberculeux peu nombreux mais typiques, séparés par un tissu de sclérose. Les bacilles s'y trouvent en nombre variable; le résultat de l'inoculation au cobaye est toujours positif.

Dans la *tuberculose fongueuse* les follicules tuberculeux et les bacilles sont très clairsemés dans un tissu d'infiltration banale.

L'anatomie pathologique du *lupus vulgaire* est assez disparate. L'aspect le plus caractéristique est celui que j'ai figuré plus haut (p. 327, fig. 89). Les agrégats de follicules peuvent être riches en cellules géantes, ou en être dépourvus et se composer seulement de cellules épithélioïdes; parfois ces dernières manquent, et l'on ne constate qu'un infiltrat diffus de cellules plasmatiques et lymphoïdes, parsemé d'énormes cellules géantes; cette dernière structure appartient surtout aux lupus végétants ulcéreux et exubérants.

Le tissu lupique est en tout cas nettement circonscrit; les fibres conjonctives et élastiques s'arrêtent à son pourtour; ce fait explique la mollesse, la translucidité, et la limitation cliniquement très apparentes des lupomes.

L'infiltrat lupique siège à une hauteur très variable suivant la forme clinique, sous l'épiderme, dans le chorion, ou jusque dans l'hypoderme. Dans cette dernière couche, ou bien à une certaine distance du nodule apparent, il n'est pas rare de rencontrer des prolongements d'infiltration tuberculeuse suivant les voies lymphatiques ou veineuses, ou des îlots aberrants; ils font comprendre la repullulation si fréquente, après une destruction qu'on a pu croire totale.

Le tissu conjonctif du voisinage est souvent œdémateux et parsemé de cellules lymphoïdes, parfois même en suppuration dans les lupus à marche rapide ; on s'est demandé si cette réaction inflammatoire est due à une virulence spéciale du bacille, ou à des infections secondaires. D'autres fois, il y a une réaction fibreuse tendant à encapsuler la néoplasie, particulièrement dans les formes résolutives. Les cicatrices de lupus renferment souvent des amas tuberculeux latents.

L'épiderme est tantôt passif, distendu et atrophique ; tantôt proliféré, végétant, exubérant, et cela à tel point, dans certains lupus végétants ou papillomateux et dans la tuberculose frambœsiforme, qu'on croirait à première vue avoir affaire à un épithéliome sus-lupique. Sur des lupus bourgeonnants, qui paraissent ulcéreux, on retrouve fréquemment un épiderme réduit à ses couches profondes.

Le lupus est si pauvre en bacilles que leur recherche décourage la plupart des histologistes ; on pourrait compter ceux qui l'ont poussée jusqu'au bout. Il faut souvent parcourir de 40 à 60 coupes pour rencontrer un bacille. Dans la majorité des cas il s'agit d'un bacille humain.

L'inoculation au cobaye, animal réactif, exige, pour être probante, l'injection d'au moins 50 centigrammes de tissu lupique ; même dans ces conditions elle échoue dans un tiers des cas. (Voy. p. 777.) — La virulence du bacille a été trouvée ordinaire le plus souvent, exceptionnellement atténuée. — L'épreuve de la tuberculine, toujours positive, exige des doses de $1/10^e$ de milligramme à $1^{mgr},5$. Au total, le lupus vulgaire est certainement une tuberculose cutanée ; mais à bien des égards il se rapproche des tuberculides.

TUBERCULIDES. — Les lésions histologiques des tuberculides n'ont pas un caractère uniforme. Tantôt elles ont une structure folliculaire, comme les tuberculoses bacillaires les plus avérées : c'est ce que j'ai appelé le *type A*, ou folliculaire ; — tantôt elles ont un caractère inflammatoire banal : c'est alors mon *type B* non folliculaire (dit aussi tuberculose cutanée atypique, par Pautrier, — tuberculose inflammatoire non folliculaire, par Gougerot et de nombreux auteurs). J'ai pu croire que, selon leur espèce, les tuberculides étaient constituées suivant l'un ou l'autre de ces types de lésions ; mais j'ai reconnu que, dans une même forme clinique, les deux aspects peuvent coexister ou se succéder.

Quoi qu'il en soit, il est habituel de rencontrer des follicules tuberculeux typiques dans le *lichen scrofulosorum*, où ils sont logés au niveau du corps papillaire ; on en trouve aussi dans l'*acnitis*, dans les *sarcoïdes hypodermiques* et l'*érythème induré*.

Dans les *sarcoïdes cutanées* de Bœck, l'infiltrat est, comme dans certains lupus vulgaires et surtout dans le lupus pernio, composé en majeure partie d'amas circonscrits de cellules épithélioïdes (p. 330).

Dans les *tuberculides papulo-nécrotiques* la lésion initiale est un petit foyer de nécrose du tissu conjonctif, bientôt entouré d'une zone de réaction inflammatoire, dont les cellules lymphoïdes et embryonnaires se groupent de préférence autour des vaisseaux. Ces foyers, plus ou moins profondément situés, très superficiels dans la forme *acné cachecticorum*, tendent à s'élever, arrivent sous l'épiderme que soulève un peu de sérosité, et ne tardent pas à se dessécher en croûtelles. Dans l'*acnitis* (Darier), et à la période terminale des papulo-nécrotiques (Brissy), on peut trouver des follicules tuberculeux très nets.

Les lésions essentielles du *lupus érythémateux* consistent en ceci : dans le derme, infiltrat cellulaire diffus et surtout périvasculaire, composé de petites cellules conjonctives et de lymphocytes ; les plasmocytes et polynucléaires sont rares. Audry et Leredde ont trouvé des cellules géantes dans quelques cas, d'ordinaire annexées à un follicule pileux désagrégé. Certains auteurs (Kyrle, etc.) y ont vu exceptionnellement des follicules épithélioïdes à cellules géantes ; les constatations de cet ordre n'auraient de valeur que s'il était certain qu'on a évité la confusion avec un lupus érythématoïde. Dans tout lupus érythémateux quelques vaisseaux sanguins sont oblitérés, d'autres dilatés ; on peut rencontrer des points hémorragiques, des dilatations lymphatiques, et souvent de l'œdème dans le corps papillaire.

L'épiderme est en état d' « atrophie cornée » partielle, c'est-à-dire que sa couche malpighienne, qui d'abord s'était épaissie, s'est, par kératinisation hâtive, atrophiée et réduite par places à une ou deux rangées de cellules ; sa couche granuleuse manque

en nombre de points ; la couche cornée est au contraire épaisse,
stratifiée, et pénètre en cônes dans les pores sébacés et sudoripares et dans les bourgeons interpapillaires ; ce dernier fait
explique le signe clinique « kératose ponctuée ».

La disparition des fibres élastiques et conjonctives, là où prédomine l'infiltrat, indique de quel mécanisme relève l'atrophie
terminale. — Les poils tombent de bonne heure. Les glandes,
d'abord dilatées, finissent par disparaître.

Il s'agit en résumé d'une endo-périvasculite à tendance atrophiante, avec atrophie hyperkératosante de l'épiderme.

LÈPRE

La lèpre, — *lèpre* des Arabes, *éléphantiasis* des Grecs, *spedal-
sked* des Norvégiens, *leprosy* des Anglais, *Aussatz* des Allemands,
— est une maladie infectieuse chronique, évoluant par poussées, et due à un microbe spécial, le bacille de Hansen.

Des manifestations cutanées nombreuses et diverses tiennent
une large place dans sa symptomatologie.

La lèpre paraît avoir régné dès la plus haute antiquité en
Orient chez les peuples dont l'histoire nous est parvenue,
notammment dans l'Inde, en Égypte, en Grèce (*alphos*), en
Chine, etc. Mais elle était confondue avec de nombreuses affections contagieuses ; c'est ainsi que le *zaraath* de la bible n'a
rien de commun avec la lèpre vraie (W. Dubreuilh et Bargues).

Au moyen âge, après les croisades, elle a été fort répandue
en Europe ; on construisit de nombreuses léproseries (plus de
2000 en France d'après le testament de Louis VIII), qui, à la
vérité, ont probablement hébergé par erreur plus d'un tuber-
leux ou syphilitique.

Les quelques foyers de cette lèpre médiévale, que l'on savait
subsister en France, sont en voie d'extinction spontanée ; ils se
réduisent, d'après une enquête récente (*Ac. M.*, 1926), à une
douzaine de cas dans les Alpes-Maritimes, et quelques cas sporadiques dans le Cantal, ou en Bretagne où se rencontrent parfois des cas exotiques. On publie de loin en loin la découverte,
en une région quelconque, d'un cas isolé d'origine mystérieuse.
La Grande-Bretagne, où la lèpre a été commune aux xive et

xve siècles, la Belgique, la Suisse, l'Allemagne, sont aujourd'hui
à peu près indemnes ; la lèpre existe en Espagne, en Italie, dans
l'Afrique du Nord et en Norvège ; elle est fréquente dans la
péninsule des Balkans, la Russie méridionale, les pays Baltiques
et en Islande.

Aux Etats-Unis d'Amérique on note un foyer ancien en Loui-
siane et de petits centres, ou des cas sporadiques dans les états
du Sud et sur la côte du Pacifique.

Parmi les contrées qui en sont le plus gravement infectées, je
citerai l'Hindoustan, la Perse, la Chine, l'Indo-Chine, le Japon,
la Polynésie et notamment la Nouvelle-Calédonie, les îles Sand-
wich ; l'Amérique latine et les Antilles peuvent être considérées
comme un important foyer mondial, et paraissent avoir été infectées tant par les conquérants espagnols que par les esclaves
nègres importés ; certaines parties de l'Afrique sont aussi tou-
chées plus ou moins sévèrement.

En raison de la facilité et de la fréquence croissante des
communications, on a de nombreuses occasions de voir des
lépreux d'importation dans les ports de mer, à Paris, et dans les
grandes villes du monde entier.

Les auteurs auxquels nous devons la plupart de nos connais-
sances sur la lèpre, sont : Danielssen et Bœck sen. (1846),
Virchow, Hansen, Neisser, Besnier, Leloir, Unna, Zambaco,
Ehlers, Jeanselme, et d'autres que je citerai.

Etiologie. — La lèpre est propre à l'espèce humaine ; elle ne
respecte aucune race, aucun âge, aucune condition sociale, non
plus qu'aucun climat et aucune altitude.

La lèpre est causée par le bacille qui a été découvert par
Hansen en 1871, étudié de plus près et coloré par Neisser. Il
ressemble au bacille de Koch, mais il est plus court, plus
rigide, moins régulier de forme, et beaucoup plus abondant dans
les lésions ; il est acido-résistant et se colore par la méthode
de Ziehl, ainsi que par les méthodes de Gram, de Weigert et de
Much.

Il semble certain qu'on peut cultiver le bacille de Hansen ;
les résultats positifs annoncés par Spronk, Rost aux Indes,
Bezançon et Griffon, E. Weil, Marchoux, sur des milieux divers,
sont il est vrai incomplets et ne peuvent être admis sans conteste.
Mais les bacilles cultivés par Kédrowski, Reenstierna et d'autres,

extraits de lépromes, ont tous les caractères micro-chimiques de celui de Hansen ; il ne manque que la preuve de leur inoculabilité à l'homme, qui ne peut être donnée.

L'inoculation des tissus lépreux aux animaux de laboratoire échoue régulièrement. Ch. Nicolle (1905), puis Reenstierna (1926) ont obtenu, chez des singes inférieurs, des inoculations positives, après incubation de 37 à 62 jours ; les lépromes locaux ainsi produits n'ont pas été suivis de généralisation, et se sont résorbés après peu de mois.

La maladie dite « lèpre des rats », découverte par Stefansky à Odessa en 1903, et qui est répandue chez les surmulots du monde entier (5 pour 100 chez les rats d'égout à Paris), présente avec la lèpre humaine des analogies troublantes : bacille acido-résistant très voisin de celui de Hansen, anatomie pathologique presque identique, atteinte presque constante des ganglions et quelquefois des nerfs. E. Marchoux a constaté qu'elle se transmet chez les rats surtout par morsure, ou contact avec une érosion, accessoirement par les mouches, peut-être par les sarcoptes et demodex, mais non par des insectes piqueurs. La lèpre murine n'est transmissible qu'aux rats. Mais on conçoit que sa parenté avec la lèpre humaine, à laquelle elle ressemble comme la tuberculose aviaire à celle de l'espèce humaine (Marchoux), ait fait envisager sa transmission possible à l'homme, dont il n'y a d'ailleurs aucune preuve.

La lèpre humaine a été longtemps considérée comme *héréditaire* ; bien que cette manière de voir compte encore des défenseurs, elle n'est pas prouvée par des faits indiscutables ; on sait au contraire que les enfants des lépreux, s'ils sont soustraits dès leur naissance au foyer infectieux, restent indemnes. On compte du reste peu d'enfants vivants dans les familles lépreuses.

La *contagiosité* de la lèpre est au contraire certaine ; mais son mécanisme est ignoré, et elle paraît soumise à certaines conditions particulières. C'est ainsi que les lépreux importés en pays indemne, à Paris par exemple où en résident en permanence plus de 150, n'y créent pas de foyer d'épidémie. Et cependant nos compatriotes contractent fréquemment la maladie en pays lépreux ! Ce fait semble en faveur de la théorie qui invoque la nécessité d'un hôte intermédiaire ou d'un parasite vecteur du contage, moustique ou autre, n'existant pas partout.

On connaît cependant des cas exceptionnels, mais démons-tratifs, de transmission dans nos pays, tels que celui de l'Irlan-dais de Hawtrey Benson, contagionné par son frère revenu des Indes dont il avait partagé le lit; celui de la malade de Vey-rières, contagionnée à Nice par son mari ; celui présenté par Jeanselme (*Acad. Méd.*, décembre 1925), d'un ancien colonial lépreux qui a contagionné son fils à Paris, etc.

En regard, on peut citer la propagation extrêmement rapide de la lèpre aux îles Hawaï et en Nouvelle-Calédonie par exemple, où, au milieu du siècle dernier, une portion notable de la popu-lation a été contaminée en dix ou quinze ans.

La misère, la saleté, la promiscuité, le contact prolongé sont signalés comme favorisant la contagion ; celle-ci pourrait se faire médiatement, par l'intermédiaire de vêtements ou d'ob-jets usuels. D'un autre côté la présence de tubercules ulcérés, l'émission de sécrétions fortement bacillifères, comme il arrive souvent pour le mucus nasal, la salive, les sécrétions génitales, rendent plus dangereux les cas de « lèpre ouverte ». Mais la voie d'accès chez le sujet contaminé est inconnue : les fosses nasales surtout, peut-être le tube digestif, la peau, notamment celle des pieds dans les populations n'usant pas de chaussures, ont été considérés comme portes d'entrée possible.

L'inoculation directe d'homme à homme, accidentelle ou expérimentale, reste souvent inefficace, et, faite en pays lépreux, est sujette à caution. Cependant l'expérience faite par Arning, aux Hawaï, sur le condamné Keanu, chez lequel la lèpre débuta au voisinage du point inoculé, laisse peu de place au doute.

L'*incubation* de la lèpre a une durée apparente très variable, souvent fort longue. Sa durée moyenne oscille entre trois et cinq ans ; elle paraît parfois réduite à quelques mois ; souvent elle se prolonge jusqu'à dix ans, et l'on a cité des cas extrêmes de quatorze ans (Landouzy) et de trente-deux ans (Hallopeau). Souvent elle est impossible à préciser.

On tend de plus en plus à admettre que dans les pays où elle est endémique, la lèpre est beaucoup plus répandue qu'il ne semble; chez un nombre considérable de sujets elle ne se traduirait pendant un temps fort long par aucun symptôme, ou seulement par des adénopathies, dans lesquelles, par ponction ou par biopsie, on pourrait découvrir le bacille. La notion de cette *lèpre occulte* ou *latente* (Serra, Takenaka) permettrait d'interpréter les incubations en apparence très longues, et peut-être des transmissions inexpliquées.

Symptomatologie. — *Période d'invasion*. — Fréquemment les premières manifestations consistent en phénomènes généraux d'un caractère assez banal.

L'abattement, la faiblesse, l'anémie, la tendance au sommeil sont presque constants, ainsi que des douleurs rhumatoïdes, arthralgies, rachialgies, névralgies ; on observe aussi des troubles digestifs (inappétence, dyspepsie, état saburral permanent, diarrhées passagères), des céphalalgies et des vertiges.

Des troubles sympathiques, tels que suppression des sueurs ou accès sudoraux, un prurit intense ou des fourmillements, une sensation permanente de froid, ont été notés également.

Des signes d'une certaine valeur sont fournis : par des accès de fièvre intermittente, avec température de 40° et 41° simulant le paludisme ; — par une teinte terne de la peau des extrémités, avec parfois asphyxie ou syncope locales ; — par un coryza tenace ou une sécheresse anormale des fosses nasales, avec épistaxis à répétition survenant sans cause ; — par des adénopathies.

Tous ces symptômes, dont la nature est souvent méconnue, persistent pendant des mois et des années, et se prolongent dans les périodes subséquentes.

Suivant que les lésions tendent à se systématiser surtout sur les téguments, ou sur le système nerveux, on distingue une *lèpre tuberculeuse* et une *lèpre nerveuse*.

Période maculeuse. — Quelle que doive être la forme ultérieure de la maladie, mais surtout s'il s'agit de la forme tuberculeuse, la lèpre confirmée s'accuse généralement par des taches ou *léprides*, très variables de couleur, de dimensions, d'abondance, de durée, survenant par poussées irrégulières. Elles occupent la face, les extrémités, le côté d'extension des membres, et surtout les fesses et le dos. Elles peuvent affecter l'apparence d'un érythème polymorphe, papuleux ou noueux, avec symptômes généraux, et d'évolution traînante. Le plus souvent elles se présentent sous forme de *taches érythémato-pigmentaires*, plus ou moins larges (fig. 180), quelquefois simplement congestives, ou purement achromiques ou hyperchro-

miques. Assez souvent prurigineuses ou douloureuses au début,
elles sont presque toujours caractérisées par leur hypoesthésie
ou leur *anesthésie*, qui est en général du type thermo-analgé-
sique. Diffuses ou circonscrites, elles dessinent fréquemment
des cercles, des anneaux, des lignes serpigineuses. Elles sont
souvent fugaces lors des premières apparitions, et peuvent disparaître sans laisser de traces ; plus tard elles deviennent persistantes.

Le *taches érythémateuses* peuvent affecter la forme de
nappes, ou simuler l'érysipèle ou l'érythème polymorphe ; d'ordinaire elles ne tardent pas à devenir plus ou moins violacées
ou bronzées, ou cuivrées, ou encore
moins colorées que le fond dans les
races de couleur, et finement squameuses ; d'abord passagères, elles
s'installent après une poussée, et
font tache d'huile, en se décolo-
rant à leur centre. C'est d'ordinaire
sur ces taches que se développent
les tubercules.

Je rappelle ici les *léprides tuberculoïdes* que j'ai décrites ailleurs
(p. **781**)

Les taches *pigmentaires pures*,
ou *achromiques*, appartenant plus
particulièrement à la forme nerveuse, ont toutes les formes que je
viens de dire et toute la gamme
des nuances, jusqu'au noir d'une
part, au blanc pur de l'autre. Elles
sont souvent leuco-mélanodermi-
ques, le centre étant décoloré, le
pourtour hyperchromique (*morphée lépreuse*). Elles peuvent simu-

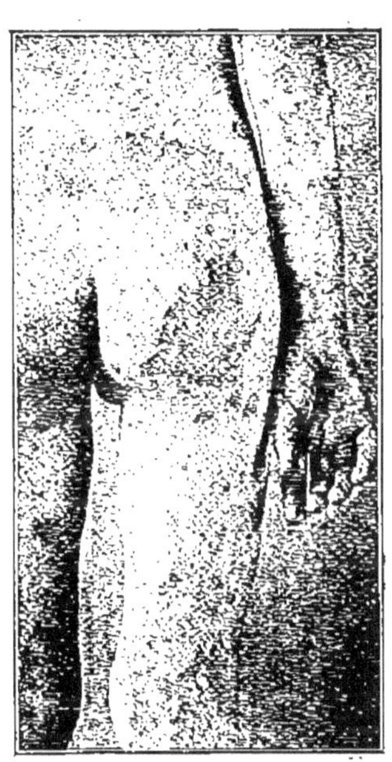

Fig. 180. — **Léprides érythémato-
pigmentées**, chez un garçon de
11 ans, fils d'un fonctionnaire
français de Cayenne.

ler le vitiligo (*vitiligo gravior*), le chloasma, la syphilide pigmentaire, le pityriasis versicolore, etc., mais sont caractérisées
par leur anesthésie. Chez les hommes de couleur l'achromie
lépreuse produit une variété de « nègres pie ». La combinaison
avec des taches érythémateuses est assez commune, et donne
de singulières bigarrures.

Dès la période maculeuse, ou se substituant à celle-ci, peut survenir le *pemphigus lépreux*, beaucoup plus communément observé dans la forme nerveuse. Il consiste en bulles volumineuses mais peu nombreuses, affectant de préférence le dos des mains et des pieds, les coudes et les genoux, et souvent la surface des taches achromiques. Leur contenu clair étant évacué, il reste une excoriation rouge ou couenneuse, qui laisse en se guérissant une cicatrice superficielle, anesthésique, nacrée, à bords pigmentés, de grande valeur diagnostique.

Les poussées bulleuses se reproduisent au cours de la période trophonévrotique.

Lèpre tuberculeuse. — La *forme tuberculeuse* ou *tubéreuse* de la lèpre, — ou *lèpre systématisée tégumentaire* de Leloir, — est caractérisée par les *tubercules lépreux* ou *lépromes* (p. 328).

L'apparition d'un tubercule, restant isolé pendant plusieurs mois, a paru être exceptionnellement la première manifestation de la maladie, ainsi que l'ont noté Leloir, Marcano et Wurtz, et Gougerot ; c'est là ce qu'on a appelé par analogie, mais probablement à tort, le *chancre lépreux*.

Tantôt les tubercules proviennent de la transformation lente et partielle de léprides érythémato-pigmentées ; tantôt ils se développent par poussées, sous forme d'éruptions abondantes, parfois avec phénomènes généraux, fébriles ou apyrétiques.

Leur localisation, vaguement symétrique, est à peu près la même que celle des taches, avec une prédilection pour la figure et les oreilles, et extension possible aux muqueuses.

On observe aussi des *lépromes hypodermiques* (p. **344**), perceptibles au toucher sous forme de nodosités circonscrites, ou de placards infiltrés et bosselés.

J'ai décrit ailleurs (p. **328**) les tubercules lépreux (fig. 181) et les infiltrats cutanés lépreux ; j'ai signalé leur terminaison éventuelle en *morphées lépreuses* et en *ulcères lépreux*.

Il me reste à tracer le tableau des *localisations topographiques* des lépromes. Assez souvent l'aspect qu'ils donnent aux régions envahies est caractéristique.

A la figure, c'est le *facies léonin* ou *léontiasis lépreux* : le front est mamelonné, coupé de rides profondes ; les sourcils sont montueux et glabres ; le nez est déformé, épaissi et élargi ;

les joues, les lèvres et le menton sont lobulés, et la barbe est réduite à quelques poils clairsemés. Toutes ces surfaces sont d'une couleur rouge, brunâtre, ou grisâtre. Dans les cas très prononcés la déformation est telle, qu'on ne saurait plus reconnaître la race, l'âge, ni le sexe du sujet.

Les *oreilles lépreuses*, au pavillon élargi, bosselé de tubercules ou couturé de cicatrices, au lobule épais, pendant et souple,

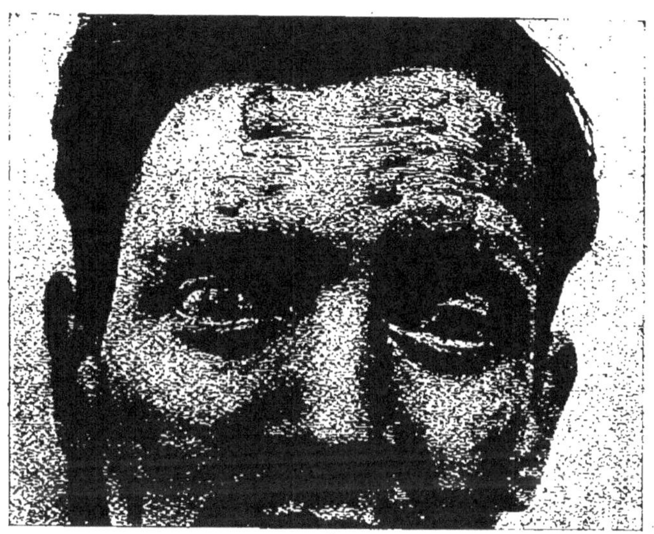

Fig. 181. — **Tubercules lépreux** *de la face*; remarquer l'alopécie sourcilière, et la kératite interstitielle avec iritis de l'œil gauche.

dans lequel le palper décèle de nombreux nodules en grains de plomb, sont typiques.

Le *cuir chevelu* est presque toujours épargné, et l'abondante chevelure des lépreux contraste avec leur face dépilée et la chute des poils du corps.

Aux *membres*, les coudes, les genoux et les extrémités, y compris les doigts et orteils, sont déformés par des tubercules brunâtres ou violacés. L'ensemble des téguments a une teinte bistre, fauve, terreuse mêlée de cyanose, une consistance flasque, flétrie, et une sécheresse spéciale. Les ongles sont secs, cassants, et tombent quelquefois. Aux membres inférieurs un état pachydermique, justifiant le nom d'éléphantiasis des Grecs, n'est pas rare.

Des *ganglions lymphatiques* sont, comme je l'ai dit, habituellement tuméfiés d'une façon précoce, et peuvent devenir énormes, sans suppurer.

Les localisations sur les muqueuses et sur les organes des sens sont très communes.

Aux *fosses nasales*, on constate, après le coryza bacillifère tenace et les épistaxis du début, des lépromes ou des ulcères de la cloison, conduisant à la perforation comme dans la syphilis, avec effondrement du nez, en coup de hache ou en lorgnette.

La *bouche* peut être le siège de lépromes ou de cicatrices affectant le palais, le voile, la luette, le pharynx et le dos de la langue.

Le *larynx* est souvent pris d'une façon précoce, d'où raucité de la voix, aphonie, dyspnée d'efforts, puis accès de suffocation.

L'*œil* est atteint avec une désolante prédilection, surtout dans son hémisphère antérieur. La lèpre y produit très vite des tubercules conjonctivaux, de la kératite interstitielle avec pannus superficiel, de l'épisclérite, de l'iritis; l'infiltration bacillaire de l'iritis s'accuse quelquefois par des nodules, presque toujours par des exsudats qui amoindrissent la vision. Le corps ciliaire est envahi plus souvent que la choroïde et la rétine. Les accès de glaucome, la cataracte secondaire, l'atrophie du globe, peuvent achever la perte de l'œil.

Je ne ferai que mentionner la *lèpre viscérale* ; elle porte sur les poumons, où le diagnostic avec la tuberculose, qui la complique fréquemment, est délicat mais bactériologiquement réalisable, — mais aussi sur le tube digestif, sur le foie, la rate, l'appareil circulatoire, etc.

La lèpre de l'*appareil génital* est fréquente chez l'homme surtout. L'*orchite lépreuse* s'observe dans un tiers ou un quart des cas au moins; elle peut être aiguë au début; ordinairement c'est une orchi-épididymite double, insidieuse et ignorée du patient; l'organe est lisse ou bosselé, mais dur et s'atrophie. Les lésions conduisent à la stérilité précoce, sans frigidité, puis à l'impuissance. — On croyait généralement que les lépreuses sont menstruées tardivement, irrégulièrement et souvent stériles (70 p. 100 selon Babes) par sclérose des ovaires. En réalité, la glande génitale femelle n'est pas un siège d'élection de la lèpre, comme l'est le testicule, ainsi que la montré Noël (*An. D.*, oct. 1921); il a constaté, au Cameroun, que la menstruation et la fécondité ne sont pas sensiblement modifiées chez les lépreuses; mais la mortalité de leurs enfants est considérable par suite de leur vulnérabilité.

L'*évolution* de la lèpre tuberculeuse est très variable; rarement *aiguë* et mortelle en quelques mois, elle est d'ordinaire *chronique*, et dure dix ou vingt ans et plus. Entre les poussées se produisent des accalmies prolongées, avec régression de tous les symptômes, simulant la guérison. Chez les lépreux importés dans nos pays, ces rémissions sont la règle. Quand la marche est progressive, les ulcérations, la suppuration, la fièvre, la diarrhée conduisent au marasme et à la mort, qui souvent survient du fait d'un accident local grave ou d'une complication surajoutée.

Lèpre nerveuse. — La seconde modalité commune de la lèpre confirmée est la *forme systématisée nerveuse*, ou *lèpre maculo-anesthésique*, ou *trophoneurotique*.

Elle débute aussi presque toujours par des macules; il n'est pas sûr que celles-ci puissent manquer complètement. Fréquemment elles sont grandes, tout à fait symétriques, et les troubles de pigmentation y ont une grande part. Parfois la période des taches s'éternise, si bien qu'on a décrit une forme dite *lèpre maculeuse.*

D'autres fois, c'est le pemphigus lépreux qui marque le début de la maladie; il se produit par poussées, qui peuvent devenir escarrifiantes et affreusement mutilantes; cela a conduit certains auteurs à admettre une forme tachetée et bulleuse de la maladie, dite : *lèpre lazarine.*

D'ordinaire, la lèpre nerveuse est caractérisée par la tuméfaction de certains nerfs, par l'anesthésie, et des troubles trophiques de la peau, des muscles et du squelette.

Les *nerfs* accessibles au palper, notamment le cubital au-dessus du pli du coude, le sciatique poplité externe, ou des nerfs superficiels du plexus cervical ou de l'avant-bras, sont épaissis cylindriquement, ou plus souvent le siège de renflements fusiformes ou de nodosités échelonnées. Douloureux au début, ils deviennent bientôt insensibles, en même temps que s'accuse l'anesthésie cutanée.

Les *névrites* se manifestent par des douleurs névralgiques ou topoalgiques parfois atroces; — les troubles *neuro-sympa-*

thiques, par un prurit auquel le grattage n'apporte aucun soulagement, des sensations d'onglée, de doigt mort, de la cyanose locale, des troubles sudoraux, etc.

L'*anesthésie*, d'une haute valeur diagnostique, a été bien étudiée par Jeanselme. Elle occupe surtout les quatre membres symétriquement, d'abord les membres inférieurs, et progresse de la périphérie au centre. Rubannée au début, occupant par exemple au membre supérieur l'auriculaire et le bord cubital jusqu'à l'aisselle, au membre inférieur le gros orteil et le bord interne du pied et de la jambe, elle prend dans la suite le type segmentaire. Elle est variable; en dehors du territoire où elle est installée, il existe une zone d'anesthésie mobile, mal limitée par une manchette de transition; superficielle à l'origine, elle tend à gagner en profondeur. L'anesthésie est *dissociée*, comme dans la syringomyélie; la sensibilité à la température disparaît la première, puis la sensibilité à la douleur, bien avant le tact et la sensation de pression. Les perversions sensitives, un retard considérable des sensations, ne sont pas rares. A la longue l'insensibilité devient totale, du moins aux extrémités; le malade se fait, sans s'en apercevoir, de profondes brûlures.

L'*atrophie musculaire* atteint surtout la face et les extrémités.

Au visage, c'est, dans la règle, l'orbiculaire des paupières qui est pris en premier lieu, d'où l'inoclusion des yeux et ses conséquences; le front, les joues, le pourtour de la bouche sont atteints à leur tour. L'émaciation du visage, le teint pâle et terne, l'immobilité des traits avec lagophtalmie, donnent au visage un aspect étrange, appelé *facies Antonin*.

Aux mains, l'atrophie musculaire portant sur les éminences thénar, hypothénar, et sur les interosseux, conduit à la déformation en *griffe cubitale*, ou à l'excavation « en bateau » du dos de la main, ou à l'un des types du rhumatisme chronique. Elle gagne ensuite l'avant-bras et surtout les extenseurs, quelquefois le bras. Il n'y a pas de paralysie, mais seulement une diminution de la force proportionnelle à l'atrophie. Aux pieds, les muscles plantaires sont pris les premiers, mais c'est l'atrophie du jambier antérieur et des extenseurs des orteils qui attire l'attention; elle provoque une attitude en varus équin et du steppage.

Les lésions osseuses et articulaires qui caractérisent la *lèpre mutilante* proviennent soit d'ulcères térébrants, — soit de *maux perforants*, qui sont fréquents et n'ont de spécial que leur profondeur et leur anesthésie complète, — soit de *panaris* terminés par nécrose, comme dans le syndrome de Morvan, — soit de *gangrènes sèches*, — soit souvent encore de *résorptions osseuses* sans lésion externe. Le pied et la main peuvent être réduits à des moignons bizarres, qu'on a comparés à des pieds d'éléphant (éléphantiasis des Grecs) ou à des pattes de phoque.

La lèpre nerveuse a une évolution plus lente et une durée plus longue encore que la lèpre tuberculeuse; il n'est pas rare qu'elle dépasse vingt ans. Aux stades avancés l'état des malades est des plus pitoyables : émaciés, mutilés, aveugles, paralysés, souffrant d'atroces névralgies, d'un froid persistant, d'une soif inextinguible, souvent d'ulcères infects, ils sont plongés dans l'apathie, la mélancolie et le marasme. On a décrit une *psychose toxémique* des lépreux. La mort survient par cachexie, infection purulente, pneumonie, diarrhée, néphrite, rarement par tuberculose.

Forme mixte. — Il faut bien savoir que les deux tableaux précédents, de la lèpre tuberculeuse et de la lèpre nerveuse, sont plus schématiques et didactiques que conformes à la réalité commune. Presque toujours, avec prédominance de l'un des ordres de symptômes, il y a des associations et des combinaisons des plus variées. La *lèpre mixte* ou *complète* est de beaucoup la plus fréquente, soit d'emblée, soit encore par suite de modifications en cours d'évolution; on voit surtout la forme tuberculeuse tendre à se compliquer peu à peu de troubles nerveux et trophiques.

Anatomie pathologique. — Les *tubercules lépreux* ou *lépromes* sont constitués, sous un épiderme normal quoique distendu, par un infiltrat intra-dermique nettement limité et très cohérent; il est séparé de la basale par une mince bande saine, festonnée par en bas, et se prolonge en manchons autour des vaisseaux atteints d'endo-périvasculite, autour des nerfs dont les lésions sont inconstantes, et autour des glandes. L'infiltrat est composé surtout de *cellules lépreuses* de Virchow, grandes cellules à protoplasma clair et vacuolisé, quelquefois polynucléées, et, en outre, de cellules conjonctives, de quelques lymphocytes, mastocytes et rares plasmocytes; parfois on trouve des cellules géantes. Les bacilles y sont plus abondants que dans aucune maladie microbienne, disposés en amas ou faisceaux, surtout dans les cellules lépreuses et conjonctives, quelquefois extra-cellulaires et agglomérés par une matière vitreuse ou *glœe*; on appelle *globi* des sortes de boules ou boyaux entièrement formés de bacilles. On n'observe pas de caséification dans les lépromes.

Dans les taches ou *léprides* récentes on ne trouve que des manchons péri-vasculaires de cellules rondes, auxquelles se mêlent, au cours des poussées successives, des cellules lépreuses peu volumineuses au début. C'est l'accroissement et la confluence des infiltrats péri-vasculaires qui conduit à la transformation des taches en tubercules. Contrairement à ce qui avait été avancé, j'ai montré, en 1897, qu'il n'y a entre ces deux éléments que des différences de degré, et que les léprides contiennent constamment, dès leur apparition, des bacilles peu nombreux il est vrai, mais qu'une technique appropriée peut mettre en évidence. — Les *léprides tuberculoïdes* ont la structure du lupus tuberculeux.

Les manifestations cutanées de la lèpre résultent d'embolies bacillaires. Plusieurs auteurs ont constaté directement la *bacillémie* au moment des poussées, accompagnée de polynucléose; après la crise, il y a une lymphocytose passagère, puis une éosinophilie persistante, quelquefois très accentuée (plus de 50 pour 100 selon Gaucher et Renaut).

La névrite lépreuse a été décrite par Virchow. Lorsque les *nerfs* sont atteints, on y constate de la névrite parenchymateuse et scléreuse, à début périphérique et à marche centripète pour Gerlach, Dehio, etc., ou bien à points d'attaque multiples. On peut y trouver des amas bacillaires très riches, surtout dans la forme mixte.

Diagnostic. — Les troubles de la période d'invasion ne sont généralement rapportés à leur véritable cause qu'après l'apparition de manifestations plus significatives.

Le plus souvent la question du diagnostic de la lèpre se pose à l'occasion de taches érythémateuses, ou pigmentaires, ou même de tubercules, isolés ou agminés en placards lupoïdes ou syphiloïdes; d'autres fois ce qui attire l'attention ce sont des troubles nerveux rappelant une polynévrite, le tabes, le rhumatisme, ou surtout la syringomyélie, l'atrophie musculaire progressive, la sclérodermie, la maladie de Raynaud, etc. Les caractères propres des symptômes, par exemple l'anesthésie ou la thermo-analgésie des taches ou tubercules, pourront dans certains cas suggérer d'emblée le diagnostic de lèpre; la notion de l'origine du malade ou de son séjour en pays contaminé appuiera les présomptions. L'important pour ne pas méconnaître la lèpre est d'y songer.

On ne manquera jamais de contrôler son impression par une enquête approfondie et par les épreuves de laboratoire. Tout d'abord on recherchera ce qu'on a appelé les *stigmates permanents* de la lèpre : teint bistré, cyanotique et pigmenté de la face et des extrémités, avec mollesse et sécheresse de la peau ; alopécie de la barbe et du corps, et surtout alopécie sourcilière de la moitié externe ; tubercules du lobule de l'oreille; tuméfaction des nerfs, notamment du cubital; atrophie des muscles de la main ; anesthésies; cicatrices de bulles aux coudes et aux genoux ; orchite lépreuse; manifestations oculaires telles que parésie de l'orbiculaire, conjonctivite, épisclérite ; rhinite avec hypersécrétion et épistaxis, ou même perforation de la cloison; raucité de la voix, etc.

La preuve scientifique absolue est fournie par la démonstration des *bacilles*. On pourra les trouver : par la biopsie d'un léprome ou d'une lépride, sur des coupes ou sur un frottis sur lame de verre du lambeau excisé; — dans un ganglion extirpé, en s'aidant ou non de la méthode à l'antiformine ; — dans le mucus nasal, surtout s'il s'agit de la forme tubéreuse, après avoir au besoin administré 4 grammes d'iodure deux jours de suite, ou mieux, selon Jeanselme, en grattant la muqueuse de la cloison préalablement badigeonnée de novocaïne-adrénaline. — Il est encore préférable de chercher les bacilles dans le *suc ganglionnaire* extrait par ponctions. Takenaka en a trouvé ainsi chez les 3/4 des malades. Pour Serra (*Giorn. Ital.* 1926) ce serait là le procédé de diagnostic le plus précoce de la lèpre; même dans des cas de lèpre latente, chez des sujets, infirmiers ou autres, ayant cohabité avec des lépreux, il a obtenu 12 résultats positifs, et la lèpre s'est manifestée chez eux de 3, à 5 ou 15 mois, ou même 7 ans plus tard. Kobayashi (*Acta. D. Jap.*, 1925) a trouvé facilement des bacilles par ponction des *testi-*

cules paraissant sains, chez la grande majorité des lépreux ou suspects.

Le *sang* des lépreux ne renferme des bacilles que passagèrement au moment des poussées. L'éosinophilie y est très habituelle mais de degré très variable. La vitesse de sédimentation des globules est un bon signe, car elle est toujours augmentée dans les cas en évolution. — La question de savoir si la fixation du complément selon *Bordet-Wassermann*, avec antigènes syphilitiques, peut, en l'absence de coïncidence de syphilis, être plus ou moins souvent positive chez les lépreux, reste indécise malgré de nombreuses recherches (*Conf. Int. Lèpre*, Strasbourg, 1923). On attribue les divergences à des nuances de technique et au fait que le sérum lépreux est souvent très anti-complémentaire; le B.-W positif des lépreux ne serait pas réductible par la médication spécifique. — La *réaction d'Eitner*, fixation du complément avec rate lépreuse pour antigène, est trop infidèle pour être utilisable.

Pronostic et traitement. — La lèpre est-elle *curable*? On observe, même en pays lépreux, des rémissions prolongées, des arrêts de la maladie, que l'on a pu considérer comme des guérisons. De plus, il existe des formes frustes, abortives, bénignes, dont les symptômes se réduisent à quelques taches, à des anesthésies circonscrites, à des amyotrophies partielles, sans aucune évolution ultérieure. Toutefois un réveil reste toujours possible. J'ai vu plusieurs fois une lèpre arrêtée, prendre un nouvel essor à l'occasion du retour du malade en pays infecté. En somme, on peut admettre la possibilité de la guérison de la lèpre, mais on n'en connaît pas de critérium certain.

La *prophylaxie* est plus puissante que la thérapeutique. La séquestration absolue de tous les lépreux serait une mesure inhumaine, et d'ailleurs inapplicable, en raison des difficultés du diagnostic aux débuts de la maladie. L'isolement relatif, combiné à des précautions de propreté corporelle, de pansements et d'hygiène générale, a donné en Norvège des résultats encourageants (180 cas en 1919, au lieu de 2858 en 1856); en Islande, sur une population de 90.000 habitants, il y avait 208 lépreux en 1898, quand on a installé l'isolement; on n'en compte plus que 50 en 1927 (Ehlers). On réclame donc l'application de l'isolement dans tous les pays contaminés, en l'accommodant aux circonstances. Les métiers qui exposent à répandre la contagion doivent être interdits aux lépreux. La déclaration devait être obligatoire et les malades soumis à une surveillance médicale (*Ac. Méd.* 1926).

Individuellement les lépreux seront baignés, nettoyés, pansés régulièrement. Autant que possible on leur prescrira de quitter les contrées infectées et de résider dans un climat salubre et tempéré ; souvent, à ce prix, on observe des améliorations durables et des quasi-guérisons. Les sujets en contact avec des lépreux doivent se plier, personnellement eux aussi, à des mesures de propreté rigoureuse et d'hygiène sévère.

Aucune *médication* n'a d'action spécifique absolue. La plus classique est celle par l'huile de chaulmoogra, qu'on prescrit en émulsions ou en capsules, à la dose progressive de V à CC gouttes par jour, par périodes de deux mois plusieurs fois par an. Pour nombre d'auteurs son efficacité ne fait pas de doute ; mais fréquemment elle est mal tolérée. En injections hypoder- miques, sous forme de mélange avec de l'eucalyptol, elle est douloureuse. On lui substitue de nos jours les éthers éthyliques des acides gras hydnocarpique et chaulmoogrique, préparés selon la méthode de Hollmann et Dean ; on les extrait des fruits de divers hydnocarpos et du Taractonos Kursii, étudiés à fond par Em. Perrot (1926), lesquels, à l'exclusion de ceux de gyno- cardia odorata, sont seuls à utiliser. Des résultats rapides et même surprenants de ces injections ont été signalés à l'étranger, où, par exemple, Rabello et J. Vernet (1925) les considèrent comme la meilleure des médications connues ; mes collègues et moi n'en avons obtenu que des effets inconstants et même douteux. L'action des morrhuates et éthers morrhuiques de Rogers est non moins discutable. L'éparséno qui a été vanté est encore plus décevant. On ne saurait compter sur les arséno- benzènes, ni sur les injections mercurielles.

Dans ces conditions il est naturel que tous les espoirs se por- tent du côté de la *vaccinothérapie*. On a de tous côtés entrepris des expériences dans cet ordre d'idées, non plus avec la nastine de Deyke, reconnue dangereuse ; mais avec la léproline de Rost, ou avec des tubercules lépreux broyés et stérilisés ; on ne saurait encore apprécier la valeur de cette méthode qui a paru encourageante à plusieurs (Gougerot). Le problème, tout en étant différent, a certaines analogies avec celui qui se pose pour la tuberculose; on peut nourrir l'espoir de les voir un jour résolus concurremment.

Les bains très chauds apportent aux lépreux qui souffrent un grand soulagement et un véritable bien-être. Une médication *locale* s'impose souvent. Les tubercules lépreux se fondent et disparaissent si on les cautérise au galvanocautère. Mieux vaut encore, selon la méthode introduite par Paldrock (1920-1926), les congeler par la neige carbonique. Selon cet auteur la cryothérapie agirait aussi à distance sur les lépromes non traités, et même améliorerait l'état général des malades; il attribue ces effets à une mise en liberté de produits bactériens doués peut-être d'une action immunisante; les résultats avantageux de cette méthode ont été confirmés de divers côtés, mais on ne peut guère en attendre des guérisons complètes. — Les ulcères doivent être couverts de pansements humides aseptiques; je me suis bien trouvé de les faire badigeonner au liquide de Mencières et mieux encore de les stériliser par l'ionisation d'un sel de zinc. — Les lésions oculaires bénéficient de soins ophthalmologiques, tels que : injections sous-conjonctivales mercurielles, collyres à l'atropine, douches locales chaudes, etc.

En somme, des soins locaux variés s'imposent, variables selon la nature des lésions et leur siège. Il est hors de doute que la lèpre, traitée activement et avec persévérance, affecte une marche infiniment plus favorable que si on l'abandonne à elle-même.

MORVE

La morve (*malleus*; en angl. *glanders* : en allem. *Rotz*) est une maladie microbienne très grave, contagieuse et inoculable, qui sévit sur les solipèdes et est transmissible à l'homme. Elle affecte une marche aiguë ou chronique. Suivant les cas, ce sont des symptômes généraux, ou des lésions viscérales, ou des lésions cutanéo-muqueuses, qui prédominent.

Il n'y a aucune raison valable pour maintenir la distinction admise autrefois entre la *morve* d'une part, maladie interne atteignant l'appareil respiratoire et surtout ses premières voies, les fosses nasales, — et le *farcin* d'autre part, maladie externe, frappant la peau et l'hypoderme, — puisque leur cause est la même, le *bacillus mallei*.

La fréquence de la morve chez les chevaux et les ânes avait considérablement diminué en France avant la guerre, surtout depuis que la découverte de la *malléine*, produit de sécrétion du bacille, en avait permis le diagnostic précoce.

La morve humaine est rare; c'est dans les professions qui mettent en rapport avec les chevaux ou les ânes, et dans les laboratoires où l'on prépare la malléine, qu'on est exposé à la contracter, par inoculation cutanée, sans qu'il y ait nécessairement une érosion appréciable, ou plus souvent par les fosses nasales.

Le bacille de la morve est grêle et présente des espaces clairs; il ne prend pas le Gram ; il est colorable par la méthode de Weigert ou par le procédé de Nicolle au tanin, mais il se décolore facilement. Ses cultures sur pomme de terre prennent une teinte fauve, puis brune, et sont caractéristiques. Il est très dangereux à manier. Il est inoculable à tous les animaux de laboratoire.

Le pus morveux introduit sous la peau du cobaye donne lieu en peu de jours à un ganglion, duquel on peut extraire la matière d'une culture ; injecté dans le péritoine d'un cobaye mâle, il provoque en trois jours une orchite intense. Straus a montré la valeur de cette dernière réaction pour le diagnostic ; elle n'est cependant pas absolument décisive. Le sérum des animaux morveux agglutine à 1 pour 500 ou 1 pour 1000 le bacille de la morve; mais il peut y avoir des agglutinines dans certains sérums normaux. La réaction de fixation du complément s'obtient à l'aide d'un extrait de bacilles comme antigène.

Les lésions anatomiques de la morve ne sont caractéristiques que lorsqu'on les trouve constituées par les *granulations morveuses*; ces dernières ont été comparées aux tubercules, mais sont plutôt de minuscules abcès, étant composées principalement de polynucléaires; elles se nécrosent et se liquéfient à leur centre; on y constate une fragmentation toute particulière des noyaux, dite *chromatorrhexis*.

Les formes cliniques sont multiples et très disparates :

La *morve aiguë* est une septicopyémie qui survient d'emblée, à la suite d'infection nasale ou de lésions cutanées d'inoculation (chancre farcineux), ou encore comme terminaison de la forme chronique. Elle affecte l'apparence typhoïde, ou rhumatoïde, puis celle d'une pyémie, avec frissons, fièvre rémittente, continue ou irrégulière, grande faiblesse, douleurs musculaires, céphalée, des arthrites, des symptômes respiratoires, un état général grave; elle tue en 5 à 20 jours.

Ses manifestations cutanées débutent parfois par une *lymphangite en traînée* des membres, suivie bientôt d'abcès; — ou un *gonflement érysipéloïde de la face*, d'un rouge sombre, à bords diffus, sans bourrelet, sur lequel se produisent des phlyctènes ou des escarres; — puis, d'ordinaire seulement au bout d'une semaine, surviennent une *éruption pustuleuse* disséminée, apparaissant successivement, sous forme de taches d'un rose terne bordées de rouge bronzé, devenant bulleuses, pustuleuses et gangreneuses; l'éruption peut ressembler à de la variole, de l'ecthyma, des syphilides ulcéreuses, — ou quelquefois des *abcès* qui, se multipliant incessamment, « farcissent » les membres (farcin aigu); pustules et abcès contiennent le *bacillus mallei*; on peut le déceler par hémoculture dès avant l'éruption.

La **morve chronique** se comporte comme une infection localisée qui tendrait, par poussées, à se généraliser. Elle se traduit par des ulcères phagédéniques térébrants et des abcès; ils siègent à la face ou aux membres. Les poussées fébriles s'accompagnent d'un syndrome d'insuffisance surrénale aiguë, gastralgies, vomissements, céphalée, asthénie, ou de troubles articulaires, respiratoires, testiculaires, etc., et peuvent se terminer par la morve aiguë; la guérison peut être espérée dans la moitié des cas selon Jochman; souvent elle n'est qu'apparente ou temporaire. La durée est de 8 ou 15 mois, quelquefois de plusieurs années.

La *morve mutilante de la face* est la forme dermatologiquement la plus intéressante. Elle débute dans les fosses nasales ou à la muqueuse buccale par une infiltration limitée, qui très vite s'ulcère et s'étend par accession d'abcès dermiques nés au voisinage; l'ulcération, dont le fond est mamelonné, les bords sont livides, et qui sécrète un pus jaunâtre abondant, gagne la face, détruit les parties molles du nez, les joues, les lèvres, perfore la cloison nasale, dénude le squelette sans altérer les os;

les ganglions sont dans la règle engorgés. Des bords festonnés, comme rongés par des dents de souris, des pustules ou ulcères escarrotiques aberrants, sont les caractères qui doivent attirer l'attention (p. 373). Cette forme de morve, dont Hallopeau et Jeanselme, Besnier, E. Hoffmann ont publié des observations, est probablement parfois méconnue. Le diagnostic en est difficile d'avec la syphilis ulcéreuse tertiaire ou héréditaire, avec le lupus vorax, des mycoses, la fuso-spirillose, et d'autres affections phagédéniques ; j'ai vu un sarcome ulcéré du nez donner lieu à un tableau identique. Les épreuves de laboratoire sont nécessaires pour affirmer qu'il s'agit bien de morve.

Traitement. — Il n'existe pas à l'heure actuelle de traitement spécifique de la morve. Le mercure, les iodures ou l'arsénobenzol restent d'ordinaire sans effet ; Jacob Gold aurait guéri un cas confirmé de morve chronique par 68 frictions mercurielles. Dans les cas de lésion initiale certaine, ou d'ulcère morveux chronique, se pose la question de l'excision si elle est possible, ou de la cautérisation au fer rouge. La radiothérapie pourrait servir à assécher les ulcères et à enrayer leur marche. Les abcès doivent être ouverts de suite, curettés et désinfectés. Mais le pronostic est fort grave.

CHARBON. — PUSTULE MALIGNE

La *pustule maligne* est la manifestation de l'inoculation locale de la *bactéridie du charbon*, découverte par Davaine.

Le charbon a été la première connue des grandes infections microbiennes, et la première qui a bénéficié de la vaccination par virus atténués de Pasteur.

Chez l'homme, l'inoculation résulte presque toujours du maniement professionnel des animaux charbonneux, moutons, chèvres, chevaux, bœufs, etc., ou surtout de leurs dépouilles, où la spore charbonneuse, très résistante, persiste indéfiniment. La pustule maligne siège donc d'habitude sur les parties découvertes, et s'observe chez les bergers, vétérinaires, bouchers et ouvriers en cuirs, peaux, laine, corne, etc. L'infection par une mouche charbonneuse, souvent invoquée dans le public, est possible, mais exceptionnelle.

Comparable au début à une piqûre de puce, sur laquelle s'élève bientôt une vésicule, la pustule s'indure, présente une tache lenticulaire grenue, brunâtre ou violette; celle-ci s'étend, devient une *escarre cerclée de vésicules*. Le prurit est assez vif. Le pourtour de la lésion est le siège d'un œdème inflammatoire rouge foncé, quelquefois de traînées de lymphangite; les ganglions sont toujours engorgés. Toute la région est envahie par une infiltration gélatineuse. Enfin l'escarre tombe, la gangrène gagne en profondeur et en étendue, les phénomènes d'infection générale apparaissent; ils consistent en fièvre vive, avec pouls faible, inégal, respiration gênée, sueurs, hémorragies, délire; la mort survient dans le collapsus.

La durée de cette évolution varie, de vingt-quatre heures dans les cas foudroyants, à douze ou quinze jours. La guérison spontanée est possible, mais on ne doit pas y compter.

On a appelé *œdème malin* une variété dans laquelle manque l'escarre centrale; les accidents consistent en un gonflement mou, avec vésicules, et en symptômes septicémiques précoces et intenses. L'œdème charbonneux se rencontre surtout aux paupières ou aux lèvres.

La *prophylaxie* consiste dans la vaccination des animaux; on pourrait recourir à la vaccination individuelle intradermique des ouvriers, en tenant compte des recherches de Besredka sur la cuti-infection, la cuti-vaccination et la cuti-immunité.

Le *traitement* ancien, par l'excision ou la cautérisation au fer rouge, et les injections répétées, en couronne autour de la pustule, d'une solution phéniquée ou iodo-iodurée, a été remplacé par la sérothérapie à laquelle on doit d'innombrables succès, même dans des cas où l'infection sanguine était déjà réalisée. Le sérum anti-charbonneux, introduit par Marchoux en 1895, étudié depuis par Sclavo et d'autres, doit être employé sans aucun retard en injections sous-cutanées quotidiennes de 40 centimètres cubes ou davantage, renouvelées jusqu'à guérison locale et générale. Il est utile d'y joindre des injections locales répétées de sérum en dehors de l'escarre (Regan 1924). Lignières, de Buenos-Ayres (*Ac. Méd.* octobre 1924), préfère les injections de sérum intraveineuses (20 cm³) avec skeptophylaxie. Très recommandable est, en outre, le pansement de la pustule maligne au sérum. Le novarsénobenzol intraveineux pourrait, à défaut, se montrer utile.

DIPHTÉRIE CUTANÉE

Quoique signalée par Chomel et Samuel Bard dès le xviii° siècle, et décrite par Trousseau, la diphtérie cutanée n'a pu être nettement individualisée et caractérisée que depuis la découverte du bacille de Klebs-Löffler. Elle a fait l'objet de nombreuses publications, de valeur inégale, parmi lesquelles il faut relever les travaux de Neisser, de Schucht, et les revues de Marchalko, et de Knowles et Frescoln (1914). — On doit en distinguer les éruptions banales d'urticaire, d'érythèmes et de purpura, qu'on observe souvent chez les diphtériques, particulièrement chez ceux qui ont été injectés au sérum (p. **662**).

La diphtérie cutanée, due à la pullulation sur la peau du bacille diphtérique, est d'ordinaire *secondaire* à l'atteinte des muqueuses et résulte d'une auto-inoculation. Plus intéressants, mais plus rares, sont les cas où elle est *primitive* et localisée uniquement au tégument externe; ces derniers proviennent d'une contagion directe par un diphtérique ou par un porteur de germes, ou d'une contagion médiate par des vêtements, des objets de literie ou de pansements, etc. On doit se rappeler que, bien que la diphtérie attaque principalement les jeunes sujets, elle n'épargne aucun âge de la vie.

Symptômes. — La forme clinique incontestablement la plus vulgaire est celle qui débute par des taches ou plaques de dermite eczématiforme, siégeant au pourtour des orifices des cavités muqueuses dans lesquelles évolue la diphtérie, par exemple sous les narines en cas de jetage, autour de la bouche, des yeux, souvent aux oreilles, ou aussi autour de la vulve, du prépuce et de l'anus. Les plaies ou excoriations même les plus minimes, et de localisation quelconque, impétigos, herpès, gerçures, intertrigos, et en particulier les surfaces dénudées par un vésicatoire, topique dont Trousseau souligne le danger chez les diphtériques, deviennent aussi facilement le siège de l'infection diphtérique.

Celle-ci s'accuse par un suintement séreux, ou louche, ou purulent, parfois fétide, avec gonflement de la surface atteinte, rougeur violacée, douleur locale; cette surface devient par places ulcéreuse; l'apparition d'une fausse membrane couenneuse y est fréquente, mais peut faire défaut. L'extension est rapide par moments, et se fait parfois sous forme d'un soulèvement épidermique pseudo-membraneux, à marche excentrique, à contours polycycliques; ou bien elle résulte de la coalescence d'éléments impétiginiformes aberrants; à d'autres moments la plaque reste stationnaire. La fièvre est inconstante; l'engorgement ganglionnaire est habituel; la lymphangite de voisinage ou l'érysipèle ne sont pas rares.

Les formes objectives qu'affecte la diphtérie cutanée sont très variées. La plus commune est celle d'un eczéma (Biberstein, 1922), d'un impétigo (p. 203), ou d'un ecthyma. D'autres fois on a observé des vésicules, des bulles pemphigoïdes, des ulcères à bords nettement circinés, des abcès, des plaques gangréneuses; les éléments peuvent être de type différent chez un même malade.

A propos de ce polymorphisme, il est important de faire remarquer que la diphtérie cutanée n'est souvent pas pure, soit qu'elle se greffe sur une dermatose préalable, soit que son bacille s'associe, ce qui est fréquent, à des pyocoques. Même depuis l'introduction de la sérothérapie, les cas de mort par diphtérie cutanée méconnue ne sont pas très exceptionnels.

Diagnostic. — Les circonstances épidémiologiques, ou la coexistence chez le malade d'une lésion des muqueuses voisines, conjonctivite, otorrhée, rhinite, érosions des commissures buccales, angine même mal caractérisée, vulvite, balanite, doivent éveiller l'attention. La constatation d'une fausse membrane sur une lésion dermique ne suffit pas; c'est la présence du bacille spécifique sur les frottis ou dans les cultures, et l'inoculation au cobaye, qui établissent le diagnostic:

Le *bacille de Löffler*, que j'ai été le premier à cultiver en France (1885), est généralement long, rectiligne ou peu incurvé, en bâtonnets enchevêtrés; il conserve le Gram; il présente à ses extrémités, qui sont renflées, des corpuscules polaires métachromatiques, colorables par le procédé de Neisser; sa culture sur sérum de bœuf fournit en 18 à 24 heures, à 37°, des colonies papuleuses d'un blanc grisâtre; il acidifie les milieux glucosés; inoculé au cobaye, il le tue en 24 à 72 heures.

Le *bacille pseudo-diphtérique* de Hoffmann, dont il importe
surtout de le distinguer, est plus court, ovoïde, n'a pas de
corpuscules polaires nets, n'acidifie pas les milieux sucrés, et
surtout il ne tue pas le cobaye. — Je rappelle que le bacille
fusiforme de Vincent ne prend pas le Gram.

Traitement. — Même en cas de simple soupçon, et jusqu'à
preuve du contraire, on doit prendre les mesures prophylactiques propres à éviter la contagion. Les injections de sérum
anti-diphtérique ont complètement transformé le pronostic de
la diphtérie; on en usera donc, à bonne dose, de préférence
sous la forme de sérum purifié. Les lésions locales doivent
être nettoyées et pansées, de préférence au sérum.

CHANCRE SIMPLE

Le *chancre simple*, *chancre mou* ou *chancrelle*, — est une
ulcération spécifique et contagieuse due à l'inoculation du
bacille de Ducrey (1899). Nos connaissances sur sa biologie, sur
la nosographie de la maladie qu'il cause et sur son traitement,
ont beaucoup bénéficié des recherches de ces dernières années.

Ce bacille est un bâtonnet court à extrémités arrondies, qui
se présente isolé, en amas, ou volontiers en chaînettes, d'où le
nom de *streptobacille*; on peut le colorer par le bleu phéniqué,
par le Ziehl dilué, etc., mais le meilleur réactif est le mélange
de Pick et Jacobson, recommandé par Queyrat (eau distillée
20 cm³, fuchsine phéniquée de Ziehl 15 gouttes, solution alcoolique saturée de bleu de méthylène 8 gouttes); il est habituellement associé à d'autres microbes (Ch. Nicolle), Rimé (*Th.
Paris*, 1926); il ne prend pas le Gram; souvent ses deux extrémités sont seules colorées (*bacille en navette*). Sa culture est
difficile; Lenglet le premier l'a réussie sur un milieu composé
de peau humaine peptonisée; Bezançon, Griffon et Le Sourd
l'ont cultivé sur sang gélosé.

Pour l'isolement initial du parasite, qui est malaisé, Rœns-
tierna a indiqué la technique suivante : partir d'un chancre
d'auto-inoculation protégé, qu'on ouvre au second jour; cultiver
sur gélose au sang de lapin défibriné; étuve à 35°. Le milieu

du culture a été perfectionné par Ch. Nicolle, par Besredka et surtout par Nicolau et Banciu (*S. Biol.* 1926); ces derniers préfèrent un milieu liquide, à savoir une solution de peptone à 1 p. 100 dans l'eau physiologique additionnée de 1/5e de sang humain défibriné, chauffée à 60°. Habadou-Sala (1925) préconise son milieu à l'œuf. Les cultures perdent peu à peu leur virulence, mais s'acclimatent au point de pousser sur les milieux usuels (Serra, Lipinski, Habadou-Sala); ce fait a conduit à soupçonner le saprophytisme possible du bacille, lequel expliquerait les cas, d'ailleurs suspects, signalés par C. Bruck (1921), de chancres simples contractés par contact avec un sujet indemne.

Le streptobacille n'est inoculable qu'aux singes de diverses espèces et non aux animaux de laboratoire; Reenstierna, après Fontana, aurait cependant réussi quelques inoculations sur le scrotum du lapin.

Le chancre simple résulte d'une contagion presque toujours vénérienne directe, du dépôt, au cours du coït, de pus chancrelleux sur une érosion traumatique ou pathologique quelconque; exceptionnellement il dérive d'une contagion indirecte.

La fréquence des chancres mous dans un même pays, dans une même ville, subit de très grandes fluctuations.

Au point infecté ou inoculé (p. 361), le bacille prolifère et, par l'effet de son pouvoir énergiquement histolytique, les lésions se développent sans aucune incubation; elles sont déjà caractéristiques au bout de 24 ou 48 heures, trois jours au plus.

Un *chancre naissant* a l'aspect d'une vésico-pustule avec aréole inflammatoire; vient-on à en détacher le plafond, on découvre une ulcération puléiforme, creusant profondément le derme. Les auto-inoculations spontanées, notamment aux grandes lèvres et au pli inter-fessier, se traduisent souvent par des pustulettes périfolliculaires, qu'on a appelées *folliculites chancrelleuses*, ou *chancres miliaires*.

Le *chancre adulte*, que j'ai décrit précédemment (p. 360), atteint ou dépasse rarement les dimensions d'une pièce de 1 franc. Au bout d'un temps variant de deux à six semaines, il perd sa virulence, sécrète moins, bourgeonne, et guérit spontanément. On rencontre exceptionnellement des chancres mous qui persistent plusieurs mois, ne progressent guère et semblent avoir une virulence atténuée, bien qu'ils soient encore auto-inoculables. Le chancre simple laisse toujours une cicatrice, de contour sinueux, qui peut être lisse ou gaufrée.

Le *chancre papuleux* est une variété moins commune, qui a été parfaitement décrite par Marcel Ferrand (1919). Vers le vingtième jour l'ulcération bourgeonne, se comble, et s'exhausse en saillie (*ulcus molle elevatum* des anciens auteurs). L'aspect est alors celui d'une papule érodée, petite, ou discoïde et même nummulaire. Il est exceptionnel toutefois qu'on ne puisse pas découvrir, en quelque point de la périphéric, un vestige du bord mince et décollé, marqué de fines incisures, qui demeure, ici encore, un des caractères les meilleurs du chancre simple. La variété papuleuse s'observe de préférence dans la rainure balano-préputiale, quelquefois sur le limbe du prépuce ou dans les plis de la vulve.

Dans ces mêmes régions on rencontre parfois une autre variété, le *chancre nodulaire*; c'est une ulcération chancrelleuse dont la base, au lieu d'être molle et pâteuse, est proéminente et d'une consistance dense. — En cas de chancre papuleux ou nodulaire, il faut toujours penser à la possibilité d'un chancre mixte (p. **866**).

Aux plis de la vulve et de l'anus les chancre simples peuvent affecter la forme de rhagades ulcéreuses et suppurantes. A l'orifice anal le chancre s'élève communément en un *condylome* saillant (chancre en feuillets de livre) qu'il faut déplier pour voir l'ulcération; il peut envahir le canal anal (*anite chancrelleuse* de Ravaut et Bord, 1909), causant des selles douloureuses et sanglantes.

Diverses complications peuvent survenir. La plus commune est le *bubon chancrelleux suppuré* (fig. 182); la marche, les fatigues, l'absence de soins locaux, y prédisposent. Dès le début, au cours de l'évolution, ou même jusqu'à deux mois après cicatrisation du chancre, le ganglion correspondant devient douloureux, se tuméfie, les tissus s'engorgent; la fluctuation peut apparaître et, si l'on n'intervient pas, l'ouverture spontanée se fait à travers une peau rouge sombre et amincie. Le pus de ce bubon, contrairement à l'opinion de Straus, est virulent d'emblée et contient toujours le bacille. Dans la règle l'ulcération du bubon « se chancrellise », c'est-à-dire que la peau se décolle et qu'il se forme des clapiers serpigineux et des fistules secondaires. On a observé des cas de bubon inguinal chancrelleux « d'emblée » sans chancre apparent; on doit supposer que, minuscule et dissimulé dans un pli, il a passé inaperçu et était guéri au moment de l'examen. — On observe quelquefois la *gangrène* du prépuce et d'une portion du fourreau au cours des chancres sous-préputiaux.

Le *phagédénisme* (p. **374**) est une complication rare, mais

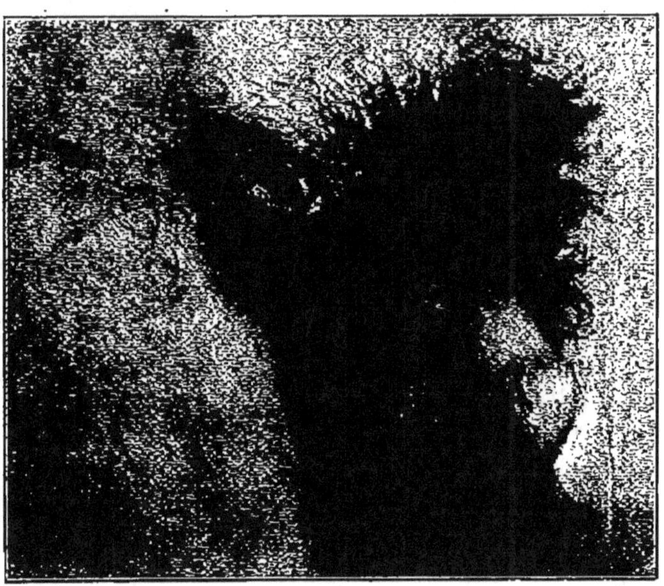

Fig. 182. — **Chancre simple** de la racine de la verge avec **bubon chancrellisé**.

redoutable. — On trouvera ailleurs ce qui a trait au diagnostic, et à la question du chancre mixte (p. **361** et **866**).

L'*histologie* montre que le chancre simple est constitué par une perte de substance de l'épiderme et du derme; elle est tapissée par une couche de pus contenant des streptobacilles; elle présente des prolongements radiés qui crevassent le fond et les bords. Au delà de cette couche, est un infiltrat serré de belles cellules plasmatiques. Les vaisseaux sanguins sont atteints d'endo-périvasculite très prononcée. Les lymphatiques sont dilatés. L'ulcération résulte d'une sorte de digestion des tissus, sous l'influence du parasite.

On a cru longtemps que la chancrelle était une affection purement locale, sans retentissement sur l'état général. Une atteinte antérieure ne confère aucune immunité et les expériences de Rollet, d'Auzias Turenne, etc. ont démontré que le chancre mou est indéfiniment réinoculable au porteur. Et cependant l'état d'allergie est prouvé par l'intradermoréaction et la fixation du complément.

L'*intradermoréaction* à une émulsion de bacilles purifiée et chauffée deux heures à 60°, a été découverte au Japon par Ito (1913), reprise avec une technique un peu modifiée par Reenstierna, avec leur vaccin par Ch. Nicolle et Durand, et confirmée par Nicolas, Lacassagne et Zeitoun; elle a une haute valeur diagnostique (Rivalier), mais est quelquefois difficile à « lire ». Cette réaction est spécifique, apparaît du 7e au 8e jour, augmente rapidement d'intensité et persiste de nombreuses années après la guérison; ce dernier fait restreint sa signification pour le diagnostic d'une lésion actuelle chez un ancien chancrellisé; mais une réaction négative après le 8e jour, exclut l'hypothèse de streptobacillose. — La *fixation du complément* dans le sang des malades, peut-être obtenue avec les endotoxines du bacille de Ducrey comme antigène (P. Teissier, Reilly et Rivalier, 1923); son taux augmente chez les vaccinés.

Le *diagnostic* du chancre nous a été exposé plus haut (p. 361).

Traitement. — Après avoir été pendant longtemps « la honte de la vénéréologie », le traitement du chancre mou et de son bubon est entré dans la voie de la spécificité.

Selon la tradition, après avoir soigneusement détergé le chancre, on y appliquait de l'iodoforme, pur ou camphré, pansement révélateur par son odeur et difficile à bien exécuter; on avait reconnu que les succédanés de l'iodoforme sont loin de le valoir; le nitrate d'argent, en solution aqueuse (à 1 : 15), l'acide phénique pur liquéfié et d'autres caustiques, étaient d'un usage courant. Sachant que le streptobacille est très sensible à la *chaleur*, et perd sa virulence aux environs de 40°, on recommandait les bains chauds locaux, ou les compresses ou irrigations chaudes fréquemment renouvelées; selon le conseil d'Audry on usait de la chaleur rayonnante du thermocautère, approché à quelques millimètres de l'ulcération, jusqu'à dessiccation de sa surface, ou des appareils à air surchauffé. Ce procédé, mis en œuvre à deux ou trois reprises, quoique un peu douloureux, s'est montré très efficace.

Plus récemment, et dans le but d'agir aussi sur le bubon, on s'est avisé de faire produire la chaleur par le malade lui-même, au moyen de la méthode *pyrétogène*. Cl. Simon et d'autres ont vu des chancres guérir rapidement, sans soins locaux, au cours d'une maladie fébrile. On a essayé, à peu près concurremment, des injections de protéines diverses, de lait, de bouillon de Delbet, etc., et les *vaccins* streptobacillaires, en particulier celui de Nicolle et Dufour (dmelcos). A côté de résultats brillants, dans les cas de bubons surtout, de guérisons rapides par une ou deux injections ou davantage, la méthode compte des insuccès; on a mis en doute que les vaccins intraveineux agissent autrement que par le choc protéique qu'ils provoquent. Il faut d'ailleurs reconnaître que cette méthode, qui suscite des réactions parfois violentes, n'est applicable qu'à des sujets en parfaite santé générale, exige l'alitement, n'est pas sans danger, et ne saurait donc être conseillée sans réserve.

Bien plus séduisante paraît la *vaccinothérapie locale*, par filtrats de cultures, introduite par Habadou-Sala (publications diverses et *C. D. F.* Bruxelles 1926); on l'applique en pansements quotidiens, très exactement en contact avec toute la surface du chancre soigneusement détergé, ou par injections dans le bubon après ponction évacuatrice. Très frappants sont les résultats annoncés par l'auteur, de guérison en cinq jours, douze jours dans les cas étendus; ils sont confirmés par une thèse d'agrégation récente d'Arminio Fraga (de Rio-de-Janeiro). Il est probable que l'on sera prochainement fixé sur la valeur de cette méthode.

A défaut de vaccinothérapie, le bubon chancrelleux suppuré peut avorter quelquefois, sous l'influence du repos au lit, de compresses chaudes, et d'un pansement compressif. Si l'ouverture paraît inévitable, on fait, selon la méthode de Fontan, une incision discrète, ou mieux une ponction avec aspirations, suivies de l'injection d'une vaseline ou d'une huile iodées ou iodoformées; la meilleure formule me paraît être celle de Hudelot et Rabut 1920, (huile d'olive lavée à l'alcool 40, xylol 10, iodoforme 1); l'enfumage iodé a aussi ses partisans.

Le chancre mou anal se traite classiquement au moyen de mèches enduite de vaseline iodoformée.

Poradénite. — C'est à son analogie clinique avec le bubon chancrelleux que cette maladie doit de figurer à cette place.

Sous le nom de *lymphogranulomatose inguinale subaiguë*, — que l'on tend à abandonner parce qu'il prête à confusion, — elle a été individualisée et définie en 1913 par Durand, Nicolas et Favre; depuis lors elle a été étudiée par eux-mêmes (*Cong. Derm. Fr.* 1922) et leurs élèves, (Phylactos, *Thèse* de Lyon 1922), par Ravaut, L. Bory, Teissier, Gastinel et Reilly, etc. La poradénite (Fiessinger) ou *Maladie de Nicolas-Favre*, correspond à l'adénite suppurée simple de Chassaignac, Velpeau, Nélaton (1890), ainsi qu'au « bubon d'emblée » ou *bubon climatique* des régions tropicales, décrit par Jouet, L. Guérin, O. Muller et Justi. C'est bien une maladie autonome distincte, contagieuse et vénérienne, qui ne frappe que les adultes, bien plus fréquemment l'homme que la femme.

L'attention du malade est d'ordinaire attirée par une gêne douloureuse à l'aine, qui est le siège presque constant de l'affection. Un ganglion, puis plusieurs, se tuméfient, s'indurent et se conglomèrent; la peau rougit, puis, après quelque temps, des abcès multiples s'ouvrent et se fistulisent; il est rare que les fistules confluent en un ulcère anfractueux bourgeonnant, qui jamais n'est phagédénique. Au-dessus du pli de l'aine on constate une *adénite iliaque* dure et adhérente, peu douloureuse, non suppurative.

La lésion initiale, l'*ulcère adénogène* ou *micro-chancre poradénique* (L. Bory), qui souvent passe inaperçue ou a disparu quand le malade consulte, est une érosion tout à fait herpétiforme, unique ou multiple; quelquefois c'est une papule érosive; plus rarement c'est un nodule dur sous-cutané accompagné d'autres nodules semblables sur le trajet d'un lymphatique (*bubonuli* ou *poro-lymphite*). Presque toujours on note des phénomènes généraux, malaise, fièvre continue ou oscillante, poussées articulaires, grosse rate, mononucléose sanguine (Ravaut). L'incubation est de 10 à 25 jours.

La sérosité de l'érosion, ainsi que le pus filant et glaireux des petits abcès qui farcissent les ganglions dès avant que la suppuration soit apparente, et qui ont valu à la maladie le nom de *poradénite*, — contiennent peu de polynucléaires, mais surtout de petits et gros mononucléaires; on y trouve des corpuscules chromatophiles intracellulaires de grosseur inégale, que Gamna (de Turin) pense être parasitaires et a inoculés dans l'aine de cobayes. Le pus n'est pas auto-inoculable au porteur ; on n'y trouve pas de pyocoques, sauf infection secondaire, ni bacilles de Ducrey, ni bacilles de Koch, ni tréponèmes. La maladie de Nicolas et Favre est donc une entité morbide spéciale, dont le parasite est encore inconnu.

En dehors des maladies auxquelles je viens de faire allusion, et surtout en cas d'endémie ou d'épidémie pesteuse, il y a lieu de songer au bubon de la peste, qui est souvent initial et, dans 80 pour 100 des cas, localisé à l'aine ; s'il y a doute, la ponction du ganglion, avec examen bactériologique et inoculation à la souris et au rat, s'impose. — La lymphogranulomatose inguinale n'a rien de commun, que son nom, avec le lymphogranulome malin, ni avec la lymphogranulomatose bénigne de Schaumann. — Son évolution est très lente ; son pronostic est bénin.

Le traitement par la radiothérapie paraît efficace au début ; à la période fistuleuse on a souvent recouru à l'exérèse chirurgicale. Delbet, Beauvy et Ménégaux (*Ac. M.* 1923) ont indiqué un traitement vaccinothérapique efficace, par réinjection au malade de la pulpe ganglionnaire excisée, broyée et grossièrement filtrée.

CHAPITRE XXIX.

DERMATOMYCOSES

Le nom de *dermatomycoses* doit être réservé à des maladies se développant dans la peau, ou atteignant secondairement le derme, et causées par des parasites végétaux d'un ordre plus élevé, dans l'échelle des êtres, que les schizomycètes ou bactéries. — J'en distingue les *épidermomycoses*, qui ont été étudiées plus haut (p. 724).

Après l'*actinomycose*, qui a été le premier type connu de cette catégorie, — et le pied de Madura qui s'en rapproche, — les investigations des Américains, des Allemands et des Français nous ont révélé les *blastomycoses*; — enfin les *sporotrichoses*, découvertes en Amérique, ont été plus spécialemen étudiées en France depuis une vingtaine d'années, et retrouvées dans presque tous les pays du globe.

Il est dès maintenant démontré que la place que tiennent les infections mycosiques en pathologie humaine et animale est sensiblement plus grande qu'on ne le pensait naguère ; leur connaissance a non seulement un intérêt doctrinal, mais aussi une importance pratique et thérapeutique considérable.

Les manifestations cliniques des dermatomycoses étant polymorphes et souvent ambiguës, leur diagnostic exige le concours du laboratoire. On a reconnu que des tableaux morbides presque identiques peuvent être causés par des espèces différentes ; qu'inversement des parasites d'un même groupe provoquent des affections dissemblables ; il n'y a donc pas concordance entre la pathologie et la classification botanique.

Cette dernière, en ce qui concerne les champignons inférieurs, est d'ailleurs en remaniements constants. Voici quels sont, d'après E. Pinoy, les groupes botaniques dont relèvent les principales dermatomycoses :

Nocardia (actinomycoses, mycétomes) ; — *Cohnistreptothrix* (actinomycoses) ; — *cryptococcus* (blastomycoses) ; — *oïdium* (blastomycoses) ; — *madurella* (mycétomes) ; — *sporotrichum* (sporotrichoses) ; — *saccharomyces* (blastomycoses) ; — *aspergillus* (mycétomes). — Il est plus que probable que d'autres genres et espèces d'hyphomycètes, que l'on a signalés dans des cas jusqu'ici uniques ou peu nombreux, viendront allonger cette liste.

ACTINOMYCOSE

Entrevu il y a longtemps déjà, le parasite qui cause le « sarcome de la mâchoire du bœuf » a été appelé *actinomyces* par Bollinger. Il provoque chez l'homme des néoplasies suppurées et des sortes de gommes. Il se présente dans le pus ou les tissus sous forme de *grains jaunes*, de 1/10e à 1 millimètre de diamètre, opaques, de consistance onctueuse ; on les voit à l'œil nu dans le pus écrasé entre deux lames de verre, ou dilué d'eau dans un verre de montre. Ils sont mûriformes et composés, au centre d'un feutrage de mycélium fragmenté, large de 1 à 2 μ, et à la périphérie de gros renflements massués, réfringents, disposés en rayons contigus, qui représentent soit une dégénérescence des filaments, soit plutôt (Brumpt) une réserve protoplasmique (fig. 185). Ces massues manquent quelquefois. Contrairement au mycélium, elles ne se colorent pas par la méthode de Gram. Elles font défaut dans les cultures. Celles-ci démontrent que plusieurs espèces distinctes peuvent être en jeu, différant par leur culture : les plus fréquentes sont : *Discomyces bovis* (ou *Nocardia bovis*), de végétation facile, aérobie, non inoculable aux animaux ; *Discomyces Israëli* (ou *Cohnistreptothrix Israëli*), anaérobie, poussant difficilement, inoculable dans le péritoine des cobayes et lapins ; ou encore *actinobacillus* de Lignières, commun en Argentine, etc.

Les actinomyces vivent assez abondamment en saprophytes en dehors des tissus animaux. L'homme est rarement contagionné par les animaux herbivores (bœuf, cheval, mouton, porc) ; le plus ordinairement il s'infecte à la même source que le bétail, et notamment par des épis de graminées ayant blessé la peau ou les muqueuses, ou ingérés par mégarde. L'habitude de mâchonner des herbes ou des brins de paille, pendant les promenades aux champs, doit être déclarée dangereuse à ce point de vue.

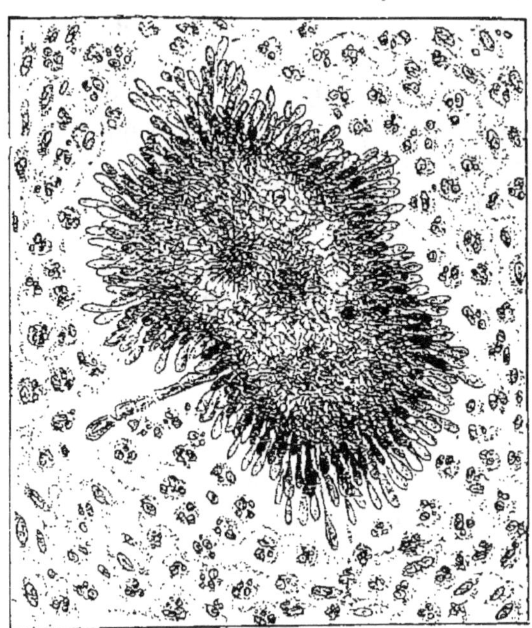

Fig. 185. — Grain d'actinomyces. Figure empruntée à Pinoy. (Actinomycoses et mycétomes. *Bull. de l'Inst. Pasteur*, XI, 15 et 30 novembre 1913.)

L'actinomycose existe dans tous les pays. En France, sa fréquence relative a été signalée dans la région lyonnaise par

Poncet, dans la région bordelaise par Peīges. Elle est plus commune dans l'Europe centrale.

Formes cliniques. —L'actinomycose *cutanée*, qui seule doit m'occuper ici, est *primitive* ou *secondaire*; c'est-à-dire que la peau offre au parasite une porte d'entrée, ce qui est rare, ou une porte de sortie, ce qui est fréquent. Les lésions sont cervico-faciales dans les deux tiers des cas au moins; ou bien elles sont thoraciques ou abdominales, ou siègent à l'anus, ou aux extrémités.

Il s'agit, au début, d'une nodosité hypodermo-dermique, à surface rosée, peu douloureuse, adhérente en pro-

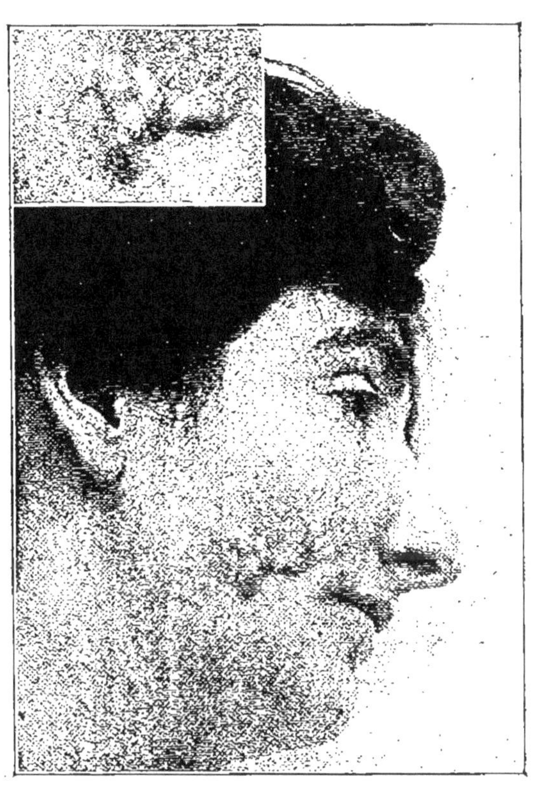

Fig. 184. — Actinomycose de la joue. (Dans le carton la lésion moins réduite.)

fondeur; bientôt le centre de la gomme se ramollit, devient fluctuant, la peau violacée se perfore et laisse écouler un peu de sérosité purulente ou sanguinolente, contenant des grains jaunes. En même temps se sont formés d'autres nodules voisins, qui se conglomèrent en placards et subissent la même évolution; les ulcérations restent fistuleuses et bourgeonnantes (fig. 184).

On peut présumer qu'on a affaire à une actinomycose lorsqu'on se trouve en présence de lésions ayant les caractères cliniques suivants : nodosité, puis tumeur conglomérée, d'une dureté ligneuse, souvent adhérente en profondeur, de surface violacée, contenant des foyers de suppuration grumeleuse, lente à se collecter; absence d'adénopathie correspondante; tendance de la néoformation à envahir tous les tissus indistinctement, les muscles, les vaisseaux, et les os eux-mêmes.

Ces traits caractéristiques permettent d'ordinaire le diagnostic d'avec les abcès dentaires, les écrouelles, le lupus et la tuberculose verruqueuse, les syphilides tuberculo-gommeuses, l'épithéliome, la sporotrichose, etc. La constatation des *grains jaunes* apportera la confirmation nécessaire. — Les grains analogues de la botryomycose, qui est très rare chez l'homme, sont constitués par un agrégat de staphylocoques (Magrou).

Quand cette preuve fait défaut on a, ainsi que Widal et Abrami l'ont montré, de précieux moyens de diagnostic dans la séro-agglutination et dans la réaction de fixation. Pour rechercher ces séro-réactions on peut, à défaut de cultures d'actinomyces, utiliser la co-agglutination et la co-fixation en se servant de spores de sporotrichum; l'agglutination se produit dans ces conditions au taux de 1/40e à 1/150e de sérum du malade, et cela même après cicatrisation des lésions (Widal). — Mais la culture est indispensable pour préciser l'espèce : Pinoy et Ravaut ont isolé un *Discomyces Thibiergii* d'un cas clinique ressemblant à une sporotrichose.

Anatomie pathologique. — Le parasite provoque un appel de leucocytes et une prolifération des éléments fixes, sous forme de nodules. Ceux-ci sont donc formés, au centre, d'un grain d'actinomyces dans une zone de nécrose amorphe, entourée souvent d'une couronne de cellules géantes, puis d'une zone de cellules plasmatiques ou épithélioïdes; au pourtour est un infiltrat plus ou moins large de leucocytes et de cellules connectives tuméfiées, qui s'insinue entre les faisceaux conjonctifs. Cette dernière zone, d'aspect fibro-sarcomateux, a une consistance dure ou lardacée. Les vaisseaux sont souvent intacts.

Traitement des dermatomycoses en général. — Il repose essentiellement sur la médication iodo-iodurée. On l'applique sous tous ses modes : par ingestion d'iodure de potassium aux doses de 6 à 12 grammes par jour, longtemps poursuivie; — si sous cette forme elle est mal tolérée ou peu

efficace, même avec l'appoint du régime déchloruré (Pinoy),
on peut recourir aux injections locales, malheureusement douloureuses, ou mieux aux injections intraveineuses iodo-iodurées ;
la formule que Ravaut recommande même pour les cas de
kérion (iode 1 partie, IK 2 parties, eau distillée 100, dont
on injecte 5 à 30 cm³ dilués de quatre fois leur volume de
sérum physiologique), à l'inconvénient d'obturer peu à peu la
veine ; l'iontophorèse a été proposée (IK à 5 pour 100 au
pôle +, avec 5 à 25 milliampères, pendant une demi-heure). —
L'avenir appartient probablement à la vaccination spécifique
ou de groupe.

Les pansements locaux sont faits à la solution de Lugol. Dans
la plupart des dermatomycoses la radiothérapie est un puissant
adjuvant. La chirurgie peut avoir à intervenir, par pointes de
feu pénétrantes, curettage des foyers, parfois ablation.

Dans les *actinomycoses*, l'iodothérapie, introduite par Tho-
massen, compte de nombreux succès et cependant quelques
échecs. Les cas anciens, profonds et compliqués, réclament
des soins chirurgicaux.

Mycétome ou **Pied de Madura**. — Cette maladie, endémique dans les Indes, dans presque toute l'Afrique et à Mada-
gascar, et dont on a observé quelques cas en Amérique, est due
à de nombreuses espèces de mucédinées, qui pénètrent dans
l'organisme portées par un corps étranger, épines de végétaux,
échardes de bois, surtout chez les indigènes marchant pieds
nus. On en a déterminé plus d'une quinzaine d'espèces (Brumpt),
qui n'ont pas toujours pu être cultivées et qui appartiennent
aux genres *madurella*, *aspergillus*, *indiella*, *sterigmatocystis*,
Nocardia, *streptothrix*, *discomyces*, etc. Ch. Nicolle et Pinoy
ont réussi à en inoculer plusieurs espèces au pigeon.

Sur la plante du pied d'abord, apparaissent des nodosités
prurigineuses, qui se ramollissent, et laissent écouler un liquide
sanieux contenant des grains parasitaires ; ces grains sont noirs,
blancs, jaunes ou rouges, selon les espèces qui sont en jeu.
Ils sont composés d'un feutrage de mycélium, sans massues.
L'accroissement et la multiplication des gommes déforment le
pied, dont les os sont respectés ou détruits, qui devient globuleux, prend l'aspect éléphantiasique, en même temps qu'il est
couvert de bulles, de tubercules et creusé de trajets fistuleux ;

la jambe, au contraire, s'atrophie. Les ganglions sont quelquefois engorgés (Burnet, H. Jamin, 1924). Le mycétome peut occuper aussi le membre supérieur ou d'autres régions.

La médication iodurée donne peu de résultats. Les bains hyperthermiques, préconisés par Legrain, améliorent les malades. Le traitement curatif est d'ordre chirurgical et consiste en l'ablation large et précoce.

BLASTOMYCOSES

« On désigne sous le nom de blastomycoses les maladies produites par des champignons bourgeonnants ou présentant la forme de levures, quelle que soit la place de ces derniers dans la classification. » (Brumpt). Parmi ces parasites se rangent donc non seulement les saccharomyces et endomyces qui ne se rencontrent jamais à l'état filamenteux, mais aussi des monilia, mycoderma et d'autres, qui dans certaines conditions ont des formes mycéliennes.

Il n'est pas actuellement possible de mettre tel ou tel tableau clinique en regard de telle espèce; souvent les observations publiées portent sur un cas resté unique; ou bien l'espèce botanique du parasite n'a pas pu être déterminée. Voici les trois types auxquels la plupart d'entre elles peuvent être rattachées.

1º Type Busse-Buschke. — Il s'agit d'une maladie assez rare, dont ces deux auteurs ont fait une étude approfondie sur un cas observé à Greifswald (1894-1897). Les cas de Ormsby-Miller (1903), Bassec (1906), etc., celui d'Hudelo, Rubens-Duval et Loederich (1906), se rapportent vraisemblablement au même type.

Le début se fait par des lésions gommeuses des os, ou ostéo-articulaires; consécutivement, ou parfois d'emblée, la peau est le siège de petites élevures ramollies, ressemblant à des éléments d'acné phlegmoneuse, qui s'ouvrent en ulcères cratériformes; ceux-ci peuvent s'étendre ou confluer en ulcères étendus, à bords festonnés, sous-minés et violacés, à fond légèrement bourgeonnant. L'évolution est assez rapide, fébrile, et conduit à la mort par lésions viscérales suppuratives et cachexie progressive.

Le parasite, un *saccharomyces* ou atelo-saccharomyces, classé aujourd'hui comme *cryptococcus hominis*, est plus ou moins abondant dans les sécrétions; dans la paroi des foyers il est en amas au centre de follicules tuberculoïdes; dans les tumeurs on le voit en grand nombre dans les cellules géantes qui les constituent. Il a la forme de corpuscules ronds, ovalaires ou bourgeonnants, faiblement colorables par le Gram-Weigert. La culture est facile sur milieux sucrés de Sabouraud; elle fait fermenter le sucre ; on n'y trouve pas de mycélium. Inoculée aux animaux, elle ne leur donne pas de lésion locale, mais une septicémie mortelle.

Dans un cas de Ramel (*A. f. D.* 1924) celui-ci a découvert le premier que cette maladie donne lieu à une allergie humorale et cutanée; il est arrivé à le démontrer par la fixation du complément et par les réactions aux injections de vaccins ; il s'est servi d'une *blastomycine* préparée sur le modèle de la trichophytine.

Les lésions histologiques consistent en abcès à centre dégénéré et ramolli où abondent les parasites, et à parois infiltrées de polynucléaires surtout, avec peu de cellules épithélioïdes et de rares cellules géantes. L'épiderme est détruit, ou bien il bourgeonne en profondeur.

2° TYPE CURTIS. — Blastomycose rare, qui se traduit par des tumeurs d'aspect sarcomateux ou myxomateux. Dans le cas de Curtis (1896) apparurent, chez un homme de 21 ans, une tumeur de l'aine, puis des tumeurs multiples tendant à se ramollir, sur le tronc et les membres. Elles étaient presque entièrement composées de levures rondes à double contour, intra et extra-cellulaires (*saccharomyces tumefaciens*); leurs cultures inoculées au rat blanc produisirent des tumeurs miliaires de la plèvre et des viscères. Lecène (1919) a opéré un Sénégalais d'une tumeur de la clavicule ayant envahi la peau, qui était formée de cellules géantes accumulées et bourrées de ces levures.

3° TYPE GILCHRIST. — Cette forme est de beaucoup la plus

dermatologique. Elle est assez fréquente aux États-Unis; on en rencontre des cas sporadiques en Europe. Elle comprend au moins deux variétés dues à des parasites différents, qui ont été longtemps confondues; il semble qu'on puisse les distinguer comme suit :

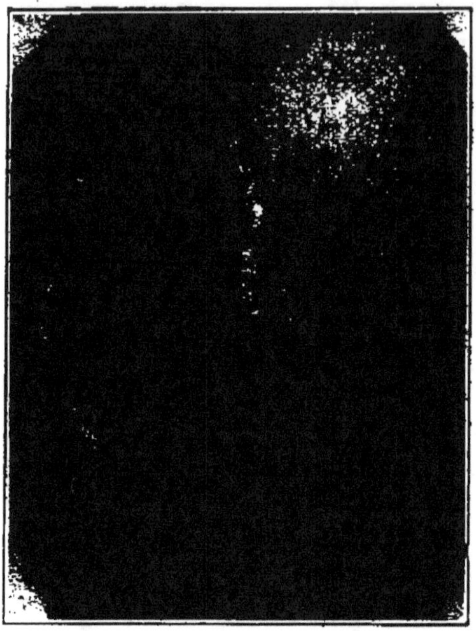

a) Dermatite blasto-mycétique. — Elle se manifeste sur les régions découvertes ou semi-découvertes, d'abord par un nodule superficiel rougeâtre, un peu douloureux, qui s'abcède et s'agrandit. Par extension et formation d'abcès miliaires au pourtour, se forme un grand placard rouge, infiltré, de contour irrégulier, à la fois bourgeonnant, papillomateux et ulcéreux (fig. 185), rappelant une tuberculose verruqueuse; souvent les bords sont saillants en bourrelets, le centre étant plus déprimé; les bords de l'ulcère sont par places décollés, ailleurs en pente douce; de petits abcès miliaires, se produisant dans la surface papillomateuse et sur ses bords, en constituent un des caractères diagnostics importants. Le foyer est rarement unique, et dans ce cas parfois très étendu; d'ordinaire il se produit des placards nombreux; quelques-uns peuvent guérir spontanément. On note parfois des métastases ostéo-articulaires ou viscérales.

Le parasite (*mycoderma* ou *cryptococcus Gilchristi*) a été découvert par Gilchrist et Stokes (1898) dans une dermatose ulcéreuse, puis dans un pseudo-lupus. N. Hyde, Montgomery, Oppenheim, Stelwagon, etc., en Amérique, Sequeira à Londres, Dubreuilh à Bordeaux, l'ont étudié. Rare dans la sécrétion, peu abondant dans les tissus, il se présente sous l'aspect de cellules

Fig. 185. — **Blastomycose du type Gilchrist,** chez un homme de 68 ans.

rondes, de 10 à 20 μ, souvent en voie de bourgeonnement, composées d'une membrane à double contour et d'un contenu granuleux, bien colorables par le Gram-Weigert. Les cultures, d'abord blanches et crémeuses, puis brunâtres, poussent lentement; on y trouve des tubes de mycélium courts à ectospores; elles ne provoquent pas la fermentation du sucre. Pour les uns les blastomycoses du type Gilchrist sont facilement inoculables aux souris, cobayes jeunes et chiens, et leur confèrent des lésions analogues à celles de l'homme; d'autres n'ont réussi que par injection intra-veineuse de cultures pures au chien.

Neuber (*A. f. D.*, 1925) a obtenu la fixation du complément du sérum, et a préparé un extrait alcoolique des cultures, dit *blastomycosine*, dont l'injection à son malade a produit une réaction cutanée locale, une réaction de foyer, et a amené la guérison. L'infection humaine résulte probablement d'une inoculation cutanée; on cite le cas du chirurgien Evans, qui s'est infecté au cours d'une autopsie de blastomycose.

Sur les coupes histologiques on constate un bourgeonnement de l'épiderme en profondeur, qui peut en imposer pour de l'épithéliome; le tissu inflammatoire contient peu de plasmocytes et de rares cellules géantes; on trouve parfois des abcès miliaires intra-dermiques ou intra-épidermiques. L'aspect rappelle celui de la tuberculose verruqueuse. Les parasites, peu nombreux, se rencontrent isolés et disséminés, quelquefois en voie de bourgeonnement, et sont dans certains cas difficiles à découvrir.

b) Dermatite à coccidioïdes. — Elle est due à un parasite plus gros (*coccidioïdes immitis*, Rixford et Gilchrist 1897, ou *oidium immitis*) qui avait été découvert par Wernicke en 1892 et étudié par son élève Posadas; il est sphérique, mesure de 3 à 80 μ, a une membrane bien colorable de 3 à 6 μ, munie quelquefois d'aspérités; il ne bourgeonne pas; des spores naissent dans cette capsule; on a vu dans les cultures se développer des filaments mycéliens. Cet oidium est pathogène pour le singe, le lapin, le cobaye et la souris. Chez l'homme il donne lieu à des nodules suppurés, isolés ou confluant en placards, et à l'autopsie on en rencontre dans les viscères.

On attend un supplément d'enquête sur les *blastomycoses centro et sud-américaines*, dont on a fait un *Type Escomel*; elles ont été, et sont encore, souvent confondues sous les noms de *Boubas, Espundia*, etc. avec la leishmaniose (p. 914), à laquelle elles ressemblent beaucoup. Splendore (1912) y a décrit un *Zymonema brasiliensis*.

Diagnostic. — On voit que selon le type de blastomycose le problème diagnostique diffère. Le plus souvent il se pose avec les syphilides tertiaires, avec la tuberculose verruqueuse ou gommeuse, avec les leishmanioses, les sporotrichoses, etc., mais aussi parfois avec l'épithéliome papillaire, et même exceptionnellement avec les sarcomes. C'est aux méthodes de laboratoire qu'il appartient de le résoudre : recherche des parasites dans les sécrétions ou produits de raclage sur lame, après dessiccation et lavage à l'éther dans une goutte de solution de potasse, ou par coloration ; coupes biopsiques colorées au Gram ; cultures, qui seules permettront de déterminer l'espèce parasitaire ; inoculations, surtout à la souris et au cobaye jeune ; recherche de l'allergie humorale et tissulaire, etc. — Il importe de se tenir en garde contre deux causes d'erreur : coïncidences possibles, en pays d'endémies, avec la leishmaniose par exemple (Splendore) ; éventualité surtout de la présence de levures diverses, à l'état de saprophytes, dans des ulcères quelconques. On ne saurait trop s'assurer du rôle réellement pathogène du parasite que l'on rencontre (voir *Épidermomycoses*, p. 739).

Traitement. — Les blastomycoses sont des maladies graves qu'il y a lieu de traiter énergiquement. Les arsénobenzènes et les injections d'émétique sont sans effet. C'est la médication iodo-iodurée (p. 844) qui est indiquée ; on y joint l'ouverture et la cautérisation des abcès cutanés, sous-cutanés ou muqueux, au thermocautère ; parfois une exérèse chirurgicale. Peut-être l'emploi de vaccins ou de blastomycines (Ramel) fournira-t-il une médication spécifique.

SPOROTRICHOSES

Les sporotrichoses sont de beaucoup les plus fréquentes des dermatomycoses.

Les premiers cas publiés sont dus à Schenk (1899), Hektoen

et Perkins (1900); mais ce sont surtout des travaux français, ceux de de Beurmann avec Ramond (1905), et plus encore ceux de Gougerot (1906-1912), qui ont fait connaître cette maladie sous toutes ses faces, et qui ont vivement attiré l'attention sur les mycoses en général.

Les *sporotrichums* sont des hyphomycètes conidiosporés, à mycélium rampant, régulier, ramifié, septé ou continu, à rameaux sporifères courts et nombreux. Les spores, de 2 à 5 μ, naissent isolément ou par groupes de deux, soit sur les filaments, soit plus abondamment sur les branches conidiophores. On ignore si ces parasites n'ont pas des formes de fructification supérieures.

Parmi les espèces pathogènes, la plus connue et la plus fréquente est le *sporotrichum* ou *rhinocladium Beurmanni*, que je prendrai pour type; le sporotrichum Schencki en diffère par ses cultures peu colorées ou blanches, et divers autres caractères; le sporotrichum Dori s'en sépare nettement.

C'est la *culture* qui est le procédé de choix pour la démonstration de ces organismes; la technique de de Beurmann et Gougerot est simple et facile. L'ensemencement du pus en stries sur des tubes de gélose glucosée peptonée non capsulés, à la température du laboratoire, fournit au bout de six à huit jours des cultures visibles, qui sont luxuriantes le douzième jour, et souvent pures d'emblée. L'artifice de Gougerot, de la coulée de pus sur le verre du tube ou sur le bord de la gélose, permet souvent un diagnostic rapide, en deux ou trois jours, par la constatation de petites étoiles filamenteuses grises, visibles à l'œil nu ou au microscope à travers le tube intact; à l'étuve à 37°, la végétation est moins riche. D'autres milieux, notamment la carotte glycérinée, sont utilisables. Les colonies, blanches et acuminées, brunissent peu à peu, s'étalent, se convolvent sur leurs bords, qui sont entourés d'une aréole plate finement rayonnée. Ces cultures brun chocolat sont caractéristiques.

Les *inoculations* aux animaux ont donné des résultats inconstants; la virulence est faible. De Beurmann et Gougerot ont cependant obtenu des généralisations; la souris et le rat sont les animaux de choix. La sporotrichose expérimentale du rat a permis à Jessner (*A. f. D.* 144, 1923) d'étudier les problèmes de l'incubation et de l'immunité.

Les *voies d'accès* chez l'homme échappent à l'observation; on a noté parfois des traumatismes préalables aux points atteints; l'infection paraît se faire surtout par la voie buccale.

Symptômes. — Les sporotrichoses sont au plus haut degré syphiloïdes ou tuberculoïdes. Mais, leur tissu et leur pus ne sont pas inoculables au cobaye adulte, animal réactif de la tuberculose; — elles ne sont pas influencées par le traitement antisyphilitique; — non traitées, elles persistent et se multiplient, tandis qu'elles sont souvent facilement curables par le traitement ioduré; — elles contiennent un parasite particulier.

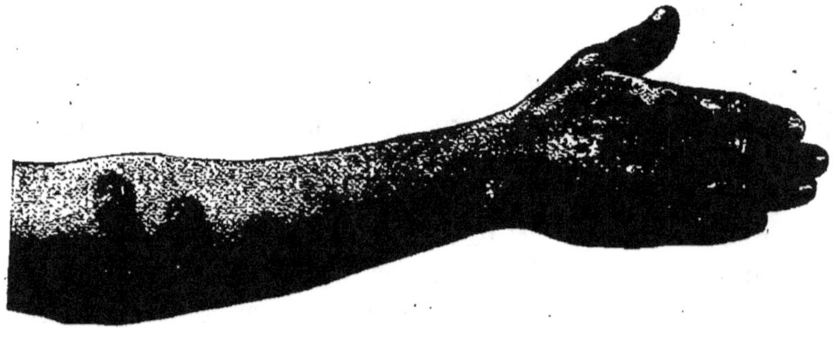

Fig. 186. — Sporotrichose, *forme lymphangitique*, datant de 2 ans 1/2; culture positive; guérison en 3 semaines par l'iodure de potassium.

Cet ensemble de caractères est assez spécial pour les individualiser nettement.

La maladie est extrèmement polymorphe dans ses manifestations; voici quels en sont les types cliniques principaux :

1° *Forme gommeuse disséminée* (p. 342); les gommes peuvent être ramollies mais non ulcérées; ou ulcéreuses, ulcérovégétantes, ecthymatiformes; elles peuvent prendre au plus haut degré un aspect syphiloïde ou tuberculoïde; ou encore l'apparence de grands abcès plus ou moins multiples.

2° *Forme lymphangitique* (fig. 186); constituée par des éléments du type précédent échelonnés en amont d'un « chancre sporotrichosique » initial, cette forme se rencontre surtout sur les membres, quelquefois à la tête.

3° *Formes extra-cutanées*, affectant les os, les synoviales, les testicules, les viscères; il est notamment bon de connaître l'*ostéite* sporotrichosique primitive, qu'on a vue assez fréquemment sur le calcanéum par exemple ; elle donne lieu à des abcès ossifluents, puis à des fistules avec lésions cutanées secondaires.

4° *Formes ulcéreuses des muqueuses*, localisées à la bouche, au pharynx, pouvant gagner la base de la langue, le larynx et la trachée ; elles sont rares, mais fort graves. Sur les muqueuses les ulcères sporotrichosiques sont remarquables par leur relief, leur coloration gris-jaunâtre sale, l'absence de fausses membranes à leur surface, leur tendance à diffuser plutôt qu'à détruire et à mutiler.

Les *cicatrices* sporotrichosiques ressemblent à celles des ulcères syphilitiques ou tuberculeux ; leurs bords sont souvent irréguliers, déchiquetés et peuvent porter des languettes mal soudées.

Diagnostic. — La clinique peut fournir des présomptions extrêmement grandes ; il est courant à l'hôpital Saint-Louis de reconnaître la sporotrichose à première vue. On se base : sur la multiplicité et le polymorphisme des lésions, dont l'ensemble n'autorise ni l'affirmation de tuberculose ni celle de syphilis ; — sur leur évolution plus aiguë que celle des tuberculoses cutanées ; — sur le pus visqueux et blanchâtre qui s'écoule des nodules ramollis ; — sur l'inconstance des adénopathies ; — sur la conservation d'un bon état général.

Mais c'est aux procédés de laboratoire qu'il appartient de fixer le diagnostic, et il est indispensable d'y recourir en tout cas pour le confirmer. Ils sont de trois ordres : 1° la *culture*, qui au bout de huit à douze jours est suffisamment développée pour permettre de déterminer quelle est l'espèce d'hyphomycètes ; — 2° la *cuti-réaction* et l'*intradermo-réaction* ; — 3° la séro-réaction, comprenant la *séro-agglutination*, découverte par Widal et Abrami (1908), et la *réaction de fixation*, analogue à la réaction de Wassermann ; elles donnent une réponse immédiate, mais, en raison des coagglutinations et des cofixations de groupe, prouvent seulement que le malade est, ou a été, atteint d'une mycose, sans indiquer laquelle. En effet, on peut observer une séro-réaction positive dans toutes les mycoses, et même en cas de présence de levures saprophytes dans la gorge par exemple. Cependant le taux de la séro-agglutination peut fournir des indications, et, au taux élevé de 1/200° et plus, elle donne une forte présomption de sporotrichose. Il va de soi qu'un Wassermann négatif, prouvant l'absence probable de la syphilis, et le résultat négatif de l'inoculation du tissu morbide au cobaye, démontrant l'absence du bacille de Koch, sont des signes indirects capables de corroborer un soupçon de mycose, mais insuffisants pour établir qu'il est fondé.

Anatomie pathologique. — Les lésions histologiques des sporotrichoses sont aussi peu caractéristiques que leur aspect clinique. Elles consistent en une inflammation nodulaire à centre suppuratif.

Selon la formule générale de Gougerot, le nodule sporotrichosique est formé de trois zones concentriques : à la périphérie il est syphiloïde, de par son caractère inflammatoire subaigu péri-vasculaire, avec réaction conjonctive et mononucléaire à plasmocytes inconstants; — la zone moyenne est tuberculoïde, de par ses follicules épithélioïdes ordonnés autour de cellules géantes; — le centre est suppuratif, à polynucléaires et à macrophages. La plupart des follicules naissent d'une prolifération des parois vasculaires.

On ne doit pas compter trouver, sur les coupes ou dans le pus, du mycélium ramifié et sporifère; on n'y rencontre, et cela est inconstant, que des filaments courts, ou plutôt des corps « en navette », libres ou phagocytés.

Pronostic et traitement. — Non traitées, les sporotrichoses persistent et multiplient leurs foyers. Sous l'influence de la médication iodo-iodurée (p. 844) elles guérissent, dans l'immense majorité des cas, en l'espace de quinze jours à deux mois; les lésions ulcéro-gommeuses cèdent plus facilement que les autres. L'existence d'une cachexie, tuberculeuse ou autre, à laquelle la sporotrichose peut être secondaire, aggrave bien entendu le pronostic. Le cas de sporotrichose du pharynx de Letulle-Debré s'est terminé par la mort.

En plus du traitement général, il est utile de ponctionner les collections purulentes et d'y injecter une solution iodo-iodurée à 1 pour 100, de panser les ulcérations, et de soumettre les lésions végétantes à la radiothérapie, à l'air surchauffé ou à la neige carbonique. Le traitement ioduré sera poursuivi même après la guérison apparente, et repris à la moindre menace de rechute.

CHAPITRE XXX.

DERMATOSES INFECTIEUSES DUES
A DES PROTOZOAIRES

La découverte, il y a quelques années, des trypanosomiases, puis celle du parasite de la syphilis, des autres spirochétoses, des leishmanioses, etc., a ouvert un chapitre nouveau de nosologie infectieuse. Je n'en retiendrai ici que ce qui intéresse le dermatologiste.

SYPHILIS

La syphilis, — *lues venerea*, vérole — est une maladie générale infectieuse, transmissible par contact et héréditaire, due au *spirochaeta pallida* ou *treponema pallidum*.

Elle est éminemment contagieuse, et, par suite, extrêmement répandue; elle peut atteindre tous les organes et tous les tissus sans exception, susciter des accidents de la plus haute gravité, tels que la syphilis cérébrale, le tabes, la paralysie générale, etc., avoir pour conséquence le cancer buccal, l'avortement, la polyléthalité infantile. Il n'est donc que trop vrai que la syphilis est un des pires fléaux qui désolent l'humanité.

La syphilis n'est pas une maladie de la peau; mais, comme c'est à la peau ou aux muqueuses que d'ordinaire l'infection trouve sa porte d'entrée, et que se déroulent ses manifestations caractéristiques, la description de ces dernières doit nécessairement figurer ici. L'importance vitale et sociale de cette maladie est telle, que, sans en présenter un tableau complet, je crois devoir en tracer une esquisse assez détaillée.

Étiologie. — C'est en mai 1905 que T. Schaudinn et E. Hoffmann ont annoncé la présence, dans les accidents contagieux de la syphilis et dans les ganglions lymphatiques, d'un parasite qui leur paraissait être l'agent causal, tant cherché, de cette maladie. Leur découverte a été universellement confirmée. L'organisme en question avait été entrevu, dans un chancre, quelques années auparavant, par Bordet et Gengou; mais ces savants n'avaient pas pu le poursuivre dans les différentes lésions syphilitiques.

Le parasite de la syphilis, actuellement classé sous le nom de *spirochaeta pallida* ou *treponema pallidum*, est un protozoaire de forme spirillaire, dont le corps cylindrique, long de 6 à 14 μ en moyenne, large de 0,20 à 0,25 μ., décrit des spires étroites et serrées au nombre de six à vingt; il se termine à ses deux extrémités par un flagellum d'une extrême finesse. Examiné vivant, à l'ultra-microscope, il se meut activement pendant plusieurs heures. On a observé diverses déformations de cet aspect typique, correspondant peut-être à des stades d'une évolution qui d'ailleurs n'est pas connue dans son ensemble. Le tréponème s'est montré longtemps réfractaire à toute culture en milieu artificiel; Levaditi, Schereschewsky, Hoffmann, Sowade, Noguchi, ont réussi à en obtenir des cultures pures en se plaçant dans des conditions spéciales.

La coloration de l'agent de la syphilis s'obtient aisément dans des frottis très minces de sérum exsudé où de suc de tissus. Pour les colorer par le procédé rapide de *Giemsa*, on les fixe en passant trois fois la lame dans la flamme d'un bec de Bunsen; on arrose plusieurs fois du mélange (eau distillée : 10 centimètres cubes, solution de carbonate de soude à 0,1 pour 100 : V à X gouttes, Giemsa X gouttes) en chauffant chaque fois jusqu'à dégagement de vapeurs; on lave à l'eau courante, on sèche et on monte. — On préfère aujourd'hui le procédé de *Fontana-Tribondeau* : arroser plusieurs fois la lame non chauffée de liquide Ruge (acide acétique crist. 1 gr., formol 2 gr., eau distillée 100 cc.); laver à l'eau courante; mordancer (par quelques gouttes de tanin 5 gr., eau dist. 100 cc.) en chauffant légèrement; laver à l'eau courante; imprégner par le nitrate d'argent ammoniacal à 5 pour 100 en chauffant légèrement pendant 20 à 30 secondes; laver, sécher et monter au baume. — La méthode de *Burri* est assez commode. On mélange l'exsudat sur la lame porte-objet avec une gouttelette d'encre de Chine spéciale, on étale en couche très mince, on laisse sécher à l'air, et on examine directement dans l'huile à immersion; les parasites ressortent en blanc sur le

fond sombre. — Dans les tissus biopsiés les tréponèmes restent
vivants pendant 64 heures à la température du laboratoire
(Armuzzi et Strempel, 1926), et colorables pendant 110 jours
sur des pièces conservées dans du sérum; on les décèle par les
procédés à l'argent réduit, dus à Levaditi et Manouelian.

Les spirochètes existent constamment en très grand nombre
dans le chancre. On en trouve aussi dans les ganglions, et en
grande abondance dans les plaques muqueuses et papules récentes de toutes variétés; ils sont moins fréquents dans les
taches de roséole; un petit vésicatoire appliqué sur une papule
en renferme quelquefois beaucoup dans sa sécrétion. On a
trouvé des spirochètes tout d'abord dans la rate (Schaudinn),
dans les capsules surrénales (Jacquet et Sézary), et dans les
méninges. On a démontré souvent, surtout indirectement, leur
présence habituelle dans le sang pendant les périodes d'activité
de la maladie; de même quelquefois dans le liquide céphalo-
rachidien et le sperme, mais non dans le lait et l'urine. Les
spirochètes sont très rares dans les accidents tertiaires; ils sont
constants dans le cerveau des paralytiques généraux, où Noguchi
les a trouvés le premier; très abondants chez les enfants et
fœtus hérédosyphilitiques, notamment dans le foie, la rate, les
surrénales, les poumons, le sang et les lésions cutanées. On a
pu suivre le parasite dans les inoculations en série faites sur
les singes, et ultérieurement sur d'autres animaux.

La syphilis a été longtemps considérée comme absolument
propre à l'espèce humaine; on enseignait que ni la race, ni
l'âge, ni le sexe ne constituent d'immunité contre elle, mais
qu'une première atteinte la confère définitivement. Or, on a
reconnu plus récemment que cette immunité, acquise par une
première infection, est en réalité une sorte d'allergie; qu'elle ne
s'installe qu'après un certain temps, et peut n'être pas toujours
absolue et définitive; des exemples nombreux et probants ont
démontré la possibilité d'une réinfection.

D'autre part, le 28 juillet 1903, deux ans avant la découverte
du spirochète, Roux et Metchnikoff avaient prouvé que la
syphilis est inoculable aux singes anthropoïdes; Lesser, Neisser
et beaucoup d'autres confirmèrent cette donnée. Depuis lors on
a reconnu que l'inoculation réussit sur les singes inférieurs et
aussi sur le lapin, le chien, le cobaye et le mouton. C'est l'inoculation à la cornée du lapin (Bertarelli), ou au scrotum

(Parodi), ou mieux encore dans le testicule de cet animal, qui a paru la plus pratique et a donné les résultats les plus constants; il y a exaltation de virulence par passages dans les réinoculations en série et l'on a pu obtenir des symptômes de généralisation. Toutefois, le fait que le lapin est sujet, dans presque tous les pays, à une spirochétose spontanée due à *treponema cuniculi*, rend suspects les résultats des expériences sur cet animal.

L'existence d'une *syphilis du lama*, qui serait identique à celle de l'homme et qui permettrait l'espoir d'utiliser le sérum de cet animal en thérapeutique, a été annoncée en 1924 par Lancelotti et Jauregui, de Buenos-Ayres. Mais toutes les expériences de contrôle entreprises en Europe, sur plus de 50 lamas, ont donné un résultat unanimement négatif. (*C. D. Ital.*, 1926). Il n'en reste pas moins que la *syphilis expérimentale* a conduit déjà à quelques notions scientifiques précieuses.

La question de la *pluralité* possible des virus syphilitiques a été soulevée par A. Marie et Levaditi (1913-1920), puis par L. Fournier et Schwartz; ces auteurs pensent que le spirochète qui cause les accidents nerveux de la syphilis, et en particulier celui qu'on retire par ponction du cerveau des paralytiques généraux, ou de leur sang, serait « neurotrope ». tandis que le virus de la syphilis commune serait « dermotrope », et même que les deux virus n'immunisent pas l'un contre l'autre. En faveur de cette doctrine on a apporté toute une série d'arguments cliniques impressionnants, tels que des cas de P. G. et de tabes nés en série d'une même source contaminante; inversement elle se heurte à des faits contradictoires non moins frappants. Il faut conclure, de la critique serrée à laquelle l'ont soumise Sicard, Sézary, Cl. Simon, etc., et de la discussion à la Soc. Méd. des Hôp. de Paris (12 février 1926) à propos d'une communication de Guillain, qu'elle ne saurait être admise sans nouvel informé.

Selon l'enseignement classique il y a deux façons de contracter la syphilis : par contagion ou par hérédité.

La *syphilis acquise* résulte d'un contact vénérien ou accidentel, immédiat ou indirect; — la *syphilis héréditaire* est celle qu'un enfant apporte en naissant et qu'il tient de ses parents (p. **877**).

SYPHILIS ACQUISE

Évolution. — L'évolution de la syphilis est soumise à certaines lois.

Le contact infectant est suivi d'une période de latence dite *première incubation*, durant habituellement 25 jours, pouvant être réduite à 10 ou 15 jours, ou se prolonger très exceptionnellement jusqu'à 60 et même 90 jours. Puis apparaît, au point même de l'inoculation, l'accident primitif, le *chancre syphilitique*, lequel, au bout d'une semaine environ, s'accompagne du *bubon* satellite : c'est la *période primaire*.

Vient ensuite une nouvelle période silencieuse, la *deuxième incubation*, durant en moyenne 45 jours, au bout de laquelle éclatent les *accidents secondaires* ; de forme diverse, disséminés et profus, d'allures bénignes le plus souvent, mais éminemment contagieux, ils siègent surtout sur la peau et les muqueuses ; ils se reproduisent d'ordinaire pendant plusieurs mois, quelquefois pendant deux, trois ans ou davantage si la maladie est abandonnée à elle-même ou insuffisamment traitée.

Au delà, surtout à partir de la quatrième année, parfois avant, souvent à des échéances éloignées de 10, 20 ou 30 ans et plus, peuvent survenir les *accidents tertiaires*. Avec moins de tendance à la diffusion que n'en montrent les accidents secondaires, beaucoup moins contagieux aussi, ils lèsent bien plus profondément les tissus où ils siègent. Ils peuvent atteindre tous les organes, tous les appareils, y compris la peau et les muqueuses, et notamment le système vasculaire et le système nerveux ; cette dernière localisation est particulièrement redoutable.

Selon la doctrine classique, l'accident primitif, le chancre, ne manque jamais ; mais il peut passer inaperçu, ce qui est réellement fréquent chez la femme. On tend de nos jours à admettre comme possible la syphilis sans chancre, ou « syphilis d'emblée » ; on l'explique (Bernadet, *Thèse de Toulouse*, 1922) par la pénétration directe du virus dans le sang ou la lymphe, ou par l'hypothèse d'un chancre microscopique. — En l'absence d'un traitement précoce et intensif, les accidents secondaires ne manquent que très exceptionnellement. — Il n'en est pas de même des accidents tertiaires et notamment des accidents nerveux. Ceux-ci sont sensiblement plus fréquents dans certains milieux ; on a soupçonné que les tares organiques, et plus encore le surmenage y prédisposaient ; mais A. Fournier a fait remarquer qu'ils sont incomparablement plus fréquents dans les syphilis discrètes, pauvres en manifestations secondaires. De leur rareté relative chez les indigènes des colonies, on avait tiré argument en faveur de la dualité des virus. Il est plus vraisemblable que la relation qui existe entre la fréquence des accidents viscéraux tertiaires et les syphilis peu florides dépend d'une part de l'influence héréditaire dans les pays syphilisés de longue date (Sézary), et d'autre part du traitement souvent insuffisant en cas de syphilis paraissant bénigne.

La subdivision classique de l'évolution de la syphilis en période primaire, qui est celle du chancre, période secondaire, et période tertiaire, n'est basée que sur des apparences. En effet, bien qu'elle reste habituellement latente pendant deux semaines et plus, l'infection syphilitique, la *période primaire* par conséquent, débute au moment de la contamination. — Quant aux périodes secondaire et tertiaire, le nombre des années écoulées et le caractère des manifestations qui se produisent ne suffisent pas à tracer entre elles une limite nette ; elles peuvent empiéter l'une sur l'autre ; c'est à quoi l'on fait allusion en parlant d'*accidents secondaires tardifs* et de *tertiarisme précoce*.

Si l'on veut conserver cette division, commode au point de vue didactique, il faut néanmoins reconnaître que la *sérologie* nous a apporté une base d'appréciation plus conforme à la réalité des choses et plus pratiquement utile.

Sérologie. — En 1906, Wassermann, en collaboration avec Neisser et Bruck, a appliqué la *méthode de fixation du complément* de Bordet et Gengou au sérum sanguin des syphilitiques et des singes syphilisés, et démontré, en se servant comme antigène d'un extrait de foie de fœtus hérédo-syphilitique, qu'il présente une *séro-réaction positive*. Plus tard on a reconnu qu'on peut se servir comme antigène d'un extrait de foie normal, ou de cœur de cobaye ou même de substances chimiques comme la lécithine, le taurocholate ou glycocholate de soude, etc. La modification humorale qui est à la base de la séro-réaction de Bordet-Wassermann n'est pas strictement spécifique ; cependant elle est souvent d'un précieux secours dans le diagnostic de la

syphilis. Wassermann et Plaut, A. Marie et Levaditi, ont constaté que le liquide céphalo-rachidien aussi présente une réaction positive chez les tabétiques, et surtout chez les paralytiques généraux, chez lesquels elle est toujours intense. — La
réaction de Hecht, avec le sérum non chauffé, quoique plus
précoce et plus durable que la réaction de Wassermann (Leredde
et Rubinstein, Cl. Simon et Gastinel), est cependant moins
sûre. — Pour la réaction de Jacobsthal le sérum est maintenu à
la glacière. Je me réserve de revenir sur la valeur de ces
réactions (p. 887).

La sérologie de la syphilis a fait l'objet dans ces dernières
années d'un nombre considérable de recherches ; elles nous
ont valu d'autres méthodes, par exemple : la *réaction de floculation* de Sachs-Georgi, qui a été utilisée par Vernes, la réaction
de l'or colloïdal, du benjoin colloïdal, du soufre colloïdal, etc.

Toutes ces réactions sérologiques, notamment la réaction de
Wassermann qui en reste le type, *évoluent* au cours de la
syphilis, et sont, en outre, puissamment influencées, plus ou
moins rapidement ou durablement, par les diverses médications
anti-syphilitiques dont elles contribuent à faire apprécier la
valeur. De là à établir, suivant l'intensité de la séro-réaction,
une « échelle de syphilimétrie » (Vernes), il y a cependant un
grand pas qu'on n'est pas autorisé à franchir ; car il est formellement démontré que les séro-réactions ne sont pas en relation nécessaire et constante avec l'intensité, l'état d'activité ou
non, et la gravité de l'infection.

L'apparition des réactions sérologiques, indice de la généralisation de l'infection, est un phénomène si capital que c'est
sur elle qu'on se base aujourd'hui pour distinguer des périodes
dans l'évolution de l'infection syphilitique.

Le schéma ci-après (fig. 187) compare la subdivision classique de l'évolution de la syphilis avec celle qui s'appuie sur
la sérologie. Remarquons, avec Jambon et Tzanck, que les étapes
importantes (apparition du chancre, Bordet-Wassermann positif,
accidents secondaires) y sont respectivement séparées par un
intervalle de 5 *semaines*, ce qui correspond à peu près à la
vérité moyenne.

Voici ce qu'il y a d'essentiel à retenir dans la marche de la
réaction de Wassermann, prise pour type : négative pendant la
première incubation et pendant les trois premières semaines du

chancre (*période préhumorale*), — elle devient positive (*période humorale*) du 15ᵉ au 25ᵉ, généralement vers le 18ᵉ jour du chancre, soit de 40 jours à deux mois après la contamination ; — elle est au maximum de fréquence et d'intensité au moment des manifestations secondaires cutanées ou muqueuses ; — puis elle s'atténue avec le temps, même en l'absence de traitement, pour devenir latente ou négative (*période de latence ou de néga-*

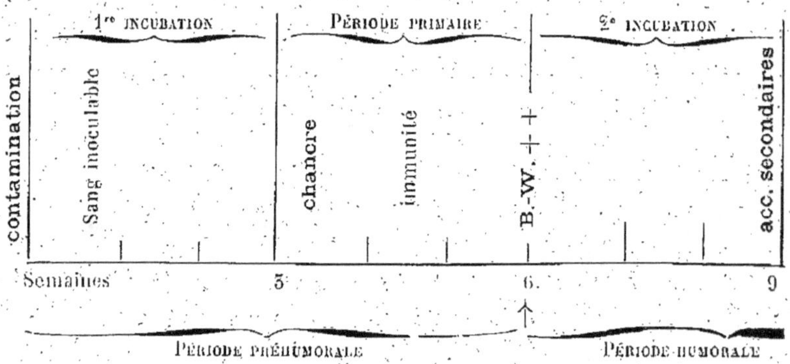

Fig. 187. — *Schéma* de l'évolution de la syphilis à son début.

tivité) ; au cours des accidents tertiaires son pourcentage positif oscille entre 60 et 80 pour 100.

De même qu'on a observé quelques cas de chancres tardifs, on a signalé (Gougerot) des Wassermann retardés (p. 869) ; au cours de manifestations secondaires, un Wassermann négatif est une anomalie rarissime.

Gravité. — Les termes de syphilis *grave* et de syphilis *maligne* sont ambigus et ont prêté à la discussion. On ne devrait appeler *syphilis grave* que celle dans laquelle des accidents secondaires ordinaires s'entremêlent d'ulcérations importantes, riches en tréponèmes, ou d'autres manifestations de caractère tertiaire. On ne saurait refuser le même qualificatif à une syphilis qui, dès les premiers mois, donne lieu à une néphrite, une myélite ou une hémiplégie, et met les jours du malade en danger extrême.

La **syphilis maligne précoce** est tout autre chose ; c'est une forme de la maladie, dont Queyrat (1920) a eu le mérite de bien préciser les traits, qui présente un tableau spécial. L'accident initial, le chancre, est souvent ulcéreux ; la roséole

et les plaques muqueuses manquent toujours. L'éruption, qui
se produit sur la peau et les muqueuses par poussées successives, est d'emblée ulcéreuse (p. 364), mais on n'y rencontre
qu'exceptionnellement le tréponème ; la séro-réaction ne
devient positive qu'au bout de deux à trois mois. Enfin, ce qui
achève de caractériser cette forme, c'est qu'elle se montre
rebelle au traitement mercuriel et ioduré, tandis que l'arsénobenzol et le bismuth y sont très efficaces. L'avenir apprendra
si elle est transmissible avec ses caractères spéciaux, et s'il n'y
a pas de cas intermédiaires entre la syphilis maligne précoce
et les syphilis graves.

Parasyphilis. — A. Fournier a décrit sous le nom d'*accidents parasyphilitiques* toute une série d'affections qui, pour lui,
étaient des conséquences éloignées et indirectes de la maladie;
leur caractère commun est que, quoique syphilitiques d'origine, elles ne sont que peu ou pas influencées par le traitement.
Fournier rangeait dans ce groupe le tabes, la paralysie générale
et aussi certaines hystéro-neurasthénies et épilepsies, ainsi que
la syphilide pigmentaire ; on y a incorporé même la leucoplasie,
les anévrismes, l'artério-sclérose, etc. Ce groupement est trop
disparate pour être maintenu; on a reconnu qu'il englobe d'une
part des lésions directement syphilitiques et contenant des
tréponèmes (paralysie générale, anévrismes), d'autre part des
séquelles cicatricielles de lésions qui ont été dûment syphilitiques (périradiculite initiale du tabes, exostoses endo-craniennes, etc.). — Certains auteurs modernes ont tenté d'introduire la dénomination de *syphilis quaternaire* pour désigner
l'ensemble des lésions viscérales, artérielles, nerveuses, muqueuses, etc., d'origine syphilitique, qui, d'ordinaire scléreuses,
sont indélébiles et incurables par le traitement spécifique.
D'autres ont appliqué le nom de *syphilides quaternaires* aux
éruptions tardives et cependant non destructives, dites érythèmes tertiaires (p. 29).

De tous les accidents syphilitiques, seuls le chancre initial, —
et les lésions secondaires ou tertiaires qui intéressent la peau
et les muqueuses et qu'on désigne généralement sous le nom de
syphilides, — rentrent dans le cadre de cet ouvrage.

Chancre syphilitique. — Dit aussi *chancre induré, acci-*

dent primitif, sclérose initiale, — le chancre syphilitique se
développe au point même qui a servi de porte d'entrée au virus ;
il suffit que des tréponèmes vivants, provenant d'un accident
syphilitique contagieux, aient été déposés sur une lésion traumatique ou pathologique, ulcération, érosion d'herpès, fissure
ou écorchure même minime, pour réaliser l'infection ; il n'est
pas probable qu'ils puissent traverser l'épiderme intact,
mais peut-être bien traversent-ils l'épithélium intact des
muqueuses. Le plus souvent c'est directement, par les rapports sexuels, par le baiser, par les contacts accidentels ou
professionnels, que se fait la transmission ; beaucoup plus
rarement c'est par l'intermédiaire d'un objet quelconque qui
avait été souillé.

Pendant la *première incubation*, la lésion porte d'entrée a eu
d'ordinaire largement le temps de disparaître. Le parasite se
multiplie localement d'abord sans produire de réaction appréciable, et commence déjà à se répandre dans l'organisme par
la voie lymphatique et par la voie veineuse ; en effet, on ne
réussit pas à extirper la syphilis par l'excision hâtive du chancre
naissant. Cependant la production de *l'immunité* (fig. 187)
n'est pas immédiate ; le chancre est encore auto-inoculable
pendant les onze premiers jours qui suivent son apparition,
selon Queyrat ; ce fait expliquerait certains cas de chancres multiples successifs.

On connaît des cas très exceptionnels de chancres spontanément *tardifs*, ou *retardés* jusqu'au 100e ou 150e jour (Gougerot) par un traitement prophylactique ou abortif ; en ce cas on a pu voir la réac-
tion de B.-W. précéder leur apparition.

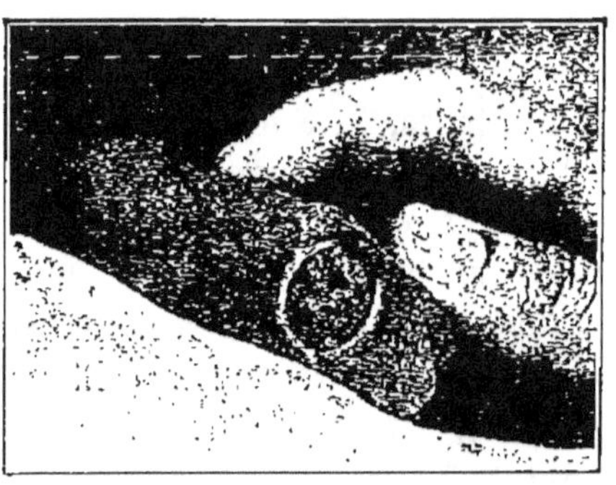

Fig. 188. — Chancre syphilitique du fourreau
de la verge, datant de 5 semaines et non
encore traité.

Le chancre naissant, que l'expérimentation sur les singes a
permis de mieux étudier, a l'aspect tantôt d'une très petite tache
rouge légèrement papuleuse, tantôt d'une squame-croûte recouvrant une érosion superficielle. L'érosion persiste, elle s'indure

peu à peu, et bientôt l'accident primitif (fig. 188) a pris les six caractères suivants, bien mis en valeur par A. Fournier :

1° C'est une *érosion* minime, généralement de l'étendue d'une pièce de 20 centimes en argent, non une ulcération ; — 2° de forme *ronde*, régulière, orbiculaire ; — 3° *sans bords*, c'est-à-dire sans ressaut, sans dénivellement à pic ni décollement, sa surface étant de niveau avec les tissus sains, parfois légèrement convexe ou déprimée en godet ; — 4° de *couleur* tantôt *rouge*, chair musculaire, lisse, humide et vernissée, ou finement granuleuse, tantôt *grise*, diphtéroïde, semée de points ecchymotiques ; quelquefois recouverte d'une mince croûte brunâtre ; — 5° *indurée* de base, ce qui se reconnaît en saisissant le chancre entre le pouce et l'index, suivant son diamètre, et en le soulevant un peu ; on constate ainsi une fermeté caractéristique, circonscrite et sèche, d'épaisseur très variable, tantôt superficielle, parcheminée ou papyracée, tantôt profonde, cartonnée ou nodulaire ; — 6° accompagnée d'un *bubon satellite*.

Ce bubon qui, selon l'expression de Ricord, « suit le chancre comme l'ombre suit le corps », siège dans les ganglions correspondant au territoire lymphatique du chancre. Il se compose d'une *pléiade ganglionnaire*, c'est-à-dire d'un groupe de ganglions durs, ovoïdes, mobiles, indolents et aphlegmasiques ; souvent un ou deux d'entre eux sont plus volumineux (« préfet de l'aine » Ricord), et peuvent faire une saillie très apparente. Le bubon apparaît de six à dix jours après le chancre, et lui survit, « témoin posthume », pendant bien des mois.

Le chancre lui-même, non traité, guérit en quinze jours à six semaines ; dans la règle l'induration, parfois même accrue, persiste pendant plusieurs mois ; il n'y a de cicatrice que dans environ la moitié des cas. Exceptionnellement on peut voir une érosion, dite *chancre redux*, reparaître au même point, après un temps très variable.

Les *variétés* du chancre syphilitique sont innombrables ; mais la forme typique est de beaucoup la plus fréquente. On observe des chancres *nains*, lenticulaires, ou *géants* ; des chancres *papuleux*, *hypertrophiques*, ou franchement *ulcéreux*, ou encore *ecthymateux*, c'est-à-dire recouverts d'une croûte assez épaisse. Bien que le chancre induré soit classiquement *unique*, on rencontre presque aussi souvent des chancres *multiples*, au nombre de deux et trois, ou davantage ; on en a compté jusqu'à 14 sur le même sujet ; ils sont simultanés ou *successifs*, ce qui peut tenir à une incubation variable, à des contaminations successives, à des auto-inoculations précoces, ou à une lymphangite chancreuse devenue érosive par places.

Complications. — L'apparition du chancre peut être immédiatement précédée d'une éruption d'*herpès*, ce qui cause de fréquentes et de graves méprises ; cet herpès évolue comme d'ordinaire ; mais on voit une ou plusieurs des érosions s'indurer, et révéler par là leur nature chancreuse. — Il n'est pas rare qu'un *œdème scléreux*, local et volumineux, mou puis dur, notamment de la vulve ou du prépuce (phimosis), accompagne le chancre et en fasse deviner la présence, même s'il le masque ; l'induration chancreuse, que le doigt peut percevoir, confirme le diagnostic. — Le chancre induré s'*enflamme*, après traumatisme, mauvais traitements, infection secondaire ; il devient douloureux, saignant, suppure, et parfois le bubon lui-même subit une fonte purulente, d'ailleurs généralement torpide. — La *gangrène* superficielle ou térébrante, et le *phagédénisme*, sont des complications rares.

Le *chancre mixte* (p. 361), dont la théorie est due à Rollet (de Lyon), est bien moins rare qu'on n'avait pu le croire ; il résulte de l'inoculation au même point du bacille de Ducrey et du tréponème, dont l'incubation est de durée très inégale. Si l'infection est simultanée, la chancrelle évolue, puis s'indure et se transforme en prenant peu à peu les caractères d'un accident primitif. Il est de la plus haute importance de faire le plus tôt possible le diagnostic de cette syphilis naissante, pour la traiter si possible avant l'apparition de la réaction de Bordet-Wassermann ; dans un cas douteux on s'attachera donc à rechercher avec soin et à diverses reprises les tréponèmes dans la sérosité du chancre suspect, ou dans le suc de son ganglion ponctionné. La vaccinothérapie locale anti-chancrelleuse de Habadou-Sala permettrait selon lui, après trois jours, de trouver le tréponème seul sur l'ulcération. Si l'on échoue, on en sera réduit à attendre l'apparition éventuelle de la séro-réaction positive. — L'autre variété de chancre mixte, à savoir un chancre induré surinfecté de bacilles de Ducrey, est exceptionnelle ; on verrait en pareil cas l'induration se creuser d'une ulcération chancrelleuse.

Localisations. — Le *chancre génital* occupe, chez l'homme, surtout la rainure balano-préputiale et les côtés du frein, mais aussi n'importe quel autre point de la verge, des bourses ou du pubis. Le chancre du méat et le chancre intra-urétral, qui sont rares, se traduisent par un suintement séreux et une induration circonscrite. — Chez la femme, ce sont les grandes et les petites lèvres, la fourchette, le clitoris, plus rarement le méat, qui en sont le siège ; le vagin presque jamais. Le chancre du col utérin paraîtrait moins rare si on le cherchait plus souvent ; il se présente comme une érosion bien limitée, rouge ou grisâtre avec un liséré rouge, et une induration perceptible par le toucher.

Le *chancre extra-génital* se localise à la tête dans les deux tiers des cas, de préférence à la bouche, et notamment à la lèvre inférieure ; s'il est à cheval sur le bord libre de la lèvre, il est croûteux dans sa portion cutanée, érosif dans sa portion muqueuse. — Après le chancre des lèvres viennent par ordre de fréquence celui de la langue (p. **390**) et celui de l'amygdale. Ce dernier, qu'il ne faut pas confondre avec une angine, ni surtout avec l'ulcération fuso-spirillaire de Vincent, est unilatéral, érosif ou ulcéreux, presque toujours diphtéroïde, d'une dureté ligneuse au toucher, ne donne lieu qu'à peu de douleurs, persiste pendant quatre ou cinq semaines, et s'accompagne d'une adénopathie rétromaxillaire, d'ordinaire énorme. — Les chancres du menton, des paupières, de la conjonctive, des narines, des gencives, du cuir chevelu, etc., ne présentent rien de bien spécial ; le tout est d'y penser.

Aux membres supérieurs le chancre affecte principalement les doigts, le pourtour des ongles ou des articulations ; il ressemble à un panaris guérissant mal, ou à une plaie bourgeonnante. Cette localisation n'est pas rare chez les médecins et sages-femmes, de même du reste que les chancres de l'œil. — Le chancre vaccinal est devenu rarissime depuis que l'on a généralement renoncé à la vaccination de bras à bras.

Le chancre siège encore fréquemment sur le sein, notamment chez les nourrices. Il est assez commun à l'anus dans les deux sexes, et y prend volontiers la forme dite en feuillet de livre. Il n'existe du reste aucune région du corps où on ne l'ait observé. — C'est très souvent l'adénopathie, le bubon satellite, qui éveille l'attention et met sur la voie du diagnostic.

Les syphilis dites imméritées, *syphilis insontium*, comprenant les syphilis professionnelles, les épidémies d'ateliers (souffleurs de verre, par exemple), de famille, etc., débutent d'ordinaire par des chancres extra-génitaux.

La fréquence des chancres extra-génitaux, comparée à celle des chancres génitaux, est dans le rapport de 1 à 8 ou 9. On doit toujours songer à la possibilité de cet accident pour éviter une méprise, dont les conséquences peuvent être désastreuses.

Diagnostic. — On connaît aujourd'hui l'importance capitale qu'il y a, au double point de vue de la prophylaxie et du pronostic, à reconnaître un chancre syphilitique et à le traiter d'une façon précoce, dès la période préhumorale; la question est d'une *urgence extrême*. D'autre part, ce serait une faute lourde que de commencer le traitement spécifique sans avoir acquis la certitude absolue qu'il s'agit bien de syphilis. Il arrive que le diagnostic soit d'emblée évident; d'autres fois les caractères objectifs de la lésion n'autorisent qu'un soupçon, qui impose les recherches confirmatives. Il va de soi qu'on doit penser à la possibilité du chancre spécifique, quels que soient la condition sociale, l'âge du patient, et le siège de l'accident suspect (chancres extra-génitaux). Cependant, que le diagnostic soit certain ou suspect, il est prudent, pour des raisons faciles à comprendre, de ne le présenter à l'intéressé qu'avec des réserves et d'extrêmes ménagements.

En tout cas, et surtout s'il subsiste le moindre doute, il est *indispensable* de contrôler le diagnostic objectif par la constatation du tréponème, soit et de préférence à l'ultramicroscope, soit par les méthodes de coloration (p. 856). Pour cela, après avoir nettoyé le chancre à l'eau, puis à sec, on le scarifie très superficiellement sur son bord, et l'on recueille sur une lame, non pas le sang pur qui s'écoule tout d'abord, mais la sérosité rosée qu'on exprime quand l'hémorragie est arrêtée.

Pour que cet examen soit valable, il est nécessaire que le malade n'ait pas encore reçu de traitement spécifique et qu'il n'ait été fait localement, dans les quatre à six derniers jours, aucune application antiseptique ou caustique quelconque. La découverte des spirochètes caractéristiques est décisive. En cas d'insuccès, il y a lieu de renouveler l'examen à quelques jours d'intervalle et de pratiquer la ponction du ganglion satellite s'il est tuméfié.

Les commémoratifs, la notion d'un contact suspect trois à quatre semaines avant l'éclosion du chancre, la confrontation dans certains cas, ne fournissent que des arguments de haute probabilité.

Quant à la séro-réaction de Bordet-Wassermann, on n'oubliera pas qu'elle ne devient positive qu'en moyenne le 18ᵉ jour après l'apparition du chancre (exceptionnellement dès le 7ᵉ jour, ou seulement après six semaines ou deux mois). La réaction de Hecht serait souvent un peu plus précoce (Cl. Simon et Gastinel).

J'ai indiqué au chapitre XV (*passim*) les éléments du diagnostic différentiel du chancre induré et des autres ulcérations analogues. Rappelons cependant ici quelles sont les lésions de la région génitale qui exposent le plus souvent à une confusion avec un accident primitif.

Les *ulcérations traumatiques* sont plus irrégulières de forme, non indurées, sans bubon.

L'*herpès* peut masquer le chancre naissant et demande à être surveillé ; cautérisée, traitée par une lotion irritante, au sublimé par exemple, ou par certaines poudres telles que l'aristol notamment, une érosion herpétique s'indure, les ganglions se tuméfient, l'aspect peut être chancriforme au plus haut degré. Lorsqu'on a laissé l'inflammation se calmer pendant plusieurs jours, sous l'influence du repos, de bains et de pansements humides, la difficulté artificiellement produite a généralement disparu, et l'on peut, à ce moment, faire un examen à l'ultramicroscope.

Le *chancre mou*, avec ses bords à pic, son fond irrégulier et suppurant, cause rarement de l'embarras ; la recherche du bacille de Ducrey, ou les autres procédés de diagnostic que j'ai indiqués (p. **361**) lèveraient, en 48 heures au plus, tous les doutes. Dans le cas de *chancre mixte*, j'ai exposé plus haut (p. **866**) quelle est la conduite à tenir.

On appelle *syphilome chancriforme* un accident spécifique qui ressemble étroitement à un chancre induré et qui peut survenir à un moment quelconque, jusqu'à la dixième année de la syphilis.

Quand il siège au point même où s'était produit l'accident initial, on lui donne le nom de *chancre redux*. D'ordinaire ce syphilome est plus irrégulier de contour et plus creux qu'un chancre syphilitique. En tout cas le bubon fait défaut, la réaction de Wassermann peut être d'emblée positive, et les antécédents suffisent à éclairer le médecin. L'intérêt de cette manifestation est qu'elle a souvent donné lieu au soupçon d'une réinfection ; on a pensé qu'elle pouvait même résulter quelquefois d'une réinoculation spécifique sur terrain allergique, incomplètement immunisé.

Le *traitement* du chancre syphilitique doit être très simple ; l'essentiel est d'éviter de l'irriter. L'excision précoce n'a que des indications tout à fait exceptionnelles. On évitera les cautérisations, les applications de pommades mercurielles, au calomel, à l'iodoforme, etc. ; un pansement propre, humide, au ouataplasme, au glycérolé d'amidon, ou à la vaseline boriquée, suffit. Sous l'influence d'un traitement général correct, un chancre se cicatrise en moins de 10 jours.

Période secondaire. — De 35 à 60 jours après le début du chancre, généralement au bout de 45 jours, soit deux mois environ après le contact infectant, surviennent les accidents secondaires. Parfois ils sont multiples, abondants, tumultueux ; on parle en pareil cas d'*explosion secondaire*. Tous les degrés sont possibles, entre l'absence à peu près complète de toutes les manifestations, et les formes dites *syphilis graves* et *syphilis maligne précoce* (p. **862**).

Les accidents secondaires peuvent porter sur un grand nombre d'organes ou de systèmes organiques. L'*adénopathie généralisée ne manque jamais*[1] ; la roséole, les éruptions papuleuses, les plaques muqueuses, la céphalée sont extrêmement communes ; les névralgies, myalgies, arthralgies, douleurs ostéocopes sont fréquentes ; l'alopécie, l'iritis, l'albuminurie, l'ictère, l'avortement ne sont pas rares. L'état général est plus ou moins touché ; on note souvent une pâleur anémique, avec

1. L'adénopathie généralisée s'est constituée progressivement au cours de la période primaire. En cas de chancre syphilitique de la région génitale, le bubon inguinal apparaît du 6e au 10e jour après le chancre ; les ganglions cervicaux, susclaviculaires, moyens, et sous-occipitaux, deviennent perceptibles au toucher du 12e au 15e jour ; les ganglions épitrochléens vers le 18e jour. L'importance, pour le diagnostic de la syphilis, du symptôme adénopathie généralisée, est capitale et cependant trop souvent négligée ; j'y ai insisté dans mon service d'hôpital pendant de longues années. Sa valeur n'est pas inférieure à celle de la séro-réaction de Bordet-Wassermann. L'absence de ce signe exclut une syphilis récente ; sa présence ne prouve pas la syphilis, mais oblige à la rechercher avec la plus grande attention.

leucocytose assez marquée, de la perte des forces, de l'hypotension artérielle, de l'anorexie, de l'amaigrissement, de la neurasthénie, du gonflement de la rate. Chez les femmes surtout, on peut observer de la fièvre à marche irrégulière pouvant atteindre 40° ; on a même rencontré exceptionnellement des cas de fièvre continue dits « typhose syphilitique » ; il semble prouvé qu'il existe bien une fièvre syphilitique en dehors de ce qui peut être dû à des infections surajoutées.

Il s'en faut de beaucoup que ces divers accidents se produisent dans tous les cas ; ils se combinent à l'infini, et leur coïncidence même met souvent sur la voie du diagnostic. Il serait par trop schématique, et ici déplacé, de décrire à part des syndromes caractérisés par la prédominance des phénomènes nerveux, ou ostéo-articulaires, ou glandulaires, etc. Il faut remarquer cependant que, parmi les manifestations que j'ai énumérées, il en est qui sont franchement d'ordre infectieux (fièvre, rate, leucocytose, etc.) ; que d'autres ressortissent à de l'insuffisance surrénale (asthénie, hypotension, etc.) ; dans un bon nombre de cas enfin, ce sont les éruptions cutanéo-muqueuses, dites *syphilides secondaires*, lesquelles seules doivent être décrites dans cet ouvrage, qui impriment leur cachet particulier à la maladie, sans autre cortège apparent que l'adénopathie généralisée.

Syphilides secondaires. — Elles ont pour caractères généraux leur polymorphisme, leur abondance, leur dissémination, leur apparition insidieuse, aphlegmasique, leur indolence et l'absence de tout prurit.

Leurs éléments sont habituellement de forme arrondie, quelquefois groupés en anneaux, en arceaux, en bouquets (v. fig. 38 et 150) ; leur coloration est rouge jaunâtre, jambonnée, parfois cuivrée, ou, comme disait A. Fournier, de « teinte triste ». L'évolution par poussées successives, la tendance spontanément résolutive, la récidivité fréquente de ces éruptions, complètent leur caractéristique générale.

Les éléments éruptifs des syphilides secondaires ressortissent à quatre types principaux : l'*érythème* (roséole) ; — la *papule* ; — l'*ulcération* ; — exceptionnellement la *bulle* (dans la syphilis congénitale).

Ces divers types morphologiques peuvent d'ailleurs se juxtaposer et constituer des *éruptions polymorphes*. D'une manière générale cependant, il y a presque toujours un type prédominant ; j'ai décrit ces formes éruptives dans la première partie de ce livre et j'y renvoie le lecteur ; il suffira ici d'en dresser le tableau.

1° Les *syphilides érythémateuses* sont la *roséole simple*, qui est presque constamment l'éruption de début, — et la *roséole circinée*, tardive, récidivante et rebelle (p. 26).

2° Les *syphilides papuleuses*, souvent précoces, comprennent, suivant les dimensions de leurs éléments, une forme *lenticulaire* ou commune (p. 176), — une forme *miliaire*, qui est folliculaire (p. 521), — une forme *nummulaire* (p. 178), — et de nombreuses variétés morphologiques : papulo-squameuse ou psoriasiforme (p. 136), — papulo-croûteuse (p. 216), — végétante (p. 322). — C'est au type papuleux qu'il convient à mon sens de rattacher les syphilides *kératodermiques*, palmaires et plantaires (p. 274), qui sont précoces ou tardives.

3° Les *syphilides ulcéreuses* (p. 364) sont particulièrement graves et constituent des formes malignes d'emblée.

4° Les *syphilides bulleuses* (p. 221) sont spéciales à l'hérédo-syphilis précoce.

Cette énumération n'épuise pas la liste des accidents cutanés de la période secondaire ; il faut mentionner encore :

5° Des *troubles pigmentaires* (p. 422).

6° Des *lésions des phanères*, poils (p. 543) et ongles (p. 575).

Il importe de relever que ces divers types élémentaires ne sont bien caractérisés qu'à la peau. Sur les muqueuses, et même sur l'épiderme des régions macérées, ces types perdent de leur netteté et tendent vers une forme commune, plus ou moins érosive et suintante, donc éminemment contagieuse, qu'on désigne en pratique sous le nom de *plaques muqueuses*.

Syphilides secondaires des muqueuses ou *plaques muqueuses*. — Parmi les accidents secondaires il n'en est pas de plus communs ; avant l'ère des traitements modernes, peu de syphilitiques en étaient exempts. Par leur contagiosité, les plaques muqueuses prennent une importance sociale, car la plupart des transmissions en dérivent.

Elles apparaissent d'ordinaire dès la première poussée éruptive ; souvent, et notamment quand des irritations locales leur servent de causes d'appel, — le tabac et le mauvais état des dents pour les plaques buccales ou pharyngées, la malpropreté pour les plaques génitales et anales, — elles récidivent à plusieurs reprises pendant les deux ou trois premières années. On en a vu jusque dans la 6e et la 8e année, et on leur attribue les cas, très exceptionnels et bien douteux, de contagion de la syphilis à la 12e et même à la 18e année!

Les plaques muqueuses siègent en n'importe quel point de la bouche, des lèvres, de l'isthme et du pharynx, surtout sur les amygdales et les piliers, aux commissures des lèvres, et au voisinage des dents cariées; en n'importe quel point de la vulve; sur le prépuce et le gland; autour de l'anus; aux conjonctives, dans les fosses narines, sur le larynx; parfois même aux aisselles, à l'ombilic, ou plus encore entre les orteils. J'ai mentionné ailleurs déjà (p. 179) les syphilides qu'on appelle *plaques muqueuses de la peau*.

On distingue plusieurs variétés de syphilides des muqueuses, qui correspondent aux syphilides cutanées dont elles représentent une localisation éventuelle.

Les *syphilides érythémateuses*, simples taches rouges, se voient surtout au palais, sur les joues, aux petites lèvres.

Les *syphilides opalines*, plaques muqueuses vulgaires, variété la plus répandue, sont caractérisées par une légère élevure, quelquefois à peine papuleuse, sur laquelle l'épiderme est gonflé, blanchâtre, non érodé ni végétant. Elles se rencontrent partout, notamment sur le voile du palais ou à la vulve; elles peuvent prendre une disposition *circinée*, en arcades, assez caractéristique.

Les plaques muqueuses pharyngées et buccales sont quelquefois *diphtéroïdes*, à tel point que la confusion avec la diphtérie a pu être commise dans des cas rapportés par Fournier. Il est probable que cet aspect est le résultat d'une infection surajoutée (association fuso-spirillaire, etc.).

Les *syphilides érosives* ou *papulo-érosives* sont des syphilides papuleuses dont l'épiderme squameux s'est détaché; elles ont l'aspect d'érosions rouges nettement arrondies; souvent elles deviennent, ou ont été, opalines. Les plaques muqueuses papuleuses portent à l'étranger le nom de *condylomes plats (condyloma latum)*.

Les *plaques muqueuses papulo-hypertrophiques et végétantes* se produisent surtout chez les personnes malpropres, à la vulve et dans son voisinage, dans les plis génito-cruraux, inter-fessiers, quelquefois aux commissures buccales. Sur la langue, notamment sur son tiers postérieur, elles peuvent constituer « la langue en dos de crapaud ». J'en ai rencontré d'énormes sur un cuir chevelu absolument inculte : elles consistaient en élevures du volume d'un pois à celui du pouce et au delà, épaisses par places de près d'un centimètre, à surface granuleuse ou papillomateuse, sécrétant une sérosité louche et jaunâtre, d'odeur infecte.

Les *syphilides ulcéreuses* des muqueuses sont plus rares ; elles s'observent sur les lèvres, aux commissures, aux gencives, au pharynx, et dans toutes les régions de la vulve.

On rapproche généralement des plaques muqueuses certaines lésions syphilitiques de la langue, appelées *plaques lisses* ou *plaques fauchées en prairie* (p. 283).

Généralement indolentes, les plaques muqueuses peuvent causer de la gêne des mouvements, de la dysphagie, etc.

Le *diagnostic* des syphilides muqueuses est facile quand elles surviennent au milieu d'un nombreux cortège d'accidents ; inversement il arrive très souvent en pratique qu'elles fournissent un précieux appoint dans des cas douteux ; mais il serait dangereux de diagnostiquer la syphilis exclusivement sur le vu de plaques muqueuses, même quand elles affectent une apparence qu'on peut croire typique. La recherche des tréponèmes dans les syphilides muqueuses se heurte à des difficultés souvent insurmontables ; leur démonstration, quand elle est possible, lèverait tous les doutes.

Les principales causes d'erreur sont, à la bouche (p. 391), les suivantes :

Les *aphtes* sont tout à fait ronds, jaunâtres avec un liséré carminé, et très douloureux. — L'*herpès* apparaît brusquement, est douloureux et polycyclique. — Les *dermatoses bulleuses*, l'*hydroa*, peuvent produire des lésions presque identiques à des plaques muqueuses. — La *perlèche* est une érosion opaline siégeant exclusivement aux commissures des lèvres, mais empiétant sur l'épiderme cutané du voisinage ; elle est épidémique dans les écoles. — La *glossite exfoliante marginée* est caractérisée par sa bordure spéciale. — La *leucoplasie*, le *lichen plan buccal*, la *glossite lozangique médiane*, etc. sont des lésions sèches, fixes ou très durables. — La *stomatite mercurielle* est une inflammation diffuse, avec parfois des ulcérations péri-dentaires ou linguales ressemblant beaucoup à des plaques muqueuses ; la coïncidence est possible.

Dans la région génitale (p. **397**) : les *érosions traumatiques* sont irrégulières et éphémères. — La *balanoposthite érosive* est caractérisée par des circinations blanchâtres qu'on peut enlever par friction. — Le *chancre mou* est purement ulcéreux et suppure abondamment ; il est auto-inoculable. — L'*herpès végétant* de la vulve, très rare, simule à s'y méprendre les syphilides papulo-érosives. — Il en est de même de l'*érythème papuleux post-érosif* des nourrissons (fig. 1, p. **15**). — On peut enfin rencontrer au voisinage de l'anus, chez des sujets malpropres, des placards de *dermite végétante syphiloïde* (A. Fournier et Brouardel), qui sont de nature banale et qu'on peut considérer comme des *pyodermites végétantes* (p. **312**).

PÉRIODE TERTIAIRE. — Si l'on peut, à la rigueur, énumérer en quelques lignes les principaux accidents syphilitiques secondaires et donner une idée de l'évolution de cette deuxième période, cela est tout à fait impossible en ce qui concerne la syphilis tertiaire ; son domaine est trop vaste, son évolution trop variée et trop irrégulière. Je ne m'occuperai donc que de ses accidents cutanés et muqueux.

Syphilides tertiaires — Les caractères généraux par lesquels elles se distinguent des accidents secondaires sont les suivants :

Elles sont profondes et sérieuses, non superficielles et bénignes ; — de type ulcéreux ou sclérosant, non résolutives ; — discrètes et régionales, non profuses et disséminées ; — monomorphes, et souvent ont une tendance marquée à se grouper et à prendre une disposition circinée, à se discipliner, suivant l'expression de Fournier.

La *disposition circinée* ou plutôt *hémi-cerclée* d'une éruption serait à tort considérée comme caractéristique des lésions syphilitiques ; il faut avant tout tenir compte des *éléments éruptifs* qui la composent. Voici ce qu'on en peut dire d'une façon générale : rare dans la syphilis secondaire (syphilides en arcades, plaques muqueuses en arcades), elle est très commune dans les syphilides tertiaires. On la rencontre en outre dans certains lupus, dans certains eczémas et psoriasis, dans plusieurs érythèmes, dans le pemphigus récidivant, quelquefois dans le mycosis fongoïde, dans le lichen plan, le lichen scrofulosorum, le parapsoriasis en plaques, etc.

Les eczématides, et surtout la trichophytie cutanée, font plutôt des cercles complets.

La question de la *contagiosité* des accidents tertiaires était résolue dans le sens de la *négative* à peu près absolue. Les nouveaux moyens d'investigation, l'inoculation aux singes notamment, ont montré qu'un certain nombre de ces accidents, dont il est difficile d'indiquer la proportion, sont virulents.

On ignore encore s'ils résultent simplement d'un effet d'allergie ou si, comme on l'a supposé, le spirochète s'y trouve sous une forme différente ; en tout cas la preuve de l'existence de formes enkystées ou *resting forms* n'a pas été donnée.

Les aspects morphologiques que peuvent revêtir les syphilides tertiaires ont été décrits précédemment ; ils se classent sous les six chefs suivants :

1° *Erythèmes tertiaires* (p. 29) ;

2° *Syphilides tuberculeuses*, circinées ou en nappe (p. 322) ;

3° *Syphilides ulcéreuses*, de diverses variétés (p. 363) : tuberculo-ulcéreuses, atypiques, gommeuses, scléro-gommeuses, phagédéniques ;

4° *Gommes syphilitiques* (p. 338) ;

5° *Syphilides tertiaires végétantes* (p. 313) ;

6° *Syphilomes diffus hypertrophiques* et *éléphantiasis syphilitique* (p. 482).

Ces diverses lésions peuvent siéger sur n'importe quelle région du tégument ou des muqueuses. Il n'est cependant pas inutile de citer, à titre d'indication, quels sont les types que l'on observe surtout dans quelques régions déterminées.

Au *centre de la face*, sur le nez et sur les lèvres, se trouve un des foyers d'élection de la syphilis tertiaire sous toutes ses formes, tuberculeuse sèche, ulcéreuse, végétante et léontiasique ; on y observe aussi des syphilides tuberculeuses confluentes en nappe, très analogues à la rosacée.

Dans la *bouche*, sur le palais et le pharynx, se rencontrent des syphilides tuberculeuses et ulcéreuses en nappe, ainsi que des gommes perforantes. — Il faut mentionner qu'un bon nombre de ces syphilomes du nez, de la bouche et du pharynx sont en connexion avec de l'ostéite spécifique du plancher des fosses nasales, lequel constitue le principal foyer d'élection des lésions osseuses syphilitiques.

A la *langue*, on observe des gommes, des infiltrats gommeux et scléro-gommeux, de la glossite scléreuse, et quelquefois des tubercules.

Au *cuir chevelu*, les gommes et les syphilides tuberculo-ulcéreuses ne sont pas rares ; la variété croûteuse et superficielle de ces dernières peut en imposer pour des eczématides psoriasiformes. — Aux *régions palmaires* et *plantaires* appartiennent des syphilides psoriasiformes, dites kératodermiques (p. **274**). — Aux *extrémités* peut se développer l'éléphantiasis syphilitique. — Aux *organes génitaux externes* des deux sexes se localisent des infiltrats gommeux et des gommes, des syphilides végétantes, chancriformes, phagédéniques, etc.

Pour le *diagnostic* de chacune de ces formes, on se reportera à la description de la lésion élémentaire qui la caractérise (voir 1re partie, Morphologie).

SYPHILIS CONGÉNITALE OU HÉRÉDO-SYPHILIS

La doctrine relative à la syphilis héréditaire et aux problèmes multiples que soulève son étude, a été grandement influencée par les conquêtes scientifiques récentes, la découverte du spirochète et celle du séro-diagnostic. Ne pouvant entrer dans les détails, je me borne à énoncer les conclusions sur lesquelles l'accord est fait, ou tend à se faire (voir notamment Carle, *Presse Méd.*, 24 avril 1920.)

La syphilis *héréditaire*, qu'on ferait mieux d'appeler **syphilis congénitale**, est toujours d'origine maternelle ; elle est transmise de la mère au fœtus par la voie placentaire, plutôt que par la voie germinative, ovulaire. La mère d'un enfant né syphilitique étant, même si elle paraît saine, toujours syphilitique elle-même (réaction de Wassermann), — la *loi de Colles Baumès* (immunité de la mère d'un enfant né syphilitique), — et la *loi de Profeta* (immunité d'un enfant, né en apparence sain, vis-à-vis de sa mère syphilitique) — s'expliquent donc

tout simplement. — Quant à la prétendue *syphilis conception-
nelle*, ou par choc en retour *in utero* (syphilisation de la mère
par le fœtus conçu d'un père syphilitique), elle constitue une
erreur d'interprétation.

Un fait qui tend à obscurcir sensiblement la question, c'est
que, chez la mère d'un enfant hérédo-syphilitique l'infection
n'affecte très souvent que la forme d'une *syphilis occulte*. Sans
chancre, sans roséole, sans plaques muqueuses ou autres accidents secondaires, elle ne se traduit fréquemment que par
l'immunité, et parfois, mais non toujours, par une réaction de
Bordet-Wassermann, de degré plus ou moins atténué. La femme
ainsi syphilisée est exposée, au cours des années ultérieures,
à des accidents fréquemment systématisés, portant sur les yeux,
les oreilles, l'aorte, le système nerveux, etc. parfois seulement
sur quelques ongles. On a tenté d'expliquer cette syphilis si
particulière par une sorte « d'imprégnation » progressive, etc.;
elle reste un problème non résolu. En tout cas elle corobore la
formule selon laquelle « toute femme qui a conçu d'un syphilitique, même s'il semblait guéri et même si elle-même paraît
indemne, doit être suspectée de syphilisation ». — Il reste acquis
qu'un père syphilitique ne peut transmettre la syphilis à son
enfant que par l'intermédiaire de l'infection, apparente ou
occulte, de la mère. Ce qu'il transmet à son rejeton, ce peut
être : 1° ou une **hérédosyphilis virulente**; — 2° ou des
troubles de développement physique ou psychique, une disposition à des malformations, comme le ferait un père alcoolique
ou tuberculeux; cette **hérédo-dystrophie** peut d'ailleurs être
associée ou non à la syphilis congénitale virulente de l'enfant.

La syphilis congénitale diffère de la syphilis acquise par une
condition fondamentale : l'infection, d'origine placentaire, se
faisant par la voie sanguine, est d'emblée viscérale. Aussi voit-on
dans l'hérédo-syphilis la période primaire faire défaut; il n'y a
pas de chancre; de plus, les accidents secondaires et les accidents viscéraux de caractère tertiaire, s'entremêlent au lieu
de se succéder. L'évolution est donc beaucoup moins systématique.

Si l'on ajoute qu'aux manifestations spécifiques peuvent s'associer des troubles dystrophiques, des malformations et des
dispositions morbides diverses, on conçoit que le tableau clinique de la syphilis héréditaire puisse être très polymorphe,

On avait attribué les dystrophies des hérédo-syphilitiques à l'imprégnation des germes, spermatozoaires et ovules, et à celle de l'organisme maternel tout entier, par des toxines; on tend actuellement (Hutinel, Thèse de R. Barthélemy, etc.) à les rattacher à des lésions spécifiques des glandes endocrines.

L'*hérédo-syphilis de deuxième génération* est aujourd'hui généralement admise et même prouvée (Edm. Fournier, etc.). Pour l'admettre dans un cas donné, il faut, pour des motifs faciles à comprendre, user d'une grande circonspection ; pour celle de *troisième génération*, les causes d'erreur s'accumulent. — On a noté (Verotti, 1924) qu'en pareil cas les hérédo-dystrophies tendent à être plutôt générales que locales ; ce qui domine, ce sont les neuro-psychopathies, puis les lésions des système lymphatique, génital, oculaire, enfin des dystrophies ostéo-articulaires, cutanées et viscérales.

Les manifestations cutanées et muqueuses de l'hérédo-syphilis doivent seules m'occuper dans cet ouvrage. Il est classique de les distinguer en précoces et tardives. Je me bornerai à rappeler tout d'abord que le diagnostic de l'hérédo-syphilis est communément rendu probable ou affirmé par les circonstances suivantes : antécédents syphilitiques des parents, avortements préalables et polyléthalité infantile, gémellité mono-vitelline, hydramnios, poids exagéré et lésions du placenta, naissauce prématurée, malformations diverses ; la séro-réaction de Bordet-Wassermann est presque toujours parallèle chez la mère et chez l'enfant, rarement discordante, selon Nobécourt.

L'*hérédo-syphilis précoce* s'accuse quelquefois d'emblée par un *facies* spécial : peau terne, ridée, flasque, aspect flétri, de petit vieillard ; difformités craniennes, front olympien, crâne natiforme, hydrocéphalie, dilatation des veines du crâne, athrepsie générale (fig. 189).

Dès la naissance l'hérédo-syphilitique peut présenter des symptômes pathognomoniques : le *pemphigus syphilitique* (p. **221**), qui est relativement rare ; — très fréquemment un *coryza* irritant, séreux, puis purulent, se concrétant en croûtes verdâtres, gênant la respiration et l'allaitement ; — des *plaques muqueuses*, siégeant surtout aux lèvres, souvent commissurales, ou fissuraires, ou radiées, roses ou opalines, suintantes, croûteuses, parfois indurées de base, douloureuses ; elles sont une cause fréquente de la contamination des nourrices ; — de la *mégalosplénie*, qui avant l'âge de trois mois est toujours spécifique et se rencontre chez 77 pour 100 des hérédo-syphilitiques (Thèse de Mlle Le Scornet) ; — de la *pseudo-paralysie* de Parrot, par ostéo-chondrite gommeuse de la diaphyse des os longs. — Comme signes de probabilité, prenant une réelle valeur indicatrice si plusieurs sont associés, on peut citer les suivants : retards de croissance, anorexie des nouveau-nés,

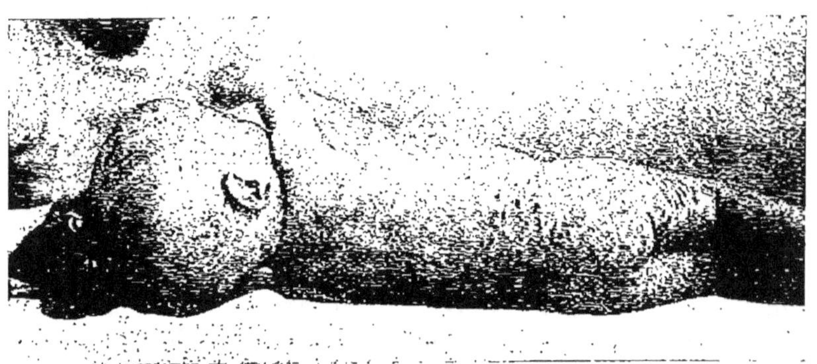

Fig. 189. — Hérédo-syphilis précoce, enfant de 5 mois. Remarquer l'hydrocéphalie, la dilatation des veines crâniennes, les syphilides papulo-érosives des fesses, lombes, cuisses, etc., le gros ventre et les membres grêles.

melæna, adénopathies pouvant rappeler l'adénie, hypertrophie du thymus, convulsions, etc. — Plus tard, après les premières semaines et généralement avant le 4e mois, apparaissent les *syphilides cutanées*, bien étudiées par Jacquet.

La *syphilide érythémato-papuleuse polymorphe* est constituée par des taches érythémateuses, plus ou moins arrondies, saumonées ou rouge sombre, siégeant aux fesses, aux membres inférieurs, au cou, autour de la bouche ou dans les plis. Les unes s'effacent, d'autres grandissent et desquament, ou s'épaississent en disques papuleux ; souvent l'élevure est plus marquée sur les bords (*forme érythémato-papuleuse circinée*) ; parfois c'est au centre des taches (*forme papulo-lenticulaire étalée*). On peut observer sur leur pourtour une collerette de Biett bien accusée.

Les syphilides érythémato-papuleuses peuvent devenir *érosives* par macération, — ou *croûteuses, impétigineuses*, — quelquefois *ulcéreuses* sur les points soumis à des pressions ou irrités par les matières fécales; — rarement elles sont très squameuses, *psoriasiformes*. — On a décrit en outre une *syphilide acnéiforme*, formée de petites papules ombiliquées, centrées d'une croûtelle, agglomérées en nappes.

Ces syphilides érythémato-papuleuses polymorphes sont souvent très difficilement distinguées de l'érythème fessier des nouveau-nés (p. 13). Elles remplacent, chez l'hérédo-syphilitique, la roséole et les syphilides papuleuses diverses des adultes; elles s'associent d'ordinaire à des plaques muqueuses, quelquefois à des lésions unguéales et à de l'alopécie. Les gommes sont rares.

On appelle **hérédo-syphilis tardive**, celle qu'on observe au cours de la seconde enfance, à l'âge adulte, ou même chez les vieillards. Ce chapitre de pathologie est dû presque entièrement aux travaux de mon maître, A. Fournier; avant lui les accidents éloignés de l'hérédo-syphilis étaient généralement rapportés à la scrofulo-tuberculose, au rachitisme, etc. On a dit que les malades en question devaient avoir eu des manifestations précoces et, qu'en pareil cas, « seul le diagnostic est tardif ». Cela est vraisemblable, mais non certain. L'importance doctrinale et pratique du sujet n'en est pas moins considérable.

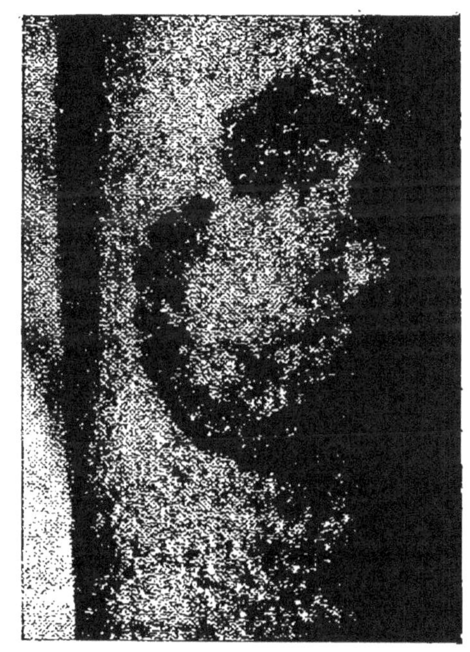

Fig. 190. — Hérédo-syphilis. *Syphilides tuberculo-squameuses circinées* sur la cuisse d'une fillette de 11 ans.

Les accidents hérédo-syphilitiques tardifs sont les uns *spécifiques*, les autres *dystrophiques*.

Spécifiques certainement sont ceux qui affectent nettement les caractères du *tertiarisme* (fig. 190); ils ne réclament, par conséquent, aucune description spéciale. En dehors du tégument externe, ils atteignent principalement le voile du palais, le pharynx, la langue, les fosses nasales, les organes génitaux, et sont d'ordinaire essentiellement ulcéreux et destructifs. — Spécifiques également, mais non destructives, sont les éruptions circinées fixes qu'on appelle *érythèmes tertiaires* (p. **29** et fig. 3). On rencontre bien entendu, et assez communément dans l'hérédo-syphilis, toute la série des lésions que certains rangent dans le cadre de la *syphilis quaternaire* (p. **863**).

On groupe sous le nom de *stigmates de l'hérédo-syphilis* une série de malformations, de troubles du développement, et de lésions, qui sont de nature à permettre, au simple examen d'un malade, de remonter à la syphilis de ses parents. Les uns sont de nature dystrophique, d'autres sont des reliquats de lésions spécifiques; on s'efforce actuellement de faire le départ entre ces deux catégories d'accidents.

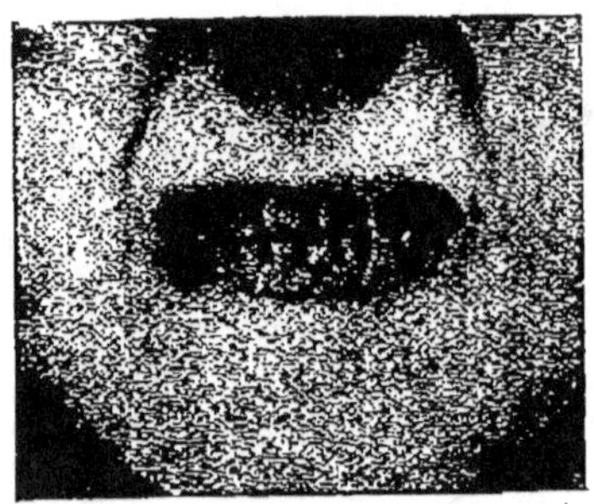

Fig. 191. — **Hérédo-syphilis.** *Dents d'Hutchinson:* incisives supérieures médianes coniques, en tourne-vis, avec encoche semi-lunaire.

Les principaux sont les suivants : triade d'Hutchinson, c'est-à-dire : malformations dentaires, lésions oculaires (kératite interstitielle, chorio-rétinites) et troubles auditifs; la dent d'Hutchinson (fig. 191) véritable, a surtout une réelle valeur; — difformités osseuses, telles que malformations craniennes, exostoses endo-craniennes de A. Leri et Cottenot (*Pr. méd.* 1926), déformations nasales, tibia en lame de sabre, exostoses diverses; — atrophie testiculaire; — infantilisme; — cicatrices fessières de Parrot, cicatrices rayonnées des lèvres, etc.

Traitement de l'hérédo-syphilis. — La prophylaxie de la syphilis congénitale par le traitement spécifique de la femme enceinte s'impose; elle est devenue particulièrement efficace depuis l'introduction de la médication arsénobenzolique au cours de la gravidité (8 pour 100 d'enfants morts, — au lieu de

74,64 pour 100 avec le traitement mercuriel, — selon Sauvage, dès 1912).

Les nouveau-nés hérédo-syphilitiques ne doivent jamais être confiés à une nourrice saine, de peur qu'ils la contagionnent; ils doivent être allaités par leur mère. Non traités, ils meurent presque fatalement au cours de la première année; le traitement spécifique, surtout par les médications nouvelles, permet d'en sauver et guérir la très grande majorité. On a renoncé à la médication mercurielle par la voie buccale, sous forme de liqueur de van Swieten, qui compromet les fonctions digestives. On donne la préférence aux injections de novarsénobenzol intraveineuses, selon la méthode de G. Blechmann, faites dans les veines épicraniennes après friction au xylol (Cassoute), ou dans le sinus longitudinal, ou dans les veines jugulaires qui se gonflent pendant le cri; la dose convenable est de 1 1/2 à 2 centigrammes par kilo et par semaine. On est assez souvent conduit à les remplacer par des injections hypodermiques de sulfarsénol (progression pour un nouveau-né de 3 kilogrammes : 1/2, puis 3/4, 1 centigramme, 1 1/2, 2, 2 1/2, 3 centigrammes, deux fois, puis une fois par semaine), ou de novarsénobenzol (aux mêmes doses augmentées de 1/3). Les séries de 8 ou 10 injections pourront être séparées par un repos de 3 à 4 semaines. Les injections de préparations de bismuth paraissent d'une moindre efficacité. Celles de stovarsol (1 à 2 centigr. par kgr. 4 jours par semaine pendant 6 semaines), et le tréparsol (0 gr. 005 à 0 gr. 01 par kgr., même rhythme) inspirent moins de confiance. — En tout cas, après la cure d'assaut, le traitement devra être prolongé, chronique; un bon moyen d'y pourvoir c'est d'user des frictions mercurielles (p. 904), faites 10 ou 15 jours chaque mois, pendant plusieurs années.

Le traitement de l'hérédo-syphilis tardive est celui de a syphilis tertiaire. Même en l'absence de tout accident actuel, il faut traiter les hérédo-syphilitiques avérés, pour sauvegarder leur avenir.

Anatomie pathologique. — Avant la découverte du spirochète, on avait déjà reconnu que les lésions syphilitiques ont les caractères d'une *inflammation* infectieuse; celle-ci porte en première ligne sur les *vaisseaux* artériels et veineux, altère leurs parois, et donne lieu autour d'eux à la production d'*infiltrats* cellulaires, composés en majeure partie de *plasmocytes*.

Les néoplasies plus ou moins circonscrites ou diffuses qui constituent ces infiltrats, sont, à la période primaire ou secondaire de la maladie, *résolutives*, en ce sens qu'elles sont susceptibles d'une régression et d'une résorption à peu près complètes; les néoplasies tertiaires, au contraire, sont *non résolutives*, tendent à la formation d'un tissu de *sclérose*, à moins qu'elles ne subissent la nécrobiose; ceci peut arriver d'une façon précoce, alors que le tissu pathologique a encore une structure embryonnaire, ou tardivement, une fois la sclérose installée; le nom de dégénérescence *gommeuse* (p. 366) est appliqué dans les deux cas pour désigner ce processus nécrotique.

Dans le *chancre syphilitique* l'infiltrat cellulaire du derme est très dense; les faisceaux conjonctifs sont tuméfiés, les vaisseaux sanguins ont leurs parois très enflammées; l'épiderme, épaissi sur les bords, a perdu au centre un certain nombre de ses couches, et, ce qui en reste, est infiltré de leucocytes, de fibrine, et dégénéré; souvent des bourgeons inter-papillaires amincis et allongés en sont l'unique reliquat. Les tréponèmes pullulent surtout dans la paroi des vaisseaux, et de là semblent émigrer : d'une part dans la lumière vasculaire, ce qui a une grande importance au point de vue de la généralisation de l'infection, — d'autre part dans les faisceaux et les espaces conjonctifs, d'où les lymphatiques les transportent dans les ganglions, — enfin dans l'épiderme, d'où ils peuvent être transmis par contagion.

La *papule lenticulaire* fournit le schéma du syphilome secondaire (fig. 30 et p. 176). L'infiltrat de cellules plasmatiques, parsemé de quelques cellules géantes, est disposé en manchons péri-vasculaires plus ou moins confluents. L'épiderme est simplement distendu; ou bien il est parakératosique, ou œdémateux et infiltré de leucocytes, ou dégénéré, ce qui conduit à la formation de squames, de croûtes, d'érosions ou d'ulcérations.

Dans la *roséole* l'infiltrat cellulaire est très discret.

Il l'est un peu moins dans les *plaques muqueuses*, qui peuvent avoir la structure de papules, avec un épithélium opalin par désagrégation des cellules et immigration très abondante de globules blancs. Les spirochètes y fourmillent littéralement.

Les *lésions tertiaires* diffèrent des précédentes par leur évolution, plus que par leur essence ; cependant le tréponème n'y a été rencontré que très exceptionnellement.

La *gomme* syphilitique vraie paraît prendre son origine par thrombo-phlébite dans le réseau sanguin de l'hypoderme ; la néoplasie cellulaire profuse qui la constitue, subit une liquéfaction, en même temps que le stroma se mortifie.

Dans le *tubercule* syphilitique la néoplasie, dans laquelle les vaisseaux sanguins et lymphatiques sont très dilatés, est cloisonnée par des travées scléreuses. Par rapport à la papule, il est donc plus fibreux, d'où sa dureté, — et contient plus de sang veineux, d'où sa couleur sombre ; — la sclérose subsiste après sa disparition, d'où la cicatrice qu'il laisse (fig. 87, p. **323**). L'épiderme peut être hypertrophié dans les variétés *végétantes* ; ou bien œdémateux, dégénéré, et infiltré de leucocytes dans les formes *tuberculo-crustacées* et *tuberculo-ulcéreuses*. La croûte, qui caractérise ces dernières ainsi que les *syphilides ulcéreuses secondaires*, se produit aux dépens de l'épiderme et de la couche supérieure du derme, infiltrée et mortifiée ; elle précède donc l'ulcération. — L'endartérite et la phlébite sont constantes autour de tous les syphilomes tertiaires. — Tous peuvent présenter une structure hautement tuberculoïde (Nicolas et Favre).

Les lésions de la *syphilis héréditaire* ne diffèrent pas sensiblement de celles de la syphilis acquise. J'ai déjà mentionné la richesse en spirochètes de ses manifestations précoces.

Diagnostic. — On ne doit porter le diagnostic de syphilis qu'avec circonspection ; je rappelle qu'il ne faut, en tout cas, l'affirmer au malade qu'avec les plus grands ménagements.

Parfois le diagnostic s'impose d'emblée ; d'autres fois il exige des recherches multiples et patientes. Il peut arriver que, malgré ces recherches, aucune conclusion formelle ne soit possible. Même dans les pays pourvus de médecins instruits, on rencontre un nombre considérable de *syphilis ignorées* ; ce nombre apparaît plus grand encore depuis que l'on a acquis la notion de l'origine spécifique des accidents dits parasyphilitiques ainsi que d'une foule de lésions viscérales chroniques, et depuis que la recherche de la réaction de Wassermann est devenue courante.

A propos de chaque type d'accidents syphilitiques j'ai indiqué les éléments de son diagnostic, tirés de ses caractères objectifs.

Certains d'entre eux ont un aspect révélateur, et notamment le chancre induré typique, la roséole, l'éruption papuleuse lenticulaire, les syphilides arciformes, l'alopécie en clairières, la syphilide pigmentaire du cou, les syphilides tertiaires circinées, etc.

Lorsqu'il n'est pas possible d'affirmer l'existence de la syphilis sur l'aspect morphologique d'une lésion, et c'est de beaucoup le cas le plus fréquent, on possède une série de moyens indirects d'arriver à une certitude ; ils sont de valeur intrinsèque inégale et ne s'appliquent pas indifféremment à toutes les périodes de la maladie ; il n'est d'ailleurs pas toujours possible ni nécessaire de les employer tous.

Parmi ces procédés, les uns sont d'ordre *clinique* et ne fournissent que des probabilités plus ou moins grandes. Ils reposent : 1° sur la recherche des lésions concomittantes ; certaines associations sont presque pathognomoniques ; j'ai signalé (p. **870**, note) la valeur de l'adénopathie progressivement généralisée ; — 2° sur la succession hiérarchique des accidents ; — 3° accessoirement sur la notion de contagion et sur la confrontation avec le sujet contaminateur (Bassereau). Quelques notions nouvelles sont de nature à entamer la confiance dans la valeur de la confrontation : Bizard (1925) a rapporté un cas de contagion provenant d'une femme indemne (porteurs de germes?) ; on doit se demander si les syphilis occultes (p. **878**) et si certaines syphilides tertiaires (Vaux, 1925) ne sont pas quelquefois contagieuses. — Quant à la méthode dite « du traitement d'épreuve », elle a de trop sérieux inconvénients pour être recommandable (p. **906** et **996**).

A ces éléments traditionnels de diagnostic, se substituent ou s'ajoutent aujourd'hui les procédés scientifiques qui sont du domaine du laboratoire.

La *recherche du spirochète*, sur des frottis colorés ou par l'examen direct de la sérosité à l'ultra-microscope, constitue la méthode de choix lorsqu'il s'agit de lésions suintantes des premières périodes, c'est-à-dire d'un chancre ou de plaques muqueuses ; un résultat positif donne une certitude absolue. Mais cette recherche est décevante dans les syphilides ulcéreuses, même secondaires ; dans les syphilides non ulcéreuses elle est très compliquée, et des examens négatifs, même répétés, n'ont aucune valeur. Il est donc d'un grand intérêt de faire porter l'examen sur le liquide extrait par ponction des ganglions, comme l'avait déjà indiqué E. Hoffmann. — Dans le cas de syphilides tertiaires cette méthode n'est d'aucun secours.

La recherche des spirochètes sur les coupes d'une biopsie exige plus de temps et une technique plus délicate ; sa valeur est passible des mêmes objections que celles du procédé direct. Elle n'est applicable qu'aux accidents non ulcérés de la période de haute virulence de la maladie.

La méthode de démonstration de la virulence d'une lésion par l'*inoculation* au singe, telle qu'elle a été réglée par Thibierge et Ravaut, est absolument décisive quand le résultat est positif ; mais elle est vraiment peu pratique.

Les méthodes de *séro-diagnostic*, et notamment celle de Bordet-Wassermann qui est la plus usitée, reposent non plus sur la recherche de l'agent virulent, mais sur celle de modifications humorales. La technique du Wassermann est fort délicate et comporte un nombre élevé de causes d'erreur ; elle exige des précautions minutieuses de dosages de contrôle, et une interprétation correcte. On sait aujourd'hui qu'elle n'est pas strictement spécifique ; en effet le pian et les trypanosomiases donnent une réaction positive ; en cas d'ulcérations dues à l'association fuso-spirillaire elle peut être très passagèrement positive. Cependant d'une façon générale, dans nos pays, dans les conditions ordinaires, et si l'opérateur mérite confiance, on peut attribuer aux résultats positifs une valeur absolue, et aux résultats négatifs en série une valeur de haute probabilité.

Le séro-diagnostic n'est pas utilisable au stade initial du chancre, puisque la réaction n'apparaît guère qu'environ trois semaines après le début de l'accident primitif. On se rappellera que, dans des cas tout à fait exceptionnels, on a constaté un Bordet-Wassermann négatif au cours de certaines syphilis secondaires (Sézary et Lichwitz, *S. M. H.*, mai 1926).

Lorsqu'un traitement intensif et correct intervient à cette période pré-humorale, la réaction peut ne jamais devenir positive ; c'est là un idéal réalisable, et qu'on doit s'efforcer énergiquement d'obtenir. Si l'échéance de l'étape sérologique était franchie, et si le traitement a été insuffisant, la séro-réaction reste positive, fortement ou atténuée, non seulement pendant les premières années, mais, avec des variations, jusqu'aux périodes avancées du tertiarisme. Sa recherche constitue donc d'ordinaire une précieuse ressource à la période secondaire et surtout à la période tertiaire. On se rappellera néanmoins que le seul renseignement que fournit un Bordet-Wassermann positif, c'est que le sujet est syphilitique, sans pour cela permettre d'affirmer que telle ou telle lésion douteuse que porte ce sujet, soit elle-même de nature syphilitique. C'est aux périodes de latence de la maladie que la réaction de Wassermann rend les plus grands services, les autres méthodes étant à ces moments inapplicables. Elle peut, dans une mesure restreinte, être utilisée aussi dans la conduite du traitement.

La *réactivation biologique* de la réaction de Wassermann, observée par Gennerich (1910), introduite et défendue par Milian, est la réapparition d'une séro-réaction positive, dans les cas où elle était latente, sous l'influence d'un traitement actif arsenical ou autre ; elle peut être précoce ou tardive, et plus ou moins durable. En pratique, après une injection intraveineuse de 0 gr. 30 de novarsénobenzol, on interroge la séro-réaction à plusieurs reprises, à intervalles de 7 ou 10 jours.

Il s'agirait, selon Milian, d'une sorte de réaction de Herxheimer ou de réveil de la syphilis, comme il s'en produit sous l'influence de traitements incomplets, de maladies infectieuses, de vaccins, etc. La valeur du procédé, ou même sa réalité, sont vivement contestées par Krefting et ses collègues Scandinaves ; la contradiction tient peut-être à des différences de technique. Une réactivation positive a une valeur pronostique et impose un traitement ; négative, elle ne signifie pas que la stérilisation soit certaine.

La *cuti-réaction* à la *luétine* de Noguchi (1912) est trop infidèle et inconstante pour avoir été adoptée. Elle consiste en l'injection intradermique d'une émulsion stérilisée de cultures de spirochètes pâles ; une réaction positive se traduit par l'apparition, après 24 ou 48 heures, d'une élevure papuleuse ou pustuleuse, durant une semaine ou davantage. C'est, en somme, une réaction allergique. Son résultat est délicat à apprécier ; très souvent, il ne concorde pas avec la séro-réaction de B.-W. ; on en a obtenu d'analogues avec des extraits d'organes syphilitiques, et d'autres substances telles que l'agar (Stokes), etc. Cette méthode est donc pratiquement sans valeur.

Le *diagnostic histologique* de la syphilis par l'examen des coupes d'une biopsie, a passé actuellement au second plan ; dans certaines conditions, et surtout associée au séro-diagnostic, cette méthode peut cependant rendre des services.

On conçoit d'ailleurs que les procédés que j'ai passés en revue puissent être combinés, et cela diversement, suivant l'étape présumée de la maladie.

Traitement. — L'arsenal du traitement de la syphilis ne se composait, il y a une vingtaine d'années, que du traditionnel mercure et des iodures, ainsi que de quelques médications adjuvantes et de prescriptions hygiéniques. La découverte des propriétés tréponémicides des composés arsenicaux, et dix ans après de celles du bismuth, a révolutionné non seulement la matière médicale, mais aussi les visées de la thérapeutique spécifique, et même le pronostic de la syphilis.

Arsenic. — L'arsenic, sous diverses formes (arséniates, cacodylates, hectine, etc.), avait été depuis longtemps préconisé à titre eutrophique. Mais c'est une médication spécifique directe que représentent les composés organiques de l'arsenic dits *arsénobenzènes*, et si puissante, que, de nos jours, aucun médecin ne consentirait à y renoncer.

Les premiers composés de cet ordre, l'atoxyl, l'arsacétine, ont été rapidement abandonnés comme trop dangereux.

Au cours de ses travaux sur le traitement arsenical des spirilloses, Ehrlich, en 1909, s'est arrêté à un composé, le dichlorhydrate de dioxydiamido-arsénobenzol, qu'il numérotait 606 ; ce produit, qu'on avait spécialisé sous le nom de salvarsan, se fabrique aujourd'hui partout et on l'appelle *arsénobenzol*. Peu après, il en a recommandé un dérivé, d'un emploi beaucoup plus commode, le dioxydiamido-arséno-benzol-monométhylène-sulfoxylate de soude, ou 914, ou néosalvarsan, qu'on désigne couramment sous le nom de *novarsénobenzol*.

D'autres sels arsenicaux, de constitution plus ou moins analogue, ont été créés et essayés en tous pays ; je ne mentionnerai ici que les principaux et les plus usuels.

L'*arsénobenzol* est considéré par ceux qui lui sont restés fidèles (Queyrat, etc.) comme le plus actif et le plus durablement stérilisant des antisyphilitiques. Mais son emploi exige des manipulations délicates et très précises : sa solution aqueuse, qui est acide, doit être très légèrement alcalinisée par l'addition d'une solution de soude, puis diluée dans une solution physiologique de chlorure de sodium chimiquement pur, dissous dans de l'eau fraîchement distillée; on en injecte dans la veine 150 à 200 c. c. soit 50 c. c., par fraction de 0 gr. 10 du médicament.

Le *novarsénobenzol* lui a été généralement préféré à cause de la commodité de son emploi, surtout si l'on adopte le procédé des solutions concentrées introduit par Ravaut pour les *injections intraveineuses*. Voici en quoi il consiste : faire dissoudre, au moment même de l'emploi, le contenu d'une ampoule de novarsénobenzol en y ajoutant de 2 à 8 c. c. de sérum artificiel à 4 pour 1000, ou d'eau bidistillée, ou même d'eau récemment bouillie et refroidie ; la dissolution est instantanée ; aspirer cette solution dans une seringue toute en verre, stérilisée, et munie d'une aiguille en platine à biseau court; le malade étant couché, le bras bien tendu, nettoyer la peau à l'alcool ou à l'éther et introduire l'aiguille dans une veine du pli du coude qui a été rendue turgescente par l'application d'un lien de caoutchouc sur le bras; lorsque le sang reflue dans la seringue, ce qui indique que l'aiguille est en bonne place, détacher le lien du bras et pousser très lentement le piston; quand l'injection est faite et qu'on a retiré l'aiguille, aucun pansement n'est nécessaire.

Le novarsénobenzol se prête bien, non seulement aux injections hebdomadaires aux doses que je dirai plus loin, mais aussi aux injections intra-veineuses quotidiennes ou tri-hebdomadaires, à doses naturellement réduites, qu'a préconisées Sicard. — Il est d'un emploi pratique et efficace aussi en *injections sous-cutanées*, suivant le procédé de Poulard ; 10 ou 15 centigrammes de novarsénobenzol dissous dans 1 c. c. de solution de novocaïne à 1 pour 100, sont injectés tous les jours ou tous les deux jours dans la fesse, avec une aiguille courte ordinaire. — Les suppositoires (arsénobenzol 0 gr. 10), recommandés par certains auteurs, ont une action incertaine.

Le *sulfarsénol*, qui d'emblée a joui d'une grande faveur, est, à bien des égards, l'égal du novarsénobenzol (0 gr. 06 = 0 gr. 10 de novarsénobenzol); il peut, comme lui, être utilisé en injections intraveineuses et paraît préférable pour les injections sous-cutanées ; 6 à 24, ou même 36 centigrammes, dissous dans

1 ou 2 c. c. d'une solution de glucose isotonique phéniquée à 1 pour 100, peuvent être injectés dans la fesse deux ou trois fois par semaine et généralement sans douleurs.

On recommande actuellement l'*acétylarsan* (oxy-acétylamino-phénylarsinate) qui semble efficace et relativement aisé à manier.

Il peut arriver que, par la voie sous-cutanée, les arséno-benzènes ne soient pas mieux tolérés que par la veine (érythrodermies, hémorragies).

L'emploi de tous les composés arsenicaux injectables, exige certaines précautions : s'assurer, par la couleur et la pulvéru-lence légère du produit, qu'il n'est pas altéré par pénétration d'air ; — en cas de syphilis virulente, à manifestations multiples, il est prudent de commencer le traitement par deux ou trois injections quotidiennes d'un sel mercuriel soluble, par une voie quelconque, pour éviter la poussée fébrile et les malaises de la réaction dite de Herxheimer ; — s'il s'agit d'une injection intra-veineuse, exiger que le malade reste strictement à jeun quatre heures avant et cinq heures après l'injection ; — examiner les urines aussitôt avant toute injection, pour être renseigné sur une albuminurie qui pourrait être médicamenteuse.

Pour le traitement *par la voie buccale*, on dispose : du *sto-varsol* de Fourneau (dérivé acétylé de l'acide arsinique), lequel se prête aussi fort bien aux injections, — ou du *tréparsol* (dérivé formylé) introduit par Cl. Simon et Flandin. Pour l'em-ploi par ingestion ces composés à arsenic pentavalent sont pré-férables à ceux dans lesquels l'arsenic a une fonction triva-lente (arsénobenzol, novarsénobenzol, sulfarsénol, etc.). Le tréparsol est plus efficace que le stovarsol parce qu'il met plus facilement en liberté dans l'organisme l'acide arsinique actif. Il s'administre à la dose de 0 gr. 75 à 1 gr., dans un demi-verre d'eau, le matin à jeun, une heure avant le premier déjeuner, 4 jours consécutifs par semaine. L'intolérance est exceptionnelle.

Accidents de l'arsénothérapie. — Malgré l'observance scrupu-leuse des règles et une graduation correcte, le traitement par les arsénobenzènes, par la voie veineuse surtout, mais aussi par la voie sous-cutanée ou buccale, expose à des incidents et acci-dents précoces ou tardifs qu'il faut connaître. Leur pathogénie n'est pas entièrement élucidée, mais ce que l'on en sait permet déjà des déductions pratiques importantes.

Voici à peu près comment les classe et les expose A. Tzanck (*Rapport à l'Ac. de Méd.*, 24 mai 1927). On peut les distinguer en trois ordres : accidents toxiques, accidents arséno-syphilitiques et accidents d'intolérance.

Les accidents manifestement *toxiques* sont les plus rares. Ils tiennent au médicament lui-même et, pour certains auteurs, seraient dus à sa teneur en arsénoxyde. Un contrôle rigoureux des médicaments livrés dans le commerce doit les exclure.

Parmi les accidents *arséno-syphilitiques* on peut distinguer deux groupes : les précoces sont du type « réaction d'Herxheimer », en ce qu'ils sont une manifestation de la syphilis elle-même, mais apparue ou accrue à l'occasion du traitement arsenical. Les tardifs, survenant chez des syphilitiques intensément mais insuffisamment traités, sont des manifestations syphilitiques organiques diverses ; en fait, ce sont des rechutes.

Les réactions du type Herxheimer, auxquelles se rattachent même certaines fièvres survenant au cours des premières injections arsénicales, sont évitées si l'on fait précéder le traitement arsénobenzolique initial de quelques injections de cyanure de mercure. Leur caractère est de s'atténuer et de disparaître avec la continuation du traitement. Les rechutes nerveuses, hépatiques, rénales, etc. sont évitées par le traitement méthodique de la maladie.

Les accidents les plus importants et les plus fréquents sont les réactions d'*intolérance*, qui sont générales ou systématisées.

Celles d'ordre *général* rappellent singulièrement les divers types d'accidents sériques (p. **662**); elles sont surtout fréquentes si l'on emploie la voie intra-veineuse. — Elles comportent :

1° Une crise immédiate, crise nitritoïde de Milian, qui se produit au cours même de l'injection ou peu d'instants après, et qui se manifeste par de la congestion de la face, une teinte violacée des lèvres, des fourmillements ou crampes, une angoisse extrême et quelquefois une lipothymie. Les injections sous-cutanées d'adrénaline, à bonne dose et répétées, en sont un préventif et un curatif efficace (Milian).

2° Une crise retardée, survenant une demi-heure à plusieurs heures après l'injection, et qui consiste en : frisson intense, tremblement, grand malaise, raideur des membres, nausées, diarrhée, fièvre; elle dure environ une heure, s'accompagne quelquefois d'une éruption d'urticaire ou d'érythème, et n'a généralement aucune suite fâcheuse. Il est bon de prévenir le malade de l'éventualité de cet incident; il n'en sera que plus satisfait s'il manque à se produire.

Ces réactions générales sont attribuées à une crise « colloïdoclasique » semblable à celle du choc anaphylactique (p. **600**). Elles s'observent chez des sujets ou sensibilisés par des injections précédentes, ou d'emblée sensibles; Tzanck a démontré dans mon service qu'avec le sérum de ces malades sensibles on peut transmettre au cobaye une anaphylaxie passive contre la préparation d'arsénobenzène qui est nocive pour eux.

On peut combattre et prévenir ces réactions par les procédés divers de l'anticlasie et de la désensibilisation : l'injection sous-cutanée d'un demi-milligramme d'adrénaline, répétée à plusieurs reprises; l'injection intra-veineuse de 30 grammes de solution physiologique de chlorure de sodium (Widal), à laquelle Sicard ajoute 0 gr. 60 à 0 gr. 75 de carbonate de soude; l'injection de 4 à 15 c. c. d'une solution d'hyposulfite de soude à 20 pour 100; la topophylaxie de Sicard; ou même l'hémo-exophylaxie, qui consiste à aspirer quelques centimètres cubes du sang du malade dans la seringue contenant la solution de novarsénobenzol et à n'injecter le tout qu'après cinq minutes de contact des deux liquides (Flandin et Tzanck).

Les intolérances *systématisées* se manifestent par des syndromes qui diffèrent selon l'appareil qui réagit.

Le plus redoutable de ces accidents est l'*encéphalopathie arsénobenzolique* ou *apoplexie séreuse*. Il s'agit le plus souvent d'un adulte jeune, sain, sans tare organique apparente, qui reçoit une injection, indifféremment faible ou forte, d'arsénobenzène. C'est rarement à la première injection, plus souvent à la seconde, mais surtout à la troisième injection que cet accident se produit, exceptionnellement au delà. On a pu désigner cette complication sous le nom d' « accident de la troisième injection et du troisième jour ». Deux jours se passent, en effet, sans incident notable; puis, le troisième jour, la fièvre apparaît accompagnée de céphalée, de vomissements, d'une agitation extrême; surviennent alors des crises convulsives, épileptiformes, ou bien, au contraire, le malade tombe rapidement dans le coma. Il meurt généralement le lendemain.

Il est difficile de considérer comme toxiques ces accidents où la prédisposition individuelle semble manifeste. On les a attribués à des tares organiques hépatiques ou rénales que, en réalité, on ne retrouve pas. Il est plus vraisemblable que c'est le système nerveux lui-même qui est le siège de l'intolérance. Le malade fait une encéphalite comme un autre ferait un ictère ou une érythrodermie. Le moindre signe d'alarme aux injections précédentes, doit faire arrêter le traitement; en tout cas, la céphalée survenant le lendemain d'une injection est un avertissement de haute importance.

En présence d'un cas de ce genre, il y a lieu de pratiquer aussitôt une copieuse saignée, de faire des injections d'adrénaline (jusqu'à 5 à 6 milligrammes par jour), une ponction lombaire, et de donner des lavements de sérum glucosé. L'emploi de ces moyens a fourni des succès dans des cas fort inquiétants, qui du reste sont exceptionnels.

Les *ictères arsénobenzoliques* peuvent présenter tous les degrés, de l'ictère le plus bénin jusqu'à l'ictère grave, sans aucun caractère qui les distingue de n'importe quel autre ictère infectieux ou toxique. Ils peuvent être précoces et apparaître dès les premières injections, ou tardifs et ne se manifester qu'après une série prolongée, parfois même terminée depuis un mois et davantage. Il y a quelques années, l'apparition en série d'ictères arsénobenzoliques les a fait attribuer à certaines « éditions » du médicament, et considérer comme toxiques. D'autres fois, il s'agit de syphilis insuffisamment traitées, et l'ictère peut être considéré tantôt comme une réaction de Herxheimer, tantôt comme une hépato-rechute. Milian a bien montré que, en pareil cas, l'ictère disparaissait par la continuation du traitement.

Il est probable que le plus grand nombre de ces ictères syphilo-thérapeutiques traduisent une intolérance systématisée du foie. Aussi quand, dès les premières piqûres, on voit survenir une teinte cholémique légère du sérum, c'est là un signe d'alarme, et il sera prudent d'interrompre aussitôt la médication arsenicale. Dans des cas graves, des résultats heureux ont été obtenus par les injections intra-veineuses de sérum glucosé hypertonique.

Les *purpuras* et les *anémies arsénobenzoliques* indiquent

l'atteinte du sang. On sait, en effet, que le novarsénobenzol diminue, puis supprime la coagulabilité sanguine. Chez certains sujets prédisposés, le retard de la coagulation peut s'observer pour des doses minimes.

Le purpura arsénobenzolique, qui a été particulièrement étudié dans ces dernières années (Leredde, Flandin et Tzanck, Lespinne et Ferrond) peut affecter toutes les formes cliniques et hématologiques : purpura simplex, rhumatoïde, avec grosses hémorragies par diverses voies, et avec anémie (Aubertin) de type pernicieux. Il est bon de savoir que les accidents graves ne surviennent qu'après un certain nombre d'injections et qu'ils sont souvent annoncés par des signes légers d'intolérance ; il y a donc lieu de tenir grand compte de ces symptômes d'alarme, qui peuvent être tantôt des hémorragies discrètes, tantôt des modifications sanguines bien individualisées par P.-E. Weil sous le nom d'hémogénie (p. 51), tantôt par le simple retard de la coagulation. On admet généralement que c'est au noyau benzénique du médicament que sont dus les accidents hématiques.

Leur apparition réclame l'arrêt immédiat de la médication arsenicale. Dans les cas graves, les petites transfusions répétées de sang pur pourront donner des résultats tout à fait remarquables (Tzanck).

Les *accidents cutanés* sont aigus, subaigus ou chroniques et peuvent affecter tous les degrés, de l'érythème fugace à l'érythrodermie très grave. La notion de cette variété de forme et d'intensité de réaction, qui est aisément appréciable sur la peau, éclaire d'un jour singulièrement instructif ce qui peut, dans les mêmes conditions, se passer dans les viscères.

Une éruption peut éclore ou s'accentuer à la première injection. C'est la réaction d'Herxheimer typique. — A la suite d'un traitement brusque, mais insuffisant, un chancre syphilitique peut réapparaître à l'endroit même où siégeait l'accident initial. C'est une dermo-rechute. — Les accidents de choc anaphylactique comprennent toute une série de manifestations cutanées qui rappellent singulièrement les éruptions sériques (urticaire, rash scarlatiniforme ou morbilliforme, etc). — Sous le nom de « biotropisme », Milian a groupé toute une série d'accidents tenant à l'activation de germes divers par le traitement arsenical ; parmi ces manifestations cutanées, il faut

citer l'herpès, le zona, le lichen plan, la furonculose et « l'érythème du neuvième jour », bien individualisé par Milian.

Mais les complications cutanées les plus importantes sont les
érythrodermies et les eczémas arsénobenzoliques. Ce ne sont
pas des complications vraiment toxiques, puisque la plupart
des sujets supportent des doses massives sans en présenter,
alors que, chez d'autres, elles surviennent pour des doses
minimes. Le terrain, la prédisposition, semblent bien jouer le
plus grand rôle ; c'est ainsi que certains malades réalisent
cette même complication à l'occasion d'autres médicaments et
notamment du bismuth. Ces intolérances cutanées systématisées
sont sur le même plan que l'apoplexie séreuse, que certains
ictères post-arsénobenzoliques, que les purpuras et les anémies
que nous avons étudiés plus haut. Ici encore, il faut souligner
toute l'importance des incidents d'alarme, prurit, érythème
léger, que l'on retrouve communément aux injections précédentes, et dont la connaissance doit permettre d'éviter bon
nombre d'érythrodermies.

Ces divers syndromes n'ont aucun caractère clinique particulier qui trahisse leur étiologie (p. 74 et p. 142). Si l'on
commet la faute de poursuivre la médication malgré les signes
prémonitoires, on expose le malade à des érythrodermies de
haute gravité. — Le traitement de choix des arsénobenzolides
consiste, selon le conseil de Ravaut, à administrer l'hyposulfite
de soude (3 à 4 gr. par jour) en cachets, potion, ou mieux en
injections intra-veineuses (p. 617).

Malgré leurs inconvénients, et bien qu'on ne puisse pas dire
que leur emploi soit dépourvu de danger puisqu'ils ont à leur
passif un bon nombre de cas de mort, qui à la vérité se sont
produits surtout au début de leur emploi, les arsénobenzènes
sont de merveilleux et très précieux médicaments. Ils n'ont pas
réalisé la « therapia sterilisans magna » dont leur apparition
avait fait naître l'espoir ; mais en peu de jours ils cicatrisent
un chancre, effacent une roséole ou des plaques muqueuses ;
ils guérissent facilement des manifestations plus ou moins
rebelles au mercure, comme les syphilides péripilaires, les
syphilides palmaires et plantaires, et surtout la syphilis maligne précoce. Employés à la période primaire, et surtout avant
la séro-réaction positive, ils évitent presque à coup sûr toute
manifestation secondaire, et maintiennent négative la réaction

de Bordet-Wassermann. Avec ces syphilis muettes, les risques
de contagion sont infiniment réduits, et l'on sent quelle est
la portée sociale d'un pareil résultat. De plus, on a nettement
l'impression que, depuis leur introduction, les accidents syphilitiques tardifs de tout ordre se font plus rares. Si ces médicaments sont dangereux dans une certaine mesure, ils le sont, à
tout prendre, bien moins que la syphilis. Leur maniement
exige beaucoup de précautions et de clairvoyance. Jusqu'à plus
ample informé, il paraît rationnel de leur attribuer le premier
rang dans le traitement de la syphilis, sans pour cela renoncer
au bismuth et au mercure.

Bismuth. — N'ayant été introduit dans la thérapeutique de
la syphilis que depuis peu de temps (Sazerac et Levaditi, 1921),
le bismuth, dont Balzer, puis Sauton et Robert (1916) avaient
commencé à étudier l'action, s'est montré d'une efficacité puissante, en même temps que d'une toxicité relativement faible,
ce qui lui vaut une grande faveur. Une expérience plus prolongée est nécessaire pour qu'on soit définitivement fixé sur le
choix de la préparation, sur les doses et la périodicité de son
administration, et sur ses indications spéciales.

On a employé au début le tartro-bismuthate de potassium
et de sodium insoluble (trépol) ou soluble (luatol, sigmuth),
puis l'iodo-bismuthate de quinine (quinio-bismuth), l'oxyde ou
le carbonate de bismuth, etc. A l'heure actuelle le quinio-
bismuth, qui contient 50 pour 100 de bismuth-métal et s'emploie en suspension huileuse à 10 pour 100, est surtout
apprécié; on en fait des injections intra-fessières (p. 899) de 2
à 3 centimètres cubes, 2 ou exceptionnellement 3 par semaine,
au nombre d'une douzaine ou mieux d'une quinzaine par série.
En injections intra-veineuses, les solutions bismuthiques ont
plus d'inconvénients que d'avantages.

L'*efficacité* du bismuth est, d'un avis unanime, voisine de
celle des arsénobenzènes, quoiqu'un peu moindre, et supérieure à celle du mercure.

Quant aux *indications* du traitement bismuthique, on est
d'accord pour l'employer quand les arsenicaux ne sont pas
bien tolérés, et il fait merveille dans des cas d'arséno-résistance
ou de mercurio-résistance. A ce point de vue c'est une ressource de haute valeur. — De plus, il semble que cette médica-

tion soit particulièrement efficace et bien tolérée dans les syphilis artérielles, cardio-aortiques et dans la syphilis des centres nerveux où l'artérite spécifique joue un si grand rôle; elle est précieuse dans les syphilis viscérales anciennes, quand les autres médicaments ont épuisé leur action ou sont mal tolérés. — Dans la syphilis jeune, primaire et secondaire, les effets du bismuth, sur l'effacement des accidents contagieux et sur la séro-réaction, sont comparables à ceux des arséno-benzènes, avec peut-être un léger retard. On a signalé quelques cas très rares de bismutho-résistance.

Accidents de la bismutho-thérapie. — Il faut connaître ses inconvénients éventuels du côté de la bouche, son action sur les reins et ses accidents locaux.

La fréquence de la *stomatite bismuthique* varie beaucoup suivant la préparation employée. D'ordinaire elle se réduit à un liséré ardoisé des gencives, quelquefois des autres portions de la bouche; mais elle a pu dans des cas sérieux reproduire le tableau de la stomatite mercurielle, avec ulcérations sphacéliques. On doit exiger la mise en état des dents et des soins de la bouche assidus; grâce à cette précaution, et avec des doses prudentes, cette complication n'est guère à craindre.

En ce qui concerne les *reins*, il est recommandé de surveiller attentivement les urines. Cependant, une insuffisance rénale légère n'est pas une contre-indication absolue au traitement bismuthique, que j'ai vu maintes fois être bien toléré en cas de sclérose rénale; c'est même, des médications spécifiques, la seule qui s'applique aux cas de cet ordre; la surveillance systématique de l'azotémie et de l'albuminurie en fournit la preuve. Dans la syphilis rénale, Tzanck, Lortat-Jacob et Roberti ont montré son efficacité et son innocuité.

Les *accidents locaux* des composés bismuthiques, dus notamment aux hydroxydes, ont été bien étudiés par Marcel Pinard et Rabut, Hudelo et Guiberteau. On peut, avec Barthélemy, distinguer : des nouures intra-musculaires scléreuses, bénignes, — des kystes huileux qui s'évacuent par ponction, — des embolies artérielles, — enfin, des abcès aseptiques. Ces derniers peuvent n'apparaître que plus de deux mois après l'injection, sont d'évolution lente et aphlegmasique, s'évacuent au bout de plusieurs semaines par un ou plusieurs orifices,

donnant issue à un pus sanieux où l'on peut déceler des parcelles de bismuth ; les lésions ne se cicatrisent parfois qu'au
bout de six mois ; elles peuvent exiger l'excision chirurgicale des
logettes intra-musculaires, correspondant aux foyers des diverses injections. — Ces accidents, que je n'ai jamais vus survenir avec l'iodo-bismuthate de quinine auquel je donne la préférence, auraient, à mon sens, moins de chance de se produire
avec la technique des injections huileuses que je préconise.

On a cité des cas très exceptionnels d'érythrodermie, et un
cas d'ictère grave, imputables au bismuth.

Technique des injections intra-fessières. — La manière de
faire ces injections, qui est, à mes yeux, la seule correcte et
que j'ai toujours recommandée, est celle que je vais exposer ;
elle s'impose tout particulièrement pour les injections huileuses
(quinio-bismuth, huile grise, calomel, etc.). On les appelle
ordinairement *injections intra-musculaires*; depuis bien des
années je suis persuadé que c'est à tort, pour les raisons suivantes : 1° les prétendues injections intra-musculaires ne pénétrent presque jamais dans le muscle, ainsi que j'ai pu m'en
assurer dans des autopsies, — et cela est heureux, car, — 2° dans
les muscles, les injections, surtout huileuses, produisent une douleur immédiate, vive et contusive, et presque toujours une douleur tardive irradiée, assez pénible. Je recommande donc, et j'ai
trouvé récemment le même conseil dans plusieurs publications
diverses, de faire des piqûres « hypodermiques profondes »
dans le tissu adipeux profond ou, de préférence, dans le tissu
cellulaire lâche qui est au contact de l'aponévrose musculaire ;
ce sont donc des *injections sus-aponévrotiques.* On s'assure de
leur placement correct par la manœuvre que je vais indiquer.
On doit donc :

Se munir d'une aiguille longue de 5 à 7 centimètres, suivant
l'adiposité du sujet, de préférence en platine iridié, et d'une
seringue stérilisable entièrement en verre, exactement divisée,
le tout préalablement bouilli. On aspire dans la seringue le
liquide à injecter, après avoir eu soin de le faire légèrement
chauffer, surtout s'il s'agit de quinio-bismuth ou de calomel.
Les points à piquer sont échelonnés : *a*) dans le 1/4 externe et
supérieur de la fesse, sur une ligne horizontale passant à 5 ou
4 travers de doigt au-dessous de la crête iliaque; *b*) on peut
aussi piquer sur une ligne verticale passant à 2 travers de doigt

du pli interfessier. Il y a avantage à commencer par la fesse gauche et à opérer alternativement de l'un et de l'autre côté, en évitant, bien entendu, les points précédemment injectés. Le malade étant couché sur le ventre, en résolution musculaire, on nettoie l'endroit choisi avec une boulette d'ouate humectée d'éther de pétrole ou d'alcool. On y enfonce l'aiguille verticalement, d'un coup sec ; quand il s'agit de la région supérieure *a*), on fait contracter les muscles en commandant de serrer les fesses ; si l'aiguille n'est pas dans le muscle elle ne remue pas; dans la région *b*), il n'y a pas de muscles. En tout cas on attend quelques instants pour voir si aucune goutte de sang ne vient sourdre au pavillon de l'aiguille; si le fait se produisait, on en serait quitte pour retirer l'aiguille et l'enfoncer ailleurs, de crainte d'une embolie ; sinon, on y adapte la seringue remplie de la dose voulue et l'on pousse très lentement le piston. L'opération faite, on retire l'aiguille brusquement, sans appuyer sur la fesse; aucun pansement n'est nécessaire.

Mercure. — Malgré le triomphe actuel des arsénobenzènes et du bismuth, il ne faut pas perdre de vue que le mercure est un antisyphilitique éprouvé de longue date, puissant vis-à-vis des accidents primaires et secondaires, dont en peu de jours il fait disparaître les tréponèmes et qu'il efface en peu de semaines, ainsi que des manifestations tertiaires; qu'en outre, en plus de sa vertu curative, il a fait ses preuves comme préventif du tertiarisme. Il est certes moins rapidement actif que l'arsenic et le bismuth contre la séro-réaction positive; j'ai pu cependant m'assurer, avec l'aide de mon assistant Tzanck, que l'immense majorité des syphilitiques que j'avais autrefois traités par le mercure seul, sont restés définitivement indemnes et ont un Wassermann durablement négatif.

La voie d'introduction du médicament est en principe indifférente; le facteur important c'est la dose qui a été réellement absorbée. Aussi a-t-on renoncé aux procédés qui ne permettent pas de l'apprécier : aux *fumigations* mercurielles, aux *inhalations* à l'aide des flanelles mercurielles de Merget ou des sachets de poudres et de pommades mercurielles de Welander; — à la médication par la *voie buccale*, par la liqueur de van Swieten ou les pilules de Ricord au proto-iodure, etc., en raison de son efficacité faible et des troubles digestifs durables qu'elle provoque ; on est peu tenté même, sauf exception et quand on vise à agir sur le tube digestif ou sur le foie, par les cachets de calomel et bismuth de Milian (calomel 1 ctgr., s.-n. de bismuth 1 gr. ; 2 ou 5 par jour) ; — à la *voie rectale*, qui a été utilisée par Audry pour des suppositoires à l'huile grise. Seules ont survécu les frictions et les injections, solubles surtout.

Les *frictions mercurielles* sont malpropres et révélatrices ; elles ne permettent pas de se rendre compte de la quantité de mercure qui a pénétré dans les humeurs. Elles agissent autant par inhalation que par pénétration des vapeurs mercurielles à travers le tégument. Elles sont réellement utiles dans certains cas, et en particulier chez les enfants en bas âge. On emploie pour ces frictions l'onguent napolitain, ou onguent mercuriel double, à la dose quotidienne de 6 ou 7 grammes pour un homme, 5 grammes pour une femme, 1 ou 2 grammes pour un enfant nouveau-né. Les frictions doivent être faites longuement, pendant 10 ou 15 minutes, jusqu'à pénétration apparente ; on a soin de changer de région, frictionnant les deux premiers jours l'un des côtés du thorax, les jours suivants la face interne de l'un des membres, puis on recommence la série ; on évite les aisselles, les aines et le scrotum, qui sont trop exposés à l'hydrargyrie. La partie traitée est recouverte d'un tricot pour la nuit ; le lendemain matin on la nettoie soigneusement au savon, et l'on applique une poudre inerte.

Les *injections mercurielles*, comme toutes les injections d'ailleurs, et c'est ce qui constitue leurs avantages, assurent un dosage rigoureux, excluent la supercherie ou la négligence des malades, et épargnent les voies digestives.

Elles se font avec des composés insolubles en suspension dans un véhicule huileux, ou avec des sels solubles. Les premières ont cet avantage de pouvoir être espacées, généralement hebdomadaires. Les injections solubles doivent être fréquentes, quotidiennes ; elles occasionnent de la perte de temps et, en dehors de la pratique hospitalière, elles deviennent onéreuses ; elles ont un effet puissant et rapide, mais moins durable que celui des injections insolubles. Ce sont ces considérations qui ont fait préférer les injections insolubles à l'époque où le mercure était encore le médicament principal de la syphilis.

Les injections mercurielles insolubles se font dans la région fessière, suivant la technique ci-dessus indiquée (p. 899).

La plus pratique est l'*huile grise* (mercure purifié 40 gr., graisse de laine 26 gr., huile de vaseline 60 gr.; un centimètre cube correspond à 0 gr. 40 de mercure; il est bon d'y introduire du gaïacol 0 gr. 03 et du camphre 0 gr. 02 par centimètre cube); seringue de calibre étroit de la contenance de 1/4 de centimètre cube (seringue de Fournier); dose pour un homme, et suivant son poids corporel, de 7 à 12 centigrammes d'Hg par semaine; pour une femme, de 6 à 10 centigrammes. — L'huile grise n'a qu'une action curative médiocre et très lente; elle pourrait être utilisée dans certains cas exceptionnels pour le traitement de fond, préventif à longue échéance, de la syphilis. On lui a reproché des stomatites formidables et même plusieurs cas de mort, presque tous imputables à de grossières erreurs de posologie.

Les injections de *calomel* sont beaucoup plus énergiquement efficaces. La dose à injecter est de 5 à 10 ctgr (soit 1 cm³ de la formule : calomel à la vapeur 0 gr. 50 ou 1 gr., vaseline et huile de vaseline *ad* 5 gr., gaïacol et camphre comme ci-dessus). Elles sont parfois très douloureuses. En pratique elles ont été remplacées par les arsénobenzènes et le bismuth.

Le salicylate basique de mercure (0 gr.10 par injection), l'oxyde jaune (0 gr.05 à 0 gr.10), peuvent être substitués à l'huile grise, sans lui être cependant préférables.

Les *injections solubles* se faisaient par la voie sous-cutanée avec le prétendu benzoate de mercure (qu'on a reconnu n'être qu'un mélange de benzoate de soude et de sublimé), avec le bibromure de mercure, avec le biiodure, ou encore avec le cyanure de mercure, à la dose quotidienne de 1 à 2 ctgr de l'un de ces composés. Les sels à mercure dissimulé (hermophényl, énésol, etc.) ont une action nulle ou absolument infidèle.

On n'a en réalité conservé que les *injections intra-veineuses* de cyanure de mercure, tout à fait indolentes, très rapidement efficaces; elles constituent un excellent traitement de la syphilis. Leur inconvénient est dans la nécessité fastidieuse de les répéter quotidiennement. Elles sont précieuses, (une par jour pendant 2 ou 3 jours) au début du traitement par les arsénobenzènes ou le bismuth, en cas de syphilis au stade humoral ou surtout en période d'accidents secondaires, en ce qu'elles atténuent le choc et la réaction d'Herxheimer provoqués par les médications plus brutales. De plus, elles ont une indication particulière dans les manifestations oculaires de la syphilis (Abadie) et, pour certains auteurs, dans les formes graves de la syphilis cérébrale ou artérielle.

Le *traitement mercuriel local* des leucoplasies circonscrites et de l'ulcère leucoplasique, que j'avais préconisé autrefois, a perdu presque toutes ses indications depuis l'ère des arséno-benzènes et du bismuth. J'injectais localement dans la muqueuse leucoplasique, une ou deux fois par semaine, à l'aide d'une aiguille très fine à biseau court, deux ou trois gouttes de la solution : cyanure de mercure 0 gr. 05, chlorhydrate de cocaïne 0 gr. 50, chlorure de sodium 0 gr. 70, eau stérilisée 100 gr.

Les *accidents mercuriels*, l'*hydrargyrie* (p. **659**), sont à craindre avec tous les composés, toutes les formules, et toutes les méthodes sans exception. Leur éventualité oblige à une grande prudence.

La stomatite mercurielle était un accident fatal et effroyable au temps où l'on recherchait systématiquement la salivation. Actuellement on sait qu'elle est due à l'association fuso-spirillaire, et provoquée par les irritations de la bouche. On peut éviter qu'elle se développe par une « mise en bon état de la bouche » avant de commencer le traitement, et des soins assidus (p. **397**); on devra interdire l'usage du tabac. — L'appareil gastro-intestinal réclame aussi une attention soutenue. Il y a lieu enfin de surveiller les urines.

MÉDICATIONS AUXILIAIRES. — L'*iodure de potassium*, introduit dans le traitement de la syphilis par Wallace et par Ricord, et longtemps préconisé comme spécifique des accidents tertiaires, a beaucoup perdu de la faveur dont il jouissait, depuis les nouvelles médications, et surtout depuis qu'on a constaté qu'il n'influence pas la séro-réaction. On peut déclarer qu'il n'est pas indispensable. Certains médecins lui restent fidèles, à la dose quotidienne de 1 à 3 grammes, à titre d'appoint et pour combattre les accidents cardio-vasculaires en général. On lui substitue parfois d'autres préparations iodées. L'iodure de potassium peut être administré en lavements, ou mieux en injections intra-veineuses (Cl. Simon). On fera mieux de s'abstenir de tout iodure ou médicament iodé en cas d'accidents laryngés, dans la paralysie générale, le tabes, la leucoplasie, etc.

Les sirops mixtes iodo-hydrargyriques, dans le genre du sirop de Gibert, qui sont offensants pour les voies digestives, ne devraient plus être employés.

Ce n'est guère que dans les accidents cérébro-spinaux graves et difficilement réductibles, en particulier dans la paralysie générale, que l'on use comme médication auxiliaire, en plus d'une médication arsénobenzolique intense et prolongée, d'injections pyrétogènes ou de la paludisation par inoculation d'hématozoaires. Sicard et Hagueneau (*S. M. H.*, 1924) donnent la préférence aux injections sous-cutanées de nucléinate de soude (0 gr. 25 à 0 gr. 40). Cette méthode n'intéresse pas les dermatologistes.

Les sulfureux, l'huile de foie de morue, rarement le fer, plus souvent l'hydrothérapie, les saisons aux stations thermominérales, telles que Luchon, Uriage, la Bourboule, Amélie-les-Bains, ou aux eaux chlorurées sodiques, peuvent fournir de précieuses ressources pour relever l'état général des sujets, ou pour faire bien tolérer la mercurialisation. Aux stations sulfureuses les malades tolèrent couramment des injections mercurielles solubles aux doses de 2 à 4 centigrammes par jour.

On veillera en tout cas à rectifier l'hygiène alimentaire, physique, professionnelle et morale des syphilitiques, en supprimant surtout les excès alcooliques, les excès vénériens, les veilles, le surmenage de tout ordre. L'usage modéré du tabac pourra être autorisé, sauf en cas d'accidents buccaux, cardio-aortiques ou nerveux.

Direction générale du traitement. — Par ses conséquences pour l'individu et pour la race, la syphilis est un fléau social. Comme elle ne se transmet que par contact, elle est donc évitable, et il semble, théoriquement tout au moins, qu'on pourrait arriver à en débarrasser l'humanité. Si l'extinction de la syphilis n'est qu'un beau rêve, il est néanmoins possible de restreindre de beaucoup le nombre des syphilitiques.

Les mesures de *prophylaxie générale* (surveillance de la prostitution publique, dépistage des malades, pénalisation de la contamination consciente, facilités et même obligation du traitement précoce et intensif, etc.) tendent à ce but.

Il en est de même des pratiques de la *prophylaxie individuelle*. L'action morale et les moyens préservatifs anciens se sont montrés peu efficaces. Les expériences de Metchnikoff sur les singes ont prouvé que, si la région inoculée de tréponèmes est aussitôt frictionnée de pommade de calomel au 1/3, l'infection peut être empêchée. Cette méthode a été expérimentée dans l'armée américaine en France, pendant la grande guerre; les statistiques ont accusé 99,6 succès pour 100 cas d'infection probable. La condition essentielle est que la friction ait lieu au plus tôt, en tout cas moins de trois heures après le contact, et ait été précédée d'un savonnage vigoureux, qui est lui-même déjà tréponémicide. D'autres statistiques récentes sont bien moins favorables. Sazerac et Levaditi (1922) ont avancé que le bismuth en pommade ou en injection intra-musculaire pourrait être efficace. — L'action préventive possible de certains composés arsenicaux pris par la voie buccale (stovarsol ou tréparsol) ne mérite pas confiance.

Lorsque les circonstances font penser formellement qu'une contamination a eu lieu quelques jours auparavant, il ne faut pas attendre passivement l'éclosion du chancre, mais recourir au *traitement abortif*. Il est probable qu'une médication intensive pendant la première incubation a encore des chances d'annihiler l'infection. On a fait en pareil cas des injections intra-veineuses de novarsénobenzol, répétées trois ou quatre fois au moins, jusqu'à une dose totale de 2 grammes à 2 gr. 50 (L. Fournier et Guénot). Plusieurs exemples ont témoigné de l'efficacité de la méthode; mais, en raison de quelques insuccès (chancre ou Wassermann retardés), on tend à recommander de pousser le traitement abortif jusqu'à plusieurs séries normales de novarsénobenzol, ou de bismuth, et de surveiller longuement le patient. L'inconvénient de la méthode est qu'elle conduit à laisser ignorer si le sujet a été ou non syphilisé. — Il est bon d'ajouter que le traitement même intensif d'un sujet *indemne* ne le mettrait pas à l'abri d'une contamination.

Quant au *traitement curatif*, on ne s'attendra pas à en trouver ici une étude complète, qui exigerait un volume; je me contenterai de l'énoncé des préceptes les plus importants à mon sens, et de l'exposé de la pratique que je crois recommandable.

Rappelons tout d'abord qu'il ne faut *jamais commencer le traitement spécifique avant que le diagnostic de syphilis ne soit absolument certain*; sans quoi on se trouverait au bout de peu temps dans un embarras inextricable. Seul, ferait exception à cette règle, le cas du traitement abortif. La pratique du prétendu « traitement d'épreuve », c'est-à-dire d'une médication spécifique instituée en vue de compléter le diagnostic, doit être, si l'on veut bien y réfléchir, déclarée franchement néfaste.

Les *visées du traitement* ne doivent plus, comme naguère, se borner à « *blanchir* » le malade, à effacer les manifestations actuelles, ni même à s'opposer à l'éclosion de manifestations prochaines ; il faut tout mettre en œuvre pour détruire définitivement le virus morbide, pour sauvegarder pleinement l'avenir, en un mot pour « *guérir* » la syphilis ; dans certaines conditions on réussit souvent à atteindre ce but.

L'efficacité de la médication à ce point de vue varie dans de très larges limites, non seulement selon l'intensité qu'on lui donne, mais considérablement selon la période de la maladie à laquelle elle intervient. Il y a donc une importance capitale, primordiale, à *commencer le traitement le plus tôt possible*, c'est-à-dire dès que le diagnostic est assuré, sans perdre un seul jour. A cet égard les cas se classent en deux catégories, selon le moment où le traitement intervient :

1° à la *période présérologique* ou *préhumorale* (B.-W. encore négatif, pas encore de chancre ou chancre de moins de 15 à 18 jours, adénopathie nulle ou débutante, aucune manifestation clinique de généralisation), la médication arsenicale doit être intensive d'emblée, sans préparation mercurielle, puisque aucun accident arsénosyphilitique du type Herxheimer ne peut être à redouter ; bien conduite, elle réussit à éviter tout accident secondaire, à maintenir la réaction de B.-W. toujours négative, et dans ce cas permet d'abréger la durée normale du traitement et d'escompter la « guérison ».

Si l'on recherche systématiquement, deux fois par semaine, la réaction sérologique chez les malades traités dès la période préhumorale, deux cas peuvent se présenter : le plus souvent, grâce à l'activité des médications intensives actuelles, le B.-W. peut demeurer invariablement négatif ; — quelquefois la séroréaction, d'abord négative, apparaît subitement positive à l'un des examens ultérieurs, pour redevenir négative au suivant. Ce phénomène, reporté sur un graphique, se traduit par un *crochet positif*, signalé et mis en valeur par A. Tzanck en 1923 ; il prouve, soit que le traitement n'a été institué qu'un peu tard, à la fin de la période préhumorale, soit que la médication est de modalité trop faible. Ce « crochet positif » souligne donc une véritable déficience thérapeutique, et peut ainsi fournir un test précieux pour évaluer la puissance comparée des divers agents antisyphilitiques

2° à la *période sérologique* ou *humorale* (B.-W. positif, adénopathie généralisée, éventuellement manifestations chroniques diverses, céphalée, fébricule légère, éruptions cutanées et muqueuses, alopécie, grosse rate, parfois complications méningées, ictère, néphrite, etc.), le traitement arsenical, en raison des réactions d'Herxheimer possibles, devra être prudent au début, précédé d'injections préparantes au cyanure de mercure, puis activement poussé et poursuivi. — Ces dernières directions sont applicables, ou doivent être adaptées, à la catégorie si nombreuse des malades qui, dans la pratique hospitalière tout au moins, ne se présentent malheureusement qu'à la *période secondaire*, floride ou latente, à la *période tertiaire*, ou avec une syphilis *insuffisamment traitée*.

Tous les syphiligraphes s'accordent à reconnaître qu'il y a un intérêt capital à ce que le traitement commence toujours par une médication aussi intense et aussi serrée que comporte le cas du malade (*traitement d'assaut*); ultérieurement on peut d'ordinaire adopter une médication plus douce, plus persévérante que perturbatrice, par séries plus espacées (*traitement d'entretien*).

La teneur de ces deux ordres de traitement diffère sensiblement suivant les auteurs; presque chaque syphiligraphe a ses idées sur ce sujet, et elles changent encore, même d'une année à l'autre, en raison des progrès de la science et de l'expérience peu à peu acquise sur les nouvelles médications. Voici ce qu'on en peut dire de général à l'heure actuelle :

Pour le traitement d'assaut, on a à peu près unanimement adopté les arsénobenzènes par la voie intra-veineuse; il n'est pas prouvé que les injections hypodermiques de bismuth puissent les suppléer à titre égal.

Pour la suite, les uns préconisent la même médication en séries rapprochées, ou plus ou moins espacées; l'emploi exclusif des arsénobenzènes a quelques partisans; d'autres préfèrent faire intervenir le bismuth ou le mercure, dont les effets à longue portée sont dès longtemps éprouvés. Quant aux *traitements combinés*, par les arsenicaux et le mercure sous diverses

formes simultanément administrés, on leur reproche à juste
titre d'empêcher de savoir ce que l'on fait, et s'il arrive
quelque intolérance ou accident, on ignore à quel médicament
on doit l'imputer.

Quelques mots sur les données qui peuvent influencer le choix
du médicament et de la voie d'introduction :

Divers états morbides peuvent compter comme *contre-indications* relatives : des arsénobenzènes, en raison de leur action
anticoagulante (Flandin et Tzanck, 1921), les lésions qui font
craindre des hémorragies (hémoptysies, hématémèses, melæna,
métrorragies) ; — du mercure, qui est un déminéralisateur, la
tuberculose en évolution ; — du mercure et du bismuth, le mauvais état des dents qui prédispose aux stomatites ; — de chacun
des trois médicaments, le moindre indice d'intolérance. — La
résistance des manifestations syphilitiques à l'un d'entre eux
(arséno-résistance, etc.), qui est réellement très rare, conduirait
à choisir un des autres. — Il va de soi que les troubles fonctionnels des émonctoires, reins, foie, intestin, doivent attirer
l'attention et exigent une médication très prudente et réservée.

Quant aux *voies d'introduction* : les injections intra-veineuses
sont absolument indolentes, elles ont une efficacité plus rapide
et brillante ; mais elles exposent aux réactions colloïdoclasiques
et, plus que les autres voies, aux réactions toxiques ; en outre
il est démontré que, l'élimination du médicament étant plus
rapide, son action est moins régulièrement continue ; ces considérations ont conduit à proposer les injections intra-veineuses
de faible dose très répétées, qui ont le défaut d'être peu pratiques pour les cas usuels. — Les injections hypodermiques
profondes ont des qualités inverses ; elles ne mettent pas à
l'abri cependant des réactions toxiques, aux arsénobenzènes par
exemple, et on reproche à celles qui sont insolubles l'accumulation du médicament qui pourrait être brusquement résorbé.
— Les autres voies, buccale pour le mercure et les arsenicaux
(tréparsol, stovarsol), éventuellement rectale pour le mercure
et les arsénobenzènes, ne permettent pas d'ordinaire une
appréciation assez précise de la dose réellement absorbée pour
s'appliquer à une médication d'assaut ; dans quelques circonstances très particulières, la ressource du tréparsol par ingestion se montre cependant précieuse (Cl. Simon).

Il est très délicat de formuler un *plan général* de traitement de la syphilis. Qu'on considère, en effet, qu'en dehors de la question majeure de l'étape de l'affection à laquelle il intervient, il faut tenir compte non seulement des indications que je viens de résumer, mais encore de toute une série de conditions, telles que l'âge, le sexe, le poids, les tares organiques et les sensibilités particulières du malade !

Voici cependant, à titre d'exemple, quelle serait à mes yeux et à l'heure actuelle une formule raisonnable de la conduite du traitement d'un cas de syphilis récente à la deuxième période (chancre, réaction de B.-W positive).

Commencer par 2 ou 5 injections quotidiennes d'un sel soluble de mercure : benzoate intra-fessier ou cyanure intra-veineux. Puis faire une série d'injections intra-veineuses hebdomadaires de novarsénobenzol à dose croissante : 0 gr. 50, 0 gr. 45, 0 gr. 60, 0 gr. 75, etc. ; chez une femme de poids moyen, chez un homme adolescent, ou âgé, ou débile, je ne dépasse pas cette dernière dose ; chez un homme adulte et vigoureux, je vais jusqu'à la dose de 0 gr. 90. La dernière dose, celle de 0 gr. 75 ou de 0 gr. 90, est répétée un nombre de fois suffisant pour atteindre un total d'environ 7 gr. pour un sujet de 70 kg., 6 gr. pour 60 kg., etc. — Repos d'un mois au plus ; de trois semaines seulement si la séro-réaction est encore positive, ou s'il existe des lésions en activité. — Les séries ultérieures, si la première et les suivantes ont été tolérées sans aucun inconvénient, pourront être pareilles ; s'il y a quelque incident ou quelque difficulté, les cures arsenicales pourront être remplacées par des séries de 12 ou 15 piqûres de bismuth ou même éventuellement de 6 ou 8 piqûres d'huile grise. — Dès que les séro-réactions seront négatives, les périodes de repos intercalaires seront d'un mois la première année, de 2 mois la seconde, de 5 et 4 mois les années suivantes. — Si, malgré un traitement intensif et correct, les réactions sérologiques restent positives, il y a intérêt à changer de médicament ; le bismuth par exemple pourra avoir raison d'une arséno-résistance ; l'inverse paraît plus rare.

A ce plan schématique, il peut y avoir des modifications à introduire, dérivant soit des conditions particulières au cas, soit de signes d'intolérance vis-à-vis ou des injections intra-veineuses, ou des arsenicaux, etc. Un examen régulier des urines est en particulier indispensable.

D'une façon générale, je dois noter qu'il ne paraît pas prudent : d'adopter la médication arsenicale exclusive, car nous ne pouvons pas être certains que des doses d'arsenic élevées et répétées soient sans inconvénient pour l'avenir du malade ; — de combiner simultanément deux médicaments actifs, pour les motifs que j'ai dits ; — de supprimer les périodes de repos, en raison de l'échéance parfois retardée de certains accidents médicamenteux (ictère ou érythrodermie arsenicaux, stomatites).

Le plan, à l'égard d'une *syphilis ancienne* insuffisamment traitée, avec accidents tertiaires ou, ce qui est équivalent, séro-réaction positive, pourrait être le suivant : faire d'abord un traitement d'assaut, de deux ou trois séries, auquel pourraient convenir des injections hypodermiques d'un arsénobenzène ou de bismuth à bonne dose ; ultérieurement, après un repos, 5 ou 4 séries trimestrielles de bismuth ou d'huile grise pour assurer l'avenir.

Deux questions qui divisent les syphiligraphes, et auxquelles on ne peut donner de réponse formelle, sont les suivantes :

La première est relative au rôle qui revient aux *séro-réactions* dans la conduite du traitement : ce que j'en pense ressort des pages qui précèdent. Mais j'estime que, se laisser guider aveuglément par les modifications de la réaction Bordet-Wassermann ou de floculation, exposerait à de graves mécomptes : à des traitements écourtés lorsqu'elle reste négative, ou indûment prolongés et dangereusement renforcés lorsqu'elle demeure positive ou même irréductible comme cela peut se voir. Au total on doit tenir grand compte de cet élément de jugement, mais dans une mesure qui est affaire de raisonnement et de sens clinique.

La seconde question a trait à l'importance de la *ponction lombaire* chez les syphilitiques : ce moyen d'exploration s'impose évidemment pour le diagnostic d'affections cérébro-spinales soupçonnées d'être de nature syphilitique ; il me paraît prudent d'y avoir recours chez les syphilitiques qu'on peut croire guéris, dont la séro-réaction du sang est négative, en particulier s'ils demandent l'autorisation de se marier. Dans les autres conditions, j'estime que les indications de la ponction lombaire sont affaire d'espèce ; que le plus souvent elle est facultative et rarement exigible.

La *guérison de la syphilis* peut-elle être, par les nouvelles méthodes, plus souvent obtenue que naguère? Cela est incontestable, surtout quand le traitement est tout à fait précoce et bien conduit ; les exemples vraiment nombreux de *réinfection*, qu'on a recueillis depuis une vingtaine d'années, en fourniraient une preuve formelle, si le problème ne se compliquait pas de la notion récente des *surinfections* (*C. D. F.* Bruxelles, 1926).

Cette question de *pronostic* a une importance pratique, en relation immédiate avec celle du *mariage des syphilitiques*. De la discussion qui a eu lieu à ce sujet (*S. fr. D. et Syph.*, 1920) sur le rapport de Clément Simon, il ressort que les « conditions d'admissibilité au mariage » telles que les avait formulées le professeur A. Fournier, et dans lesquelles le temps (un délai de 4 ou 5 années) tenait le premier rang, doivent être revisées. Le sujet, qui est de nature si angoissante, continue à préoccuper les syphiligraphes de tous pays J. Strandberg (*C. D. Scand*, 1922), de l'étude très documentée de 250 couples, conclut que, puisque nos traitements actuels ne dispensent pas de traiter pendant leur gravidité les femmes syphilitiques ou enceintes de syphilitiques, c'est que ces traitements doivent encore être perfectionnés.

En somme, on peut considérer comme favorables les cas où se trouvent réunies les conditions suivantes : un bon traitement a été suivi, énergique et d'une durée conforme à celle qu'exigeait l'étape de l'infection à laquelle il est intervenu ; — un délai d'un an s'est écoulé depuis la dernière médication et cependant il ne s'est produit aucun accident spécifique, et la séro-réaction est restée négative ; — il y a absence de toute tare viscérale et en particulier de toute lésion définitive du système nerveux central. — Une ponction lombaire avec résultat négatif apporterait une confirmation de plus de la guérison. — Les cas où ces conditions ne sont qu'imparfaitement réalisées exigent du médecin beaucoup de tact clinique, de conscience et d'expérience, et engagent sérieusement sa responsabilité, quel que soit le sens de sa conclusion. — Suivant une tradition excellente, on conseillera, en tout cas, peu avant le mariage, une série de piqûres de bismuth ou d'huile grise, dite « cure du père de famille ».

PIAN

Le *pian* — appelé également *yaws*, ou *frambœsia tropica* —
est une maladie contagieuse et inoculable des pays chauds qui
se traduit par des éruptions papulo ou pustulo-végétantes, croûteuses, et qui est causée par un spirochète.

Le pian est endémique et très répandu dans l'Indo-Chine,
certaines portions de l'Inde, les îles de la Sonde, l'Océanie,
l'Afrique équatoriale, l'Amérique centrale et méridionale.

Après une incubation, durant de quelques jours à quelques
semaines, l'*invasion* se manifeste par des troubles généraux,
par de la fièvre, des troubles digestifs, de la céphalée, des
douleurs ostéo-articulaires, puis par une éruption squameuse
furfuracée, prurigineuse.

D'autres fois on voit se développer au point d'inoculation,
c'est-à-dire le plus souvent aux jambes ou à la figure, un accident primitif, appelé chancre pianique ou « maman-pian »,
qui peut rester longtemps isolé, ou se confondre dans une éruption généralisée de même type. Ce chancre, plus volumineux
et plus végétant que les autres accidents, peut manquer.
L'éruption qui survient, après un délai variable, est profuse,
papulo-squameuse ou psoriasiforme ; ses éléments discoïdes,
centrées d'un point jaune, peuvent devenir végétants (p. 347).
L'adénopathie est inconstante. Les poussées éruptives se
répandent sur tout le tégument, durent plusieurs mois, et se
répètent pendant quelquefois plusieurs années. Il n'y a pas
d'alopécie. Du Matta a décrit un onyxis pianique. Selon Jeanselme les muqueuses seraient toujours épargnées ; cependant,
P. Manson, Castellani, P. Noël y ont signalé des lésions de
type syphiloïde.

On considère comme accidents *tertiaires* du pian les exostoses du nez (dites *goundou*), — la rhinopharyngite mutilante
de Leys (dite *gangosa*) étudiée par Numa Rat, v. Dijke, etc., à
Java ; — au même groupe appartiennent les ostéites et hyper-
ostoses de divers os, surtout des tibias et des doigts où elles
simulent le spina ventosa. La majorité des nodosités juxta-
articulaires (p. 353) sont dues au pian. — On ne connaît pas de
lésions viscérales qui lui soient imputables.

Le pian n'épargne aucune race humaine. Il est inoculable et extrêmement contagieux, même indirectement, mais n'est pas vénérien. On le contracte généralement pendant l'enfance, à la faveur d'une excoriation ou ulcération quelconque servant de porte d'entrée au virus. On accuse surtout les mouches de contribuer à sa dissémination. Il n'est pas héréditaire. Au cours des premiers mois, l'auto-inoculation est encore possible ; puis s'établit une immunité relative, qui n'est du reste pas toujours définitive.

On a depuis longtemps relevé les analogies et la parenté possible entre la syphilis et le pian ; mais les différences sont considérables ; la syphilis est universellement répandue, n'est pas auto-inoculable, a une évolution disciplinée et des manifestations polymorphes, non prurigineuses ; elle intéresse souvent les muqueuses et les viscères ; enfin elle est héréditaire.

L'agent pathogène du pian, découvert par Castellani en 1905, est le *spirochæta pertenuis* ou *pallidula*; c'est un organisme spiralé, très analogue au tréponème de la syphilis. Il a été cultivé par Noguchi. On le trouve sous les croûtes des lésions pianiques par les mêmes procédés que celui de la syphilis. Le pian est inoculable aux singes et au testicule du lapin. Il ne confère, ni à l'homme ni aux animaux, l'immunité contre la syphilis ; et d'autre part celle-ci n'immunise pas contre le pian. Mais le sérum sanguin des hommes ou animaux pianiques ou guéris du pian, et l'extrait de papules de pian, donnent une réaction de Bordet-Wassermann positive ; cette réaction ne peut donc pas servir au diagnostic d'avec la syphilis ; en revanche, elle est d'une grande valeur vis-à-vis des maladies tropicales analogues.

Les *traitements* anciens ont été abandonnés, depuis qu'on a reconnu l'action étonnamment rapide et complète des arsénobenzènes. Quelquefois une seule injection intraveineuse suffit ; il est prudent d'en faire une série. Cette médication a permis de fermer en un mois les grands hôpitaux de pianiques de Batavia. Le stovarsol (12 comprimés de 0 gr. 50 pris en 3 jours) réussit fort bien ; aux premiers stades il en est de même des piqûres de bismuth (Matsunaga *A. D. Japon*, 1927). Le mercure est sans action.

LEISHMANIOSES

Les *leishmanias* (R. Ross, 1903) sont des protozoaires voisins des trypanosomes, des herpetomonas, etc. ; ils affectent la forme de corpuscules ovales ou piriformes, de 2 à 4 µ de longueur sur 1 1/2 à 3 µ de largeur, contenant un noyau ovale (karyosome ou macronucleus) et un centrosome en bâtonnet ou cocciforme (micronucleus) ; en culture ils présentent un stade flagellé. Ils sont la cause des *leishmanioses cutanées* qui comprennent deux variétés : le Bouton d'Orient, — et les Leishmanioses américaines ; — et d'autre part d'une maladie viscérale : le *Kala-Azar*.

Bouton d'Orient. — Endémique dans de nombreuses régions sub-tropicales ou tropicales du nord de l'Afrique et de l'Asie occidentale ; cette dermatose porte aussi, suivant les pays, les noms de *clou de Biskra*, de *bouton d'Alep*, de *bouton de Gafsa*, de *bouton du Nil*, de *Dehli boil* aux Indes, de *Salek* ou *bouton d'un an* en Perse, de *bouton des dattes*, etc. On en a publié quelques cas contractés en Espagne, et même en France (Ravaut, 1921).

Le bouton d'Orient est caractérisé par des éléments pustuleux et ulcéro-végétants à base infiltrée, qui surviennent sans trouble de la santé générale.

Après une incubation de 10 jours à plusieurs mois, apparaît une tache rouge, qui devient papuleuse et prurigineuse, ressemble à une piqûre de moustique ; puis le bouton se recouvre de squames, ou, excorié par le grattage, de croûtes masquant une ulcération suintante, lentement extensive et de contour festonné (fig. 192) ; quelquefois le bouton encore jeune prend l'apparence d'un chancre syphilitique, ou d'un nodule lupoïde, ou plus généralement encore celle d'un furoncle ou d'un chancre simple, avant de revêtir les traits caractéristiques de son stade adulte, que j'ai décrit précédemment (p. 316). On a noté exceptionnellement (Jeanselme) des traînées lymphangitiques douloureuses et tenaces, avec adénite correspondante et même de la fièvre.

Les éléments siègent de préférence sur les parties découvertes, les mains, la face, les membres. D'ordinaire on n'en trouve que 3 ou 4, quelquefois un seul, très rarement de 30 à 40 ; ils naissent successivement et sont donc d'âge différent. Quelquefois la propagation se fait par les lymphatiques, sous forme de nodules durs échelonnés, ou de cordon. Les muqueuses ne sont affectées que très exceptionnellement.

Le bouton d'Orient est inoculable et contagieux ; on le con-

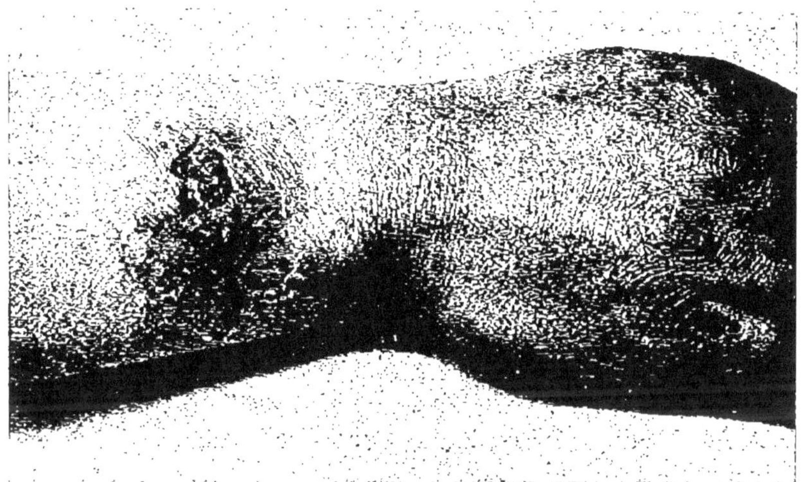

Fig. 192.— Bouton d'Orient, *contracté à Biskra*.

tracte le plus souvent à l'automne ; il confère une immunité temporaire et incomplète, ou au contraire une sursensibilité allergique. La réaction de Wassermann du sang des malades est négative. On a parlé d'une réaction de fixation en usant, comme antigène, de la rate de Kala-azar.

L'organisme pathogène, découvert par J.-H. Wright (1903) et appelé par lui *helcosoma tropicum*, est la *leishmania tropica*. Il est morphologiquement identique à la leishmania Donovani qui cause le Kala-azar. On le trouve dans les coupes minces colorées à la thionine phéniquée, au sein des cellules endothéliales ou conjonctives macrophages (Nattan-Larrier), ou plus facilement encore sur des frottis colorés par le Giemsa, le bleu Borrel, le Tribondeau, etc. Il devient très rare dans les boutons vieillis.

La leishmania tropica a été cultivée, sous forme flagellée, par Ch. Nicolle sur un milieu d'agar et de sang ; elle est facilement inoculable en séries aux singes, aux chiens, rats et souris, et sa virulence augmente par passages (Kyrle et Reenstierna, 1920). La transmission du parasite à l'homme peut être directe (Joyeux), mais est généralement attribuée aux moustiques et surtout au Phlebotomus papatasi, dont le tube digestif peut en être infecté (Adler et Théodor, 1925); l'incubation pourrait être de deux mois (Laveran).

Traitement. — En cas de boutons peu nombreux il peut être avantageux de les exciser ; sinon on peut les traiter par un curettage suivi de cautérisation au galvanocautère ou au permanganate de potasse. Dans nos pays, où la leishmaniose cutanée tend à guérir spontanément, des pansements aseptiques suffisent, joints au traitement général. Celui-ci consiste en injections intraveineuses bi-hebdomadaires de tartre stibié à la dose de 5 à 10 centigrammes, en solution à 1 : 100 ou 1 : 500 dans du sérum physiologique, stérilisée par tyndallisation. Préconisées au Brésil, ces injections ont été trouvées efficaces par Nicolle et Mesnil contre les trypanosomiases, et par Vianna et Machado (1913) dans les leishmanioses ; on les applique avec succès même au Kala-azar ; l'action remarquable de ce médicament n'est plus discutée. Il paraît plus pratique encore d'employer le stibényl (acétyl-amino-phényl-stibinate de soude) à la dose de 0 gr. 20 à 0 gr. 60 en injections intraveineuses bi- ou tri-hebdomadaires, ou le stibyal (émétic de sodium) à dose croissante de 0 gr. 02 à 0 gr. 12. On a recommandé aussi les injections de chlorhydrate d'émétine. Jessner (*A. f D.*, 153, 1927) a réussi à obtenir un vaccin de leishmanias, donnant une réaction focale ; il est faiblement préservatif, mais curatif chez le chien.

Leishmanioses américaines. — La question des infections chroniques ulcéreuses Sud-américaines, qui a été longtemps très confuse, est maintenant élucidée. Les noms de *Pian-Bois*, de *Boubas*, d'*Espundia*, d'*Uta*, etc., s'appliquent, non pas à plusieurs, mais à une seule maladie dont l'agent pathogène est la *Leishmania tropica var. Americana* de Nat'an-Larrier, Laveran, etc. On ignore si les diverses formes cliniques dérivent de variétés ou de races de cet organisme ; Ch. Nicolle qui l'a

cultivé n'a pas noté de différences avec la leishmania du bouton
d'Orient

On distingue : une *forme cutanée*, ulcéreuse ou papillomateuse, qui respecte les muqueuses ou ne les touche que secondairement et légèrement ; — et une *forme rhino-buccopharyngée*
en même temps que cutanée, qui atteint les muqueuses, primitivement ou secondairement, mais d'une façon sévèrement
mutilante ; les accidents de cette dernière forme (fig. 193), en
raison d'une ana-
logie très grande
d'aspect, ont été
souvent rappor-
tés à une blasto-
mycose

Les descrip-
tions de cette
leishmaniose
américaine ont
été pour la plu-
part faites sous
des noms que je
vais rappeller,
bien qu'ils
n'aient plus
qu'un intérêt
historique.

C'est ainsi
qu'on a appelé
Pian-Bois une

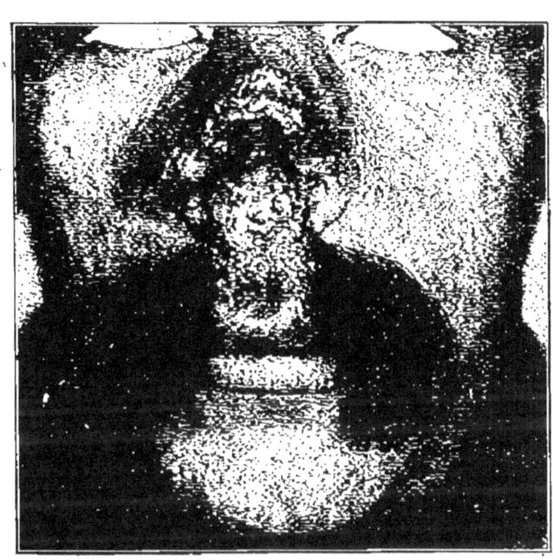

Fig. 193. — **Leishmaniose américaine**, chez un charpentier
de 30 ans, ayant séjourné au Brésil (Musée photogr. Hôp,
St. Louis).

dermatose endémique en Guyane chez les coureurs de forêts,
caractérisée par des végétations frambœsoïdes et des ulcérations croûteuses, siégeant de préférence sur les régions découvertes, atteignant exceptionnellement les muqueuses et indurant
les ganglions. Dans un cas que j'ai observé avec de Christmas,
j'ai vu sur le dos des mains et s'échelonnant à l'avant-bras sur
le trajet des lymphatiques, des nodules sous-cutanés s'ouvrant
à l'extérieur en ulcères à fond granuleux.

Le nom de *Boubas* ou *Frambœsia Brasiliana* avait été donné
à une maladie mutilante des régions forestières du Brésil, du
Paraguay et de l'Argentine, à l'époque où les leishmanias

n'étaient pas connues. Elle débute sur la face ou sur d'autres
régions découvertes, par un nodule ou une pustule qui s'ulcère
ou s'escarrifie, quelquefois par des éléments multiples ; l'extension est assez rapide et la durée longue ; les douleurs sont modérées ; à un deuxième stade surviennent les accidents muqueux,
perforation de la cloison nasale, destruction des narines, des
lèvres et du pharynx, qui peuvent transformer la partie inférieure de la figure en un cloaque bourgeonnant. La durée est de
10 à 30 ans et, sauf traitement convenable, la mort par cachexie
termine la scène.

L'**Espundia**, décrite par Escomel, endémique dans toute
l'Amérique du Sud, est de tous points pareille par ses manifestations et son évolution. On l'avait considérée comme une
blastomycose. Dans le langage populaire, le terme *espundia*
désigne l'une et l'autre de ces deux maladies.

Ainsi, les maladies ulcéreuses et végétantes du continent
sud-américain ont pu, pour une bonne part, être rattachées à
la leishmaniose ; la part qui en revient aux blastomycoses est
diminuée d'autant ; le diagnostic entre ces deux ordres de maladies, et celui de pian ou de syphilis, devront dans bien des cas
être sérieusement envisagés.

Les différences entre la leishmaniose américaine et le bouton
d'Orient résident dans la durée et la gravité beaucoup plus
grande de la première, son caractère plus rapidement envahissant et l'atteinte habituelle des muqueuses. La contagion est
attribuée à des piqûres de moustiques ou de phlébotomes.

Le *traitement* qui s'impose, comme vis-à-vis du bouton
d'Orient, est celui au tartre stibié ou au stibényl (p. **916**) ; il
réussit le plus souvent.

AMIBIASES

Dans un travail sur les *Amibiases cutanées*, Engmann et Hei-
thaus, de Saint-Louis (*Journ. of. Cut. Dis.*, 1919) en ont rapporté trois cas, dont un chez un enfant de 5 ans, préalablement atteint de *dysenterie amibienne*. Les lésions cutanées
consistaient dans deux des cas en ulcères chroniques extensifs,
siégeant n'importe où, à fond rouge chair musculaire, à bords

nets, élevés et sous-minés, à cicatrisation centrale ; chez le troisième malade il s'agissait d'une nappe parsemée de petits abcès furonculoïdes chroniques. Le pus et les tissus contenaient des amibes. — On a publié d'autre part des cas d'ulcères secondaires à des fistules hépato-cutanées (Ménétrier, Touraine, etc.). — Les injections d'émétine guérissent les malades si elles sont faites à temps.

CHAPITRE XXXI

DERMATOSES DUES A DES VIRUS FILTRANTS

La découverte de la bactériophagie et des virus filtrants se borne-t-elle à ouvrir un chapitre nouveau de l'étiologie des maladies infectieuses ? — doit-on voir en elle une révolution qui remet en question les bases mêmes de la bactériologie ? — c'est ce dont il est encore impossible de juger à l'heure actuelle. (Revue de H. Coutière, *Biol. méd.*, 1926.)

Des notions acquises dans ce domaine, qui n'en est encore qu'à la période de première élaboration, je ne retiendrai que ce qui intéresse directement le dermatologiste, en y ajoutant quelques explications nécessaires.

On est en présence de trois catégories de faits, et de quelques vues hypothétiques, séduisantes, mais insuffisamment établies.

1° *Bactériophagie.* — Le *phénomène de D'Hérelle* (1917, etc.) consiste en ceci : si l'on filtre sur bougies de porcelaine fines, L^2 ou L^5 par exemple, les déjections d'un malade convalescent de dysenterie, de fièvre typhoïde ou de diarrhée, et qu'on ajoute une minime quantité du filtrat à une culture récente et trouble du microbe correspondant, bacille de Shiga, bacille d'Eberth ou coli-bacille, au bout de quelques heures à 37° l'émulsion s'éclaircit, par lyse des bactéries ; la culture ne renferme plus de bacilles vivants, mais *quelque chose* d'invisible qui peut à son tour, et à très faible dose, déterminer la bactériolyse d'autres émulsions microbiennes de même espèce, et ainsi de suite indéfiniment.

Ce *principe bactériophage* est-il unique? D'Hérelle le pense, tandis que Bail, Gratia, Bruynoghe tiennent pour la pluralité. En tout cas, on a obtenu des souches de bactériophage des paratyphoïdes, de la typhose aviaire, de la spirochétose du typhus récurrent, de la peste, des staphylocoques, entérocoques, etc.

La nature de ce virus lytique transmissible est douteuse : Wollmann (1925) a vu sous le microscope les bacilles soumis à son action se gonfler, puis se résoudre en poussière. Sa multiplication indéfinie semble indiquer qu'il est vivant ; aussi D'Hérelle pense-t-il qu'il s'agit d'un ultra-microbe invisible, parasite des microbes. En faveur de sa nature corpusculaire plaide le fait que si l'on ensemence sur milieu solide une culture incomplètement lysée, on observe des plages stériles. Pour Bordet et Ciuca, il s'agirait d'une propriété lytique diastasique des bactéries ; pour Wollmann, d'un caractère cellulaire héréditaire.

2° *Formes filtrantes de bactéries visibles.* — Une seconde catégorie de faits se rapporte aux cas où des filtrats de cultures microbiennes ou de produits pathologiques correspondants, se montrent pathogènes ou vaccinants. Dans ce groupe figurent jusqu'ici la tuberculose, le bacille de Shiga, le bacille typhique (Hauduroy), celui de la peste (Burnet, 1926). Quand ce virus filtrant est inoculé à l'animal, ou dans certaines conditions de culture, il peut parfois, mais cela est difficile à obtenir, donner naissance à la forme connue et visible de la bactérie originelle. On en conclut que ce virus est une phase évolutive, ou un « splitter », c'est-à-dire un « éclat » du microbe, un « arthromicrobe » (Burnet). Ch. Nicolle pense que tous les virus filtrants, y compris le bactériophage, se rattachent aux formes visibles des microbes ; Bail, que toutes les bactéries pourraient bien avoir une forme filtrante invisible. Hauduroy (*S. B.*, 1926) a pu démontrer la présence de formes filtrantes en dehors des organismes vivants, à savoir dans le filtrat, sur bougie Chamberland L⁵, d'eaux de puits polluées.

3° *Infra-microbes.* — Dans un troisième groupe se rangent les faits où une maladie dont le microbe est introuvable et inconnu, est transmissible par le filtrat de ses produits pathologiques, bien que celui-ci ne contienne aucun germe visible ou cultivable. Il en est ainsi dans toute une série de maladies des plantes, des animaux et de l'homme, parmi lesquelles je citerai : l'herpès, la varicelle et le zona, la vaccine, la variole, la grippe, la dengue, le typhus exanthématique, la poliomyélite aiguë, l'encéphalite léthargique, la fièvre aphteuse, la rage, la clavelée, le molluscum contagiosum, les verrues, les végétations, le trachome, etc. On voit qu'il s'agit d'un groupe important.

La nature des ultra-virus de ces maladies a fait l'objet de recherches actives et d'hypothèses diverses. On a supposé qu'il s'agissait de germes très petits, de l'ordre de grandeur des micelles ou au-dessous; c'est pourquoi on les appelle *infra-microbes* ou *ultra-microbes*; leurs dimensions sont estimées à 20 μ μ. On se demande s'ils constituent une classe autonome d'agents infectieux, peut-être même de l'ordre des myxosporidies; — ou bien, avec Ch. Nicolle, s'ils représentent un stade d'évolution filtrant d'un microbe figuré, mais encore inconnu; dans ce dernier cas, ce troisième groupe se confondrait avec le précédent, ce qui sera peut-être un jour démontré, pour quelques-uns d'entre eux tout au moins.

Au total, les caractères communs aux virus des trois catégories dont je viens de parler sont : de traverser les filtres et ultra-filtres les plus fins de porcelaine et de collodion; — de ne pas être cultivables *in vitro*; — de ne se développer et multiplier qu'en milieu cellulaire vivant, et cela, suivant le cas, soit dans les cultures microbiennes, soit dans l'organisme animal.

Mais ces caractères ne permettent aucune conclusion sur leur nature, qui d'ailleurs n'est peut-être pas toujours identique. Les exemples suivants en font foi. On sait que le sarcome infectieux de la poule de Peyton Rous est transmissible par l'injection de son filtrat, lequel paraît contenir un ultra-virus contaminant les cellules de l'animal auquel on l'inocule ; mais le sarcome de la poule obtenu par Mlle Mc Faul au moyen d'injections de goudron, jouit des mêmes propriétés ; Carrel en conclut que le principe infectieux n'est pas un agent étranger, mais qu'il est fabriqué par les cellules. D'autre part, les recherches de Carrel, de Gye, de Borrel et d'autres, sur les cancers (p. 994 et 972), le molluscum contagiosum, les épithélioses de Borrel ou ectodermoses de Levaditi, tendent à rapporter à des ultra-virus les inclusions cellulaires et dégénérescences nucléaires et nucléolaires qui ont été de tout côté décrites dans ces maladies. Les chlamydozoaires de von Provazek, les protophytes et synchytriées de Jackson Clarke, les corpuscules de Guarnieri, de Négri, etc., les « bird's eye bodies » de Savtchenko, etc., représenteraient soit le résultat de l'action d'infra-microbes sur les cellules, soit les parasites eux-mêmes à un stade visible de leur évolution. Dans ce domaine, les notions acquises à l'heure actuelle sont encore trop parcellaires et incertaines, pour que je puisse en tenir compte ici.

D'ailleurs, il faut bien reconnaître que, dans son ensemble, la doctrine des ultra-virus, bien qu'elle repose sur des données expérimentales assurées, et qu'elle ait même conduit à quelques résultats pratiques encourageants, se heurte à de grandes difficultés d'interprétation; d'où les divergences d'opinion à son égard. Quelques-uns font remarquer que ces virus impalpables, invisibles et incultivables, ne sont que des « êtres de raison » qui n'ont guère que des propriétés négatives; que leur aptitude à traverser les filtres les plus fins que l'on connaisse, n'est pas un caractère bien-précis. Aussi, des esprits de la valeur de Bordet et de Doerr, restent-ils sur la réserve, faisant valoir, le premier pour le bactériophage, le second pour le virus de l'herpès notamment, qu'il pourrait bien s'agir non d'ultra-microbes, mais d'un principe non figuré naissant dans diverses circonstances encore indéterminées.

Quoi qu'il en soit, il est un certain nombre de dermatoses dont l'étiologie soulève la question des ultra-virus. Il en est particulièrement ainsi de l'*herpès*, ce qui m'entraînera à dire quelques mots du *zona*. — D'autre part, il n'est pas sans intérêt d'examiner le rôle éventuel qui pourrait revenir à un virus filtrant dans les *tuberculides*. — En ce qui concerne les *verrues* et *végétations*, la *verruga du Pérou*, le *lichen plan* et bien d'autres maladies que j'ai mentionnées, nos connaissances sur leur étiologie sont encore trop vagues pour que j'en fasse état à cette place.

Herpès. — Les recherches expérimentales activement poursuivies en tous pays au cours de ces dernières années, conduisent à admettre que l'herpès, qui passait pour être un syndrome, un mode de réaction de la peau et des muqueuses vis-à-vis d'une foule d'excitations d'ordre divers, serait en réalité une maladie générale autonome due à un virus invisible et filtrant. C'est cette conception de l'herpès, maladie infectieuse, qui a été développée et soutenue par Flandin et par Levaditi dans leurs rapports au Congrès de Bruxelles (1926), par Salmon dans sa thèse (Strasbourg, 1926) et que je vais résumer ici. Je signalerai au passage les lacunes qui subsistent dans l'interprétation d'un certain nombre de faits.

Gruter le premier, en 1920, montra qu'en inoculant à la cornée du lapin le contenu d'une vésicule d'herpès cornéen de l'homme, on produit chez cet animal une kératite de type spécial. L'expérience réussit avec tout herpès, de n'importe quel siège ou type, ainsi qu'il ressort des expériences de Blanc et Caminopetros (1921), Doerr, Lœwenstein, Levaditi et Harvier, etc., tandis qu'elle échoue avec le contenu d'autres vésicules ou bulles (Flandin et Montlaur). La transmission de la kératite de lapin à lapin est possible en série ; avec quelques souches très virulentes, ou chez certains animaux d'un même lot, l'inoculation cornéenne détermine une encéphalite plus ou moins grave et parfois mortelle. — D'autre part, P. Teissier, Gastinel et Reilly ont prouvé que l'herpès est auto et hétéro-inoculable en série à l'homme sain ou malade. Les inoculations répétées ne déterminent pas une immunité locale ni générale durable. On sait que l'herpès récidive souvent (p. **189**). Bien qu'il ne soit pas une maladie grave chez l'homme, ses poussées s'accompagneraient fréquemment, selon Ravaut et Darré, d'une lymphocytose rachidienne. — Le virus herpétique est invisible et filtrant (Levaditi et Harvier, Luger et Landa) ; même dilué au 1/10 000ᵉ, il est actif sur la cornée ; il se conserve dans la glycérine à la glacière ; il n'a pas pu être cultivé *in vitro*.

Quelle est son origine ? Quand et par quelle voie se fait l'infection chez l'homme ? Où siège-t-il dans l'organisme ? A quoi peut-on reconnaître qu'un sujet est infecté ? Autant de questions qui restent jusqu'ici sans réponse. On a constaté que, sans qu'on puisse déclarer que le parasite est ubiquitaire, le nombre des sujets qui en sont infectés ou qui sont « porteurs de germes » est énorme ; qui n'a pas eu d'herpès une ou plusieurs fois dans sa vie ? Flexner et Moss ont trouvé inoculable la salive de sujets sains en dehors de toute éruption d'herpès, et la même constatation a été faite, très exceptionnellement, pour le liquide céphalo-rachidien. L'identité du virus herpétique avec celui

de l'encéphalite épidémique, bien que peu probable vu la
rareté de l'herpès dans cette maladie, est admise par Levaditi,
pour lequel ils ne se distinguent que par une tendance plus ou
moins dermotrope ou neurotrope.

Chez les infectés, ou ceux qui hébergent le virus à l'état
latent, des causes occasionnelles très nombreuses et variées
(p. 191) provoquent un « réveil ». L'allure périodique de certains herpès récidivants s'expliquerait par une immunisation tout
à fait temporaire, ou peut-être par la persistance du germe dans
le système nerveux de la région privilégiée.

Zona. — La dénomination couramment usitée *d'herpes
zoster* pour désigner le zona, témoigne de la parenté qu'on lui
attribuait avec l'herpès (p. 193). Or, ni le contenu des vésicules du
zona, ni le liquide céphalo-rachidien des malades, ni le suc de
leurs ganglions lymphatiques, ne sont inoculables à la cornée
du lapin; il a été jusqu'ici impossible de transmettre le virus
du zona à aucune espèce animale. C'est là un caractère différentiel fondamental entre le zona et l'herpès.

Le zona se présente comme une maladie infectieuse spécifique,
méritant de figurer parmi les fièvres éruptives, ainsi que l'avait
pressenti Trousseau; son étroite parenté avec la *varicelle* a été
mise hors de doute dans ces dernières années. — Son virus est
invisible et incultivable; est-il *filtrant?* cela est vraisemblable,
mais ne pourra être démontré que lorsqu'on aura trouvé un
animal réceptif.

La nature varicelleuse du zona a été affirmée par Bokay
(Budapest, 1892-1909), par Le Feuvre de Buluways (Londres,
1913-1917) et confirmée en tous pays par des observations de
plus en plus nombreuses; en France, c'est à A. et H. Netter (1920-
1924) que revient le mérite d'en avoir fourni la preuve péremptoire. Ils ont montré que la transmission peut se produire dans
les deux sens; on voit des varicelles provenir d'un zona
ou *vice versa*, et cela à un intervalle de 12 à 17 jours, souvent de
14 jours, qui correspond à la période d'incubation de la varicelle; l'histologie des vésicules de zona et de la varicelle est
d'ailleurs absolument identique (p. 197).

La démonstration la plus éclatante de l'identité des deux virus
a été apportée par l'étude de la réaction de fixation. A. Netter
et Urbain, après les premiers essais de Cornelia, de Lange et

Wolff, employant comme antigènes aussi bien la sérosité ou les croûtes de zona que celles de varicelle, ont constamment obtenu la déviation du complément, sans différence entre les deux éruptions; on échoue au contraire avec toutes les autres vésicules, notamment avec l'herpès.

On doit considérer que si la contagion croisée ne s'observe pas plus couramment, au point que l'on a pu douter de la contagiosité du zona, c'est en raison de la fréquence de l'immunité acquise par une varicelle contractée dans l'enfance. Cette immunité a du reste une durée variable, quelquefois assez courte.

On se demande si le zona ne représenterait pas le résultat d'une deutéro-infection chez un ancien varicellisé; ou d'une mutation du virus, analogue à celle qui différencie la variole et la vaccine; ou bien si une intoxication (arsenic) ou une infection (syphilis, tuberculose) ne serait pas capable de réveiller un virus ancien latent. Selon Flandin (rapport au *Congrès de Bruxelles*, 1926) la varicelle et le zona pourraient être considérés comme deux étapes d'une affection causée par le même agent pathogène, la première pouvant manquer ou passer inaperçue. Toute action susceptible de lever l'immunité acquise vis-à-vis de la varicelle, sera la cause apparente du zona, qui n'est qu'un *stade évolutif de l'infection varicellique*.

Tuberculose filtrante. — Depuis longtemps on avait soupçonné que l'agent de la tuberculose, le bacille de Koch, en dehors de sa forme classique de bâtonnet acido-résistant, pouvait affecter des formes non acido-résistantes (Ferran, 1897), granulaire (Much), ou invisible. C'est à Fontès (1910) que revient le mérite de la découverte dans les produits tuberculeux (pus d'abcès, etc.) d'éléments filtrables pathogènes pour le cobaye; à Vaudremer (1923) d'avoir démontré le même fait pour le filtrat des cultures de bacilles qu'il a obtenues sur des milieux très pauvres, ou, avec Hauduroy, pour le filtrat de cultures sur milieux ordinaires. Ces résultats ont été confirmés par Valtis, Arloing, Dufourt et Malartre, etc. Vaudremer et Hauduroy ont annoncé qu'ils ont réussi à cultiver ce virus filtrant sous des formes mycéliennes non acido-résistantes. Inoculés au cobaye ces filtrats font naître chez l'animal des lésions tuberculeuses spéciales, transmissibles, mais généralement non nodulaires.

Dans ces lésions, et aussi dans les cultures, on peut voir apparaître des bacilles acido-résistants typiques.

Il est donc établi que l'agent de la tuberculose peut affecter la forme d'un *ultra-virus filtrant*, et ce fait, gros de conséquences, a déjà remis en question nos conceptions sur un certain nombre de points. C'est ainsi qu'il oblige à reviser dans une certaine mesure le dogme de la non-transmissibilité placentaire de la tuberculose (Calmette, Valtis et Lacomme, Couvelaire, etc). Vaudremer fait remarquer que la possibilité de cultiver le bacille de la tuberculose sous sa forme filtrable en milieu très pauvre et à température variable, fait entrevoir qu'il pourrait bien se développer en saprophyte « en dehors de la vie parasitaire »!

Au point de vue du rôle en pathologie de l'ultra-virus tuberculeux, il est important d'étudier comment se présente la tuberculose qu'il cause. Chez le cobaye l'infection par filtrats affecte diverses apparences, très différentes de la tuberculose d'inoculation vulgaire : il n'y a pas de chancre, pas de bubon correspondant ; les animaux maigrissent et meurent en quelques mois ; à l'autopsie on ne trouve généralement pas de lésions viscérales, mais d'ordinaire une tuméfaction des ganglions trachéo-bronchiques, sans tubercules, dont le suc peut parfois renfermer des bacilles acido-résistants. Arloing et Dufourt (1926) distinguent deux autres types rares de réaction du cobaye, correspondant à une virulence différente : l'un est caractérisé par des lésions nodulaires et caséeuses des ganglions et des viscères ; l'autre est temporaire et spontanément curable, sans lésions ni bacilles, et s'accuse seulement par une allergie à la tuberculine durant 45 jours, alors que dans les autres types cette allergie persiste indéfiniment.

Des effets de l'ultra-virus tuberculeux *chez l'homme*, on ne sait encore rien de précis. On tend à rapporter à cet agent un certain nombre de cas de dénutrition et de «morts inexpliquées» des nouveau-nés issus de mères tuberculeuses. Au delà, on ne peut jusqu'ici émettre que des hypothèses, dont des recherches ultérieures auront à éprouver la valeur.

C'est ainsi qu'au sujet des *tuberculides* j'ai émis l'idée (S. f. D., avril 1926) que la tuberculose filtrante pourrait peut-être fournir l'explication de leurs traits particuliers. Que l'on considère en effet que les tuberculides peuvent avoir ou non une structure

folliculaire ; que les bacilles acido-résistants y font défaut ou y
sont très rares ; que leur inoculation au cobaye n'a donné qu'exceptionnellement un résultat positif, d'autant qu'on ne comptait
comme tels que la tuberculose d'inoculation vulgaire et non les
effets atténués nouvellement connus dont je viens d'esquisser
un aperçu ; que la réaction à la tuberculine est variable et
d'ailleurs sans grande valeur chez des malades bacillisés d'ancienne date. Cet ensemble de caractères perdrait ce qu'il a de
mystérieux, s'il venait à être prouvé que les tuberculides ou certaines d'entre elles relèvent de l'ultra-virus tuberculeux (p. **792**) ;
ce sont les observations et les expériences ultérieures qui auront
à trancher la question.

Cette question a même une portée plus étendue. Je fais
allusion ici aux tuberculoïdes syphilitiques et lépreuses, qui
pourraient être dues soit à des ultra-virus correspondants (?),
soit à un réveil de l'ultra-virus tuberculeux (?).

Les ultra-virus en thérapeutique. — D'Hérelle, ayant
constaté que le principe bactériophage ne se rencontre pas au
début des infections ni dans les cas mortels, et que dans les
maladies des animaux il avait des propriétés immunisantes
manifestes, pensa, ainsi que Hauduroy après lui, qu'on pourrait
l'utiliser en thérapeutique.

De fait, les vaccinations au moyen du bactériophage ont donné
des résultats brillants dans la dysenterie bacillaire (Kabeshima,
Costa Cruz), inconstants dans la fièvre typhoïde, bons et rapides
dans certains cas seulement de coli-bacillose surtout récents
(Philibert, avec Courcoux et Cordey).

Dans les *pyodermites* le traitement par le bactériophage anti-
staphylococcique a été essayé par Bruynoghe et Maisin (1921),
puis Gratia et Jaumain (1922) et mis au point par Hauduroy,
P. Camus et R. Dalsace (1926). Appliqué à des furoncles,
anthrax, sycosis et à des manifestations oto-rhino-laryngologi-
ques, il a donné 76 pour 100 de guérisons en quatre ou cinq jours.
On recommande certaines précautions importantes : n'user que
d'un bactériophage pur et éprouvé par lyse *in vitro* du staphylocoque du malade ; ne faire que deux, ou au plus trois, injections
hypodermiques de 2 cm³ de bactériophage, à 24 heures d'intervalle, car elles sont hautement dangereuses ; on doit aussi l'injecter localement ; tout traitement antiseptique et médicamenteux

(quinine, etc.) doit être suspendu. Les réactions locales et générales sont d'ordinaire modérées. Quelques auteurs (L. Bazy), sans nier les bons effets de la méthode, en contestent le principe.

Dans la *tuberculose* la connaissance de son ultra-virus devait naturellement susciter la pensée qu'il pourrait conduire à une vaccinothérapie. D'innombrables tentatives de sérothérapie et de vaccino-thérapie ont été faites déjà (*voir* Calmette : La Tuberculose). Le principe selon lequel un vaccin tuberculeux ne peut être actif que si le complexus : corps bacillaires, lipoïdes et produits cireux — est préalablement rompu, a conduit d'une part au traitement curatif par les extraits méthyliques de Nègre et Bocquet, qui est actuellement à l'étude, d'autre part, et l'on sait avec quel succès, au traitement préventif par les bacilles biliés B. C. G. de Calmette et Guérin. Le vaccin proposé par Vaudremer consiste en cultures sur milieu pauvre, dans lesquelles le germe est dépourvu de tuberculine et d'acido-résistance, qui sont tuées par la chaleur à 59°; les essais sur le cobaye (*S. B*, février 1926), et sur l'homme dans le service du professeur Gosset, semblent très encourageants; mais l'expérimentation n'en est qu'à ses débuts. Les quelques cas que je connais de traitement de tuberculides (sarcoïdes, lupus érythémateux, etc.) par cette méthode, n'ont jusqu'ici donné que des résultats incertains.

CHAPITRE XXXII.

DERMATOSES DUES A DES MALADIES DE L'APPAREIL HÉMATOPOIÉTIQUE

LYMPHADÉNIES

Il est un groupe de manifestations cutanées qui sont en relation avec les « maladies du sang », et en particulier avec celles qui sont caractérisées par une augmentation permanente du nombre des leucocytes. Ces maladies avaient été appelées *leucémies* et on désignait les dermatoses correspondantes sous le nom de *leucémies cutanées* ou sous celui, plus compréhensif, d'*hématodermies* que j'avais adopté dans la précédente édition de cet ouvrage.

Mais la constitution cellulaire du sang et ses troubles dépendent de l'état et du fonctionnement des organes hématopoïétiques; au fond, le sang lui-même fait partie de l'*appareil hématopoïétique* (P.-E. Weil et M. Bloch). Ils dépendent aussi pour une part de l'état et du fonctionnement de tous les organes et tissus; aussi n'y a-t-il guère de maladie, et par conséquent de dermatose, qui ne puissent avoir un retentissement sur le sang. Sans parler de l'anémie, qui est banale, presque toutes les infections, ou intoxications, ou réactions, s'accompagnent de leucocytose ou de leucopénie, ou de modifications de la formule leucocytaire.

Je rappelle par exemple qu'on observe une *éosinophilie* parfois très considérable : dans divers pemphigus (p. **242** et **310**) et dans la maladie de Duhring (**231**), où l'éosinophilie locale est plus marquée encore ; dans l'hydrargyrie cutanée, avec éosinophilie locale également (Hoffmann) ; dans la lèpre, de forme tuberculeuse surtout ; qu'on l'a signalée enfin dans la gale, dans certains cas d'érythèmes, d'urticaire, d'eczéma, etc.

Cette éosinophilie, d'ailleurs inconstante, peut être vraisemblablement rattachée à un trouble fonctionnel des tissus hématopoïétiques.

Mais, dans les affections cutanées dont je vais m'occuper dans ce chapitre, le trouble organique et fonctionnel de l'appareil hématopoïétique est incontestable et évident. Nos connaissances sur ses maladies ne se sont élaborées que peu à peu, et actuellement encore règnent de grandes divergences entre les auteurs au sujet de leur délimitation, de leur classification et de leur dénomination. Il ne m'appartient pas de prendre parti, ni de prétendre apporter de l'ordre dans un sujet si complexe. Ce que j'en dirai vise seulement à aider mes lecteurs à s'orienter dans ce domaine.

Le terme *leucémie*, introduit par Virchow et qui a prévalu sur celui de leucocythémie proposé par G. H. Bennet, a deux sens ; il s'applique à la fois : 1° à un symptôme consistant en une altération cytologique permanente du sang, caractérisée par une augmentation du nombre ou une modification qualitative de ses globules blancs ; — 2° à la maladie dont cette altération du sang est une manifestation. Cette double acception a conduit à des expressions singulières et qu'on ne peut que réprouver, telles que celle de « pseudo-leucémie » ou même de « leucémie aleucémique ».

Sans vouloir réformer la nomenclature usuelle, je tiens à établir tout d'abord qu'il existe : d'une part une *leucémie-symptôme*, — d'autre part des maladies ou syndromes qu'on est convenu d'appeler *Leucémies-maladies*. Ces dernières dépendent d'altérations du système hématopoïétique, pour l'ensemble desquelles j'accepte, selon la proposition de Clerc, le nom générique de *lymphadénies*.

Les lymphadénies se divisent en deux groupes : 1° les *lymphadénies typiques*, qui s'accompagnent de leucémie ; elles comprennent les trois grands types morbides Leucémie myéloïde, Leucémie lymphoïde et Leucémie aiguë, dont les noms sont trop consacrés par l'usage pour qu'on y touche ; — 2° les *lymphadénies atypiques* ou *frustes*, parmi lesquelles se rangent les maladies hématopoïétiques sans leucémie régulière et dont la formule hématologique est donc moins nettement caractérisée ; telles sont : la lymphosarcomatose, myélosarcomatose, le chlorome, la lymphogranulomatose et le mycosis fongoïde.

La leucémie symptôme est la conséquence, mais inconstante, de l'altération des tissus hématopoïétiques, laquelle peut consister en une hyperplasie considérable et même colossale. Comment se produit-elle et pourquoi est-elle inconstante ? Jolly (*Traité technique d'Hématologie*, 1923) explique que l'augmentation du nombre des globules blancs ne peut pas dépendre de leur multiplication caryocinétique dans le sang, qui est trop rare ; — que leur pénétration dans le sang, par migration diapédétique est possible, puisqu'il a démontré que, non seulement les polynucléaires, mais aussi les myélocytes et lymphocytes sont mobiles ; — mais qu'on est en droit de supposer que dans les lymphadénies il peut y avoir, mais non toujours, une disparition de la paroi des capillaires des tissus lymphatiques, par transformation lymphoïde de leur endothélium.

En fait, l'hyperplasie des organes hématopoïétiques peut, ou non, s'accompagner du passage dans le sang circulant des cellules qui les composent ; ce passage a lieu en proportion quelquefois énorme, puisqu'on peut y trouver de 100,000 à plus de 500,000 globules blancs par millimètre cube (*leucémie vraie*); d'autres fois ce passage se fait sous une modalité restreinte, et l'on ne trouve dans le sang que de 20 à 30,000 globules blancs (*sub-leucémie*); ou bien encore leur nombre n'est pas augmenté (*aleucémie*). On peut observer tous les degrés de leucémie sanguine, et souvent elle varie dans un même cas, une leucémie relative par exemple se transformant en une leucémie vraie.

En même temps que ces variations quantitatives des globules blancs, ou même sans elles, on constate communément une modification de la *formule leucocytaire*; la proportion relative des différentes formes de leucocytes est changée, et l'on peut voir apparaître des formes cellulaires dont la présence dans le sang est exceptionnelle ou anormale.

Dès la découverte des leucémies, on en avait distingué deux formes, différenciation à laquelle Ehrlich a puissamment contribué en faisant intervenir la notion des granulations cellulaires et de leurs affinités colorantes:— 1° les *leucémies myéloïdes* ou *myélomatoses* (forme *liénale* de Virchow), dans lesquelles le sang contient des éléments identiques à ceux de la moelle rouge des os (Ehrlich) ou de la rate (Virchow); — 2° les *leucémies lymphatiques* ou *lymphomatoses* caractérisées par le nombre excessif des lymphocytes.

On a longtemps admis (*Doctrine dualiste*) l'indépendance de ces deux ordres de maladies, qu'on supposait liées à l'hyperplasie de deux ordres de tissus hématopoïétiques distincts : les myélomatoses étaient rattachées aux altérations de la moelle osseuse, de la rate et des tissus myéloïdes ; les lymphomatoses à l'hyperplasie des ganglions lymphatiques et des formations adénoïdes de même ordre, amygdales, follicules clos de l'intestin, plaques de Peyer, thymus, etc., et en même temps de la rate, cet organe ayant une structure mixte.

Mais les travaux modernes, parmi lesquels il faut faire une place spéciale aux vues géniales de Dominici, ont conduit à reconnaître que cette individualisation est trop schématique. Il n'existe en réalité (*Doctrine uniciste*) qu'*un seul tissu hématopoïétique*, dérivé du mésenchyme, qui constitue, ou concourt à constituer, tous les organes hématopoïétiques et se rencontre même dans le tissu conjonctif en général, et par conséquent dans la peau. Chez l'embryon il donne partout naissance indifféremment à toutes les cellules du sang. Dans la vie post-fœtale il se spécialise dans les différents organes : pour la formation de cellules de la série myéloïde dans la moelle osseuse, — pour celle des cellules de la série lymphoïde dans les ganglions, les formations adénoïdes, etc. Mais dans ces divers organes, comme aussi dans la rate, dans le tissu conjonctif et la peau, il garde à l'état latent le pouvoir de former des éléments soit myéloïdes, soit lymphoïdes, soit encore des éléments jeunes *indifférenciés* qu'on peut appeler *embryonnaires* ou *cellules immatures*.

C'est ce dernier cas qui se rencontre dans le type de leucémie le plus récemment individualisé : — 3° la *leucémie aiguë*.

On rapporte donc aujourd'hui toutes les lymphadénies et leucémies à l'hyperplasie du tissu hématopoïétique, myéloïde, lymphoïde et mixte, en quelque point qu'il siège. Cette hyperplasie, qu'on a qualifiée de *reviviscence* avec fonction poly-valente, est attribuable au potentiel latent de différenciation des tissus de charpente.

Elle peut rester cantonnée dans un organe ; — ou bien elle peut se propager par envahissement aux tissus voisins, à la manière d'une tumeur maligne ; — ou encore, et plus souvent, elle se manifeste successivement dans plusieurs organes diffé-rents. Cette diffusion à distance, qui se fait par à-coups suc-cessifs, avait été rapportée à une métastase, par diapédèse ; il serait plus exact de la considérer comme une réaction à l'in-fluence d'une même cause agissant dans les divers organes.

Ainsi, dans les leucémies, quand se produisent *à la peau* des lésions soit diffuses, soit circonscrites, consistant histologique-ment d'abord en infiltrats péri-vasculaires, puis en l'apparition et la prolifération d'un tissu lymphoïde ou myéloïde, ces lésions sont de production autochtone. Cette interprétation fait com-prendre par exemple les cas où l'on a constaté une éosinophilie locale dans la peau, sans éosinophilie sanguine, etc. ; elle permet d'expliquer jusqu'à un certain point les relations qui existent entre les diverses formes typiques ou atypiques de la lympha-dénie ; elle rend compréhensible les faits intermédiaires ou de passage ; elle fait même entrevoir que puissent avoir des rela-tions avec les lymphadénies, certaines affections telles que : des *érythrodermies exfoliatrices* ou le *pityriasis rubra*, peut-être la *dermatite de Duhring*, certains *pemphigus foliacés* et *végétants*, et un bon nombre de *prurigos* dits de Hebra, diathésiques de Besnier, lymphadéniques de Dubreuilh, etc.

LYMPHADÉNIES TYPIQUES

Dans ce groupe se rangent les trois types classiques de Leucémies et leurs variétés, dont je vais donner un aperçu succinct :

Leucémie myéloïde, ou *myélomatose diffuse*. — Cette maladie, la plus fréquente des Leucémies, ne frappe guère que les adultes et plus souvent les hommes. Son début insidieux n'est marqué que par de la fatigue, de la pâleur, quelquefois de la pesanteur dans l'hypocondre gauche, ou des douleurs des os. A la période d'état, la rate est énorme, le foie gros sans ascite, les ganglions ne sont pas perceptibles. L'évolution est lente et dure de deux à quatre ans. Le sang contient habituellement aux environs de 500,000 globules blancs, dont la majorité sont granuleux (polynucléaires et myélocytes à granulations neutrophiles, basophiles et éosinophiles, myéloblastes, et hématies nucléées); la moelle osseuse est grise ou blanchâtre, et ses éléments sont en active prolifération; il y a transformation myéloïde de la rate, et accessoirement infiltration myéloïde du système lymphatique et du foie; il peut y avoir une myélomatose du tissu périvasculaire dans tout l'organisme. — Dans les formes *subleucémiques* ou *aleucémiques* la splénomégalie est moindre, l'anémie domine; elles se relient aux diverses variétés d'*anémie splénique myéloïde* qui ont été signalées (Vaquez, Ribierre et Aubertin, P.-E. Weil, Clerc, etc.).

Leucémie lymphoïde ou *lymphomatose diffuse*. — Dite « leucémie ganglionnaire » par Virchow, elle débute insidieusement par de la lassitude, de l'amaigrissement, et une hypertrophie des ganglions, à localisation souvent d'abord sous-maxillaire, parotidienne et cervicale, puis généralisée, très apparente, le plus souvent avec une grosse rate et un gros foie. Les globules blancs du sang, très augmentés de nombre, sont des lymphocytes dans la proportion relative de 50 à 95 pour 100. L'examen histologique des ganglions et autres organes hémato-

poïétiques y montre une hyperplasie énorme du tissu adénoïde;
qui est gonflé de lymphocytes partout où il existe, y compris
les amygdales, les ganglions médiastinaux et rétropéritonéaux,
les follicules sous-muqueux et les minuscules formations lym-
phocytaires de la peau et des viscères. Il y a en somme des
lymphomes disséminés dans tout l'organisme.

Les formes *subleucémique* ou *aleucémique* de cette lymphomatose, formes frustes, sont des hypertrophies ganglionnaires
sans leucémie, mais avec énorme prédominance des lymphocytes dans le sang. L'adénopathie porte souvent au début sur
un seul ganglion, ou sur un groupe ganglionnaire, de préférence cervical (Clerc), puis s'étend et se généralise. Ces formes
correspondent à la *pseudo-leucémie de Cohnheim*, dont une
portion revient à la lymphogranulomatose.

Vu le degré variable de la lymphocytose relative du sang, le
diagnostic est souvent délicat avec les polyadénopathies de tout
ordre, tuberculeuses, syphilitiques, etc., avec la lymphosarcomatose, la lymphogranulomatose, et parfois le mycosis fongoïde.

C'est la lymphomatose, avec ou sans leucémie, qui donne le
plus souvent lieu aux lésions cutanées en tumeurs (fig. 194).

Leucémie aiguë, ou *leucoblastose* (de Clerc). — Ce type,
que ses caractères spéciaux, cliniques, hématologiques et anatomiques, ont permis à Epstein (1882), Fränkel (1895), Gilbert
et P.-E. Weil (1898) Sabrazès, etc. de nettement individualiser,
est une maladie aiguë de caractère infectieux, qui peut être
mortelle en peu de mois, quelques semaines, même en quelques jours dans les formes les plus malignes. Quoique assez
rare, elle s'observe à tous les âges, de préférence au cours de
la seconde enfance et de l'adolescence, et plutôt dans le sexe
masculin. Le début est marqué par des frissons, des points de
côté, une lassitude générale, souvent une angine avec une fièvre
persistante. Un mauvais état de la bouche, des gencives qui
saignent facilement, pourront être un signal d'alarme. Ce qui
domine dans le tableau, ce sont : tantôt des hypertrophies
ganglionnaires modérées, surtout au cou, gagnant les ganglions
trachéo-bronchiques avec symptômes médiastinaux, ou les ganglions mésentériques avec hypertrophie de la rate; — tantôt
des hémorragies, épistaxis, hématémèses, melæna, etc.; —
tantôt des phénomènes bucco-pharyngés, angine, gingivite

pseudo-scorbutique; — ou des troubles nerveux, céphalée, vertiges, asthénie.

Le sang est habituellement leucémique, contient une proportion très variable de globules blancs, généralement de 50 à 200 000, parfois beaucoup plus, et presque toujours des hématies nucléées abondantes. Ce qui prédomine de beaucoup, c'est une cellule plus grande qu'un lymphocyte, qu'on appelle *cellule indifférenciée, embryonnaire, immature, cellule-souche, macrolymphocyte, leucoblaste* (Türk) ; elle a un gros noyau rond, pourvu d'un ou de plusieurs nucléoles vrais, et un protoplasme basophile non granuleux ; pour la bien voir il faut, selon le conseil de Jolly et Lavedan, la fixer sur lame à l'état humide, sans dessiccation. Certains auteurs (Sabrazès, P.-E. Weil) maintiennent qu'il en existe une forme à tendance myéloïde et une à tendance lymphoïde, avec évolution de la maladie plus rapide dans le premier cas. Les organes hématopoïétiques sont bourrés de cellules indifférenciées, qui s'accumulent aussi en petits nodules dans les viscères. — Le diagnostic de la leucémie aiguë, aucun gonflement ganglionnaire ou splénique important n'attirant l'attention, est souvent embarrassant ; il se pose selon les cas avec les maladies infectieuses, septicémies, angines, le scorbut, l'anémie pernicieuse, etc.

LYMPHADÉNIES ATYPIQUES

Cette catégorie comprend des formes morbides qui ne sont pas toutes nettement définies, ni entre elles ni dans leurs relations avec les précédentes.

Dans un premier groupe se rangent des néoformations de tissu, d'allure maligne et agressive ; souvent elles se présentent sous forme de tumeurs qui dépassent la limite de l'organe intéressé, traversent par exemple la capsule des ganglions, infiltrent les tissus voisins et même les os, et peuvent donner lieu à des métastases dans tous les organes. On distingue :

Le *lymphosarcome*, qui est constitué par du tissu lymphoïde pareil à celui des ganglions. On l'observe au niveau des masses ganglionnaires du cou, de l'aisselle ou autres, dans le médiastin où l'on pense qu'il peut se développer aux dépens des reliquats du thymus, aux amygdales, et aussi primitivement à la peau. Kundrat et Paltauf ont décrit la *lymphosarcomatose généralisée*. Le sang n'est pas leucémique et on n'y trouve qu'une polynucléose variable.

Le **myélosarcome**, *myélocytome* ou *myélome*, est composé de tissu myéloïde ; on déclare qu'il ne donne que peu de métastases et pas de leucémie. Il se développe de préférence dans les os, mais aussi dans tous les tissus hématopoïétiques.

Ces deux formes, qu'on peut, comme on le fait souvent, réunir sous la dénomination de **lymphadénomes**, se combinent assez fréquemment en proportion variable dans une même tumeur et dans les tumeurs d'un même cas. D'après mon expérience le lymphadénome est loin d'être rare à la peau. Je suis porté à croire, et je ne suis pas le seul, que dans son cadre rentrent la plupart des « sarcomes à cellules rondes » (*lymphocytome typique* de Ménétrier) et un bon nombre de « sarcomes à cellules polymorphes » (*lymphocytome atypique*) (p. **1027**).

Le **chlorome** (ou *cancer vert* d'Aran) est un processus néoplasique voisin des précédents, mais associé à des manifestations leucémiques. Il s'agit de tumeurs multiples, du crâne généralement, saillantes, de teinte vert pistache sur la coupe, pouvant se métastaser et s'accompagner de gonflement de la rate et des ganglions. Le sang présente une hyperleucocytose de 20 000 à 100 000 au plus. Les éléments sont de type myéloïde, ou lymphoïde ou du type lymphoblaste, en sorte qu'on devrait peut-être distinguer des *chloromyélomes*, *chlorolymphomes*, *chloroleucoblastomes*.

La **lymphogranulomatose maligne** (de Sternberg et Paltauf), que par commodité, et sans raisons suffisantes, on appelle aussi **maladie de Hodgkin**, — a suscité de nombreux travaux dans ces dernières années; c'est la forme de lymphadénie atypique la mieux déterminée. Elle débute par la tuméfaction d'un groupe ganglionnaire, le plus souvent cervical ou trachéobronchique, plus rarement axillaire ou inguinal ou rétropéritonéal; leur saillie molle, puis indurée, les phénomènes de compression en cas de siège profond, attirent l'attention; les malades se plaignent de faiblesse, d'un léger amaigrissement et souvent de prurit et de lésions cutanées (*prurigo lymphadénique* de Dubreuilh) (p. **697**).

Puis la maladie se généralise à tous les ganglions et organes hématopoïétiques, et cela d'une façon irrégulière et asymétrique (Aubertin et Destouches); la rate se tuméfie dans la moitié des cas; les viscères, foie, poumons et même les os (Béclère, 1924) deviennent le siège de nodules lymphogranulomateux, et le malade succombe à la cachexie; la durée est de quelques mois à dix ans.

Les trois caractères essentiels sont : 1° la *fièvre* continue, ou plus souvent rémittente ou récurrente, souvent dite « ondulente »; — 2° l'état du *sang* dans lequel on ne constate qu'une leucocytose modérée (de 15 à 30.000) composée surtout de polynucléaires, avec communément de l'éosinophilie (5 à 30 pour 100); — 3° *des ganglions*, dont une excision biopsique est nécessaire pour le diagnostic certain. Leur structure est bouleversée au point qu'on ne reconnaît plus leur constitution normale; dans leur capsule épaissie se voit un tissu adénoïde ou cloisonné de travées scléreuses, bourré d'éléments très polymorphes; ce qui domine ce sont les lymphocytes ou les lymphoblastes, mêlés de polynucléaires et souvent d'éosinophiles plus ou moins abondants. Les plus caractéristiques sont de grands éléments, dits *cellules de Sternberg*; 5 à 10 fois plus grosses qu'un polynucléaire, à protoplasme abondant, assez homogène, elles renferment un ou plusieurs noyaux souvent contournés ou lobulés; elles ressemblent soit à des mégacaryocytes, soit à des cellules endothéliales macrophages. Cette constitution histologique, qui contracte fortement avec celle des lymphomes, se rapproche beaucoup de celle des lésions inflammatoires; elle a été comparée au tissu de granulation des plaies, d'où le nom de *granulome malin* proposé par Benda, ou de *granulomatose maligne* (Ménétrier). Elle est la même dans les nodules des organes et viscères; on y constate, comme dans les ganglions, une tendance marquée *à la sclérose envahissante*, qui conduit à *un stade fibreux*.

Ici trouverait sa place le **mycosis fongoïde**, mais je lui réserve un paragraphe spécial.

La *lymphogranulomatose bénigne* de *J. Schaumann* (1914-1926) a avec la maladie de Sternberg-Paltauf, des relations bien incertaines. Schaumann les considère toutes deux comme des paratuberculoses (p. 806). Il demande pour le diagnostic de sa maladie, en dehors des lésions cutanées (lupus pernio ou sarcoïdes de Boeck), une triade symptomatique : 1° cutiréaction négative à la tuberculose ; — 2° biopsie de ganglions ou de fragments d'amygdale montrant des nodules tuberculoïdes ; — 3° examen radiologique décelant dans les os des mains, doigts, pieds, orteils, des nodules clairs, dont il a reconnu la nature tuberculoïde sur des pièces d'amputation (*Act. Derm. Ven.*, 1923). Dans le sang il y a augmentation des grands mononucléaires. Cette lymphogranulomatose bénigne serait due soit au bacille tuberculeux bovin, que Schaumann y a décelé dans deux cas (1922), soit à la tuberculose filtrante (1926).

Étiologie et nature. — L'étiologie des lymphadénies reste obscure. Les formes chroniques s'observent plutôt chez les adultes, la leucémie aiguë dans le jeune âge ; mais il y a des exceptions.

Deux questions principales se posent ; celle du rapport des lymphadénies avec les tumeurs malignes, et celle de leur nature infectieuse. Déclarer que les leucémies sont des « cancers du sang » n'est pas exact, car leur point de départ est dans les tissus hémopoïétiques ; classer les lymphadénies atypiques malignes comme cancers des ganglions ou de la moelle osseuse, etc., ce n'est que reculer la difficulté.

En faveur de la *nature infectieuse* des lymphadénies, on n'a aucune preuve péremptoire. En ce sens plaident : l'évolution fébrile de la leucémie aiguë et de la lymphogranulomatose ; la progression régionale et asymétrique des formes à début localisé ; les cas curieux de « chancre lymphogranulomateux » antérieur à toute adénopathie, rapportés par Nanta et Chatellier (*An. Derm.*, 1925) ; enfin la structure des lésions anatomiques, qui du tissu *lymphadénoïdien* le plus pur, passe dans certaines formes au type franchement *inflammatoire* (granulome, granulomatose). Entre les formes paraissant néoplasiques et celles d'allure infectieuse, la transition est insensible et graduelle ; on a souvent signalé des formes de passage, qui attestent leur parenté et tout au moins empêchent de tracer leurs frontières.

On peut n'attacher aucune importance aux bactéries banales (streptocoques, staphylocoques etc.) qui ont été quelquefois trouvées dans le sang et les tumeurs.

C'est particulièrement avec la *tuberculose* qu'on doit envisager les relations possibles des lymphadénies. On rencontre assez communément des tuberculoses ganglionnaires même généralisées, dont la délimitation est délicate (Sabrazès, Duchon, Berger et Bezançon, etc.), et le nom de « pseudoleucémie tuberculeuse » en fait foi. Le tableau sanguin, avec leucocytose légère ou lymphocytose relative, n'a souvent rien de décisif. Selon Joussel (*S. M. H.*, 1926) la cutiréaction à la tuberculine, toujours positive dans la tuberculose ganglionnaire, serait toujours « inhibée », c'est-à-dire négative, dans les lymphadénies. On peut faire bon marché des antécédents de tuberculose chez les malades, en raison de leur banalité ; mais le fait de la complication secondaire des lymphadénies par de la tuberculose, admis comme fréquent depuis Clarke et Ziegler, n'est pas sans entraver beaucoup la solution du problème.

La lymphogranulomatose avait au début été considérée comme tuberculeuse par Sternberg. De nombreux auteurs ont découvert dans les lésions des bâtonnets granuleux non acido-résistants (Fränkel et Much, Grumbach, etc.) ou acido-résistants (Arndt, 1912) ; les inoculations au cobaye ont été positives dans un nombre impressionnant de cas (Lichtenstein, Schaeffer, Weinberg, Cordier, Lévy et Nové Josserand). Les conclusions diffèrent ; pour les uns (Louis Berger, *An. An Path.* 1924) « la tuberculose est certainement hors de cause » ; d'autres, les lésions n'étant pas tuberculoïdes, admettent une race atténuée de bacilles de Koch, et naturellement invoquent la forme filtrante récemment découverte ; d'autres encore pensent qu'il s'agit d'un agent voisin du bacille, mais différent, et on l'a même décrit (Bunting et Yates) sous le nom de « corynebacterium Hodgkini ».

Quant aux leucémies, et notamment à la leucémie aiguë, qui pourtant qui a une allure de septicémie et « sent l'infection à plein nez » (Gilbert et P.-E. Weil), les microbes rencontrés çà et là n'entraînent pas la conviction ; les inoculations aux animaux échouent, et je n'ai pas réussi plus que d'autres en injectant à des singes du sang et des tissus broyés d'un beau cas de leucémie aiguë. — Le rôle possible de la *syphilis*, surtout dans la leucémie lymphoïde, reste bien problématique, malgré des cas impressionnants qu'il m'a été donné de rencontrer. — Celui des *traumatismes* signalé dans certains cas, et notamment par Jolly, pourrait tout au plus se résumer en une action localisatrice.

Concluons, comme précédemment, que les choses se passent comme si des infections diverses, peut-être atténuées, ou se développant sur un terrain allergique, suscitaient une réaction des tissus hématopoïétiques ; cette réaction, d'abord défensive, organisatrice et hyperplasiante, devient ultérieurement atypique, désorganisatrice et offensive pour les tissus de même nature, ou pour ceux qui ont été envahis dans le voisinage ou à distance ; d'inflammatoire qu'il était au début, le processus prendrait ainsi les attributs des néoplasies malignes.

Manifestations cutanées. — On peut en observer dans toutes les formes de lymphadénies. Elles sont communes surtout dans la lymphogranulomatose ; mais on en rencontre aussi dans la lymphomatose, dans les leucémies aiguës, plus rarement dans la leucémie myéloïde (Bruusgaard, Lian), et même dans les lymphosarcomes. Elles ont été étudiées, depuis Biesadecki (1876), par divers auteurs, notamment Nicolau, Dubreuilh, Favre, Nanta, etc. Elles ne diffèrent pas entre elles suivant la forme morbide dans laquelle elles se présentent ; on a pu dire que « la formule hématologique est indifférente à l'aspect des lésions cutanées. » (Nanta, 1912).

Très diverses et multiples, ces manifestations cutanées sont souvent polymorphes dans un même cas. Elles sont durables ou fugaces, tardives ou précoces, et peuvent précéder de plus ou moins longtemps la tuméfaction ganglionnaire ou splénique et les altérations sanguines.

Parmi ces manifestations *initiales*, importantes à connaître parce qu'elles doivent aiguiller l'enquête clinique dans la voie des lymphadénies, et qu'elles commandent des examens hématologiques attentifs et répétés, je citerai : le *prurit* ; — un syndrome *hémorragique*, sans processus infectieux ou toxique apparent, se traduisant par des hémorragies cutanées ou muqueuses, faciles à provoquer comme dans l'hémophilie, ou par du purpura, des ecchymoses, des hématomes ; — des syndromes *anémique*, ou de dénutrition, ou *sub-ictérique*, inexpliqués.

Les manifestations cutanées les plus caractéristiques peuvent être rangées sous les trois chefs suivants :

1° **Prurit, prurigo et leucémides.** — Le prurit, avec ou sans papules et lichénisation, est la plus commune de ces manifestations. Il peut précéder les altérations sanguines, acquérant de ce fait une précieuse valeur indicatrice. Il est persistant, continu ou intermittent, et la peau est parfois remarquable par sa sécheresse.

Ce prurit s'accompagne souvent d'éruptions d'apparence banale ou disparate, que Audry et son élève Germès (*Thèse*, 1902) ont groupées sous le nom de *leucémides*; elles affectent la forme d'urticaire, quelquefois papuleuse ou vésiculeuse (strophulus), d'érythèmes divers, bulleux ou non, pouvant simuler l'érythème polymorphe ou la dermatite de Duhring. Parfois c'est le tableau complet du *prurigo lymphadénique* de Dubreuilh (p. 697), lequel comporte des papules et de la lichénification. Au total elles n'ont de caractéristique que d'être polymorphes, prurigineuses avec persistance, et de précéder ou d'accompagner une leucémie ou lymphadénie. On ne saurait suivre les auteurs lorsqu'ils font rentrer dans leurs leucémides des placards d'eczématisation par grattage, et des pyodermites ou infections secondaires; ces complications laissent des macules pigmentées et de petites cicatrices.

Les lésions histologiques sont de deux ordres : les unes banales, inflammatoires, plus ou moins profondes et étendues; les autres spécifiques, consistant en une prolifération lymphoïde, granulomateuse, ou rarement myéloïde, pareille à celle des foyers ganglionnaires ou viscéraux concomitants, ou des tumeurs et infiltrats dont je parlerai plus bas; exceptionnellement on peut rencontrer de petites lymphomes miliaires sous certaines leucémides, et notamment dans des papules du prurigo de Dubreuilh.

Les observations suivantes conduisent à penser que le prurit des lymphadénies pourrait avoir une *pathogénie* toxique et résulter d'une leucocytolyse : Schaumann a vu la radiothérapie de la rate, dans un cas de leucémie lymphatique, provoquer un prurit qui disparaissait quand on interrompait le traitement; Blaschko a observé la cessation d'un prurit à l'occasion de l'ablation d'une tumeur leucémique et, sa reprise au moment de la récidive dans la cicatrice. — Le rôle du grattage dans la production des leucémides est sans doute considérable.

2° *Érythrodermies lymphadéniques*. — Rien n'est plus certain que le fait que les lymphadénies diverses peuvent donner lieu à des éruptions rouges généralisées plus ou moins squameuses ou exfoliantes. On en a observé de diverses catégories : des formes fébriles subaiguës, reproduisant le tableau de la maladie de Wilson-Brocq; des formes extensives et progressives cachectisantes du type pityriasis rubra de Hebra ; des plaques psoriasiformes; dans d'autres cas, il ne s'agissait que d'eczémas généralisés, ou de toxidermies érythrodermiques, ou même de lupus érythémateux exanthématique. — La pathogénie de ces diverses érythrodermies est variable. Faisant abstraction de celles qui ne sont que des complications d'origine toxique, arsenicale surtout, on peut admettre que quelques-unes sont d'ordre toxinique, dues par exemple à une désintégration des leucocytes; que d'autres relèvent de l'infection même, tuberculeuse notamment, qui conditionne la maladie des organes hématopoïétiques; enfin il s'agit parfois d'une localisation à la peau du processus de néoformation lymphadénique, puisque les lésions histologiques peuvent reproduire l'aspect d'une tumeur mycosique étalée en nappe (p. 949).

Les cas d'érythrodermie lymphadénique ne sont pas rares (Nicolau 1904, Audry, Nanta 1912) et on en publie constamment des observations. Les altérations cytologiques du sang n'étant pas nécessairement primitives, et variant au cours de l'évolution, les auteurs sont souvent embarrassés pour établir un diagnostic précis; le plus souvent ils notent une lymphocytose relative. Il serait désirable qu'on se conformât à la formule d'observation que j'ai rappelée (p. 147). La majorité des cas se rapportent soit à la lymphomatose, soit surtout à la lymphogranulomatose maligne (Bosellini, 1910, Arndt, 1912); Schaumann en a observé un cas dans son lymphogranulome bénin (1917). — L'évolution de la maladie est variable : longue persistance; apparition de tumeurs, cachexie plus ou moins rapide, etc. Je rappelle ici le cas de *lymphodermie pernicieuse* de Kaposi (p. 146).

3° Assez variables d'aspect également, sont les **tumeurs**

lymphadéniques et les *infiltrations*. Il en existe une forme clinique localisée, siégeant n'importe où, mais souvent à la figure; on voit alors se développer plus ou moins symétriquement sur les joues, les paupières, le nez, les oreilles, des tumeurs mollasses, indolentes, violacées ou rouge brunâtre, à peau mince et lisse, parcourue par des télangiectasies; elles s'accroissent lentement, sans grande tendance à la nécrose et à l'ulcération. J'ai eu l'occasion d'en suivre un cas pendant

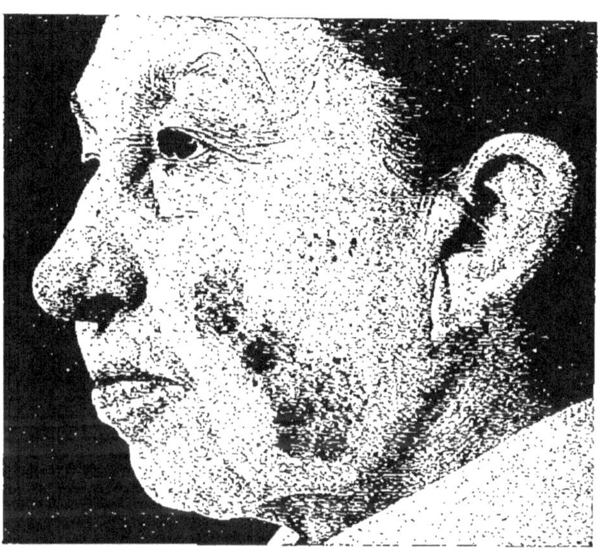

Fig. 194. — **Tumeurs lymphadéniques** de la joue, du nez, et du lobule de l'oreille dans un cas de *Leucémie lymphatique.*

quinze ans (fig. 194). On peut en trouver sur les muqueuses. Parfois, ce sont plutôt des infiltrations violacées diffuses, dans lesquelles la vitropression montre des nodules miliaires translucides.

Une autre variété comporte de petites tumeurs miliaires ou nodulaires disséminées sur le corps, rouges, bleuâtres ou ternes, ressemblant parfois à des lépromes. Dans un cas de leucémie aiguë chez un enfant de treize ans, j'ai relevé de très nombreuses taches lilacées nummulaires, marquant l'emplacement de nodosités dermo-hypodermiques, fermes, peu saillantes, distribuées sur le thorax, l'abdomen, le front et le cuir chevelu.

La structure de ces néoplasies est celle de lymphomes ou lymphadénomes ; des lymphocytes, petits ou moyens (macrolymphocytes ou cellules indifférenciées), remplissent les mailles d'un fin réseau adénoïde, que soutiennent les parois vasculaires.

On est souvent tenté de rattacher à une Leucémie lymphoïde ou myéloïde, plus ou moins fruste ou aleucémique, les cas assez fréquents dans lesquels on voit apparaître des tumeurs cutanées et dermo-hypodermiques multiples, d'allure maligne, parfois volumineuses, qui quelquefois se nécrosent et s'ulcèrent ; leur structure, assez variable, comprend des cellules de types divers, parmi lesquelles un bon nombre ont les caractères des éléments des lymphomes ou myélomes, mais plus ou moins modifiés et atypiques ; ces cellules sont comprises dans un réseau à travées d'épaisseur variable, par places assez larges et munies de cellules connectives. On doit probablement les considérer comme des lymphadénies atypiques de la forme *lymphosarcomes*, à point de départ cutané ou sous-cutané (p. **935**).

Diagnostic. — Toutes les fois qu'on se trouve en présence d'une manifestation cutanée pouvant être une leucémide, une érythrodermie ou une tumeur lymphadénique, on doit entreprendre toutes les recherches nécessaires dans cette voie.

Lorsqu'il y a coexistence d'hypertrophie ganglionnaire progressive ou d'hypertrophie splénique, avec phénomènes généraux correspondants, et lésion sanguine caractéristique, la question est jugée. — Quand cette coexistence n'existe pas au moment d'un premier examen, on ne doit pas se hâter d'écarter l'hypothèse d'une relation possible de la dermopathie avec un état leucémique encore fruste, et la rechercher, au contraire, par une étude approfondie, patiente et persévérante. Cette règle s'impose notamment en cas de tumeurs de caractère ambigu, pouvant être leucémiques, lymphosarcomateuses, ou sarcomateuses. Les procédés de laboratoire seront appelés au secours de l'examen clinique ; en dehors d'une surveillance attentive des organes hématopoïétiques, d'examens hématologiques répétés en série, il est nécessaire de recourir à la biopsie, soit d'éléments éruptifs choisis avec soin, soit de fragments de tumeur ou d'un ganglion lymphatique. On aura soin d'employer les réactifs fixateurs et colorants applicables à l'étude cytologique des éléments, et notamment de ceux de la série myéloïde.

La question diagnostique qui se pose le plus généralement évolue entre les hypothèses : lymphomatose, lymphogranulomatose, adénopathie tuberculeuse. J'ai indiqué chemin faisant sur quels éléments elle se base, et ne reviens ici que sur l'*adénopathie tuberculeuse* du type particulier *pseudo-leucémie tuberculeuse* ou *lymphadénie tuberculeuse* (p. **939**). Elle simule la lymphomatose aleucémique et souvent la lymphogranulomatose. Elle se rencontre à tout âge, et débute surtout par les ganglions du cou ; son évolution est très lente ; contrairement à l'adénite tuberculeuse vulgaire elle n'aboutit pas à la fonte caséeuse. Le tableau sanguin est des plus variables. Les ganglions hypertrophiés, dont la capsule n'est pas envahie, montrent, au sein d'un tissu adénoïde qui a conservé sa structure, des follicules tuberculeux typiques, quelquefois avec bacilles de Koch ; inoculés, ils tuberculisent le cobaye. Mais il arrive que ces caractères différentiels cliniques et histologiques soient moins nets ; on a parlé en pareil cas de *tuberculides* ganglionnaires. D'ailleurs il faut songer que la tuberculose peut intervenir ou comme cause ou comme complication secondaire. On voit que le problème est délicat.

Quant au diagnostic entre un lymphome et un *sarcome*, il peut être fort difficile, même avec l'aide de l'examen histologique. On se rappellera que les sarcomes ne se propagent pas aux ganglions, à l'exception du sarcome à cellules polymorphes dont précisément le rattachement aux tumeurs lymphadéniques peut être mis en question. — L'existence autonome d'un sarcome à petites cellules rondes, qui ne serait pas un lymphome, reste très douteuse ; le critérium du « réseau adénoïde » est sans valeur.

MYCOSIS FONGOÏDE

Individualisé et dénommé par Alibert, bien décrit par Bazin, le *mycosis fongoïde* — (*lymphadénie cutanée* de Ranvier, Gillot, Demange, — *granulome fongoïde* d'Auspitz) — est une maladie générale chronique, à évolution irrégulière, presque constam-

ment mortelle, relativement rare, et dont la nature lymphadénique est aujourd'hui hors de conteste. On peut à mon sens,
et malgré des avis dissidents, la considérer comme une *lymphadénie atypique*, voisine mais distincte de la lymphogranulomatose. Il est curieux, qu'après de longues hésitations, on en
soit venu à donner raison aux premiers histologistes qui ont
étudié le mycosis fongoïde. Cette maladie mérite pour des dermatologistes une description à part.

Symptômes. — Le mycosis fongoïde se traduit par des
éruptions très diverses et des tumeurs spéciales d'une structure toujours identique.

Le *début*, des plus insidieux, peut se faire de quatre façons
différentes : 1° par un *prurit* généralisé et prolongé, que rien
n'explique tout d'abord ; — 2° par des *éruptions prémycosiques polymorphes*, que je vais décrire ; — 3° pr une *érythrodermie prémycosique* (p 146) ; — 4° par des *tumeurs d'emblée*.

Les *éruptions prémycosiques polymorphes* sont fugaces ou
persistantes ; elles affectent la forme : de taches ou de plaques
érythémateuses, roséoliques, ortiées, circinées ou érysipéloïdes ;
d'eczématisations, probablement imputables au grattage ; plus
rarement de purpura, de poussées vésiculeuses ou bulleuses,
ou de pyodermites. Quelquefois il s'agit de plaques infiltrées
plus fixes, dites *plaques eczémato-lichéniennes*, irrégulières de
contours, continues ou en réseau, un peu saillantes, d'un
rouge jaunâtre ou violacé, qui sont le siège d'un prurit intense.
Leur surface peut être squameuse, suintante ou croûtelleuse,
ou, ce qui est plus significatif, quadrillée comme celle d'une
lichénisation. Le nombre, la distribution et la durée de ces
éruptions prémycosiques sont si variables, qu'elles échappent
à toute description, mais souvent leur aspect objectif est franchement caractéristique.

A la *période d'état* (fig. 195) on trouve ordinairement :
1° de vastes *surfaces eczématiformes et lichénisées*, avec œdème
de la peau ; elles couvrent diffusément la face, qui prend de ce
fait un aspect léontiasique assez spécial, et souvent sont étendues à la presque totalité des téguments ; on note cependant
presque toujours des îlots de peau saine ; Hallopeau, Milian,
eanselme ont noté des nappes hyperkératosiques et verruqueuses ; — 2° des *plaques infiltrées*, d'un rouge brique, d'éten-

due variable, à surface en peau d'orange ou mamelonnée; — 5° des *tumeurs mycosiques*.

Celles-ci, du volume d'une cerise à celle d'une demi-mandarine au début, naissent sur une des lésions précédentes ou quelquefois en peau saine; elles sont plus ou moins molles, d'un rouge sombre, hémisphériques, assez souvent étranglées à leur

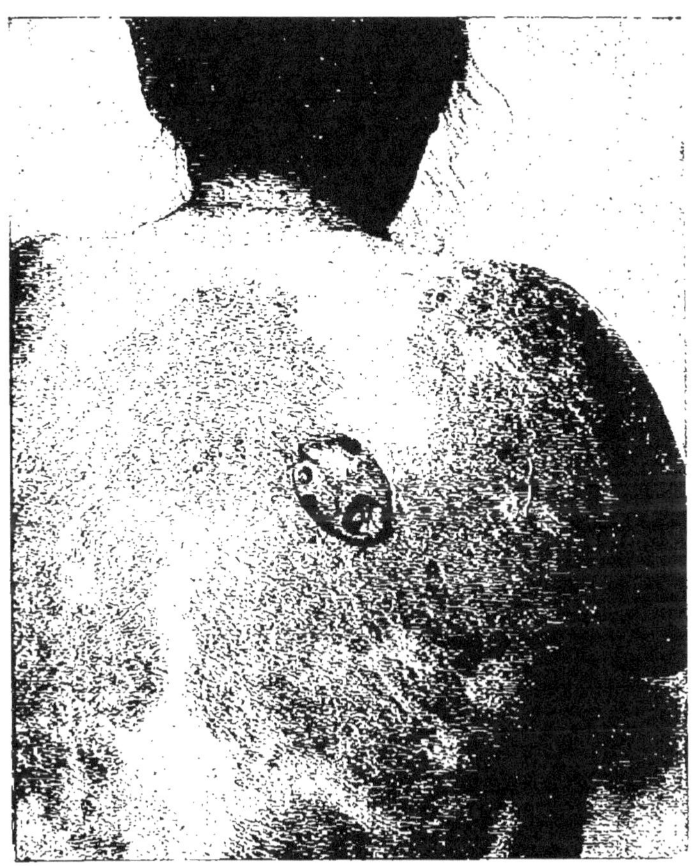

Fig. 195. — **Mycosis fongoïde.** *Plaques eczémato-lichéniennes* très étendues du dos, avec *tumeur mycosique* partiellement ulcérée.

base, ombiliquées et bosselées, ce qui les a fait comparer à une tomate posée sur la peau; elles peuvent prendre une forme hémicerclée, en croissant, ou polycyclique. Elles s'ulcèrent souvent, par érosion superficielle ou par nécrose centrale, tout en s'étendant excentriquement. Il en résulte d'énormes tumeurs ulcérées, pouvant se conglomérer et atteindre le volume d'une tête d'adulte, ou de larges ulcères à fond déchiqueté, sanieux, gangréneux, limités par un bourrelet fongueux.

Fait singulier, ces tumeurs peuvent, à toute période, se résorber et disparaître spontanément, en ne laissant aucune trace, ou bien en étant suivies seulement d'une cicatrice souple et blanche, à aréole pigmentée ; il s'en forme d'autres, à mesure, en différents points du corps. Elles siègent surtout sur le tronc, la face et sur les premiers segments des membres.

Les ganglions sont quelquefois hypertrophiés d'une façon précoce. Dès le début, les nævi, s'il en existait, s'étaient tuméfiés, en imposant pour des tumeurs naissantes. L'alopécie des régions atteintes est de règle.

L'*évolution* se poursuit pendant deux à vingt ans, coupée de rémissions spontanées pouvant simuler la guérison. Les forces, le teint, l'embonpoint, les fonctions digestives finissent par s'altérer, et la mort arrive dans le marasme ou par le fait d'une complication (affections pleuro-pulmonaires, rénales, phlegmons, septicémie, etc.).

Dans la *forme à tumeurs d'emblée*, décrite par Vidal et Brocq, les tumeurs sont discrètes, cantonnées dans une région, naissent en peau saine ou sur des taches non prurigineuses, n'engorgent pas les ganglions ; elles peuvent se résorber sans ulcération. On devrait (H. Martin) distinguer dans cette forme : un type *inversé* dans lequel des éruptions « prémycosiques » sont consécutives aux tumeurs, — et un type *tumoral* pur. Ce dernier est « vraiment bien voisin des sarcomes », avait déjà déclaré Brocq.

On comprend aujourd'hui combien les diverses formes cliniques du mycosis fongoïde, et même cette dernière, le rapprochent des lymphadénies.

Anatomie pathologique. — Dans un travail que j'ai consacré à l'étude des *éruptions prémycosiques* (1910), j'ai mis en évidence que celles qui cliniquement sont d'apparence banale, eczémateuse ou lichénoïde par exemple, n'ont aussi rien de spécial dans leur histologie ; l'acanthose, la papillomatose, la spongiose, l'exocytose et la parakératose partielle, qu'on y trouve, sont celles d'une eczématisation par grattage. Une biopsie qui, dans un cas douteux, ne montrerait que ces lésions banales, ne permettrait donc ni de diagnostiquer le mycosis, ni d'en éliminer le soupçon.

Seule serait démonstrative la constatation des lésions semblables à celles de l'*érythrodermie prémycosique* certaine. Celle-ci a une structure caractéristique (fig. 28) ; c'est celle des tumeurs mycosiques, mais étalée en lame mince dans le corps papillaire ; on y rencontre même souvent les *nids cellulaires intra-épidermiques*, qui sont spéciaux au mycosis, et qui se différencient des petits îlots de spongiose de l'eczéma par leur limitation nette.

Les *tumeurs mycosiques* sont uniformément constituées par un tissu de structure lymphomateuse ; c'est ce qui avait déjà conduit les premiers observateurs (Ranvier, Gillot, etc.) à déclarer que le mycosis fongoïde est une « lymphadénie cutanée ». Un fin réseau adénoïde, dont les travées s'appuient sur les parois vasculaires, est gorgé de cellules diverses. La grande majorité d'entre elles, arrondies ou polygonales, du volume environ d'un polynucléaire, à noyau rond ou diversement déformé, à protoplasma plus abondant que celui d'un lymphocyte, contenant quelquefois des granulations basophiles, paraissent être des macrolymphocytes ou leucoblastes et, pour une part, des myélocytes plus ou moins atypiques ; souvent aussi on y voit abonder des cellules plus volumineuses, ressemblant à des cellules conjonctives jeunes ou à de gros mononucléaires. On y trouve, en outre, en proportions variables, des petits lymphocytes, quelquefois des chorioplastes ou cellules géantes, des plasmocytes et mastzellen. Pautrier et Fage ont constaté, dans un cas intéressant, la formation locale d'éosinophiles et de « mastleucocytes ». En somme, on observe dans ces tumeurs un polymorphisme très marqué des éléments constituants, avec une forte prédominance d'une certaine variété de cellules lymphoïdes du type leucoblastes. Les karyokinèses sont nombreuses. Les analogies et les différences de ce tissu avec celui de la lymphogranulomatose, ressortent de la description que j'ai donné de ce dernier.

L'épiderme des tumeurs est hyperacanthosique sur leurs bords, érodé ou absent sur leur saillant en cas d'ulcération. On y trouve quelquefois en grand nombre des « nids cellulaires (fig. 28 *a*) » pleins de cellules lymphoïdes.

La constitution du *sang* n'est pas uniforme dans tous les cas et varie au cours de l'évolution d'un même cas ; il n'y a donc pas de formule sanguine caractéristique du mycosis. Aux stades initiaux, et même au cours de la période d'état, on peut trouver un sang normal, ou seulement un léger degré d'anémie et d'éosinophilie ; très communément le tableau est brouillé par une polynucléose banale et passagère, due à des complications inflammatoires ; d'ordinaire, à un moment donné plus ou moins précoce, apparaît une lymphocytose relative ou absolue, ou plus rarement un indice de réaction myéloïde. A la période terminale la leucémie lymphatique n'est pas rare.

Les *lésions viscérales* sont de deux ordres : les unes, diffuses, portent sur les ganglions, sur la moelle osseuse, sur la rate, etc. Les autres sont des *tumeurs*, ayant exactement la même structure que celles de la peau ; les autopsies ont permis d'en découvrir dans divers viscères, notamment dans les poumons, les reins, les capsules surrénales, plus rarement sur les séreuses ou dans le foie. Brandweiner en a trouvé dans l'encéphale. Personnellement j'ai recueilli, à l'autopsie d'un mycosique, un cœur déformé par la présence de huit tumeurs du volume moyen d'une noix, infiltrées dans le myocard, eet ayant la constitution histologique des tumeurs mycosiques.

Étiologie et nature. — Le mycosis fongoïde n'est ni héréditaire, ni contagieux ; on le rencontre un peu plus fréquemment chez l'homme que chez la femme, et surtout entre trente et cinquante ans.

Son étiologie est problématique. Tout un ensemble d'arguments plaident en faveur d'une cause infectieuse ; cependant cette théorie ne s'appuie encore sur aucune preuve parasitologique ou expérimentale. — Kaposi le rangeait parmi ses « sarcoïdes », lesquelles représentaient, dans son esprit, des variétés de sarcomes. Tout porte à croire que le mycosis fongoïde est une forme de lymphadénie, de celles que j'ai classées comme atypiques, voisine de la lymphogranulomatose. Ses traits particuliers tiennent à ce que l'hyperplasie et la reviviscence du tissu hématopoïétique prédomine, et peut-être même quelquefois commence, dans le tissu cutané. Son nom ancien de « lymphadénie cutanée » serait donc pleinement justifié. Les cas connus, et peu rares, de mycosis s'étant terminés par un tableau voisin de celui de la lymphomatose leucémique, parlent nettement en faveur d'une identité de nature.

Il n'en reste pas moins probable que la réaction des tissus hématopoïétiques est elle-même provoquée par des germes pathogènes, connus ou inconnus et peut-être divers (voir p. 938).

Diagnostic. — Il peut offrir au début des difficultés insurmontables. La persistance d'éruptions polymorphes, érythémateuses, eczémateuses, lichénoïdes, ou d'une érythrodermie, surtout lorsqu'elles offrent le caractère d'infiltration œdémateuse sur lequel j'ai insisté, et qu'elles sont très prurigineuses, doit éveiller le soupçon de manifestations prémycosiques ; en pareil cas, la biopsie s'impose, mais j'ai dit plus haut que souvent les lésions histologiques sont banales, et qu'elles n'ont de valeur démonstrative que pour autant qu'elles sont du type lymphadénique.

A la période des plaques infiltrées et des tumeurs, le tableau clinique est caractéristique ; cependant avant de formuler un diagnostic d'une portée si grave, on doit tenir à le confirmer par l'examen histologique et l'analyse hématologique. — La méthode du séro-diagnostic par la réaction de fixation, avec un extrait de tumeurs mycosiques pris pour antigène, proposée par Gaucher, Brin et Joltrain, a donné des résultats infidèles.

Traitement des leucémies cutanées et du mycosis fongoïde. — Les périodes d'amélioration spontanée, qui coupent assez communément l'évolution clinique du mycosis et des leucémies, rendent difficile l'appréciation de l'efficacité des traitements mis en œuvre. Il va de soi qu'en cas de syphilis ou d'hérédo-syphilis chez le malade, cas qui n'est pas exceptionnel, on doit sans hésiter instituer le traitement spécifique sous une forme appropriée.

Rien n'est plus rationnel que de traiter localement les éruptions prémycosiques, les érythrodermies, et les leucémides plus ou moins banales, suivant leur forme eczémateuse, prurigineuse, etc., comme les dermatoses analogues, et souvent ce sera avec avantage réel pour le malade. Les tumeurs ulcérées seront détergées, pansées aseptiquement, badigeonnées au naphtol camphré, etc. On ne saurait recommander l'emploi des topiques réducteurs, à la chrysarobine, etc., bien qu'ils aient pu faire résorber quelques infiltrations, non plus que l'ablation chirurgicale des tumeurs.

Comme traitement *médicamenteux*, le benzène, proposé par Koranyi en 1912, abaisse de beaucoup le nombre des globules blancs; mais il est dangereux en ce qu'il diminue la résistance des sujets aux infections. La quinine est peu efficace. — Je ne vois à retenir que l'*arsenic*; il est classique de l'employer par ingestion, ou en piqûres hypodermiques profondes; (solution : arséniate de soude et phénol āā 1, eau distillée 100); injecter quotidiennement, à dose croissante, de 1/2 jusqu'à 2 centimètres cubes; s'en tenir à cette dose une semaine, puis diminuer; cure à recommencer après deux mois d'intervalle. Les arsénobenzènes n'ont qu'une action discutable ou nulle.

Les essais d'*opothérapie*, médullaire surtout, ont paru encourageants et sont à continuer. L'efficacité récemment mise en lumière de l'administration de foie de veau (méthode de Whipple) dans les anémies graves et pernicieuses, ouvre des perspectives intéressantes dans cette voie. — La splénectomie doit être proscrite, car dans les leucémies elle est à peu près régulièrement mortelle.

D'un avis unanime, c'est la *radiothérapie* qui est le traitement de choix de toutes les maladies de ce groupe. Suivant le cas, c'est sur les masses ganglionnaires, sur la rate, sur les os, en même temps que sur les tumeurs ou les lésions cutanées diverses, qu'on pratique les irradiations, avec la plus extrême prudence dans le dosage et dans la répétition des séances. La rapidité avec laquelle on réduit ainsi les hyperplasies, on fait disparaître les tumeurs et infiltrations, on modifie la formule leucocytaire du sang, est surprenante; on obtient par là des améliorations remarquables et des guérisons apparentes plus ou moins durables; mais on n'a pas observé encore de guérisons certaines et définitives. La prudence s'impose à un double point de vue : la brusquerie de l'action leucolytique des radiations expose à des phénomènes de « choc radiothérapique »; mais surtout les doses trop fortes et trop fréquentes provoquent de la leucopénie (Aubertin et Delamare, 1908, etc.), parfois des états hémorragipares (Béclère, P.-E. Weil, 1926), une anémie pernicieuse, ou une poussée de leucémie aiguë. Il en est de même de l'action du radium, et des injections de corps radioactifs (thorium X, etc.). Il est donc indispensable que le traitement soit contrôlé par des examens hématologiques fréquents.

Le traitement des leucémies aiguës est des plus décevants ; la radiothérapie, l'arsenic, le benzol, l'hémothérapie sont inopérants, et ont même paru quelquefois dangereux.

CHAPITRE XXXIII.

TUMEURS DE LA PEAU

On appelle *tumeurs* ou *néoplasmes* les néoformations circonscrites, non inflammatoires, ayant une tendance à persister et à s'accroître, et dont l'étiologie est inconnue.

Le groupe des tumeurs a été autrefois plus compréhensif qu'il n'est aujourd'hui. On y faisait, à l'origine, rentrer toutes les intumescences ; très longtemps, et jusqu'à la découverte de leur nature infectieuse, on y a rangé les tuberculomes, syphilomes, lépromes, l'actinomycose, etc. C'est en somme une classe provisoire ; dès qu'une néoplasie a livré le secret de son origine, elle cesse d'être considérée comme tumeur et on la verse dans le cadre des maladies infectieuses ou autres ; c'est pourquoi je trouve justifié de faire figurer les mots « étiologie inconnue » dans les termes de la définition des néoplasmes.

Pour *un certain nombre* de tumeurs, bien que leur cause première nous échappe, on peut néanmoins soupçonner de quel mécanisme pathogénique elles relèvent. J'ai pu dire qu'à tout prendre, on ne saurait concevoir que trois mécanismes capables de donner naissance à des néoplasies pathologiques ; qu'elles doivent nécessairement relever : soit d'une malformation originelle ; — soit d'une réaction des tissus vis-à-vis d'agents nocifs externes, réaction qu'on est en droit d'appeler inflammatoire ; — soit enfin du dépôt ou de la rétention de substances autochtones, élaborées ou sécrétées.

En effet, parmi les tumeurs de la peau, quelques-unes appartiennent à la première catégorie : ce sont des *nævi*, ou des néoplasmes qui dérivent de nævi.

Pour d'autres et malgré les termes de la définition ci-dessus, leur nature *infectieuse* ou *virulente* est établie de par leur contagiosité et transmissibilité (verrues, molluscum contagiosum), sans qu'on puisse dire que leur « virus », qui est invisible et filtrant, soit connu avec précision. — La question est particulièrement intéressante et complexe en ce qui concerne les sarcomes, vu qu'on a pu expérimentalement en produire par des injections de filtrats (sarcome infectieux des volailles de Peyton Rous, A. Carrel, etc.), mais qu'on en produit aussi par des injections de goudron, ou par l'action des rayons X ou du radium, etc.

Comme tumeurs *par rétention*, on peut citer les kystes sébacés, les xanthomes, les tophus de la goutte, et peut-être l'urticaire pigmentaire.

D'ailleurs, en dernière analyse, ces trois processus ne sont peut-être ni irréductibles, ni incompatibles. En fait, on constate qu'il y a des transitions insensibles entre les hyperplasies inflammatoires, les malformations næviques et les tumeurs par rétention.

Mais pour la plupart des néoplasmes, les cancers épithéliaux en particulier, nous ne pouvons pas nous expliquer leur cause intime. Qu'ils dérivent souvent d'une malformation nævique locale, que des irritations diverses, mécaniques, chimiques, physiques ou animées, interviennent parfois dans leur développement, cela est certain; il faut néanmoins reconnaître que le mécanisme, qui déclenche la prolifération exagérée et atypique des éléments, nous échappe encore.

Au point de vue de leur allure clinique, si les tumeurs sont, les unes *bénignes*, et se comportent comme une simple difformité locale acquise et persistante, — tandis que d'autres sont *malignes*, destructives, envahissantes et sujettes à se disséminer par métastase, — on rencontre tous les degrés entre ces deux modes d'évolution, et des passages de l'un à l'autre.

En somme, bien qu'il renferme des affections extrêmement disparates, on est cependant provisoirement obligé de conserver le groupe nosographique des tumeurs.

On en a proposé diverses classifications, clinique, anatomique, pathogénique, qu'on peut combiner dans une certaine mesure.

Je subdiviserai donc cette classe en trois ordres :

1° *Nævi* : les tumeurs næviques appartiennent en réalité anatomiquement à l'un des deux groupes suivants; mais il me paraît intéressant de présenter un tableau d'ensemble de ces malformations, qu'elles constituent ou non des néoplasmes ;

2° *Tumeurs épithéliales* ;

3° *Tumeurs conjonctivo-vasculaires.*

NÆVI

Les nævi, — qu'on désigne vulgairement sous les noms de *signes, envies, taches de vin, taches hépatiques, grains de beauté,* etc., — sont des malformations congénitales de la peau affectant la forme de taches persistantes ou de tumeurs : telle est leur définition classique.

Mais on sait depuis longtemps que ces difformités sont loin d'être strictement *congénitales* et immuables. Beaucoup s'étendent, grossissent ou régressent. Il en est qui n'apparaissent qu'*après la naissance,* à la puberté, ou plus tard encore. On ne voit même pas pourquoi on n'appellerait pas nævi certaines taches ou excroissances, tout à fait analogues, qui ne se développent qu'à l'âge adulte ou *chez les vieillards.*

Il serait donc plus exact de définir les nævi : difformités circonscrites de la peau, *d'origine embryonnaire ou évolutive,* survenant à un âge quelconque et évoluant avec une grande lenteur.

L'opinion selon laquelle les nævi dépendraient d'influences morales ou physiques subies par la mère pendant sa grossesse, ne repose sur rien de sérieux.

La fréquence des nævi est énorme. Les sujets qui n'en portent aucun sont l'exception. Rien n'est plus évident que le caractère héréditaire de la disposition aux nævi; dans certaines familles ils sont d'une abondance remarquable.

Il n'est pas rare de rencontrer des nævi nombreux ou volumineux chez les originaux, les arriérés et les idiots; on a donc prétendu en faire un stigmate de dégénérescence, ce qui est manifestement exagéré.

On doit remarquer que dans certains cas il ne s'agit plus de productions isolées et pour ainsi dire accidentelles, mais d'éruptions profuses, et parfois régionales ou systématisées, de nævi de types divers, associés à d'autres malformations : la maladie de Recklinghausen, la lentiginose, le xeroderma pigmentosum, etc., auxquels s'applique cette remarque, peuvent être considérés comme des *maladies næviques*.

On distingue quatre formes de nævi : 1° les nævi *pigmentaires*; — 2° les nævi *tubéreux* non vasculaires; — 3° les nævi *adénomateux*, auxquels on peut rattacher une partie des *kystes*; je les étudierai avec les tumeurs épithéliales (p. 964 et 967); — 4° les nævi *vasculaires* que nous retrouverons avec les angiomes (p. 1006).

1° **Nævi pigmentaires.** — Ce sont des taches brunes ou noirâtres, sans épaississement notable de la peau, de forme et de dimensions diverses; elles peuvent apparaître à tout âge, surtout à la puberté; souvent elles gagnent en couleur ou se multiplient sous l'influence de la grossesse, des troubles utérins, ou de la lumière solaire. On en distingue les formes suivantes :

a. Les *taches hépatiques*, ainsi dénommées d'après leur couleur, sont rondes, ovalaires, ou polylobées, et peuvent dépasser les dimensions de la paume de la main; en dehors de sa pigmentation, la peau n'y est nullement modifiée (fig. 197).

b. Les *éphélides* (p. 418) ne sont pas rangées dans les nævi par la plupart des auteurs.

c. Le *lentigo* ou les *lentigines* sont des taches brunes, noires ou bleues, de l'étendue d'une lentille environ, siégeant sur la face, le cou, les épaules ou ailleurs; on les a appelées « grains de beauté ». Les anciens auteurs désignaient sous le nom de *nævi spili* les taches planes purement pigmentaires. Mais il n'est pas rare qu'un lentigo soit perceptible au toucher et un peu saillant; on peut même rencontrer toutes les formes intermédiaires entre le lentigo et les verrues molles ou nævi cellulaires. Dans les taches planes de lentigo, le pigment est localisé dans l'épiderme seul; lorsqu'elles sont saillantes, on trouve des cellules pigmentaires et næviques à la fois dans l'épiderme et dans le derme (fig. 207, p. 987).

Exceptionnellement les lentigines constellent la peau sous forme d'éruption abondante : c'est la *lentiginose profuse*.

d. Le ***lentigo malin*** (*infective melanotic freckles* d'Hutchinson, *mélanose circonscrite précancéreuse* de Dubreuilh) est une tache pigmentaire qui peut apparaître à tout âge, et non pas chez les vieillards seulement, n'importe où, mais de préférence à la face (fig. 196). Elle a la structure d'un lentigo étalé, s'étend lentement d'abord, puis tôt ou tard donne naissance à un nævocarcinome (p. **985**); c'est donc une affection des plus graves. — Il n'est pas exceptionnel que la transformation maligne d'un lentigo ou d'une verrue molle pigmentée s'annonce par l'apparition d'une mélanose circonscrite à son pourtour.

e. Les ***nævi bleus***, décrits en 1906 par Max Tièche dans le service de Jadassohn, sont des taches d'un bleu ardoisé, bien limitées, généralement lenticulaires, qu'on rencontre isolées à la face, sur les membres, ou plus rarement sur le tronc. Leur coloration tient à la situation profonde du pigment, qui est compris dans des *cellules conjonctives mélanogènes* du chorion (p. **413**). Elles sont allongées ou irrégulières et identiques à

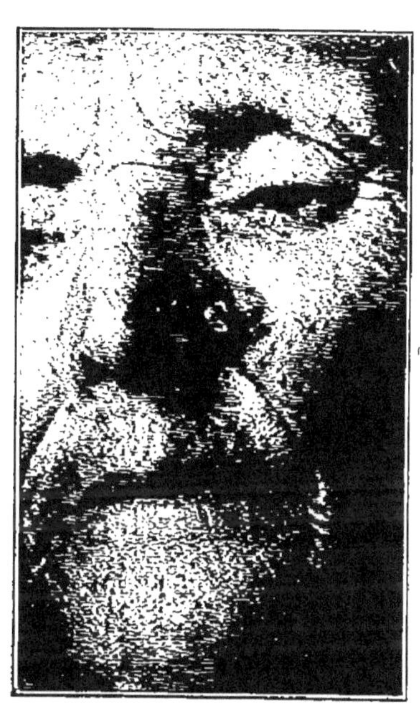

Fig. 196. — Lentigo malin, en voie de transformation en nævocarcinome.

celles des *taches mongoliques* (p. **420**), dont les nævi bleus sont des reliquats. Ces nævi bleus donnent naissance au véritable *mélanosarcome mésenchymateux* (p. **988**), que j'avais appelé *mélanose progressive*.

f. ***Nævi achromiques.*** — Il est rationnel de faire, à côté des nævi hyperchromiques, une place aux nævi *dépigmentés* (p. **414**). Plus rares, ils sont de préférence associés aux précédents; on en connaît des cas à disposition *linéaire* (Hutchinson, Siemens). Contrairement aux nævi anémiques (p. **1007**) ils ne disparaissent pas par la vitropression.

Le *traitement* local des taches hépatiques est analogue à celui du chloasma.

Il serait exagéré d'exiger la destruction de toutes les taches de *lentigo*, mais il est prudent de les surveiller. En tout cas on se souviendra, en traitant les lentigines, qu'il y a un danger réel à les soumettre à des irritations répétées ou à des cautérisations insuffisantes, sous peine de provoquer la mélanose et le nævocarcinome, comme il arrive trop souvent (Assoc. franç. du cancer, nov. 1913). Superficiels, on pourrait être tenté de les volatiliser au galvano-cautère ; la neige carbonique ou l'électrolyse sont préférables et constituent les traitements de choix. S'ils sont plus profonds, ou s'ils témoignent de la moindre tendance à l'évolution maligne, c'est exclusivement à l'électrolyse qu'il faut avoir recours pour les détruire. L'excision est manifestement plus dangereuse ; la radiothérapie et la curiethérapie ne sont pas à conseiller, étant sans action ou même nuisibles.

2° NÆVI TUBÉREUX NON VASCULAIRES. — Ce ne sont plus de simples taches, mais des néoplasmes véritables, de dimensions variables.

a. **Verrues molles ou nævi cellulaires.** — On appelle ainsi des élevures du volume d'un grain de chènevis à celui d'une amande, plus ou moins saillantes, quelquefois un peu étranglées à leur base ; leur surface est lisse ou granitée, parfois pileuse ; leur couleur est rosée, ou jaunâtre, bistrée ou fortement pigmentée. Les verrues molles peuvent être congénitales, mais plus souvent elles apparaissent dans l'enfance, et s'accroissent aux approches de la vieillesse. Elles sont fréquentes surtout à la figure, au cou, au thorax et au pourtour des organes génitaux externes.

Leur intérêt principal leur vient de leur transformation possible en cancers, lorsqu'elles ont été soumises à des irritations répétées ou à des cautérisations malencontreuses.

L'histologie montre que ces nævi consistent en une infiltration du derme par des cellules globuleuses ou polyédriques, à gros noyau, à protoplasme abondant, franchement épithélioïdes, isolées ou disposées en nids, colonnes ou boyaux ; ce sont les *cellules næviques* ; parfois elles sont pigmentées.

Virchow pensait que ce sont des cellules conjonctives jeunes ; Recklinghausen et Demiéville les croyaient endothéliales ; Unna a montré qu'elles sont épithéliales et proviennent du corps muqueux de l'épiderme par bourgeonnement et étranglement (*Abtropfung*) des prolongements interpapillaires. Le fait a été reconnu exact par de nombreux auteurs et j'ai pu le confirmer. On trouve souvent, dans l'épiderme lui-même, des nids ou thèques de cellules næviques pigmentées ou non (fig. 207). Dès lors, les tumeurs malignes, qui proviennent de ces verrues molles par prolifération des cellules næviques, ne peuvent plus être considérées comme des sarcomes, de nature conjonctive, mais sont des *épithéliomes næviques* ou *nævocarcinomes* (p. **985**). — De ses recherches récentes, P. Masson (*An. An. Path.*, 1926) conclut que les cellules næviques, ainsi que les cellules dendritiques de l'épiderme qu'il appelle à tort « cellules de Langerhans », ne seraient pas épithéliales, mais nerveuses. Il les a vues en relation avec des fibrilles neuroïdes ; elles représenteraient pour lui l'analogue des cellules de Merkel-Ranvier des terminaisons hédériformes. Les nævi cellulaires, de même que les taches pigmentaires, « résultant de la prolifération à la fois des neurites et de la névroglie périphérique », seraient des *neuronævi*, des « névromes terminaux des nerfs tactiles ». Cette interprétation, subversive mais intéressante, basée sur des techniques compliquées, attend confirmation.

*b. **Nævi molluscum**.* — Ce sont des productions plus flasques que les verrues molles, à épiderme mince, à surface ridée. Ces molluscum peuvent être plans et étalés, et donnent alors au palper la sensation d'une dépression du derme ; ou faiblement saillants comme des lipomes ; ou plus souvent pédiculés, et portent alors le nom de *molluscum pendulum*.

Ces derniers, très communs, se développent dans l'adolescence, ou parfois en grand nombre chez les quadragénaires ; ils siègent principalement sur le cou, le dos, les paupières, et autour des parties génitales. Leur volume, variant de celui d'une tête d'épingle à un pois, atteint souvent celui d'un grain de raisin ou même d'une poire.

On appelle *fibromes molluscum* les nævi molluscum volumineux, qui forment de grosses tumeurs flasques, peu saillantes et lobulées, ou au contraire procidentes en besace, pouvant atteindre les dimensions d'une orange ou d'une tête d'enfant. Quand ils renferment des cordons durs et noueux, qui sont généralement des nerfs renflés, ils portent le nom de *névromes plexiformes* (p. **962**).

Dans un bon nombre de cas, l'abondance des nævi molluscum, ou la seule présence de fibromes molluscum, peut faire admettre qu'on a affaire à une forme fruste de la maladie de Recklinghausen, que je vais décrire plus bas.

Tous ces nævi molluscum sont histologiquement constitués par un feutrage de fibrilles grêles et sinueuses, parsemé de nombreuses cellules fusiformes, triangulaires ou étoilées; les fibres élastiques manquent, ou sont très grêles et rares. Ce tissu, très analogue au tissu conjonctif fœtal, est généralement appelé tissu de fibrome molluscum (*Prat. Derm.* IV, *art.* Tumeurs, fig. 156). Sa nature neuritique ou neurogliomateuse a récemment été envisagée (Lhermitte, etc.).

c. **Nævi verruqueux durs** ou *hyperkératosiques.* — Je les ai décrits avec les *kératoses circonscrites* (p. **261**). Leur structure est celle de l'hyperkératose généralisée; les cellules næviques y figurent exceptionnellement.

Je rappelle qu'ils peuvent affecter la disposition en *stries linéaires*, ou celle de *kératoses ostio-folliculaires* (p. **531**); ou encore l'aspect dit porokératose quand ils affectent les régions palmaire ou plantaire (p. **273**).

d. **Nævi pileux** (*nævi pilosi*). — Un développement exagéré des poils, de leurs follicules et de leurs glandes sébacées, peut se rencontrer dans les nævi pigmentaires et dans toutes les variétés de nævi tubéreux non vasculaires. Les poils y sont souvent gros ou énormes, foncés et frisés, plus ou moins abondants; on peut y trouver aussi des comédons géants, des kystes sébacés ou de petits kystes cornés. Les hypertrichoses en taches ou en nappes (p. **534** et fig. 135 A), qui peuvent constituer de véritables toisons partielles, doivent être rangées dans les nævi pileux.

Traitement. — Ce que j'ai dit du traitement du lentigo s'applique strictement et dans tous ses détails aux verrues molles et aux nævi pileux. L'électrolyse est de beaucoup le mode d'intervention le plus prudent et celui qui donne les meilleurs résultats esthétiques. — Le traitement des autres variétés est facultatif; on peut, suivant le cas, les détruire ou les enlever au galvanocautère, au bistouri, à la neige carbonique, etc.

Maladie de Recklinghausen ou **Neurogliomatose**. — Décrite pendant longtemps sous le nom de *neurofibromatose*, c'est une maladie d'origine embryonnaire ou évolutive; à ce titre elle mérite d'être appelée « nævique »; elle est assez souvent familiale. Ses principales manifestations paraissent se dérouler dans la peau et dans l'hypoderme; mais il s'agit en réalité d'une malformation du système nerveux à tendance progressive.

La neurogliomatose est caractérisée par quatre ordres de symptômes :

Fig. 197. — *Pigmentations* dans la maladie de Recklinghausen. Homme de 61 ans; taches hépatiques, taches lenticulaires, et pigmentation régionale de l'aisselle; quelques petites tumeurs cutanées saillantes.

1° Des *pigmentations*, qui affectent trois modes de distribution, souvent associés : celui de taches hépatiques; celui de taches lenticulaires, plus ou moins groupées dans certaines régions; enfin celui de mélanodermie régionale ou diffuse (fig 197); — 2° Des *tumeurs cutanées*, disséminées dans une région ou sur presque tout le corps, qui sont des nævi molluscum, de n'importe quelle variété et de toutes dimensions; elles débutent souvent dans l'hypoderme, où on les reconnaît à une tache bleuâtre et à leur consistance; elles viennent faire hernie à travers le derme et se pédiculisent dans la suite (fig. 198); — 3° Des *tumeurs des nerfs*, affectant la forme de noyaux durs, arrondis ou fusiformes, quelquefois moniliformes, perceptibles sur le trajet des filets nerveux sous-cutanés, de l'avant-bras, des flancs, du front, du cou, ou des cuisses; — 4° d'une façon beaucoup plus inconstante, des *troubles mentaux*, consistant en abaissement général des facultés ou déséquilibration.

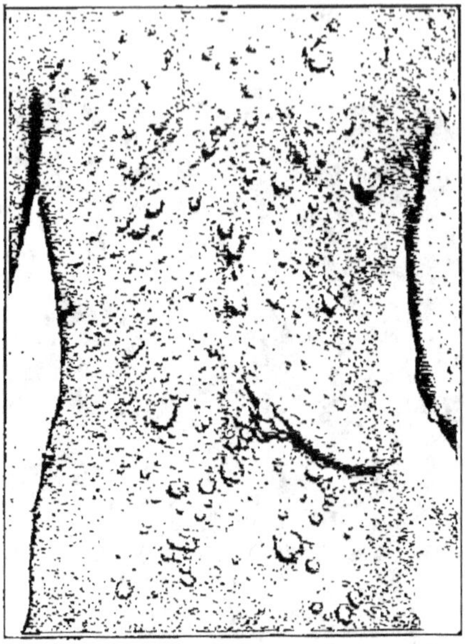

Il en existe de nombreux *cas frustes*, dans lesquels manquent soit les tumeurs des nerfs, soit les pigmentations, etc.; on peut même ne trouver aucune tumeur cutanée et seulement des taches pigmentaires avec ou sans névromes sous-cutanés. — Les pigmentations ont un aspect si caractéristique par l'association des trois formes que je viens de mentionner, que, même si elles existaient seules, on serait en droit de diagnostiquer la maladie de Recklinghausen.

Fig. 198. — **Maladie de Recklinghausen**, femme de 51 ans; *tumeurs cutanées*, intradermiques et pédiculées; sur le flanc droit, tumeur majeure en forme de dermatolysie.

Souvent une, rarement plusieurs des tumeurs cutanées, prennent un développement considérable ou monstrueux, sous forme de vastes fibrômes molluscum pouvant contenir des cordons durs, ou sous forme de dermatolysies; on les appelle *tumeurs majeures* ou *névromes plexiformes*. Dans des cas exceptionnels on a signalé des tumeurs volumineuses ou multiples sur les gros nerfs périphériques, sur les nerfs sympathiques, ou sur le système nerveux central.

Les idées assez vagues que l'on avait sur la *nature* de la maladie de Recklinghausen, ont été récemment revisées et en quelque mesure précisées. Siemens puis Fischer se sont attachés à montrer que ses taches pigmentaires diffèrent des nævi analogues par divers caractères, des contours souvent plus réguliers, etc., et que d'ailleurs la coexistence de nævi d'autre nature est plutôt rare. — Mais voici qui est plus important: de nombreux travaux, dus notamment en France à Lhermitte et à ses collaborateurs (G. Roussy, Lhermitte et Cornil, *An. An. Path.*, 1924), ont montré que le tissu des tumeurs cutanées, qui a la structure du fibrome molluscum, et celui des tumeurs nodulaires ou fusiformes des petits nerfs sous-cutanés, contenu dans leur gaine lamelleuse (*Prat. Derm.* IV, *art.* Tumeurs, fig 156 et 157) serait de nature *nerveuse*; il paraît résulter de la prolifération néoplasique de la névroglie périphérique, c'est-à-dire surtout des cellules de Schwann et des fibres amyéliniques; ces tumeurs mériteraient donc le nom de *Schwannomes*, ou pour d'autres de *neurinomes*, et la maladie celui de *neurogliomatose périphérique* et non de « neurofibromatose ». La maladie de Recklinghausen s'apparente donc de près à la « neurogliomatose centrale » des centres nerveux. A vrai dire, la constitution histologique des néoplasmes est d'apparence quelque peu variable. On connaît des cas de transformation sarcomateuse et « avec métastases » de ces néoplasmes (Recklinghausen, Jacobson, Ehrmann, Cestan (1903), Achard (1926), etc.). — Les dysendocrinies diverses, dont la coincidence avec la maladie de Recklinghausen n'est pas rare, n'en seraient pas la cause, mais représenteraient la conséquence d'une cause commune, d'une *dystrophie embryonnaire systématisée*.

La neurogliomatose apparaît au cours de l'enfance ou de l'adolescence, évolue par poussées, et persiste ensuite indéfiniment. J'ai cependant assisté à des régressions partielles manifestes.

TUMEURS ÉPITHÉLIALES

Les tumeurs qui tirent leur origine de l'épiderme de revêtement ou de ses annexes, follicules pileux et glandes, consistent les unes en simples *hyperplasies* de tissu, les autres en hyperplasies avec *métatypie*, c'est-à-dire modification plus ou moins prononcée du type cellulaire normal. On peut avancer, d'une façon générale, que les premières sont bénignes, tandis que les secondes ont un caractère malin; mais l'observation anatomoclinique, et l'expérimentation qui la corrobore, montrent clairement que l'hyperplasie n'est souvent qu'une étape préalable à laquelle peut se combiner ou succéder de la métaplasie; les papillomes et adénomes peuvent donc évoluer en cancers, le plus souvent épithéliaux, quelquefois sarcomateux. L'individualisation cellulaire, la croissance expansive indéfinie et l'infiltration néoplasique, sont les témoins de la *malignité*.

Papillomes. — C'est à tort, à mon sens, que beaucoup d'auteurs appellent « papillomes » toutes les excroissances résultant d'une hypertrophie végétante de l'épiderme, c'est-à-dire toutes les verrucosités (chapitre XII). Pris dans ce sens, le mot papillome ne constitue pas plus un diagnostic que celui de bulle ou de papule; il ne désigne qu'une forme dermatologique élémentaire.

On ne devrait appeler papillomes ou état papillomateux que les verrucosités ou excroissances qui ont une tendance naturelle à se transformer en cancers.

C'est créer de la confusion que de ranger parmi les papillomes : les *verrues* vulgaires et planes, et les *végétations vénériennes* qui sont d'origine infectieuse; — les *nævi verruqueux*, qui sont une malformation locale; — les *angiokératomes*, dans lesquels l'état verruqueux paraît être secondaire à la néoformation angiomateuse (p. **1010**).

Les vrais *papillomes*, qui sont d'ailleurs d'origine diverse, parfois artificielle ou même expérimentale (goudron, rayons X, arsenicisme cutané, etc.), et les *états papillomateux*, d'origine infectieuse ou autre (leucoplasie verruqueuse, érythroplasie, papillomatose du goudron, etc.) sont tous *précancéreux*. Ils réclament l'ablation chirurgicale ou la destruction immédiate.

Kystes.

Les kystes sont des néoplasmes d'une variété spéciale; ils ne résultent pas de la multiplication anormale d'éléments vivants, mais d'une accumulation de produits de sécrétion inertes dans une poche épithéliale, doublée d'une membrane conjonctive : ce sont donc des *tumeurs par rétention*. A la peau, on en distingue deux classes :

A. **Kystes épidermiques et sébacés.** — Leur volume varie de celui d'un grain de mil à celui d'un œuf de poule; ils sont intradermiques ou hypodermiques. Leur consistance est rénitente, ou mollasse, ou même fluctuante. La peau qui recouvre un kyste peut être soulevée ou distendue par lui, mais conserve ordinairement sa coloration normale; elle rougit en cas d'inflammation.

Le contenu de ces kystes est opaque et pâteux, constitué en majeure partie par des cellules épidermiques plus ou moins parfaitement kératinisées, provenant de leur revêtement interne, qui est de l'épiderme; ils renferment aussi de la graisse, produit direct de l'évolution des cellules épidermiques, des cristaux d'acides gras, des savons, de la cholestérine, parfois des grumeaux calcaires. Suivant son aspect, le contenu est dit mélicérique, stéatomateux, cholestéatomateux, ou huileux. La suppuration des kystes, provoquée par une infection à pyocoques, peut conduire à leur guérison.

On doit en décrire cinq espèces :

1° *Kystes folliculaires* et *kystes sébacés* : ils résultent généralement d'une dilatation d'un canal sébacéo-pilaire. Leur premier terme est le comédon. Plus développés ils correspondent aux *tannes* des auteurs, qui sont des kystes superficiels, *ombiliqués*, pâteux, qu'on peut vider par expression.

2° *Kystes dermoïdes.* — Ils proviennent d'un enclavement épidermique au niveau de certaines fentes embryonnaires, et siègent par conséquent surtout à la queue du sourcil, au pourtour de l'orbite, au cou, sur le raphé du périnée, au scrotum, etc. Leur paroi peut contenir des follicules pileux, des cheveux, des glandes sébacées, etc.

3° *Loupes.* — Ce sont des kystes sébacéo-épidermiques, souvent multiples, qui ne se rencontrent qu'au cuir chevelu et au scrotum, et qui n'apparaissent que chez les adultes ou les vieillards; ils sont profonds et dépourvus d'ombilic ou d'orifice. Je pense que les loupes proviennent d'une malformation congénitale de bourgeons épidermiques folliculo-glandulaires, et qu'elles doivent être considérées comme une variété de nævi; ce seraient des *nævi adénomateux folliculaires kystiques*. Contrairement aux kystes sébacés et dermoïdes, les loupes sont héréditaires dans les 2/3 des cas (H.-W. Siemens)

4° ***Kystes épidermiques traumatiques***. — Ce sont des tumeurs dures, rondes, indolentes, qu'on ne rencontre guère que sur la face palmaire des mains et des doigts, et plus rarement aux pieds. Ces kystes semblent résulter, selon l'explication due à Gross, de Nancy, de la greffe profonde d'un lambeau d'épiderme, sous l'influence d'un traumatisme. Ils se voient surtout chez les ouvriers, et mettent des mois et des années à se développer.

5° ***Milium***. — On appelle ainsi, ou encore *grutum*, des granulations du volume d'une tête d'épingle, blanches, perlées, qui sont de petits kystes épidermiques, intra-épidermiques ou intra-dermiques. On les observe, comme manifestation primitive, surtout sur les deux tiers supérieurs de la figure, et aux organes génitaux des deux sexes; — ou secondairement, sur les cicatrices de n'importe quelle provenance, ou à la suite des affections bulleuses, surtout du pemphigus congénital à kystes épidermiques (p. 243). L'histologie montre qu'ils résultent de la dilatation, soit de canaux sudoripares, soit de follicules pileux. Le milium primitif est une sorte de nævus kystique; — le milium des cicatrices est une tumeur par rétention.

Le *traitement* de tous ces kystes épidermiques consiste, lorsqu'il est réclamé, en l'ablation au bistouri s'ils sont volumineux, à la curette s'il s'agit de milium. On peut aussi, dans le cas de tannes, injecter dans leur intérieur quelques gouttes d'éther pur ou additionné de sublimé, ou une solution de chlorure de zinc; on doit répéter cette injection à plusieurs reprises. Au moment de l'élimination provoquée du kyste, qui se produit au bout de huit ou dix jours, on doit veiller à ce que toute la coque épidermique soit bien extraite.

B. KYSTES SÉREUX. — En dehors des hygromas, des kystes branchiaux du cou, et de la ladrerie, qui ne sont pas des kystes d'origine épidermique, cette classe ne renferme qu'un seul type :

Hidrocystomes. — Signalés par A. Robinson en 1884 et 1893, les hidrocystomes sont des élevures translucides, tendues, fermes, dont une piqûre extrait un liquide aqueux ; ils ont le volume d'une tête d'épingle ou d'un pois, et se développent en grand nombre sur la figure, principalement chez des femmes d'un certain âge exposées à la chaleur des fourneaux, etc. Les hydrocystomes tendent à s'effacer en hiver, et reparaissent au printemps. Ils consistent en une dilatation d'un canal sudorifère, dont on ne peut plus retrouver l'abouchement à la surface de la peau ; ils sont, je pense, de la nature des nævi ; ce seraient donc des *adénomes sudoripares kystiques* au même titre que les hidradénomes. Il va de soi qu'ils n'ont rien de commun avec la dysidrose et les sudamina.

Adénomes.

On applique généralement le nom d'adénomes à des néoformations épithéliales bénignes, à point de départ glandulaire, dont les éléments reproduisent plus ou moins exactement la textures des glandes dont ils proviennent.

Les tumeurs épithéliales bénignes de la peau que l'on a considérées comme adénomes, ne répondent guère à cette définition. Toutes paraissent avoir pour origine une malformation congénitale, et le nom de *nævi adénomateux* leur conviendrait déjà mieux. On a proposé de réunir sous la dénomination d'*hamartomes* (Albrecht) les tumeurs bénignes d'origine congénitale à structure organoïde, qui résultent d'un germe anormal, lequel s'est constitué du quatrième au septième mois de la vie intra-utérine et ne se développe que beaucoup plus tard.

On distingue des *adénomes sébacés* et des *adénomes sudoripares* ou *hidradénomes*.

Adénomes sébacés. — La forme la plus intéressante ce sont les **adénomes sébacés symétriques de la face**. Ils se présentent sous l'aspect d'innombrables petites tumeurs, du volume d'un grain de mil à celui d'un gros pois, occupant les sillons nasogéniens et leur pourtour, la racine du nez et le menton, et quelquefois le voisinage du conduit auditif, le cuir chevelu, etc. (fig. 199). Ces adénomes, rarement congénitaux, apparaissent dans la seconde enfance, augmentent peu à peu, et durent indéfiniment. Leur caractère familial a été maintes fois noté ; H. Fuchs a pu les retrouver dans cinq générations.

On en connaît une variété blanche, *type Balzer*, dans laquelle les follicules pilo-sébacés sont en prolifération atypique ; — une variété rouge et molle, *type Pringle*, avec hyperplasie glandulaire et vasculaire ; — et une variété dure, *type Hallopeau-Leredde-Darier*, dans laquelle j'ai constaté la prédominance du tissu fibreux. La coexistence de ces tumeurs multiples et symétriques avec d'autres nævi, molluscum pendulum ou verruqueux, avec des cylindromes, etc., ainsi qu'avec un certain degré de délibilité mentale, est assez commune.

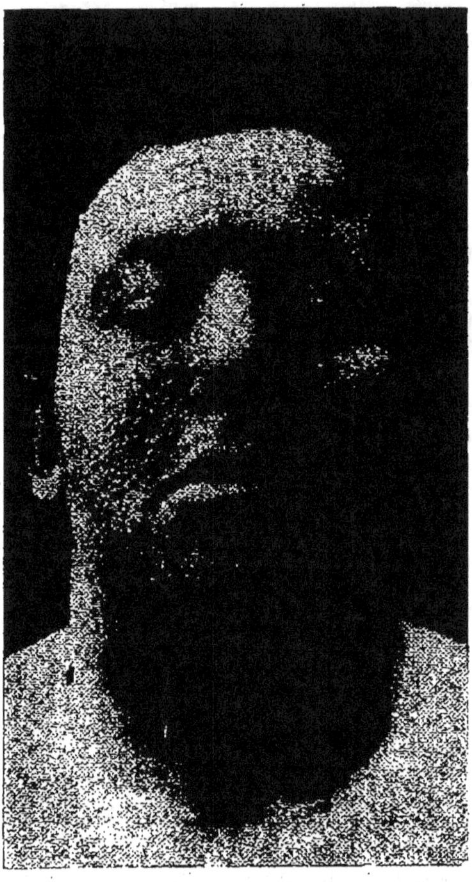

A tout prendre, et malgré le nom d'*adénomes sébacés* donné à ces tumeurs par Balzer et Menetrier (1885), l'histologie n'y décèle souvent que peu ou pas d'hypertrophie sébacée. On y trouve des kystes ressemblant à du milium, contenant des cellules lamelleuses, en relation ou non avec les follicules pilo-sébacés ; des tractus et réseaux baso-cellulaires (voir plus bas) partant de ces follicules ou de l'épiderme de revêtement ; parfois des tractus cellulaires kystiques semblables à ceux des hidradénomes.

Fig. 199. — **Adénomes sébacés symétriques de la face, du *type Balzer*.**

Cette complexité structure a valu à ces tumeurs des noms divers qu'il me faut rappeler, parce qu'ils ont été l'occasion de confusions et de discussions : l'*épithéliome adénoïde cystique* de Brooke (1892), — l'*épithéliome multiple bénin cystique* de Fordyce et White, — le *trichoépithéliome papuleux multiple* de Jarisch, — sont une seule et même espèce de tumeurs et se confondent avec les *adénomes sébacés symétriques* de Balzer et Menetrier. — La variabilité de leur structure n'est pas surprenante si l'on considère qu'il s'agit de nævi ou d'hamartomes. Leur dégénérescence maligne est des plus rares.

Les **adénomes sébacés non symétriques** sont au contraire des adénomes vrais. Ils s'observent, disséminés en nombre variable, chez des vieillards et des adultes, surtout sur le cuir chevelu, la face ou le dos ; ils atteignent le volume d'une lentille à celui d'une noix et plus. -

L'**adénome sébacé progressif** est une espèce intéressante dont j'ai pu étudier et suivre plusieurs cas. C'est une tumeur de la peau, aplatie mais lobulée, de teinte jaunâtre ou bistrée, lentement extensive, à bordure lilacée. Elle se développe, dans l'enfance et la jeunesse, à la face et au cuir chevelu, de préférence, semble-t-il, autour des oreilles. Au microscope, énorme hyperplasie des glandes sébacées, avec, ou parfois sans, indices de métaplasie dans le sens épithéliome. Je me suis expliqué à ce sujet à propos d'un cas présenté par Van der Valk (*Ass. fr. cancer*, 1924). Ostrowski (1927) en a publié récemment un cas. A l'étranger on appelle cette tumeur *nævus epitheliomatosus sebaceus de Wolters-Friboes*. Il est prudent de la traiter comme une tumeur maligne. -

On peut rapprocher des adénomes les **glandes sébacées hétérotopiques des muqueuses**, qu'il n'est pas rare de rencontrer à la bouche sur la face interne des lèvres et des joues. Elles ont l'apparence de taches minimes, à peine saillantes, de la grandeur de la pointe ou de la tête d'une épingle, de couleur jaune d'or ou jaune crème, isolées ou en semis abondant. Elles ne se développent qu'après la puberté. En Amérique on a donné à cette anomalie le nom de *maladie de Fordyce*. Son seul intérêt vient des erreurs de diagnostic auxquelles elle peut donner lieu, par confusion avec le lichen plan buccal, etc.

HIDRADÉNOMES. — Ces petits néoplasmes sont dénommés aussi

syringo-cystadénomes, syringomes, etc. Ils ont deux sièges d'élection :

1° Sur la face antérieure du thorax et du cou, où nous les avons décrits, avec Jacquet, sous le nom d'**hidradénomes éruptifs**, ils sont rares ; ils apparaissent entre dix et vingt ans, sous forme de nombreuses saillies fermes,. souvent ovalaires, d'un rose pâle, ressemblant à des papules syphilitiques, mais non squameuses ; ils durent indéfiniment ou peuvent disparaître. On peut rencontrer aussi des éléments de même nature disséminés sur l'abdomen, sur les bras, et sur la figure.

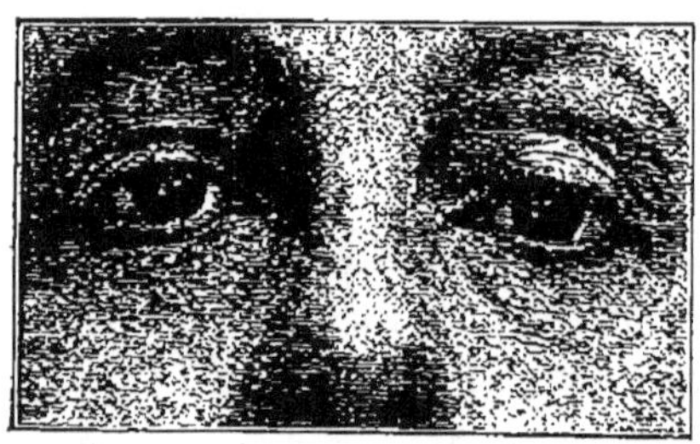

Fig. 200. — Hidradénomes des paupières.

2° Les **hidradénomes des paupières inférieures** sont certainement bien plus fréquents. On les rencontre surtout chez des femmes adultes ou âgées. Ils sont de la couleur de la peau, du volume d'une tête d'épingle (fig. 200), et ne doivent pas être confondus avec le xanthelasma des paupières.

Dans les deux cas la structure des hidradénomes est caractéristique ; on trouve, dans le chorion, des tractus épithéliaux cylindriques et ramifiés, par places dilatés en kystes minuscules. On était à peu près d'accord pour les considérer comme næviques et les attribuer au bourgeonnement de rudiments de glandes sudoripares avortées. De nos jours la notion, due à Krompecher, Ricker et Schwalb, Planner, de la néoformation possible chez l'adulte de glandes cutanées, ébauchées ou plus ou moins anormales, oblige à envisager cette origine possible pour les hidradénomes. — L'interprétation qu'implique le nom de *lymphangioma tuberosum multiplex,* donné par Kaposi à ces petits néoplasmes, est manifestement erronée.

. **L'hidradénome verruqueux fistulo-végétant** (*Syringadenoma papilliferum*), dont E. Hoffmann et W. Friboes (*D. Z.,* 1920, n° 27) ont observé un beau cas sur l'aine et la cuisse d'une fillette, se présente sous l'aspect d'un groupe d'élevures congénitales blanchâtres, ressemblant à du molluscum contagiosum; leur sommet est corné ou finement fistuleux. L'histologie montre une cavité bourrée de végétations, qui peuvent faire hernie au dehors, tapissées d'un épithélium à deux couches, pareil à celui des canaux sudorifères. Ces auteurs mentionnent des cas analogues de Werther, Elliot, Kreibich, etc.; on en connaît environ une vingtaine. J'ai publié une observation semblable dans laquelle la disposition linéaire au cou m'avait fait considérer ces tumeurs comme des *branchiomes cutanés bénins* (An. D., 1920, p. 1 et 433). Vu l'identité clinique et histologique, je n'hésite pas à reconnaître qu'il s'agissait, dans mon cas, d'hidradénomes végétants.

Je rappelle ici pour mémoire les dilatations des glandes sudoripares apocrines dans la *maladie de Fox-Fordyce* (p. **589**).

Le *traitement* des adénomes en général consiste dans l'ablation au bistouri, s'ils sont très volumineux. Les petits adénomes, lorsque le malade désire en être débarrassé, doivent être traités de préférence par des piqûres électrolytiques, ou à défaut par la curette et le galvanocautère.

Molluscum contagiosum. — On désigne sous ce nom, dû à Bateman, — préférable à ceux d'*acné varioliforme* de Bazin, de *molluscum sébacé* de Hebra, d'*epithelioma contagiosum* de Neisser, etc., — de petites tumeurs épithéliales particulières, qui ne sont ni des adénomes, ni des épithéliomes. Peu importantes en clinique par leur bénignité absolue, ces tumeurs sont intéressantes par leur contagiosité, et la nature du virus dont elles relèvent.

Le molluscum contagiosum se présente sous forme de petites élevures hémisphériques perlées et ombiliquées, d'une coloration d'un blanc laiteux, opalin ou rosé. Leur volume est compris entre celui d'une pointe d'épingle et celui d'un très gros pois; elles peuvent se conglomérer en une tumeur de la grosseur d'une amande, qui tend à se pédiculiser. Quand on les presse entre deux doigts, on exprime de l'ombilic une matière crémeuse ou pâteuse, composée, au microscope, de cellules cornées et de corpuscules ovoïdes et réfringents, dits *corpuscules de molluscum*.

Les tumeurs, en nombre très varié, de quelques unités à plusieurs centaines, de dimensions variables, apparaissent insidieusement par poussées successives. Elles se disséminent sur la face, surtout sur les paupières, sur le cou, sur les parties génitales et leur pourtour, mais aussi n'importe où (fig. 201). Non traitées, elles durent indéfiniment, sans aucun symptôme subjectif, et se multiplient par auto-contagion; quelques-unes peuvent s'enflammer, suppurer et disparaître.

On observe le molluscum surtout chez des enfants et chez de jeunes sujets des deux sexes, à peau fine. Sa contagiosité est hors de doute. Retzius, Vidal, Haab, Nobl et d'autres, l'ont inoculé avec succès. Après Juliusberg (1904), Serra et Borrel, — U.-J. Wile et L.-B. Kingery (1919) ont réussi à le reproduire régulièrement par l'injection intradermique du suc de tumeurs broyées, filtré sur bougies Berkefeld; l'incubation est de quinze jours à plusieurs mois. On ignore ce que sont les grains colorables, mesurant de 1/4 à 1/5 de μ, qui composent les corpuscules (Borrel); ils n'ont pas pu encore être cultivés. Par son étiologie parasitaire spéciale, le molluscum contagiosum s'apparente donc au molluscum des oiseaux (E. Burnet, 1906), et aux autres épithélioses à virus filtrant (p. **921**).

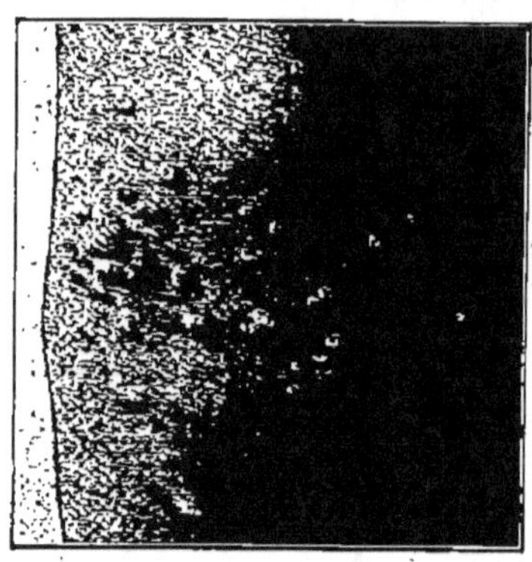

Fig. 201. — **Molluscum contagiosum** de la région du genou.

L'*histologie* montre que le molluscum contagiosum est formé de lobes épidermiques assez réguliers, piriformes, à petite extrémité dirigée vers l'ombilic. Malgré l'analogie grossière de forme, il est prouvé que ces tumeurs ne se développent pas aux dépens des glandes sébacées. Les cellules malpighiennes des lobules, à mesure qu'elles sont repoussées vers l'ombilic, subissent, les unes la kératinisation avec éléidine, les autres une dégénérescence spéciale qui les transforme en *corpuscules de molluscum*, de forme ovoïde, ayant les réactions des substances colloïdes ou kératoïdes. Leur intérêt spécial tient à ce qu'on a pris ces corpuscules pour des psorospermies ou coccidies (Neisser), ce qui est controuvé. Il s'agit en réalité d'une *dyskératose* (p. **290**), mais bien distincte de celle qu'on observe dans la psorospermose folliculaire et la maladie de Bowen. Borrel pense que, dans le cas du molluscum, l'altération cellulaire résulte d'une symbiose du microbe filtrant avec la cellule parasitée.

Le meilleur *traitement* du molluscum est l'extirpation à la curette, qui est facile et ne laisse pas de cicatrices. Quand les éléments sont petits et très nombreux, une exfoliation de l'épiderme par des applications de teinture d'iode ou de savon noir, peut suffire.

Épithéliomes.

Les *épithéliomes cutanés* sont des tumeurs résultant d'une prolifération atypique de l'épiderme et de ses annexes. — On les a désignées aussi sous les noms de *cancers épithéliaux, cancroïdes*, et autrefois de *polyadénomes, ulcères rongeants, noli me tangere*; à l'étranger, et en Allemagne surtout, on les range tous dans la classe des *carcinomes*, tandis que pour nous ce dernier terme ne s'applique qu'au stade d'infiltration des cancers envahissants. — Le nom de *cancer* s'emploie couramment pour tous les néoplasmes malins; son sens est aussi vague que la définition de la malignité elle-même.

La description succincte que j'en vais donner, s'applique non seulement aux épithéliomes de la *peau*, mais aussi à ceux des *orifices muqueux* (bouche, organes génitaux externes, anus), lesquels intéressent également le dermatologiste.

ESPÈCES DIVERSES DES ÉPITHÉLIOMES. — Les épithéliomes ou cancers épithéliaux de la peau et des orifices muqueux, appartiennent à diverses espèces et variétés, qui diffèrent entre elles — au point de vue *anatomique* : 1° par la configuration des amas néoplasiques ; 2° par leur constitution cytologique ; 3° par la tendance évolutive de leurs éléments; — au point de vue *clinique* : 1° par leur aspect objectif ; 2° par leur mode de début et souvent par les affections précancéreuses sur lesquelles chaque espèce se développe ; 3° par leur évolution et le degré de leur malignité ; 4° par leur sensibilité à l'égard des divers agents thérapeutiques et notamment des radiations.

Le groupe des épithéliomes renferme donc des maladies d'une gravité très variable, qu'il importe de distinguer entre elles. Mais il importe de souligner dès l'abord que, même les épithéliomes qui sont doués d'une haute malignité, débutent d'ordinaire par un « bobo » en apparence insignifiant, qui n'est encore qu'un mal purement local, et dont il est aisé de débarrasser le malade. J'insisterai donc sur le mode de début des divers cancers, qui est si important à connaître.

La classification des épithéliomes de la peau que j'ai proposée au Congrès de Berlin de 1904, bien que basée sur l'histologie, tient largement compte des aspects objectifs et de la tendance évolutive des diverses espèces, c'est-à-dire des caractères les plus importants en pratique. Je la conserve ici, avec les quelques modifications et additions nécessitées par nos nouvelles acquisitions (épithéliomes mixtes et intermédiaires, épithéliomes des dyskératoses).

Epithéliome spino-cellulaire. (*Epithéliome pavimenteux lobulé, — malpighien typique; — à globes épidermiques, — épithéliome épidermoïde, — Cancroïde*). — C'est l'espèce la plus redoutable. Moins fréquent sur la peau que le baso-cellulaire, l'épithéliome spino-cellulaire est au contraire le plus commun des cancers des orifices muqueux, où il se développe d'ordinaire sur base de leucoplasie ; sur les lèvres, sur la langue (fig. 69), sur le plancher de la bouche, on l'appelle « cancer des fumeurs » ; il n'est pas rare à l'anus, à la verge ; mais on peut le rencontrer partout sur des cicatrices, et notamment celles de brûlures ; sur le lupus, sur de vieux ulcères ou des fistules, etc. On l'observe rarement avant la quarantième année. Après avoir débuté et persisté pendant quelques semaines, ou même quelques années, sous l'une des formes que je vais dire plus bas, il prend les caractères de la période d'état, que voici :

C'est une tumeur du volume d'un noyau de cerise, d'une noisette, ou plus grosse, dure au toucher, à la fois enchâssée dans la peau ou la muqueuse, et saillante, assez souvent en forme de macaron. Ses bords, renflés en bourrelet, sont habituellement plus ou moins kératosiques. Sa surface ne tarde pas à s'éroder, puis à se creuser d'une ulcération irrégulière, crevassée et bourgeonnante, grisâtre et saignant facilement ; on peut y voir et en exprimer des grains ou filaments jaunâtres appelés « vermiottes », qui sont caractéristiques et composés de cellules cornées et de globes épidermiques. La pression et les mouvements sont souvent douloureux. L'accroissement de la

tumeur et de l'ulcère est rapide. Les ganglions correspondants
sont bientôt engorgés, indurés et gros, mais indolents.

Histologiquement la structure est celle de l'épithéliome pavimenteux lobulé corné classique (fig. 202). Les amas néoplasiques sont généralement disposés en gros bourgeons ou boyaux,
bosselés et lobulés, qui plongent en profondeur et y forment un

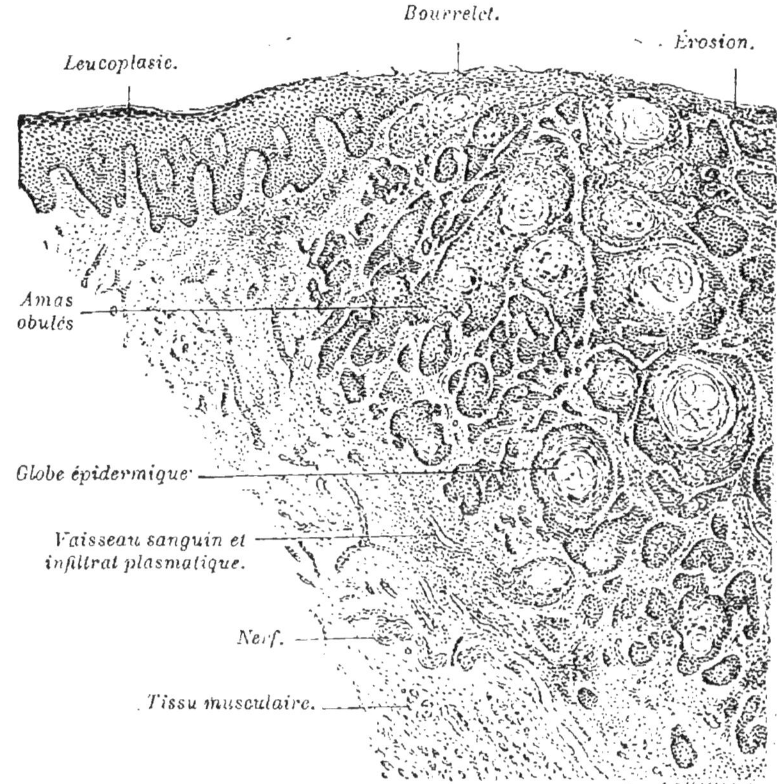

Fig. 202. — Épithéliome spino-cellulaire développé sur leucoplasie de la langue
(Grossissement 38/1).

réseau irrégulier à larges travées ; ils proviennent de la prolifération des bourgeons interpapillaires, et accessoirement des
follicules pileux et des glandes. Ils sont constitués par des
cellules de type *malpighien* reliées entre elles par des filaments
d'union et ayant conservé la tendance normale de leur type à
la kératinisation (d'où les noms d'*épithéliome pavimenteux
typique* ou *épidermoïde*). L'évolution de ces cellules donne
donc lieu à la production de conglomérats de cellules lamel-

leuses, concentriquement disposées en bulbe d'oignon, qu'on appelle *globes épidermiques*; le stade des cellules à kératohyaline peut être représenté, ou faire défaut; les globes sont donc cornés ou parakératosiques. On trouve en outre constamment des cellules dyskératosiques (p. 290), plus ou moins nombreuses. Le stroma a une structure variable, fibreuse ou inflammatoire, mais est généralement peu abondant. Au pourtour les plamocytes abondent. On peut trouver dans les lymphatiques efférents et dans les ganglions, des amas néoplasiques de structure identique.

Ultérieurement la tumeur gagne en profondeur, l'ulcère devient gangreneux, les ganglions se conglomèrent et peuvent venir s'ouvrir au dehors. A moins d'intervention efficace, la mort survient en deux ou trois ans, par cachexie ou hémorragie; les métastases viscérales sont exceptionnelles. L'épithéliome spino-cellulaire est peu radio-sensible.

Variétés. — Il en est qui sont des modes de début de l'épithéliome spinocellulaire; d'autres caractérisent une forme évolutive particulière.

Le *début* se fait le plus communément sous forme d'un **Papillome**, que j'avais proposé d'appeler **Épithéliome papillaire corné**, pour indiquer que l'état papillomateux n'est que la première étape de l'évolution maligne de la tumeur.

Sur les *muqueuses* l'étape papillomateuse de l'épithéliome spino-cellulaire est habituellement la *leucoplasie* verruqueuse (p. **277**), rarement *l'épithéliome papillaire nu* ou *érythroplasie* (p. **994**), très exceptionnellement la *dyskératose de Bowen*.

Sur la *peau* le cancroïde débute assez souvent sur de la kératose sénile, notamment à la figure, aux oreilles, aux lèvres, au cou et à la face dorsale des extrémités.

Sur cette kératose, ou sur une cicatrice, ou souvent aussi en peau saine, le stade initial est une *verrucosité*, élevure mamelonnée ou hérissée d'aspérités cornées, de la grosseur d'une tête d'épingle à celle d'un haricot, sessile ou étranglée à sa base, souvent entourée d'un halo congestif. Longtemps persistante dans cet état, elle peut évoluer, presque toujours à l'occasion de traumatismes ou de cautérisations irritantes; elle s'étale en un disque saillant, limité par un bord en ourlet, à centre hérissé de saillies villeuses. Les ganglions restent longtemps indemnes. Cet épithéliome papillaire saigne facilement; incomplètement enlevé, il se reproduit sur place; il finit par s'ulcérer et, si l'on n'intervient pas par un traitement correct, aboutit fatalement à l'épithéliome spino-cellulaire profond.

La *corne cutanée* est un épithéliome papillaire corné à hyperkératose exubérante, dite *corne sénile*, — par opposition à la corne juvénile qui n'est qu'un nævus hyperkératosique (p. 262); — elle a l'aspect d'une élevure conique ou prismatique, ou même d'un appendice long d'un centimètre et plus, qui ressemble, par sa consistance, sa striation et son incurvation, à une petite corne de bélier. Sa base est enchâssée dans un ourlet souvent rosé. Ces cornes se rencontrent en peau saine ou sur kératose sénile, principalement à la face, au cuir chevelu, au gland et au prépuce. Leur accroissement est très lent. Les lésions histologiques de leur base sont celles d'un épithéliome spino-cellulaire au stade papillaire; la corne elle-même, plus molle à son centre, est formée de colonnes de cellules kératinisées agglutinées. Quand on arrache ou irrite ces cornes, au lieu de les exciser avec leur base en totalité comme il est nécessaire, elles repoussent et souvent évoluent en épithéliome spino-cellulaire plongeant.

Le vieux nom d'*acrochordon* désigne des productions pédiculées, filiformes ou en battant de cloche, longues parfois d'un centimètre, et terminées par un bouquet de verrucosités ou une corne minuscule; on les rencontre surtout à la face ou sur le cou de personnes âgées. On doit les exciser, mais non les arracher ou les lier d'un fil, ce qui pourrait donner lieu au développement d'un épithéliome spino-cellulaire.

Epithéliome calcifié *de Malherbe*. — Quoique composé de cellules malpighiennes, l'*épithéliome calcifié* décrit par Malherbe, de Nantes (1881), dont W. Dubreuilh et Cazenave ont récemment repris l'étude (*An. D.*, 1922), diffère absolument de l'épithéliome spino-cellulaire. Il débute à tout âge, même et souvent chez de jeunes enfants, siège le plus souvent sur le haut de la figure, quelquefois à la nuque ou sur les membres, sous forme d'une petite tumeur ordinairement du volume d'un pois à une noisette, remarquablement dure, indolente, plutôt sous-cutanée qu'intradermique, et soulevant plus ou moins la peau; une fois développée, elle reste stationnaire;

sa bénignité est absolue. — Cette tumeur, qui peut être généralement coupée au rasoir sans décalcification, est composée
d'amas de cellules malpighiennes nécrosées, finement granuleuses, ne prenant plus les colorants; elle est cloisonnée par
un stroma conjonctif qui, dans les cas récents, est riche en
cellules géantes. On ignore la cause des particularités de ces
petits néoplasmes épithéliaux.

Épithéliome baso-cellulaire (*Épithéliome pavimenteux
tubulé, — malpighien atypique, — Ulcus rodens*). — Moins

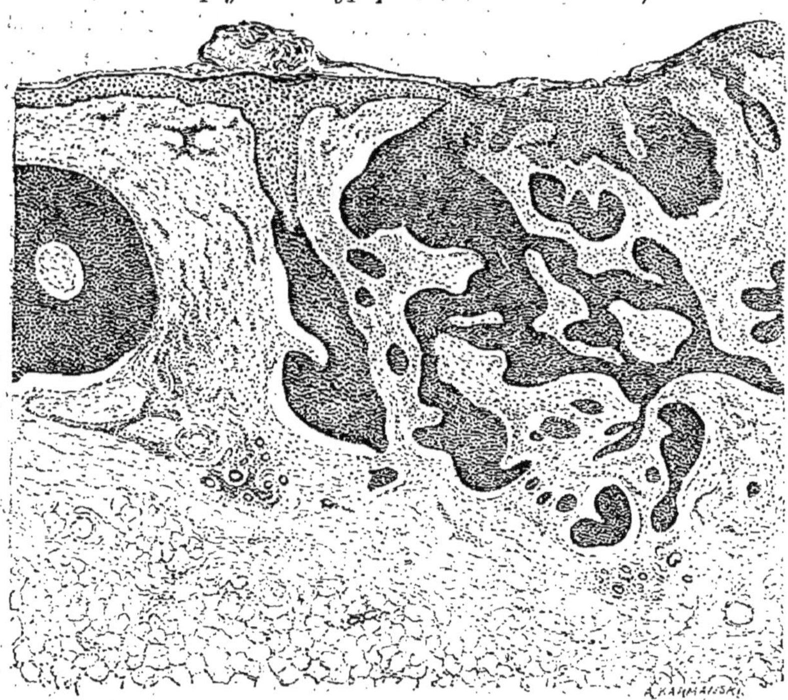

Fig. 203.— Épithéliome baso-cellulaire, ou tubulé, de la joue, affectant cliniquement
les caractères de l'*épithéliome plan cicatriciel*. (Grossissement 58/1).

On remarquera : les travées épithéliales ramifiées, composées de cellules basales;
— leur continuité avec l'épiderme de revêtement et avec un bourgeon creusé d'un
canal sudorifère; — l'érosion recouverte d'une croûtelle, sur la partie droite de
la figure; — à gauche un amas, incomplètement représenté, renferme un foyer
de dégénérescence nécrotique. — Le néoplasme, qui ne fait aucune saillie, occupe
le derme tout entier, jusqu'à la profondeur des glomérules sudoripares et des
vaisseaux du plexus sous-dermique.

immédiatement grave que l'épithéliome spino-cellulaire, le
baso-cellulaire constitue le cancer vulgaire de la face des

vieillards; il est commun surtout sur les deux tiers supérieurs
de la figure, où les 4/5e des épithéliomes sont tubulés; on peut
le rencontrer aussi, mais plus rarement, sur les lèvres; sur la
langue, au pharynx, sur la poitrine, sur les organes génitaux, etc. Il affecte des formes cliniques très variées, mais en
tout cas ses caractéristiques sont : grande lenteur d'évolution;
durée pour ainsi dire indéfinie, de dix ou vingt ans ou davantage; malignité purement locale, car s'il arrive à produire
d'horribles mutilations, jamais il n'engorge les ganglions ni ne
donne lieu à des métastases. Il est très radio-sensible.

Histologiquement, le tissu néoplasique est habituellement
disposé en travées étroites et bosselées, dites « tubes pleins »,
qui souvent sont ramifiées en bois de cerf ou anastomosées en
réseaux à mailles étroites (fig. 203); parfois cependant on rencontre des amas foliolés ou des lobules, qui peuvent porter des
prolongements effilés. Les travées épithéliomateuses proviennent de la prolifération des bourgeons interpapillaires, mais
aussi des gaines épithéliales des follicules pilo-sébacés et des
tubes sudorifères; j'ai pu souvent constater dans une même
tumeur cette triple provenance. — Les cellules constituant
l'épithéliome baso-cellulaire sont petites, tassées, ovales ou
fusiformes, vivement colorables, mal délimitées, à cytoplasme
non filamenteux et par conséquent sans filaments d'union, sauf
exception. Elles ressemblent aux cellules basales de l'épiderme,
d'où le nom (baso-cellulaire) qu'a donné Krompecher aux
tumeurs qu'elles forment. Elles n'ont aucune tendance à la
kératinisation (atypie); au centre des amas un peu volumineux,
on peut rencontrer de petits foyers nécrotiques qu'on doit se
garder de confondre avec des globes épidermiques. Le stroma
est variable, souvent fibreux, parfois embryonnaire ou muqueux.

Voici quels sont les quatre *modes de début* de l'épithéliome
baso-cellulaire : a) le plus commun est celui par *kératose sénile*;
on doit craindre la transformation maligne d'une de ces taches
quand elle présente un enduit croûteux et non simplement
corné, une induration de base, un halo rosé persistant, et
donne lieu à une sensation de rongement; — b) par une ou
plusieurs *perles épithéliomateuses*, petites élevures planes,
sèches, fermes, grisâtres, isolées ou groupées, du volume

d'une tête d'épingle à celui d'une lentille ; une de ces perles peut ressembler à une papule de lichen plan, à une verrue plane, à un nævus cellulaire, à un adénome ; — c) par une *élevure rosée* hémisphérique, demi-molle, vaguement translucide ; — d) par une *érosion* arrondie, plane, à peine déprimée, rouge et lisse, en « coup d'ongle », indéfiniment persistante, sous-tendue par une fine induration papyracée, difficile à percevoir.

Variétés. — La tendance évolutive très variable de l'épithéliome baso-cellulaire donne lieu à de nombreuses *formes cliniques*, qui peuvent d'ailleurs passer de l'une à l'autre, puisqu'il s'agit d'une seule et même espèce. On peut en décrire les types suivants :

1° L'*épithéliome plan cicatriciel* est celui qui, tout en s'étalant, se déprime à son centre où se produit une atrophie scléreuse. Après un certain temps, souvent fort long, il offre l'apparence d'une plaque cicatricielle, arrondie ou plutôt irrégulière, bordée par un ourlet ou un chapelet de petites perles épithéliomateuses, telles que je viens de les décrire.

Cette forme mériterait aussi le nom d'*Épithéliome ulcéro-cicatriciel*, car, assez souvent, apparaissent sur les bords, des ulcérations peu profondes, planes ou granuleuses, peu saignantes, qui lentement envahissent le voisinage (fig. 204). L'ulcère, bordé ou non de grains perlés, se cicatrise souvent d'un côté pendant qu'il gagne d'un autre, détruisant les paupières, le globe oculaire, les cartilages du nez, les os même ; il

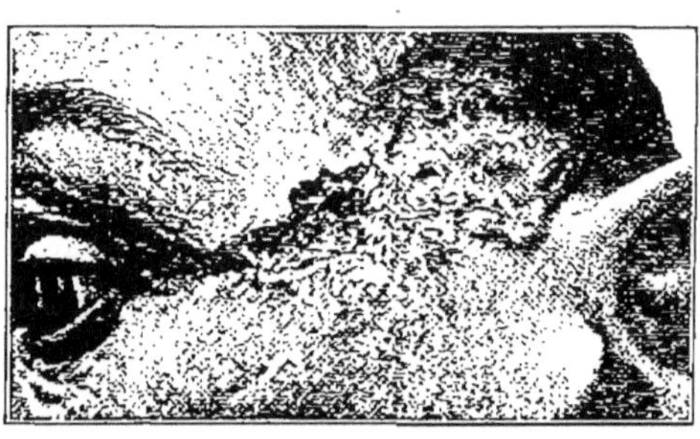

Fig 204. — **Épithéliome plan cicatriciel de la tempe.** — En arrière, du côté du cuir chevelu et de l'oreille, se voit une surface cicatricielle parsemée et bordée d'élevures perlées ; en avant, du côté de l'œil, est une ulcération serpigineuse.

cause lentement d'énormes et horribles mutilations. J'en ai vu qui duraient depuis vingt et trente ans. La tendance aux récidives, après une guérison apparente, est des plus marquées.

2° *L'épithéliome baso-cellulaire superficiel*, que j'ai appelé *Épithéliome pagétoïde* en raison de son analogie clinique avec la maladie de Paget, est bien moins rare qu'on n'avait cru il y a quelques années; cette forme est encore trop peu connue. Il se présente (fig. 205) sous l'aspect d'une surface rosée, nettement circonscrite par des contours arrondis; sa surface est mouchetée de squamules et de croûtelles, reposant sur un derme atrophique; ses bords sont marqués par un

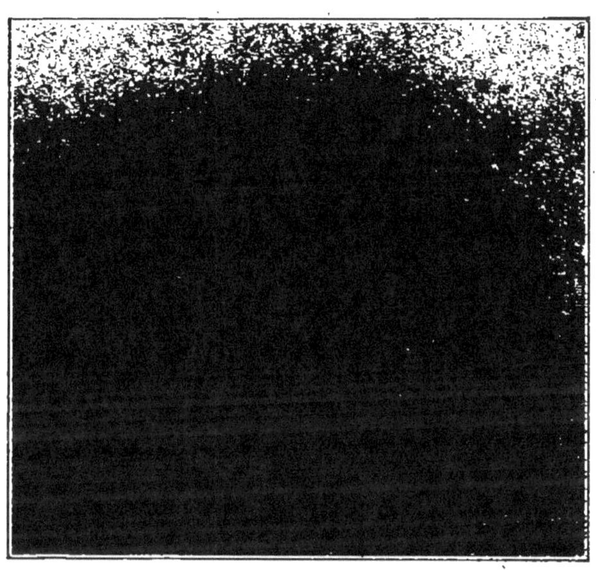

Fig. 205. — Epithéliome pagétoïde de la région dorsale ; à sa partie droite inférieure, début de transformation en épithéliome plan cicatriciel ou ulcérocicatriciel. La malade, âgée de 57 ans, portait 7 autres épithéliomes du même type en différents points du corps.

fin ourlet filiforme ou un chapelet de menues perles. Son accroissement est très lent. On le rencontre plutôt chez des personnes âgées, de préférence à la figure et sur le dos; mais dans de nombreux cas il en existe des taches multiples, au nombre même de plusieurs dizaines, disséminées n'importe où.

Non prévenu, on pourrait confondre cet épithéliome, qui n'a rien d'une tumeur, avec de la kératose sénile, du lupus érythémateux, du psoriasis, la maladie de Paget ou surtout la maladie de Bowen. En raison de sa ressemblance avec le lupus érythémateux, Graham Little l'a appelé *Epithélioma érythéma-*

ioïde bénin. C'est surtout avec la maladie de Bowen que, dans ces dernières années et à l'étranger surtout, on l'a souvent confondu.

Et pourtant l'histologie de cet épithéliome pagétoïde est absolument caractéristique : il s'agit de bourgeons d'épithéliome baso-cellulaire ou mixte, plus ou moins espacés, dérivant de bourgeons interpapillaires ou de l'orifice des follicules et des glandes (*Atlas du Cancer*, 1er fasc., juin 1922, Pl. III, B); ces bourgeons ont souvent au début une forme en « gourde » ou en « bourdon de pèlerin », puis en réseau, et restent presque toujours très superficiels; on n'y trouve pas de cellules dyskératosiques, ou exceptionnellement une de ces cellules isolées, et jamais de poikilocarynose (p. 299).

3° La forme *ulcus rodens* — ou *rodent ulcer* — est très fréquente pour les uns, qui, à l'exemple des dermatologistes britanniques, donnent ce nom à tout épithéliome baso-cellulaire ulcéré, ou même non ulcéré quelconque, ce qui n'est pas justifié; — elle est rare pour ceux qui, à juste titre, réservent ce nom, avec Jacob, à une ulcération creuse entamant tout le derme, de base un peu indurée, sans aucun bourrelet perlé, à marche serpigineuse très lente. Je ne l'ai rencontrée qu'à la face et au cuir chevelu. Sur les coupes histologiques, on est frappé du peu d'abondance des boyaux épithéliomateux (*Atlas du Cancer*, Pl. IV).

4° L'*épithéliome baso-cellulaire bourgeonnant* est au contraire une véritable tumeur; ce peut être une élevure en macaron, violacée, érosive et mamelonnée; ou une saillie du volume d'un pois, d'une noisette ou rarement d'une grosse châtaigne, parfois pédiculée, de consistance ferme, de couleur rouge sombre, à surface exulcérée et saignottante ou croûteuse. On peut voir ce bourgeonnement se produire assez vite en un point d'un épithéliome plan, de lente évolution, à la suite d'irritations surtout.

5° L'*épithéliome baso-cellulaire térébrant* est d'ordinaire l'aboutissant d'une des formes précédentes, mais il peut aussi se développer primitivement; le néoplasme et l'ulcération progressent en profondeur plus qu'en surface; il se produit des cratères et des cavernes suintantes souvent fort creuses, à surface rouge, granuleuse (fig. 95, p **359**); les rebords de l'ulcère sont soit taillés à pic, soit renflés en bourrelet mamelonné. Les os sont habituellement atteints, dénudés ou envahis, l'orbite peut être creusé par la tumeur et l'œil détruit, la cavité nasale largement ouverte. Très destructive, essentiellement *mutilante* et douloureuse, cette forme n'a cependant, elle aussi, qu'une malignité locale; il n'y a ni envahissement des ganglions ni métastases. Bien des mois et des années s'écoulent avant que le malade soit emporté par des hémorragies, ou par une complication méningée ou autre.

6° Le *cylindrome*, ainsi dénommé par Billroth et étudié par Malassez, a donné lieu à des discussions qui ne sont pas épuisées. Il s'agit de tumeurs souvent petites, hémisphériques et demi-translucides au début, qui peuvent être multiples et devenir des masses lobulées et dures du volume du poing. Leur ulcération est tardive. On les rencontre surtout sur le cuir chevelu, sur le haut et le centre de la face et dans la cavité buccale; mais cette topographie n'est pas exclusive. Le cuir chevelu peut être parsemé ou tout bosselé de tumeurs marronnées de cette nature (Poncet, *Rev. chir.*, 1890. — *Prat. Derm.*, IV, *art.* Tumeurs, fig. 164); en Allemagne on les désigne sous le nom de « Tumeurs de Spiegler »; cet auteur a cru qu'il s'agissait d'endothéliomes. Elles sont constituées par des cellules néoplasiques en amas plus ou moins lobulés, dont le centre est parsemé de masses translucides. Ces tumeurs et leurs aspects histologiques singuliers, ont été diversement interprétés, ainsi que l'attestent les dénominations qu'on a proposées pour elles : *cylindromes*, siphonomes, endothéliomes, sarcomes plexiformes, angiosarcomes, etc. On est à peu près d'accord pour admettre qu'il s'agit d'épithéliomes, généralement baso-cellulaires, dont le stroma, — et selon quelques auteurs le tissu épithéliomateux aussi, — subit une dégénérescence muqueuse et hyaline qu'on pourrait appeler : *cylindromisation*. Cette dégénérescence, qui est fréquente, n'est souvent qu'ébauchée et partielle; si l'on veut conserver le nom de cylindrome, on devrait le réserver aux épithéliomes baso-cellulaires ou métatypiques dont la cylindromisation est très accusée.

Epithéliomes pavimenteux métatypiques (*Épithéliomes mixtes ou intermédiaires. carcinoma spino-baso-cellulaire* de Krompecher). — Quelques auteurs ont contesté le bien fondé de la division des épithéliomes communs de la peau en spino-cellulaires et baso-cellulaires, prétendant, sans en fournir la preuve, que tous sont mixtes. Ayant eu l'attention attirée sur des épithéliomes qui, quoique d'apparence baso-cellulaire, se montraient radio-résistants, j'ai pu me rendre compte qu'il existe une espèce d'Épithéliome qui n'est ni typique (spino-cellulaire), ni atypique (baso-cellulaire), mais *métatypique* (*Atlas du Cancer*, 1er fasc., juin 1922, Pl. V, et *Ann. de Derm.*, nov. 1922, p. 585 avec planches); les histopathologistes les plus éminents (Jadassohn, Br. Bloch, etc.) ont admis comme bien fondée la distinction de cette espèce. Elle constitue, suivant notre expérience, environ 15 pour 100 des épithéliomes de la peau ; en Amérique, où on l'appelle *basal-squamous-cell epithelioma*, Korbl la trouve dans 24, H. Montgomery dans 12,60 pour 100 des cas. Il en existe nécessairement de nombreuses variétés ; deux formes sont bien individualisées :

a) L'*épithéliome pavimenteux mixte* est le plus commun : il est constitué en majeure partie par des travées et lobules formés d'éléments baso-cellulaires; mais à leur centre se voient des cellules du type spino-cellulaire, plus grandes et plus claires, à structure filamenteuse, qui ont conservé leur aptitude à se kératiniser : elles se conglomèrent en *globes épidermiques parakératosiques*, à centre colloïde et sans kératohyaline.

b) Dans l'*épithéliome pavimenteux intermédiaire*, qui est plus rare, les travées étroites et réticulées sont composées en presque totalité par des éléments dont chacun n'est ni nettement baso-cellulaire, ni spino-cellulaire, mais de type intermédiaire; on y rencontre des globes pareils à ceux de la variété mixte. Il y a de nombreuses formes de passage entre ces deux variétés.

En clinique, l'épithéliome métatypique, mixte ou intermédiaire, ressemble beaucoup au baso-cellulaire par son apparence et ses sièges habituels. Dans près de la moitié des cas je l'ai vu, avec Marcel Ferrand, débuter par une petite tumeur hémisphérique, bosselée et translucide. Il peut affecter n'importe laquelle des formes cliniques du baso-cellulaire, notamment les formes bourgeonnante et térébrante, mais même la forme pagétoïde ou celle de cylindrome. L'examen histologique par biopsie est donc nécessaire pour en fixer le diagnostic.

L'importance qu'il y a à distinguer l'épithéliome métatypique du baso-cellulaire tient à son évolution différente : son développement est moins lent et sujet à de brusques poussées qui rapidement peuvent le rendre destructif et mutilant; il peut se propager aux *ganglions lymphatiques* et donner lieu à des *métastases*, ce qui cependant est rare; — il est beaucoup moins *radio-sensible* que le baso-cellulaire.

Epthéliomes des glandes de la peau. — Je déclare tout d'abord que je ne m'occupe pas ici de la *glande mammaire*, bien qu'elle ne soit qu'une glande de la peau modifiée et spécialisée.

Quant aux follicules pilo-sébacés et glandes sudoripares, j'ai mentionné (p. 975 et 979) que très communément ils collaborent à la constitution des épithéliomes provenant de l'épiderme de revêtement. Mais les épithéliomes d'origine purement glandulaire sont très rares. On en a dans ces derniers temps publié quelques observations.

L'épithéliome des glandes sébacées, caractérisé à la fois par son point de départ et par la tendance évolutive de ses éléments dans le sens sébacé, a été décrit en France par Menetrier (1920), puis Masson, Grynfeltt (*As. fr. cancer* 1922), Géry, Leroux et Cornil, à l'étranger par Pick, Haug, Wolters, Ricker et Schwalb, Biberstein, etc.

L'épithéliome sudoripare, dont j'ai publié (*Arch. de Physiol.*, 1889) une observation très spéciale, à foyers multiples et à évolution atypique, a été étudié sous sa forme typique par Grynfeltt (*As. fr. cancer*, 1922) et par Simard, de Montréal (*ibid.* 1926).

On ne connaît d'*épithéliomes d'origine pilaire*, si l'on fait abstraction du tricho-épithéliome de Jarisch (adénome sébacé), que ceux décrits par Menetrier dus aux rayons X ou au goudron.

Épithéliomes næviques ou nævocarcinomes. — Les tumeurs malignes pigmentées ou non, qui se développent aux dépens des nævi cellulaires, sont des épithéliomes d'une espèce spéciale, caractérisée par les traits suivants : ils prennent leur

origine dans un nævus pigmenté ou non, saillant et verruqueux ou plan et lisse (lentigo, verrue molle), par transformation progressive et insidieuse, souvent à la suite d'irritations,
de cautérisations, etc.; un nævus qui grossit, devient sensible,
et dont le pourtour est le siège d'une rougeur permanente ou
d'une pigmentation mélanique, est sûrement en voie de cancérisation; c'est à la face et aux pieds que cette évolution est le
plus commune, mais elle peut se faire n'importe où, même sur
les muqueuses. — Le nævo-
carcinome n'est pas particulier
aux vieillards; souvent il se
développe chez des adolescents
ou des enfants; j'en ai vu de
très étendus chez un enfant
nouveau-né.

Son extension, souvent traînante au début, se fait par
poussées assez brusques, surtout si on l'irrite. Les ganglions sont infectés d'une façon très précoce. A la tumeur
primitive, qui s'érode ou s'ulcère, viennent s'adjoindre de
petites tumeurs secondaires,
pigmentées ou non, d'abord
dans son voisinage (fig. 206),
puis à distance. La généralisation se fait sous forme de
tumeurs de volume variable,
noires, ardoisées ou sans coloration, soit de pigmentations
localisées et extensives ou
métastatiques, soit d'une *mélanose généralisée*. Les métastases viscérales sont de règle,
surtout dans le foie, les poumons, le myocarde, les reins,

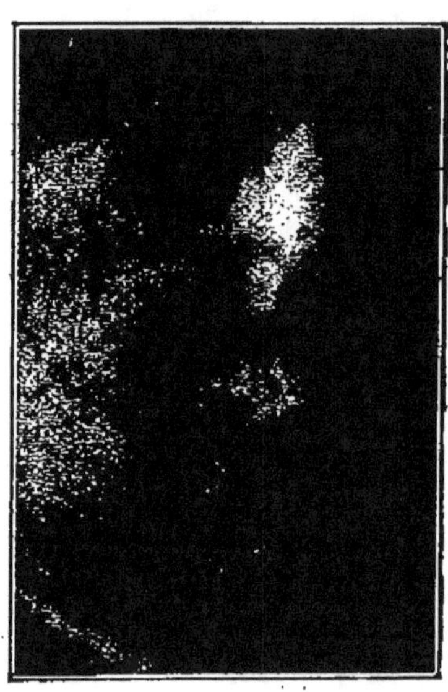

Fig. 206. — **Nævocarcinome du nez**,
datant de 4 mois, chez une femme
de 56 ans. *Tumeur initiale* près du
lobule du nez; groupe de petites
tumeurs secondaires au-dessus: adénopathie carcinomateuse des *ganglions sous-maxillaires* avec adhérence et déjà envahissement de la
peau. (Les taches de la joue et celle
de la racine du nez sont des nævi
verrues molles datant de l'enfance.)
Les tumeurs du nez ont guéri par des
piqûres électrolytiques; mais les
métastases viscérales étaient réalisées et ont emporté la malade en
deux ans.

les os. Le nævocarcinome est donc doué d'une très haute malignité. Il est très radio-résistant.

La structure *histologique* du nævocarcinome est tout à fait spéciale (fig. 207). Les éléments néoplasiques sont globuleux ou fusiformes, quelquefois pigmentés par endroits et non ailleurs, disposés en amas compacts, en travées mal limitées, ou dans des alvéoles ou « thèques » ; parfois l'apparence est absolument celle d'un sarcome. Les cellules sont manifestement de la même nature que les *cellules næviques* (p. **958**), lesquelles, ainsi que j'ai contribué à le démontrer après Unna (*Assoc. franç. du cancer*, nov. 1913), dérivent de l'épiderme par ségrégation, puis descente dans le derme.

Les nævocarcinomes, ceux de la peau tout au moins, sont

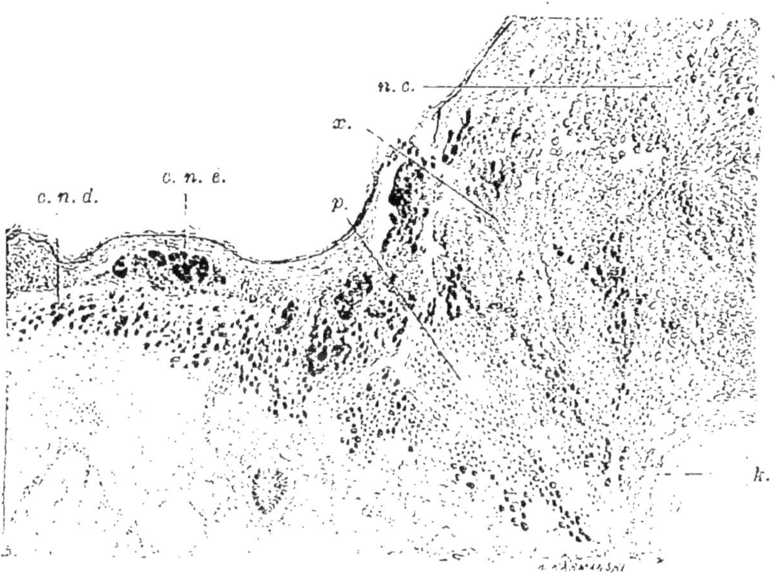

Fig. 207. — Histologie d'un **nævus pigmentaire** (lentigo) et du **nævocarcinome** qui y a pris naissance. Coupe du bord de la tumeur. (Grossissement 57/1.)

c. n. d., cellules næviques, pigmentées ou claires, dans le derme. — *c. n. é.*, cellules næviques pigmentées, dans des thèques intra-épidermiques. — *p.*, infiltrat de cellules plasmatiques au pourtour de la tumeur. — *x.*, zone de passage entre le nævus et le nævocarcinome. — *n. c.*, tissu du nævocarcinome, d'apparence sarcomateuse. — *k.*, portion d'un kyste épidermique que contenait le nævus.

donc des *nævo-épithéliomes* et non des sarcomes. Leur pigment résulte de l'oxydation d'une substance chromogène que met en évidence la dopa-réaction de Br. Bloch (dioxyphénylaniline) Masson avait d'abord soutenu que les cancers næviques, formés de mélanoblastes, pourraient évoluer soit en nævo-épithéliomes, soit en nævo-sarcomes ou *mélano-sarcomes*. Plus récemment (1926) cet auteur a avancé que les mélanoblastes, les cellules dendritiques et cellules næviques, sont des éléments nerveux; il en découlerait que les nævocarcinomes seraient des tumeurs malignes *de nature nerveuse*. Cette affirmation exige une plus ample démonstration.

On rencontre exceptionnellement des épithéliomes baso-cellulaires ou mixtes qui sont *pigmentés*. Civatte, Br. Bloch (*A. f. D.*, 1927, B. 155) en ont rapporté des exemples; ils ont fait l'objet d'une étude spéciale de la part de Marcel Caudière (*Ass. fr. cancer*, 1926) qui a trouvé des cellules dendritiques mélanogènes même dans des spino-cellulaires; il a montré qu'il s'agit de cellules pigmentaires *symbiotiques*, non cancéreuses. Il n'y a pas d'autres *mélano-épithéliomes* véritables que les nævocarcinomes.

Mélano-sarcomes mésenchymateux. — Bien qu'il s'agisse de tumeurs *conjonctives*, je les mentionne à cette place pour les rapprocher des nævocarcinomes.

Cette espèce nouvellement connue de tumeurs mélaniques, que j'ai décrites en 1925 (*Ass. fr. G*), sur trois cas que j'ai étudiés, est le seul *melano-sarcome vrai*; on en avait prévu l'existence dès qu'on a connu les mélanoblastes *conjonctifs* des taches mongoliques et des nævi bleus (p. 957). C'est en effet à partir de ces nævi que, chez des enfants et adolescents, j'ai vu se développer des taches ou nappes ardoisées, très lentement extensives, qui, sans avoir l'aspect de masses néoplasiques importantes, peuvent s'indurer et se couvrir ou se farcir de granulations dures; elles s'accompagnent d'un engorgement ganglionnaire précoce et extensif, et peuvent conduire à la mort. Les métastases sont possibles. — Il est plus que probable que certains mélanomes, à point de départ choroïdien, sont des mélanomes de cet ordre. Cela est certain, ainsi que j'ai pu m'en assurer, pour la « mélanose des chevaux blancs ».

Carcinomes secondaires. — On rencontre encore dans la peau, bien que rarement, des **épithéliomes métastatiques**, provenant de cancers du sein, opérés ou non, des os ou d'organes internes; ils résultent, suivant le cas, de la propagation de la tumeur par la voie lymphatique (lymphangite cancéreuse et perméation de Handley) ou d'embolies par la voie vasculo-sanguine.

Ils sont caractérisés par des élevures dures, rosées, violacées ou brunâtres, du volume d'une tête d'épingle à celui d'une noisette; d'abord isolées, elles confluent peu à peu en nappes irrégulières, mamelonnées (*cancer en cuirasse* de Velpeau). Souvent ils s'ulcèrent, bourgeonnent et deviennent fongueux. Quelquefois se développe une plaque ou nappe extensive de *lymphangite cancéreuse* squirrheuse, qui peut ressembler à une plaque de sclérodermie (p. **460**).

Le caractère histologique du carcinome secondaire de la peau est que les masses néoplasiques, constituées par des cellules rappelant celles de la tumeur originelle, sont sans connexion avec l'épiderme du revêtement, des follicules et des glandes; elles sont rangées en tractus ramifiés suivant les branches vasculaires et lymphatiques; puis elles se creusent des alvéoles. Le stroma dermique n'offre au début presque aucun indice d'un travail réactionnel; mais plus tard il se sclérose et se rétracte.

Étiologie et pathogénie des épithéliomes et cancers. — La question est d'une envergure telle que je ne pourrai ici que l'effleurer à peine. Depuis plus d'un demi-siècle il est acquis que, contrairement à l'opinion de Velpeau, Cruveilhier, etc., le cancer n'est pas une maladie diathésique dont les tumeurs malignes sont une manifestation; c'est un mal purement local, au début tout au moins. On sait depuis Thiersch que les épithéliomes, ainsi dénommés par Hannover, proviennent de la prolifération d'un épithélium. Mais quelle est la cause de leur prolifération exagérée, anarchique et souvent atypique?

On est en présence de faits d'une disparité extrême. Un épithéliome peut résulter, d'une part, d'irritations cutanées répétées, tel le « cancer du cangri » dû à la chaufferette que les habitants du Kashmir ont l'habitude de porter sur leur ventre; — d'autre part, d'une malformation locale telle qu'un nævus; — dans le xeroderma pigmentosum les deux conditions sont réunies. Quelle est la loi générale?

De nombreuses explications ont été proposées pour résoudre le problème et plusieurs renferment sans doute une part de vérité.

Parmi les doctrines cellulaires, celle des inclusions embryonnaires de Cohnheim, celle de l'hétérotopie et des séclusions cellulaires de Ribbert, celle de la fécondation cellulaire, sont incapables d'expliquer un très grand nombre de faits. Elles ont cédé le pas à la théorie irritative et à la sélection cellulaire pathologique, défendue surtout par Menetrier. — Des théories parasitaires simplistes, invoquant un prétendu « micrococcus neoformans » ou un « bacterium tumefaciens », des levures, ou des protozoaires, aucune n'a pu être démontrée exacte; il est prouvé notamment que les pseudo-coccidies ne sont que des formes de dégénérescence des cellules épithéliales, des dyskératoses.

C'est la découverte de la *production expérimentale des cancers* et celle de la *culture des tissus in vitro* (Carrel) qui ont le plus puissamment contribué à l'évolution de nos idées. Quand, il y a vingt ans, on transportait le cancer des souris ou d'autres tumeurs malignes à un sujet de même espèce; on ne faisait qu'une simple greffe; de nos jours on peut créer des verrucosités pré-épithéliomateuses, des épithéliomes de diverses espèces, même très malins, qu'on peut ensuite greffer en série, et quelquefois des sarcomes. On y arrive par divers procédés : par l'infectation des rats pies, à l'exemple de Fibiger, en les nourrissant de blattes infectées d'un nématode, la spiroptera neoplastica; mieux encore par des badigeonnages au goudron répétés, sur des souris blanches ou sur l'oreille du lapin; je rappelle à ce propos que les foyers d'injection de paraffine (paraffinomes, p. 354) se comportent parfois chez l'homme comme de véritables tumeurs malignes; on a réussi également à produire des tumeurs malignes, mais beaucoup moins régulièrement, par les rayons X et les substances radioactives. — On a conclu d'abord de ces expériences que *les causes du cancer sont multiples,* — qu'une même espèce de tumeurs peut résulter de causes diverses, — qu'un même agent peut produire des tumeurs différentes; et cela semblait aller à l'encontre de toute théorie parasitaire.

Mais l'expérimentation a montré aussi, d'une part, qu'une *prédisposition* cellulaire est nécessaire, en raison déjà de la période d'incubation et de la sensibilité variable des espèces animales, des races et des régions tégumentaires; — d'autre part, que certaines tumeurs, produites par le goudron par exemple, sont *transmissibles par leur filtrat*, comme on savait que c'est le cas pour le sarcome infectieux des oiseaux. On en est donc venu à se demander (Gye, Carrel, etc.), si la production d'un cancer ne résulterait pas de la collaboration, on a même dit la symbiose, d'un « principe » cellulaire endogène et d'un « virus » extrinsèque. Borrel continue à supposer que, dans le cas des épithéliomes, ce virus pourrait être véhiculé par des parasites animaux, acariens (demodex) ou helminthes, qui peuvent avoir disparu alors que le néoplasme continue à évoluer ; sa théorie impliquerait dans une certaine mesure une *contagiosité*, qui n'est d'ailleurs nullement démontrée. — Ainsi, on en est venu à croire que le mécanisme pathogénique des épithéliomes et cancers pourrait bien être d'un ordre absolument spécial.

Ce n'est pas ici le lieu d'entrer plus avant dans cette question si complexe. Reconnaissons que, pour captivantes que soient les recherches de cet ordre, elles ne nous permettent pas encore de nous faire une idée du pourquoi de la « cancérisation » des cellules, laquelle leur confère un pouvoir de prolifération illimitée et les transforme elles-mêmes en véritables parasites de l'organisme.

Je signale accessoirement qu'il se pourrait que l'opinion ancienne, qui attribuait un rôle à une *prédisposition héréditaire*, fût fondée dans une certaine mesure. — Quant à l'influence de l'*âge* sur le développement des épithéliomes, les enquêtes montrent que c'est à tort qu'on enseignait qu'on ne les rencontre que chez des vieillards. Du tableau dressé par L. Savatard (de Manchester, 1920) il ressort que l'épithéliome basocellulaire (y compris sans doute le métatypique) a son maximum de fréquence à 45 ans, mais qu'on en observe autant de 17 à 45 ans que de 45 à 80 ans ; — que l'épithéliome spinocellulaire primitif se rencontre aussi dès l'enfance, avec un maximum vers 65 ans ; — que l'épithéliome, secondaire à des cicatrices ou à des affections précancéreuses, est sensiblement plus précoce. — Le nævocarcinome est très souvent une maladie de l'enfance et de la jeunesse.

AFFECTIONS PRÉCANCÉREUSES. — On appelle ainsi des états pathologiques qui sont si fréquemment l'origine de cancers que le fait ne peut être le résultat du hasard. Les affections de la peau et des muqueuses, qui sont de cet ordre, se trouvent décrites dans les chapitres de cet ouvrage auxquels elles ressortissent.

Je me bornerai dans ce paragraphe à en donner un aperçu d'ensemble, avec quelques additions nécessaires.

Les affections précancéreuses sont d'origine diverse.

1º Les unes sont *congénitales* ou résultent d'une *malformation originelle* :

A. — En première ligne viennent les *nævi* (verrues molles, lentigo, etc.) qui conduisent aux *nævocarcinomes* (p. 956 et 985).

B. — Le *xeroderma pigmentosum* de Kaposi, est une maladie nævique, et souvent familiale, qui donne lieu, précocement, et cela surtout sous l'influence de la lumière, à des tumeurs multiples : épithéliomes papillaires, spino-cellulaires, baso-cellulaires ou métatypiques, quelquefois aussi à des néoplasmes conjonctifs, angiomes et sarcomes.

C. — Doivent aussi, selon moi, être considérées comme maladies næviques deux dyskératoses (p. 295), la *maladie de Paget* et la *maladie de Bowen*, qui, d'une façon plus ou moins tardive, aboutissent fatalement au cancer. Le *cancer des dyskératoses* (*Assoc. franç. du cancer*, juin 1920) est spécial ; celui de Paget est composé de cellules dyskératosiques et de cellules « à manteaux » ; dans celui de Bowen les amas néoplasiques ont la même structure que la dyskératose de l'épiderme.

2º Sont *acquises* les affections précancéreuses suivantes :

D. — Les *kératoses sénile* et *présénile* (p. 264 et 469) paraissent être une conséquence de la dégénérescence de la peau, mais peut-être avec l'appoint d'une prédisposition congénitale. C'est dans ces affections que l'on rencontre le syndrome si fréquent appelé *épithéliomatose multiple* (fig. 208); il est constitué par des taches de kératose généralement nombreuses, sur lesquelles se développent simultanément ou successivement plusieurs épithéliomes ; ceux-ci sont papillaires et souvent baso-cellulaires, quelquefois métatypiques ou spino-cellulaires.

E. — L'*arsénicisme cutané* (p. 271) est d'origine toxique ; ses lésions occupent avec prédilection les extrémités, la face et le cou, mais aussi le dos et la continuité des membres. L'arse-

nicisme se traduit, sur une base de xérodermie et d'atrophie
de la peau qui existent d'ordinaire mais à un degré variable,
par des pigmentations diverses et des télangiectasies rappelant
le xeroderma, et par des kératoses verruqueuses; celles-ci,
progressivement et presque insensiblement, se transforment en

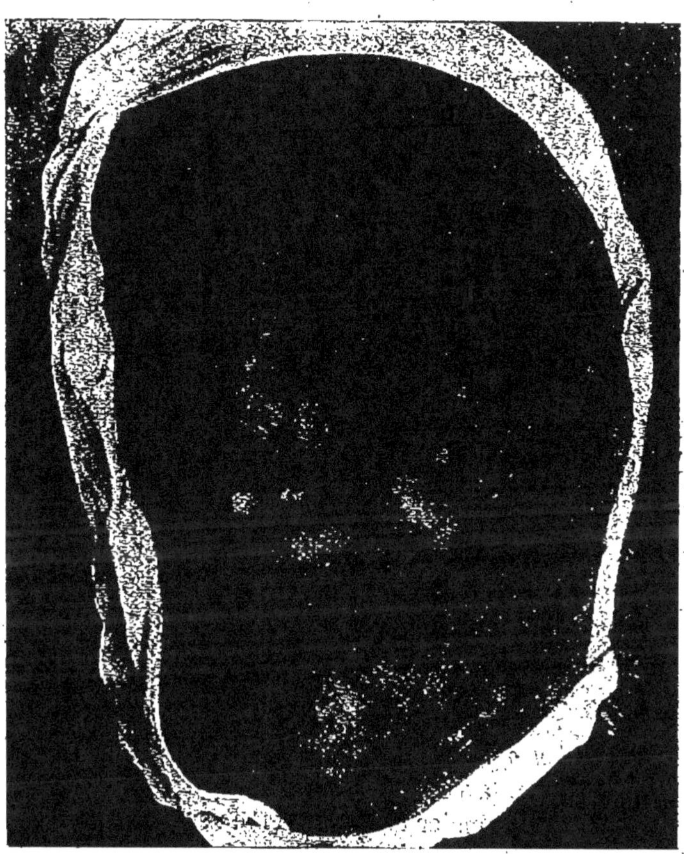

Fig. 208. — **Épithéliomatose multiple de la face**, sur *kératose sénile.*
D'après un moulage de l'hôpital Saint-Louis.

épithéliomes multiples de type papillaire corné ou spino-cellulaire malin : c'est le *cancer arsenical* de J. Hutchinson (1887) ;
j'en ai observé un bel exemple chez un tuberculeux qui avait
absorbé en quinze années environ un litre de liqueur de Fowler.
— Leitch et Kennaway (cités par Ullmann) ont produit des kératoses et du cancer sur des rats épilés, au moyen de badigeon-

nages pendant 162 jours avec une solution d'acide arsénieux à
0,12 pour 100.

F. — La *maladie du brai*, qui donne lieu aux *cancers du
goudron* qu'on avait observés chez les ramoneurs, goudron-
neurs, paraffineurs, ouvriers en briquettes de houille, etc., est
également d'origine toxique. Bayet (1919) a montré l'analogie
complète qui existe entre cette dermatose et l'arsenicisme
cutané; il la croyait causée par l'arsenic que renferme le coaltar,
ce qui n'a pas été confirmé. Le cancer du goudron est le plus
souvent de l'épithéliome spino-cellulaire, mais peut appartenir
à d'autres espèces et même aux sarcomes. Chez l'homme il
siège particulièrement à la région génitale et aux extrémités. Je
rappelle qu'on réalise d'une façon régulière, sur des souris
blanches badigeonnées au goudron ou sur le lapin, la production
de cancers de diverses structures; Br. Bloch et Widmer ont
réussi avec des constituants distillés du goudron, ne contenant
ni azote, ni soufre, ni arsenic; Kennaway avec des goudrons
synthétiques (isoprène). La paraffine injectée à l'homme dans
un but esthétique a donné lieu parfois à des tumeurs d'allure
maligne (p. **351**).

G. — Une dystrophie de cause physique, la *radiodermite
professionnelle* (p. **638**), aboutit presque fatalement, lorsqu'elle
est très accusée, à des excroissances verruqueuses, épithéliomes
papillaires qui évoluent en spino-cellulaires, à marche relativement lente.

H. — La *leucoplasie* (p. **278**), qui est le plus souvent d'origine syphilitique, avec un appoint d'irritations locales, est
précancéreuse au premier chef; elle est le substratum habituel,
mais non constant, des épithéliomes spinocellulaires des muqueuses et demi-muqueuses.

I. — J'ai accepté le nom d'*érythroplasie*, proposé par Queyrat (1911), pour une affection précancéreuse que j'avais décrite
avec mon maître A. Fournier (1893) et dénommée *épithéliome
papillaire nu.* L'érythroplasie se rencontre sur la muqueuse
buccale, sur la langue, les lèvres, les joues, le gland et le prépuce ou la vulve, sous forme d'une surface rouge, velvétique et
brillante, bien circonscrite. Son étiologie est inconnue; la syphilis

est inconstante chez les malades. Cette affection est très lentement extensive, indéfiniment persistante, et résiste à tous les topiques ; son excision ou sa destruction totale par une cautérisation complète, ou de préférence par la neige carbonique, s'impose, car tôt ou tard elle évolue en épithéliome spinocellulaire envahissant, avec emprise précoce des ganglions correspondants. La question diagnostique se pose avec une syphilide, un lupus tuberculeux des muqueuses, un épithéliome baso-cellulaire, et, aux parties génitales, avec une diabétide. L'examen histologique a révélé, dans les cas que je connais, des lésions un peu variables. Celles qui me paraissent les plus caractéristiques consistent en une hyperplasie, sans dyskératoses, des bourgeons interpapillaires ; accrus en largeur et en hauteur, ils sont abrasés superficiellement ; on trouve un infiltrat cellulaire très modéré dans la couche supérieure du derme. Dans d'autres cas, cliniquement analogues, on a rencontré des altérations dyskératosiques qui sont nettement du type *maladie de Bowen* (Hudelo et Cailliau, Richon, à la vulve, — G. Barbier, *Cong. Derm. fr.*, 1926, à la bouche).

Je pense donc que l'érythroplasie est un *syndrome clinique* qui peut être réalisé par la maladie de Bowen des muqueuses et demi-muqueuses, et par d'autres états papillomateux.

K. — En dehors des affections précancéreuses précédentes, il faut citer, comme devenant parfois le siège d'un épithéliome, toutes les *cicatrices*, en particulier celles de brûlures anciennes ; — le *lupus tuberculeux* (p. **780**) ; — les *ulcères* et *fistules* anciennes ; — exceptionnellement le *lupus érythémateux*, les *kystes* et *loupes*, etc.

Diagnostic des épithéliomes. — On ne saurait être complet en pareille matière, tant les formes cliniques sont variées. Au début, les épithéliomes doivent être distingués des verrues, des nævi, etc. — L'épithéliome spino-cellulaire ressemble parfois au chancre syphilitique ou aux syphilides tertiaires tuberculo-ulcéreuses, ou même à l'ulcère tuberculeux. On se rappellera sa nature néoplasique ; c'est une tumeur ulcérée, et non pas une ulcération à base indurée. — L'épithéliome plan cicatriciel est en réalité aisément distingué des eczématides, du lupus érythémateux, de la tuberculose verruqueuse ; plus communément, on peut avoir à se demander s'il ne s'agit pas d'une syphilide tuberculeuse ; mais la difficulté principale qui surgit à son occasion, est celle qui consiste à décider si telle tache de kératose est déjà épithéliomatisée ou non.

En tout cas, je rappelle ici la règle formelle et absolue que j'ai formulée plus haut (p. **280**) et qui prescrit, dès qu'il y a soupçon d'épithéliome, de demander à la *biopsie* une certitude qu'elle seule peut donner, et qui permettra d'instituer en temps opportun le traitement approprié ; il est nécessaire que l'examen histologique en soit fait très rapidement (coupes par congélation) pour que l'intervention, si elle est indiquée, puisse être faite sans aucun délai, dans les 24 heures si possible.

Pronostic et traitement. — Bien que le pronostic dépende essentiellement du type anatomo-clinique, il n'en est pas moins vrai que tout épithéliome, quel qu'il soit, doit être enlevé complètement ou totalement détruit. Les traitements internes, dits « traitements d'épreuve », par le mercure, les arsénobenzènes, etc., sont formellement contre-indiqués, parce qu'ils sont peu probants, et comportent une perte de temps qui peut être néfaste au malade ; la médication iodurée est franchement nuisible. C'est localement qu'il faut intervenir. Mais les diverses formes d'épithéliomes ne sont pas justiciables de la même intervention.

. Les verrucosités ou *épithéliomes papillaires* précancéreux peuvent être attaqués, suivant le cas, par la cryothérapie, le galvanocautère, l'électrolyse, la radiothérapie ou l'excision chirurgicale ; ce qui est essentiel et indispensable, c'est qu'ils soient *entièrement* et d'emblée enlevés ou détruits : agir autrement serait une lourde faute.

En ce qui concerne *l'épithéliome spino-cellulaire* ou *épidermoïde*, je me suis fait pendant longtemps le défenseur convaincu de l'idée qu'il est dangereux et coupable de le traiter par les radiations ; car j'en ai vu maints cas aggravés par cette médication qui, sous la forme où on l'employait naguère, donnait un coup de fouet à la prolifération du néoplasme. Mais la science a marché, les techniques se sont perfectionnées, et chaque année voit naître de nouveaux progrès. De plus en plus nombreux sont de nos jours les épithéliomes spino-cellulaires radicalement guéris par la radiothérapie, non seulement à la peau, mais aux lèvres, à la langue et au plancher de la bouche ; et cela même dans des cas mauvais ou inopérables, souvent avec ganglions palpables ou sûrement cancéreux. Vu l'extrême diversité des cas, les statistiques sont difficiles à dresser ; cependant pour donner une idée des résultats acquis, je rapporterai les chiffres globaux donnés par Cl. Regaud et ses collaborateurs (*Paris Méd.*, 16 avril 1927) : la proportion des guérisons complètes, y compris les cas avec envahissement ganglionnaire, est, pour les cancers épidermoïdes des lèvres de 61,4 pour 100, de la langue et du plancher de la bouche de 28 pour 100, et cela avec ou sans intervention chirurgicale sur les ganglions (Roux-Berger et O. Monod. *Soc. nat. de Chir.*, 4 mai, et *Presse Méd.*, 13 juillet 1927).

D'une façon générale, on peut à l'heure actuelle formuler les règles suivantes : toute irradiation doit être « stérilisante », sinon elle diminue la sensibilité des cellules néoplasiques (radio-vaccination) et du même coup la vitalité des tissus sains, ce qui rend la maladie incurable ; — les doses doivent être exactement précisées et leur application doit être étendue sur une période déterminée ; — la curiethérapie au radium par appareils moulés est la technique de choix, préférable à la rœntgenthérapie et la radiumpuncture, laquelle n'est qu'exceptionnellement nécessaire ; — les indications respectives de la chirurgie opératoire seule, en raison des mutilations qu'elle impose, de la combinaison : curiethérapie locale avec extirpation des ganglions suspects, etc., ne sont pas affaire de « préférence », mais découlent directement des conditions du cas particulier, et pourront encore varier à la suite d'une expérience plus prolongée. — L'exposé sommaire de ces quelques règles principales du traitement de l'épithéliome spino-cellulaire fait ressortir combien serait aléatoire, et on peut même dire répréhensible, un « essai de radiothérapie », ou une application de diathermie, etc., en un mot l'emploi d'une méthode moins précise que celle dont nous sommes redevables aux recherches scrupuleusement poursuivies par l'école de l'Institut Curie de Paris.

Il n'en reste pas moins vrai que l'épithéliome spino-cellulaire est moins sensible aux radiations que le baso-cellulaire ; il exige des traitements plus brusques et violents. Cette résistance relative s'étend aux *épithéliomes mixtes* et *intermédiaires*,

lesquels doivent être traités comme des spino-cellulaires; reconnus dès leur début, ils sont faciles à exciser.

La *radio-sensibilité* différente des diverses espèces de cellules,
à laquelle je viens de faire allusion, n'a rien d'absolu et est
surtout une affaire de degré; en effet, tous les éléments vivants
sont radio-sensibles, puisque tous peuvent être tués. Mais il
faut tenir compte de l'échelle de leur sensibilité et de la modalité de celle-ci.

L'*épithéliome baso-cellulaire* est très radiosensible; son traitement de choix est la radiothérapie selon les règles ci-dessus. Il fond rapidement mais repousse avec une déplorable facilité s'il n'a pas été complètement stérilisé du premier coup. La
dose, exactement déterminée, doit être plus douce et prolongée;
on doit l'appliquer non seulement sur la tumeur ou l'ulcère,
mais sur sa zone d'essaimage. L'excision chirurgicale, en effet,
qui devrait dépasser largement les bords et le fond du néoplasme,
obligerait à des mutilations inutiles et, si une rechute survenait, les conditions seraient déplorables; ce n'est qu'au cas
où la tumeur est bourgeonnante, qu'il pourra être avantageux
de combiner une excision partielle avec la radiothérapie.

Il me faut rappeler qu'on a autrefois guéri un très grand
nombre d'épithéliomes plans cicatriciels, d'« ulcus rodens » des
auteurs, par la curette et le chlorate de potasse, par le galvanocautère et par toute une série de caustiques. Le plus commode,
le plus électif d'entre eux, c'est l'acide arsénieux employé à
peu près suivant le *procédé de Cerny-Trunececk*; il est si simple,
et je lui ai dû tant de succès, que, bien que les instituts de
radiothérapie soient aujourd'hui à la portée de presque tous les
praticiens, je crois bien faire de le décrire ici :

Après avoir curetté, excorié, ou brûlé au galvanocautère les
surfaces épidermisées, on les badigeonne au pinceau avec une
solution sursaturée d'arsenic (acide arsénieux 1, eau et alcool
à 90 degrés, ââ 50); on laisse sécher, et on recouvre de quelques flocons d'ouate. Au bout de cinq à huit jours on détache
la croûte; si la surface sous-jacente est blanche, il est à peu
près certain que tout le néoplasme est détruit; si elle est marbrée de gris et de rouge, on fait une série de cautérisations
nouvelles, jusqu'à résultat complet. Cette manière progressive
d'opérer donne une grande sécurité et ménage au maximum les
tissus sains; la douleur est rarement très vive et dure peu.

Le *nævocarcinome* a un pronostic sombre, en raison de sa tendance à la généralisation. Il est de la plus haute importance d'intervenir d'une façon précoce, avant que la dissémination soit réalisée. C'est l'électrolyse qui constitue le traitement de choix, le seul qui, à mon sens, soit réellement recommandable ; on lui doit un bon nombre de succès définitifs et quelquefois inespérés.

Il faut procéder d'une façon spéciale : j'ai l'habitude de plonger l'aiguille négative en bordure du néoplasme et de la conduire au-dessous de lui jusque tout près du bord opposé, et d'y faire passer, pendant deux ou trois minutes, un courant de 3 à 6 milliampères ; on fait de ces piqûres électrolytiques, distantes de 4 à 5 millimètres, et comme en « corbeille » au-dessous de la tumeur, autant qu'il est nécessaire pour qu'elle soit mortifiée en une seule séance. D'autres (Belot, etc.), ne recherchent pas la mortification immédiate. Chose singulière, sous l'influence de l'électrolyse, j'ai vu plusieurs fois disparaître des tumeurs de même nature, à distance de celle que je traitais, et non traitées elles-mêmes, ainsi que des ganglions lymphatiques vraisemblablement infectés. Cette méthode thérapeutique est nettement supérieure à l'excision chirurgicale, qui est dangereuse, étant souvent suivie de récidive ou de généralisation. Ravaut recommande la diathermo-électro-coagulation, qui est plus brutale et pourrait être réservée aux cas où l'électrolyse n'est pas possible. La radiothérapie et la curiethérapie sont inopérantes, et même nuisibles.

Dans le *carcinome secondaire*, le pronostic dépend bien plus de la tumeur principale et de ses généralisations ganglionnaires et viscérales, que des localisations cutanées. Celles-ci cèdent souvent remarquablement à la radiothérapie.

Pour le traitement des cancers épithéliaux inopérables et rebelles à la radiothérapie, en raison par exemple d'une sous-exposition préalable, il est un espoir : c'est celui de voir aboutir les tentatives qu'on a faites de divers côtés pour réaliser des *sérums cytotoxiques* spécifiques. Les résultats obtenus par exemple par Coulaud dans les goitres et cancers thyroïdiens, sont encourageants pour l'avenir.

TUMEURS CONJONCTIVO-VASCULAIRES

Cette classe comprend des néoplasmes très divers, mais qui, en dernière analyse, tirent tous leur origine des tissus provenant de cette portion du feuillet embryonnaire moyen qu'on nomme le mésenchyme.

Parmi ces tumeurs, les unes ont à peu de chose près la structure de tissus normaux : il en est ainsi des fibromes, lipomes, myomes, angiomes, etc. — D'autres ont une constitution telle, qu'elle semble résulter d'une surcharge locale de matières élaborées, qui ne sont peut-être pas étrangères qualitativement à l'organisme normal, mais qui le sont certes quantitativement : de cet ordre sont les *xanthomes*, l'*urticaire pigmentaire* et les *tophus* de la goutte, qu'on peut regarder comme des tumeurs par rétention. — Dans un dernier groupe nous trouvons une structure rappelant les tissus embryonnaires ou inflammatoires ; en pareil cas, tantôt l'évolution est bénigne, comme dans les *botryomycomes*, — ou au contraire d'une haute malignité, comme dans les *sarcomes*.

Fibromes. — En dehors des fibromes molluscums que j'ai mentionnés parmi les nævi, on connaît des *fibromes durs*, dermiques ou hypodermiques, de volume très variable, pouvant apparaître à un âge quelconque, quelquefois multiples, ne récidivant généralement pas après ablation. Ils sont formés d'un tissu fibreux dense sans réseau élastique, et peuvent subir la dégénérescence graisseuse, xanthomateuse, muqueuse, ou calcaire. Certaines de ces tumeurs m'ont paru être des sarcoïdes devenues fibreuses ; d'autres ont pu être considérées comme des chéloïdes sous-cutanées.

Sous le nom de *nævi fibreux* (*Bindegewebsnævi*) Lewandowsky puis Jadassohn, Sachs, Gutmann, ont signalé des nodules lenticulaires durs et blancs, à peine saillants, quelquefois groupés en disposition zoniforme.

Je rappelle les *nodosités juxta-articulaires* (p. 353). — Je parlerai plus bas des *Fibrosarcomes* (p. 1029).

Les **Chéloïdes** (de χηλή, pince d'écrevisse) ne sont histologiquement que des fibromes durs; mais par leur étiologie, leur aspect et leur évolution clinique, elles prennent un intérêt tout particulier.

Les chéloïdes s'observent de préférence sur les enfants et les sujets jeunes; la race nègre y est prédisposée. Leur siège d'élection est sur la poitrine, sur le cou, aux oreilles; elles sont plus rares sur les membres.

On a distingué des chéloïdes *cicatricielles*, et des chéloïdes *spontanées*; ces dernières sont discutables, attendu que le traumatisme ou la lésion dermique préalable peuvent avoir été méconnus ou oubliés. Une chéloïde peut se développer soit sur une cicatrice de brûlure (fig. 209), de lupus, d'écrouelles, etc., qui dès lors devient plus qu'hypertrophique ou difforme (p. **439**); soit à la suite d'un traumatisme léger, excoriation, vaccine, perforation du lobule de l'oreille, piqûre de sangsue, ou de l'application d'un vésicatoire, de teinture d'iode, etc.; elle peut encore succéder à des furoncles, à des syphilides, ou à des pustules d'acné. Dans ce dernier cas, les chéloïdes sus-acnéiques, disséminées sur le thorax et sur la figure, n'ont rien de commun avec l'affection appelée acné chéloïdienne de la nuque (p. **515**). A la suite des blessures de la grande guerre les chéloïdes ont été plutôt rares.

Quel qu'en soit le point de départ, une chéloïde débute par une induration circonscrite, intradermique et saillante, qui grossit en peu de semaines ou de mois. Elle devient une sorte de tumeur très dure, à surface lisse, unie ou bosselée, rosée ou blanche, à bords abrupts ou en pente douce, de forme globuleuse, ovalaire ou fréquemment allongée; elle dépasse souvent les limites de la lésion originelle et peut atteindre le volume d'un œuf, ou former une bande ou

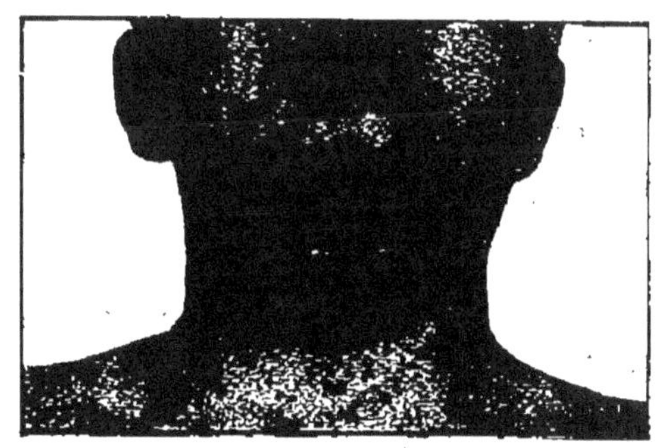

Fig. 209 —.Chéloïde du cou, sur une cicatrice de brûlure.

un bourrelet plus gros qu'un doigt. Assez souvent les bords ou les extrémités des chéloïdes présentent des irradiations fibreuses, des brides parfois bifurquées, qui ont suggéré à Alibert le nom donné à ces tumeurs. L'indolence est absolue, ou bien le malade ressent des picotements pénibles.

Après avoir augmenté de volume et d'étendue pendant quelques mois ou années, une chéloïde reste stationnaire ou peut même entrer spontanément en régression. L'ablation chirurgicale est suivie de récidive, si la tumeur était récente et non complètement arrêtée dans son développement. Cette récidive se fait souvent, non pas dans toute l'étendue de la cicatrice opératoire, mais dans une portion de celle-ci, dans quelques-uns des points de suture et non dans tous. D'autre part, dans le cas d'acné devenant chéloïdienne par exemple, ce ne sont que quelques-unes des pustules, et non toutes, qui subissent cette évolution. On peut conclure de ces faits, ainsi que je l'ai fait remarquer, que le développement des chéloïdes n'est pas lié à une condition de terrain, à la diathèse scrofuleuse ou fibro-plastique (?) comme on l'a dit, mais à une infection locale. Je suis porté à croire, avec T. Fox, N. Hyde, etc., que cette infection est, le plus souvent au moins, de nature tuberculeuse, et que les chéloïdes, ou une certaine catégorie de chéloïdes, sont des tuberculides ou tuberculoses atténuées. Leur structure est celle d'un fibrome très dense, à faisceaux connectifs adultes, riche en mastzellen (Mantegazza, 1897). Le caractère quelquefois familial des chéloïdes, déjà noté par Hebra, n'apporte par lui-même pas d'indication sur leur nature. Mais la rencontre, en coïncidence avec des chéloïdes multiples familiales et spontanées, de troubles *endocriniens*, tels que la maladie de Basedow (Widal, Hillemand, Laporte, *S. M. H.* juillet 1926), oblige à rouvrir la question d'une espèce particulière de chéloïdes, qui ne seraient ni traumatiques ni infectieuses.

Dans le *traitement* des chéloïdes on a fait intervenir une foule de médicaments, l'iodure, l'arsenic, l'huile de foie de morue, les salicylates, la thiosinamine et la fibrolysine ; localement tous emplâtres, la douche filiforme, la cryothérapie, les scarifications, les injections interstitielles d'huile créosotée et autres, etc. J'ai dit l'inconvénient de l'ablation chirurgicale, le danger de récidive plus large et plus difforme.

Je me suis bien trouvé de la radiothérapie. Une ou deux séances donnent une amélioration notable ; avant de pousser plus loin il faut réveiller la vitalité du tissu fibreux, par l'électrolyse négative par exemple, ou par des scarifications profondes et espacées ; puis on reviendra aux rayons X qui auront repris alors une activité. Cottenot a trouvé l'action du radium supérieure à celle des rayons X. L'électrolyse négative, au moyen d'aiguilles plongées dans la tumeur, compte des succès ; mais la méthode d'ionisation iodée de Bourguignon, au moyen d'une solution d'iodure de potassium, paraît bien préférable. La question du choix du traitement, suivant les cas, est encore pendante.

Lipomes. — Les *lipomes circonscrits* sont d'ordre chirurgical. — Les adiposes localisées (A. Leri, *Monde Méd.*, oct. 1924) telles que la *maladie de Dercum-Marie*, l'*adéno-lipomatose symétrique*, le *pseudo-lipome sous-claviculaire* de Verneuil et d'autres lipomatoses, rentrent dans le cadre des maladies générales.

Les **lipomes sous-cutanés multiples** se développent chez certains sujets, par poussées, au nombre de quelques-uns à plusieurs milliers. Leur structure est celle du tissu adipeux normal ; leur volume va de celui d'un pois à celui d'une mandarine ; leur consistance est molle, lobulée, parfois pseudo-fluctuante ; leur distribution est souvent plus ou moins symétrique. Le diagnostic doit être fait avec la maladie de Recklinghausen. Il s'agit probablement d'une maladie nævique.

Les fibromes sont parfois partiellement lipomateux. — Certains angiomes, dits lipogènes, tendent à se transformer en lipomes.

Myxomes. — La grande majorité des prétendus myxomes de la peau, tumeurs molles composées de tissu conjonctif muqueux, sont probablement des *éléphantiasis partiels* ; il en était ainsi du cas de tumeur de la vulve que j'ai figuré (p. **477**, fig. **116**), lequel avait été diagnostiqué myxome. Ils siègent de préférence aux organes génitaux et aux paupières. — En dehors de ces faux myxomes, on connaît de *vrais myxomes* sous-cutanés, reliquats embryonnaires, d'une extrême rareté, — et des *myxo-sarcomes*.

Myomes. — Les *dermatomyomes* ou *liomyomes cutanés*

ont été magistralement décrits par E. Besnier (1880). Ces tumeurs sont formées de fibres musculaires lisses en réseau et en faisceaux entre-croisés, entremêlées de tissu conjonctif et parfois de cellules rondes. On en distingue trois variétés : — Les *myomes multiples*, qui se développent en un point quelconque du tégument, aux dépens soit des muscles arrecteurs des poils, soit des cellules musculaires des vaisseaux. Ils affectent la forme d'élevures rosées, disséminées ou agminées, au nombre de quelques unités à une centaine, et atteignent les dimensions d'un pois ou d'une noisette au plus. — Les *myomes dartoïques*, moins rares, et connus déjà de Virchow et Forster, ne se rencontrent que là où existe une couche dartoïque (aréole mammaire, scrotum, grandes lèvres), sont souvent solitaires, et atteignent le volume d'une amande ou même du poing. — Les *myomes sous-cutanés* (R. Soupault et Mlle Pommay. *Ann. An. P.*, 1924) siègent n'importe où. — Tous les myomes peuvent être douloureux et durcissent sous l'influence de la pression, des irritations locales ou de l'action du froid, qui provoquent la contraction des fibres musculaires.

On les traite par l'excision. Burnier et Marcel Bloch ont réussi à les faire disparaître dans un cas par l'électrolyse bipolaire. J'ai constaté que, malgré l'analogie avec les myomes utérins, la radiothérapie est inefficace, et n'ai pas réussi non plus par l'ionisation.

Névromes. — Ce groupe ne renfermait naguère que les tumeurs intra-dermiques ou sous-cutanées, dures et douloureuses, uniques ou multiples, appelées *tubercules sous-cutanés douloureux*; elles étaient de nature diverse (névromes, myomes, etc.).

De nos jours il serait notablement accru s'il se confirme qu'on doive y faire rentrer, avec Masson, les *nævi cellulaires* (p. 958), *lentigos*, *nævocarcinomes* (p. 988), *tumeurs glomiques* (p. 1010) — et avec les neurologistes, la *maladie de Recklinghausen* (p. 961).

Tumeurs calcaires. — En dehors des ostéomes vrais de la peau, qui sont exceptionnels, des fibromes calcifiés, des épithéliomes calcifiés, des loupes et kystes pétrifiés, et des phlébolithes, on est en présence de faits disparates :

1° Les *tumeurs pierreuses* de Poirier, lobules adipeux calcifiés, du volume d'un grain de blé, qui se rencontrent isolés sur la face interne du tibia chez des sujets âgés, sont probablement dues à une calcification de veinules ou de lymphatiques ayant gagné les tissus voisins.

2° Les *kystes calcaires sous-cutanés*, souvent multiples, qui ont été signalés par divers auteurs (Bayle, *Th. de Paris*, 1905), semblent parfois d'origine traumatique. — Il en est qui débutent par des sortes d'abcès froids à contenu granuleux et grumeleux ; ils peuvent se multiplier et conduire à la mort avec phénomènes généraux ; cette dernière circonstance a conduit à supposer leur nature infectieuse ; Milian a décrit cette forme comme « coccidiose sous-cutanée. »

3° Le type morbide le mieux défini est celui des *concrétions calcaires sous-cutanées*, dont on connait depuis P. Fernet et Nahan (1919), et dont j'ai observé moi-même, plusieurs exemples (fig. 210). Il s'agit de tumeurs dures du volume moyen d'un pois, naissant sur des sujets jeunes ou adultes à la pulpe ou sur la face latérale d'un doigt, se multipliant après quelques mois ; elles donnent au tégument un aspect bosselé,

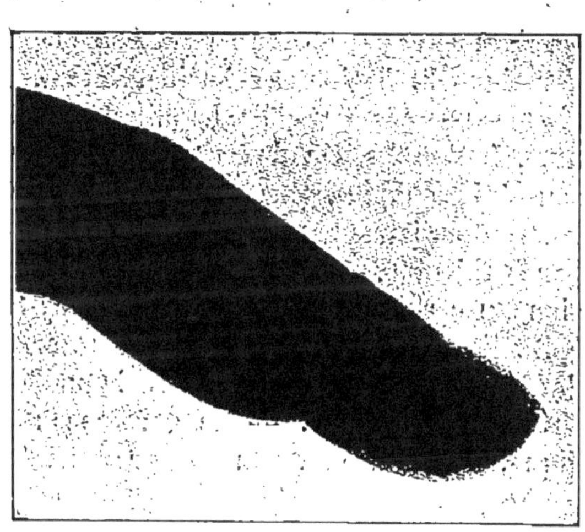

Fig. 210. — **Concrétions calcaires sous-cutanées** femme de 57 ans ; radiographie de l'index.

il en apparaît sur d'autres doigts ou orteils, à la paume des mains ou à la plante des pieds, et autour des grosses articulations. Elles contiennent des concrétions composées de phosphate et de carbonate de chaux, indépendantes du squelette. Sur des coupes de biopsies, les grains calcaires sont entourés de cellules géantes et de capillaires en réaction endothéliale. M.-P. Weil, Guillaumin et Weismann Netter (*An. Derm.*, 1924) ont insisté sur la coïncidence éventuelle de cette affection avec de l'asphyxie ou syncope locale des extrémités, avec des troubles thyro-ovariens et de l'hyperphosphatémie. Ces constatations tendent à indiquer une parenté entre cette forme et la suivante.

4° Les concrétions calcaires et les ostéomes de la *sclérodermie* dont j'ai parlé ailleurs (p. 458 et 463) sont considérés comme en relation avec des dysendocrinies.

Colloïd milium. — Ce nom, très défectueux, désigne de petites tumeurs jaunâtres, translucides, indolentes, du volume d'une tête d'épingle à celui d'un pois, qu'on peut rencontrer, disséminées ou plus ou moins conglomérées, sur la face, le cou et les extrémités supérieures d'adultes de l'un ou de l'autre sexe (p. 472). Elles ressemblent à première vue à des kystes séreux; on peut en exprimer une sorte de gelée, ou les énucléer à la curette. Balzer a montré qu'elles sont constituées par un tissu colloïde; on y a constaté une dégénérescence du tissu dermique en élacine et collacine. Milian, qui a publié naguère (1917) un cas de colloïd milium, croit qu'il s'agit d'une prolifération limitée de certains blocs de fibres conjonctives sous-épidermiques, avec dégénérescence hyaline. Les foyers se colorent en jaune par le réactif de Van Gieson et en bleu opaque par la thionine. — Un peu d'attention permet d'éviter la confusion du colloïd milium avec des hidrocystomes, hidradénomes, épithéliomes, des lupomes ou des sarcoïdes, ainsi qu'avec l'atrophie sénile colloïde (p. 470), laquelle au surplus est étalée en nappe et diffuse. — Le galvanocautère, la neige carbonique, ou la curette, peuvent être utilisés pour le traitement.

Angiomes.

Les angiomes sont des tumeurs ou des taches qui résultent d'une hyperplasie avec ectasie des vaisseaux. Ils sont de nature nævique et souvent congénitaux. Ceux du système vasculaire sanguin sont appelés *angiomes* tout court, ou *hémangiomes*; ceux du système lymphatique, *lymphangiomes*; on rencontre des tumeurs mixtes.

Hémangiomes. — L'hyperplasie et l'ectasie portent sur les veines, accessoirement sur les capillaires, et à un moindre degré sur les artérioles.

Selon leur aspect clinique et l'échéance de leur apparition, on en distingue plusieurs formes :

a. Les **angiomes plans** ou *nævi vasculaires plans*, « taches de vin » du vulgaire, sont des taches de forme, de contour et de dimensions très variables, punctiformes, ou en nappes très étendues. Leur couleur est, suivant les moments, rosée, rouge vif, ou violette. Ils sont surtout fréquents à la face et autour des orifices naturels. Pollitzer en a trouvé à la nuque, à la limite du cuir chevelu, sur un tiers des enfants âgés de moins d'une semaine ; mais la plupart disparaissent avec le temps. On peut en voir sur les muqueuses. Chez des épileptiques et arriérés, on peut en trouver des placards sur tout le corps et sur les membres. Ces angiomes sont généralement congénitaux. Quelquefois ils sont hypertrichosiques.

On appelle *nævi anémiques* (Vörner, Jadassohn et Stein, Martinotti) des taches pâles, bien circonscrites, avec ou sans télangiectasies, qu'on n'observe guère qu'en coïncidence avec des angiomes plans ; elles en représentent en quelque sorte un négatif, étant dues à une agénésie vasculaire locale.

b. Les **angiomes tubéreux** sont primitifs ou résultent du développement des précédents. Tantôt ils ne forment qu'une saillie peu accentuée, réductible à la pression, bien circonscrite ou à bords diffus ; — d'autres fois ils sont volumineux et peuvent déformer plus ou moins les lèvres, le nez, les paupières, les oreilles, la langue, jusqu'à leur donner un aspect monstrueux. La surface en est rouge vif et granuleuse, ou bleu foncé et lobulée, suivant la profondeur des lésions. Ceux de la joue et des lèvres s'étendent parfois à leur face muqueuse. On les voit souvent limités assez exactement à la ligne médiane. En dehors de leur aspect hideux, ces tumeurs peuvent être gênantes et, étant exposées aux traumatismes, peuvent saigner abondamment.

On a observé quelques cas rares d'angiomes devenus ulcéreux, par infection ou par oblitérations vasculaires (Milian et Delarue, *S. fr. Derm.*, mars 1927).

Le *pronostic* et le *traitement* de ces angiomes sont variables.

Il en est qui ont une tendance naturelle à la guérison, par transformation lipomateuse (angiomes lipogènes), ou scléreuse ; —
d'autres persistent simplement ; — d'autres enfin sont progressifs. Lorsqu'un nouveau-né est atteint d'un angiome, on doit
donc, avant d'intervenir, s'assurer de la catégorie à laquelle il
appartient ; dans les deux premiers cas on peut attendre ; dans
le troisième, il faut agir de suite.

Pendant longtemps on n'a eu le choix qu'entre les procédés
suivants : la compression, généralement inefficace ; — les cautérisations ignées ou par les caustiques, qui donnent de vilaines
cicatrices ; — l'*ablation chirurgicale*, méthode de choix quand
les dimensions et le siège de l'angiome s'y prêtent ; — les scarifications, avantageuses dans les nævi plans peu étendus ; — la
vaccination, rarement applicable ; — enfin l'*électrolyse*. Cette
dernière, bien réglée par Brocq, se fait de préférence avec le
pôle positif, avec des intensités de 2 à 10 milliampères pendant
1 à 5 minutes ; on multiplie le nombre des piqûres et des
séances, jusqu'à résultat satisfaisant.

De nos jours on dispose en outre de la *radiothérapie* et du
radium, ce dernier préférable dans le cas de nævi tubéreux peu
profonds et peu volumineux ; mais les radiations ne sont pas
toujours efficaces et leur emploi en cette matière est des plus
délicats ; la production d'une radiumdermite serait désastreuse.
— La *cryothérapie*, par la neige carbonique, avec les nouveaux
appareils, constitue un progrès considérable : habilement maniée
elle laisse des cicatrices peu apparentes. C'est le procédé de
choix pour les nævi vasculaires plans ; il est souvent applicable
à ceux qui sont modérément tubéreux. — Les angiomes tubéreux volumineux sont du ressort de la *chirurgie*. On a pu traiter
des angiomes sous-cutanés par l'*air surchauffé* après incision
de la peau.

c. Les **angiomes multiples progressifs** constituent une
forme clinique dont j'ai observé plusieurs exemples, sur la
figure ou sur les extrémités de sujets jeunes ou adolescents. Il
s'agit de nodosités d'abord sous-cutanées, de consistance ferme,
mais réductibles, se multipliant, et soulevant la peau ; celle-ci
prend à leur niveau une teinte ardoisée ; plus tard elle est
envahie et devient le siège d'un bourgeon violacé, dépressible
et saignant facilement. On peut voir dix ou quinze de ces

tumeurs, du volume d'un grain de plomb à celui d'une forte noisette, s'échelonner sur la plante du pied et sur la jambe, ou se disséminer sur la face. L'évolution dure de six mois à deux ou trois ans; ultérieurement quelques-uns de ces angiomes s'étalent en nappes fort étendues, à bords diffus, tandis que d'autres restent stationnaires ou régressent spontanément. — Le diagnostic d'avec la sarcomatose pigmentaire de Kaposi, les sarcomes télangiectasiques, ou le nævocarcinome, est établi par un examen attentif ou par la biopsie, qui montre du simple angiome caverneux. — Je me demande si les cas de cet ordre ne représentent pas une forme sporadique et fruste, sans hémorragies par les muqueuses, de la maladie d'Osler dont je vais parler. — Il y a grand intérêt à traiter ces angiomes alors qu'ils sont encore petits, par la neige carbonique, ou par les piqûres électrolytiques qui les guérissent facilement.

d. **L'angiomatose hémorragique héréditaire** (*telangiectasia hereditaria hæmorrhagica* d'Osler, 1901) est une maladie familiale singulière, encore peu connue. Elle est caractérisée dès l'enfance par des épistaxis à répétition, puis vers l'âge de 20 ans par l'apparition d'angiomes multiples, saillants, atteignant le volume d'un pois et saignant facilement; les hémorragies peuvent conduire à une anémie grave. Les angiomes et télangiectasies siègent surtout à la face et sur les muqueuses nasale, buccale, etc., quelquefois aux extrémités. Gjessing (de Copenhague, 1916) a rassemblé l'histoire d'une vingtaine de familles qui en présentaient un nombre variable de cas; on en a rencontré en tous pays. Il est remarquable que les signes hématologiques diffèrent essentiellement de ceux de l'hémophilie, mais sont du même ordre que ceux de l'hémogénie, dont P.-E. Weil (1926) tend à rapprocher la maladie d'Osler.

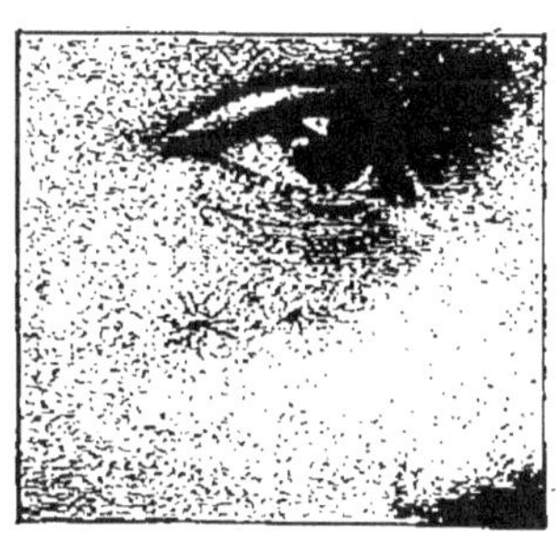

Fig. 211. — Angiome stellaire, ou *nævus vasculaire aranéen*.

e. Les **angiomes stellaires** sont des nævi très communs, qui apparaissent souvent tardivement aux environs de la puberté ou plus tard encore. Ils sont composés d'un point central rouge et saillant, d'où rayonnent des arborisations télangiectasiques rappelant des pattes d'araignée (fig. 211). Une pointe de galvanocautère au rouge sombre, ou une piqûre électrolytique, en ont aisément raison.

f. Les **points rubis** sont des angiomes punctiformes ou tout au plus lenticulaires, un peu saillants, qui se développent avec une grande fréquence et en grand nombre sur le tronc et les membres des individus ayant dépassé la quarantaine. On a voulu leur attribuer une valeur révélatrice d'un cancer viscéral, ce qui a été controuvé. On peut les considérer comme des nævi vasculaires tardifs.

g. Les **angiokératomes** *de Mibelli* s'observent sur les extrémités de jeunes sujets acro-asphyxiques, atteints d'engelures, de tuberculose ganglionnaire, etc.; aussi Leredde les avait-il rangés dans les tuberculides. Mais il peut s'en produire à tout âge, même chez le vieillard (S.-E. Beck). Ils se présentent sous l'aspect de petites taches d'un rouge vif, groupées ou agminées, siégeant surtout sur la face dorsale des mains et des doigts, ainsi que sur leur face palmaire. Leur surface devient généralement hyperkératosique et verruqueuse; quelquefois ces angiokératomes peuvent disparaître spontanément. On les traite, comme les points rubis, par le galvanocautère.

En dehors du type Mibelli, on connaît de nombreux exemples d'hyperkératose sur des angiomes vasculaires et des télangiectasies quelconques, même chez les vieillards. On doit donc, à côté des angiokératomes, distinguer un syndrome banal: **angiomes verruqueux**. Un bon nombre sont d'ordre nævique et d'origine congénitale; j'en ai observé plusieurs cas, même sur la langue; sur le *scrotum* ils ne sont pas très rares (Fordyce, 1896, Sutton), associés ou non à des lésions semblables du tronc et des membres inférieurs (Stümpke); Fabry (*A. f. D.*, 1916, Bd. 123) a rassemblé les cas connus à l'époque.

h. Les **tumeurs glomiques** de Masson (*Lyon chir.* et *S. f. D.*, 1924, *An. An. Path.*, 1927) sont de petits angiomes douloureux, intradermiques ou sous-cutanés; selon cet auteur elles dérivent des anastomoses artério-veineuses de certaines régions et ont une structure très complexe, d'où le nom de *glomus neuromyo-*

artériel. On en trouvée surtout dans les régions tactiles, dans le lit des ongles, et peut-être ailleurs. On les a souvent méconnues, les appelant tubercules douloureux, endothéliomes, périthéliomes, etc.

Lymphangiomes. — Les tumeurs, résultant d'une néoformation de vaisseaux lymphatiques avec dilatation, sont relativement beaucoup plus rares que les hémangiomes. Elles relèvent d'une malformation originelle, et doivent être considérées comme des *nævi vasculaires lymphatiques.* — La confusion qui en a été faite avec les varices lymphatiques a beaucoup obscurci le sujet. Voici, je pense, comment on doit comprendre la question :

Les **varices lymphatiques,** ou **lymphangiectasies,** sont des dilatations acquises des canaux lymphatiques préexistants de la peau ou des muqueuses. Elles sont généralement une complication ou un équivalent de l'éléphantiasis (**XVIII**); elles paraissent causées par une obstruction lymphatique en aval, canaliculaire ou ganglionnaire, sous l'influence de la tuberculose, de la syphilis, de la filariose, et surtout de l'érysipèle à répétition.

On observe des varices lymphatiques surtout à la bouche, sur la muqueuse de la lèvre inférieure, des joues et de la langue; elles affectent l'apparence de pseudo-vésicules claires, translucides, perlées ou acuminées, variant de nombre et de volume; elles deviennent quelquefois blanches et opaques, ou quelquefois rouges ou noires par pénétration de sang dans leur cavité. Ces pseudo-vésicules ressemblent un peu à des vésicules d'herpès, mais elles sont réductibles par la pression; de plus, lorsqu'on les pique avec une pipette, elles fournissent une quantité presque indéfinie d'un liquide clair, qui est de la lymphe et ne contient comme éléments cellulaires que des lymphocytes. Les tissus sous-jacents sont en état d'œdème chronique. — L'autre siège d'élection des varices lymphatiques ce sont les organes génitaux externes, dans les deux sexes. Aux membres elles sont en connexion avec l'éléphantiasis (p. **475**).

Ainsi, les varices lymphatiques peuvent se présenter sans tumeur, à titre de lésions acquises, secondaires à un processus provoquant la stase de la lymphe, et dans ce cas sont pour une bonne part de pathogénie mécanique. — Mais d'autre part, comme on va le voir, elles font aussi partie intégrante des lymphangiomes, et résultent alors d'une malformation.

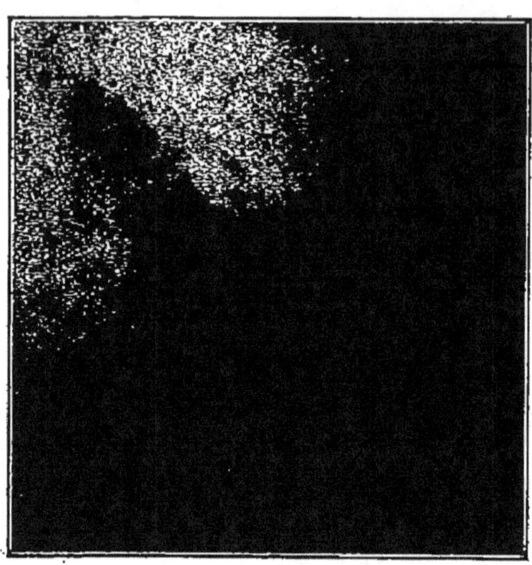

Fig. 212. — **Lymphangiome circonscrit du dos**, avec *varices lymphatiques*, chez une jeune fille de 19 ans.

Les **lymphangiomes circonscrits** sont des tumeurs congénitales ou apparaissant dès l'enfance, résultant d'une hyperplasie des vaisseaux lymphatiques avec ectasie. On peut en distinguer trois degrés : 1° une forme *superficielle* constituée uniquement par des varices lymphatiques, agminées en placard irrégulier et égrenées sur ses bords, le tout sur une base à peine indurée ; — 2° une forme moyenne, *dermohypodermique*, dans laquelle des groupes de varices surmontent une élevure rose ou lilacée, tumeur plus ou moins ferme, mal délimitée (fig 212) ; — 3° une forme *majeure*, caractérisée par des masses profondes, sans limite nette, parfois d'un volume énorme, pouvant occuper toute une région, le cou en entier, ou un segment d'un membre ou du tronc. Il n'est pas rare qu'aux pseudo-vésicules à liquide clair s'entremêlent des éléments rouges ou bleus contenant du sang ; ce fait a été l'objet d'interprétations diverses ; je pense qu'il s'agit d'une malformation portant sur les deux systèmes vasculaires, et qui dès lors mérite le nom d'*hémo-lymphangiome*.

Dans tous les lymphangiomes l'histologie décèle, en dehors des lymphatiques dilatés, la présence d'amas de cellules lymphoïdes parmi lesquelles on a pensé reconnaître des lymphoblastes ; leur groupement plus ou moins marqué en follicules, dans un réseau adénoïde, a suggéré l'idée que les lymphangiomes proviendraient de reliquats embryonnaires de tissu lymphoïde (Weichselbaum, Brunauer. *A. f. D.*, 1923, Bd. 142), ce qui les apparenterait aux lymphadénies.

Le siège des lymphangiomes et hémolymphangiomes est absolument quelconque, de préférence peut-être au cou et à la racine des membres ; mais j'en ai observé aux flancs, dans la région parotidienne, auprès du genou, à la face et même à la langue. Ils se développent dans l'enfance, sont progressifs, mais lents et indolents, en sorte que les malades consultent tardivement. Par accroissement interstitiel, ils peuvent produire des déformations monstrueuses. La présence de varices lymphatiques, en tels ou tels points de leur surface, constitue leur caractère distinctif essentiel.

On peut traiter le lymphangiome par l'extirpation, qui est rarement suivie de récidive si elle est complète, ou par l'électrolyse combinée à la radiothérapie. On détruit les petites varices lymphatiques superficielles par le galvanocautère, ou par la neige carbonique ; puis on fait une série de piqûres électrolytiques, bipolaires ou positives, en plongeant l'aiguille dans la tumeur, d'abord sur ses bords ; des séances de radiothérapie, plus ou moins filtrée, concourent à réduire de beaucoup la masse néoplasique ; j'ai observé des guérisons solides par ce procédé mixte.

Le *lymphangiome diffus primitif* se confond avec l'éléphantiasis congénital (p. 485).

Xanthomes.

Sous le nom de *xanthome* (W.-F. Smith) on désigne la maladie qui correspond aux *plaques jaunes des paupières* de Rayer, au *vitiligoïdea* d'Addison et Gull, au *xanthelasma* d'E. Wilson, etc.

Jusqu'à ces dernières années la nature de cette maladie paraissait fort mystérieuse ; hésitant à la considérer comme néoplasique, on a cru un moment à son origine infectieuse. On avait reconnu ses affinités, d'une part avec le diabète ou la glycosurie, d'autre part avec les ictères chroniques et les affections du foie en général. La teinte jaune de l'ensemble de la peau et des muqueuses sans cholurie, qui se voit chez beau-

coup de xanthomateux, était distinguée de l'ictère et appelée
xanthochromie (Besnier), ou à l'étranger « aurantiasis cutis » ;
on a reconnu qu'elle est due à un lipochrome. On connaissait
des cas de xanthome familial ou héréditaire.

Les travaux plus récents, dus à Pinkus, Pick, Erich Smidt,
Arning, et surtout au professeur A. Chauffard avec Grigaut et
Guy Laroche, nous ont révélé que le xanthome est en relation
avec la cholestérinémie. En effet la substance grasse qui
abonde dans ses lésions et qui les caractérise, n'est pas une
graisse ordinaire, c'est-à-dire un éther gras de la glycérine ;
c'est un lipoïde et, dans l'espèce, un *éther gras de la cholestérine*. La nouvelle doctrine est donc la suivante :

La cholestérine, qui fait partie intégrante de la constitution
de tous nos éléments, se trouve normalement dans le sérum
sanguin à un taux qui, selon Grigaut, oscille entre 1 gr. 20
et 1 gr. 80 pour 1000 ; elle provient pour une faible part de
nos aliments, en majeure partie d'une sécrétion interne de
divers tissus et organes, parmi lesquels figurent surtout les
capsules surrénales, et accessoirement les corps jaunes de
l'ovaire. Elle est éliminée par la bile, soit en nature, soit
peut-être sous forme d'acide cholalique. Son rôle antihémoly-
tique et antitoxique est bien établi. La cholestérinémie augmente pendant la grossesse et l'état puerpéral, et pendant les
époques menstruelles ; abaissée généralement au début des
infections, elle s'accroît à la convalescence. C'est au cours du
brightisme, et surtout dans les ictères par rétention, qu'elle
atteint le taux le plus élevé. Avec le diabète ses rapports sont
inconstants ; lorsque le diabète coïncide avec le xanthome, ce ne
serait qu'au titre de phénomène parallèle, dépendant également-
ment d'un trouble de la fonction pancréatico-hépatique et en
particulier de l'hyper-cholestérinémie, qui est commune aux
deux maladies (Chauffard, 1920).

On admet que lorsque la cholestérine est insuffisamment
éliminée et en excès dans le sang, elle peut se déposer en divers
points : à la peau, c'est le xanthome ; dans l'œil, ce serait l'arc
sénile de la cornée et la rétinite à plaques blanches ; dans les
parois artérielles, c'est l'athérome ; ou bien elle se concrète en
calculs biliaires dans la vésicule. Cependant, on ne saurait être
que frappé de la rareté de la coïncidence chez un même sujet
de ces divers dépôts. D'autre part on a vu des cas rares de

xanthome, et surtout de xanthélasma, sans hypercholestérinémie. Il ne faut pas se dissimuler que le problème renferme
encore quelques inconnues.

En clinique le xanthome se présente sous quatre formes :

A. — Le *xanthome plan des paupières*, auquel on
réserve plus spécialement le nom de **xanthélasma**, est la plus
commune. Il consiste en taches d'un jaune paille ou bistré,
nettement limitées, parfois un peu saillantes, qui occupent,
plus ou moins symétriquement, la partie la plus interne des
paupières (fig. 213) ou une certaine étendue de celles-ci. Leur
siège, leurs dimensions et leur couleur les font distinguer
des hidradé-
nomes et des
adénomes sé-
bacés de cette
région. — Le
xanthélasma
s'installe d'or-
dinaire insi-
dieusement
chez des adul-
tes et des vieil-

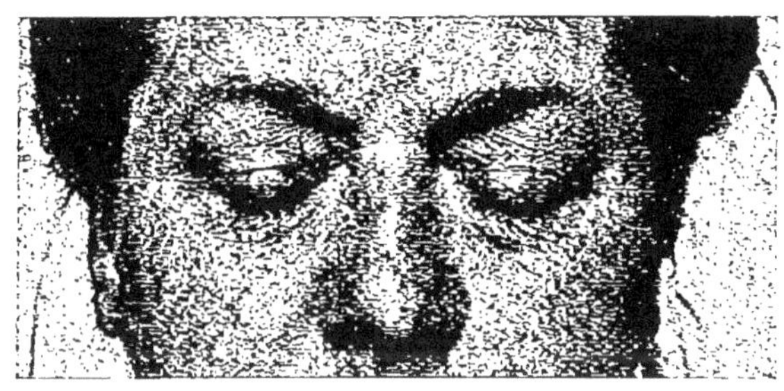

Fig 213. — Xanthélasma des paupières.

lards, un peu plus souvent chez des femmes, et cela à titre de
manifestation isolée du xanthome, et parfois sans trouble apparent de la santé. Il persiste indéfiniment ou progresse lentement. Exceptionnellement son apparition peut être brusque,
ainsi que je l'ai observé au cours d'une cirrhose hypertrophique avec ictère. Il est commun aussi de le voir coïncider
avec l'une quelconque des autres formes de xanthome.

De divers côtés on a soutenu que le xanthélasma serait une
affection distincte du xanthome. Pollitzer de New-York (1897 et
Derm. Studien, Bd 20) appuie cette opinion du fait qu'il l'a
vu constitué par une dégénérescence cholestérino-graisseuse
des fibres striées des muscles intradermiques (paupières, peau-
cier du cou, langue, luette), et que jamais il ne subit l'évolution fibreuse. Il s'agit à mon sens, dans ces cas, d'une xanthomisation du tissu musculaire, comme j'en ai observée dans une
petite tumeur de la langue.

B. — Le *xanthome éruptif*, ou *xanthome tubéreux multiple*, est plus rare ; on peut le rencontrer à tout âge, même chez de jeunes enfants (fig. 214). Il est constitué par des élevures papuleuses ou tubéreuses, des dimensions d'une tête d'épingle à celles d'une grosse fève, de couleur jaune d'or avec une aréole rosée, ou d'un rouge sombre plus ou moins violacé ; dans ce dernier cas on peut, au moyen de la vitropression, mettre en évidence la teinte jaune des éléments. Leur consistance est tantôt molle, tantôt ferme et même chéloïdienne. L'éruption peut être lente, progressive, et se faire par poussées successives ; ou brusque et se constituer en moins d'un mois ;

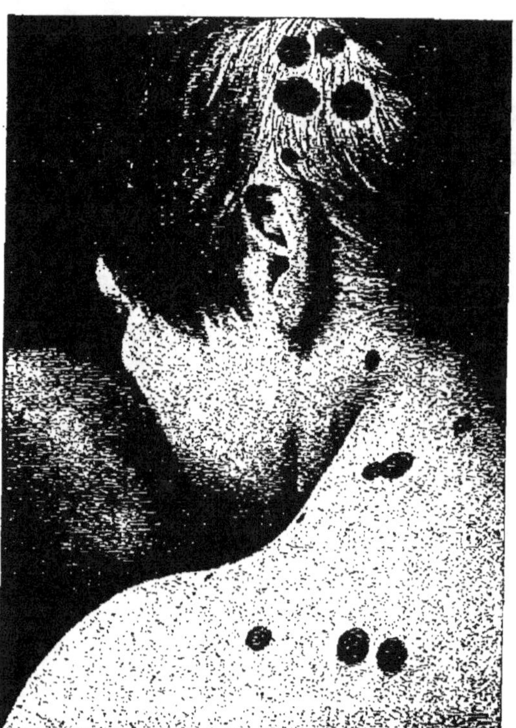

Fig. 214. — Xanthome éruptif, chez un enfant de 4 ans.

parfois elle apparaît sur des taches érythémato-ortiées persistantes.

Les éléments sont en nombre très variable suivant les cas, et quelquefois prurigineux ou douloureux. Ils se disposent, avec une certaine symétrie, surtout sur les coudes, les genoux, les épaules, les fesses, les articulations des doigts, le cuir chevelu. On a pu dire que le xanthome « aime les sommets ». Cette localisation résulte peut-être de ce que ces régions sont plus exposées aux heurts et aux froissements, car on observe assez souvent en même temps des stries linéaires jaunes sur les plis de flexion des régions palmaires et plantaires et des doigts, ainsi que du xanthélasma des paupières. C'est dire que l'infiltration xanthomateuse se fait de préférence aux points où la peau est souvent plissée ou froissée ; Chauffard a vu, chez une de ses malades, chaque point de piqûre d'injections cacodyliques devenir le centre d'un nodule xanthomateux. — Les éléments persistent indéfiniment, ou peuvent se résorber et disparaître.

D'après ce que j'ai dit ci-dessus des rapports éventuels du xanthome avec le diabète ou la glycosurie, il n'y a pas lieu de distinguer, avec Malcolm-Morris, Robinson, Tŏrŏk, etc., un *xanthome des diabétiques*; on avait décrit sous ce nom une forme aiguë de xanthome éruptif, temporaire ou intermittente, à éléments saillants, cerclés de rouge vif.

C. — Le ***xanthome congénital***, ou ***en tumeurs***, se traduit par des néoformations saillantes, globuleuses ou conglomérées, sessiles ou pédiculées, de coloration jaune, bistrée ou violacée, molles ou d'une dureté fibreuse, qui peuvent atteindre le volume d'une mandarine et plus. Elles occupent le sommet des coudes (fig. 215), des genoux, des épaules, et quelquefois d'autres régions encore. Quand ces tumeurs n'existent pas au moment même de la naissance, elles ne tardent pas à apparaître au cours des premiers mois de la vie.

Fɪɢ. 215. — **Xanthome en tumeurs,** chez une jeune fille de 19 ans. Il existait des tumeurs semblables sur l'autre coude, sur les deux genoux, et du *xanthélasma* des paupières.

D. — La ***xanthomisation secondaire*** a été rencontrée dans diverses tumeurs : des kystes de l'ovaire (Malassez), des tumeurs à myéloplaxes des gaines tendineuses de Lecène et Moulonguet, des sarcomes, hémangiomes (E. Petri), et surtout des nævi de toute nature. J'ai étudié un fibrome cutané qui, histologiquement, était xanthomateux. Cette infiltration cholestérique de néoplasmes quelconques, s'explique de nos jours très simplement.

Je crois devoir rappeler ici que le *pseudo-xanthome élastique*

(p. 471), dont les premiers cas observés ont pu être confondus avec le xanthome, est une dystrophie cutanée d'un tout autre ordre.

Anatomie pathologique. — Le sang des xanthomateux est loin d'être toujours manifestement lipémique, avec sérum lactescent. Le taux le plus élevé de cholestérinémie que Chauffard (1910) ait constaté chez les xanthélasmiques est de 1 gr. 90 pour 1000, et j'ai dit qu'elle peut manquer ; dans le xanthome multiple on a trouvé dans le sang 6 gr. de cholestérine pour 1000, et davantage.

L'*histologie* du xanthome montre que les lésions sont constituées par des amas, dans le derme, de grosses cellules conjonctives, d'aspect très spécial, polyédriques ou fusiformes, disposées souvent concentriquement autour des vaisseaux, à noyau central souvent déprimé, à protoplasma écumeux vacuolisé ; leurs vacuoles renferment les granulations grasses dont je vais parler ; ce sont les *cellules xanthélasmiques* de Chambard, qu'on appelle maintenant *cellules xanthomateuses*. Dans certains cas et notamment dans le xanthélasma, un bon nombre de ces cellules sont polynucléées et géantes (Touton) ; elles prédominaient dans un xanthome papuleux de Spillmann (1919). Les cellules xanthomateuses sont groupées en nodules ou en traînées, que séparent des tractus conjonctifs et élastiques. Il y a souvent une réaction fibreuse qui enserre les éléments spéciaux et donne à l'ensemble la consistance fibromateuse. L'épiderme est normal ou chargé de pigment. La substance grasse spéciale au xanthome, affecte généralement la forme de fines granulations ou de gouttelettes rondes, mais quelquefois aussi celle de cristaux en bâtonnets ou en fines aiguilles réunies en gerbes. Elle est en majeure partie comprise dans les cellules xanthomateuses ; on en trouve cependant presque toujours aussi dans les espaces intercellulaires. Elle est soluble dans l'alcool fort, dans l'éther et les essences, et fusible à la chaleur ; pour la voir il faut donc : fixer la pièce fraîche par les chromates, ou mieux par l'acide osmique ou la liqueur de Flemming (la coloration à la safranine et au picro-bleu de Dubreuilh donne de belles préparations : Spillmann et Watrin), ou par le formol ; faire les coupes par congélation, et les monter dans la glycérine. On constate alors que, de ces granulations, une bonne partie se colore mal par l'acide osmique, se teinte en rouge orangé par le Soudan III, et, comme Stoerk l'a observé le premier, qu'elles présentent à la lumière polarisée le phénomène de la double réfraction; il ne s'agit donc pas d'une graisse glycérique ordinaire, mais d'éthers de la cholestérine. D'autres granulations noircissent franchement par l'acide osmique, deviennent rouges par le Soudan, et restent obscures quand on croise les nicols; ce sont des graisses ordinaires. On peut rencontrer aussi des granulations d'hémosidérine. Ces diverses sortes de granulations que, comme Policard et Mangini, j'ai vues généralement coexister dans les xanthomes, sont irrégulièrement distribuées dans les lésions.

L'histologie ne permet pas de préciser si la xanthomisation résulte d'un simple dépôt, ou d'une absorption active, « macrophagique » par les éléments cellulaires. En tout cas les *cellules xanthomateuses* ne sont pas des éléments d'une espèce spéciale. Dans la majorité des cas ce sont des cellules conjonctives, souvent périvasculaires; une réaction fibreuse vient éventuellement s'adjoindre au processus. Pour l'école de Strasbourg (Masson, Pautrier, etc.) le dépôt lipoïdique se ferait exclusivement dans les éléments du système réticulo-endothélial ou tropho-mélanique de Borrel. En réalité *tous les éléments mésenchymateux* normaux ou ceux des néoplasmes sont aptes à se xanthomiser, avec une prédilection variable il est vrai. Dans les recherches sur l'*hypercholestérinémie expérimentale* du lapin (Anitschkow, auteurs japonais, etc.), par alimentation surabondante en lipoïdes ou par injections, on a obtenu des dépôts dans les organes lymphoïdes, et aussi dans la peau après y avoir provoqué des foyers inflammatoires, aseptiques ou non.

Au total le xanthome paraît l'expression d'un trouble du métabolisme des lipoïdes et des graisses, avec dépôt de ces substances dans les tissus; on peut donc le classer parmi les tumeurs par rétention.

Traitement. — On peut faire disparaître, presque sans cicatrices, les taches si déplaisantes du xanthélasma, et même les papules xanthomateuses, par des cautérisations très discrètes au galvanocautère, chauffé au rouge sombre. — Mais la médication essentielle est celle qui vise le trouble fonctionnel pancréatico hépatique. Le *régime hypo-cholestérinique,* conseillé par le professeur Chauffard, comporte la suppression des jaunes d'œufs, cervelles, civets, boudins, et la réduction des graisses animales ; l'alimentation consistera en viandes rôties et grillées, légumes verts, lait écrémé, fruits et sucre. On peut y joindre utilement le benzoate de soude (2 gr. par jour) dans de l'eau de Vichy, les salicylates et l'uroformine. — De nos jours se pose la question séduisante du traitement par l'*insuline*. On lui doit des succès remarquables (Chauffard et ses élèves) ; mais on ne peut pas dire que ses indications soient parfaitement réglées.

Tophus de la goutte. — Si la nouvelle conception du xanthome est exacte, cette maladie présente de grandes analogies avec la goutte. L'acide urique qui, dans cette dernière dyscrasie, circule en excès dans le sang, se dépose non seulement dans les articulations et les tissus péri-articulaires, parfois dans les viscères, mais fréquemment aussi dans la peau. Les dépôts uratiques dans le derme et le tissu cellulaire portent le nom de *tophus*. D'après Garrod et Charcot, qui surtout les ont étudiés, on en observe chez près de la moitié des goutteux, 16 fois sur 37 cas.

Leur siège d'élection est aux pavillons des oreilles, dans la rainure ou sur le bord tranchant de l'hélix, où ces concrétions, au nombre d'une ou deux, jusqu'à une dizaine, constituent de petites tumeurs du volume d'un grain de mil à celui d'un pois. Sous une teinte normale ou violacée, on voit transparaître une tache blanche opaque. On en a observé exceptionnellement en diverses régions insolites, aux ailes du nez, sur la crête du nez, sur le cuir chevelu, aux paupières, etc.

Leur autre siège fréquent est au voisinage des articulations goutteuses, au niveau de la bourse olécranienne ou pré-rotulienne par exemple, ou autour des articulations des doigts et des orteils. Ces concrétions tophacées sont sous-cutanées ou intradermiques ; petites d'abord et multiples, elles tendent à s'agglomérer et à s'étaler. D'abord molles, elles deviennent ensuite d'une dureté pierreuse.

Les tophus apparaissent d'ordinaire après des accès de goutte, causent peu de gêne, et peuvent disparaître spontanément ; d'autres fois ils s'abcèdent ; ou plutôt encore la peau s'amincit, s'ouvre sans suppuration, et donne issue à une matière plâtreuse constituée principalement par de l'urate de soude. Au microscope elle se présente sous forme de cristaux aciculés, solubles à l'eau chaude, qui traités par l'acide acétique donnent des cristaux d'acide urique; par l'acide nitrique et l'ammoniaque on obtient la réaction du murexide. — Contrairement aux concrétions calcaires (p. 1004), les concrétions uratiques sont transparentes aux rayons X.

On a proposé de les traiter par l'ionisation lithinée. Aux oreilles, le plus simple est de les extirper à la curette, sous anesthésie locale. Le régime des goutteux s'impose.

Urticaire pigmentaire. — Le nom donné par Nettleship à cette affection n'est pas heureux, en ce qu'il expose à une confusion avec l'urticaire pigmentée (p. 34). L'*urticaria pigmentosa* (xanthelasmoidea de Fox) n'est pas une variété de l'urticaire, mais une dermatose chronique que son histologie fait rattacher aux tumeurs par rétention.

Elle est caractérisée par des taches ou des élevures peu saillantes, de l'étendue d'une tête d'épingle à celle d'un ongle, d'une coloration bistrée; elles sont distribuées sur les téguments en nombre variable, de quelques dizaines à plusieurs centaines, et siègent surtout sur le tronc et les membres, mais parfois aussi à la tête et aux extrémités.

Le signe pathognomonique de l'urticaire pigmentaire consiste dans la propriété qu'ont ses taches ou élevures de se congestionner, se tuméfier, de durcir et de devenir franchement urticariennes, sous l'influence d'un grattage énergique ou d'une piqûre avec une pointe-mousse (fig. 216 et 217). Ce signe suffirait à lui seul à distinguer ces éléments de ceux du lichen plan, du psoriasis, des syphilides ou des tuberculides, ou de simples macules auxquelles ils ressemblent parfois beaucoup. C'est surtout avec l'urticaire hémorragique laissant des macules pigmentées (*urticaire pigmentée*), et avec des toxidermies telles que les antipyrinides, que des méprises ont été commises. — On a signalé des cas à éruption bulleuse (Mac Leod).

On enseigne généralement que l'urticaire pigmentaire débute peu de temps après la naissance, exceptionnellement après la première année; qu'elle disparaît au bout de huit ou dix ans par effacement progressif, et serait donc très rare chez l'adulte. Cela est souvent exact. J'ai montré cependant en 1905, à la Société française de Dermatologie, que cette affection peut durer indéfiniment, qu'on peut la voir apparaître à la puberté ou même à l'âge mûr, qu'elle est quelquefois familiale. Tantôt l'éruption est sujette à des poussées congestives avec prurit, spontanées, ou à l'occasion de transpirations ; tantôt elle reste torpide et l'on peut en méconnaître l'existence à un examen superficiel. On a signalé chez les malades l'existence du dermo-

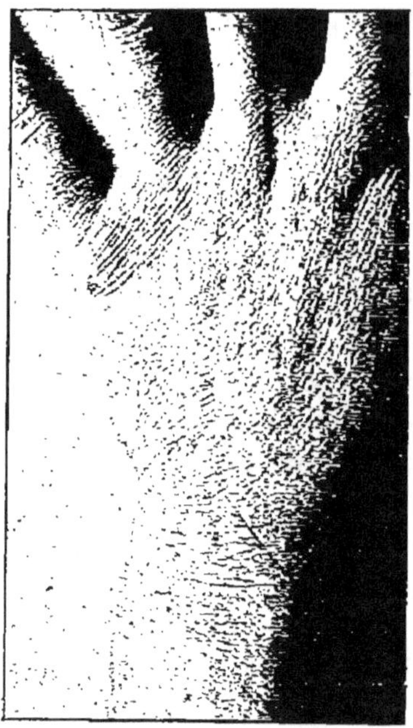

Fig. 216. — **Urticaire pigmentaire,** *à l'état de repos.*

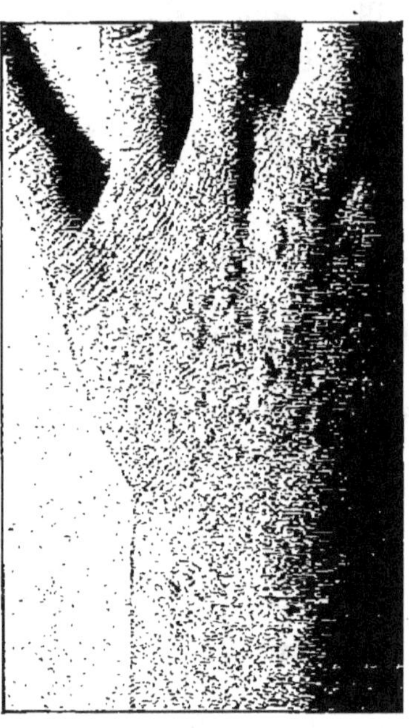

Fig. 217. — La même **Urticaire pigmentaire** *à l'état ortié,* après irritation par une friction énergique.

graphisme ; il ne s'agit peut-être que d'une simple coïncidence, et elle n'est pas commune.

L'*histologie* des éléments montre, dans le derme, une infiltration en abondance variable de mastocytes, colorables en rouge violacé par le bleu polychrome ; ces cellules métachromasiques sont fusiformes, ovalaires, ou polygonales quand elles sont accumulées. En outre, on trouve du pigment dans la couche basale de l'épiderme et dans le corps papillaire.

L'*étiologie* est inconnue. On a incriminé les irritations cutanées, la nervosité, un choc moral. Il m'a paru que les auto-intoxications d'origine digestive ou certains troubles de la fonction hépatique pourraient jouer un rôle ; j'ai pensé que les recherches, qui ont dissocié le complexus de l'insuffisance hépatique, apporteraient peut-être quelques éclaircissements, comme cela a été le cas pour le xanthome.

Mais la question est entrée dans une nouvelle voie : Jeanselme (1915) avec Touraine (1919), reprenant une idée de Bizzozero (1911) et de Graham Little, est disposé à rattacher l'urticaire pigmentaire aux pseudo-leucémies. De fait on a constaté quelquefois chez les malades, en dehors d'une hépatomégalie et d'une splénomégalie, ou d'une polyadénopathie, des lésions sanguines indiquant une réaction soit lymphoïde, soit plutôt myéloïde ; les amas de mastocytes seraient des témoins de la reviviscence hématopoïétique locale ; l'enquête dans cette direction n'est pas achevée.

Tous les *traitements* essayés jusqu'ici, y compris l'hydrothérapie chaude et froide, la radiothérapie, la photothérapie, l'électrolyse, etc., n'ont donné que des déboires. On peut faire disparaître les taches par la cryothérapie ; on en usera prudemment, en se souvenant que L. Bory (*S. f. D.*, 1927) a vu celle-ci provoquer dans ces conditions des crises nitritoïdes. En tout cas on doit prescrire une hygiène correcte.

Botryomycomes. — On appelle ainsi certaines tumeurs bénignes, — ou plutôt des productions inflammatoires persistantes affectant l'allure de tumeurs, — qui ont des caractères morphologiques et histologiques très particuliers. Cette dénomination reposant sur une erreur (μύκης champignon, βότρυς grappe), il serait préférable d'adopter celle de **granuloma pyogenicum** proposée par Hartzell, ou celle de *granulome pédiculé*.

On rencontre parfois sur les mains ou sur les doigts, ou encore à la plante des pieds, une petite élevure molle saillante, d'un rouge vif, lisse ou frambœsiforme, du volume d'un pois à celui d'une forte noisette ; son caractère essentiel est d'être étranglée à sa base, ou même franchement pédiculée, ce dont on s'assure, dans les cas douteux, à l'aide d'un stylet ou d'une érigne. On en a observé plus rarement de semblables sur la jambe, sur le front, aux lèvres, et même ailleurs ; j'en ai vu, en peu de temps, trois cas sur la langue. D'ordinaire le malade a conservé le souvenir d'une piqûre ou blessure qu'il s'est faite en ce point, et qui a suppuré quelques semaines ou quelques mois auparavant. Généralement il avoue l'avoir à maintes reprises cautérisée ou irritée de diverses façons. Ces tumeurs peuvent persister des années (fig. 218).

A l'examen histologique, on les trouve constituées par un tissu conjonctif inflammatoire ou embryonnaire, avec capillaires néoformés larges et abondants; ce tissu pénètre souvent un peu dans le derme, par le pédicule; c'est en somme la structure d'un *bourgeon charnu chronique*, qui souvent est télangiectasique au point de simuler

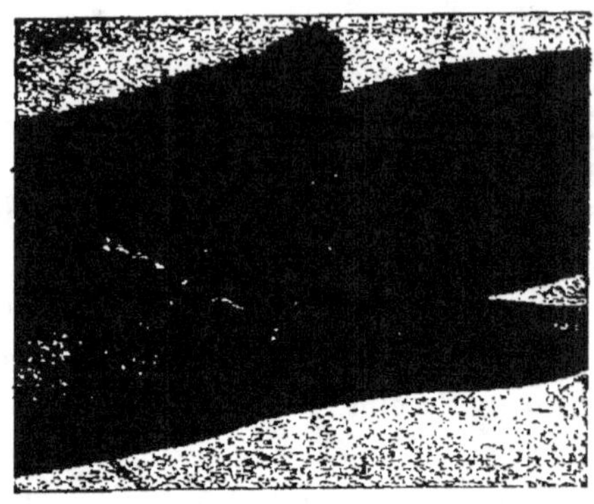

Fig. 218. — Botryomycome datant de 7 mois, irrité par des traumatismes et des applications d'acide nitrique.

un angiome caverneux. L'épiderme fait défaut à sa surface et s'arrête généralement au niveau du pédicule, ou peu au-dessus.

L'intérêt qu'ont excité ces singulières petites productions, et le nom impropre qu'elles portent, leur viennent de ce que Poncet et Dor ont annoncé, en 1897, que ces papillomes inflammatoires étaient identiques au champignon de castration du cheval, et qu'ils contenaient des boules hyalines mûriformes, quelquefois visibles à l'œil nu, semblables à celles que Bollinger avait décrites sous le nom de *botryomyces* chez le cheval; or on en trouve aussi dans le pus de la *vraie botryomycose humaine* (Fumagalli, *An. An. Path.*, 1927), qui est une ostéomyélite chronique. On sait aujourd'hui que ces grains, quand ils ne sont pas constitués par des cellules en picnose, sont des amas de staphylocoques dorés, ainsi que l'a démontré Magrou (1914). Que l'assimilation du granulome pédiculé à la botryomycose soit justifiée ou non, il ne s'agit pas d'une mycose (p. **840**), mais d'une pyodermite, dans laquelle s'est établi « un état de tolérance entre le germe et l'hôte » (Fumagalli). Ce staphylocoque doré n'a rien de spécial, et ne mérite pas le nom de *botryococcus ascoformans* qui lui a été donné par Kitt; c'est tout simplement le staphylocoque doré. On aurait donc le droit de ranger les tumeurs qu'il cause, parmi les dermatoses à pyocoques.

Le traitement de ces néoplasies consiste dans l'ablation complète suivie de cautérisation de sa base d'implantation, sans quoi la récidive est à craindre. On a préconisé le traitement par les rayons ultra-violets (Civatte et Charpy, 1921), et récemment par le novarsénobenzol intraveineux (Pouzin, 1927).

Sarcomes.

Les *sarcomes* sont des tumeurs conjonctives de structure embryonnaire, ordinairement douées d'une haute malignité.

A la peau on observe : des *sarcomes primitifs idiopathiques*, qui seuls m'occuperont ici, — et des *sarcomes secondaires métastatiques*, provenant de la généralisation de tumeurs sarcomateuses des viscères, des ganglions ou des os.

Les sarcomes cutanés primitifs appartiennent à diverses variétés. — Au point de vue histologique, on peut distinguer :

1° Des *sarcomes globo-cellulaires* à cellules rondes ; — 2° des *sarcomes fuso-cellulaires* à cellules fusiformes ou fasciculées ; — 3° des *sarcomes atypiques à cellules polymorphes*, que, dans des publications antérieures et dans la première édition de cet ouvrage, j'avais décrits sous le nom de *lymphosarcomes*.

Les prétendus *sarcomes pigmentaires* ou *mélaniques* des chirurgiens sont des nævocarcinomes ; — c'est en m'occupant de ces derniers que j'ai mentionné le véritable *mélano-sarcome mésenchymateux* (p. 988).

Le *sarcome pigmentaire multiple idiopathique de Kaposi* (1872) est une affection à part, probablement infectieuse.

A. **Sarcomes typiques.** — Ce qui les caractérise, c'est que ce sont des tumeurs à peu près exclusivement composées de cellules conjonctives embryonnaires, toutes du même type, rondes ou fusiformes suivant le cas, non comprises dans un réseau adénoïde, et dont les vaisseaux sanguins sont lacunaires, en ce sens que leurs parois sont formées par les éléments mêmes de la tumeur ; le néoplasme relativement homogène, ainsi constitué, envahit les tissus voisins par substitution et non par infiltration interstitielle ; les métastases se font par la voie vasculaire sanguine plutôt que par la voie lymphatique. Ces caractères ne sont cependant pas absolus, car tout sarcome

peut présenter quelques rares éléments disparates, chorio-
plaxes, cellules géantes, etc., et des points d'infiltration interstitielle sur quelqu'un de ses bords.

Le *sarcome fasciculé ou fuso-cellulaire*, à cellules fusiformes,
grandes ou petites, disposées en traînées entrelacées, se présente en clinique sous l'aspect d'une tumeur dermo-hypodermique dure, vaguement marronnée, rouge sombre ou violacée,
parsemée de télangiectasies; il grossit lentement et finit par
s'ulcérer en surface; il a peu de tendance aux métastases viscérales ou surtout ganglionnaires, mais récidive d'ordinaire rapidement après ablation chirurgicale.

Le *sarcome globo-cellulaire*, ou « à cellules rondes », se
développe plus vite et se généralise ordinairement. On distingue une forme *à petites cellules rondes* qui doit vraisemblablement être rattachée au lymphosarcome (p 935); — et une
forme *à grosses cellules rondes* qui est la moins rare. — Ce qu'on
appelle souvent le « type Perrin » (*Th. Paris*, 1886) est un
syndrome sans spécificité histologique.

D'une façon générale la tumeur initiale siège en un point
quelconque du corps, sauf aux extrémités; qu'elle ait été opé-
rée ou non, on voit après quelques mois s'y adjoindre des
tumeurs secondaires en nombre croissant, d'une vingtaine à
plusieurs centaines, d'abord dans la même région, puis disséminées sur le tronc, la racine des membres, la tête, avec
réserve relative des mains et des pieds.

Dans cette *sarcomatose généralisée* (fig. 219) les tumeurs sont,
les unes d'abord hypodermiques et mobiles sous la peau, qui
présente une teinte lilacée et le phénomène de la peau
d'orange, avant d'être envahie; les autres dermiques, roses,
rouge sombre, puis violacées, du volume d'un pois ou d'une
noisette à celui d'une mandarine, de consistance dure ou
molle; après un certain temps, elles s'ulcèrent par nécrose,
surviennent la fièvre, la diarrhée, des hémorragies, et enfin la
mort par cachexie, après une durée totale de un à quatre ans.

On trouve les ganglions intacts, mais quelquefois des métastases dans les poumons, le foie, la rate. Le sang, à la période
des ulcérations, présente une leucocytose de 20 000 à 40 000,
avec predominance des polynucléaires. Ce type morbide s'observe surtout chez des sujets de quarante-cinq à soixante ans.

Les *angiosarcomes* sont des tumeurs malignes souvent

multiples, à développement lent chez les adultes, plus rapide chez les enfants, formées de tissu sarcomateux fasciculé avec télangiectasies ; on discute s'il s'agit de sarcomes angio-plastiques, ou d'angiomes devenus sarcomateux. Ces tumeurs ont été observées surtout sur le cuir chevelu, sur le haut de la face et sur la partie supérieure du tronc.

Les *sarcomes à myéloplaxes* sont des tumeurs du tissu osseux ; ils constituent la majorité des *épulis ;* ils récidivent

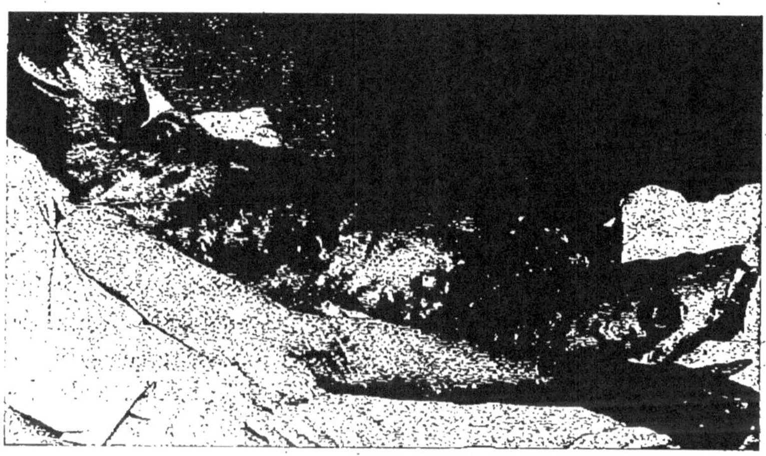

Fig. 219. — **Sarcomatose généralisée.** Femme de 52 ans ; début par la région pectorale 3 ans auparavant ; mort au cours de la 4ᵉ année.

sur place mais ne présentent qu'exceptionnellement les caractères de la malignité. Parini en aurait observé un cas primitif à la peau. — Les *cellules géantes* sont d'une extrême fréquence dans tous les sarcomes ; à part les myéloplaxes, on y rencontre communément des *mégacaryocytes*, cellules géantes à gros noyau unique, lobé mais non divisé (Menetrier).

B. *Sarcome atypique à cellules polymorphes.* — J'ai à diverses reprises attiré l'attention sur cette forme de tumeurs, en l'appelant « *lymphosarcome* » (*Prat. Derm.*, 1900, *art.* Tumeurs) ; cette dénomination était, à l'époque, prématurée ; aussi, à l'occasion de la publication d'un cas bien net (*Ann. de Dermat.*, avril 1911, p. 226), ai-je adopté le nom qui figure ci-dessus et qui avait été proposé par le Iᵉʳ Congrès du cancer. Je pense aujourd'hui qu'un bon nombre, sinon la totalité, des tumeurs de cette forme, appartiennent aux *lymphadénomes* mixtes (p. **936**).

Cette forme de « sarcome » est caractérisée histologiquement par une structure toute spéciale, alvéolaire ou aréolaire, qui lui a valu de la part des anciens anatomo-pathologistes les noms de *sarcome alvéolaire* (Billroth) et de *carcinome réticulé* (Cornil et Ranvier). Le réseau, plus ou moins serré, est tantôt adénoïde, composé de fines fibrilles, tantôt constitué par des travées fibreuses plus larges, munies de cellules conjonctives ; ou bien encore il est embryonnaire et myxomateux ; il peut varier d'aspect suivant les points d'une même tumeur. Les éléments renfermés dans ses mailles sont très polymorphes (voir : *La Prat. Derm.* IV, fig. 160 et 161) ; elles sont petites et rondes, ou bien grosses, arrondies, ou fusiformes et étoilées, quelques-unes multinucléées ; il est fort délicat de déclarer si elles sont des lymphocytes, des lymphoblastes, des myélocytes et myéloblastes, ou des mégacaryocytes ; la plupart sont considérées comme des cellules conjonctives embryonnaires ou fœtales ; on peut rencontrer parmi elles des plasmocytes ; les polynucléaires sont nombreux quand la tumeur est ulcérée. Les vaisseaux sanguins, au lieu d'être purement lacunaires comme dans les autres sarcomes, ont des parois distinctes, mais dépourvues de fibrilles élastiques. La limitation de la tumeur est moins nette que celle des autres sarcomes.

Cliniquement ces sarcomes alvéolaires polymorphes sont, après les épithéliomes, *les plus fréquentes des tumeurs malignes primitives de la peau*. On en observe dans les deux sexes, dans l'adolescence et à l'âge adulte, de préférence au voisinage des orifices naturels.

Le début se fait sous forme d'un petit nodule rosé intradermique, de consistance ferme ; celui-ci se développe en largeur plus qu'en épaisseur, et donne lieu enfin à une tumeur volumineuse, dure, globuleuse ou étalée, longtemps unique, s'érodant ou s'ulcérant plus ou moins vite. D'une façon précoce apparaît une *adénopathie* volumineuse et dure, quelquefois ulcéreuse aussi, ce qui ne se produit dans aucune autre forme de sarcome. Enfin des nodules secondaires éclosent dans le voisinage ; la généralisation se fait par la voie lymphatique, comme pour les épithéliomes.

On voit donc combien cette espèce diffère des sarcomes dits typiques. Il est vraisemblable que — si l'on fait abstraction des cas de nævocarcinomes, avec lesquels la confusion est parfois faite, car la différenciation peut en être malaisée, — ce sarcome polymorphe devrait être rattaché aux *lymphadénies atypiques* (p. **935**).

FIG. **120**. — **Fibrosarcome** *de la peau de l'abdomen*, datant de 10 ans, chez un homme de 42 ans; les tumeurs saillantes émergent d'un placard d'une dureté fibreuse, mesurant 20 cm. de largeur sur 10 cm. de hauteur. (*Cliché Schaller.*)

Fibrosarcomes — On admettait, en se basant sur des vues théoriques et sur des constatations discutables, que certains fibromes peuvent se mettre à évoluer en sarcomes malins, — que certains sarcomes peuvent se transformer en fibromes, — et qu'il existe des tumeurs mixtes. — C'est au contraire un type anatomo-clinique bien défini que j'ai décrit récemment avec Marcel Ferrand (*An. D.*, 1924, et *S. f. D.*, 1926), sous le nom de *dermatofibromes progressifs et récidivants* ou de *fibrosarcomes de la peau*. A nos cinq cas personnels sont venus s'en ajouter trois dus à E. Hoffmann (*D. Z.*, 1925); le nombre des cas connus se monte a environ 25. Cette tumeur n'est donc pas d'une rareté excessive.

Chez des sujets adultes on voit se développer, et dans la moitié des cas sur l'abdomen ou dans l'aine, une plaque fibreuse, composée de nodules durs agminés, très lentement progressive. Sur ce placard viennent peu à peu faire saillie des tumeurs globuleuses ou marronées (fig. 220), gênantes par leur volume, qui peuvent s'éroder en surface. Aucun traitement, ni l'électrolyse, ni la radiothérapie, ni l'excision, n'empêchent leur développement progressif. Nous avons vu dans un cas un nodule apparaître à distance du foyer néoplasique; il n'y a pas d'adénopathies; les métastases internes sont douteuses.

La *structure histologique* est celle d'un fibrome très riche en cellules, qui, par endroits, s'accumulent jusqu'à reproduire fidèlement l'aspect d'un sarcome fasciculé; les vaisseaux sanguins de la tumeur, souvent très larges, sont lacunaires, sans paroi propre. — Le *pronostic*, moins grave que celui des sarcomes, est cependant très sérieux. — Le *traitement* exige l'ablation chirurgicale précoce et large.

C. *Sarcomatose multiple hémorragique de Kaposi.*

— Dite aussi *sarcomatose pigmentaire idiopathique* ou *télangiectasique,* — ou *acrosarcomatose de Kaposi,*—cette maladie, qui est nettement individualisée par son allure, par son aspect clinique, et par la structure de ses lésions, est cependant de nature tout à fait inconnue ; il est probable que c'est à tort qu'on l'assimile aux sarcomes.

Elle débute aux extrémités, ou par une tumeur isolée en un point quelconque, quelquefois à la suite d'un traumatisme local; bientôt les lésions se développent aux pieds et aux mains, presque toujours symétriquement. Il s'agit, soit de tuméfactions œdémateuses très dures, prurigineuses, de coloration livide ou ardoisée, en taches ou en placards, souvent mal délimités ; soit de petites tumeurs miliaires ou pisiformes, intradermiques ou saillantes et même pédiculées, souvent agminées.

Ces tumeurs, en nombre très variable, apparaissent tant sur les surfaces infiltrées, qu'en peau saine ; leur teinte varie du rose sombre au violacé et au noir ; on observe aussi des taches hémorragiques. Les lésions progressent de la périphérie au centre ; après les jambes et les avant-bras, les cuisses, les organes génitaux, la bouche, le dos, et enfin les organes internes, sont envahis. La gêne des mouvements est considérable, mais les douleurs sont modérées ; jamais les tumeurs et les infiltrations ne prennent un grand développement, elles ont peu de tendance à s'ulcérer, et sont même susceptibles de se résorber spontanément.

On a signalé dans quelques cas des lésions osseuses, et même la destruction d'un ou de plusieurs des os du pied. Les ganglions restent habituellement indemnes. L'état général se maintient bon jusqu'à la période terminale. Des localisations viscérales ont été constatées (Kaposi, Semjonow, Sternberg, Mariani, Gregorjew) sur tout le trajet du tube digestif, et à l'appareil pulmonaire.

A côté de cette forme classique, télangiectasique ou hémorragique, il faut faire une place à la *forme pigmentaire de la maladie de Kaposi* (Mlle O. Eliascheff, *Soc. franç. de Dermat.*, déc. 1919), caractérisée par des taches et élevures brunâtres ou café au lait, groupées en placards ou en traînées symétriques sur les membres et sur le tronc, ressemblant à des lépromes ; il y a aussi des indurations calleuses sur les saillies articulaires.

La sarcomatose de Kaposi frappe surtout des hommes de 40 à 60 ans, mais peut se rencontrer chez des enfants. Elle dure de 2 à 10 ans, et conduit à la mort par généralisation, avec fièvre, cachexie, hémorragies, etc. Elle n'est pas rare en Tchéco-Slovaquie, en Russie, en Autriche et en Italie, exceptionnelle en France ; j'en ai observé, entre autres, deux cas provenant du Maroc. La race juive y semble prédisposée.

Histologiquement les lésions consistent en une néoformation de capillaires sanguins dilatés, avec ectasies lymphatiques, et en amas de cellules fusiformes disposées parallèlement aux vaisseaux, ou de cellules rondes ; selon les cas, et même selon les points d'une même tumeur, c'est l'une ou l'autre de ces lésions qui prédomine. Leur disposition périvasculaire, et pour ainsi dire périthéliale, est un de leurs traits particuliers. Dans la forme hémorragique le pigment est en majeure partie de l'hémosidérine, d'origine sanguine ; dans la forme pigmentaire c'est la mélanine qui domine.

Les théories diverses sur la *nature* de la maladie ont été classées par G. Brann et Seuffr (1922) en : néoplasique (Kaposi, Babes, Bernhardt, etc.), — malformative du groupe hamartomes (Sternberg), — nerveuse (Semenow, Campana, etc.), — infectieuse (Philippson, Della Favera, etc.). C'est cette dernière qui rallie la majorité des partisans, bien qu'on ignore tout de l'agent pathogène, et que la sarcomatose ne soit ni auto-inoculable ni vraisemblablement contagieuse. On a à tenir compte des prédispositions de race et de pays.

Le *traitement* combiné, par les arsénobenzènes et la radiothérapie, a fourni quelques résultats encourageants.

Diagnostic des sarcomes. — Beaucoup de sarcomes étant hypodermiques au début, le diagnostic se pose avec toutes les nodosités (**XIV**), les gommes, les sarcoïdes surtout, et d'autre part avec les tumeurs bénignes sous-cutanées ou cutanées, voire avec des adénites ou certains phlegmons subaigus ou chroniques.

Le carcinome secondaire de la peau, le nævocarcinome, le cylindrome, le mycosis fongoïde, les tumeurs leucémiques, ne s'en différencient parfois que très difficilement.

Les sarcomes à cellules polymorphes peuvent ressembler beaucoup à des épithéliomes, à certaines formes de tuberculose cutanée, et même objectivement au chancre syphilitique.

Le sarcome hémorragique de Kaposi doit être distingué au début, du nævocarcinome, des botryomycomes, de la sclérodermie, et au cours de son évolution, des syphilides tertiaires, du lupus, et tout particulièrement de la lèpre, dont j'ai vu certains cas le simuler de fort près.

Dans tous les cas douteux, la biopsie et l'examen histologique ainsi que l'analyse cytologique du sang seront nécessaires pour corroborer le diagnostic ; on fera bien d'y avoir recours même lorsque les caractères cliniques et l'évolution semblent par eux-mêmes plus ou moins probants.

Traitement. — L'ablation chirurgicale n'est recommandable que tout au début, avant généralisation, et doit être aussi précoce et aussi large que possible ; à défaut, ou aussitôt après et à titre complémentaire, on recourra aux médications suivantes :

L'*arsenic* a été de tout temps, et par tous, préconisé contre n'importe quelle forme de sarcome ; on le donnait aux hautes doses, et particulièrement en injections hypodermiques d'arsénite de soude. De nos jours ce sont naturellement les injections d'arsénobenzènes auxquelles on accorde la préférence. Il m'a paru, comme à de nombreux auteurs, que sous l'influence de l'arsenic l'évolution des sarcomes subit parfois un certain temps d'arrêt.

L'autre médication qui s'est montrée active, au moins dans un certain nombre de cas, c'est la *radiothérapie*, par les rayons X et le radium ou ses dérivés. Elle est d'une application délicate et dominée par les mêmes règles que le traitement radiologique des épithéliomes (p. 997). Ici également les diverses espèces histologiques sont d'une radio-sensibilité différente. Il faut procéder par doses massives, sur l'ensemble de la tumeur ou des tumeurs et des zones menacées, en ménageant la vitalité des tissus sains, avec une qualité de rayons strictement sélectionnée par un filtrage approprié ; la combinaison d'irradiations externes avec la radiopuncture par aiguilles radifères, pourra se trouver indiquée. Une question angoissante est celle de l'action possible de l'irradiation de la tumeur initiale sur les métastases qui peuvent s'être déjà produites : d'éminents radiologues sont convaincus qu'elle agit d'une façon aggravante et accélérante sur les tumeurs secondaires ! D'où l'indication formelle de faire un diagnostic précoce et d'intervenir activement et au plus tôt. — Bien qu'elles ne comptent aucun succès avéré à leur actif, on est invinciblement porté à faire crédit d'un espoir aux méthodes biologiques, séro-, bactério-, toxino-, vaccino-, et opo-thérapiques.

Il va de soi que les divers procédés thérapeutiques peuvent et doivent être employés concurremment.

Malheureusement, il arrive souvent que le médecin soit consulté trop tard, quand la généralisation est en voie de se faire, et alors que tout traitement est devenu impuissant; aussi le pronostic des sarcomes reste-t-il parmi les plus sombres.

MÉMENTO

THÉRAPEUTIQUE

MÉMENTO THÉRAPEUTIQUE

Indications thérapeutiques. — Avant d'entreprendre le traitement d'une dermatose il faut tout d'abord *savoir ce qu'on veut faire*.

Les indications thérapeutiques dérivent bien entendu du diagnostic, mais d'un *diagnostic complet*, établi sur les trois plans qu'il comporte :

1° Le *diagnostic objectif* ou *morphologique* commande très souvent, par lui-même déjà, le mode d'intervention qui convient, ou tout au moins les premiers soins à donner ; on se trouve par exemple en présence d'érosions croûteuses à déterger, d'une kératose à décaper, d'excroissances à détruire, etc.

2° Le *diagnostic étiologique* a évidemment une importance capitale ; plutôt rares sont les cas où il saute aux yeux ; d'ordinaire des recherches particulières, ou une enquête plus ou moins laborieuse, s'imposent pour s'assurer que telle dermatose qui semble parasitaire, qu'une dermite d'apparence artificielle, qu'une éruption qui paraît syphilitique ou autre, est bien de la nature que l'on avait soupçonnée. Après avoir dès l'abord paré au plus pressé, on est désormais fixé sur la conduite à tenir.

3° Enfin, dans bien des cas, c'est le *diagnostic pathogénique* qui indique le genre de médication auquel il convient de s'adresser. Ce diagnostic consiste à déterminer quel est le processus morbide qui est en jeu. Ce qui met sur la voie, ce sont tantôt les lésions elles-mêmes, de par leur nature, leur siège, leur évolution ; tantôt les symptômes concomitants, ou les conditions particulières du « terrain ». On pourra être conduit à suspecter une intoxication ou auto-intoxication, un trouble endocrinien, ou nerveux, ou encore une sensibilité particulière, acquise ou idiosyncrasique, et à intervenir dans ce sens. Il pourra arriver que ce ne soit qu'*a posteriori* qu'on ait la preuve assurée du bien-fondé de la supposition qu'on avait émise.

D'après ce qui vient d'être dit, on voit combien je suis fondé à déclarer oiseuse et byzantine toute discussion générale sur la valeur comparée du *traitement externe* et du *traitement interne* en dermatologie. C'est affaire d'espèce.

Selon les cas, c'est l'un ou l'autre qui a le rôle principal à jouer. Assez souvent il est nécessaire de les associer. Il n'est pas inutile de le dire, puisque dans certaines écoles modernes, étrangères et françaises, on estime avoir rempli son devoir quand on n'a fait que l'essentiel. Pour moi je considère comme évident que tout médecin digne de ce nom, appelé à soigner un malade qui souffre physiquement ou moralement, doit faire *tout* ce qu'il peut et ne *négliger aucun des moyens dont il dispose* pour lui être utile.

Ainsi que je l'ai fait sentir tout à l'heure, des trois éléments du diagnostic complet, c'est le diagnostic morphologique qui est souvent le plus sûr. Aussi, en dermatologie, sont-ce les *lésions* qui d'ordinaire, suivant leur nature, leur morphologie et leur degré, commandent le mode d'intervention. Peu importe en effet, au point de vue thérapeutique, qu'une dermite aiguë eczématiforme par exemple, soit due à un agent physique, mécanique, ou à telle ou telle substance chimique ; ce qu'on doit combattre c'est la fluxion, le suintement, le prurit, etc. ; ce qu'on doit prévoir, pour la prévenir si possible, c'est l'infection surajoutée ; ce qu'on doit viser, c'est à ne pas entraver, à favoriser au contraire, la régénération cellulaire. D'autre part on serait coupable de ne pas tendre à *guérir* vraiment, en supprimant, quand cela est possible, soit la *cause* première (exemples : gale, teignes, syphilis), soit le *mécanisme* par lequel elle agit (désensibilisation).

Les **moyens thérapeutiques** dont on dispose sont d'ordre très varié :

1° *opératoires*, tels que l'exérèse chirurgicale (tumeurs, certains lupus, etc.), — les scarifications et ruginations, — l'épilation, etc.

2° *physico-chimiques*, parmi lesquels se rangent les *cautérisations*, par le thermocautère, le galvanocautère, l'électro-coagulation diathermique, l'air surchauffé, le cryocautère à neige carbonique, les caustiques chimiques ; — les *actino-* et *radiothérapies*, par la lumière, les rayons ultra-violets ou infra-rouges, par les rayons X, le radium et les substances radio-actives — l'*électrothérapie* par électrolyse, ou la haute fréquence, le bain statique, etc.

3° *biologiques*, comprenant l'emploi d'une variété toujours croissante de *vaccins* spécifiques ou polyvalents, de *sérums* anti-microbiens ou anti-toxiques, et de procédés de *désensibilisation*. — On pourrait à bon droit considérer comme biologiques les médications *endocrinienne* et endocrino-sympathique.

4° *médicamenteux*. Ce sont ceux dans lesquels on demande secours à ce qu'on est convenu d'appeler des « remèdes ». Ceux-ci se distinguent en médicaments *internes* et médicaments *externes* ou topiques.

En ce qui concerne le *traitement interne*, j'ai eu maintes fois, au

cours de cet ouvrage, à conseiller une médication pharmaceutique,
notamment par l'arsenic, les arsénobenzènes, le mercure, le bismuth, etc.; vu l'importance de ces médications en dermatothérapie,
j'ai eu soin de fournir à leur sujet quelques renseignements détail-
lés; j'ai mentionné ce qu'on pouvait attendre de la quinine, des
iodures, de la thérapeutique recalcifiante, de l'huile de foie de morue,
des phosphates, etc. — Je n'ai pas non plus perdu de vue le rôle
que jouent en pathologie cutanée l'hygiène générale, l'hygiène de la
peau, la diète alimentaire et même l'hygiène morale; non plus que
les ressources que peuvent offrir l'hydrothérapie, la climatothérapie,
l'héliothérapie et les stations thermales.

Je renonce à faire figurer ici, dans un exposé général, la technique,
les indications et les résultats des *opérations dermatologiques*, des
cautérisations, des applications actiniques et électriques diverses;
cela m'entraînerait fort loin et serait peu utile. Ces méthodes de
traitement, qui sont d'un maniement délicat, sont étudiées et
expliquées avec les développements nécessaires dans des ouvrages
spéciaux auxquels je renvoie, et elles exigent un véritable appren-
tissage.

J'ai eu soin, chemin faisant, à propos de chaque maladie ou
groupe de maladies, de fournir à leur sujet les quelques renseignements qu'il m'a été possible de donner, en marquant particulièrement leurs indications.

De même, en ce qui a trait aux méthodes de la thérapeutique
biologique, je me borne à rappeler ici ce que j'en ai dit à propos
de la désensibilisation (p. 614) et dans de nombreux chapitres.

Le présent mémento sera donc consacré presque exclusivement
à la **thérapeutique médicamenteuse externe.** Il est frappant de
constater combien, dans ces dernières années surtout, les dermatologistes s'en sont désintéressés au profit des traitements physiques
et biologiques. Cette tendance est pleinement justifiée par les remarquables progrès auxquels elle a conduit et pourra conduire de plus
en plus; toutefois on ne saurait nier que les médications pharmaceutiques n'offrent de précieuses ressources, et celui qui les connaît
sera toujours plus utile à ses malades, et supérieur à ses collègues
moins instruits.

Qu'on ne s'attende pas à trouver ici un formulaire dermatologique complet. Je me suis au contraire appliqué à ne faire figurer
dans ce mémento que des substances et des formules usuelles,
ou qui me sont personnellement familières.

Je suis d'ailleurs depuis longtemps convaincu qu'on peut faire de
la bonne thérapeutique dermatologique à l'aide d'un nombre très

restreint de procédés et de médicaments. Les praticiens peu expérimentés ne devraient pas, moins encore que les experts en la matière, s'aventurer dans les médications polypharmaques ; c'est malheureusement souvent le contraire qui arrive.

L'ordre que j'ai suivi dans mon exposé est celui des *médications*, qui correspond aux indications cliniques. Pour logique et commode qu'il puisse paraître, il ne faut pas se dissimuler qu'un groupement établi sur cette base a une valeur plus apparente que réelle. Beaucoup de médicaments, et non des moins précieux, ont un mode d'activité inconnu ou hypothétique ; en outre une même substance peut avoir des effets multiples ; bien plus, son action pourra être toute différente, et même opposée, selon la concentration à laquelle on l'emploie, selon la durée de son application, et selon sa forme pharmaceutique ou celle de son véhicule.

La *forme pharmaceutique*, en effet, ou, si l'on veut, l'état physique d'une substance active ou inerte que l'on utilise comme topique, influe grandement sur ses effets ; c'est aux travaux d'Unna et de ses élèves que l'on doit d'avoir mis en lumière ce fait qui est de haute importance.

Quelques explications à ce sujet ne seront pas superflues :

La peau est, à l'état normal, revêtue d'une couche protectrice qui est l'épiderme corné. Celui-ci, composé essentiellement de kératine et de graisse, forme à sa surface une sorte de vernis résistant et souple ; pratiquement imperméable à l'eau et aux solutions aqueuses, il est plus ou moins perméable aux corps gras, aux substances volatiles et aux gaz.

Le rôle peut-être le plus essentiel de la couche cornée est de s'opposer à l'évaporation de l'eau de nos tissus ; la déperdition d'eau qui se ferait, sans elle, sur une surface aussi étendue que celle de nos téguments et à la température du corps, serait vraiment énorme. Cependant, grâce sans doute aux pores sudoripares et folliculaires dont elle est criblée, la peau normale est constamment le siège d'une exhalation aqueuse assez importante, qu'on appelle « perspiration insensible » (p. 583). Celle-ci contribue puissamment à la régulation de la température générale du corps et des températures locales des diverses régions tégumentaires.

Que l'on songe maintenant aux modifications que peuvent apporter à cette fonction physiologique les altérations pathologiques de la peau d'une part, les applications topiques de l'autre. Quand la peau est congestionnée ou enflammée, ou lorsque son revêtement corné est absent ou défectueux, la perspiration augmente considérablement. Parmi les topiques, ceux qui tendront à exagérer l'évaporation seront nécessairement rafraîchissants et décongestionnants ; ceux, au contraire, qui entraveront l'exhalation seront échauffants et congestionnants.

Examinons donc brièvement, à la lumière des données précédentes, le mode d'action des agents les plus usuels de la médication topique.

FORMES PHARMACEUTIQUES

Eau et solutions aqueuses. — Les *bains*, les *douches*, les *pulvérisations*, les *lotions*, et plus encore les *cataplasmes* et les *pansements humides occlusifs* (p. 1048) dont l'action est plus durable, sont les plus efficaces des agents détersifs et les plus communément usités; leur effet général est en outre décongestionnant. Sous leur influence l'épiderme macéré devient plus perméable.

Solutions alcooliques, éthérées, etc. — L'éther, l'alcool, l'acétone, le chloroforme, la benzine, le sulfure de carbone, le tétrachlorure de carbone, qui dissolvent plus ou moins les matières grasses, peuvent être utilisés : 1° comme détergents et desséchants; je me sers habituellement de quelques gouttes d'éther de pétrole pour nettoyer les surfaces à examiner; 2° comme dissolvants de certaines substances médicamenteuses insolubles dans l'eau; en leur servant de véhicule, ils en favorisent l'action, mais leur effet irritant en restreint l'application à quelques cas spéciaux.

Poudres. — Les poudres, de par leurs seules qualités physiques, augmentent la surface d'évaporation et par là sont rafraîchissantes, desséchantes et décongestionnantes. Elles le sont d'autant plus qu'elles sont plus absorbantes.

Le premier rang, à ce point de vue, appartient à la terre fossile, qu'on appelle en France ceyssatite : c'est un produit naturel, une terre composée de carapaces siliceuses de foraminifères; une petite quantité de cette poudre suffit à transformer une pommade en pâte épaisse. Le seul défaut de la ceyssatite est qu'elle n'est pas assez répandue dans le commerce. Les autres poudres, dites inertes, qu'elles soient minérales ou végétales, ont les mêmes propriétés, mais atténuées.

On emploie surtout comme poudres minérales : le talc, l'oxyde de zinc, les carbonates de chaux, de magnésie ou de bismuth, le sousnitrate de bismuth, le kaolin ou bol blanc, la calamine préparée (carbonate de zinc teinté); — comme poudres végétales : l'amidon de blé ou de riz, la fécule de pomme de terre, les diverses farines, la poudre de lycopode. On doit se rappeler que l'amidon, les fécules et les farines ont l'inconvénient de gonfler à l'humidité et d'être fermentescibles.

Pour rendre les poudres plus adhérentes, on peut les incorporer en faible proportion à des lotions (p. 1049), ou mieux encore en forte proportion à des solutions glycérinées ou gommeuses pour former des *pâtes à l'eau*. — On peut aussi préparer des *poudres grasses* (p. 1050) en ajoutant à du talc un savon de magnésie et de l'huile de vaseline.

Glycérine. — Avide d'eau quand elle est pure, et miscible à l'eau en toutes proportions, la glycérine, et le glycérolé d'amidon qui en dérive, sont moins émollients et moins rafraîchissants que les solutions aqueuses; en revanche, employés en pansements, ils ont l'avantage sur les pansements à l'eau d'exposer fort peu aux auto-inoculations des pyocoques. Comparés aux corps gras, ils sont moins échauffants, mais donnent moins de souplesse à l'épiderme corné. Le *glycérolé d'amidon* additionné de poudres inertes constitue de très bonnes pâtes, auxquelles on peut mêler de nombreux médicaments actifs, et qui s'enlèvent facilement par un lavage.

Pâtes à l'eau. — Ce sont des mélanges à parties égales de poudres et de glycérine diluée. Faciles à préparer, d'un emploi commode et propre, et en outre peu coûteuses, elles sont appréciées des malades et méritent la faveur croissante dont elles jouissent. On les applique en couche mince, au pinceau plat; on laisse sécher un instant et on poudre abondamment de talc; tout pansement est inutile; on les enlève, quand on veut, par un lavage à l'eau.

Le type le plus simple des pâtes à l'eau est composé, par parties égales, d'oxyde de zinc, de talc, de glycérine à 30° et d'eau. On peut substituer au talc du carbonate de chaux ou de l'amidon. On peut introduire dans ces pâtes une foule de médicaments liquides ou pulvérulents, tels que l'ichtyol, l'émulsion de coaltar, l'eau blanche, l'eau boriquée, l'eau de chaux, le soufre précipité, etc., en ayant soin de veiller à ce que la proportion des liquides glycérinés et des poudres reste la même (p. 1050). L'addition d'un demi pour cent de gomme arabique rend les pâtes plus adhérentes; celle de 5 à 10 pour 100 d'alcool les rend plus siccatives. Les diverses pâtes à l'eau conviennent particulièrement au traitement des dermites inflammatoires et prurigineuses non suintantes.

Corps gras. — Les corps gras ou onctueux, — qui servent aux onctions, — ont un rôle important en dermatothérapie : ils se prêtent, en effet, à des applications locales durables et étendues; ils adhèrent à l'épiderme et y pénètrent quelque peu, lui donnent de la souplesse, gonflent les cellules cornées et font tomber les squames. Mais ils s'opposent à l'exhalation des sécrétions et à la perspiration cutanée dans la mesure de leur imperméabilité à l'eau, et par là sont congestionnants et échauffants.

A cet égard, il y a d'énormes différences entre les diverses substances que leur consistance fait dénommer « corps gras ». On range dans ce groupe : 1° les graisses proprement dites, solides, pâteuses ou huileuses, d'origine animale ou végétale (axonge fraîche ou benzoïnée, moelle de bœuf, blanc de baleine, beurre de cacao, huile d'amandes douces, huile d'olive, huile de ricin, huile de foie de morue), qui sont des éthers de la glycérine, des triglycérides; les graisses n'acceptent l'eau qu'on veut y incorporer que dans de très faibles proportions; elles sont saponifiables et rancissent à l'air; — 2° les hydrocarbures, tels que les vaselines, pétroléines, paraffines, etc.; ils ne sont aucunement miscibles à l'eau; ils sont inaltérables à l'air; — 3° les graisses de laine (adeps lanæ, lainine, lanoline) qui sont des éthers de la cholestérine; on peut leur incorporer des quantités d'eau très notables (plus de 300 : 100), ce qu les transforme en *crèmes*; le Codex appelle lanoléine la graisse de laine hydratée à 25 pour 100. L'eucérine, qui est un mélange de vaseline et d'un sous-produit de l'épuration du suint de mouton, ressemble à la vaseline blonde, mais absorbe de fortes proportions d'eau.

On peut faire varier à volonté la consistance des corps gras en associant ceux qui sont liquides, tels que les huiles, ou de consistance un peu fluide, tels que l'axonge et la vaseline, à des graisses plus visqueuses, comme les graisses de laine, ou solides, comme la moelle de bœuf, le blanc de baleine, le beurre de cacao, ou même à de la cire ou de la paraffine. Le mélange ainsi obtenu garde les propriétés générales de ses constituants.

Il est d'autres additions, notamment celles de poudres ou d'eau en proportion notable, qui modifient non seulement la consistance, mais aussi très notablement les effets immédiats des corps gras.

Pommades. — On appelle *pommades* les corps gras en nature, ou associés entre eux, auxquels on incorpore une ou plusieurs substances médicamenteuses. Les pommades étant toujours plus ou moins imperméables à la perspiration cutanée, ont l'effet échauffant, congestionnant que j'ai mentionné ci-dessus; mais en même temps elles favorisent l'efficacité réelle et profonde des substances actives qu'elles contiennent. — Les *pommades savonneuses* (p. 1058) sont utiles comme décapants.

Bâtons de pommade. — Additionnées de cire, de paraffine, etc., les pommades peuvent être coulées en bâtons, très maniables et commodes (p. 1066).

Pâtes. — En mélangeant des corps gras avec une quantité notable de poudres (environ parties égales de graisses et de poudres) on obtient des *pâtes grasses* (p. 1051 et 1063). Celles-ci assouplissent et protègent la surface sur laquelle on les applique; elles ont de plus cette qualité essentielle d'être poreuses, perméables à la perspiration, et par conséquent décongestionnantes. J'ai maintes fois démontré dans mon service que, lorsqu'une pommade s'est montrée irritante pour un malade, on peut aussitôt, en y incorporant assez de poudres inertes pour la transformer en pâte, la rendre tolérable et bienfaisante pour le même sujet.

Crèmes. — Les crèmes sont formées de corps gras intimement mélangés à une forte proportion d'eau ou de solutions aqueuses.

La quantité relative d'eau que contiennent les diverses crèmes est très variable; il y a 17 pour 100 d'eau dans le cold-cream; 35 pour 100 dans le cérat de Galien; 45 pour 100 dans la pommade de concombres; 50 pour 100 dans le liniment oléo-calcaire. Ce sont les mélanges de graisse de laine et de vaseline, et plus encore l'eucérine, qui se prêtent le mieux à la confection de crèmes très riches en eau (jusqu'à 1000 : 100) et ne rancissant pas (p. 1050).

Les crèmes ne peuvent pas servir pour un traitement actif, mais elles sont détersives, rafraîchissantes et émollientes.

Les *laits*, dont on trouve dans le commerce diverses variétés (notamment le lait de Sapolan, les collosols, etc.), sont des émultions d'hydrocarbures, de lanoline, etc., et ont des propriétés analogues, mais atténuées.

Occlusifs, colles et vernis. — Les *emplâtres*, *sparadraps* ou *épithèmes* sont formés d'un tissu quelconque enduit d'une couche de masse emplastique, de consistance telle qu'elle adhère fortement à la peau. Les anciens emplâtres, composés de litharge, d'axonge et de diverses résines, devenaient cassants et étaient souvent irritants; on les prépare actuellement à base de lanoline ou de vaseline, de caoutchouc et d'un peu de cire. — On peut y faire entrer en proportions très variées presque tous les agents de la thérapeutique dermatologique externe. On doit se rappeler que tous les emplâtres, étant imperméables, s'opposent à l'évaporation et à la perspiration cutanée et sont par ce fait même échauffants et décapants.

Les *colles de zinc* à la gélatine sont perméables et ont une action protectrice, décongestionnante et anti-prurigineuse (p. 1069).

Les *vernis* solubles à l'eau, dont on se débarrasse par un simple lavage (onguent de caséine, laccoderme, gélante et analogues), ne sont pas d'un emploi très courant; ils sont cependant propres et commodes quand les lésions ne suintent aucunement. On peut y incorporer du goudron, du soufre précipité, etc.

Les vernis à l'éther (collodion), à l'acétone (filmogène), au chloroforme (traumaticine), ne sont employés que dans quelques circonstances particulières. Le fellacide, récemment introduit par Brisson, est un vernis alcoolique aux sels biliaires qui facilite l'émulsion rapide des goudrons, corps gras, résines et essences.

Après cet exposé sommaire des formes pharmaceutiques sous lesquelles on emploie les agents médicamenteux usités en dermatothérapie, je vais passer en revue ces agents eux-mêmes en les classant par *médications*.

Lorsque j'indiquerai une série de substances simples ou composées dans un même paragraphe, on peut les considérer comme analogues; mais nécessairement elles diffèrent entre elles par des nuances qu'il ne m'a pas toujours été possible d'indiquer.

Les associations un peu complexes ont été présentées sous l'apparence de formules, quelquefois signées du nom de leur auteur le plus connu. Qu'on sache bien cependant que ces formules n'ont rien de rigide; que si j'ai tenu à varier les excipients, c'est à titre d'exemples, et qu'on pourra toujours remplacer tel excipient par tel autre, de consistance analogue et de mêmes propriétés physiques.

Enfin, si j'ai ramené à 100 parties environ un bon nombre des formules, c'est pour faciliter le travail de la mémoire; au praticien de juger quelle quantité du médicament est nécessaire dans un cas donné.

Il est bon de se rappeler que pour enduire une seule fois le tégument tout entier d'un homme adulte, il faut environ 25 grammes d'une pommade de la consistance de la vaseline, et plus du double d'une pâte du genre de la pâte de Lassar.

MÉDICATIONS

Il m'a paru qu'on pouvait les classer sous les dix chefs suivants :

1. Premiers soins : détersifs et calmants.
2. Cicatrisants et antiseptiques.
3. Décapants et kératolytiques.
4. Réducteurs.
5. Excitants et rubéfiants.
6. Antiprurigineux et anesthésiques.
7. Antiparasitaires.
8. Décolorants.
9. Caustiques.
10. Diététique.

Je ne me dissimule pas que cette classification n'est pas exempte de reproches ; je rappelle d'ailleurs les réserves que j'ai formulées sur la valeur d'un groupement de ce genre. Mais je crois que sous cette forme il sera plus pratique que celui que j'avais adopté dans de précédentes éditions.

§ 1. — PREMIERS SOINS. — DÉTERSIFS ET CALMANTS

La première indication qui se présente dans le traitement d'une affection cutanée c'est presque toujours de *nettoyer*, de dénuder, de déterger, de décaper les lésions tégumentaires, de les débarrasser des croûtes ou squames qui les encombrent.

Cela est nécessaire parfois pour compléter et préciser le diagnostic, en montrant quelle est la nature exacte de la lésion élémentaire, son intensité, son étendue et sa profondeur ; cela est indispensable pour déterminer le choix du topique qu'il convient d'appliquer, et surtout pour permettre à celui-ci d'agir sur la peau malade. Comment un médicament, même judicieusement choisi, pourrait-il exercer son action modificatrice sur une surface, s'il en est séparé par une lame ou une couche de substances mortes et isolantes ; il ne viendrait pourtant à l'idée de personne d'interposer une feuille de papier ou un pan de chemise entre une pommade médicamenteuse et la lésion qu'on veut traiter !

Omettre le premier temps qui consiste à « nettoyer » est une faute de pratique si communément commise, que j'ai tenu à mettre en garde contre elle, car elle expose à de sérieux déboires.

Quand il s'agit de croûtes (dermatoses eczémateuses, vésiculeuses, bulleuses, pustuleuses, ulcéreuses) on emploie les *détersifs* ; — dans le cas de squames ou d'enduits kératosiques (dermatoses squameuses, kératoses, etc.) on a recours aux *décapants* et *kératolytiques* (je parlerai de ces derniers au § 3, p. 1057).

La deuxième indication primordiale consiste à *calmer* l'inflammation, la congestion, l'ardeur des dermatoses aiguës (dermites, érythèmes actifs, eczémas, etc.) — par une médication *antiphlogistique*: *décongestionnante*, *rafraîchissante* et *émolliente*.

Les agents médicamenteux qui nettoient, décrustent et détergent, sont d'ordinaire en même temps calmants de l'inflammation ; il en est ainsi de l'eau et des solutions aqueuses en lotions, bains, pansements humides, crèmes, etc. Souvent il est possible de diriger son choix de telle façon, qu'à l'action détersive et calmante, qui est capitale, vienne s'adjoindre déjà un effet légèrement antiseptique, ou réducteur, ou antiprurigineux, etc.

Je crois donc utile de réunir dans ce paragraphe consacré aux « premiers soins » les renseignements relatifs aux médications détersives et calmantes, en indiquant les nuances d'action de chacun des procédés et des agents.

DÉTERSIFS. — **Lotions** : Des lotions répétées plusieurs fois par jour suffisent souvent à nettoyer des surfaces souillées ou croûteuses, et sont en même temps calmantes ; on doit ordinairement les faire tièdes ou chaudes, à l'aide de boulettes ou de tampons de coton hydrophile ou de gaze ; souvent on les combine avec des pansements humides.

Détersives sont les lotions à l'eau bouillie, avec ou sans savons (p. 1057), la solution physiologique de chlorure de sodium, les décoctions végétales que je vais citer, etc. — Pour le cuir chevelu et la chevelure on emploie la décoction de bois de Panama (75 : 1000), ou la teinture de Panama (30 : 1000) ou la saponine (1 : 1000).

Quelque peu *antiprurigineuses* en même temps, sont les lotions avec une infusion de fleurs de camomille (10 à 20 têtes pour 1 litre), de tilleul (10 ou 15 gr. : 1000), de sureau, ou avec les décoctions de racine d'aunée (20 : 1000), de guimauve, ou de son.

Ayant les mêmes propriétés, et en plus *astringentes*, sont les décoctions ou infusions de mélilot (10 à 15 : 1000), de thym, de pétales de roses, etc., et l'eau blanche (solution de sous-acétate de plomb). — Moins usitées, mais *excitantes* du bourgeonnement des ulcères, sont les décoctions de quinquina, d'écorce de chêne, et autres décoctions tanniques.

Légèrement *antiseptiques* sont les lotions à l'eau boriquée (ac. borique 4 : 100) qui n'agit probablement que par son acidité ; au biborate de soude (bicarbonate de soude, borax pulvérisé et acide borique ãã 5 : 100, faire bouillir), — à l'eau oxygénée diluée (à 2 ou 5 vol.), — à l'eau phéniquée faible (phénol 1 : 100), à l'eau résorcinée (résorcine 1 : 200), — ainsi que celles que j'indiquerai au § 2, notamment l'eau d'Alibour et la liqueur de Labarraque (p. 1052).

Pulvérisations : La plupart des solutions dont je viens de parler peuvent être, au besoin après filtration, employées en pulvérisations, faites à l'aide d'un appareil de Richardson ou d'un pulvérisateur à vapeur ; on les répète plusieurs fois par jour.

Pansements humides occlusifs : Ils sont, en dermatologie, plus encore qu'en chirurgie, d'un emploi journalier et d'une très grande utilité ; aseptiques ou faiblement antiseptiques, ils sont en effet détergents par excellence, décongestionnants, antiprurigineux, et apportent un grand soulagement aux malades.

Un pansement humide se compose de compresses de gaze stérilisée imbibées d'une des infusions, décoctions ou solutions que je viens de citer, bien exprimées au point d'être seuleme t *moites*, puis appliquées de façon à couvrir largement la région malade; on les recouvre d'un imperméable, toile caoutchoutée, taffetas chiffon, toile cirée ou gutta-percha laminée, dépassant de toute part; puis d'une feuille d'ouate; on maintient le tout avec une bande de gaze, de crépon, de tricot ou de vieille toile. Ces pansements doivent généralement être appliqués froids, être réellement occlusifs, et renouvelés une ou deux fois par vingt-quatre heures.

Parmi les solutions qui conviennent le mieux pour pansements humides, je mentionnerai : la solution cytophylactique du Prof. P. Delbet (chlorure de magnésie sec 12 gr. 10, *ou* chlorure de magnésie cristallisé 25 gr. 85, pour 1 litre d'eau) dont je me suis particulièrement bien trouvé depuis de nombreuses années et qui paraît vraiment cicatrisante; — d'autre part, l'eau ichtyolée (ichtyol 2 à 10 : 100) qui est décongestionnante dans les dermites eczématisées et en cas de lymphangite.

Il est à noter que l'eau d'Alibour, qui est si précieuse en lotions, et la liqueur de Labarraque étendue d'eau, ne donnent pas de bons résultats en pansements permanents, parce qu'elles sont irritantes.

Cataplasmes : En raison de leur consistance mucilagineuse, ils sont souvent mieux tolérés encore que les pansements humides. On les prépare de la façon suivante : délayer dans deux cuillerées d'eau froide une cuillerée de fécule de pomme de terre ou d'amidon; verser peu à peu cette dilution dans une casserole contenant huit cuillerées d'eau bouillante s'il s'agit de fécule (6 cuillerées seulement pour l'amidon) en remuant jusqu'à prise en gelée; étaler sur une mousseline dont on replie les bords en dessus; laisser refroidir.

La farine de lin, dont l'huile rancit rapidement, n'est pas recommandable. — On trouve dans le commerce des ouataplasmes ou cataplasmes de fécule tout préparés, qu'on n'a qu'à faire ramollir dans un peu d'eau tiède.

Les cataplasmes sont appliqués froids ou à peine tièdes, et renouvelés deux ou trois fois par jour; il n'est généralement pas nécessaire de les recouvrir d'un imperméable.

Bains : Les bains tièdes locaux, aseptiques ou faiblement antiseptiques (sulfate de zinc 1 : 1000), sont utiles dans les *lymphangites* et phlegmons des membres.

Quant aux bains généraux on en a, pendant un temps, abusé en dermatologie; tous sont nuisibles dans les *érythèmes*, les *urticaires*, les poussées aiguës d'*eczéma* et dans les *pyodermites*. Cependant, dans ce dernier cas, on peut avec avantage donner tous les jours ou tous les deux jours un bain antiseptique au sulfate de zinc (sulfate de zinc 20 à 200 gr., faire dissoudre à part, pour un grand bain).

Contre le prurit on prescrit quelquefois des bains d'amidon ou de son, additionnés de vinaigre (1 litre); ou des bains de fleurs de tilleul (1 kilo); ou encore des bains gélatineux (250 à 500 gr. de gélatine, ramollir à l'eau froide, faire dissoudre en chauffant, et verser dans le bain).

Pansements à l'alcool : Renouvelé d'Ambroise Paré, ce procédé thérapeutique est trop peu apprécié. Il est fort utile et peut agir comme abortif au début des *furoncles, anthrax, abcès lymphangitiques, bubons,* etc. — Tzanck a récemment expérimenté le pansement à l'alcool dans les *eczémas aigus* avec œdème et suintement, et s'en est fort bien trouvé. Appliqué comme premier pansement, l'alcool déterge, décongestionne, ratatine et désinfecte la peau, et soulage beaucoup les malades; après un jour ou deux on peut passer aux applications de pâtes réductrices.

Dans tout pansement à l'alcool les compresses doivent être imbibées d'alcool à 95° ou 90°, mais non à un titre inférieur, recouvertes très exactement d'un imperméable, et renouvelées toutes les douze ou vingt-quatre heures, selon que l'occlusion a été plus ou moins hermétique.

Calmants : Quand il n'y a rien à déterger, qu'il n'y a ni croûtes, ni suintement susceptible d'en produire, on se trouve bien d'user des poudres, pâtes à l'eau, crèmes diverses, et quelquefois des pâtes de zinc.

Poudres : J'ai dit plus haut (p. 1041) que les poudres absorbantes ou inertes sont loin d'être inutiles; elles ont au contraire une action rafraîchissante, desséchante et décongestionnante manifeste.

On combine très souvent diverses poudres entre elles, et on peut ajouter au mélange des substances destinées à les colorer si le malade le désire, ou à les rendre légèrement antiseptiques ou antiprurigineuses. Voici deux exemples répondant à chacune de ces deux indications :

Poudre cuticolore :

Talc	40 gr.
Carbonate de zinc	25 —
Carbonate de magnésie . . .	20 —
Kaolin	12^{gr},50
Bol rouge ou d'Arménie. . .	5^{gr},50
Terre de Sienne.	1^{gr},50

Poudre composée :

Talc de Venise		40 gr
Carbonate de chaux. .		
Carbonate de magnésie	ãã	20 —
Oxyde de zinc		
Ichtyol ou goménol. .		1 ou 2 —

On peut employer des poudres en suspension dans une lotion, par exemple du kaolin, de l'oxyde de zinc, etc. Très en faveur en Angleterre et aux États-Unis sont les lotions à la calamine, qui est un carbonate de zinc, légèrement calciné, coloré en rose; on peut y incorporer des substances solubles (acide borique, acide salicylique, résorcine, eau blanche) ou insolubles (par exemple du soufre précipité).

Lotion à la calamine.

Calamine préparée.	
Oxyde de zinc	4 gr.
Glycérine	
Eau de roses. . . *q. s.* pour 100 c³	

Lotion cuticolore.

Talc	15 gr
Carbonate de zinc.	2 —
Kaolin	5 —
Bol rouge d'Arménie	5 —
Glycérine.	5 —
Gomme arabique	1 —
Eau de Cologne	10 —
Eau de roses	85 —

On peut aussi faire des *poudres grasses,* qui ont trois indications principales : lorsque les poudres ordinaires se montrent trop desséchantes; —

lorsqu'il s'agit de protéger la peau contre la macération par la sueur, par l'urine ou par un liquide de suintement; — en cas de dermites érythroder-miques trop étendues pour qu'on puisse y appliquer un pansement ou une pâte de zinc (*érythème par décubitus, érythème intertrigo, dermatite de Duhring, pemphigus foliacé, etc.*).

Poudre grasse.

Talc . . . . 80 gr.
Stéarate de magnésie. . } àà 10 gr.
Vaseline liquide . . . . }

Poudre adhérente (Brisson).

Talc . . . . 40 gr.
Stéarate de magnésie . . . . 20 —
Carbonate de zinc. . . . . . 10 —
Vaseline. . . . . 5 —
Ether. . . . . 20 —

On peut incorporer à ces poudres de l'ichtyol (5 à 10 : 100) et du coaltar (1 à 5 : 100).

Pâtes à l'eau (pour *dermites inflammatoires ou prurigineuses*) :

Pâtes à l'eau simples :

Oxyde de zinc. . . . . . }
Talc . . . . } àà P. E.
Glycérine à 30°. . . . . }
Eau . . . . }

Oxyde de zinc. . . . . . }
Carbonate de chaux. . . } àà P. E.
Glycérine a 30°. . . . . }
Eau de chaux. . . . . . }

Pâte à l'eau composée :

Oxyde de zinc . . . . . . } àà 10 gr.
Talc. . . . . }
Stéarate de magnésie . . 5 —
Glycérine à 30° . . . . . 30 —
Eau de laurier-cerise . . } àà 5 —
Eau de roses . . . . . . }
Ichtyol . . . . 5 —

Appliquer ces pâtes au pinceau plat, laisser sécher une minute, poudrer abondamment de talc.

Crèmes *et analogues* : Parmi les *crèmes*, c'est-à-dire les mixtures de corps gras additionnées d'eau en forte proportion, on peut citer : le cold-cream, le cérat de Galien, l'excellente pommade de concombres, le liniment oléo-calcaire (huile d'amandes et eau de chaux àà =). Je préfère, parce qu'elles ne rancissent pas, les crèmes à la graisse de laine, à la lanoline, à l'eucérine, aux stéarates :

Vasolanoline.

Vaseline . . . . 10 gr.
Graisse de laine anhydre. 5 —
Eau de roses. . . . . . }
Eau de laurier-cerise. . } àà 5 —
Eau de fleurs d'oranger. }

Préparez par trituration prolongée en ajoutant les eaux goutte à goutte. (On peut remplacer une des eaux par de l'eau distillée d'hamamélis ou par de l'eau de chaux).

Crème glycérinée (Veyrières).

Lanoléine. . . . . 16 gr.
Vaseline. . . . . 8 gr.
Glycérine . . . . . . 6 —

Crème au stéarate de soude.

Lessive de soude . . . . . 1 gr.
Acide stéarique pur. . . . . 5 —
Glycérine neutre à 30°. . . . 15 —
Eau de roses . . . . 25 —
Parfum. . . . . q. l.

Préparez à chaud ; laissez solidifier par refroidissement ; puis chauffez une seconde fois en battant vivement.

Crème à la stéarine
(crème Marie-France de Brisson).

Stéarine pure. . . . . . . 6 gr.
Eau distillée . . . . 50 —
Lessive de soude (Codex). . . 1ᵍʳ,80
Glycérolé d'amidon. . . . . 18 gr.
Parfum . . . . q. l.

Vasolanoline à la quinine (préventif de l'*Érythème solaire*).

Vaseline	10 gr.
Graisse de laine anhydre.	5 —
Solution aqueuse de Bromhydrate neutre . . . de quinine au 1/15°	} 15 gr.
Appliquer avant de s'exposer à la lumière, et poudrer avec :	
Talc	15 gr.
Sulfate basique de quinine	1 —

Le glycérolé d'amidon, la crème de Sapolan, les pommades savonneuses (p. 1059), la diadermine, qui est un glycéré de stéarates, peuvent quelquefois remplacer les crèmes.

Les *laits*, de Sapolan ou autres, qui sont des émulsions de lanoline et d'hydrocarbures, sont rafraîchissants et très appréciés des malades.

Pâtes et Pommades : Dans les *dermites aiguës*, il faut se défier des pâtes, et surtout des pommades, souvent très mal tolérées ; pourtant l'axonge fraîche est souvent remarquablement calmante ; le glycérolé d'amidon épaissi et additionné d'ichtyol est précieux dans beaucoup d'*eczémas aigus*, notamment à la tête.

Lorsque l'inflammation est franchement subaiguë, les pâtes simples ou faiblement ichtyolées peuvent rendre des services :

Pâte de Lassar.

Oxyde de zinc.	
Amidon.	} ãã P. E.
Vaseline	
Lanoléine	

Glycérolé d'amidon ichtyolé.

Glycérolé d'amidon neutre	40 gr
Kaolin.	} ãã 5 —
Carbonate de magnésie.	
Ichtyol.	2 —

Pâte de zinc ichtyolée.

Oxyde de zinc	
Talc.	
Vaseline.	} 10 gr.
Lanoléine	
Axonge benz.	
Ichtyol	2 gr.
Acide salicylique. . . .	} ãã 0ᵍʳ.50
Résorcine	

Cérat sans eau ichtyolé.

Cire blanche	50 gr.
Huile de noyaux.	64 —
Ichtyol	6 —

Huiles : Les pansements huileux ont une action adoucissante et réellement analgésique ; ils sont très recommandables dans les *brûlures,* les *phagédénismes*, les *ulcères gangréneux*. On les fait avec de l'huile d'olive lavée à l'alcool et stérilisée, ou de préférence avec du pyroléol d'Edet, ou du phlyctol de Robert et Carrière, qui sont des huiles de mélilot composées, purifiées et stérilisées ; le baume tranquille stérilisé réussit fort bien. On imbibe d'une de ces huiles une feuille de lint et on recouvre d'un imperméable et d'une couche d'ouate.

§ 2. — CICATRISANTS ET ANTISEPTIQUES

Ce n'est jamais un médicament qui fait une cicatrice ou une épidermisation ; c'est l'effort curateur de l'organisme.

Le rôle du médecin se borne : 1° à protéger les lésions cutanées contre les irritants externes et contre les infections secondaires ; 2° à les mettre dans les meilleures conditions possibles pour la lutte contre les microbes nocifs et pour une réparation correcte; 3° et accessoirement à stimuler un processus de réparation trop torpide.

On s'est rendu compte, depuis une quinzaine d'années surtout, que les antiseptiques appliqués dans le but de tuer les microbes ou d'enrayer leur pullulation, sont en même temps offensants pour nos tissus, et cela d'autant plus qu'ils sont plus actifs. Il est pratiquement impossible de désinfecter brusquement, par un antiseptique fort, une plaie ou une surface cutanée infectée. Pour favoriser l'organisme dans sa lutte contre les agents infectants, et par là aider à la guérison, il ne faut employer que des substances dites cytophylactiques, c'est-à-dire respectant les cellules, ou des antiseptiques doux aussi peu offensifs que possible pour nos éléments.

Aussi, au cours de la grande guerre, n'a-t-on pas tardé à reconnaître qu'en cas de plaie infectée d'emblée ou secondairement, les badigeonnages iodés, si en faveur au début, les applications d'eau oxygénée, d'éther, de permanganate, etc., sont plus nuisibles qu'utiles ; ces pratiques ont cédé le pas au nettoyage chirurgical aussi précoce et complet que possible, suivi d'une antisepsie progressive.

En pathologie cutanée les conditions sont différentes de ce qu'elles sont en chirurgie ; je vais m'efforcer de montrer comment on peut satisfaire aux diverses indications qui se présentent. En cas de lésion ou de perte de substance de l'épiderme, il y a deux indications majeures : *nettoyer* et *protéger*, — et une troisième qui est complémentaire : *antiseptiser*.

Si aux plaies chirurgicales, réputées pures, un pansement aseptique bien occlusif suffit, — il n'en est pas de même des plaies traumatiques, des brûlures, des dermites chimiques, etc., qui toujours sont suspectes d'être infectées ou en tout cas très rapidement infectables, — ni surtout des dermatoses croûteuses, suintantes ou suppurantes. Ici il faut d'abord enlever mécaniquement les parcelles de corps étrangers s'il y en a ; puis compléter le nettoyage au moyen de lotions ou pulvérisations, et de pansements humides. J'ai dit au § 1 l'importance capitale de ce premier temps

Lotions : Quoiqu'on fasse bien de ne pas en abuser, elles sont cependant d'ordinaire indispensables, surtout au début d'un traitement. On peut employer pour lotions ou pulvérisations toutes les solutions détersives, astringentes ou légèrement antiseptiques que j'ai mentionnées précédemment (p. 1047).

Il est deux solutions qui me semblent devoir être mises hors de pair : l'*eau d'Alibour*, qui rend journellement de précieux services, — et la liqueur de Labarraque, ou solution officinale d'hypochlorite de soude qu'on doit étendre de 4 à 20 fois son volume d'eau ; ou mieux la solution de Dakin (*voir plus bas*). — A l'étranger on utilise beaucoup la *liqueur de Burow*, qui est une solution d'acétate d'alumine basique, préparée par double décomposition.

Eau d'Alibour (Codex 1926)

Sulfate de cuivre.	1 gr.
Sulfate de zinc.	4 —
Teinture de safran.	1 —
Alcool camphré	10 —
Eau distillée *p. f.*	1000 —

Agitez, et après 24 heures filtrez.

Diluer pour l'usage de 2 à 10 parties d'eau.

N. B. — *L'eau d'Alibour forte* (Codex 1926) est *10 fois* plus concentrée et ne doit être employée que très fortement diluée.

Pansements humides : On use, pour humecter les compresses, des mêmes solutions que pour les lotions ; les plus employées sont, en dehors de l'eau bouillie et du sérum physiologique, l'eau boriquée, la solution de biborate de soude, l'infusion de camomille ou de fleurs de sureau, etc.

Particulièrement recommandable est la solution de *chlorure de magnésie* de Delbet (p. **1048**).

On doit renoncer à l'emploi de l'eau phéniquée et des solutions mercurielles, au sublimé, au biiodure, au cyanure d'Hg., à l'oxycyanure de mercure (1 pour 1500 à 4000) employées encore par quelques chirurgiens. L'acide picrique en solution, le formol, même à l'état de lusoforme ou d'aniodol, risquent d'être très irritants. L'eau oxygénée forte et les permanganates se décomposent rapidement et irritent souvent aussi. — Le quinosol (en solution aqueuse à 1 : 100 ou en pommade) a donné de bons résultats à Lortat Jacob et Bidault (1927), notamment dans les épidermophyties.

Pansements biologiques, aux sérums, vaccins, etc. — Bien supérieurs aux pansements aqueux ou gras, notamment en cas de *pyodermites*, de *plaies* ou *érosions infectées* de pyocoques, d'*ulcères*, se montrent les pansements au *sérum de cheval*, qui est éminemment cytophylactique ; on donne la préférence à un *sérum polyvalent* provenant de chevaux vaccinés contre divers germes de la suppuration, tel que l'opsolysine de Leclainche et Vallée.

Plus recommandable encore paraît l'emploi des filtrats et lysats de cultures, des *bouillons-vaccins, gélo-vaccins*, etc. (p. **762**), qui met à profit leurs propriétés d'immunisation locale.

L'insuline, en solution ou en pommade, a été expérimentée par plusieurs pour le pansement d'ulcères, même chez des sujets non diabétiques, avec des résultats encourageants.

Pansements gras, pommades, etc. : On peut user de simples crèmes, vasolanoline et autres, du glycérolé d'amidon, de pommades ou de pâtes de zinc simples, sans additions médicamenteuses. — On prépare des *tulles gras* (Lumière) et des *gazes anadhères* (Cavaillès) qui ont l'avantage d'être propres et de ne pas coller aux surfaces malades.

Le plus ordinairement on incorpore aux topiques un ou plusieurs médicaments ; la vaseline boriquée est d'un usage populaire ; le glycérolé d'amidon à l'acide borique (10 : 100) a des avantages certains dans le pansement des *furoncles, anthrax, hidrosadénites* et analogues (Gallois).

L'onguent Styrax est un excellent excitant des plaies atones. Une pommade au baume du Pérou (10 à 20 : 100), le baume du Commandeur (Codex) — semblent avoir des vertus cicatrisantes manifestes. La pommade au collargol (argent colloïdal) à 10 : 100, et, d'autre part, une pommade à l'extrait de ratanhia (10 p. 100, additionnée de thymol 1 : 100) ont été recommandées.

Une pâte ichtyolée (p. **1054**) est souvent d'un emploi très avantageux.

L'expérience m'a enseigné, et pendant de longues années j'ai pu démontrer dans mon service d'hôpital, que, de toutes les pommades et pâtes antiseptiques, les plus précieuses et efficaces dans les *pyodermites* et notamment l'*impétigo* et les *impétiginisations*, ce sont celles à l'*oxyde jaune de mercure*; le précipité blanc (protochlorure de mercure) n'arrive pas à l'égaler. Si tous ceux qui ont employé la « pommade jaune » ne sont pas aussi convaincus que moi de sa supériorité, cela peut tenir à ce qu'ils ont négligé l'addition, que je crois nécessaire, d'acide salicylique et surtout de résorcine. La pommade jaune devient grise avec le temps, par suite de la réduction de l'oxyde en mercure, sous forme de gouttelettes infiniment fines, sous l'influence de la résorcine; c'est vraisemblablement à cette réaction, et à la présence du mercure à l'état de corps naissant, que cette combinaison doit ses propriétés.

<table>
<tr><td colspan="2">Pommade jaune résorcinée.
Impétigo.</td><td colspan="2">Pâte jaune résorcinée ichtyolée.
Eczéma impétiginé.</td></tr>
<tr><td>Oxyde jaune d'Hg . . . .</td><td>1 gr.</td><td>Oxyde jaune d'Hg . . . . . . }</td><td rowspan="2">2 gr</td></tr>
<tr><td>Résorcine . . . . }</td><td rowspan="2">āā 0ᵍʳ,50</td><td>Ichtyol . . . . }</td></tr>
<tr><td>Acide salicylique . . . .</td><td>Résorcine. . . . . }</td><td rowspan="2">āā 0ᵍʳ,10</td></tr>
<tr><td>Vaseline . . . . }</td><td rowspan="3">āā 10 gr.</td><td>Acide salicylique . . . . . }</td></tr>
<tr><td>Lanoléine. . . . . }</td><td>Oxyde de zinc . . . . . . }</td><td rowspan="2">āā 8 gr</td></tr>
<tr><td>Axonge. . . . .</td><td>Talc. . . . . }</td></tr>
<tr><td></td><td></td><td>Vaseline. . . . .</td><td>20 —</td></tr>
</table>

Certaines pommades composées, qui associent un grand nombre d'antiseptiques divers, telles que la *pommade de Reclus* et celle de *Lucas-Championnière*, nous apparaissent aujourd'hui comme offrant plus de risques que d'avantages; — en cas d'ulcères torpides, on pourrait avoir recours à une pommade au baume du Pérou (à 25 : 100).

Poudres : On dispose de toute une série de poudres antiseptiques ou dites cicatrisantes ; on doit être très réservé dans leur emploi sur des surfaces suintantes, érodées ou ulcérées, car elles s'incorporent aux sécrétions et forment des croûtes résistantes sous lesquelles le processus morbide peut continuer à évoluer. Les plus usitées sont les suivantes :

Iodoforme pur ou camphré (5 : 100) et ses succédanés : iodol (iodo-pyrol), diiodoforme (C^2I^4), aristol (diiodothymol ou *thymoliodide* de Poulenc), europhène (*butylcrésol iodé*), airol (oxy-iodogallate de bismuth); — dermatol ou gallate de bismuth officinal ; — xéroforme (tribromophénate de bismuth ou *sigmaforme*); — ectogan (peroxyde de zinc), souvent irritant. — Bleu de méthylène chimiquement pur. — Tannoforme ; — sous-carbonate de fer ; — poudre de quinquina, etc.

A ces poudres, plus ou moins antiseptiques, et dont on peut faire des mélanges dont je donne un exemple, est venue se joindre depuis 1917 la poudre de H. Vincent, qui agit par le chlore naissant qu'elle dégage, et s'applique aux plaies infectables et ulcères infectés de diverse nature.

<table>
<tr><td colspan="2">Poudre composée de J.-Lucas-
Championnière.
(Plaies, ulcères, escarres infectées.)</td><td colspan="2">Poudre de Vincent</td></tr>
<tr><td>Iodoforme . . . . . . }</td><td rowspan="4">āā 100 gr.</td><td>Hypochlorite de chaux titrant
100 à 110 litres de Cl . . . .</td><td>10 gr.</td></tr>
<tr><td>Benjoin pulvérisé. . . }</td><td>Acide borique officinal pulvé-
risé et bien sec. . . . . . .</td><td>90 —</td></tr>
<tr><td>Poudre de quinquina
gris . . . . }</td><td colspan="2" rowspan="2">Pulvériser séparément, mélanger avec
soin et conserver au sec en flacon de
verre coloré ; — à appliquer au lance-
poudre.</td></tr>
<tr><td>Carbonate de magnésie }</td></tr>
<tr><td>Essence d'eucalyptus . . .</td><td>12ᵍʳ,50</td></tr>
</table>

Attouchements, badigeonnages, etc. : Il n'est certainement pas bon de déshabiller souvent les plaies bourgeonnantes et les surfaces en voie d'épidermisation, pour y faire, sous prétexte d'antisepsie, des attouchements de teinture d'iode, de nitrate d'argent, etc. — La teinture d'iode pure ou diluée suivant le cas, ainsi que l'iode-acétone (2 à 5 : 20) ou l'iodo-chloroforme (1 : 15 cent. cubes) sont très précieux pour l'abortion du *furoncle*, et dans les *épidermomycoses*. — L'alcool camphré (1 : 10), boriqué (1 : 16), résorciné (1 : 50), thymolé (1 : 100) sont utiles en attouchements comme abortifs de l'*herpès*, ou en bains locaux durant quelques minutes dans les *folliculites*, telles que le furoncle du conduit auditif, etc. ; — Je puis confirmer que les badigeonnages répétés à l'adrénaline (1: 2000 à 1 : 10,000) vantés par Douglas (S. B., Lyon, 1925) sont avantageux dans le traitement des *brûlures* et *plaies*. — Pour réprimer un bourgeonnement exubérant, on se sert du crayon de nitrate d'argent ou d'une solution d'acide chromique (1 à 2 : 20).

Les *ulcères tuberculeux* et *mycosiques* se trouvent bien des attouchements iodés ou iodoformés et de pansements à la solution de Lugol-Gram (iode 1 gr., IK. 2 gr., eau 500 gr.). — En cas d'*ulcères atones*, quelle qu'en soit la nature, on emploie en attouchements toute une série d'antiseptiques et de caustiques : l'eau oxygénée forte (12 à 20 volumes, l'éther iodoformé (1 : 20), le gaïacol (gaïacol crist. 50, axonge 25, huile d'olives 25), l'huile goménolée (10 à 40 : 100), le naphtol camphré (2 : 1), le phénol camphré (p. ég.), le salol camphré (3 : 2), surtout le thymol camphré (p. ég.). — Voici quelques formules qui ont été préconisées :

<table>
<tr><td>

Liquide de Mercure
(*Plaies anfractueuses, ulcères, etc.*).

Iodoforme	
Gaïacol.	āā 1 gr.
Eucalyptol	
Baume du Pérou . . .	
Alcool	10 —
Éther.	100 —

à employer en pulvérisations ou en badigeonnages.

</td><td>

Solution composée, d'après Calot
(de Berck)
(*Ulcérations tuberculeuses et abcès froids*).

Gaïacol	1 gr.
Créosote.	2 —
Iodoforme.	9 —
Naphtol camphré . . .	20 —
Éther officinal.	āā 34 gr.
Huile stérilisée.	

</td></tr>
</table>

Vernis, emplâtres, etc. : Les vernis, emplâtres et enduits occlusifs ont quelques indications spéciales.

Il est d'usage courant de recouvrir une excoriation ou une plaie minime et récente d'une couche de collodion riciné ou d'une feuille de soie ou de baudruche gommées (taffetas d'Angleterre) ; cela n'est recommandable que si la lésion est sûrement aseptique.

Très intéressant par son principe, commode et économique, est le pansement mécaniquement antiseptique au *fixogène*, dû à Mouchet et Loudenot (*Arch. de Méd. et de Pharm. milit.*, janv. 1917, p. 97). Il s'agit d'un vernis, appelé tout d'abord *fixatol*, analogue mais préférable aux divers mastisols, aseptofix, etc.; on l'emploie en badigeonnage sur une plaie traumatique ou opératoire, telle qu'une plaie de biopsie et son pourtour, sans désinfection préalable; il n'est pas irritant, agglutine les microbes, s'oppose à leur immigration, et fixe solidement les feuilles de gaze aseptique dont on le recouvre après une minute de dessiccation.

La paraffination à chaud des plaies et brûlures par des mélanges fusibles (*ambrine*) réalise un isolement non adhérent, mais qui a le défaut d'être imperméable à la perspiration et par conséquent échauffant ; prétendre que ce mode de pansement donne des cicatrices meilleures, est se payer d'une illusion.

On a, d'ancienne date, recommandé de recouvrir les *ulcères torpides*, tels que l'ulcère de jambe par exemple, de bandelettes de diachylon bien imbriquées de façon que l'occlusion soit parfaite; plus tard on a employé l'emplâtre de Vigo, ou, ce dernier étant trop irritant, l'emplâtre rouge de Vidal. Les colles et crèmes de zinc, moins imperméables, réalisent comme je l'ai dit (p. 384) des pansements meilleurs.

En cas de dermites à épiderme intact, telles que les *lymphangites* et *l'érysipèle*, on se trouve bien d'appliquer, comme un vernis, de l'ichtyol pur, du thigénol ou du thiol liquide (thiol liquide 85, glycérine 15).

C'est dans les *fissures, crevasses, rhagades*, des extrémités, du mamelon et du pourtour des orifices, ainsi que sur les *ulcérations des muqueuses*, que les vernis sont le plus utiles, après ou sans cautérisation préalable : ce seront le baume du Pérou, ou le baume du Commandeur (Codex), quelquefois la teinture de benjoin, ou des vernis complexes tels que les suivants :

<table>
<tr><td colspan="2">Stérésol.</td><td colspan="2">Adhésol.</td></tr>
<tr><td>Gomme laque</td><td>270 gr.</td><td>Résine copal pure</td><td>245 gr.</td></tr>
<tr><td>Benjoin purifié</td><td>10 —</td><td>Benjoin purifié</td><td>21 —</td></tr>
<tr><td>Baume de Tolu</td><td>10 —</td><td>Baume de Tolu</td><td>21 —</td></tr>
<tr><td>Acide phénique crist.</td><td>10 —</td><td>Essence de thym</td><td>12 —</td></tr>
<tr><td>Essence de cannelle de Chine</td><td>6 —</td><td>Naphtol α</td><td>2 —</td></tr>
<tr><td>Saccharine</td><td>1gr,50</td><td>Éther officinal ad</td><td>1000 cc.</td></tr>
<tr><td>Alcool à 90° ad</td><td>1000 cc.</td><td></td><td>(Leclerc.)</td></tr>
<tr><td>(Berlioz, de Grenoble.)</td><td></td><td></td><td></td></tr>
</table>

Muqueuses. — **Gargarismes** (*stomatites et ulcérations buccales*) : Liqueur de Labarraque diluée (50 : 1000), — eau oxygénée (à 2 volumes), — Néol (1 : 10), — quelques gouttes de teinture de ratanhia, de cochléaria, ou de myrrhe dans un verre d'eau, — décocté de racines de bistorte (20 : 1000) ; — gargarismes astringents (Codex) à l'alun, au borate de soude, au chlorate de potasse; — hydrate de chloral (1 à 1,50 : 100) etc., avec glycérine ou miel rosat. — On n'omettra pas de recommander une pâte dentifrice savonneuse, à laquelle on peut incorporer du borate de soude, ou de l'extrait de ratanhia, etc.

<table>
<tr><td colspan="2">Gargarisme.</td><td colspan="2">Pâte dentifrice.</td></tr>
<tr><td>Chlorate de soude</td><td rowspan="3">āā 2 gr.</td><td>Savon amygdalin</td><td>20 gr.</td></tr>
<tr><td>Salicylate de soude</td><td>Carbonate de chaux</td><td rowspan="2">āā 40 —</td></tr>
<tr><td>Bicarbonate de soude</td><td>Phosphate tricalcique</td></tr>
<tr><td>Miel rosat</td><td>75 —</td><td>Essence de badiane</td><td>2 —</td></tr>
<tr><td>Eau</td><td>225 —</td><td>Essence de menthe Mitcham</td><td>1 —</td></tr>
<tr><td></td><td></td><td>Glycérolé d'amidon</td><td>q. s.</td></tr>
<tr><td></td><td></td><td colspan="2">f. s. a., une pâte épaisse.</td></tr>
</table>

Collutoires : Glycérine iodée (iode et acide phénique ãã 0,25, IK 1 gr.
glycérine 50) dans les *ulcérations buccales* ; — glycérine boratée (4 : 30) ;
ou miel rosat boraté (5 : 20), *muguet* ; — miel rosat aluné (5 : 30).

Vernis : Plusieurs des vernis ci-dessus indiqués se prêtent aux applications sur les muqueuses buccale et génitale en cas d'érosions, d'ulcérations, d'aphtes, etc., en particulier la teinture de benjoin et le stérésol.

Pommades : Pour les fosses nasales et la conjonctive :

Pommade resorcinée goménolée (rhinites) :		*Pommade jaune pour les yeux* (conjonctivite impétigineuse) :	
Acide borique pulvérisé.	5 gr.	Oxyde jaune d'Hg chimiquement	
Résorcine.	0ᵍʳ,30	pur	0ᵍʳ,15
Goménol	VIII gouttes	Gaïacol synthétique.	0ᵍʳ,05
Vaseline pure.	25 gr.	Lanoléine pure.	6 gr.
		Huile de vaseline	10 —

Dans la *folliculite narinaire* je préfère, après épilation s'il y a lieu,
la pommade jaune résorcinée ordinaire (p. 1054) appliquée 2 ou 3 fois par
jour à la suite d'une friction à l'eau d'Alibour.

§ 5. — DÉCAPANTS ET KÉRATOLYTIQUES

Ce groupe d'agents thérapeutiques s'applique aux *dermatoses squameuses* et aux *kératoses*. — Quand on a à traiter, par les réducteurs ou
autrement, une surface tégumentaire couverte de squames (*psoriasis,
eczématides psoriasiformes*) il est indispensable de commencer par la
décaper (voir p. 1046).

Bains : Pour déterger de grandes surfaces, on peut se servir de bains
savonneux, — ou alcalins (carbonate de soude 60 à 250 gr.), — ou sulfureux (foie de soufre 60 à 100 gr.). — Les bains de vapeur et les bains d'air
sec, à 70° ou 80° et au delà, agissent aussi, par la sudation qu'ils provoquent.

Savons : On peut, pour nettoyer la peau, employer bien entendu n'importe quel savon. Mais il faut savoir que le titre alcalimétrique des savons
du commerce varie dans des proportions considérables; dans ceux qui
moussent beaucoup il peut être très élevé.

Il y a donc souvent avantage à prescrire des *savons doux*, surgras, à la
lanoléine, au collosol, à la guimauve, etc.) dont on trouve de nombreux
types dans les pharmacies (Cavaillès, Vigier, Brisson, etc.); parfois on
préfère des savons liquides (Ramet, etc.) qui peuvent être neutres,
détersifs et mousseux, ou doux et peu mousseux.

Les *savons de potasse*, qui sont mous, sont plus kératolytiques que les
savons de soude. Le savon noir est répugnant; mais on peut faire un savon
de potasse blanc et inodore,

Savon de potasse blanc (Vicario) :

Huile de coco . . . . 200 gr.
Potasse caustique pure. . . 70 —
Eau distillée. . . . . 600 —

Saponifier à chaud et concentrer à 500 gr.

Pour rendre ce savon surgras ajouter, pour 100 gr. : stéarine 20 gr. et eau distillée 20 gr.

Savon liquide surgras
(pour l'usage chirurgical) :

Savon noir. . . . . } àà 20 gr.
Savon blanc de Marseille. . }
Huile d'olives . . . . . . 17 —
Essence de géranium ou de citron . . . . q. v.
Eau. . . . . 1 litre

Filtrer sur papier Chardin. Agiter.

Les *savons médicamenteux* sont généralement très appréciés par les malades, bien que leur efficacité soit minime. Les plus usités sont les savons soufrés, à l'ichtyol, au coaltar, à l'huile de cade, au goudron de bois, au naphtol soufré. L'acide salicylique et les mercuriaux ne peuvent pas être incorporés à des savons sans décomposition.

Lotions : La décoction de bois de Panama (75 : 1000), la teinture de Panama (50 : 1000) et la saponine (1 : 1000) sont préférables aux savons pour le nettoyage du cuir chevelu.

Une légère friction avec une boulette de coton hydrophile humectée d'alcool, d'éther, ou mieux d'éther de pétrole, déterge fort bien la peau.

Le moyen souverain pour mettre à nu une surface cutanée encombrée de croûtes et de squames, consiste à y maintenir pendant plusieurs heures un pansement humide ou un cataplasme (p. 1048) avant de la lotionner.

Onctions : Une simple application de vaseline, d'huile d'amandes, d'axonge, de glycérolé d'amidon, d'un stéarate tel que la diadermine, etc., suffit souvent à ramollir et à faire tomber les squames. Pour le cuir chevelu, on se sert volontiers de moëlle de bœuf ou de mélanges, tels que celui dont je vais donner une formule.

Mais le décapant de beaucoup le plus usité c'est la simple vaseline salicylée :

Vaseline salicylée
(*Psoriasis, ichtyose, kératose pilaire*)

Acide salicylique . . . . . . 2 gr.
Vaseline . . . . 40 —

Pommade pour le cuir chevelu :

Beurre de cacao . . . . . . 10 gr.
Huile d'amandes . . . . . . 20 gr.
Essence de verveine . . . . 1 goutte.

Il y a quelquefois avantage à faire des onctions avec de la mousse de savon qu'on laisse sécher sur la peau (*kérose, acné*). Les pommades savonneuses sont très pratiques, et peuvent être employées sur le cuir chevelu, en raison de la facilité du nettoyage qui se fait avec une boulette de coton humectée d'eau.

Pommade savonneuse :

Savon amygdalin pulv. } àà 40 gr.
Axonge . . . . }
Huile d'amandes. . . . 20 —
Essence de géranium. . IV gouttes

Chauffer les graisses à 150° avant d'introduire la poudre de savon.

Pommade de savon (Carle et Boullud) :

Axonge. . . . . 50 gr.
Potasse 17gr,50
Eau distillée. . . . . 500 gr.
Alcool. . . . . 10 —
Lanoléine . . . . 20 —

Concentrer à 120 gr.

On peut, à ces pommades, incorporer un grand nombre de substances médicamenteuses usuelles, notamment des sulfures, mais non des corps incompatibles avec les alcalis, tels que le pyrogallol, la chrysarobine, les acides en général, les sels mercuriels, etc.

Le savon noir en onctions est un décapant énergique (*lupus érythémateux* p. 803, *pityriasis versicolore*); mais il est irritant et il faut en surveiller l'action.

L'acide salicylique est le kératolytique par excellence. A faible dose (1 : 100), il figure dans beaucoup de pâtes ou de pommades à titre de mordant et d'antiprurigineux; à plus forte dose (5 : 100) dans de la vaseline, il constitue le meilleur décapant; dans de l'axonge benzoïnée et de l'huile de ricin (5 : 100), surtout si l'on recouvre immédiatement d'un tissu imperméable, ou bien sous forme d'un emplâtre ou d'un vernis, il a son maximum d'activité (*kératodermies, hyperkératoses circonscrites*).

L'acide acétique et l'acide lactique ont aussi une action kératolytique.

La résorcine, qui à faible dose agit comme kératoplastique, est au contraire à forte dose (5 à 50 : 100), un excellent décapant et même un exfoliant. On utilise cette dernière propriété dans les préparations suivantes, qui sont destinées aux cures d'exfoliation (*acné, kérose, verrues planes, pigmentations*). On peut associer du savon noir à la résorcine.

Mélange contre les verrues planes :

Acide acétique crist.... } ââ 10 gr.	
Acide lactique. . . . . }	
Soufre précipité. . . . 20 —	
Glycérine . . . . 40 —	

En badigeonnages au pinceau; en user avec prudence.
On peut faire des mélanges analogues avec l'acide phénique ou l'acide salicylique.

Pâte exfoliante.

Résorcine. . . . . 40 gr.	
Oxyde de zinc. . . . . 10 —	
Ceyssatite. . . . . 2 —	
Axonge benzoïnée. . . . . 28 —	

(UNNA.)

Mélange exfoliant :

Résorcine . . . . 20 à 50 gr.	
Savon noir. . . . . { ââ 20 —	
Soufre . . . . {	
Alcoolat de lavande . . . 30 à 40 —	

Dépilatoires : Les pâtes et les liquides épilatoires ne sont pas à recommander en cas d'hypertrichose ou de nævi pileux; mais ils peuvent être utiles dans certaines circonstances, avant une opération sur une région velue, par exemple, ou au pourtour d'un furoncle, anthrax ou bubon, etc. Ceux à base d'arsenic (orpiment, réalgar) sont dangereux. On peut employer le dépilatoire Boudet au sulfure sulfuré de calcium récemment préparé (2 ou 3 minutes, laver à l'eau tiède et poudrer), lequel est sûrement efficace et, par contact prolongé, dissout aussi les ongles (*onychogryphose*); ou encore les formules suivantes :

Pâte dépilatoire :
(Brisson.)

Sulfure de baryum. . . . . . 7 gr	
Citrate de soude . . . . . . 2 —	
Oxyde de zinc. . . . . 10 —	
Amidon . . . . 10 —	
Essence de verveine . . . III gouttes	
Ajouter *q. s.* d'eau de rose pour faire une pâte épaisse (3 à 5 minutes).	

Liquide épilatoire :
(R. Cerbelaud).

Monosulfure de sodium . . . 10 gr	
Eau distillée d'hamamélis. . . 100 —	

Appliquer avec un tampon d'ouate hydrophile; après 2 ou 3 minutes essuyer avec un tampon sec, sans frotter; laver avec soin.

Il est essentiel de ne pas perdre de vue que tout dépilatoire risque de produire une brûlure chimique, par destruction de l'épiderme corné ; il est donc prudent d'essayer d'abord le produit sur un point du bras ou de la cuisse, de ne pas dépasser le temps d'application strictement nécessaire, puis de laver abondamment à l'eau tiède, et d'appliquer ensuite une crème ou une poudre.

Emplâtres et vernis : Dans le cas de *kératoses* et de *verrucosités* circonscrites, les emplâtres au savon de potasse, ou surtout les emplâtres salicylés, rendent de grands services. On emploie souvent aussi des collodions :

Collodion contre les cors :		*Collodion contre les verrues papillaires* :	
Collodion riciné	16 gr.	Collodion riciné.	10 gr.
Alcool absolu	6 —	Alcool absolu.	6 —
Éther sulfurique	4 —	Éther sulfurique	4 —
Acide salicylique	4 —	Acide salicylique	5 —
Extrait de cannabis indica. .	1 —	Bichlorure d'Hg.	0gr,25

§ 4. — RÉDUCTEURS

On groupe sous ce nom une série de médicaments extrêmement précieux en dermatologie, qui ont ce caractère commun d'être plus ou moins avides d'oxygène. Cette propriété expliquerait, selon Unna, leur action biologique.

Les réducteurs faibles, — ou même les réducteurs forts employés à faible dose ou pendant un temps court, — sont kératoplastiques, antiseptiques, décongestionnants et antiprurigineux. Les réducteurs forts sont au contraire exfoliants, très irritants, et produisent une épidermo-dermite intense.

D'après mon impression, en accord avec celle de Jadassohn, l'ordre d'activité croissante des réducteurs les plus usités serait le suivant : sels mercuriels, — soufre et sulfureux, — goudrons (ichtyol, thiol, tuménol, coaltar, goudron de bois, huile de bouleau, huile de cade); — résorcine ; — les plus énergiques sont incontestablement l'acide pyrogallique et la chrysarobine.

On a vanté, comme moins toxiques et moins irritants, une série de dérivés de ces dernières substances ; il est bon de connaître les noms de quelques-uns d'entre eux. A l'étranger on a essayé les corps suivants : lénigallol ou *tripyrate* de Poulenc (tri-acétate de pyrogallol), eugallol ou *monopyrate* (mono-acétate), saligallol (disalicylate), gallanol, eurobine ou *trichrysate* (triacétate de chrysarobine), etc. En France la *procutine* de Brisson (acide chrysophanique soufré).

On emploie les médicaments réducteurs sous les formes les plus variées dans la *kérose* et ses diverses complications, dans les *eczémas secs psoriasiformes* et *lichénoïdes*, dans le *psoriasis*, dans les *parakératoses* en général, dans les *lichens*, etc.

Dans le choix des excipients et des combinaisons, il faut tenir compte du fait que les goudrons de bois (de pin, de hêtre, de genévrier ou huile de cade, etc.) ont une réaction acide, tandis que le goudron minéral ou coaltar est alcalin.

Pansements humides : Je n'ai employé sous cette forme que la résorcine (0,25 à 1 : 100), et surtout l'ichtyol (2 à 10 : 100), et m'en suis bien trouvé.

Bains : Il n'y a guère d'avantages à employer les réducteurs sous forme de bains. Les bains sulfureux (foie de soufre 50 à 100 gr.) et les bains de Barèges sont pourtant classiques :

<table>
<tr><td>

Bain de Barèges :

Monosulfure de sodium . . .	60 gr.
Chlorure de sodium sec. . .	60 —
Carbonate de soude.	50 —
Pour un bain.	

</td><td>

Bain cadique (BALZER) :

Huile de cade.	50 à 100 gr.
Extrait fluide de quillaya. . .	10 —
Jaune d'œuf	n° 1
Eau distillée	250 gr.
Pour un bain.	

</td></tr>
</table>

Lotions aqueuses : On emploie sous cette forme les goudrons, le soufre et les sulfures et les composés mercuriels.

L'ichtyol (sulfo-ichtyolate d'ammonium) et le thigénol sont les seuls goudrons solubles dans l'eau. Pour rendre les autres goudrons miscibles à l'eau, on est obligé de les incorporer à des *savons* (p. **1058**), de les émulsionner à l'aide de la saponine (coaltar saponiné), ou de les incorporer à certains excipients tels que le rétinol (produit de la distillation sèche de la colophane); ou mieux le fellacide de Brisson (solution alcoolique de sels biliaires), comme dans le licardet. Le *collosol* de C. Pépin est un savon neutre dans lequel on peut émulsionner des goudrons, des huiles, du soufre, etc., ce qui en rend l'usage propre et commode; dans ce véhicule, les médicaments étant sous une forme infiniment divisée, agissent même à faible concentration.

Le soufre s'emploie dissous, émulsionné ou en suspension. Dissous dans le sulfure de carbone pur il est dangereux, et il est préférable d'ajouter au soluté du tétrachlorure de carbone incombustible (chlorosulfol, p. **1062**). Le denisol est une solution de soufre dans de l'huile de cèdre qui contient 7 p. 100 de soufre. Le collosol au soufre en contient 4 : 100. D'un usage très pratique est l'esprit de soufre (Brisson), lequel, dilué d'eau, donne des solutions colloïdales de toute concentration désirée, et peut être employé pur. Souvent on préfère employer le soufre en suspension dans des lotions, ou à l'état de sulfures, ou encore en savons (savons soufrés, savon au naphtol soufré).

Voici des formules qui sont d'un usage journalier :

Lotions pour la figure et la peau glabre :
(**Kérose, acné, rosacée, eczématides.**)

<table>
<tr><td>

Lotion soufrée camphrée :

Soufre précipité.	10 gr.
Alcool camphré.	20 —
Glycérine.	5 —
Eau de roses. . . ⎫	
Eau . . . . ⎬ àà	45 —

</td><td>

Esprit de soufre (Brisson) :

(Voir plus bas) xx à ccc gouttes pour un verre à liqueur d'eau tiède.

</td></tr>
</table>

Lait de soufre :

Hyposulfite de soude . . . 2gr,50
Bisulfate de soude . . . . 2 gr.
Gomme arabique. . . . . 2 gr.
Fucus en poudre (agar). . 0gr,10
Eau distillée. . . . . . 150 gr
Extrait de violettes. . . . } àà 10 —
Glycérine . . . . }

Faire dissoudre à chaud la gomme et le fucus ; dans une moitié de la solution faire dissoudre l'hyposulfite et dans l'autre le bisulfate ; mélanger, agiter et ajouter l'extrait de violette glycériné.

BRISSON.

Lotion mercurielle acide :

Sublimé 0gr,20
Acide acétique . . . . . . 1 gr.
Teinture de benjoin. . . . 5 —
Kaolin . . . . 5 —
Alcool à 90° . . . . 20 —
Eau distillée . . . . 70 —

Licardel (Brisson) :

Sol. alc. d'extraits biliaires. 100 gr.
Goudron de houille. . . . 20 gr.
Ichtyol . . . . 10 —
Blanc de baleine . . . . . 1 —

Lotions pour le cuir chevelu. — Je rassemble ici, à titre d'exemples, un certain nombre de formules applicables au traitement du *pityriasis capitis*, de la *séborrhée* et des *alopécies diffuses* ; selon leurs constituants elles ont des propriétés plus ou moins réductrices ou excitantes ; il y a souvent lieu d'ailleurs de combiner ces deux médications, soit par association, soit par alternance. J'ai signalé (p. 542) ce que l'on sait des indications spéciales des sulfures et des goudrons : on peut y répondre très simplement par une lotion au polysulfure de potassium et par des lotions au coaltar saponiné dilué, au capillosol, ou au denisol dilué ; ces deux dernières lotions sont des émulsions d'essence de cèdre ou huile de cèdre, moins malodorantes que les goudrons et pouvant les remplacer.

Lotions contre le pityriasis capitis, l'alopécie séborréique, etc.) :

Lotion sulfureuse :

Polysulfure de potassium. . . 6 gr.
Eau . . . . 500 —

Ou bien :
Trisulfure de potassium liquide XXX à C gouttes pour 1/4 de verre d'eau chaude.

Esprit de soufre :

Solution alcoolique de soufre. 100 gr.
Monosulfure de sodium . . . . 5 —
Cholestérine. . . . . 0 gr 10

On peut diluer.

Chlorosulfol :

Soufre précipité. . . . . . 5 gr.
Sulfure de carbone . . . . . 25 —
Tétrachlorure de carbone. . 75 —
Essence de lavande . . . . . q. s.

Lotion cadique.

Huile de bouleau . . . . . } àà 1 gr.
Huile de cade. . . . . . . }
Teinture de quillaya. . . . 20 —
Alcool à 60°. . . . . 80 —

Naphtol β 0gr,10
Sublimé 0gr,20
Résorcine. . . . . . . } àà 0gr,50
Chlorure d'ammonium . }
Hydrate de chloral . . . }
Alcoolat de lavande . 100 gr.

Sublimé. 0gr,50
Résorcine 1gr,50
Alcoolat de romarin. . . . 50 gr.
Alcool à 90°. . . . . 250 —

Lotions excitantes du cuir chevelu :

Teinture de cantharides.   5 gr.
Teinture de jaborandi .)
Alcoolat de mélisse. . . } àà 15 —
Eau de Cologne. . . .)
Alcool à 90° . . . . . 50 gr.

ou :

Ammoniaque. . . . . . 5 gr.
Essence de térébenthine . . 15 —
Alcool camphré . . . . . . 100 —
(Lotion excitante de l'hôpital Saint-Louis.)

Thymol 0gr,10
Teinture de capsicum . .)
Baume de Fioravanti. . . } àà 15 gr.
Alcoolat de lavande. . . . 70 —

ou :

Chlorhydrate de quinine. . . . 1 gr
Teinture de jaborandi. . . . . 20 —
Liqueur d'Hoffmann. . . . . . 80 —
Essence de mirbane ou de verveine . . . . q. s.

Ces solutions s'appliquent en frictions sur le cuir chevelu, dans des raies, à l'aide d'une boulette de coton ou d'une petite brosse du modèle dit « brosses à lotions ». — On peut modifier les formules à son gré. — Lorsque les cheveux sont trop secs on peut ajouter aux lotions alcooliques de l'huile de ricin (1 : 100).

Onctions : Suivant le degré d'action que l'on désire obtenir, on se sert de crèmes, de pâtes ou de pommades.

Les *crèmes* se font au cold-cream, au cérat, à la vasolanoline, ou au glycérolé d'amidon ; on y incorpore de l'ichtyol, — du calomel (2 à 10 : 100), du turbith minéral, de l'oxyde jaune de mercure (2 à 5 : 100), — ou bien du soufre précipité (2 à 50 : 100) ; elles sont peu actives.

Il est de tradition, en France, de se servir de l'huile de cade dans le *psoriasis* sous forme de glycérolé ; le cérat cadique est bien plus acceptable :

Glycérolé cadique :

	faible.	fort.
Huile de cade vraie. . .	15 gr.	50 gr.
Extrait de panama ou savon noir (pour émulsionner).	q. s.	5 —
Glycérolé d'amidon neutre	85 gr.	45 —
Essence de girofle . .	q. s.	q. s.

Cérat cadique (C. Pépin) :

Huile de cade.	20 gr.
Huile blanche	30 —
Cire.	7 —
Blanc de baleine.	15 —

On peut transformer un glycérolé en pâte en l'additionnant de kaolin et de carbonate de magnésie (àà 10 à 15 : 100) ; les glycérolés ont l'avantage de permettre un nettoyage facile de la peau.

Les *pâtes* sont plus efficaces et d'un usage plus commode ; leurs constituants peuvent varier pour ainsi dire à l'infini. Voici quelques formules que j'emploie couramment (**eczématides figurées** ou **psoriasiformes**, **eczémas lichénoïdes**), etc. :

Pâte soufrée ichtyolée :

Soufre précipité	5 gr.
Ichtyol	5 —
Résorcine	1 —
Oxyde de zinc . . . . . } àà	8 —
Amidon.	
Vaseline. . . . . } àà	10 —
Lanoléine	

Pâtes cadiques soufrées, faible et forte :

Soufre précipité .	5 gr.	à 5 gr
Huile de cade . .	5 —	10 —
Acide salicylique.	1 —	1 —
Résorcine	1 —	1 —
Oxyde de zinc . . } àà	20 —	18 —
Talc.		
Vaseline	50 —	47 —

On peut modifier suivant le cas ou à volonté les formules de ces pâtes, en changeant la nature des poudres ou des graisses ; en remplaçant l'ichtyol et l'huile de cade par l'huile de bouleau ou d'autres goudrons, ou encore par des extraits dont il existe dans le commerce plusieurs types satisfaisants (oléocade, oxycade, cédrocadinol) ; en employant d'autres formes de soufre, ou en introduisant des sels mercuriels. On se rappellera que, sauf quand il s'agit de cinabre (sulfure rouge de Hg.), l'association du soufre et des mercuriaux donne un sulfure noir.

Les *pommades* s'appliquent plus particulièrement aux cas rebelles et au traitement de certaines régions. A titre d'aide-mémoire j'indiquerai qu'il est habituel d'y faire entrer l'agent réducteur à la dose de 5 : 100 et le mordant (acide salicylique, résorcine) à la dose de 1 : 100 ; mais il y a de nombreuses exceptions.

Pour le cuir chevelu (*kérose, pityriasis, séborrhée, psoriasis*), je rappelle que selon Sabouraud le soufre et les sulfureux conviennent surtout aux sécrétions grasses, et l'huile de cade ou l'essence de cèdre aux états squameux.

Pommades pour le cuir chevelu et la barbe :

Moelle de bœuf . . . . 12 gr.	Essence de cèdre. . . . . }	āā 5 gr
Huile de ricin . . . . 20 —	Huile de cade désodorisée. }	
	Oxyde jaune d'Hg. . . . . }	āā 1 —
On peut à cet excipient incorporer du	Résorcine . . . . }	
soufre ou divers goudrons, de l'huile	Vaseline. . . . . }	āā 10 —
de bouleau, de l'essence de cèdre, etc.	Lanoléine . . . . }	

(SABOURAUD.)

Pour la figure (pityriasis, eczématides.) :

Calomel à la vapeur. . } āā 5 gr.	Soufre précipité . . . . }	āā 5 gr.
Tanin à l'alcool. . . . }	Cinabre. . . . . }	
Vaseline . . . . 100 —	Baume du Pérou . . . . }	
	Vaseline. . . . . 100 —	

Pour le corps et les membres .

Pommade composée (Psoriasis) :

Acide pyrogallique . . . }	
Acide salicylique . . . . } āā 1 gr.	
Résorcine. . . . . }	
Soufre précipité . . . . }	
Huile de bouleau. . . . } āā 2 gr.	
Huile de cade. . . . . . }	
Vaseline . . . . }	
Lanoléine. . . . . } āā 20-25	
Axonge. . . . . }	

Pommade pyrogallique forte
(eczéma lichénoïde,
eczématides psoriasiformes)

Acide pyrogallique. . . .	6 gr.
Acide salicylique.	5 gr
Goudron. . . . . } āā 20 —	
Ichtyol . . . . }	
Cérat	50 —

La pommade d'Hélmerich (p. 1072) est une pommade sulfureuse forte, très active dans les *eczématides* rebelles.

L'usage des pommades pyrogalliques doit être surveillé de fort près, en raison de l'intoxication à laquelle expose ce médicament. — Les pommades à la chrysarobine de très faible concentration (1 : 4000 à 1 : 500 dans de l'axonge) ont été vantées de divers côtés (Jadassohn, Sabouraud) ; si elles sont bien préparées on peut les employer prudemment, à doses progressives, même dans les dermatoses superficielles et irritables (*eczématides, pityriasis rosé*). — Le procuta (de Brisson) est d'ordinaire fort bien toléré. — Dans le *psoriasis* on peut user, à la condition d'une surveillance attentive, de pommades à la chrysarobine à doses fortes :

Pommade de Dreuw (modifiée)
(Psoriasis. lichen simplex chronique, eczémas cornés) :

Acide salicylique.	10 gr.
Chrysarobine. . . . . . . } àà 20 —	
Huile de bouleau.	
Vaseline	20 gr.
Beurre de cacao.	5 —
Savon vert	25 —

S'emploie par périodes de 5 à 5 jours, alternant avec des périodes de pâte de zinc, de même durée.

Pommade chrysarobique forte :

Chrysarobine . . . . . }	
Acide salicylique . . . } àà 3 à 5 gr	
Savon vert . . . . . . }	
Lanoléine.	50 —

(DUBREUILH.

Procuta (de BRISSON)

Acide chrysophanique soufré .	1 gr.
Vaseline blanche	85 —
Paraffine	15 —

Les formules dans lesquelles on associe l'acide salicylique au savon sont scientifiquement incorrectes ; 1 gr. 50 d'acide salicylique est neutralisé par 4 gr. de savon de potasse (Huerre) ; elles sont cependant efficaces.

Certains mélanges complexes, du type baume Baissade ou baume Duret, quoique renfermant des substances actives à assez haute dose, sont souvent admirablement tolérés, même dans les poussées aiguës d'eczéma. Il faut néanmoins n'en user qu'avec prudence ; après avoir tâté la susceptibilité cutanée du malade par des applications de courte durée, on pourra les employer en onctions permanentes.

Baume composé

Résorcine	2 gr.
Menthol . . . . } àà 5 —	
Gaïacol . . . . }	
Huile de cade. . . . . } àà 15 —	
Soufre. . . . . }	
Goudron	18 —
Borate de soude	56 —
Camphre. . . . . } àà 40 —	
Huile de ricin . . . . . }	
Glycérine	54 —
Acétone	80 —
Lanoléine	100 —

(Analogue au baume Duret.)

Pommade de chaulmoogra
(prurigos, etc.) :

Huile de chaulmoogra.	85 gr.
Soufre lavé.	5 —
Camphre	5 —
Goudron de Norvège.	5 —

(Analogue au baume Baissade).

Pommade de Lailler (kératodermies)

Soufre précipité . . . . . }	
Huile de cade . . . . . . } àà 25 gr	
Goudron. . . . . }	
Savon noir. . . . . }	

Badigeonnages et vernis : Il est parfois avantageux d'employer les réducteurs sous forme de badigeonnages au pinceau, qu'on recouvre d'une poudre, d'une pâte de zinc ou d'un vernis. C'est un mode d'emploi pratique de la chrysarobine ; on en fait aussi des *bâtons de pommade*.

Soluté d'acide pyrogallique :

Acide pyrogallique. . . 5 à 10 gr.
Éther sulfurique. . . . } àà 45 —
Alcool à 95° . . . . . .
Recouvrir d'une couche de pâte de zinc.

Bâtons de pommade à la chysarobine .

Chrysarobine . . . . 10 gr.
Vaseline. . . . . 50 —
Cire vierge . . . . 30 —
Beurre de cacao. . . . . . 20 —
Paraffine dure . . . . . . 10 —

Incorporez la chrysarobine à la vaseline fondue ; mélangez aux autres
ingrédients fondus séparément ;
coulez en bâtons.

Chrysarobine — traumaticine :

Chrysarobine . . . . 10 gr.
Chloroforme . . . . 90 —
Recouvrir de traumaticine :
Gutta-percha . . . . 10 gr.
Chloroforme . . . . 90 —

Vernis « Tectan » (Brisson) :

Solution chloroformique
de chysarobine à 5 %. 75 gr.
Ichtyol. . . . .
Goudron de Norvège . . . } àà 10 —
Colophane. . . . .
Essence d'amandes amères. 2 —

Bâtons de pommade pour les lèvres :

Lanoléine . . . . 10 gr.
Vaseline . . . . 2 —
Cire blanche . . . . . . 5 —
Acide stéarique. . . . . 1 —
Orcanette. . . . . q. s.
Ichtyol . . . . 2 gr.
(Veyrières).

Beurre de cacao. . . . .
Vaseline. . . . . } àà 10 gr.
Cire blanche. . . . .
Orcanette . . . . q. s.
Extrait de ratanhia . . . 1 gr.
Baume du Pérou. . . . . 2 —
Essence de géranium rosat. II gouttes

Lipcina (Brisson).

Baume du Pérou . . . . . 2 gr.
Cire blanche. . . . . . . 10 —
Vaseline . . . . 5 —
Huile de vaseline. . . . . 5 —
Stéarine. . . . . } àà 0,50
Stéarate de soude. . . . .
Cholestérine. 0, 20

On peut colorer en rouge et parfumer
ad libitum.

Des divers goudrons, tant du coaltar que des goudrons végétaux, on peut
faire des dissolutions qu'on applique au pinceau.

Collodion cadique
(Lichen plan) :

Collodion riciné . . . . . 16 gr.
Alcool absolu . . . . . } àà 4 —
Éther . . . .
Huile de cade . . . . . . 5 —
Huile de bouleau. . . . . 1 —

Vernis au fellacide :

Goudron de Norvège . . . . 5 —
Résorcine 0,50
Fellacide. . . . . 10 —
ou bien :
Baume du Pérou . . . . . . 5 gr.
Glycérine . . . . 5 —
Fellacide. . . . . 10 —

Les vernis au fellacide peuvent être, comme le licardet, transformés en
émulsions par addition d'eau, et employés en lotions ou pansements.

Dind (de Lausanne) et Brocq ont mis en honneur les applications de
coaltar brut préalablement lavé pour le débarrasser de l'excès d'alcalis :
On étend le coaltar sur la peau à l'aide d'un pinceau, on le laisse
sécher, puis on poudre avec du talc ; on fait des retouches ou « raccords »
tous les jours ou tous les deux jours et on laisse l'enduit agir pendant
4 à 8 jours. Loin d'être aussi irritant qu'on pourrait le croire, le coaltar,
sous cette forme, est habituellement bien toléré, même par les eczémas
suintants ; il remplace avantageusement, dans la clientèle hospitalière, les

baumes composés qui sont infiniment plus coûteux. Malheureusement le coaltar n'est pas un produit défini, et sa composition varie énormément selon sa provenance.

Emplâtres. — Sous forme d'emplâtres les réducteurs ont une action énergique. On utilise surtout les emplâtres mercuriels, résorcinés, cadiques, au goudron ; il est bon de savoir que les emplâtres pyrogalliques et chrysarobiques sont difficilement supportés.

§ 5. — **EXCITANTS ET RUBÉFIANTS**

On les emploie dans les *érythèmes passifs*, dans l'*hyperidrose* des mains et des pieds, dans les *alopécies*, dans le *lupus érythémateux*, etc.

Ce sont l'alcool, les alcoolats et teintures, l'éther, le chloroforme, les essences, le camphre, la moutarde, l'iode et les acides, qui constituent la base de la plupart des topiques excitants ; ceux-ci affectent presque toujours la forme de liniments :

Liniments : Dans les *engelures*, l'*hyperidrose*, etc., il est de tradition, mais peu efficace, de faire des frictions quotidiennes ou bi-quotidiennes de mixtures du genre des suivantes :

Teinture d'iode.	} 1 à 5 gr.	Acide chlorhydrique.	10 gr.
ou tanin.		Baume de Fioravanti.	50 —
Alcool camphré . . . . 100 gr.		Eau de Cologne	60 —

ou bien :   *ou bien :*

Tanin	}	Teinture d'iode dédoublée.	20 gr
Résorcine	} àà 2 gr.	Tanin	} àà 40 —
Ichtyol	}	Glycérine	}
Glycérine . . . . 10 —			

Pour *Lupus érythémateux fixe*
      ou *pelade* :   Pour *pelade* :

Acide phénique.	}	Acide acétique glacial.	1 gr.
Teinture d'iode.	} àà 5 gr.	Hydrate de chloral	4 —
Hydrate de chloral . . .	}	Éther sulfurique	50 —
Alcool à 90°.	}		

Appliquer au pinceau.   En frictions quotidiennes
                                             sur les plaques.

On trouve dans les pharmacies des mixtures excitantes d'un emploi commode : révulsif Boudin, vésicatoire liquide Fidel, ce dernier vésicant, etc.

§ 6. — **ANTIPRURIGINEUX ET ANESTHÉSIQUES LOCAUX**

Dans la médication locale du prurit (p. 700) on peut utiliser toute une série de procédés et de médicaments.

Lotions aqueuses. — D'ordinaire elles sont d'autant plus efficaces qu'elles sont plus chaudes ; quelquefois elles agissent mieux tièdes ou

froides. Je rappelle qu'au § 1 j'ai indiqué quelques lotions à la fois détersives et légèrement antiprurigineuses. On emploie souvent avantageusement les suivantes : infusion de feuilles de coca (20 à 30 : 1000); — eau
vinaigrée; — eau de chaux; — eau de laurier-cerise; — hydrate de chloral (2 à 4 : 100); — liqueur de Labarraque (20 à 50 : 100); — phénol
(1 à 5 : 100); — coaltar saponiné (10 à 30 : 100); — macération de guaco
ou nisaméline (10 à 20 : 100); — le lait de sapolan, les collosols à l'huile
de cade ou à l'huile de foie de morue sont particulièrement recommandables.

Bains. — Ils sont souvent mal tolérés. On prescrit quelquefois des
bains d'amidon ou de son, additionnés de vinaigre (1 litre); ou des bains de
fleurs de tilleul (1 k°); ou encore des bains gélatineux (250 à 500 gr. de
gélatine, ramollir à l'eau froide, faire dissoudre en chauffant, et verser
dans le bain).

Solutions diverses. — On emploie en badigeonnages ou en attouchements : l'alcool camphré (1 : 10), ou l'eau-de-vie camphrée (à 1 : 40), ou
l'huile de camomille camphrée (1 : 10); — l'alcool résorciné (2 à 5 : 100);
— l'alcool mentholé (1 à 2 : 100); — ou l'huile de vaseline mentholée
(1 : 100); — la glycérine phéniquée (phénol 5, eau et glycérine ãã 50); —
les solutions alcooliques de nitrate d'argent (5 à 10 : 100); — le jus de citron.
— Rasch a chaudement recommandé le permanganate de potasse en badigeonnages (solution à 1 ou mieux 2 : 100) ou en bains (10 gr. pour
un bain.)

Particulièrement avantageuses sont les solutions alcooliques de thymol
(1 : 200), — d'acide phénique (1 : 100), — d'émulsion de coaltar (5 à 10 : 1000);
on les additionne d'huile de ricin ou de glycérine (5 à 10 : 1000) pour éviter
une dessiccation trop rapide, et on recouvre de poudre ou d'une pâte à l'eau.

Solutions antiprurigineuses :

Vinaigre			Chlorhydrate de cocaïne.		
Alcool camphré.	} ãã 100 gr.		Hydrate de chloral	} ãã 1 gr.	
Eau de laurier-cerise .			Résorcine		
Glycérine.	50 —		Glycérine		3 —
			Alcool.		20 —
à employer diluée de 4 à 10 parties			Eau de laurier-cerise		50 —
d'eau chaude, en lotions.			Eau.		44 —

pour attouchements.

Onctions. — L'application d'un corps gras sur une région prurigineuse
suffit quelquefois à procurer au malade un grand soulagement; l'axonge
fraîche, le cérat, la vaseline pure peuvent servir à cet effet; on leur préfère souvent le sapolan, le naphtalan, l'huile de foie de morue pure ou
en pommades composées, ou mieux encore sous forme de collosol.

Il va de soi qu'il y a souvent grand avantage à incorporer aux pommades
ou aux pâtes une ou plusieurs des substances antiprurigineuses. On emploie
fréquemment le glycérolé d'amidon à l'acide tartrique (5 : 100), — ou une
huile chloroformée mentholée (huile de camomille camphrée 100, chloroforme 2 à 5, menthol 1).

Le para-amido-benzoate d'éthyle (anesthésine ou *benzocaïne* de Poulenc)
s'emploie (10 à 50 : 100) dans une crème de lanoline, additionnée d'alcool
ou d'huile d'olive (10 à 50 : 100); ou encore dans un mucilage de gomme
arabique. — L'orthoforme (*orthocaïne*) est à rejeter, en raison des éruptions
intenses et intoxications qu'il peut causer.

Pâte antiprurigineuse.		*Crème à l'huile de foie de morue :*	
Tuménol . . . . »	2 gr. 50	Huile de foie de morue. .	50 gr
Acide salicylique.		Huile blanche.	5
Résorcine.	ãã 0. 50	Cire blanche.	5 —
Phénol synthétique. . .		Paraffine.	8 —
Oxyde de zinc		Eau de roses.	
Talc		Eau de laurier-cerise. . .	ãã 10 gr
Vaseline	ãã 10 gr.	Cholestérine	1 —
Lanoléine		Coumarine.	0gr,02
Axonge.			(C. PÉPIN.)

Poudrez de talc aromatisé au café.

Crayon antimoustique. — Huile de paraffine et paraffine ãã 10 gr., — végé-
taline et lanoléine ãã 5 gr., — huile de cèdre 5 gr., — coumarine 0gr,10, —
essence d'amandes amères II gouttes.   (BRISSON.)

Occlusion. — Il est certain que le fait seul de mettre les surfaces
malades à l'abri de l'air constitue un puissant moyen de combattre le
prurit. C'est ainsi sans doute qu'agissent pour une bonne part les pommades et les pâtes. — Les cataplasmes de fécule, — les pansements
moites, — un enveloppement ouaté bien fait, — réalisent aussi fort bien
l'occlusion quand les surfaces à traiter ne sont pas trop étendues.

Les « colles de zinc », applicables à de grandes surfaces si l'on veut,
sont encore plus pratiques; en voici la formule fondamentale, et une formule modifiée en vue de rendre la colle plus dure, pour l'été :

Gélatine	15	ou	50 gr.
Oxyde de zinc.	15	ou	10 —
Glycérine.	25	ou	50 —
Eau	45	ou	50 —

On liquéfie la masse au bain-marie, on l'applique au pinceau, puis, pendant que l'enduit est encore visqueux, on en tamponne la surface avec de
l'ouate hydrophile qui y adhère et lui donne l'aspect d'un molleton. Un
revêtement de colle de zinc peut rester en place pendant plusieurs jours;
on l'enlève par arrachement ou à l'eau chaude.

On peut incorporer à la colle de zinc de l'ichtyol ou d'autres substances
actives; il est préférable d'appliquer ces substances préalablement, sous
forme de badigeonnages, et de les recouvrir de colle.

Vernis et emplâtres. — Toute la série des goudrons et analogues
peut servir d'enduit siccatif, c'est-à-dire de vernis, soit en nature (coaltar,
goudron végétal, ichtyol, thiol, tuménol, thigénol, etc.), — soit sous forme
d'extrait, de teinture éthéro-alcoolique, de licardet, d'émulsions ou de
dissolutions diverses (p. 1066).

Les emplâtres usuels peuvent presque tous convenir au traitement des prurits localisés. On se sert surtout dans ce but de l'emplâtre à l'oxyde de zinc, de l'emplâtre rouge, ou de l'emplâtre à l'huile de foie de morue.

Pour le traitement des prurits et prurigos, voir p. **698**.

ANESTHÉSIE LOCALE

Elle est très exceptionnellement indiquée dans les névralgies cutanées ou dermalgies (*zona, herpès*, etc.); en pareil cas les cataplasmes chauds, ou l'ichtyol, le gaïacol, les solutions diverses indiquées ci-dessus et employées en badigeonnages, suffisent d'ordinaire en tant que traitements topiques.

Pour épargner aux malades la douleur de certaines petites opérations, telles que ruginations, scarifications, incisions, biopsies un peu étendues, (*tuberculose verruqueuse, lupus, végétations, tumeurs*) on a le choix entre plusieurs méthodes. La plus rapide, c'est la congélation par un jet de chlorure d'éthyle; mais elle est fort désagréable et a le défaut de modifier la couleur et la consistance des tissus. Bien plus complète et durable est l'anesthésie par injections; ces injections se font soit au point même qui doit être opéré et à son pourtour, soit sur le trajet des nerfs sensitifs qui en proviennent; ce dernier procédé est particulièrement applicable aux interventions sur un doigt, ou sur le pénis, des injections en couronne autour de la base de l'organe l'insensibilisant en totalité.

Quant au choix de l'anesthésique, on ne saurait trop souligner combien l'emploi du chlorhydrate de cocaïne est dangereux. On recommande de ne jamais dépasser la dose de 2 centigrammes à la tête, ou de 5 centigrammes ailleurs; mais il expose à des accidents très sérieux et la moindre erreur de dose peut être fatale. On usait de la cocaïne par la « méthode de Schleich » qui consiste à injecter « par infiltration », dans le derme même et non sous la peau, une solution très diluée; je crois intéressant de rappeler ses formules :

Solution pour anesthésie par infiltration (Schleich) :

Chlorhydrate de cocaïne.	0ᵍʳ,10
Chlorhydrate de morphine	0ᵍʳ,025
Chlorure de sodium.	0ᵍʳ,20
Eau distillée *ad*.	100 c. c
Eau phéniquée à 5 %.	II gouttes

Réduire la dose à 1 centigramme (soit 1 : 10 000) si de nombreuses piqûres sont nécessaires.

De nos jours, on ne doit employer que les dérivés de la cocaïne, du type novocaïne, qui sont moins toxiques : allocaïne (Lumière), syncaïne (Comar), scurocaïne (Usines du Rhône), etc., en solutions à 1 : 200 ou 1 : 100 additionnées de solution d'adrénaline dans la proportion de 1 : 20 à 1 : 10; il en existe des ampoules préparées.

Il est essentiel, avec les analgésiants injectés, d'attendre au moins 5 ou 10 minutes avant d'opérer.

Le mélange de Bonain (chlorhydrate de cocaïne, menthol, acide phénique, ââ P. É.) est très efficace en badigeonnage sur les muqueuses, les ulcères et les surfaces excoriées.

§ 7. — **ANTIPARASITAIRES**

PARASITES VÉGÉTAUX. — La destruction des épidermophytes est aisément obtenue sur la *peau glabre* des régions à épiderme mince; souvent au contraire très difficile dans l'épiderme épais des pieds et des mains.

Dans le premier cas on pourrait se servir de tous les décapants, notamment du savon noir, de savons médicamenteux, etc. Il est préférable d'user de l'iode, qui a un certain pouvoir de pénétration, en solutions alcooliques (1 : 20 à 50) ou acétoniques, en frictions quotidiennes. Des pommades à la chrysarobine (1 : 100 à 500), sont également très efficaces, mais exigent de grandes précautions. La pommade de Whitfield, très appréciée en Grande-Bretagne et aux États-Unis, m'a donné aussi d'excellents résultats. Aux *extrémités*, l'emploi de ces parasiticides doit être combiné avec des bains locaux savonneux ou des pansements humides, permettant l'ablation quotidienne des lambeaux d'épiderme macéré avant l'application iodée ou chrysarobique (p. **737**).

En cas de *teigne*, on peut se servir de bâtons de pommade à la chrysarobine (chrysarobine 10 à 30, cire jaune 20 à 40, graisse de laine 50) ou selon la formule donnée ci-dessus (p. **1066**). On doit se méfier de l'emploi de la chrysarobine à la tête et aux mains, en raison de son action très irritante sur les conjonctives.

Après les séances d'épilation, il est recommandé de badigeonner le cuir chevelu de teinture d'iode mitigée, ou de glycérine phéniquée (1 : 50).

Pommade de Whitfield :

Acide salicylique	2 gr
Acide benzoïque	4 —
Vaseline, ou axonge, ou pommade de zinc.	24 —

PARASITES ANIMAUX. — *Pédiculose* : Suivant les conditions de milieu et autres, on choisira parmi les médicaments suivants :

Poudres : Naphtaline mêlée à du talc (50 : 100); mélange N. C. I. de l'armée Britannique (naphtaline 96, créosote 2, iodoforme 2).

Liquides pour *lotions, pulvérisations* ou *sachets* : Benzine, xylol, pétrole, huile térébenthinée (50 : 1000), huile camphrée (10 : 100), alcool camphré, eau phéniquée (2 : 100), eau chloroformée; — vinaigre au sublimé (1 : 500); — lotion parasiticide de l'Hôpital Saint-Louis (sublimé 1, essence de térébenthine 150, glycérine 170, alcool camphré 700); — solutions crésyliques (par exemple : paracrésylol ou sapocrésol 30 gr., savon amygdalin 15 gr., eau 1000 gr., — Choay). — L'anisol, éther méthylique du phénol, a fait ses preuves pendant la guerre mondiale; même très dilué, il est un des meilleurs antipédiculaires. On a recommandé aussi des produits dérivés du crésol et diverses essences, par exemple :

Solution pour pulvérisations :

Anisol (phénol méthylé) 0^{gr},05 à 0^{gr},05
Alcool dénaturé. . . . } àà 50 gr.
Eau . . . . }

Elle tue les poux en 8 à 10 minutes ;
on doit l'employer plusieurs jours
consécutifs.

Mélange parasiticide (LEGROUX) :

Essence de lemongrass. . . }
— de menthe poivrée. } àà 500 gr.
— d'eucalyptus globulus. }
Naphtaline en poudre . . .   100 —

Pour imbiber des sachets ; ou en solution hydro-alcoolique (à 5 : 100) pour
lotions.

La désinfection des vêtements et de la literie à l'étuve est de haute mportance ; la tonte des cheveux et poils, quand elle est possible, et le repassage des vêtements au fer chaud, sont très recommandables.

Pommades : On peut en faire avec un grand nombre des médicaments ci-dessus. J'ai dit combien j'ai trouvé efficace et inoffensive la pommade aune résorcinée contre le *phthirius inguinalis* (oxyde jaune d'Hg 5, oxyde de zinc 5, acide salicylique et résorcine àà 0^{gr},50, vaseline 40).

Gale. — Les formules abondent ; la plupart sont à base de sulfures. Le baume du Pérou et l'onguent styrax sont aussi d'excellents antiscabieux, qu'on peut employer purs ou étendus de vaseline, ou dissous dans de l'alcool additionné d'huile de ricin.

Pommade de l'hôpital Saint-Louis :

Soufre sublimé . . . . 20 gr.
Carbonate de potasse . . . .   8 —
Eau distillée . . . .   8 —
Axonge . . . . 64 —

Pommade de Bourguignon :

Essence de lavande, de }
cannelle, de menthe, } àà 2 gr.
de girofle . . . . . . }
Gomme adragante. . .   4 —
Carbonate de potasse. .   50 —
Fleur de soufre . . . .   90 —
Glycérine . . . .   180 —

Pommade au baume du Pérou :

Baume du Pérou . . . . . . 15 gr.
Styrax liquide. . . . . . . 20 —
Craie préparée . . . . 20 —
Axonge ou vaseline . . . 45 —

Pommade d'Helmerich (Codex) :

Fleur de soufre. . . . . 20 gr.
Carbonate neutre de potasse. 10 —
Eau distillée. . . . . } àà 10 gr.
Huile d'œillette . . . . . }
Axonge . . . . 70 —

Pommade sulfureuse d'Ehlers et de Milian (modifiée) :

Polysulfure de potassium . . . 10 gr.
Eau. . . . . 40 —

Vaseline. . . . . } àà 50 —
Lanoléine . . . . }

Oxyde de zinc . . . . 10 —
Huile de vaseline . . . .   40 —

On peut faire varier le prix des pommades au baume du Pérou en diminuant la proportion de ce médicament, qui est coûteux, au profit du Styrax qui l'est moins. — La pommade de Milian et celles au baume du Pérou ou au Styrax répondent à tous les besoins de la pratique ; la désinfection des vêtements n'est pas indispensable, mais on doit envoyer au blanchissage tout le linge de corps et de lit.

§ 8 — DÉCOLORANTS

On emploie les décolorants dans le traitement des *hyperchromies superficielles, éphélides, chloasma*, etc., et des *hypertrichoses* de la face chez les femmes; ils n'agissent pas sur les pigmentations profondes (lentigo, etc.).

Lotions : On peut se servir de vinaigre, de solutions faibles d'acide chlorhydrique (1 à 2 : 500), de jus de citron, — ou encore de solutions aqueuses ou hydro-alcooliques de sublimé (1 à 2 : 500), etc.

Lotions contre le chloasma et les éphélides :

Sublimé	1 gr.	Chlorure d'ammonium	4 gr.
Alcool	q. s.	Acide chlorhydrique médicinal	5 —
Acétate de plomb	} āā 2 gr.	Glycérine	30 —
Sulfate de zinc		Lait virginal	60 —
Eau distillée	250 —		
(HARDY).			

Les lotions doivent être faites matin et soir ; pour la nuit on fait appliquer des pommades ou des emplâtres.

Pour décolorer les *poils* on ne peut compter que sur l'eau oxygénée en lotions répétées plusieurs fois par jour, après dégraissage par l'éther de pétrole, ou sur la crème oxygénée formulée ci-dessous.

Onctions : Les crèmes, pâtes et pommades renfermant d'assez fortes proportions d'eau oxygénée, d'acide acétique, de sels mercuriels, ou de soufre et de naphtol, ont une action décolorante plus ou moins énergique.

Crème oxygénée :		*Pommade de F. Hebra :*	
H^2O^2 à 12 ou à 20 volumes	15 gr.	Calomel	} āā 6 gr
Vaseline	10 —	S.-n. de bismuth	
Graisse de laine	5 —	Axonge ou vaseline	90 —
Oxyde de zinc	1 —		
Sublimé	0gr,05		

Le traitement le plus efficace des pigmentations épidermiques consiste dans l'emploi des cures d'exfoliation, au moyen de pâtes ou mélanges résorcinés (p. 1059) ; encore faut-il s'attendre à leur réapparition après quelques mois.

Emplâtres : L'emplâtre de Vigo, l'emplâtre mercuriel phéniqué, et l'emplâtre rouge, sont utiles, mais difficilement acceptés.

Quel qu'ait été le remède employé, il faut, dès que survient de la rougeur et de l'inflammation de la peau, suspendre le traitement pour quelques jours et calmer l'irritation à l'aide d'une crème, ou d'un glycérolé d'amidon additionné de carbonate de bismuth et de kaolin (āā 20 : 100).

§ 9. — **CAUSTIQUES**

L'usage des médicaments caustiques pour la destruction des petites tumeurs, des végétations et des nævi, se restreint de plus en plus. On préfère avec raison le galvanocautère, la neige carbonique, ou même l'air surchauffé ; leur action est instantanée et plus facile à graduer et à limiter. Cependant on peut être conduit à se servir des caustiques suivants :

Du nitrate d'argent, qui n'a qu'une action tout à fait superficielle, en crayons ou en solutions aqueuses ou alcooliques (1 : 40 à 50) sur les *plaques muqueuses*, les *érosions*, et pour réprimer le bourgeonnement des *plaies*. On peut renforcer notablement son action par le procédé dit *des deux crayons* : sur la surface qu'on vient de cautériser au nitrate d'argent, on passe un crayon de zinc métallique décapé. Ce procédé rend des services, par exemple dans les *lupus ulcérés*.

Le nitrate acide de mercure, beaucoup plus énergique, servirait en cas de *syphilides ulcéreuses* rebelles. — On choisirait l'acide lactique ou l'acide trichloracétique contre les *ulcères tuberculeux* ou les *lupomes* ; — le phénol cristallisé pur, dans le *chancre simple* ou de très petites *végétations* ; — on a recommandé le formol ordinaire pour détruire de grosses *végétations vénériennes* et le sulfo-carbol contre les *verrues* ; — on préfère les alcalins caustiques, tels que la potasse, contre les *kératomes*.

L'acide arsénieux est le caustique de choix pour les *épithéliomes*, en suspension dans un liquide plutôt que sous forme de pâte.

Liquide de Cerny-Trunecek :

Acide arsénieux	1 gr·
Eau	} àà 50 —
Alcool à 90⁰	

Agiter (Pour le mode d'emploi, voy. p. 998).

Poudre arsenicale :

Acide arsénieux	1 gr
Poudre de charbon	2 —
Cinabre	5 —

Délayer dans un peu d'eau gommée.

La pâte de Canquoin (au chlorure de zinc) et la pâte de Vienne (potasse caustique et chaux vive) ne sont plus guère usitées de nos jours. — Il arrive que, sans chercher à guérir, on ait à détruire partiellement une grosse tumeur inopérable, telle qu'un cancer : le chlorure de zinc en solution aqueuse (1 : 3 à 5) servirait dans ce but.

Dans le cas de *lupus* je me suis servi avec avantage des pommades caustiques suivantes :

Pommade au beurre d'antimoine
(lupus vulgaire).

Trichlorure d'antimoine, récemment préparé	} àà 2 gr.
Acide salicylique	
Extrait d'opium	} àà 2 gr.
Novocaïne	
Créosote de hêtre	4 —
Lanoléine	8 —

(formule d'Unna modifiée).

Pâte caustique blanche
(tuberculose verruqueuse).

Potasse caustique	
Chaux vive	} àà 5 gr.
Savon vert	
Eau distillée	

(Unna.)

On applique sur le placard lupique, à l'aide d'une spatule, une couche de pommade de l'épaisseur environ d'une lame de couteau ; on essuie les bavures avec de l'ouate ; on recouvre d'une feuille de lint et d'un large morceau d'emplâtre à l'oxyde de zinc ; ; la pâte blanche agit mieux si l'on interpose un flocon d'ouate humecté d'eau, entre le caustique et l'emplâtre. La douleur est modérée et dure peu. Après huit ou douze heures on enlève l'emplâtre, on lave à l'eau bouillie et l'on applique une crème ou une pommade de zinc pendant deux ou trois jours. Les applications sont renouvelées deux fois par semaine en moyenne, jusqu'à destruction totale du tissu morbide.

Ces préparations sont bien moins douloureuses et nettement préférables aux cautérisations par l'acide pyrogallique, par la résorcine en pommades fortes, ou par le permanganate de potasse en solution concentrée ou en poudre.

§ 10. — DIÉTÉTIQUE

Il fut un temps, qui n'est pas encore bien lointain, où malades et médecins croyaient en un « régime alimentaire des maladies de peau » ; quelques-uns y croient encore. Des restrictions et défenses que comportait ce régime, les unes étaient basées sur des vues théoriques, les autres sur une expérience clinique sommaire ; en privant tout malade, atteint d'une dermatose congestive ou prurigineuse, de ce qu'on avait vu nuire à tel ou tel eczémateux, urticarien ou prurigineux, on raisonnait par une induction qui pouvait paraître légitime.

Voici, à titre documentaire, la liste à laquelle on avait abouti.

Sont défendus :

Les boissons alcooliques en général (surtout le vin pur, le champagne, les liqueurs, les apéritifs, les vins médicinaux, les bières fortes, le cidre) ainsi que le café, le thé et le chocolat.

Les viandes avancées et les conserves (gibier, viandes fumées, salaisons, charcuterie, pâtés, terrines, galantines, foie gras) ; certaines viandes telles que celles de porc, de canard, de veau.

Les poissons de mer, les poissons fumés ou salés, les crustacés et coquillages.

Légumes : oseille, épinards, tomates, haricots verts, asperges, choux, choux-fleurs, choucroute, concombres, champignons, truffes, salades crues.

Fruits : fraises, framboises, groseilles, melons, noix, noisettes, amandes, figues.

Tous les fromages, sauf le fromage frais non fermenté ni salé. Les sucreries et pâtisseries, le miel.

En général tous les condiments, vinaigre, épices, sauces mayonnaise ou tartare, moutardes, etc.

On remarquera que sur ce tableau figurent : 1° des substances manifestement excitantes ou irritantes (alcool, thé, café, acides, épices) ; — 2° des substances fermentées, altérées, ou suspectes de l'être en raison de leur altérabilité facile, et récelant des toxines (viandes faisandées, conserves, poissons de mer); — 3° des aliments de digestion lente ou difficile (salades, crudités).

D'autres ont pensé, et pensent encore, que ce qui est surtout nuisible ce sont les œufs, le bouillon de viande, ou l'abus des farineux et surtout le pain et les gâteaux, ou le sucre et les sucreries, ou le déficit en vitamines, etc : — de là des régimes exclusifs divers, la diète lactée absolue, ou lacto-végétarienne....

Il est au fond aussi déraisonnable de prescrire systématiquement un régime global, sans motifs particuliers au cas, que de négliger de s'occuper des ingesta. J'ai exposé en divers endroits, à propos du traitement général de l'eczéma et ailleurs (p. 86, 594 et 665), mon point de vue à cet égard.

En pratique, il n'est pas rare que des patients vous déclarent que telle substance alimentaire ne leur convient pas et qu'ils ne peuvent la tolérer. On aurait tort d'écarter *a priori* par une fin de non-recevoir le renseignement qu'ils vous donnent; on doit avoir soin au contraire de diriger leurs observations dans ce sens, tout en sachant, comme Jadassohn le fait remarquer avec raison, que les personnes qui sont capables de s'observer valablement elles-mêmes ne sont qu'une infime minorité.

Je rappelle à ce propos que la méthode qui consiste à rechercher la nocivité de telle ou telle substance alimentaire par la cuti-réaction (p. 608), sur laquelle les auteurs américains surtout avaient fondé de grands espoirs (cutaneous tests), ne donne que des résultats discordants et décevants.

Bien plus rationnelle est la méthode qui consiste à s'efforcer de dépister, chez le malade en question, les fautes d'hygiène, les intoxications chroniques (alcoolique, médicamenteuse, professionnelle ou autre), les troubles digestifs et les déviations nutritives éventuelles qui peuvent exister chez lui; une enquête clinique attentive, des analyses d'urines faites dans de bonnes conditions et surtout des analyses du sang (p. 671 à 673) montreront ce qui « cloche » chez lui et indiqueront nettement le genre de régime qui convient. En agissant ainsi on aura fait vraiment œuvre médicale.

Mais... la qualité propre des aliments n'est pas tout; il faut tenir compte de trois autres facteurs importants : de leur mode d'ingestion, — de leur quantité, — et de la sensibilité idiosyncrasique de beaucoup de malades vis-à-vis de certaines substances.

La faute d'hygiène la plus répandue est celle qui consiste à manger *trop vite* (tachyphagie) et à manger *mal*, c'est-à-dire hâtivement, avec des préoccupations absorbantes, en travaillant, en se levant fréquemment de table, etc. (Leven); il est mauvais également de faire un effort cérébral ou une course rapide de suite après un repas. Qu'on ne perde pas de vue que le processus de la digestion commence dans la bouche, par la mastication et par l'insalivation des aliments; même les purées et les potages doivent être insalivés. Sabotée à son début, une digestion ne peut pas être correcte. On peut obliger les malades à mastiquer en faisant ajouter à chaque bouchée d'aliments de petits morceaux de biscottes ou de pain grillé.

Je suis, depuis bien des années, convaincu que le mauvais état des *dents* joue un rôle considérable dans l'étiologie d'une foule de dermatoses. La carie ou l'absence de beaucoup de dents, la pyorrhée alvéolaire, des pièces dentaires mal adaptées, entraînent une mastication incomplète, la déglutition constante de produits putrides et de pus, et par là une intoxication qui se reproduit à chaque repas, et qui est même continue; de plus, l'infection alvéolaire et les abcès radiculaires sont souvent (p. 593) l'origine d'une infection générale. J'ai vu maintes fois la remise en bon état de la bouche et son entretien correct se montrer plus efficaces qu'un régime draconien pour enrayer des poussées éruptives (*érythrose, eczémas, dermatoses prurigineuses,* etc.).

La *quantité* des aliments et boissons mérite aussi d'être sérieusement prise en considération. Un grand nombre de sujets mangent et boivent *trop*, et cela dans toutes les classes et à tout âge. Une alimentation abusive surmène les appareils digestifs et les émonctoires. Des repas trop copieux, arrosés d'un excès de liquide qui dilue indûment les sucs digestifs, provoquent ou entretiennent la distension gastrique, les ptoses et les fermentations anormales.

On doit donc régler avec précision, non seulement le nombre des repas, mais leur teneur. Souvent il y a avantage à supprimer toute boisson aux repas et à faire boire, une heure avant, plusieurs demi-verres d'une eau pure, à cinq minutes d'intervalle. — Plus radicales sont les *cures de jeûne*; selon Guelpa; sa cure de désintoxication comportait 4 ou 5 jours consécutifs de jeûne complet, avec boisson abondante d'eau bouillie décantée, acidulée à volonté de quelques gouttes de jus de citron, et avec purgation les 1er, 3e et 5e jours, au sulfate de soude ou à la teinture de jalap composée. Il va de soi que souvent on peut atténuer ces exigences, et se contenter de jeûnes de 2 ou 3 jours, à intervalles de trois semaines. Un bon nombre d'auteurs (Brocq, Hudelo, P. Chevallier, etc.) ont eu à se louer de cette pratique dans diverses dermatoses rebelles.

Reste la question de la *sensibilité idiosyncrasique* de certains sujets vis-à-vis de telle ou telle substance alimentaire. Je l'ai assez longuement envisagée au cours du présent volume, pour n'avoir pas à y revenir. Je rappelle que l'idée simpliste qui consisterait tout uniment à proscrire l'aliment nocif peut bien rarement être mise en pratique; d'ailleurs, se borner à remplacer l'action par la résignation serait adopter une attitude médicale dont il n'y aurait pas lieu de se montrer fier. C'est aux divers procédés de *désensibilisation* (p. **614**) qu'il convient de recourir en pareil cas.

Ainsi les notions dernièrement acquises sur la pathogénie d'un bon nombre de syndromes éruptifs ont conduit la thérapeutique dermatologique dans une voie féconde et encore riche de promesses; elles permettent d'espérer des conquêtes non moins importantes en ce qui a trait aux grandes dermatoses chroniques, dont l'étiologie est encore restée jusqu'ici enveloppée d'obscurité.

PUBLICATIONS DERMATOLOGIQUES DU MÊME AUTEUR

Généralités. — Anatomie et physiologie de la peau. *P. D.*, t. I.
Pathologie générale de la peau; étiologie et anatomie pathologique générales,
P. D., t. I.
L'histologie pathologique des maladies de la peau d'après les travaux d'Unna.
A. D., 1895, p. 901; 1060, 1159 — et 1896, p. 95.
Biopsie. *P. D.*, t. I.
Biopsy. The histological diagnosis of Dermatoses and tumors of the skin of
doubtful character. *The Medical News*, New York, 26 oct. 1901.
Sur les cellules conjonctives et les plasmazellen d'Unna. *A. D.*, 1895, p. 575
et 645.
Programme de mes conférences sur l'anatomie normale et pathologique de la
peau (*autographié*), avril 1920.
— sur les tumeurs de la peau (*autographié*), avril 1920.
Introduction à l'étude des maladies de la peau, *in Pathologie médicale* de
Sergent, Ribadeau-Dumas et Babonneix, Tome XXI, *Dermatologie*.
Le Musée d'histologie de l'hôpital St.-Louis (avec Civatte) *S. fr. D.*, 1925;
p. 450.

Érythèmes. — Érythème polymorphe confluent de type érythémato-papuleux,
avec le D' Sottas, *A. D.*, 1898, p. 170.
De l'érythème annulaire centrifuge. (Érythème papulo-circiné migrateur et
chronique) et de quelques éruptions analogues. *A. D.*, mars 1916, p. 57.
Les froidures des tranchées, prétendus « pieds gelés », avec le D' Civatte. *Soc.
méd. des Hôp.*, 5 fév. 1915.

Eczéma et dermatoses érythémato-squameuses. — Dermatose post-vaccinale
(Eczéma chronique en placards) simulant l'urticaire pigmentaire. *A. D.*,
1894, p. 1259.
Anatomie pathologique du Pityriasis rosé de Gibert, *in Thèse* de Moingeard,
juillet 1889, p. 44.
Psoriasis séborrhéique. *Rev. gén. de Clin. et de Thérapeut.*, 1905, XIX, p. 119.
Diagnostic histologique entre les syphilides et le psoriasis. *A. D.*, 1898, p. 55.
Dysidrosis; its parasitic nature. *The Lancet*, 27 sept. 1919, p. 578.

Érythrodermies. — Sur l'érythème prémycosique. *A. D.* 1892, p. 558.
Histologie de l'érythème prémycosique. *S. fr. D.*, 1890, p. 226.
Des éruptions prémycosiques et en particulier de l'Érythrodermie prémyco-
sique. *Unna's Festschrift*, II, p. 490 et *Dermatologische Studien*, vol. 21.
Érythrodermie exfoliante généralisée chez un nouveau-né. *A. D.*, 1904, p. 995.

Papules. — Verrues planes juvéniles de la face. *A. D.*, 1888, p. 617.
Évolution du lichen corné, *A. D.*, 1904, p. 1096.
Examen histologique d'un cas de prurigo de Hebra récent développé dans l'ado-
lescence. *A. D.*, 1895, p. 893.
Histologie d'une syphiloïde papulo-érosive. *A. D.*, 1894, p. 207.

Dermatoses vésiculeuses, pustuleuses et bulleuses. — Les vésicules aberrantes du zona ; *in Volume jubilaire* du Prof. D. Barduzzi, Livorno, 1911.
Leçon clinique sur le diagnostic de l'ecthyma. *Journ. de Méd. Int.*, 1903, p. 155.
Examen histologique d'un cas de dermatite herpétiforme pustuleuse et végétante. *S. fr. D.*, 1891, p. 444.
Dermatite herpétiforme de Duhring. Éosinophilie. *A. D.*, 1896, p. 842.
Observation de pemphigus à kystes épidermiques avec lésions oculaires graves, *in Thèse* de L. Soucix, p. 60. Paris, 1896 ; — et *in* Hallopeau. *S. fr. D.* 1890, p. 6.

Kératoses. — La kérato-stéato-pilose ou kérose. *Journ. de Méd. Int.*, 1906, p. 125,
Le groupe des maladies dites « séborrhéiques ». La kérose. *A. D.*, 1907, p. 3.
Sur le vernix caseosa. *A. D.*, 1904, p. 994.
Sur la nature du mal de Meleda. *A. D.*, 1897, p. 658.
Érythro-kératodermie verruqueuse en nappes, symétrique et progressive. *S. fr. D.*, 1ᵉʳ juin 1911, p. 252.
Hyperkeratotic linear nævus, avec H. C. Semon. *British Journ. of Derm.*, oct.-déc. 1918, p. 200.
Du psoriasis palmaire. *A. D.*, 1896, p. 609.
Sur la kératodermie palmaire ponctuée. *A. D.*, 1904, p. 165.
Leucoplasie et cancer ; du rôle et de l'importance de la biopsie. *Presse Méd.*, 1903, p. 549.
Histologie de la glossite exfoliatrice marginée. *A. D.*, 1902, p. 741.
Nature non parasitaire de la langue noire. *A. D.*, 1903, p. 147.

Dyskératoses. — Psorospermose folliculaire végétante. *P. D.*, t. IV. — *A. D.* 1889, p. 597. — *Atlas internat. des mal. rares de la peau*, XXIII, 1892.
Des psorospermoses cutanées. *C. I. D.*, Paris, 8 août 1889, p. 590.
Observations cliniques de psorospermose folliculaire végétante de Darier. *Thèse* de Thibault, Paris, 1889, Steinheil, éditeur.
Sur une forme de psorospermose cutanée diagnostiquée acné cornée. *Soc. de Biologie*, 1889, p. 234. — *Progrès médical*, 30 mars 1889.
A propos d'un cas de psorospermose folliculaire végétante observé par J. White. *A. D.*, 1890, p. 277.
Caractéristiques cliniques et histologiques de la psorospermose folliculaire végétante. *A. D.*, 1895, p. 1016.
Anatomie pathologique de la psorospermose folliculaire végétante; cas nouveau. *A. D.*, 1896, p. 742.
Psorospermose folliculaire. *A. D.*, 1902, p. 1021.
Que le nom d'acné cornée ne saurait convenir à la psorospermose folliculaire, *S. fr. D.*, 1909, p. 180.
Maladie de Paget. *P. D.*, t. III.
Sur une nouvelle forme de psorospermose, la maladie de Paget. *Soc. de Biologie*, 15 avril 1889. *Bull. Méd.*, 17 avril 1889.
La maladie de Paget. *Le Musée de l'hôp. Saint-Louis*, 1897, J. Rueff, édit., fasc. 28.
Sur un cas de maladie de Paget de la région périnéo-anale et scrotale, avec P. Couillaud. *A. D.*, 1895, p. 55.
Examen histologique d'une dyskératose d'un type nouveau, se rapprochant des épithéliomes superficiels. *A. D.*, 1902, p. 225.
La dermatose précancéreuse de Bowen. Dyskératose lenticulaire et en disques. *A. D.*, août-sept. 1914, p. 449. — Acad. de Médecine, 18 mai 1920.

Dermatoses végétantes. — Histologie du pemphigus végétant. *S. fr. D.*, 1891, p. 444.
Dystrophie papillaire et pigmentaire. *A. D.*, 1893, p. 865 ; et 1895, p. 97.
Acanthosis nigricans. *P. D.*, t. I.
Examen histologique d'un cas de dystrophie papillaire et pigmentaire, avec Jeanselme. *S. fr. D.*, 1895, p. 456.
Acanthosis nigricans. Signes cardinaux. Ses rapports avec le cancer abdominal. *A. D.*, 1896, p. 1284, avec Périn. — *S. fr. D.*, 1920, p. 59.
— Ses rapports avec la maladie d'Addison. *A. D.*, 1896, p. 1286.

Anatomie pathologique de la tuberculose verruqueuse, *in Thèse* d'Angibaud.
Paris, 1891, Henri Jouve, éditeur.

Nouures et sarcoïdes. — Syphilides nodulaires hypodermiques, avec Civatte.
A. D., 1905, p. 267.
Anatomie pathologique des gommes syphilitiques. *Traité de la Syphilis* de
A. Fournier. J. Rueff, édit., 1901, t. II, p. 66.
Examen histologique d'une sarcoïde cutanée. A. D., 1901, p. 985.
Sur les sarcoïdes de Bœck. A. D., 1905, p. 592.
Un cas de sarcoïdes sous-cutanées, avec Roussy. A. D., 1904, p. 144.
Deux cas de sarcoïdes multiples sous-cutanées. A. D., 1904, p. 517.
Sarcoïdes sous-cutanées. C. I. D., Berlin, 1904, p. 284.
Des sarcoïdes sous-cutanées, avec Roussy. *Arch. de Méd. expériment.*, 1906, p. 1.
Maladie d'Addison avec tumeur cutanée, sarcoïde contenant le bacille de Koch.
S. fr. D., 1908, p. 513.
Deuxième note à propos d'un cas de sarcoïdes de la face. S. fr. D., 1909, p. 522.
Les sarcoïdes cutanées et sous-cutanées, leurs rapports avec les sarcomes, les
lymphodermies, la tuberculose, etc. Rapport au XIII⁰ Congrès intern. de méd.
Section XIII, à Budapest, août et sept. 1909, p. 222 et LVII. — *Id.* avec 7 figures
et 5 planches hors texte, *Monatshefte f. praktische Dermatol.*, 1910, vol. 50,
p. 419.
La nature tuberculeuse des sarcoïdes sous-cutanées. *Sem. méd.*, 21 sept. 1904,
p. 501.

Ulcères et gangrènes. — Chancre mou de la lèvre inférieure, avec Roussy. A. D.,
1904, p. 141.
Ecthyma térébrant de la verge, avec M. Chaillous. A. D., 1895, p. 1272.
Ulcère perforant du voile du palais. A. D., 1896, p. 849.
Herpès vacciniforme avec gangrène vulvaire et mort subite; avec le prof. A.
Fournier. S. fr. D., 1895, p. 17.
Différences de la gangrène dans la sclérodactylie et dans la maladie de Raynaud.
A. D., 1904, p. 255.

Dyschromies. — Mélanodermies. P. D., t. III.
Deux cas de mélanodermie addisonienne. A. D., 1895, p. 464.
Rapports entre les cônes d'irrigation vasculaire de la peau et la distribution
des éruptions et des pigmentations syphilitiques. A. D., 1898, p. 458.
État cachectique des phtiriasiques pigmentés ; action toxique possible des poux
sur le plexus nerveux péricapsulaire. A. D., 1906, p. 144.
Vitiligo. P. D., t. IV.
Vitiligo et syphilis. A. D., 1902, p. 999.

Atrophies, Scléroses, Éléphantiasis. — Sur les vergetures syphilitiques. A. D.,
1897, p. 562.
Lichen plan scléreux. *Union méd.*, 1887, p. 742. — A. D., 1892, p. 855.
Sclérodermie en plaques de type insolite, avec Gastou. A. D., 1897, p. 451.
Examen histologique d'un cas de sclérodermie généralisée (sclérémie) à début
suraigu ; *in* Thibierge, *Bull. de la Soc. de Méd. légale de France*, 5 juillet
1915.
Sclérémie des adultes, avec Ferrand et Mlle Mircouche. S. fr. D., 1919, p. 172.
Atrophodermie vermiculée des joues. S. fr. D., 1920, p. 545.
Sur le diagnostic de la maladie de Morvan. A. D., 1895, p. 121.
Le pseudoxanthome élastique. C. I. D., Londres, 1896, p. 289. — *Monatshefte für
praktische Dermatologie*, 1896, XXIII, p. 609. — A. D., 1896, p. 1211.
Éléphantiasis avec varices lymphatiques. — Anatomie pathologique, *in Thèse*
de Guillemin. Paris, 1900. Vigot frères, éditeurs.
Myxome et éléphantiasis. *Soc. de Biologie*, 1905, t. II. p. 571.
Pathogénie de l'éléphantiasis. S. fr. D., 1908, p. 501.

Folliculoses, trichoses, etc. — Des formes frustes du pityriasis rubra pilaire. *A. D.*, 1906, p. 1075.

Des trois formes d'acné cornée. *A. D.*, 1895, p. 219.

Examen microscopique des cheveux dans l'alopécie syphilitique. *A. D.*, 1889, p. 198.

Pelade décalvante totale (récidive) avec lésions des ongles, avec L. Le Sourd. *A. D.*, 1892, p. 1009.

Discussion sur la séborrhée et les alopécies. *A. D.*, 1897, p. 625.

Sur l'alopécie consécutive à l'emploi des rayons X. *A. D.*, 1899, p. 129.

Pelade, leçon clinique. *Rev. internat. de méd. et de chir.*, 1903, p. 561.

Lésions dentaires, troubles nerveux dans la sphère du trijumeau et asthénie, coïncidant avec la pelade. *A. D.*, 1904, p. 455.

Pelade décalvante avec canitie, guérie par la médication thyroïdienne. *S. fr. D.* 10 juillet 1924.

Alopécie atrophiante en clairières (pseudo-pelade de Brocq). *A. D.*, 1901, p. 58.

Granulosis rubra nasi, avec Civatte. *S. fr. D.*, 1910, p. 65.

Dermites artificielles. — Accidents cutanés causés par les rayons X, avec Oudin et Barthélemy. *C. I. D.*, Moscou, 1897. — *A. D.*, 1897, p. 892.

Radiodermites simulant l'épithéliome. *A. D.*, 1905, p. 962.

La radiodermite ulcéreuse et ses lésions histologiques. *A. D.*, 1912, p. 541.

Action nocive des antiseptiques, en particulier de l'acide phénique, sur les tissus. *A. D.*, 1897, p. 656.

Antipyrinides. Leçon clinique. *Rev. internat. de méd. et de chir.*, 1903, p. 562.

Arsenicisme, mélanodermie et cancer arsenical. *A. D.*, 1902, p. 1121.

Prurigos. — Examen d'un cas de prurigo de Hebra récent développé dans l'adolescence. *A. D.*, 1895, p. 893.

Sur le prurigo simplex. *A. D.*, 1894, p. 194.

Leçon clinique sur les prurits. *Rev. internat. de méd. et de chir.*, 1903, p. 562.

Dermatoses parasitaires et dermatomycoses. — Un cas de ladrerie. *A. D.*, 1895, p. 995.

Cas de Creeping disease contracté à Paris. *A. D.*, 1920, p. 115.

Granulome favique, avec J. Hallé. *A. D.*, 1910, p. 129.

Sur un cas de Karaté ou de dermatomycose analogue, d'origine sud-américaine. *A. D.*, 1903, pp. 527 et 445.

Un cas d'actinomycose de la face, avec G. Gautier. *A. D.*, 1891, p. 449.

Un cas de Pian-bois, avec de Christmas. *Le Caducée*, 1901, p. 29.

Tuberculose, tuberculides. — Lupus exedens du nez, tuberculose viscérale. *Bull. Soc. anatomique*, 1890, p. 87.

Lupus de la langue avec examen histologique (lupus papillomateux avec dégénérescence hyaline). *A. D.*, 1895, p. 651.

Nature histologique des grains jaunes de la tuberculose linguale. *A. D.*, 1903, p. 496.

Des effets de l'inoculation du lupus au cobaye. *A. D.*, 1906, p. 578.

Des tuberculides cutanées. *A. D.*, 1896, p. 143.

Sur les rapports qui unissent les tuberculides et la tuberculose. *A. D.*, 1897, p. 62.

Avantages du terme tuberculides. *A. D.*, 1897, p. 194.

Les tuberculides. *Rapp. au XIII° Congrès de médecine*, section de Dermatologie. Paris, 1900, p. 140.

Tuberculides papulo-nécrotiques, avec R. Walter. *A. D.*, 1905, p. 621.

Anatomie pathologique de l'acnitis; *in* Barthélemy. *A. D.*, janvier 1891.

Les tuberculides cutanées et les tuberculoses atténuées. *Soc. d'études scient. sur la tuberculose*, juillet 1905, — et *Revue franç. de méd. et de chirurgie*, n° 6, 25 mars 1906, p. 83.

Le problème des tuberculoses atténuées. *Bull. de la Soc. d'études scient. sur la tuberculose*, 1913, p. 86.

Pathogénie des tuberculides et des tuberculoses cutanées. *Plus Ultra* (de Madrid), oct. 1920, p. 178.

Nature des tuberculides; elles pourraient être dues aux formes filtrantes du bacille de la tuberculose. *S. fr. D.*, avril 1926, p. 559.

Difficultés d'apprécier la valeur d'un traitement des tuberculides cutanées. *A. D.*, 1901, p. 48.

Tuberculides papulo-nécrotiques transformées *in situ* en lichen scrofulosorum, avec Brissy. *A. D.*, 1906, p. 1075.

Sur l'action de la radiothérapie appliquée au traitement du lupus érythémateux. *A. D.*, 1906, p. 166.

Les injections de tuberculine au point de vue du diagnostic. *A. D.*, 1899, p. 145.

Lupus de la face datant de 15 ans, guéri en 5 mois par des injections de tuberculine. *A. D.*, 1905, p. 249.

Traitement du Lupus par un caustique électif, le beurre d'antimoine. *S. fr. D.* 1926, p. 45 et 72.

Technique des injections de tuberculine dans les tuberculoses cutanées. *Bull. Méd.*, 1906, p. 701.

Valeur thérapeutique de la tuberculine. Rapp. à la *Soc. d'Études scientifiques sur la tuberculose. Bull. Méd.*, 1906, p. 702.

Valeur diagnostique et thérapeutique de la tuberculine en dermatologie. 20 observations et conclusions. *Thèse* de A. Schmitt. Paris, 1907. Michalon, édit.

Lèpre. — Lèpre nostras. Examen histologique. *A. D.*, 1895, p. 1140.

Taches érythémato-pigmentées de la lèpre. *Conférence internationale de la lèpre.* Berlin, 1897. *A. D.*, 1897, p. 1229.

Compte rendu de la Conférence intern. de la lèpre. Berlin, 1897. *A. D.*, 1897, p. 1149; 1898, p. 601.

— de la 2e *Conférence*, Bergen, août 1909; avec Dubreuilh. *A. D.*, 1909, p. 579.

Prophylaxie familiale de la lèpre. Femme lépreuse, mari et enfants indemnes. *A. D.*, 1901, p. 1072; — et 1902, p. 45.

Effet favorable de l'huile de chaulmoogra dans le traitement de la lèpre. *A. D.*, 1905, p. 55.

Les tuberculoïdes de la lèpre. *IIIe Conf. intern. de la lèpre.* Strasbourg, 1925

Syphilis. — La syphilis, avec Ed. Rist. *Manuel de médecine* de Debove-Achard, t. IX, 1897. — Syphilis pleuro-pulmonaire, t. I, p. 592. — S. bucco-pharyngée, t. V, p. 185. — Syphilis hépatique et syphilis rénale, t. VI, p. 169 et p. 651. — Syphilis cérébrale et médullaire, t. III, p. 556 et p. 512. — Tabes dorsalis, t. III, p. 554.

Anatomie pathologique de la syphilis tertiaire. *Traité de la syphilis* de A. Fournier. J. Rueff, édit., 1901, t. II, p. 46.

De l'artérite syphilitique. 1 vol. 169 p. avec 18 figures. J. Rueff, édit. Paris, 1904.

Lésions gommeuses multiples chez un hérédo-syphilitique, avec H. Feulard. *A. D.*, 1891, p. 59.

Anatomie pathologique du tabes. *Gaz. hebd. de méd. et chir.*, janvier 1892.

Épididymite syphilitique secondaire. *A. D.*, 1895, p. 997, et 1896, p. 58.

Examen histologique des reins dans un cas de mal de Bright syphilitique précoce. *A. D.*, 1895, p. 849.

Syphilis rénale précoce, avec Hudelo. *A. D.*, 1895, p. 850.

Laryngite hypertrophique chez un syphilitique mort de tuberculose. *Bull. de la Soc. anatomique*, 6 juillet 1888.

Carie syphilitique des vertèbres cervicales avec pachyméningite syphilitique. Ostéo-périostite gommeuse du crâne. Périhépatite et gommes du foie. *Bull. de la Soc. anat.*, 6 janvier 1893.

Sur le mariage des syphilitiques. *A. D.*, 1907, p. 747.

Formule du traitement de la syphilis. *L'hôpital*, 1921, p. 852.

A propos d'une formule de calomel indolore pour injections. A. D., 1905, p. 990.

L'arsénobenzol dans le traitement de la syphilis, avec Cottenot. S. fr. D., 1910, p. 506. — Son action nocive pour les veines. Soc. méd. des hôp., 31 mars 1911

A propos du néosalvarsan; avec Libert. S. fr. D., 1912, p. 582. — Deux cas de mort, avec enquête, id. 1912, p. 457.

Tumeurs. — Tumeurs de la peau. P. D., t. IV.

Examen biopsique du mycosis fongoïde. *Traité des maladies de la peau* de Kaposi, trad. Besnier et Doyon, t. II, p. 625.

Tumeurs du cœur dans un cas de mycosis fongoïde. *Schweiz. Med. Woch* 1927. N° 2, p. 55.

Sur la maladie de Recklinghausen. A. D., 1898, p. 994.

Des relations entre le molluscum pendulum, la maladie de Recklinghausen et le névrome plexiforme. A. D., 1905, p. 589.

Les hidrocystomes sont des adénomes kystiques d'origine nævique. A. D., 1899, p. 568.

Kystes congénitaux du scrotum. S. fr. D., 1890, p. 146.

Branchiomes cutanés bénins, avec J. Hallé. A. D., 1920, p. 1 et p. 455.

Adénomes, P. D., t. 1.

Sur un cas de nævi vasculaires et verruqueux de la face, affection confondue avec les adénomes sébacés. A. D., 1890, p. 875.

Hidradénomes éruptifs ou adénomes sudoripares. Épithéliomes adénoïdes des glandes sudoripares; avec Jacquet. A. D., 1887, p. 517.

Hidradénome avec lésions du tissu élastique, compliqué d'épithéliome. S. fr. D., 1890, p. 214.

Molluscum contagiosum, *in Thèse* de Moreau. Jouve, édit., Paris, 1889.

Les syphilides à cicatrisation chéloïdienne, *in Thèse* de C. Lefranc, Paris, 1894.

Origine infectieuse locale des chéloïdes. A. D., 1898, p. 549.

Traitement chirurgical des chéloïdes. A. D., 1903, p. 958.

Examen biopsique de lymphangiomes caverneux. *Traité des mal. de la peau* de Kaposi, trad. Besnier et Doyon, t. II, p. 578.

Varices lymphatiques de la muqueuse buccale, avec Tenneson. A. D., 1895, p. 1502.

Xanthome plan et tubéreux. *Le Musée de l'hôp. Saint-Louis*, fasc. 8. J. Rueff, édit.

Anatomie du xanthome. *Traité des mal. de la peau* de Kaposi, trad. Besnier et Doyon, t. II, p. 522.

Sur l'urticaire pigmentaire. A. D., 1905, p. 559.

Épithéliomes. — Épithéliomes. P. D., t. II.

Classification des épithéliomes de la peau. *Rapp. au C. I. D.* Berlin, 1904, p. 551.

L'épithéliome des glandes sudoripares. *Arch. de méd. expérim.*, 1889, p. 115.

A propos des épithéliomes sébacés. *Assoc. franç. pour l'étude du Cancer*, 1922, p. 150 et p. 295.

Examen histologique d'un cas d'épithélioma papillaire de la langue. A. D., 1901, p. 1070.

Épithéliome bénin syphiloïde de la verge (épithélioma papillaire), avec le professeur A. Fournier. A. D., 1895, p. 615.

Sur un symptôme des épithéliomes lobulés, les vermiottes. A. D., 1906, p. 1062.

Examen histologique d'un cas de cylindrome de la région parotidienne. A. D., 1897, p. 189.

Épithéliomatose baso-cellulaire adénoïde généralisée de la peau. Examen histologique. S. fr. D., 1909, p. 584.

Des cancers épithéliaux de la peau. Conférence à la *Roy. Soc. of Medicine*, 16 mars 1922. — *British med. Journ.*, 25 mars 1922.

Diagnostic des cancers de la peau. *Presse Méd.* 17 juillet, 1926.

Atlas du Cancer. 1er fasc. F. Alcan édit., juin 1922.

L'épithéliome pavimenteux mixte et intermédiaire, avec Ferrand. A. D., 1922, p. 585.

Des Nævocarcinomes. Rapport au XVIIe Congrès intern. de méd., Londres,
7 août 1913, section XIII, part. II, p. 7; — et mémoire avec 9 figures et une
planche en couleurs. *Bull. de l'Assoc. franç. pour l'étude du cancer*, 21 nov.
1915, p. 145.

Nævus ou nævocarcinome chez un nourrisson, avec Civatte. *S. fr. D.*, 1910, p. 61.

Importance de l'examen histologique des épithéliomes cutanés pour le diagnostic de leur tendance à l'extension et à la récidive. *A. D.*, 1900, p. 582.

Mode de début des cancers de la peau et de la bouche; comment les éviter.
Journ. de méd. et de chir. pratiques, 10 avril 1921.

Des affections précancéreuses de la peau et des muqueuses. *Assoc. française
pour l'étude du cancer*, I, 1908, p. 59.

Le cancer de la dermatose de Bowen. *A. D.*, 1920, p. 49.

Le cancer des Dyskératoses. *Assoc. franç. du cancer*, 1920, p. 169.

Action apparente des injections de calomel sur les cancers de la langue. *A. D.*,
1898, p. 1140.

Action de l'iodure de potassium et du calomel sur le cancer de la langue. *A. D.*,
1900, p. 1225.

Valeur de la méthode de Cerny pour le traitement des épithéliomes cutanés.
A. D., 1900, p. 584.

Danger des caustiques, en particulier de l'iode et de ses dérivés, dans le traitement des épithéliomes. *A. D.*, 1903, p. 47.

Traitement des épithéliomes de la peau d'après leur classification anatomique.
Sem. méd., 28 sept. 1904, p. 309. — *A. D.*, 1906, p. 935.

Effets de la radiothérapie sur les épithéliomes. *A. D.*, 1905, p. 604.

Conditions qui influent sur l'efficacité de la radiothérapie dans les cancers de
la peau. *A. D.*, 1906, p. 371.

Contre-indications de la radiothérapie dans certains cancers de la peau et des
orifices muqueux. *Acad. de Médecine*, 4 juin 1918.

Sarcomes, Fibrosarcomes et mélanosarcomes. — Sarcomatose généralisée. *Bull.
de la Soc. anat.*, 1893, p. 17.

Histologie d'un cas de lymphosarcome anal. *A. D.*, 1895, p. 121.

Sarcome fasciculé du nez, simulant un rhinosclérome. *A. D.*, 1911, p. 221.

Lymphosarcome ulcéré de la lèvre (sarcome atypique à cellules polymorphes)
A. D., 1911, p. 226.

Dermatofibromes progressifs et récidivants ou Fibrosarcomes de la peau (avec
Marcel Ferrand). *A. D.*, 1924, p. 545.

Nouveau cas de Fibrosarcomes de la peau, opéré et guéri. *S. fr. D.*, 1926, p. 52.

Le mélanome malin mésenchymateux ou Mélanosarcome, *Assoc. fr. du Cancer*,
mai 1925.

Thérapeutique. — Thérapeutique des maladies de la peau, par L. Leistikow. Tra-
duction, préface et annotations par J. Darier, 1 vol. 468 p. J. Rueff, édit.,
Paris, 1900.

Sur la ceyssatite. *A. D.*, 1898, p. 470.

Sur les vernis à la caséine. *A. D.*, 1898, p. 1154.

Considérations générales sur le traitement des maladies de la peau. *Journ. de
méd. int.*, 1904, p. 113.

INDEX ALPHABÉTIQUE

Les chiffres gras — **82** — désignent les numéros des figures.

D

E

Les chiffres en italique — *64* — renvoient au passage *le plus important*.

Les chiffres gras — **82** — désignent les numéros des **figures**.

Les chiffres gras — **82** — désignent les numéros des **figures**.

Les chiffres en italique — *64* — renvoient au passage *le plus important*.

94840. — PARIS, IMPRIMERIE LAHURE

9, rue de Fleurus, 9. — 2-1928.

JANVIER 1928

MASSON ET Cie
ÉDITEURS — PARIS

Dr L. BROCQ

Cliniques Dermatologiques

DEUXIÈME SÉRIE

(1927). Un volume de 600 pages. . . . . **70 fr.**

LE Docteur Brocq avait déjà publié dans une première série de clinique ses principales leçons professées au lit du malade; il les complète par un second volume. Avec ce nouveau livre qui, sur 58 cliniques, en contient 37 non éditées jusqu'à ce jour, on aura une idée exacte des principaux travaux dermatologiques de l'auteur et de l'influence qu'ils ont pu exercer dans la spécialité.

Dans une première section, intitulée *Généralités*, le Docteur Brocq expose sa conception des Dermatoses et le mode de groupement qu'il a adopté.

Une deuxième section intitulée *Thérapeutique générale* contient l'Hygiène des téguments, les soins à donner à la peau et à la chevelure, le traitement externe des Dermatoses.

Dans une troisième section intitulée *Entités morbides vraies* sont décrites d'abord certaines éruptions artificielles de cause externe, puis les auto-traumatides cutanées, la dermatose médio-thoracique, les éruptions papulo-pustuleuses miliaires récidivantes de la face.

La quatrième section, intitulée *Réactions cutanées*, comprend une vue d'ensemble des lichénifications et de leurs diverses variétés, y compris les névrodermites diffuses, l'examen et la réfutation des objections qui ont été faites à la théorie de la lichénification. L'auteur y étudie la série morbide du prurigo simple, la dysidrose et les éruptions dysidrosiformes, etc.; il donne une vue d'ensemble du groupe si complexe des dermatites polymorphes, expose ses idées sur la parapsoriasis, sur le problème des pelades, les alopécies atrophiantes, la pseudo-pelade.

Il termine par une série de conférences inédites sur les kératodermies palmaires et plantaires.

E. BRUMPT
Professeur à la Faculté de Médecine de Paris
Ancien Professeur de Parasitologie
à la Faculté de Médecine de Sao Paulo.

Précis de

Parasitologie

QUATRIÈME ÉDITION ENTIÈREMENT REMANIÉE

(1927). Un vol. de 1452 pages avec 795 fig. et 5 planches hors
texte en noir et en couleurs (*Collection de Précis médicaux*).

Broché . . . . **90 fr.**
Cartonné toile.- . . . . **100 fr.**

CETTE nouvelle édition de cet ouvrage classique dépasse notablement les limites d'un « Précis ». Par suite de l'immense accumulation de documents nouveaux d'une grande importante médicale,
signalés au cours de ces dernières années, le Professeur Brumpt a
remanié complètement cet ouvrage dont le plan et le but sont restés
sensiblement les mêmes. Ce livre, bien qu'appartenant à la Collection
des « Précis médicaux », n'est pas seulement un ouvrage destiné aux
étudiants, mais, en raison de sa documentation complète, c'est en
réalité un traité complet de Parasitologie médicale indispensable aux
médecins français et étrangers à qui il permet d'approfondir de
nombreux faits scientifiques.

On trouvera dans cet ouvrage *la description* de tous les animaux
et végétaux signalés jusqu'à ce jour comme parasites de l'homme,
*leur biologie, leur rôle pathogène, leur distribution géographique, le
moyen de les détruire.* D'inégale importance pour le médecin, ces êtres
ou bien sont très communs et occasionnent des maladies bien définies,
ou bien sont des parasites exceptionnels de l'homme dont on ne
connaît que de rares observations; mais, écrit l'auteur à ce sujet,
« une espèce considérée comme rare aujourd'hui est susceptible de
prendre une grande importance médicale le jour où les techniques
nouvelles permettront de la mieux déceler ».

C. LEVADITI

Le Bismuth
dans le traitement de la Syphilis

(1924). Un volume de 316 pages avec 31 figures et une planche en couleurs. . . . . **25 fr.**

Maurice RENAUD
Médecin des hôpitaux de Paris.

Les Cancers
et leurs complications
ÉTUDE CLINIQUE DE LEUR ÉVOLUTION

(1927). Un volume de 324 pages avec 27 figures. . . . **30 fr.**

Simone LABORDE
Chef de Laboratoire de Radiumlogie au Centre anticancéreux de Villejuif.

La Curiethérapie des Cancers

(1925). Un volume de 334 pages avec 43 fig. en hors-texte. **35 fr.**

Henri HARTMANN

Diagnostic
des Principaux Cancers

Avec la collaboration de : MM. BENSAUDE, BÉRARD, CHEVASSU, DARIER, FORGUE, LEGUEU, LEMAITRE, MICHON, MORAX, NOVÉ-JOSSERAND, OKINCZYC, RIST, ROUSSY, SÉBILEAU.

(1927). Un volume de 64 pages avec 8 figures. . . . . . **10 fr.**

Ch. JOYEUX

Professeur agrégé à la Faculté de Médecine de Paris.

Précis de

Médecine Coloniale

(1927). Un volume de 832 pages avec 138 fig. : broché. **55 fr.**
(Collection de Précis Médicaux). Cartonné. . . . . . . **65 fr.**

L E but de ce précis est d'être utile au médecin exerçant dans les pays chauds et de guider le jeune praticien colonial au début de sa carrière. L'auteur y envisage les maladies communes des pays chauds rares ou inconnues en France. Quant aux affections cosmopolites, il indique quelques particularités de leur évolution sous les tropiques.

Ce livre étant destiné aux praticiens qui n'ont pas toujours un laboratoire à leur disposition, M. Joyeux n'a pas insisté sur les parties parasitologique et bactériologique, ni sur les techniques de laboratoire qui sont traitées dans d'autres Précis de cette collection. — A propos de l'agent pathogène et du diagnostic de chaque maladie, il indique simplement les principaux caractères morphologiques permettant d'éviter de grossières erreurs. — Il donne aussi, lorsque cela est possible, une technique facile permettant de récolter correctement le matériel destiné à être envoyé au laboratoire pour étude ultérieure. — Le médecin est supposé posséder simplement un microscope, quelques réactifs et une verrerie rudimentaire.

S'il désire une documentation plus abondante, il trouve dans ce Précis des indications bibliographiques.

Ch. LACAPÈRE

Médecin de Saint-Lazare

Le Traitement de la Syphilis

par les Composés arsenicaux

et les préparations bismuthiques

4ᵉ *Édition* (1925). Un volume de 342 pages. . . . . . . 16 fr.

Paul RAVAUT
Médecin de l'Hôpital Saint-Louis.

Syphilis — Paludisme
Amibiase

NOTES DE THÉRAPEUTIQUE PRATIQUE

3ᵉ Édition (1927). Un volume de 284 pages . . . . . . 22 fr.

A. SÉZARY
Médecin de l'Hôpital Broca.
Chef de laboratoire à la Faculté de Médecine de Paris.

La Syphilis nerveuse

Étiologie-Pathogénie-Prophylaxie-Traitement
ÉTUDES CLINIQUES ET BIOLOGIQUES

(1926). Un volume de 208 p. avec 2 planches hors texte. 26 fr.

Georges GUILLAIN
Professeur à la Faculté de Médecine de Paris.

Guy LAROCHE
Médecin des hôpitaux de Paris.

P. LÉCHELLE
Médecin des hôpitaux de Paris.

Technique de la réaction
du Benjoin Colloïdal

(1926). Un volume de 36 pages . . . . 11 fr.

H. GRENET
Médecin
de l'Hôpital Bretonneau.

R. LEVENT
Ancien Interne
des Hôpitaux de Paris.

L. PELLISSIER
Interne des Hôpitaux
de Paris.

Les Syphilis Viscérales tardives

(1927). Un volume de 378 pages . . . . 32 fr.

NOUVEAU TRAITÉ DE MÉDECINE

Publié sous la direction de MM. les Professeurs

G.-H. ROGER   **F. WIDAL**   **P.-J. TEISSIER**

Fascicule IV.

Maladies Infectieuses
et Parasitaires

(1921). Un volume de 710 pages avec 134 figures dans le texte et 5 planches en couleurs, relié 1/2 toile. . . . . . . **40 fr.**

Maladies Infectieuses (fin des fascicules 1, 2 et 3).

P. COURMONT et A. DUFOURT : *Morve.* — PERRIN : *Lèpre.* — GUIART : *Verruga.* — LAEDERICH : *Actinomycose. Aspergillose.* — LANGERON : *Oosporoses. Mycétomes. Sporotrichoses. Blastomycoses.* — BRUMPT : *Spirochétoses en général.* — NICOLAS : *Syphilis, etc.*

Fascicule V. Tome I.

Maladies Infectieuses
et Parasitaires *(fin)*

<u>2ᵉ *Edition*</u> (1925). Un volume de 450 pages avec 196 figures et 3 planches en couleurs, relié 1/2 toile. . . . . **40 fr.**

R. DEMANCHE : *Chancre simple. Granulome des organes génitaux.* — L. BORY : *Chancre et bubon poradéniques.* — Ch. JOYEUX : *Goundou. Pian.* — Ch. NICOLLE et BLAIZOT : *Fièvres récurrentes.* THIBAUT : *Sodoku.* — H. VINCENT et J. RIEUX : *Paludisme. Fièvre bilieuse hémoglobinurique.* — Charles NICOLLE : *Kala-Azar, Bouton d'Orient.* — Ch. JOYEUX : *Trichinose.* — J. GUIART : *Filariose. Strongylose. Distomatose. Coccidiose. Sarcosporidiose.* — F. DEVÉ : *Echinococcose. Cysticercose.* — E. BRUMPT : *Trypanosomoses humaines. Bilharzioses.* — M. GARNIER et J. CATHALA : *Erythème polymorphe et érythème noueux.*

A.-C. GUILLAUME

Les Radiations Lumineuses

en Physiologie et Thérapeutique

DE L'INFRA-ROUGE A L'INFRA-VIOLET

(1927). Un volume de 516 pages avec 17 figures . . . 40 fr.

CE qu'il importe avant tout de savoir pour le médecin non spécialisé, c'est beaucoup plus le pourquoi des modes d'action des radiations, leurs effets physiologiques et pathologiques que de connaître des règles d'applications et de dosage thérapeutique, puisqu'on n'est pas encore fixé sur la réelle valeur de l'activité de ces radiations.

Les radiations lumineuses ont-elles cette efficacité qu'on leur attribue? quels peuvent être leurs inconvénients? C'est ce que dit l'auteur dans cet ouvrage *qui dépasse* de beaucoup le cadre d'une simple étude de l'actinothérapie.

Iser SOLOMON
Radiologiste à l'Hôpital Saint-Antoine.

Précis de

Radiothérapie Profonde

(1926). Un volume de 512 pages avec 174 figures. . . . 75 fr.

CET ouvrage, par son importance, est un *véritable traité* à l'adresse non seulement des radiologistes, mais aussi et surtout des médecins, chirurgiens, gynécologues, pour lesquels la radiothérapie est devenue une arme indispensable.

En effet, si la première partie de l'ouvrage, consacrée à la technique radiothérapique, peut paraître à certains un peu spéciale, la 2e partie, très importante, traite des applications cliniques ; son étendue est très vaste. Pour chacune des affections on saura quand il faudra intervenir, comment, quelle technique il faudra suivre.

Un index alphabétique et une table très complète terminent l'ouvrage.

A. GOSSET
Professeur de Clinique chirurgicale à la Faculté de Médecine de Paris.

Travaux
de la Clinique chirurgicale
et du Centre anticancéreux
de la Salpêtrière

PUBLIÉS EN COLLABORATION

Deuxième série (1927). Un vol. de 275 p. avec 134 fig. **65** fr.

I. — Organisation et fonctionnement de la clinique chirurgicale et du centre anticancéreux de la Salpêtrière.
II. — Traitement chirurgical du cancer du sein.
III. — L'exérèse en deux temps des tumeurs du côlon droit.
IV. — De la Dégastro-entérostomisation.
V. — « Vésicule fraise » trente-huit observations.
VI. — A propos de 24.000 anesthésies générales.
VII. — Résultats thérapeutiques obtenus dans 75 cas de cancers cervico-utérins par l'association du radium et de la chirurgie.
VIII. — Recherches anatomiques et bactériologiques sur le cancer des plantes.
IX. — Traitement chirurgical des adénopathies cancéreuses du cou. Technique des évidements ganglionnaires.
X. — La rectite chronique hémorragique et purulente.

H. ROUVIÈRE
Professeur, Chef des travaux anatomiques à la Faculté de Médecine de Paris.

Anatomie Humaine
Descriptive et Topographique
DEUXIÈME ÉDITION REVUE ET CORRIGÉE

Traité complet en deux volumes ne se vendant pas séparément et comprenant 1668 pages, 988 figures en noir et en couleurs.

(1927)   Brochés. . . . . **250** fr.
Prix des 2 volumes   Cartonnés tête rouge . . **300** fr.

Un cartonnage spécial en 3 volumes, au prix de 330 francs, permet l'expédition dans les pays où les envois sont limités à 3 kilos.

Atlas de
Radiographie Osseuse

I. SQUELETTE NORMAL

PAR

G. HARET   A. DARIAUX
Électro-radiologistes des Hôpitaux de Paris.

Jean QUÉNU
Professeur agrégé à la Faculté de Médecine, Chirurgien des Hôpitaux de Paris

avec la collaboration de H.-P. CHATELLIER
Oto-rhino-laryngologiste des hôpitaux

PRÉFACE DU PROFESSEUR PIERRE DUVAL

(1927). Un vol. in-4 (25×32) de 132 p. avec 123 fig. et 123 schémas.
Relié fers spéciaux. . . . . **160** fr.

Demander le prospectus spécial de l'ouvrage.

CET ouvrage est une nouveauté dans la littérature médicale française. C'est un atlas de radiographie osseuse, *normale*, réalisé en collaboration par un chirurgien et deux radiographes expérimentés : il est destiné à servir d'instrument de travail à tous ceux qui ont besoin d'interpréter une radiographie, depuis l'étudiant jusqu'au clinicien.

On y trouvera toutes les images utiles : toutes les parties du squelette ont été reproduites, de face, de profil, de 3/4 et sous les angles où l'on peut pratiquement examiner un organe.

Les 65 premières images concernent *l'adulte*, les 60 dernières concernent *l'enfant* pris depuis la période fœtale (*in situ*) jusqu'à l'âge de 16 ans.

En face de chaque document a été publié *un schéma établi sous une forme nouvelle*; ce schéma, en effet, a été dessiné sur une seconde radiographie identique à la première et reproduite à la même échelle. Les notations anatomiques ont été portées sur cette seconde image, de sorte que le lecteur embrasse d'un coup d'œil : la radiographie, le schéma analytique et son commentaire anatomique, sans qu'il ait à feuilleter le livre ou même à se reporter de l'image à la légende.

Georges GUILLAIN
Professeur à la Faculté de Médecine
de Paris.

Ivan BERTRAND
Chef du laboratoire à la Faculté de Médecine
de Paris.

Anatomie Topographique
du système nerveux central

(1926). Un volume grand in-8° de 322 pages avec 60 planches originales. Broché. . . . . 80 fr.
Relié toile. . . . . 95 fr.

Cᴇ Traité a été écrit pour les étudiants poursuivant des études anatomiques, pour les médecins non spécialisés qui désirent repérer avec exactitude les lésions du système nerveux dans leurs autopsies et pour les neurologistes qui travaillent dans les laboratoires. On y trouvera une description méthodique de toutes les coupes macroscopiques et microscopiques du système nerveux normal. Dans chaque coupe ont été indiqués des repères pour topographier les lésions éventuelles.

J. DEJERINE
Professeur à la Faculté de Médecine de Paris.
Médecin de la Salpêtrière, membre de l'Académie de Médecine.

Sémiologie des affections
du système nerveux

(1926). 2ᵉ tirage conforme à l'édition de 1914. Un volume de 1220 pages, avec 564 figures en noir et en couleurs et 3 planches hors texte, relié toile. . . . . 190 fr.

Cᴇᴛᴛᴇ réédition intégrale est conforme à l'ouvrage original, sans adjonctions ni suppressions. Seule, la table alphabétique générale a été complétée pour faciliter les recherches.
L'auteur passe en revue les troubles de l'intelligence et ceux du langage. Puis vient l'étude de la mobilité, comprenant les hémiplégies, les paraplégies, les atrophies musculaires, les désordres de l'équilibre, les convulsions, les contractures. Un chapitre est consacré à la topographie des paralysies et des atrophies musculaires et à leurs localisations anatomiques, un autre à l'exposé des explorations électriques.
Les chapitres suivants traitent de la sensibilité, des réflexes, des manifestations viscérales, des altérations trophiques, des troubles sensoriels. L'ouvrage se termine par une étude sur le liquide céphalo-rachidien.

CH. FOIX
Professeur agrégé à la Faculté
de Médecine de Paris.

J. NICOLESCO
Assistant d'Histologie à la Faculté
de Médecine de Bucarest.

ANATOMIE CÉRÉBRALE
Les Noyaux gris centraux
et la région mésencéphalo-sous-optique
suivie d'un appendice sur l'Anatomie pathologique de la maladie de Parkinson.

(1926). 582 pages, 356 fig., 4 planches en coul., broché. **135** fr.
Relié toile. **165** fr.

DANS une première partie, les auteurs rappellent les notions anatomiques élémentaires nécessaires. Ils terminent par un index alphabétique avec définition des centres et faisceaux de la région, suivi d'un rapide résumé d'embryologie générale. La deuxième partie, topographie, comporte une étude sur coupes sériées dans les trois plans vertico-frontal, horizontal et sagittal, d'abord des formations blanches colorées par les méthodes myéliniques, ensuite des formations grises colorées par la méthode de Nissl.

L'ouvrage se termine par la 3ᵉ partie *structurale*, comportant l'étude des différents noyaux de la région étudiée et par un important mémoire relatif aux lésions anatomiques de la maladie de Parkinson.

P. GILIS
Professeur d'Anatomie à la Faculté de Médecine de Montpellier.

Anatomie Élémentaire
des Centres Nerveux
et du Sympathique chez l'homme

(1927). Un vol. de 232 pages avec 35 dessins et 1 planche. **20** fr.

EN cinquante pages qui constituent un abrégé de l'anatomie du système nerveux, véritable chef-d'œuvre d'exposition, l'auteur donne une vue d'ensemble sur le système nerveux tout entier, mettant nettement en évidence son unité. Il rappelle, dans une première partie, les notions classiques sur la structure du système nerveux de *la vie de relation*. Dans la seconde partie consacrée au *sympathique*, il montre que celui-ci est superposable au premier, avec une portion centrale cérébrospinale et une portion périphérique, avec un appareil afférent sensitif et un appareil afférent moteur et sécrétoire.

Précis de
Technique Opératoire

PAR LES PROSECTEURS DE LA FACULTÉ DE MÉDECINE DE PARIS

Nouvelle série : 7 volumes avec de nombreuses figures.

CETTE collection est devenue, en France et dans tous les pays où elle a été traduite, un instrument classique de travail, et il n'y a guère d'étudiants ou de praticiens qui ne la possèdent.

Dans cette nouvelle série, les auteurs, s'adjoignant en la personne des jeunes prosecteurs leurs élèves et continuateurs, ont revu et au besoin récrit avec eux les différents volumes de la série. Des anciennes éditions n'ont été conservés que les chapitres de chirurgie restés classiques. Les techniques ont été remaniées et adaptées aux idées actuellement courantes. Les procédés anciens ont été supprimés et remplacés par les procédés modernes acceptés par la majorité des chirurgiens. De nouveaux chapitres ont été ajoutés.

L'illustration enfin a été presque entièrement refaite.

Appareil génital de la femme, par R. PROUST et le Dʳ CHARRIER. *6ᵉ Édition* (1927). Broché. 18 fr. Cartonné. 25 fr.

Membre inférieur, par GEORGES LABEY et le Dʳ J. LEVEUF. *5ᵉ Édition* (1923). Broché. 18 fr. Cartonné. 25 fr.

Tête et cou, par CH. LENORMANT et P. BROCQ, 247 *figures.* *6ᵉ Édition* (1923). Broché. 18 fr. Cartonné. 25 fr.

Appareil urinaire et appareil génital de l'homme, par Pierre DUVAL et le Dʳ GATELLIER. *6ᵉ Édition* (1923). Broché. 18 fr. Cartonné. 25 fr.

Pratique courante et Chirurgie d'urgence, par V. VEAU et le Dʳ D'ALLAINES. *7ᵉ Éd.* (1924). Br. 18 fr. Cart. 25 fr.

Thorax et membre supérieur, par A. SCHWARTZ et le Dʳ METIVET. *7ᵉ Édition* (1925). Broché. 18 fr. Cart. 25 fr.

Abdomen, par M. GUIBÉ et J. QUÉNU. *6ᵉ Édition* (1926). Broché. 22 fr. Cartonné. 30 fr.

Nº 377. 95296. — Imp. LAHURE, 9, rue de Fleurus, à Paris. — 1-1928.